알기쉬운
보건의료산업정책

제1권

제약 · 의료기기산업

김주영 지음

저자 소개

김주영 보건복지부 한의약정책관 한의약산업과장

알기쉬운

보건의료산업정책

제1권 제약 · 의료기기산업

2019년 6월 24일 초판 인쇄
2019년 6월 28일 초판 발행

저 자 김주영
발 행 처 메디컬사이언스
발 행 인 하재용 외 1명
등 록 제 2016-000295 호
주 소 서울시 마포구 성암로 28 (성산동 134-2) 상가 201호
이 메 일 mspub@mspub.co.kr
홈페이지 http://www.mspub.co.kr/
전 화 Tel. 02-6748-3300 Fax. 02-6003-1977

I S B N 979-11-89487-99-7 93510
정 가 43,000원

서 문

보건의료산업이 전 세계적으로 각광 받고 있다. 2018년도 전 세계 벤처캐피탈(VC) 투자액 2,504억 달러(약 292조 원) 중에서 168억 달러(약 19조 원)이 제약바이오 분야로 투자되었다. 참고로 2017년 우리나라 의약품 총 생산액이 18조 원 수준이었다.

우리나라도 보건의료산업에 대한 관심이 뜨겁다. 2018년 벤처캐피탈 투자액 3조 4,249억 원 중 24.6%인 8,417억 원이 제약바이오 분야로 투자되었다. 또한, 신기술 금융사가 2018년에 투자한 2조 4,932억 원 중 24%인 6,000억 원이 바이오 업종으로 투자될 정도이다.

이러한 투자 열기는 창업으로 이어졌다. 2010년부터 2016년까지 7년간 창업한 보건의료산업 분야의 기업은 총 4,144개이고, 이 중에 제약 기업이 279개, 의료기기 기업이 2,479개였다. 이를 통해 신규로 30,472개 일자리가 만들어졌다. 2016년 한 해에만 744개 기업이 신규 창업되어 3,179명을 신규 고용하였다. 이러한 보건의료산업 창업 초기기업의 연간 평균 매출액은 9억 원이고, 창업 5년차 기업의 연간 평균 매출액은 14.3억 원으로 일반 제조업이나 자영업에 비해 높은 편이다[1].

정부도 보건의료산업을 육성하기 위해 다양한 지원을 하고 있다. 2022년까지 6,000억 원의 정책펀드를 조성하여 창업기업의 폭발적 성장(Scale-up)에 지원할 예정이고[2], 금년에 바이오헬스 분야에 2조 원의 국가 연구개발(R&D) 예산을 투자한다. 또한, 연매출 300억 원의 '라이징 스타 기업'을 150개 이상 육성하기 위해 10조 원 규모의 혁신모험펀드도 조성할 예정이다[3].

이렇게 국가가 보건의료산업을 육성하는 이유는 4차 산업혁명 시대에 지식을 기반으로 고부가가치와 일자리를 창출할 수 있기 때문이다. 물론 국민이 인간답게 살 수 있도록 건강권을 보장하기 위해 국가가 의약품·의료기기 등 상품과 의료서비스 등을 제공해야 하기 때문이기도 하다. 전 세계적인 인구고령화와 건강 및 삶의 질을 중시하는 경제적·사회적 수요 증가에 따라 보건의료산업에 대한 관심은 더욱 뜨거워질 것이다.

---

1) 한국보건산업진흥원, 2018.12.11, "2018년 보건산업 창업기업 실태조사 결과"
2) 국민일보, 2019.3.6, "4년간 12조 스케일업 펀드 조성"
3) 파이낸셜뉴스, 2019.2.27, "바이오헬스 R&D에 年 2조 투자"

저자는 2003년 보건복지부에 입사한 후, 10여 년간 보건의료산업과 관련되는 업무를 담당해왔다. 2003년부터 한의약 연구개발(R&D)과 한방산업을 담당했고, 2005년 10월에 대통령 직속 '의료산업선진화위원회'로 파견 나가서 첨단의료복합단지 조성 등 첨단의료 육성 업무를 담당했다. 이때 우리나라 의료산업을 첨단화하기 위한 종합계획을 수립하기 위해 제약, 의료기기, 의료서비스 분야의 전문가 200여 명과 보건의료산업의 특성과 문제점 등을 종합적으로 파악하는 기회를 갖게 되었다.

이후 2007년에 복지부 보건산업정책과로 이동하여 첨단의료복합단지 특별법 제정, 한국보건의료연구원 설립, 화장품산업 육성 등의 업무를 담당하면서 후배들에게 경험을 전수하기 위해 이 책을 쓰기 시작했다. 그러나, 제약·의료기기산업 등에 대해 안다고 해서 좋은 정책을 만들 수 없다는 근본적 한계에 직면하게 되었다. 그래서 2011년부터 보건의료산업의 이론적 배경이 되는 산업정책, 정책학, 행정학, 행정법, 연구개발론 등을 추가로 정리하기 시작했지만, 연구비 부정을 조사하던 중 모함에 휘말리는 시련을 겪으면서 책 쓰기를 잠시 중단하였다.

2016년에 제약·의료기기·화장품·첨단의료복합단지 업무를 담당하는 보건의료산업진흥과로 부임하면서 다시 보건의료산업을 담당하는 기회를 갖게 되었다. 2017년에 제2차 제약산업 5개년 종합계획 등을 수립하기 위해 제약·의료기기·화장품 산업 분야의 전문가 150여 명과 함께 제약·의료기기·화장품 산업을 종합적으로 검토하면서 이 책을 다시 쓰기 시작했고, 많은 분의 조언을 받아 완성할 수 있었다.

보건의료산업을 한마디로 정의하기는 힘들지만, 사람의 생명과 건강과 직결되는 고위험·고부가가치·장기투자 산업이라고 할 수 있다. 「제1장 보건의료산업의 개념」에서는 보건의료산업이 무엇인지와 이에 대한 역사, 중요성 등을 담았다.

1990년부터 2003년까지 추진된 인간 유전체(게놈) 프로젝트(Human Genome Project, HGP)로 인간의 유전체가 분석되면서 이전에는 상상할 수 없었던 다양한 첨단 신약 등이 개발되기 시작했다. 손상된 세포를 재생하는 세포치료제, 비정상 유전자를 정상으로 바꾸는 유전자치료제, 암 세포의 성장을 방해하는 표적치료제와 면역을 이용하여 암을 치료하는 면역항암제, 병원균이나 바이러스의 유전자를 복제하여 만든 DNA백신, 약 성분과 IT 기술을 접목한 디지털 신약 등이 바로 그것이다. 「제2장 제약산업」에서는 제약산업의 범위와 특성, 국내·외 시장 현황, 다양한 의약품의 종류와 특징, 개발과정, 건강보험 약가제도와 의약품 유통, 백신산업 등을 담았다.

의료기기 분야에서도 많은 첨단 제품이 개발되고 있다. 인체 내부를 돌아다니며 질병을 치료하는 마이크로 의료로봇, 치매환자 등과 함께 생활하며 감정을 교류하는 스마트 케어 로봇, 수술이 필요 없는 최신 진단·치료기기, 질병 상태에 따라 자동으로 약물 투입량이 조절되는 인공지능 주입기와 호흡기, 3D 프린트를 활용해서 만드는 인공 심장·신장 등이 등장하고 있다. 「제3장 의료기기산업」에서는 의료기기의 범위와 특성, 국내·외 시장 현황, 의료기기 개발과정, 주요 의료기기 핵심기술, 임상시험과 품목 인·허가, 신의료기술평가, 건강보험 급여제도 등을 담았다.

「제4장 보건의료산업 정책 수립의 이론적 배경」에는 보건의료산업을 올바르게 수립하고 추진하기 위해 반드시 필요한 산업정책과 정책 수립의 근간이 되는 정책론과 행정론·행정법, 산업발전과 밀접한 관련이 있는 규제론, 지식재산권, 국제통상론, 연구개발론, 산업 평가에 필요한 경제적 정책적 타당성 분석 등을 담았다.

「제5장 보건의료산업별 주요 정책」에서는 제약과 의료기기산업 정책을 수립할 때 고려해야 할 점과 분야별 핵심현안 등을 담았고, 2017년 12월 20일에 발표된 '제2차 제약산업 육성지원 5개년 종합계획'과 '의료기기산업 5개년 종합계획'의 주요 내용을 담았다.

우리나라는 보건의료산업이 발전할 수 있는 인적·물적 인프라를 보유하고 있다. 1980년대 이후 의대·약대·공대 등으로 유입되어 세계적인 기술을 가진 우수한 인력을 보유하고 있다. 또한, 병원 중 92% 이상이 전자의무기록(Electronic Medical Record, EMR)을 사용하면서 진료정보가 전산화되어 있고, 전 국민 건강보험·건강검진 시스템, 국민건강영양조사, 암 등록 사업, 국가 연구개발 사업 등을 통해 거대한 규모의 보건의료 데이터도 갖고 있다. 세계적으로 우수한 IT 기술 등을 보유하고 있고, 1999년 국내 1호 신약 개발 이후 30개 신약을 개발해본 경험도 갖고 있다.

따라서, 우수인력과 전문기술, 자본 등을 잘 활용한다면 우리나라도 스위스, 이스라엘 등과 같은 보건의료산업 선진국으로 도약할 수 있는 가능성이 있다. 그러나, 국가가 보건의료산업을 집중 지원한다고 해서 무조건 성공하는 것은 아니다. 예를 들어, 국가가 보조금이나 세금 감면 등으로 기업을 지원하면 조기에 성과를 올릴 수 있지만, 기업이 정부 의존적으로 변질되면서 혁신활동이 둔화되어 마치 영양 불균형에 걸린 병든 산업으로 전락할 우려도 있다.

저자가 이 책을 통해 독자에게 하고 싶은 말은 3가지이다. 첫째, 보건의료산업이 올바르게 성장하기 위해서는 산업의 효과성(effectiveness), 합리성(rationality)뿐만 아니라 산업의 공정성(公正, just), 정의(justice), 공익성(public interest) 등도 함께 중시되어야 한다는 것이다. 이러한 개념이 빠진 산업 육성정책은 부의 불균형과 사회적 비윤리,

경제적 비효율을 심화시키기 때문이다. 최근 10년간 수많은 산업 육성 정책이 추진되었고, 그 결과 지난 10년간 국민총생산(GDP)이 28.6% 성장하였으나, 국민이 체감하는 삶의 질 지수는 11.8%만 성장한 이유가 바로 이 때문이다.

공정하고 정의로운 산업 환경이 조성되면 혁신이 일어난다. 마차가 대세이던 시대에 철도와 자동차가 개발되고, 민간의 창의성으로 포스트잇과 아이폰이 개발되듯이 혁신적인 제품과 생산 공정, 새로운 생산방식 등이 개발된다. 기업은 새로운 시장을 개척하기 위해 해외로 진출하고, 새로운 원료 공급원을 확보하기 위해 스스로 노력하게 된다. 또한, 기존의 독점 구조를 파괴하는 구글이나 아마존 같은 혁신기업도 만들어진다. 과도한 규제는 산업 발전을 저해하지만, 정부규제의 본질이 "사회 내의 권리, 소득, 그리고 부의 배분(allocation of rights, income, and wealth in a society)"에 있음도 명심해야 한다. 이를 위해서 공익 달성을 목표로 하는 산업정책이 중요하다.

둘째, 보건의료산업은 인간의 생명과 건강과 직결되므로 일반 산업에는 없는 강력한 글로벌 규제가 적용된다는 점을 이해해야 한다는 것이다. 예를 들어, 산업용 로봇으로 유명한 C사는 로봇기술에 의료(재활) 용도를 추가하여 의료용 로봇 분야로 진출하였다. 로봇 분야에 자신감이 있었기 때문에 비싸게 팔리는 수입산 의료용 로봇을 국산화하고 빨리 시장에 판매하여 수익을 얻고 싶었다. 그래서 식품의약품안전처로부터 기존 제품 분류에 따라 서둘러 품목허가를 받았고, 건강보험심사평가원에 기존 기술로 신청하여 빠르게 시장 진입을 할 수 있었다. 그러나, 병원에서 그 로봇을 구매해주지 않았다. 기존 제품과 기존 기술에 적용되는 건강보험 수가가 낮았기 때문이다.

마비된 팔다리를 운동시키는 재활은 재활치료사 등의 수기법에 의존하므로 1시간당 수가가 1~2만 원에 불과했다. 이 수가로는 병원이 대당 수억 원이 넘는 로봇을 구입하여 유지하기에는 채산성이 맞지 않았으므로 로봇 구매를 기피한 것이다. 재활 수가보다 더 높은 수가를 받기 위해서는 새로운 제품 유형으로 품목허가를 받고, 신의료기술로 인정을 받아야 했으나, 이를 위한 임상 데이터를 준비하지 못했으므로 임상시험을 다시 하고, 품목허가 등도 다시 받아야 하는 근본적 문제에 봉착하였다.

저자는 2017년 12월에 규제 완화를 요구하는 회의에서 C사 관계자를 만났다. 그는 첨단의료제품에 대한 규제 완화와 신의료기술 인증제도 폐지를 요구하고 있었다. 저자는 그에게 의료용 로봇 개발 단계에서 건강보험 수가와 신의료기술 평가에 대한 검토를 했는지 질문했고, 그는 한 번도 검토해본 적이 없었다고 실토했다. 로봇기술에 대한 자신감 때문에 보건의료산업의 제도적 특성에 대한 사전 검토를 소홀히 한 것이다.

과거에는 신약이나 의료기기를 개발할 때 기초연구를 통해 질병의 새로운 발병기전(mechanism)을 연구하고, 질병 원인을 개선할 수 있는 후보물질 또는 시제품을 개발하여 비임상(동물실험), 임상시험 등을 통해 품목허가를 받는 절차를 거쳤다. 그러나, 최근에는 기초연구에서 출발하는 것이 아니라, 건강보험과 진료 데이터 분석에서부터 신제품 개발이 시작된다.

건강보험과 진료 데이터를 분석하여 환자 진료에 반드시 필요하지만 경쟁 제품이 없고, 건강보험 수가를 잘 받을 수 있는 목표를 먼저 설정하는 등 제도적 검토를 철저하게 실시한다. 그 후에 전 세계 학술논문과 특허정보 등을 검색해서 후보물질 또는 핵심기술을 보유한 대학이나 벤처 등을 찾아낸 후, 기술이전 또는 인수합병(M&A)을 통해 필요한 후보물질이나 핵심기술을 확보한다. 이렇게 확보한 후보물질 또는 핵심기술을 신속하게 최적화(optimization)하여 비임상·임상시험을 거쳐 품목허가를 받은 후 건강보험 수가 체계로 빠르게 진입한다. C사 관계자가 이러한 최근의 보건의료산업 연구개발 과정을 알았더라면 실수하지 않고 원하는 목표를 빠르게 달성할 수 있었을 것이다.

셋째, 보건의료산업 발전을 위해서는 지나친 성과 경쟁을 유도하는 것보다 발전적 경쟁 환경을 만들어야 한다는 것이다. 예를 들어, 프랑스가 베트남을 식민지 통치하던 시절에 쥐가 너무 많아서 골머리를 앓았다. 프랑스 관료가 베트남인에게 쥐를 잡아 가죽을 벗겨오면 그 숫자에 따라 돈을 주겠다고 제안하였다. 쥐를 잡는 성과만큼 인센티브를 줘서 쥐를 박멸하겠다는 계획이었다. 초기에는 쥐가 약간 감소하는 효과가 있었으나, 얼마 뒤 쥐가 더욱 많아지는 부작용이 생겼다. 어떻게 된 일일까?

쥐를 잡아오면 돈을 준다는 말에 베트남인들이 처음에는 쥐를 열심히 잡았다. 그러나, 수고스럽게 쥐를 잡는 것보다 쥐를 사육해서 필요할 때마다 쥐 가죽을 제출하는 것이 손쉽고 유리하다는 것을 알았기 때문에 오히려 쥐가 늘어나는 부작용이 생긴 것이다.

이와 비슷한 사례는 선진국에도 있다. 1990년대 미국의 자동차 정비 체인점인 S사는 소속 정비사들이 필요하지도 않은 부분을 수리하고 고객에게 과도하게 많은 수수료를 청구했다는 이유로 수십 건의 집단소송에 휘말렸고, 수천만 달러의 보상금을 지불하는 일이 발생했다. 문제는 소송 패소 이후에도 정비사들의 부정행위가 계속되었다는 점이다. 왜 그랬을까?

문제는 S사의 과도한 성과주의 때문이었다. S사는 경영 수익을 높이기 위해 정비사의 기본급은 대폭 줄이고, 자동차 정비 성과에 따른 성과급을 크게 확대하면서 성과가 낮은 직원을 퇴출시키는 정책을 시행하고 있었다. 이에 정비사들은 더 많은 성과급을 받으면서 조직에서 살아남기 위해 필요하지도 않은 부분을 수리하고 고객에게 과도하게 많은 수수료를 청구하였던 것이다. 이 과정에서 불필요한 수수료를 청구하는 "작은 부정"은 생계 유지를 위해 어쩔 수 없는 방편이라고 합리화되었다. 그 때문에 기업은 다수의 소송에 휘말리고, 엄청난 보상금을 지불하게 되었다. 효과에 따른 보상은 필요하지만, 정의와 공정 등이 무시된 성과 경쟁은 오히려 큰 부작용을 나타낸 대표적 사례이다.

그렇다면 발전적 경쟁은 무엇일까? 기업은 이익을 위해 무한 생존경쟁을 하지만, 서로 협력하는 것이 상호 간에 더 큰 이익을 주는 경우가 있다. 예를 들어, Y제약기업은 벤처기업이 개발하고 있던 바이오신약 a의 가치를 알아보고, 초기 단계에 불과하던 a를 10억 원에 기술이전 받았다. 이 돈으로 벤처기업은 또 다른 물질 개발에 투자하여 사업 분야를 확장할 수 있었다. Y제약기업은 a에 3년간 75억 원을 투입하여 임상2상까지 개발한 후, 1조 4천억 원에 글로벌 제약기업으로 기술수출에 성공하였다. 이러한 방식을 오픈이노베이션(Open Innovation), 개방형 혁신이라고 한다.

오픈이노베이션은 2003년 미국 버클리대학 헨리 체스브로 교수가 처음 제안했던 경영이론이다. 기업이 필요로 하는 기술과 아이디어를 자체 개발하지 않고, 외부로부터 신속하게 조달하고, 기업 내부자원을 외부에 공유하여 혁신적 제품과 서비스를 창출하는 방식이다. 오픈이노베이션은 대기업이 벤처 등을 잡아먹지 않고, 함께 성장 발전하는 파트너로 인정하면서 아웃소싱, 기술도입·이전, 공동 투자·연구, 인수·합병(M&A)까지 다양한 방식으로 실천되고 있다.

미국이 제약산업 1위를 유지하는 것도 오픈이노베이션을 적극 실천하고 있기 때문이다. 화이자社는 경쟁사였던 워너램버트社를 1999년에 인수·합병하면서 세계 1위 기업으로 도약하였고, 이후에도 파마시아(2003년), 와이어스(2009년), 호스피라(2015년), 메디베이션(2016년) 등을 인수·합병하면서 '규모의 경제'를 이루어왔다. 로슈社도 허셉틴(유방암), 리툭산(혈액암), 아바스틴(대장암) 등 표적항암제 기술을 보유하고 있던 UC 샌프란시스코대학 벤처였던 제넨텍을 인수합병하면서 도약하였다. 길리어드社도 파마셋을 인수하여 소발디와 하보니 등 간염치료제 라인업을 강화하였다.

우리나라도 2017년 12월에 발표된 제2차 제약산업 5개년 종합계획에서 오픈이노베이션을 핵심전략으로 채택하였다. Y제약기업은 10여 개 바이오벤처에 연구비를 투자하는 등 공동협력하면서 12개 신약 후보물질을 추가로 확보하였고, N과 J 제약기업 등도 병원과 대학 등과 오픈이노베이션을 실천하고 있다. 보건의료산업 분야의 발전적 경쟁이 더욱 확산되기 위해서는 오픈이노베이션이 더욱 활성화되어야 한다.

10여 년간의 보건의료산업정책 경험이 담긴 이 책을 위해 기꺼이 조언해주시고, 추천사까지 써 주신 김강립 보건복지부 차관님과 감신 경북대 의대 교수님, 김법민 고려대학교 바이오의공학부 교수님, 김선칠 계명대 의과대학 의용공학과 교수님, 김인영 한양대 의과대학 의공학교실 교수님, 박구선 오송 첨단의료산업진흥재단 이사장님, 박소라 인하대학교 의과대학 교수님, 박영준 아주대학교 약학대학 교수님, 변재관 한일 사회보장정책포럼 대표님, 양병국 대웅바이오 대표이사님, 윤영로 연세대학교 보건과학대학 의공학부 교수님, 이영호 대구경북 첨단의료산업진흥재단 이사장님, 이재현 성균관대학교 약학대학 교수님, 이종구 서울대학교 의과대학 교수님, 이태한 국민건강보험공단 상임감사님, 장인진 서울대학교병원 임상시험센터 센터장님, 정진현 연세대학교 약학대학 교수님, 지동현 국가임상시험지원재단 원장님, 차순도 메디시티 대구 협의회 회장님, 홍성한 혁신형 제약기업 협의회 회장님, 홍진대 충북대학교 약학대학 교수님께 깊이 감사드린다.(성함 가나다 순)

또한, 과거에 보건의료산업 정책을 담당하신 경험을 저자에게 가르쳐주신 보건복지부 강도태 보건의료정책실장님, 배병준 사회복지정책실장님, 양성일 인구정책실장님께도 감사의 마음을 담아 올린다.

이제 이 책을 통하여 보건의료 관련 대학생·대학원생과 연구자, 제약·의료기기산업 관계자, 의료인과 약사 등을 보건의료산업의 세계로 초대한다. 그리고, 윤지·준홍·경연을 비롯한 많은 독자 분들이 보건의료산업에 관심을 두기를 희망한다.

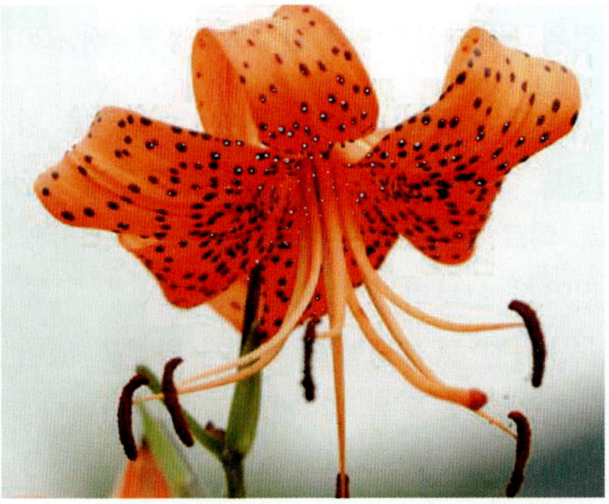

추 천 사

김강립 보건복지부 차관 (전 보건산업정책국장, 2009~2010년)

보건의료산업은 지식기반의 고부가가치 산업으로 4차 산업혁명 시대에 부합하는 미래 일자리의 보고입니다. 우리나라는 보건의료산업이 발달하기 위해 필요한 우수한 보건의료 인력과 의료기관, 세계적 수준의 IT 인프라, 국가 중심 건강보험 제도 등을 보유하고 있습니다.

이 책은 우리나라 제약·의료기기 산업 육성 방안에 대한 정책담당자의 고민과 함께 다양한 정보를 체계적으로 정리하여 관심 있는 분들께 많은 도움이 될 것으로 믿습니다.

감신 경북대학교 의과대학 교수

모든 국민의 건강을 보장하며 질병으로부터 자유로운 세상을 만들기 위해서는 국가가 보건의료를 책임진다는 강한 의지가 필요합니다. 제약·의료기기 산업은 국민의 생명과 건강에 직결되는 국가적으로 매우 중요한 산업입니다. 이러한 산업이 올바르게 성장하기 위해서는 산업적 효과성뿐만 아니라, 공정과 공익성이 함께 중시되어야 합니다.

이 책은 저자의 노력과 풍부한 경험을 토대로 국민의 생명 및 건강과 직결되는 제약, 백신, 의료기기산업의 올바른 정책 방향을 제시하고 있으므로 독자 분들께 일독을 권합니다.

강도태 보건복지부 보건의료정책실장 (전 건강보험정책국장, 2015~2016년)

보건의료산업은 국민 건강 수준의 향상을 통한 삶의 질을 향상시키고, 국가의 주요한 새로운 성장 동력입니다. 아울러, 인간의 생명과 건강에 직결된 산업의 특성상 정부의 규제와 개입이 많고, 의료보장제도 등으로 인해 일반시장과는 다른 독특한 구조를 가지고 있으며, 지식 집약적 고부가가치 산업입니다.

이 책은 이러한 특성을 가진 보건산업을 폭넓게 다루고 있어 보건산업 정책과 방향을 독자들이 이해하는 데 많은 도움을 줄 것으로 기대합니다.

김법민 고려대학교 바이오의공학부 교수

의료기기는 인공지능(AI), 로봇, 3D 프린팅, 가상/증강현실 기술 등 4차 산업혁명의 대표 성과물과 직접 연결되는 고부가가치 첨단산업군이지만, 국민의 건강과 안전에 직접적인 영향을 주는 이유로 각종 규제의 대상이기도 합니다. 사용자군이 특정되어있기 때문에 전체 산업화 과정 중 개발단계부터 그 특성에 대한 세밀한 고려가 없으면 낭패를 보기 쉬운 분야입니다.

이 책은 의료기기가 갖는 이러한 특성을 실제 사례를 들어 심도 있게 설명하며 개발자들에게는 필수적인 많은 실질적인 조언들을 정책 실행자의 입장에서 일목요연하게 전달합니다. 의료기기에 관심 있는 모든 분들께 필독서로 추천합니다.

김선칠 계명대학교 의과대학 의용공학과 교수

의료기기산업은 인구 고령화에 따른 의료서비스 수요 증가 등으로 필연적인 발전을 내포하고 있는 미래 유망산업입니다. 의료 패러다임이 치료 위주에서 예방과 예측으로 변환되고 있어 향후 개인 맞춤형 건강관리 의료기기 시장이 크게 확대될 것으로 전망합니다.

최근 4차 산업혁명의 일환으로 로봇·인공지능(AI), 3D 프린트, 가상(VR)·증강(AR) 현실 기술과 결합된 혁신 의료기기와 최소 침습에 필요한 마이크로 의료로봇 등이 빠르게 성장하고 있습니다. 특히, 이 책은 다양한 의료기기 개발에 필요한 국가 정책방향이 잘 제시되어 있어 의료기기 전공자에게 큰 도움이 될 것으로 사료됩니다.

김인영 한양대학교 의과대학 의공학교실 교수

시대가 변함에 따라 사회의 주력이 되는 산업의 형태가 끊임없이 변하고 있지만, 인류가 존재하는 한 인류의 건강과 관련된 산업은 지속적으로 성장할 것입니다. 전 세계가 보건의료산업에 막대한 투자가 이루어지고 있고, 우리나라 또한 보건의료산업에 대한 관심과 투자가 끊임없이 증가되고 있습니다.

특히 보건의료산업 중 의료기기산업은 소량 다품종으로 생산되는 고부가가치 산업으로, 의료기술 수준이 높고 연구자의 창의력이 풍부한 우리나라의 미래 산업에 가장 적합한 산업이라 생각합니다. 하지만, 다른 산업과 다르게 R&D, 인허가, 신의료기술 평가, 건강보험 수가, 마케팅, A/S 등 다양한 분야의 지식이 필요한 산업입니다. 이 책은 의료기기산업을 포함한 보건의료산업의 전반적 산업 특성과 보건의료산업 정책을 일목요연하게 담고 있는 보건의료산업의 바이블과 같은 책이라 생각합니다.

박구선 오송 첨단의료산업진흥재단 이사장 (전 KISTEP 부원장)

역사상 가장 높은 삶의 질과 고령화 사회가 되면서 인류는 건강한 생명연장에 대한 희망이 커지고 있습니다. 바이오산업이 21세기에 들어서 집중 조명을 받고 있는 이유는 바로 인류가 안고 있는 이러한 문제에 대한 대안과 해법을 줄 수 있을 것으로 인식되고 있기 때문일 것입니다. 4차 산업혁명의 핵심인 초연결 사회의 사람중심 혁신은 바로 의료·복지혁신을 의미하며, 바이오헬스산업은 가장 기본적이고도 최우선시되는 산업기반이라고 할 수 있습니다.

이 책은 바이오헬스산업의 근간인 제약·의료기기산업과 정책에 대한 다양한 내용을 담아, 대한민국 의료산업혁신성장의 시작을 끝을 책임지고 있는 오송 첨단의료산업진흥재단 연구원들의 기본서이자 미래산업으로서의 우리나라 보건의료산업에 대한 혁신적인 통찰력을 기르고 싶은 모든 분들께 도움이 될 것으로 기대하며 일독을 권합니다.

박소라 인하대학교 의과대학 교수

저자를 처음 만난 것은 2000년대 초 한의약 R&D 기획위원회였고, 두 번째는 2010년 대한화장품산업연구원 설립 및 글로벌 코스메틱 R&D사업단을 기획할 때였으며, 최근에는 제약산업 육성 관련 위원회 활동까지 약 20년에 걸쳐서 보건의료산업 정책 속에서 인연을 이어왔습니다. 오랜 시간 속에서도 보건의료산업에 대한 변치않은 필자의 열정을 본 사람으로서 독자 여러분에게 일독을 자신있게 권하고 싶습니다.

박영준 아주대학교 약학대학 교수

인구가 늘어나고 인간의 수명이 길어질수록 질병으로 고통 받는 사람들은 많아지고 이에 따른 의약품 수요 또한 크게 증가하고 있습니다. 국민의 생명과 건강과 직결되어 있는 보건의료산업은 인류의 질병을 치료·진단·예방하는 핵심 산업이며, 발전 가능성과 성장 가능성이 높은 미래 핵심 산업입니다. 글로벌 신약 1개를 개발하기 위해서는 10년 이상, 1조 원 이상 장기간·고비용을 투자해야 합니다.

신약 개발에 성공할 경우, 15~20년간 고부가가치와 일자리를 창출할 수 있는 특성이 있습니다. 보건산업이 발전하기 위해서는 기초연구부터 응용·개발연구에 대한 국가적 지원 확대와 규제 선진화가 반드시 필요합니다. 특히, 혁신 신약 및 첨단 바이오 제품인 세포치료제와 유전자치료제, 표적·면역 항암제, DNA백신 등 바이오 신약의 개발을 위해서는 국가적 지원과 지속적인 국민의 응원이 필요합니다.

이 책은 보건의료산업 발전에 필요한 다양한 내용을 담고 있고, 제약바이오산업의 발전 전략을 잘 알려주고 있어 보건의료산업 특히 제약산업에 관심을 두고 있는 분들에게 국가 정책방향 등을 이해할 수 있는 소중한 자료가 될 것입니다. 제약산업에 관심을 두고 있는 분뿐만 아니라 국민 건강 및 보건에 관심이 많은 일반인 및 학생들에게 다양한 정보 및 국가 정책방향을 이해하는 데 큰 도움이 될 것입니다.

배병준 보건복지부 사회복지실장 (2014~2015년 보건산업정책국장)

보건의료산업은 국민의 생명과 건강 등 사회안전망과 직결되는 중요한 산업입니다. 또한, 보건업 및 사회복지 분야는 2018년에 전년 대비 12.5만 명 증가한 205만 명에게 일자리를 제공하고 있으며, 2008년 금융 위기 이후 취업자가 매년 5~6%씩 증가하고 있습니다.

이 책은 제약·의료기기 산업의 일자리와 고부가가치를 더 많이 창출하기 위해서 어떻게 해야 하는지 정책 방향을 잘 설명하고 있습니다.

변재관 박사 한일사회보장정책포럼 대표

제약과 의료기기산업은 그 국가의 사회안전망(공공성)과 직결되는 산업으로 그 효과가 국민에게 건강과 일자리를 창출하는 중요한 정책입니다. 특히 인구 고령화에 따른 치매와 만성질환 증가 등을 슬기롭게 극복해야 하는 현시점에서 저자는 올바른 보건의료산업 정책 수립에 필요한 원칙과 규제, 지적재산권, 국제통상, 연구개발 등 광범위한 분야를 정책현장의 오랜 경험을 바탕으로 한 땀 한 땀 꼼꼼하게 설명하고 있습니다.

양병국 대웅바이오 대표이사 (전 질병관리본부장, 2013~2016년)

백신, 바이오신약, 체외진단기술과 혁신적 진단기기 모바일 테크놀로지와 빅데이터에 기반한 맞춤형 건강관리 서비스 등 혁신적인 제약, 의료기기가 개발되어 장수와 건강한 삶에 기여하고 있습니다. 기술의 혁신과 지식의 융합은 인간의 건강한 삶을 추구하는 보건의료분야로 수렴되고 있습니다.

이 책은 정책담당자인 저자의 장점을 살려 보건산업에 대한 이론적 정리를 너머, 국민의 건강권을 적극적으로 보장하기 위한 육성방안을 제시하고 있어 독자 분들에게 큰 도움이 될 것으로 기대됩니다.

양성일 보건복지부 인구정책실장 (전 보건산업정책국장, 2017~2018년)

보건의료산업은 인공지능, 빅데이터 등으로 대표되는 제4차 산업혁명의 거대한 변화의 파고를 우리가 갖고 있는 우수한 인력과 병원 등의 강점과 정보통신기술(ICT)을 결합하여 슬기롭게 극복하고 제2의 반도체 산업과 같은 기간산업으로 나아갈 수 있는 잠재력이 높은 산업입니다. 또한, 인구 고령화 시대에 국민들의 안전과 건강을 제고하면서 일자리와 고부가가치를 창출할 수 있는 지식기반의 산업입니다.

이 책은 저자가 다년간 몸담고 있는 보건의료산업의 핵심분야인 제약, 의료기기산업의 국내외 시장 현황, 인프라 및 개발과정을 상세히 설명하고 보건의료산업 분야와 관련된 정책, 행정 및 법률 등의 다양한 영역을 포괄하고 있는 훌륭한 지침서입니다. 이 책은 보건의료산업 분야에 몸담고 있는 관계자뿐만 아니라, 이 분야에 관심을 두고 있는 많은 분들께 큰 도움과 혜안을 줄 것입니다.

윤영로 연세대학교 보건과학대학 의공학부 교수 (식품의약품안전처 식의약정책자문관)

의료기기산업은 다학제 간 산업으로 기술 집약적이며 환경 친화적인 고부가가치 첨단산업으로 다품종 소량 생산의 산업 구조를 갖추고 있어, 우리나라 산업을 활성화시킬 수 있는 중소기업형 산업입니다. 저는 저자와 2005년 의료산업선진화위원회에서 연을 맺었고, 2017년에 의료기기산업의 미래 비전과 중장기 정책을 제시하는 의료기기산업 발전 기획단을 할 때, 담당 과장과 기획단 민관 공동단장으로 다시 만나 중장기 계획을 발표한 바 있습니다.

저는 “정책은 역사에 바탕을 두어야 한다”라고 생각합니다. 당시 왜 했고, 왜 못 했고 상황에 따라 어떤 결과를 기대하고 과연 그 결과가 나왔는지를 과거 행정 역사에 따라 분석해야 발전이 있다고 생각합니다. 공무원들이 공직 생활에서 경험한 내용을 이와 같이 책자로 정리하면 후배들에게 많은 도움이 될 것이라고 믿습니다. 이 책이 후배들에게 지침서 또는 표준 교과서가 되기를 바라는 마음에 이 추천사를 마무리할까 합니다.

이영호 대구경북 첨단의료산업진흥재단 이사장 (전 보건복지부 보건산업육성사업단장, 2007년)

1965년 의사학자 T. McKeown은 보건의료가 수명과 인구 증가에 영향을 미치게 된 것은 20세기 이후라 했지만, 지금은 생명과 건강이 가장 중요하다고 누구나 믿습니다. 이러한 보건의료가 세계에서 가장 큰 산업이고, 가장 많은 사람이 일하고 있고, 앞으로도 더욱 그러리라는 것은 놀라운 일입니다.

저자의 오랜 경험과 학습을 토대로 보건의료산업을 개념부터 동향, 특성과 정책까지 제약과 의료기기를 중심으로 체계적으로 정리하여 보건의료산업에 대한 독자의 이해를 넓히는데 도움이 될 것입니다.

이재현 성균관대학교 약학대학 교수, 의약품 규제과학센터장

제약산업은 국민의 생명과 건강에 직결되는 보건의료산업으로서 질병 극복과 예방을 위해 필수적인 재화입니다. 제약산업이 발전하기 위해서는 기초연구부터 응용·개발 연구에 이르기까지 국가적인 지원 확대와 규제 선진화가 반드시 필요합니다. 특히, 세포치료제와 유전자치료제, 표적·면역 항암제, DNA백신 등 바이오 신약의 개발을 위해서는 국가 차원의 지원과 지속적인 국민의 응원이 필요합니다.

이 책은 제약산업의 발전에 필요한 다양한 내용을 담고 있으므로 독자 분들에게 일독을 권합니다.

이종구 서울대학교 의과대학 교수 (전 질병관리본부장, 2007~2011년)

최근 아프리카의 에볼라의 유행은 새로운 질병에 대해서 백신과 치료제의 중요성이 강조되고 남음이 있음을 여실이 느낀다. 안전성과 유효성 관점에서 약품과 의료기기의 정책을 이해하는 것은 산업정책을 다루는 입장에서 매우 중요할 것이다.

이 책은 그러한 정책을 중요성을 이해하기에 충분한 방대한 내용을 정리하였다. 그러나 질병으로부터 자유로운 건강한 세상을 만들어나가기 위한 SDG3*의 달성을 위하여 약품과 의료기기에 접근성을 확대하고 불균형을 해소하기 위하여 모든 사람이 접근 가능한 가격 정책, 건강보험 보장 정책과 연계되어야 산업정책은 성공할 것이다. 이 부분의 집필도 기대된다.

*SDG3(Sustainable Development Goals 3) : 건강한 삶을 보장하고, 모든 연령의 사람들의 웰빙을 증진하기 위한 지속가능한 개발 목표(WHO)

이태한 국민건강보험공단 상임감사 (전 보건복지부 보건의료정책실장, 2012~2013년)

최근, 정부는 경제성장을 위한 신성장동력 확보를 위해 바이오산업을 미래형 자동차, 비메모리 반도체와 함께 3대 중점육성산업으로 선정하였습니다. 우리나라가 세계 시장에서 경쟁력을 가지고 있으면서, 중소기업과의 연계를 통한 일자리 창출 효과가 큰 핵심 업종이 바로 보건의료산업이라고 판단한 것입니다. 이는 해당 산업에 대한 국민의 관심이 한국 경제 전반에 활력을 불어넣는 중요한 시작임을 의미합니다.

이 책은 보건의료산업 전반에서 실무역량을 펼친 저자의 종합적 경험·연구·검토 내용이 반영되어 '이론 습득 및 산업동향 파악'과 '실제 업무에서의 적용' 측면 모두에서 유용한 정보를 담고 있습니다. 따라서 보건의료산업에 관심이 있는 학생, 강의를 준비하기 위한 교수, 정책수립 실무자, 제약과 의료기기 개발 부문까지 넓은 독자층을 위한 정보가 집약적으로 담겨있어 그 활용도가 높은 책이라 생각합니다. 많은 독자들이 이 책을 읽음으로써, 보건의료산업의 이해를 바탕으로 올바르게 사회를 바라보는 혜안을 얻기를 바랍니다.

장인진 서울대학교병원 임상시험센터 센터장

새로운 의약품과 의료기기의 개발은 환자의 생명 연장과 삶의 질 향상 그리고 국가 경제 발전에 기여할 수 있는 보건의료산업의 중요한 분야입니다. 우리나라는 세계 6~7위 수준인 임상시험과 같은 일부 분야를 제외하고는 아직 제약과 의료기기 분야에서 선진국에 비해 많이 뒤처져 있는 상황입니다.

이 책은 뒤처진 분야의 발전을 견인하기 위해 정부가 기울여 온 정책적 노력과 그 배경이론 그리고 실제 신약과 의료기기의 전체 개발과정에 대해 잘 설명하고 있습니다. 따라서 정책 전문가뿐만 아니라 기업과 연구소 그리고 병원의 보건의료산업의 연구와 개발 현장에서 일하는 많은 분들에게 도움이 될 것으로 기대됩니다.

정진현 연세대학교 약학대학 교수

제약바이오 분야는 정부의 3대 중점과제로 선정되어 더욱이 차세대 먹거리로서 국가의 장래를 책임지는 역할을 해야 합니다. 그러나 제약바이오산업은 몇 사람의 우수한 사람으로만 되는 산업이 아니라 어느 산업보다 많은 전문가들의 역할과 소통이 중요합니다.

다시 말해 저변확대가 중요한 때에 이렇게 정리가 잘된 책을 볼 수 있는 건 우리의 큰 복입니다. 소통을 위해 다른 분야와의 언어를 배우기 위해서 이 책은 매우 귀중합니다. 제약바이오 산업은 기초연구부터 개발 전략기획, 의료정책까지 융합학문으로서 이를 위한 지침서로서 강력히 추천드립니다.

지동현 국가임상시험지원재단(KoNECT) 원장 (전 한국에브비 부사장)

제약산업은 국민의 생명과 건강과 직결되어 있는 필수산업이나, 그동안 미국, EU, 일본 등 선진국에서 독점되다시피 한 산업이었습니다. 우리나라는 1999년 1호 신약을 개발한 이후, 현재까지 30개 신약을 개발하면서 글로벌 신약개발국으로 발돋움하기 위해 정부와 기업이 함께 치열한 노력을 경주하고 있습니다.

그중에서도 우리나라의 임상시험 역량은 2004년 지역임상센터, 2013년 글로벌 선도센터 사업 등을 통해 세계 6~7위로 성장하여 전 세계 난치병 환자를 위한 치료제 개발에 기여하고 있습니다. 그러나 최근 5년 동안 개발된 항암제 등의 임상시험에서, 국내 환자가 참여한 것은 40%에 불과하여, 신약에 대한 접근성이 아직 낮은 편입니다. 이 책은 신약과 의료기기 개발에서 임상시험이 어떻게 이루어지는지 다양한 정보를 담고 있으므로 독자들에게 많은 도움을 줄 것으로 기대합니다.

차순도 메디시티 대구협의회 회장 (전 동산의료원 의료원장, 2009~2013년)

21세기 인간의 최대 화두는 건강하게 오래 사는 것입니다. 건강하고 오래 살 수 있도록 만들게 하는 생산적 활동이 보건의료산업입니다. 보건의료산업은 의료기술과 의료서비스 산업이 잘 발달한 미국, EU 등 선진국을 중심으로 발전하여 왔으므로, 보건의료산업의 수준이 그 나라의 국력을 반영합니다.

특히, 제약·의료기기산업은 의료서비스와 밀접한 관련이 있으므로 글로벌 신약과 첨단 의료기기를 개발해야 더 많은 해외환자를 유치할 수 있습니다. 미래의 의료수출은 개발도상국 의사를 국내에서 연수시키면서 국산 신약과 의료기기에 익숙하도록 하여 H/W와 S/W를 종합적으로 수출하게 해야 합니다. 이 책은 제약·의료기기산업에 대한 다양하고 유익한 정보를 담고 있으므로 독자에게 큰 도움이 될 것입니다.

홍성한 혁신형 제약기업 협의회 회장, 비씨월드제약 대표이사

인류의 질병을 치료하는 글로벌 신약 1개를 개발하기 위해서는 10년 이상 장기간, 1조 원 이상 고비용을 투자해야 합니다. 신약 개발에 성공할 경우, 15~20년간 고부가가치와 일자리를 창출할 수 있는 특성이 있습니다.

특히, 우리나라처럼 부존자원이 거의 없고, 인적 자원이 우수한 국가에서 지식을 기반으로 발전해나갈 수 있는 산업으로 제약바이오산업이 유망합니다. 제약바이오산업에 관심을 두고 있는 분들에게 이 책은 국가 정책방향 등을 이해할 수 있는 좋은 기회가 될 것입니다.

홍진대 충북대학교 약학대학 교수

제약산업의 시장 규모는 2017년 기준 1.2조 달러로 자동차산업의 2배 규모입니다. 미국, 일본, EU 등의 이와 같은 거대시장을 선점하기 위하여 치열한 경쟁을 하고 있는 추세입니다. 우리나라도 199년 1호 신약을 개발한 후 지금까지 30여 개의 신약을 개발하고 있어 신약개발의 역량을 갖추어가고 있습니다.

비록 1개의 신약이 나오기까지 1조 원이 넘는 돈과 10년 이상의 기간이 소요되지만 한번 성공하면 몇십 년을 지속적으로 시장을 점유할 수 있는 가능성 때문에 막대한 부가가치를 창출할 수 있고 어느 산업보다도 타 산업과 연계성이 높으며, 일자리 창출 효과가 큰 산업입니다. 따라서 국가도 어느 분야보다도 막대한 연구자금과 첨단의료 복합단지 등 인프라 구축 등 전방위적으로 지원하고 있습니다. 우리나라처럼 부존자원이 부족하지만, 인적 자원이 풍부한 나라에서 최우선으로 육성해야 할 분야이기도 합니다.

이와 같이 주요한 제약산업의 전 분야에 걸친 방대한 내용을 그동안 제약산업 정책 분야에서 기획 수립하고, 발전전략을 세우고, 현장의 목소리를 들으면서 경험한 사실을 토대로 이 책자가 만들어졌습니다. 읽는 이에게 커다란 도움이 될 것을 믿어 의심치 않습니다. 저자의 제약산업에 대한 애정이 여기에 담겨 있다고 봅니다.

차 례

CONTENTS

제4장 보건의료산업 정책의 이론적 배경

제5장 보건의료산업별 주요 정책

제1장 보건의료산업의 개념

제1장 보건의료산업의 개념

1 보건의료산업의 범위

보건의료산업은 보건, 의료, 산업의 합성어이다. '보건(保健, health)'은 질병을 예방하고, 수명을 연장하며, 건강과 능률을 증진시키는 과학·기술[1]이다. 또한, 지역사회와 국가·세계의 국민·인류 집단의 건강을 대상으로 질병의 예방, 수명의 연장, 육체적·정신적 건강과 능률을 증진하는 것을 말한다. 여기서 '건강'은 정신적·육체적·정신적 안녕뿐만 아니라 사회적으로 건강한 상태까지 포함한다[2].

'의료(醫療, medical)'는 협의의 의미로는 의학적 전문지식을 기초로 진찰, 검안, 처방, 투약 또는 외과적 시술을 시행하여 질병의 예상 또는 치료하는 행위를 말한다[3]. 광의의 의미로는 인간이 삶을 영위하는 데 필요한 기본적 욕구인 질병과 장애 등을 해결하기 위한 사회복지적 관점에서 의료보장을 포함[4]한다.

'산업(産業, industry)'은 인간이 생계를 유지하기 위하여 일상적으로 종사하는 생산적(生産的) 활동으로 물적 재화의 생산과 서비스의 생산을 포함한다[5]. 또한, 같은 종류의 제품 또는 서비스를 공급하는 복수의 기업이 존재하고 있는 경우에 이 분야를 산업이라고 한다.

이를 종합해보면 '보건의료산업(Health Medical Industry)'은 인간의 건강과 생명과 직결되는 국민건강에 영향을 미치는 상품과 서비스를 생산, 유통, 판매하는 산업으로 국민의료비에 직접적·간접적으로 영향을 주는 산업이라고 할 수 있다. 보건의료산업을 다른 말로 하면 메디컬 헬스케어(Medical Healthcare) 산업 또는 바이오 메디컬 헬스케어(Bio Medical Healthcare) 산업이라고 할 수 있다.

---

1) 이시백 등 편찬위원회, 「보건학개론」, 서울대학교출판부, 1998.6, p.1.
2) 이시백 등 편찬위원회, 위의 책, pp.3~4.
3) 대법원 2018.6.19, 선고, 2017도19422.
4) 김한양·백윤철, 「사회복지정책론」, 내일을 여는 지식, 2006.3, p.32.
5) 농림어업 부문에 속하는 업종의 산업은 1차산업, 광공업 부문에 속하는 것은 2차산업, 기타 서비스 부문에 속하는 모든 업종은 3차산업이라고 하며, 좁은 의미에서는 주로 제조업만을, 또는 농업 이외의 모든 분야의 업종만을 산업이라고 한다.(네이버 지식백과, 두산백과)

보건의료산업을 세부적으로 분류하면 핵심산업, 연관산업, 지원산업으로 분류할 수 있다. 보건의료 핵심산업에는 인간의 생명과 직결되는 「약사법」, 「의료기기법」 등이 적용되는 제약·의료기기산업, 국민에게 의료서비스를 제공하는 의료서비스산업, 의료서비스를 제공하는 과정에서 생성되는 전자의무기록(electronic medical record, EMR) 등 데이터와 관련되는 의료정보산업이 포함된다.

보건의료 연관산업에는 인간의 건강과 위생과 관련 되는 화장품산업, 건강기능식품산업, 한방산업, 건강검진 등 건강서비스산업, 이·미용 뷰티산업, 노인요양산업[6], 치과산업 등이 포함된다. 보건의료 지원산업에는 보건의료와 관련하여 전·후방산업에 해당하는 원료, 도·소매 유통업과 정보·통신산업, 의료관광산업 등이 포함된다.

한국표준산업 분류에 따른 보건의료산업의 범위에는 보건업, 의료업, 제조업, 도매 및 소매업, 위생업, 과학기술서비스업, 사업시설관리 및 사업지원 서비스업, 공공행정 등이 포함된다[7].

보건의료산업과 유사한 명칭으로 '보건산업', '의료산업', '바이오산업' 등이 있다. 보건산업은 보건기술[8]·정보를 기반으로 하는 식품, 의약품, 의료용구, 화장품 등 제조산업과 병·의원 등 서비스산업으로 구성된 복합구조형 지식산업을 말하고, 그 범위는 식품, 의약품, 의료용구 등의 제조산업에서 병·의원, 보건기관 등의 보건의료서비스산업에 걸쳐 질병의 치료와 건강의 증진을 목적으로 하는 기술의 개발 및 제품의 생산·유통·서비스 제공에 이르기까지 전 과정을 포함한다[9]. 또한, 보건산업은 질병 치료 및 건강·신체기능 유지 등 케어 영역과 관련된 제품과 서비스를 생산하여 제공하는 산업으로 전통적으로 병원 중심의 의료서비스, 제약, 의료기기 등의 세부산업을 포함한다[10].

의료산업에 대한 명확한 정의와 범위는 없으나, 산업연구원이 2005년 발간한 「의료산업 인프라 현황 및 문제점」에 따르면 의료산업은 제약과 의료기기산업, 의료서비스산업의 상호 유기적인 관계를 가진 산업으로 연구개발, 임상, 생산, 판매, 의료서비스 등의 가치사슬을 갖고 있는 산업으로 정의[11]되어 있다. 이를 요약하면 의료산업은 의약품산업, 의료기기산업, 의료서비스산업으로 구성[12]되고, 국민의 건강 등 생명현상과 관련된 제품과 서비스를 제공하는 지식집약산업[13]이라고 볼 수 있다.

---

6) 김강립·노연홍·문창진·박하영·엄영진 지음, 「보건산업론」, 수문사, 2012.7, pp.1~2.
7) 보건복지부, 「서민희망본부 백서」, 2011.7, p.354.
8) 보건기술(Health Technology) : 인간의 생명과 건강과 직결되는 과학기술을 말함
9) 한국보건산업진흥원, 「한국보건산업진흥원 발전계획」, 1999.6, p.4.
10) 한국보건산업진흥원, 「2014 보건산업백서」, 도서출판 한학문화, 2015.8, p.49.
11) 산업연구원, 「의료산업 인프라 현황 및 문제점」, 2005.3, p.1.
12) 국무조정실 의료산업발전기획단, 「의료산업 선진국으로의 도약」, 2007.12, p.17
13) 국무조정실 의료산업발전기획단, 위의 책, p.14.

[표 1-1] 보건의료산업 분류

보건의료산업 분류	세부 구성
보건업	공중보건의료업, 앰뷸런스서비스업, 유사의료업, 그 외 기타 보건업
의료업	의원, 한의원, 치과의원, 병원, 종합병원(상급종합병원 포함), 한방병원, 치과병원, 요양병원
제조업	의약용 화합물 및 항생물질 제조업, 생물학적제제 제조업, 완제의약품 제조업, 한의약품 제조업, 의료기기 제조업(방사선장치 제조업, 전기식 진단 및 요법기기 제조업, 치과용기기 제조업, 정형외과용 및 신체보정용 기기 제조업, 의료용기구 제조업, 그 외 기타의료용기기 제조업), 화장품 제조업, 건강보조용 액화식품 제조업, 건강기능식품 제조업, 의료용품 및 기타 의약 관련 제품 제조업
도매 및 소매업	의약품 도매업, 의료용품 도매업, 의료 정밀 및 과학기기 도매업, 건강보조식품 소매업, 의약품 및 의료용품 소매업, 의료용기구 소매업
위생업	이용업, 미용업, 피부미용업, 기타미용업, 욕탕업, 마사지업, 기타 미용 관련 서비스업, 여관업 등
전문 과학기술 서비스업	의학 및 약학 등 연구개발업
사업시설 관리 및 사업지원 서비스업	소독 구충 및 방제 서비스
공공행정	보건 및 복지 행정

* 출처 : 보건복지부, 「서민희망본부 백서」, 2011.7, p.354.

바이오산업(bio industry)은 세포, 유전자(DNA), 단백질 등의 생명 관련 기술(biotechnology)을 중심으로 제품, 서비스 등 다양한 부가가치를 창출하는 산업으로 의약, 화학, 전자, 에너지, 농업, 식품 등 다양한 산업에 생명 관련 기술이 접목되어 창출되는 새로운 산업을 의미한다. 여기서 생명 관련 기술은 생물체의 기능을 이용해 제품을 만들거나, 유전적 구조를 변형해 어떠한 특성을 나타내는 복합기술을 의미한다. 2001년 경제협력개발기구(Organization for Economic Cooperation and Development, OECD)는 생명 관련 기술을 지식, 재화 및 서비스의 생산을 목적으로 생물 또는 무생물을 변형시키는 과정에서 생물체 및 생물체 단편, 제품 및 제품 관련 모델에 적용하는 기술로 정의하고 있다[14]. 바이오산업은 현재까지 산업 분류가 명확하게 이루어지지 못했으나, 바이오의약품, 분자 진단, 정밀의료 등을 중심으로 하는 레드 바이오(Red Bio), 식량 종자, 스마트 팜을 중심으로 하는 그린 바이오(Green Bio), 바이오에너지

14) 네이버 지식백과, 지식경제용어사전 등 참조

와 바이오연료, 생명정화기술 등 에너지와 환경을 중심으로 하는 화이트 바이오(White Bio)로 구분할 수 있다. 이 분류에 따르면 보건의료산업은 레드 바이오에 속한다.

[그림 1-1] 바이오산업의 구분

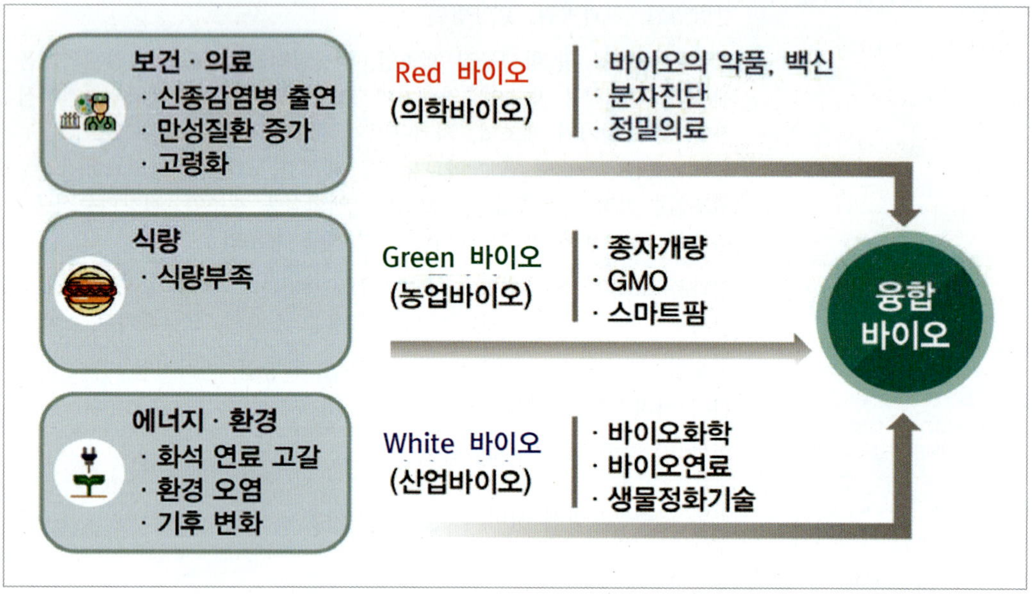
보건 · 의료
· 신종감염병 출연
· 만성질환 증가
· 고령화
Red 바이오
(의학바이오)
· 바이오의 약품, 백신
· 분자진단
· 정밀의료
식량
· 식량부족
Green 바이오
(농업바이오)
· 종자개량
· GMO
· 스마트팜
융합
바이오
에너지 · 환경
· 화석 연료 고갈
· 환경 오염
· 기후 변화
White 바이오
(산업바이오)
· 바이오화학
· 바이오연료
· 생물정화기술

* 자료 : LG화학, 유진투자증권

2 제약·의료기기산업의 역사

보건의료산업에는 의약품, 의료기기, 의료서비스 등 인류의 생명과 건강과 직결되는 재화와 서비스가 포함된다. 따라서, 보건의료산업은 인류의 생존과 함께 꾸준히 발전해 왔다고 보아야 할 것이다.

예를 들어, 남미의 꼬리 감는 원숭이(Cebus, 카푸친 원숭이)는 노래기를 발견하면 잽싸게 잡아서 자기 몸에 바르는데, 이는 노래기가 방출하는 벤조퀴논(Benzoquinone)이 뱀이나 해충을 가까이 오지 않게 해 주는 기능이 있다는 것을 본능적으로 알기 때문이다. 기생파리의 숙주로 이용되는 불나방 유충도 기생파리가 자기 몸에 알을 낳으면 평소에는 먹지 않던 독당근(Conium) 같은 독성식물을 섭취하여 기생파리 알을 퇴치하려고 한다. 원인(原人) 등 초기 인류들도 야생동물처럼 본능적, 경험적으로 약초 등을 의약품으로 사용했을 가능성이 높다[15].

세계 최초 의약품에 대한 기록은 고대 메소포타미아 유적에서 찾을 수 있다. 기원전 4000년경부터 3000년 사이에 만들어진 점토판 유적에 약으로 사용하는 물품이 약 500여 종 기록되어 있다. 이 중에는 질병에 치료 효과가 있을 수 있는 알로에 등 약초도 일부 있으나, 주술적 목적으로 사용하는 소똥과 말똥, 돼지의 귀지 등이 다수 포함되어 있다. 의학의 성인으로 추앙받는 히포크라테스 시대인 기원전 BC 460년경부터 흰 연꽃이나 양귀비 등 현대에서도 의약품으로 활용되는 약초들이 의약품으로 본격적으로 사용되기 시작했다[16].

세계 최초 의료기기에 관한 기록은 고대 이집트와 잉카 문명에 흔적이 남아 있다. 고대시대 미라 중에 두개골에 정교하게 구멍이 뚫려 있는 미라가 여러 구 발견되었는데, 구멍 주위 뼈에 상처가 아문 흔적이 남아 있는 흔적으로 볼 때 미라가 된 사람은 정교한 기기로 두개골에 구멍을 뚫었고, 머리에 구멍이 뚫린 채로 상당 기간 생존한 것으로 보인다[17].

우리나라 최초의 의약품은 삼국유사의 단군신화에 나오는 신령스러운 쑥(靈艾)과 야생 마늘(蒜)이다. 인간이 되기를 염원하던 곰과 호랑이에게 태백산에서 세상을 다스리던 환웅천왕이 내려준 쑥과 마늘은 현대에서도 중요한 의약품으로 쓰이고 있다[18].

우리나라 최초의 의료기기는 돌을 갈아 만든 침의 일종인 폄석(砭石)으로 볼 수 있다. 황제내경(黃帝內經)에 "중국의 동쪽 지역은 물고기와 소금이 많이 나는 지역으로 (중략) 옹양(癰瘍, 종양)이란 병이 생기는데, 폄석(砭石)으로 치료한다"는 내용이 있다. 또한, 산해경(山海經)에도 "고조선 지역에는 옥이 많이 나고, 돌침도 많이 생산된다(高氏之山 其上多玉 其下多箴石)."는 내용이 있다[19].

삼국시대 역사기록에도 의약품과 의료기기에 대한 내용을 볼 수 있다. 인삼(人蔘), 백부자(白附子), 오미자(五味子), 세신(細辛), 토사자(菟絲子), 관동화(款冬花), 곤포(昆布), 무이(蕪荑), 오공(蜈蚣), 금가루(金屑), 은가루(銀屑)는 중국 도홍경이 저술한 본초집주(本草集注)에서 고구려, 백제, 신라에서 생산되며 품질이 좋다고 기재되어 있다[20].

고려 문종 때 궁궐에서 의료를 담당하던 태의감(太醫監)을 두었는데, 이 중에 침을 놓는 의사인 의침사(醫鍼使)가 있는 것으로 볼 때 고려시대에 의료기기에 속하는 침이 쓰이고 있었다는 것을 알 수 있다[21].

15) 사토 건타로 지음, 서수지 옮김, 「세계사를 바꾼 10가지 약」, 사람과 나무 사이, 2015, p.21.
16) 사토 건타로 지음, 서수지 옮김, 위의 책, p.24.
17) 사토 건타로 지음, 서수지 옮김, 위의 책, p.25.
18) 김신근, 「한국의학사」, 서울대학교출판부, 2001.4, p.2.
19) 김신근, 위의 책, p.4.
20) 김신근, 위의 책, pp.8~9.

고려 공양왕 원년(1398년)에 정도전이 「진맥도결(診脈圖訣)」을 펴냈는데, “의사는 진단(진맥)에 착오가 없어야 치료(처방)에 효과가 있다”는 구절[22]이 있는 것으로 볼 때 이미 이때부터 진단 표준화가 중시되었다고 볼 수 있다.

고려 후기에는 우리나라에서 생산되는 약재를 중시하는 향약(鄕藥) 문화가 등장하면서 향약구급방(鄕藥救急方) 등이 저술되었다. 조선 초기에는 향약집성방(鄕藥集成方)과 의방유취(醫方類聚)가 저술되어 집 근처에서 쉽게 구할 수 있는 약초를 단방(單方)으로 이용하기도 하였다. 이는 중국 등에서 수입하는 약재가 비싸서 서민들이 이용하기 힘들었으므로 의약품 자주권 확보 차원에서 우리나라에서 생산되는 향약을 이용하는 것이 권장되었다는 것을 알 수 있다[23].

조선시대에는 납일(臘日)[24] 전후로 임금이 내의원(內醫院)에서 지어 올린 여러 가지 환약(丸藥)을 신하들에게 나누어 주는 풍습[25]이 있었다. 이때 하사하는 약을 납약(臘藥)이라고 했는데, 청심환(淸心丸), 안신환(安神丸), 소합환(蘇合丸) 등이 있다. 청심환은 심장질환이나 정신적 흥분을 치료하는 약이고, 소합환은 곽란(霍亂)[26]을 치료하는 약이며, 안신환은 열이 나는 열병(熱病)을 치료하는 약으로 모두 구급약이었다. 정조 14년(1790년)에는 소합환보다 더 효능이 뛰어난 제중단(濟衆丹)과 광제환(廣濟丸)이라는 환약을 새로 만들어 구급약으로 나눠주거나 모든 영문(營門)에 나누어 주어 군사들을 치료하는 데 쓰도록 했다. 또한, 기로소(耆老所)에서도 납약을 지어 여러 기신(耆臣)에게 나누어 주고, 각 관아에서도 환약을 지어 친지들에게 나누어 주었다고 한다[27]. 이러한 납약 풍습은 조선제국 시대에 근대화된 제약산업으로 발전하는 원동력이 되었다.

1613년 허준이 저술한 동의보감(東醫寶鑑) 중 외형편(外形篇) 근(筋)에 근육이 오그라들어 펴지 못하는 것을 치료하는 서근법(舒筋法)이 기재되어 있다. 길이가 한 자(약 30㎝) 되는 대나무 양 끝에 구멍을 뚫고 줄을 꿰어서 허리에 두른 후, 의자에 앉아서 대나무를 발바닥에 붙이고 다리를 들어서 대나무에 발바닥을 문지르면 오그라든 근육을 펴는 효과가 있다고 기재되어 있다. 이때 이 대나무가 최초의 재활 의료기기로 볼 수 있다.

---

21) 김신근, 「한국의학사」, 서울대학교출판부, 2001.4, p.24.
22) 김신근, 위의 책, pp.55~56.
23) 김주영, 「허준의 동의보감 25권의 비밀」, 미래 M&B, 1999, pp.15~19.
24) 동지 뒤의 셋째 미일(未日)
25) 납제(臘濟)라고도 했음
26) 곽란(霍亂) : 구토하면서 설사하고 머리가 아프며 근육이 뒤틀리는 질환을 말한다.(동의보감 인용)
27) 네이버 지식백과 “납약”

조선시대는 말라리아, 콜레라, 천연두 등 감염병과 거친 음식으로 인한 만성 소화불량이 유행했던 시기였다. 이 중에서 말라리아와 콜레라는 키니네 나무에서 추출한 키니네로 치료가 가능했는데, 1885년에 미국인 선교사 알렌이 설립한 제중원 등에서 대량 수입하여 금계랍(金鷄蠟)이라는 명칭으로 판매하였다[28]. 이 의약품이 근대화된 우리나라의 수입 의약품 1호이다.

근대화된 우리나라의 의약품 1호는 동화약품을 창립한 민병호가 1897년에 만든 '활명수'이다. 물론 그 이전에 여러 가지 한약재로 만든 '인소환'도 만들었으나, 이는 행상을 다니던 장사꾼들이 도포 소매에 넣어 다니며 팔 수 있도록 만든 요즘의 제형을 변경한 개량약에 속했다. 민병호는 만성 소화불량을 치료하기 위해 아선약(阿仙藥), 장뇌(樟腦), 정향(丁香) 등 한약재와 제중원을 통해 구입한 알코올, 캄파 등을 혼합하여 활명수를 개발하였다[29]. 활명수가 인기를 끌자 인천을 중심으로 활동하던 일본인 매약상(買藥商)이 활명수에 대응하기 위해 일본의 인단(仁丹), 용각산(龍角山), 건위고장환(健胃固腸丸) 등을 수입하여 판매하기 시작했다. 이에 제생당약방을 설립했던 이경봉도 용뇌(龍腦), 박하(薄荷) 등 한약재로 만든 소화제인 청심보명단(淸心保命丹)을 판매하여 인기를 끌었다[30].

[그림 1-2] 우리나라 1호 의약품 활명수와 1호 의료기기 남석 안경

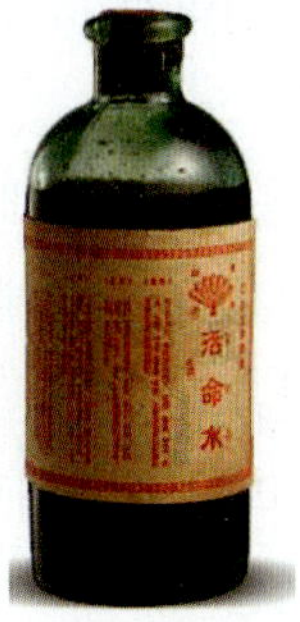

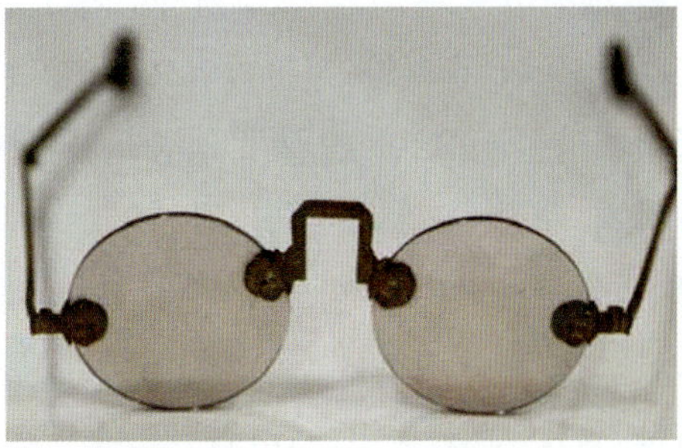

* 왼쪽 사진 : 활명수(동화약품 홈페이지)
* 오른쪽 사진 : 남석 안경, 19세기 추정(한독의약박물관 소장품)

28) 보건신문사, 「보건산업 100년사」, 2016.10, p.100.
29) 보건신문사, 위의 책, p.102.
30) 보건신문사, 위의 책, pp.102~103.

우리나라 최초의 제약기업은 1897년 한성(서울)에서 민병호가 설립한 동화약품[31]으로 1908년 98종의 다양한 약을 생산하였다. 2호 제약기업은 청심보명단을 만든 이경봉이 1902년 인천에서 설립한 제생당약방으로 1907년 서울로 이동하여 20여 종의 약을 생산하였다. 3호 제약기업은 인천에서 약재를 수입하던 이응선이 설립한 화평당약방으로 1908년 서울로 이동하여 팔보단(八寶丹) 등 48종의 약을 생산하였다[32]. 4호 기업은 서울 효경다리 근처에서 외상환자를 전문적으로 치료하던 '조고약'을 만들어 팔던 조근창이 1913년에 설립한 천일약방으로 이를 통해 본격적으로 제약산업에 뛰어들었다[33]. 이후 지방에서도 제약기업이 설립되어 1913년 평안남도 중화군에 자선당약방, 1914년 대구에 보혜약방, 평양에 춘포약방 등이 설립되었다[34]. 이 중에서 동화약품은 사장이던 민강이 독립운동에 참여하여 한동안 어려움을 겪기도 하였다[35].

1926년에는 치료약을 전문적으로 수입·생산하는 유한양행이 창립되었다. 유한양행은 유일한 박사가 동포에게 일자리를 마련해 주고, 질병을 치료하기 위해 설립한 제약기업으로 구충제, 결핵약, 피부병 연고, 고단위 비타민제, 장티푸스 치료제 등을 수입 판매하였다. 유한양행은 항균제인 설파제 프론토질(Prontosil)을 독점 수입하여 큰 도약을 이루었다[36].

우리나라 최초의 합성약을 생산한 기업은 1929년 전용순이 설립한 경성약화학연구소로 1935년 금강제약소로 명칭이 변경되었다. 금강제약소는 1938년 매독 치료제인 살발산과 소독약 머큐로크롬, 설파제 등의 합성에 성공하였다[37]. 이후에 진통제 푸로마인을 생산한 김종건의 삼성제약소와 1937년 주세환의 경성신약사, 1939년 차상철의 신흥제약 등이 주사약 전문기업으로 창립되었다[38].

동아제약은 1932년 12월에 강중희가 설립하여 고약, 알코올, 얼음베개, 마스크 등을 판매하기 시작했고, 1942년 감기약, 소화제, 정장제, 피부질환 치료제 등을 본격적으로 생산하기 시작[39]하면서 제약기업으로 면모를 갖추었다.

종근당은 1941년 이종근이 설립한 궁본약방을 모태로 하고 있다. 태평양 전쟁으로 의약품 원료 수급 등이 어려워졌으나, 궁본약방은 지방 영업을 유지하여 신뢰를 얻었

---

31) 동화약품 홈페이지 연혁 참조.
32) 보건신문사, 「보건산업 100년사」, 2016.10, p.108.
33) 보건신문사, 위의 책, p.105, p.108.
34) 보건신문사, 위의 책, p.109.
35) 보건신문사, 위의 책, p.118.
36) 보건신문사, 위의 책, pp.126~129.
37) 보건신문사, 위의 책, p.130.
38) 보건신문사, 위의 책, pp.132~133.
39) 보건신문사, 위의 책, pp.134~135.

다[40]. 1941년에는 일동제약의 전신인 극동제약을 윤용구가 설립하였다. 윤용구는 일제의 기업 정비령에 따라 대도제약, 대동제약, 수도제약 등을 인수 합병하여 1942년 일동제약을 만들었다[41].

우리나라 1호 의료기기는 경주에서 채굴된 수정(水晶)으로 만든 '남석 안경'으로 일명 '동경 수정안경'이라고 한다. 조선 중기 인조 때 경주부윤을 지낸 민기(閔機)가 경주에서 남석 안경을 구했다는 기록이 남아 있다. 이 안경은 조선 순조 때 널리 보급되었다[42].

우리나라에 최초로 수입된 의료기기는 1911년 조선총독부의원이 도입한 X-선 장비이다. 1923년에는 치료용 X-선 장비가 조선총독부의원에 도입되었고, 1929년에는 치과진단용 X-선 장비가 경성치과의학전문학교에 도입되었다. 1920년 당시 도입된 X-선 장비는 대부분 독일 지멘스 100mA, 미국 빅토르 30mA, 일본 시마쯔 10mA 제품이 주류를 이루었다[43].

당시 의료기관에서 사용하던 핀셋과 주사기, 청진기, 소독기 등의 의료기기는 의료기기상과 약방을 통해 판매되었다. 서울의 '오쿠마 의료기', '이와시와 의료기'와 평양의 '촌리 의료기', '학전 의료기' 등이 일본 제품을 수입해서 판매하였다. 우리나라 기업인도 치과기자재를 중심으로 박광덕의 '중앙치과상회', 한남수의 '경성치과상회' 등 50여 개를 중심으로 의료기기를 판매하였다. 근대화된 우리나라에서 최초의 생산한 의료기기는 주로 가내수공업으로 제작하던 수술대이다[44].

해방 이후 1948년에 의료기기 제조업체는 8개소였고, 생산 품목은 10개였다. 대부분이 유리주사기 생산업체였고, 핀셋, 수술대, 위생용품 등도 소규모로 생산하는 수준이었다. 1948년 치과의사 이동주가 'DC화학연구소'를 설립하여 치과용 징크시멘트 생산에 성공했고, 박양규는 '고려엑스선기계공업사'를 설립하여 중고 X-선 장비를 수거하여 수리·조합하여 유통하였다[45].

1953년 6·25 전쟁 당시 부산에 '아시아방사선기계공업사'가 설립되었고, 평양에서 내려온 유봉호와 약종상이던 이성오가 함께 설립한 최초의 의료기기 전문업체 '남북의료기'가 설립되었다. 이후, 유봉호는 단독으로 1955년에 '동양의료기'를 설립하였다. 남북의료기는 주사바늘과 수술대 등을 직접 생산하기 시작했고, 동양의료기도 밀양에 유리주사기 공장 등을 설립하여 의료기기 국산화를 시도하였다[46].

---

40) 보건신문사, 「보건산업 100년사」, 2016.10, p.136.
41) 보건신문사, 위의 책, p.137.
42) 보건신문사, 위의 책, pp.152~153.
43) 보건신문사, 위의 책, p.154.
44) 보건신문사, 위의 책, pp.154~155.
45) 보건신문사, 위의 책, pp.230~231.

3 보건의료산업의 산업적 중요성

보건의료산업은 인구고령화와 건강 및 삶의 질을 중시하는 경제적·사회적 수요 증가에 따라 산업적 중요성이 증대[47]되고 있다. 산업은 생명체(生命體)처럼 탄생기와 성장기·성숙기를 지나 쇠퇴기를 거쳐 소멸하는 주기를 갖고 있다. 우리나라는 1960년대까지 전통적인 농업산업 국가였으나, 1960년대 이후 섬유, 봉제, 가발, 의류 등 경공업이 성장하면서 쇠퇴하였다. 1970년대 탄생한 철강, 조선, 자동차, 화학, 가전 산업 등 중공업이 1980~1990년대에 급성장한 후, 2000년대에 성숙기를 맞이하였고, 2010년 이후 쇠퇴기에 접어들고 있다. 1980년대 탄생한 반도체, 정보통신, 정밀부품 산업은 1990~2000년에 급성장한 후, 2010년대에 성숙기에 접어들었고, 한류 등 문화콘텐츠 산업과 항공·우주산업 등이 1990년대 탄생하여 2000년대 이후 급성장하고 있다.

보건의료산업은 1990년 이전에 감염병(전염병)의 확산 방지와 질병 치료가 주된 수요였다. 그러나, 1990년대 이후 평균수명 증가에 따른 인구 고령화와 웰빙·항노화 등 삶의 질을 중시하는 인식이 제고되면서 독립적인 산업으로 재탄생하였다. 참고로 1927년 우리나라 평균수명은 천연두·콜레라 등 감염질환 때문에 33.7세에 불과했으나, 2016년에는 82.6세(남자 79.3세, 여자 85.4세)로 약 2.5배 증가하였다.

2000년대에 인간 게놈 프로젝트(Human Genome Project, HGP)[48]로 인간의 유전체 분석이 완료되고, 이를 토대로 새로운 신약·의료기기 연구개발 등이 활성화되면서 질병의 예방과 건강관리까지 영역이 넓어지는 등 보건의료산업이 급성장하고 있다. 이러한 보건의료산업에 대하여 우리나라와 전 세계가 관심을 두고 있는 이유는 다음과 같다.

첫째, 전 세계적인 평균수명 증가에 따라 노인이 증가하면서 생긴 보건의료 수요가 증가하고 있기 때문이다. 노인은 고혈압·당뇨 등 만성 질환을 많이 앓고 있고, 건강에 대한 관심이 높으므로 의약품, 의료기기 등의 수요 증가를 유발한다. 이러한 수요 증가는 전 세계 보건의료시장의 확대와 보건의료산업의 성장을 야기하고 있다. 예를 들어, 제약산업의 세계시장 규모는 2017년 기준으로 1조 1,750억 달러로 2012년 이후 연평균 4~6%씩 성장해왔고, 2021년에는 최대 1조 5천억 달러 규모로 성장할 것으로 예측되고 있다. 이러한 세계시장 규모는 0.6조 달러 수준인 자동차산업의 약 2배이고, 0.4조 달러 수준인 반도체산업의 약 3배 규모로 두 산업을 합친 규모보다 크고, 성장률도

46) 보건신문사, 「보건산업 100년사」, 2016.10, pp.232~233.
47) 국무조정실 의료산업발전기획단, 「의료산업 선진국으로의 도약」, 2007.12, p.4.
48) 인간 게놈 프로젝트(human genome project, HGP) : 인간이 가지고 있는 게놈(유전체)의 모든 염기서열을 해석하기 위한 프로젝트로 1990년에 시작되어 2003년에 완료(네이버 백과사전, 두산백과)

자동차산업과 반도체산업이 연평균 1% 성장하는 것에 비해 매우 높은 성장세이다. 특히, 전통적으로 내국인 중심으로 연간 6~8조 달러로 추계되는 의료서비스산업이 정보통신과 교통수단의 발달로 환자와 보호자의 이동이 활발해지면서 국가간 서비스 경쟁이 일어나고 있으므로 보건의료산업의 미래 성장가능성은 매우 높다고 볼 수 있다.

또한, 보건의료 패러다임이 과거의 질병 치료 위주에서 건강·예방 등으로 변화하면서 소비자가 환자뿐만 아니라 건강한 일반인까지 보건의료산업의 소비자에 포함되면서 공급 대상이 확대되고 있다. 미래에 건강한 삶을 지향하는 웰니스(Wellness), 웰다잉(Well dying) 등이 보건의료산업에 포함될 경우 산업의 성장 가능성이 더욱 높아질 수 있다.

둘째, 기술과 산업 간의 교류가 확대되며 융합·복합되면서 첨단기술과 상품·서비스가 등장하고 있기 때문이다. 전통적인 질병치료 기술과 정보통신기술(ICT)이 접목되고, 생명공학 기술이 의료에 융합되며, 신약과 의료기기가 복합되면서 과거에는 볼 수 없었던 최첨단의 세포치료제, 유전자치료제, 약물스텐트, 마이크로 의료로봇, 웨어러블 기기 등이 등장하고 있다. 예를 들어, 의료와 정보통신의 융합은 질병의 조기진단 및 예방, 의료비 절감 및 건강보험 재정 안정화, 의료 형평성 향상 등 국민의 건강한 삶의 영위에 기여할 것으로 기대되며, 이를 통한 우리나라 등 OECD 국가의 비용 절감 효과는 2017년 4,000억 달러에 이를 것으로 예상되고 있다. 우리나라가 제도, 기술, 표준 등 산업기반을 완비하여 본격적으로 육성할 경우, 연평균 12.5% 성장이 예상되는 등 국가 경제발전에 기여할 것으로 예상된다[49].

셋째, 보건의료산업이 고부가가치 창출이 가능한 산업이기 때문이다. 예를 들어, 글로벌 신약 개발은 10~15년간 1~3조 원이 투자되고, 1만 개 프로젝트 중 1개만 성공하는 등 실패 위험이 매우 높다. 그러나, 글로벌 신약 개발에 성공할 경우, 물질특허 보호 등을 통해 20여 년간 독점 판매를 보장해 주므로 높은 부가가치를 창출할 수 있는 기회를 얻게 된다. 예를 들어, 미국 제약기업인 화이자(Pfizer)[50]가 10여 년간 1조 원을 투자하여 개발한 고지혈증 치료제 리피토(Lipitor)는 20년간 연매출 15조 원 이상 매출을 올리기도 했다[51].

---

49) 양현모, 「글로벌 정밀의료시장 선점을 위한 의료 ICT 융합혁신전략연구」, 전략컨설팅 집현(주), 2017.1, p.7.

50) 화이자(Pfizer) : 1849년 독일 출신 미국인 찰스 화이자, 찰스 에르하르트가 공동 설립한 찰스 파이저 엔드 컴퍼니가 구충제인 산토닌(Santonin)를 생산하였고, 1880년 구연산을 세계 최초로 개발하여 공급하였고, 2차 세계대전 시기에 항생제를 대량생산하면서 성장한 제약기업

51) 한국보건산업진흥원, 「2014 보건산업백서」, 도서출판 한학문화, 2015.8, p.52.

[표 1-2] 의료와 정보통신의 융합 효과

효과	사례
건강증진	• 심장병 환자의 재입원율 5년간 48% 감소(스페인) • 입원율 55%, 응급환자 29% 감소(Eddy VNA Study) • 북유럽 야간입원율과 재입원율 50~60% 감소(Eddy VNA Study) • 재원일수 70%, 응급실 방문 50% 감소(미국원격의료협회)
비용절감	• OECD 국가에서 2017년에는 4천억 달러의 비용절감 예상(PwC) • 美 당뇨병의 경우 의료비용의 15% 절감 가능(McKinsey) • 美 Caremore社는 과거 10년간 평균 25% 의료비 절감 • 병원관리비용 20~30% 감소(PwC)
산업성장	• OECD와 BRIC에서만 2020년 2,000억 달러 규모 예상(McKinsey)

* 출처 : 양현모, 「글로벌 정밀의료시장 선점을 위한 의료 ICT 융합혁신전략연구」, 전략컨설팅 집현(주), 2017.1, p.7.

보건의료산업은 이러한 산업적 가치뿐만 아니라 사회복지 구현에 중요한 역할을 한다. 인간이 인간답게 살기 위해서는 의식(衣食)을 해결하기 위한 소득, 건강한 삶을 영위하기 위한 의료(醫療), 안정적인 생활을 위한 주거(住居), 자아실현을 위한 교육(敎育)과 복지서비스가 필요하다[52]. 이러한 인간으로써의 권리는 「헌법」에 따른 권리로 제10조(모든 국민은 인간으로서의 존엄과 가치를 가지며, 행복을 추구할 권리를 가진다.), 제34조제1항(모든 국민은 인간다운 생활을 할 권리를 가진다), 제35조제1항(모든 국민은 건강하고 쾌적한 환경에서 생활할 권리를 가지며, 국가와 국민은 환경보전을 위하여 노력하여야 한다)에 근거를 두고 있다.

또한, 보건의료에 대해서는 「헌법」 제34조제5항(신체장애자 및 질병·노령 기타의 사유로 생활능력이 없는 국민은 법률이 정하는 바에 의하여 국가의 보호를 받는다)과 제6항(국가는 재해를 예방하고 그 위험으로부터 국민을 보호하기 위하여 노력하여야 한다), 제36조제3항(모든 국민은 보건에 관하여 국가의 보호를 받는다)에 근거를 두고 있다. 즉, 이러한 헌법적 권리를 국민이 누릴 수 있게 하기 위해서 국가는 일정한 수준의 보건의료 상품과 서비스를 공급해야 한다.

물론 보건의료산업은 충분한 정보를 갖고 있는 다수의 소비자와 공급자(many well-informed buyers and sellers), 동질의 상품(homogeneous goods), 소비자와 공급자의 독립된 행동(free buyer and sellers act independently), 자유로운 시장 진입과 퇴출(free entry and exit in the market) 등이 달성될 수 없는 특성이 있으

52) 김한양·백윤철, 「사회복지정책론」, 내일을 여는 지식, 2006.3, p.30.

므로 완전경쟁시장(purely competitive market)이 될 수 없는 한계가 있다.

또한, 소비자가 의사·약사 등 대리인을 거치지 아니하고 직접 보건의료 상품이나 서비스를 구입하거나, 공급자 입장에서 보건의료 상품이나 서비스를 제공하는 과정에서 거래비용을 최소화하려는 동기도 부족하다. 이는 산업적으로 볼 때 비효율적인 활용이 항상 존재하고 있음을 의미한다[53].

이러한 한계에도 불구하고, 보건의료산업의 미래 전망은 매우 밝다. 자본과 시장의 세계화가 빠르게 진행되면서 21세기 산업의 중심축이 자동차, 철강, 조선, 반도체, 화학 등 대규모 장치산업에서 지식·기술 중심의 지식집약적 산업으로 이동할 것으로 예상되기 때문이다. 또한, 중국과 동남아, 중동, 남미 등 전 세계적으로 인구고령화가 심화되고, 건강한 삶에 대한 욕구가 높아지면서 보건의료 상품과 서비스를 찾아 전 세계로 이동하는 인구도 더욱 증가할 것으로 예측되기 때문이다.

우리나라는 의학·약학 분야에 우수인력을 많이 보유하고 있고, 세계적인 수준의 정보통신과 인터넷 기술을 보유하고 있다. 또한, 병원에 전자의무기록(electronic medical record, EMR) 보급률이 세계 1위이고, 인터넷 보급률도 세계 최고 수준이며, 위암 치료 분야에서 세계 1위를 달성하는 등 의료기술(Health Technology, HT), 정보통신기술(Information Technology, IT), 생명공학기술(Bio Technology, BT) 등의 융복합 환경을 보유[54]하고 있다.

물론 보건의료산업은 신제품 개발과 서비스 제공을 위해서는 장기간·대규모 연구개발이 필요하고, 인간의 생명과 건강과 직결되는 특성 때문에 세계적으로 엄격한 규제가 적용되고 있기 때문에 미국, EU 등 선진국이 시장을 주도하고 있는 현실에서 우리나라처럼 후발주자는 세계시장 진출조차 쉽지 않은 것도 사실이다[55]. 그러나, 우리나라가 보건의료산업 육성에 성공한다면 양질의 보건의료 상품과 서비스를 국민에 제공하여 국민건강 향상과 국민 복지 증진에 기여할 수 있고, 글로벌 지식재산권 확보 등을 통해 고부가가치 창출 등 국가 경제를 선도할 수 있을 것으로 예상된다[56].

---

53) 문재우, 「보건정책론」, 계축문화사, 2002, p.18.
54) 국무조정실 의료산업발전기획단, 「의료산업 선진국으로의 도약」, 2007.12, p.4.
55) 국무조정실 의료산업발전기획단, 위의 책, p.14.
56) 한국보건산업진흥원, 「보건산업의 해외진출 및 수출진흥 전략수립 연구」, 2003.5, p.7.

4 보건의료산업의 분류

보건의료산업은 인간의 생명과 직결되는 핵심산업으로 「약사법」, 의료기기법 등이 적용되는 제약산업, 의료기기산업과 의료법 등이 적용되는 의료서비스업과 의료정보업이 있다. 인간의 건강과 위생과 관련되는 연관산업으로 화장품산업, 건강기능식품산업, 한방산업과 건강검진 등 건강서비스산업, 이·미용 뷰티산업, 노인요양산업, 치과산업 등이 있고, 지원산업으로 도·소매 유통업과 정보·통신산업, 관광산업 등이 포함된다.

이 책에서는 보건의료산업 중에서 제약산업, 의료기기산업을 중심으로 설명하고, 2부에서 의료서비스산업, 의료정보산업, 화장품산업 등에 대하여 설명한다.

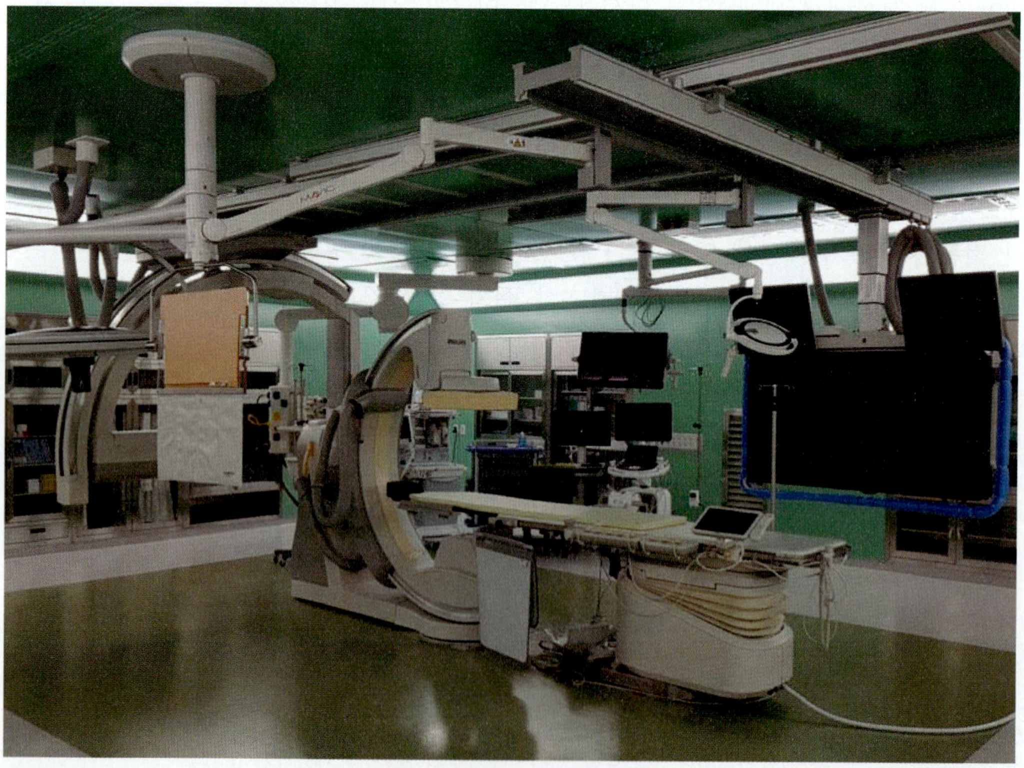

* 사진 : K대학교 D병원 하이브리드 수술실, 2019.

제2장 제약산업

제1절 제약산업의 정의와 범위
제2절 제약산업의 국내·외 시장 현황
제3절 의약품의 종류
제4절 바이오의약품
제5절 의약품의 특징과 분류
제6절 의약품 개발 과정
제7절 건강보험 약가 제도
제8절 의약품 유통
제9절 백신산업

제2장 제약산업

제1절 제약산업의 정의와 범위

1 제약산업의 정의

제약산업은 「제약산업 육성 및 지원에 관한 특별법」 제2조제1호에 따라 "의약품[1]을 연구개발·제조·가공·보관·유통하는 것과 관련된 산업"을 말한다. 제약기업은 같은 법 제2조제2호에 따라 "의약품 제조업 허가 또는 제조판매품목허가를 받거나, 제조판매품목 신고[2]를 한 기업, 약품 수입품목허가를 받거나 수입품목 신고를[3] 한 외국계 제약기업, 벤처기업[4] 중 신약 연구개발을 전문으로 하는 기업, 신약 연구개발 등을 전문적으로 수행하기 위하여 일정한 조직, 인력 등을 갖춘 기업을 말한다.

제약산업은 질병의 치료와 예방·진단·처치·예방과 국민의 건강관리·증진 등을 목적으로 하는 의약품을 연구개발·제조·가공·보관·유통하는 산업[5]이다. 따라서, 제약산업은 인간의 생명과 건강에 직결되어 있는 산업이므로 모든 국가들은 의약품의 연구개발과 임상시험, 품목 인허가, 제조 및 수입, 유통·판매 등 모든 과정을 법률에 따라 엄격히 규제하고 있다. 예를 들어 의약품 판매도 누구나 할 수 없고, 「약사법」에 따라 신고 또는 허가를 받은 자만 할 수 있고, 건강보험이 적용되는 급여 의약품의 가격도 제약기업이 정하는 것이 아니라, 「국민건강보험법」에 따라 급여 심사절차에 따라 가격이 결정된다[6].

---

1) 「약사법」 제2조제4호 : 의약품은 사람이나 동물의 질병을 진단·치료·경감·처치 또는 예방할 목적으로 사용하는 물품이나, 사람이나, 동물의 구조와 기능에 약리학적(藥理學的) 영향을 줄 목적으로 사용하는 물품 중에서 기구·기계 또는 장치가 아닌 것으로 대한민국약전(大韓民國藥典)에 실린 물품 중 의약외품을 제외한 것
2) 「약사법」 제31조
3) 「약사법」 제42조
4) 「벤처기업육성에 관한 특별조치법」 제2조의2
5) 홍미영, 「신약개발 분야 정부·민간 R&D의 역할조정을 통한 효율화 방안 연구」, 한국과학기술기획평가원, 2016.1, p.6.
6) 홍미영, 위의 책 p.18.

제약산업은 국민 건강권과 직결되어 있으므로 신약 개발은 과학적 기술발전 뿐만 아니라 사회적 안전망에 큰 영향을 미친다. 예를 들어 알츠하이머 치매를 5년간 지연시키는 신약을 개발할 경우, 전 세계적으로 연간 약 400조 원의 사회적 비용을 절감할 수 있는 효과가 나타난다.

또한, 질병의 원인과 종류가 다양한 만큼 의약품의 종류도 다양하므로, 제약산업은 다품종 소량 생산체계를 갖고 있다. 하나의 신약을 개발·제조하기 위해서는 약학, 의학, 화학, 생명공학, 통계학 등 다양한 분야의 지식과 기술이 활용되므로 우리나라처럼 지하자원이 빈약하고, 인적 자원이 우수한 국가에 적합한 고부가가치 기술집약적 산업이라고 볼 수 있다.[7]

제약산업은 보건의료 재화 중 하나인 의약품과 관련되는 산업이므로 보건의료 정책(Health Medical policy)과 산업정책(industrial policy)의 영향을 모두 받는다. 예를 들어, 보건의료정책에서 볼 때 치료가 힘든 희귀·난치질환 치료제 개발이 중시되고 있고, 산업정책에서 볼 때 소비자 보호와 투명성 제고를 위한 리베이트 규제 등이 중시되고 있다[8].

제약산업의 사회적 역할은 안전하고 효과가 높은 의약품의 개발과 공급이다. 「헌법」 제36조제3항에서 "모든 국민은 보건에 관하여 국가의 보호를 받는다."고 규정하고 있고, 제34조제1항에서 "인간다운 생활을 할 권리를 보장"하고 있으므로 국민은 의약품 문제에 대하여 국가의 보호를 요구할 수 있다. 국가는 국민을 보호하기 위해 의약품 제조, 광고, 판매, 소비 등을 규제하고 있다. 또한, 신약 개발 등을 촉진하기 위해 국가연구개발 예산을 지원하거나, 신약 개발 비용에 세액 감면 혜택을 주는 등 경제적 유인책도 제공하고 있고, 신약 개발의 위험(risk)을 상쇄시키기 위해 지식재산권 등의 제도도 운용하고 있다[9]. 제약기업은 이러한 규제에 따라 의약품을 생산할 때 품질을 철저하게 관리해야 하고, 의약품 이상반응 정보 등을 소비자에게 신속하게 제공해야 하며, 치료가 힘든 만성·희귀질환과 결핵 등 유병률이 높은 질환을 신속하게 치료할 수 있는 의약품 개발에도 힘써야 한다.

제약산업의 발전은 국민의 건강권 향상과 밀접한 관련이 있다. 개인의 질병은 당사자의 고통뿐만 아니라 경제사회적으로 볼 때 간병 비용의 증가와 생산성 감소 등과 같은 부담을 초래한다. 특히 현재와 미래에는 사회적으로 저출산 문제와 노인인구 증가 등 인구고령화에 따른 고혈압·당뇨 등 만성 질환으로 인한 사회적 부담은 더욱 증가될 것으로 예측되고 있다. 이로 인해 제약산업의 성장 잠재력이 더욱 높아지고, 새로운 시장

7) 홍미영, 「신약개발 분야 정부·민간 R&D의 역할조정을 통한 효율화 방안 연구」, 한국과학기술기획평가원, 2016.1, p.6.

8) 이태진 외, 「제약산업 정책의 이해」, 한국보건산업진흥원, 2014.8, p.69.

9) 이태진 외, 위의 책, p.71.

창출 가능성도 높아지고 있다[10]. 제약산업에서 더 높은 효과와 합리적 비용의 의약품을 개발·공급할 경우, 질병으로 인한 경제·사회적 비용을 줄이고, 사회안전망을 탄탄하게 하는 데 기여할 수 있다. 우리나라는 제약산업을 혁신성장 동력산업으로 육성하기 위해 보건복지부와 식품의약품안전처, 기획재정부, 과학기술정보통신부, 산업통상자원부, 중소벤처기업부 등이 다양한 정책을 수립하는 등 정책적 지원을 하고 있다.

2 제약산업의 범위

제약산업은 '한국표준산업분류'에 따르면 사람의 질병을 예방 및 진단 치료하는 데 투입 또는 부착 사용되는 의약품, 의료용 기초화합물 및 생약제제와 의료용품을 제조하는 산업을 의미한다[11]. 제약산업의 범위는 인간 질병의 치료와 예방·진단·처치·예방과 국민의 건강관리·증진을 목적으로 하는 의약품, 의료용 기초화합물 및 생물약제와 의료용품을 개발·제조·도·소매, 서비스하는 것까지 포함된다[12].

[표 2-1] 통계청 한국표준산업분류(KSIC-9)의 제약산업 범위

대분류	중분류	세세분류	비고
제조업	의료용 물질 및 의약품 제조업(C21)	(C21101) 의약용 화합물 및 항생물질 제조업	
		(C21102) 생물학적제제 제조업	
		(C21210) 완제 의약품 제조업	
		(C21220) 한의약품 제조업	
		(C21230) 동물용 의약품 제조업	제외
		(C21300) 의료용품 및 기타 의약관련제품 제조업	일부 제외
도매소매업	도매 및 상품중개업(G46)	(G46441) 의약품 도매업	동물용 제외
	소매업(G47)	(G47811) 의약품 및 의료용품 소매업	의료용품 제외
전문, 과학 및 기술 서비스업	연구개발업(M70)	(M70113) 의학 및 약학 연구개발업	

* 출처 : 김수범, 「2017년 제약산업 분석 보고서」, 한국보건산업진흥원, 2017.12, p.5.

10) 편석원, 「의약품관련 정책의 효과 분석과 제약산업의 영향요인」, 경희대학교, 2012.8, p.1.
11) 편석원, 위의 책, pp.60~62.
12) 홍미영, 「신약개발 분야 정부·민간 R&D의 역할조정을 통한 효율화 방안 연구」, 한국과학기술기획평가원, 2016.1, p.6.

제조업으로 볼 때 '의료용 물질 및 의약품 제조업'에 해당하고, 혈액, 미생물 및 그 배양액 등으로 만들어지는 백신, 항독제 등의 생물학적제제, 합성품, 천연약물 유효성분인 의료화학제제 및 원료형태의 항생물질, 단일 또는 몇 가지 종류의 의약제제를 배합·조제하여 분말제, 정제, 캡슐제, 시럽제, 주사제, 연고 등 일정한 형태의 의약제제를 생산하는 산업 활동도 모두 포함된다. 또한, 최종 소비용 의약품 및 의약제제 등을 도매 및 소매하는 산업 활동과 보건, 의학, 약학 분야에 관하여 연구개발을 수행하는 산업 활동까지 포함된다[13].

3 제약산업의 특성

제약산업은 시장 규모가 크고, 인구 고령화와 새로운 의료기술 개발로 시장이 더욱 성장할 것으로 예상되는 산업이다. 제약산업은 2017년 기준으로 1조 1,750억 달러로 2012년 이후 연평균 4~6%씩 성장해왔고, 2021년에는 최대 1조 5천억 달러 규모로 성장할 것으로 예측되고 있다. 이러한 제약산업의 시장 규모는 0.6조 달러 수준인 자동차산업의 약 2배이고, 0.4조 달러 수준인 반도체산업의 약 3배 규모로 두 산업을 합친 규모보다 크다.

또한, 제약산업은 고부가가치 과학기술 산업으로 OECD 보고서에서 IT산업과 더불어 경제성장을 이끌 원동력으로 신약 개발을 포함한 제약산업을 선정하였다. OECD 회원국은 22개 산업 부문 중 제약산업을 포함한 생명공학 산업을 핵심 경제성장 선도 산업 중 3위로 보고 있다[14].

제약산업은 생산비용보다 연구개발 단계에서 많은 시간과 비용이 투입되는 산업이다. 십여 년 이상 소요되는 R&D와 그 과정에 높은 투자비용이 투자되지만, R&D 성공률이 0.01~0.05%에 불과하므로 투자 대비 위험성이 높은 산업에 속한다. 2014년 미국제약협회(PhRMA)에 따르면 신약 개발에는 평균 10~15년이 걸리고, 1개당 12억 달러에 달하는 막대한 비용이 소요되며, 약 5,000~10,000개의 후보물질 중 1개가 신약으로 품목인허가 받는 것으로 추정되는 등 투자 위험이 매우 높다.

이에 반해, 제약산업은 원료생산에서 완제품 생산·판매까지 특허를 통한 독점권을 통해 다른 산업에 비해 3~5배 이상의 높은 수익을 낼 수 있는 장점이 있다. 연매출 1조

13) 김수범, 「2017년 제약산업 분석 보고서」, 한국보건산업진흥원, 2017.12, pp.4~5.
14) 양현모, 「글로벌 정밀의료시장 선점을 위한 의료 ICT 융합혁신전략연구」, 전략컨설팅 집현(주), 2017. 1, p.1.

원 이상 블록버스터 신약을 개발할 경우, 전 세계 시장을 통해 연매출 수조 원을 기대할 수 있을 뿐만 아니라 특허가 만료되는 15~20년간 시장 독점권이 보장되므로 1개의 글로벌 신약으로도 세계적 기업으로 성장이 가능[15]하다. 예를 들어, 고지혈증 치료제인 리피토(Lipitor, 화이자社)는 2010년 127억 달러 매출을 올렸는데, 이는 자동차 100만 대를 수출한 수익보다 높은 수준이다. 미국의 길리어드 사이언스社(Gilead Science)는 1조 원의 R&D 비용을 투입하여 신종플루 치료제인 타미플루(Tamiflu, 로슈社)를 개발하였고, 연매출 3.2조 원을 달성하면서 세계 22위 제약기업으로 도약[16]하기도 하였다.

[그림 2-1] 신약 개발 단계별 기관과 성공률

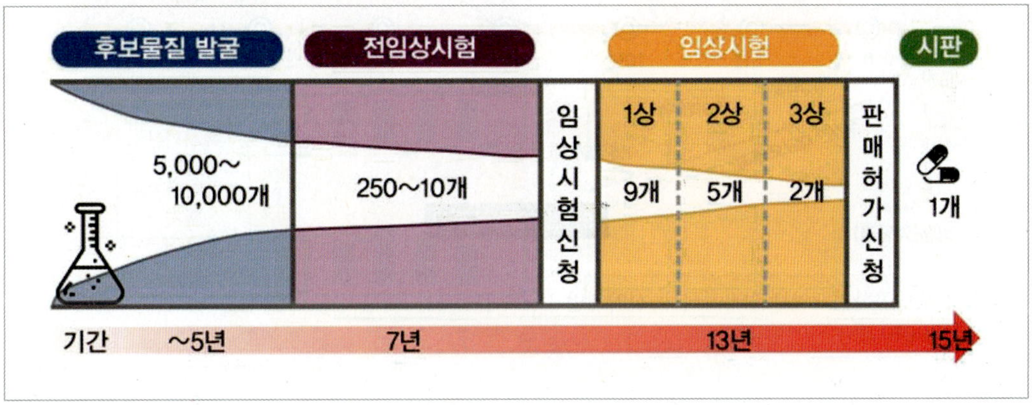

* 출처 : 보건복지부, 「인공지능 신약개발 플랫폼 구축사업 설명자료」, 2018.5, p.1.

따라서, 이러한 투자 위험을 부담할 수 있고, 기초과학(물질 탐색, 독성 분석)과 응용과학(비임상, 임상)을 모두 보유한 미국, EU, 일본 등 선진국이 글로벌 50대 기업을 보유하고 있으며, 50대 기업이 제약산업 세계시장의 68% 이상을 점유하고 있는 특성이 있다[17].

이러한 제약산업의 특징을 요약하면 다음과 같다.

첫째, 제약산업은 지식과 자본이 집약되는 고위험 고부가가치 산업이다. 글로벌 수준의 신약 개발을 위해서는 의학, 약학, 화학, 생리학, 생명공학, 미생물학, 약리학 등 다양한 분야의 전문지식이 연계되어야 하는 기술집약적·연구집약적 산업이다.

15) 권지선, 「제약산업의 R&D 투자, 기업 규모 및 성과에 대한 연구」, 한양대학교, 2018.2, p.1.
16) 홍미영, 「신약개발 분야 정부·민간 R&D의 역할조정을 통한 효율화 방안 연구」, 한국과학기술기획평가원, 2016.1, pp.15~16.
17) 양현모, 「글로벌 정밀의료시장 선점을 위한 의료 ICT 융합혁신전략연구」, 전략컨설팅 집현(주), 2017.1, pp.1~2.

신약 개발을 위해서는 기초연구, 비임상·임상시험, 품목 인허가뿐만 아니라 제조(생산), 세계시장 유통망 확보, 각국의 건강보험 등재 등에 대규모 자본이 소요되는 자본 집약적 산업이다.

[그림 2-2] 신약 개발 성공 시 예상 수익구조

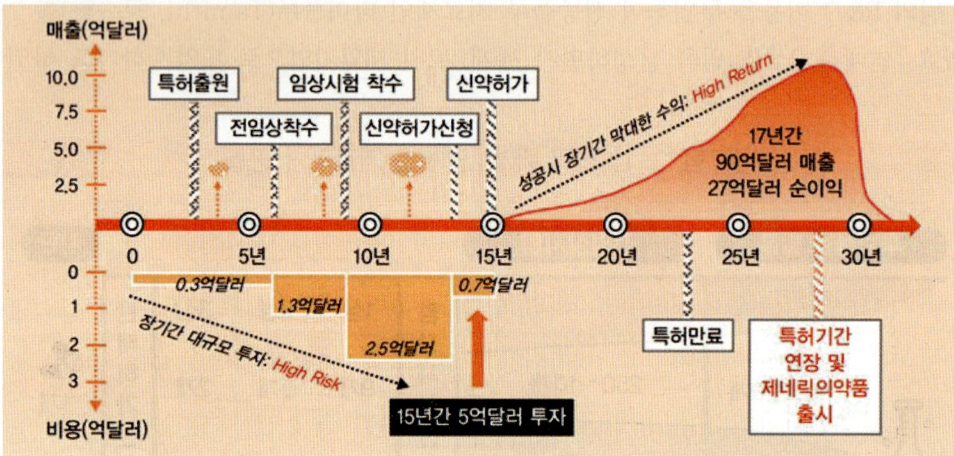

* 출처 : 생명공학정책연구센터, 「국내 신약개발 R&D 활성화를 위한 신약개발 현황 및 신약개발비 분석」, 2010.

이러한 제약산업의 특징 때문에 2013년 미국제약협회(PhRMA) 자료에 따르면 미국 내 제약기업들은 연매출 중 16.4%를 연구개발비로 투자하고 있고, 약 5,400여 개의 후보물질이 임상시험 단계에 진입하여 고부가가치 창출을 기대하고 있다. 세계 20대 제약기업은 연매출에서 평균 15.8%를 R&D에 투자하고 있으나, IT기업은 평균 6.5% 투자하고 있다[18].

둘째, 제약산업은 특허권 등 지적재산권의 보호가 중시되는 산업이다. 신약 개발은 약학, 의학 등 여러 분야의 지식과 기술이 활용되므로 R&D 비용은 높고, 성공률도 0.01~0.05%로 낮지만, 복제는 상대적으로 쉽게 할 수 있으므로 모든 신약은 특허권을 통해 15~20년간 지적재산권이 보호를 받고 있다. 다만, 임상과 품목 인허가 심사기간 때문에 실질적으로 특허기간이 감소되는 문제를 해결해야 하고, 의료비 부담으로 인한 사회적 비용을 줄이기 위해서 특허기간을 적정선에서 제한하고, 복제약(제너릭) 사용을 권장해야 하는 문제도 해결해야 하므로 합리적인 사회적 균형감각도 필요하다[19].

18) 홍미영, 「신약개발 분야 정부·민간 R&D의 역할조정을 통한 효율화 방안 연구」, 한국과학기술기획평가원, 2016.1, p.14.

셋째, 제약산업에서 의약품은 인간의 생명과 건강에 직결되어 있으므로 품목 인허가, 제조, 유통, 판매 등의 모든 과정에서 정부의 규제와 정책이 매우 크게 작용되는 산업이란 점이다. 새로 개발되는 신약은 의약품으로써 안전성(safety), 효능(efficacy), 안정성(stability)이 과학적으로 입증된 경우에만 허가를 해주고, 의약품 생산과 판매도 정부로부터 허가를 받은 자만 가능하며, 의약품의 가격도 건강보험 보장성 등에 따라 상당한 수준으로 규제하고 있다[20].

넷째, 제약산업은 공급자와 수요자 간의 정보 비대칭성이 심한 산업이란 점이다. 공급자는 의약품 등에 대한 많은 정보를 보유하고 있으나, 수요자는 의약품의 성분 및 효능에 대한 전문적인 지식이 부족하므로 합리적 선택에 제한을 받는다. 특히, 전문의약품은 최종선택권이 소비자에게 있지 않고, 진료의사에게 있기 때문에 제약기업은 전문의약품의 마케팅을 일반소비자가 아니라 의사 또는 의료기관을 대상으로 하고 있으므로 음성적인 리베이트 수수가 발생할 소지가 상존하고 있다[21].

다섯째, 제약산업에서 의약품 가격이 비탄력적이란 점이다. 의약품은 인간의 생명과 건강에 직결되어 있으므로 가격이 인상되거나 인하되더라도 비용을 지불하고 구매하는 것이 일반적이다. 다만, 의사의 진료가 필요 없이 소비자가 직접 선택하고 구매하는 일반의약품은 경기 변동과 계절적 요인에 다소 영향을 받는 편이지만, 전문의약품 등 대부분 의약품은 경기 변동에도 안정적인 매출을 유지한다[22].

여섯째, 제약산업은 첨단 의학, 약학, 의공학, 생명공학 및 각종 융복합 기술의 응용이 요구되는 산업이므로 양질의 일자리 창출에 기여한다는 점이다. 제약산업이 고용하고 있는 연구원 중 석·박사 비중이 91%로 제조업 전체 평균 54%보다 높은 편에 속한다[23].

우리나라 제약산업은 국내 생산과 소비에 기반을 둔 내수 위주의 산업이다. 2017년 우리나라 제약산업 시장 규모는 22.1조 원이고, 의약품 생산액은 20.4조 원(100%), 수출액은 4.6조 원(22.5%), 수입액은 6.3조 원(30.9%)으로 무역수지는 1.7조 원 적자인 산업이다. 물론 수출이 2015년 이후 연평균 20% 이상 증가하고 있으나, 생산액 대비 수출액은 25% 미만에 불과하다. 따라서, 국민은 제약산업이 우수한 신약 개발과 수출을 통하여 경제성장 및 새로운 일자리 창출에 기여할 것을 요구하고 있다.

---

19) 김수범, 「2017년 제약산업 분석 보고서」, 한국보건산업진흥원, 2017.12, p.7.
20) 최혜욱, 「제약산업 육성 방안에 관한 연구」, 원광대학교 법학전문대학원, 2012. 10, pp.4~5.
21) 김수범, 「2017년 제약산업 분석 보고서」, 한국보건산업진흥원, 2017.12, pp.6~7.
22) 김수범, 위의 책, pp.6~7.
23) 홍미영, 「신약개발 분야 정부·민간 R&D의 역할조정을 통한 효율화 방안 연구」, 한국과학기술기획평가원, 2016.1, p.17.

이에 제약산업은 내수 위주의 산업에서 신약 개발과 기술 수출 등을 통하여 혁신 성장을 선도하는 수출산업으로 변화하기 위해 노력하고 있다.

4 제약기업의 종류와 특성

제약기업은 「약사법」 제31조에 따라 의약품 제조업 허가 또는 제조판매품목허가를 받거나, 제조판매 품목신고를 한 기업, 외국계 제약기업으로서 「약사법」 제42조에 따라 의약품 수입품목허가를 받거나, 수입 품목신고를 한 기업, 벤처기업 중 신약 연구개발을 전문으로 하는 기업을 말한다[24]. 또한, 신약 연구개발 및 생산 등을 전문적으로 수행하기 위하여 일정 기준의 조직, 인력 등을 갖춘 부설연구기관 또는 연구개발 전담부서 등을 설치·운영하는 기업도 제약기업의 종류에 포함된다[25]. 혁신형 제약기업은 「제약산업 육성 및 지원에 관한 특별법」 제7조 등에 따라 보건복지부장관으로부터 혁신형 제약기업 인증을 받은 제약기업을 말한다[26].

제약기업은 제조업체와 구별되는 몇 가지 특성을 가지고 있다.

첫째, 제약기업은 기술 및 지식 집약형 기업으로 연구개발 투자와 미래지향형 전략을 반드시 가져야 하는 기업이다.

둘째, 제약기업은 시장 세분화에 따라서 정밀화학기술과 생명공학기술, 유전자재조합기술, 천연물 화학기술, 임상약학기술, 백신기술, 바이오신약기술, 각종 검사기술 등을 이용하여 제품의 전문화 생산과 다품종 소량생산체계를 갖추고 있으므로 소자본으로 고부가가치를 창출할 수 있는 기업에 속한다.

셋째, 인간의 생명과 직결되는 기업으로 의약품 등의 연구개발과 생산을 통해 국민 개인 또는 국민 전체의 건강 수준에 직접적인 영향을 준다.

넷째, 국민보건과 밀접한 연관성으로 인해 제약기업은 연구개발, 생산, 유통, 판매 등에 있어서 정부의 관여를 배제할 수 없다.

다섯째, 낮은 매출원가율과 판매관리비율이 높은 것이 특징이다. 매출액 대비 80% 수준인 제조업 평균 원가율과 비교할 때 제약기업의 매출원가율은 평균 50%로 낮은 편이고, 마진율이 높은 전문의약품의 원가율은 더 낮게 나타난다. 이러한 낮은 원가구조에 비해 상대적으로 판매관리비 지출이 높고, 매출액 대비 광고선전비와 판매촉진비의

24) 「제약산업 육성 및 지원에 관한 특별법」 제2조(정의) 제2호 가목부터 다목
25) 「제약산업 육성 및 지원에 관한 특별법」 일부개정법률안, 남인순 의원(의안번호 8693호)
26) 「제약산업 육성 및 지원에 관한 특별법」 제2조(정의) 제3호

비중이 높은 이유는 복제약(제너릭) 경쟁 심화에 따른 영업력 보강을 위해 영업사원이 많고, 판매촉진비도 높은 것이 중요한 원인이라고 추정된다[27].

그간 국내 제약기업은 장기간에 걸쳐 대규모 투자가 필요한 신약 개발보다는 제너릭 의약품 등재와 판매에 치중하다 보니 제품의 생명주기(life cycle)가 짧아지고, 중소 제조업체가 난무하여 과다한 경쟁이 생겨나게 되었다. 예를 들어, 2017년 완제의약품을 생산하는 357개 제약기업에서 생산하는 품목은 19,291개로 기업당 54개 품목을 생산하고 있고, 연간 500억 원 이하 생산기업이 271개(76%)로 양극화 문제가 심화되고 있다. 정부를 제약기업의 판매관리비가 리베이트로 악용되지 않도록 의약품 유통과정의 합리화 및 투명화를 위하여 2008년 이후 리베이트 제공 및 수수에 대한 처벌 기준을 강화하였다.

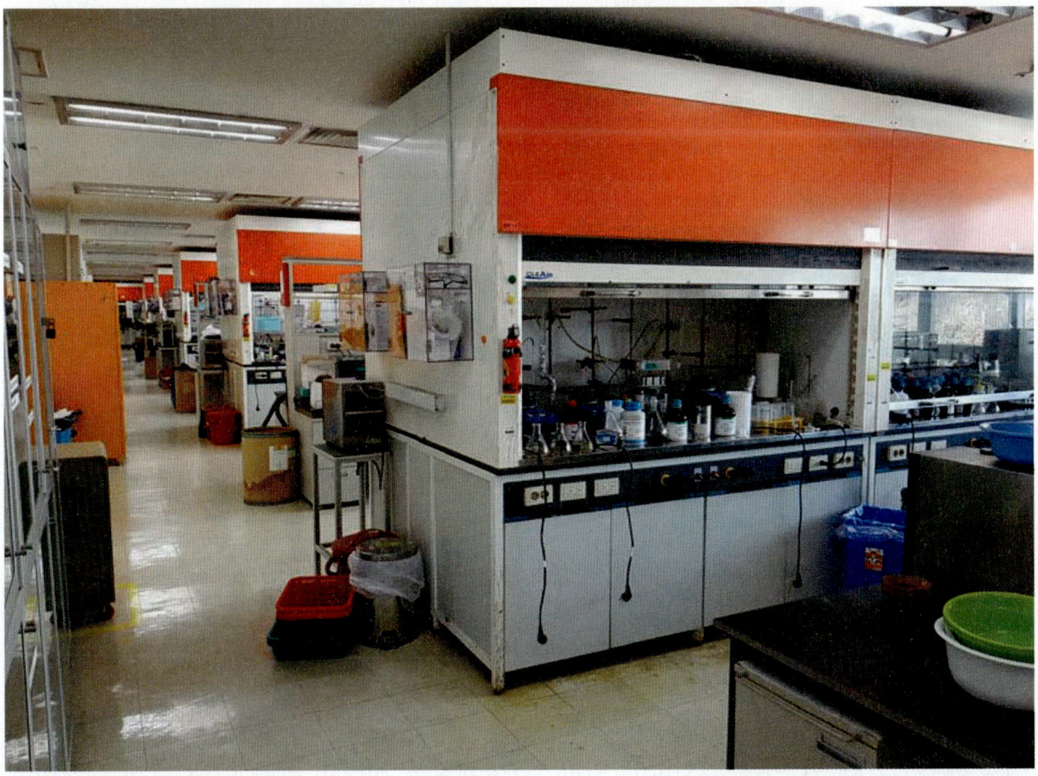

*사진 : J제약기업 신약개발 실험실, 2019.

27) 편석원, 「의약품 관련 정책의 효과 분석과 제약산업의 영향요인」, 경희대학교, 2012.8, pp.64~65.

제2절 제약산업의 국내·외 시장 현황

1 제약산업의 세계시장

제약산업의 세계시장 규모는 2017년 기준으로 1조 1,750억 달러로 2012년 이후 연평균 4~6%씩 성장해왔고, 2021년에는 최대 1조 5천억 달러 규모로 성장할 것으로 예측되고 있다. 이러한 제약산업의 시장 규모는 0.6조 달러 수준인 자동차산업의 약 2배이고, 0.4조 달러 수준인 반도체산업의 약 3배 규모로 두 산업을 합친 규모보다 크다.

[표 2-2] 세계 제약산업 시장 규모

단위 : 십억 달러, %

구분	2012	2013	2014	2015	2016	2017
의약품	866.3	909.9	983.0	1,052.9	1,104.2	1,175.0
연평균 증가율	2.0	5.0	8.0	7.1	4.9	6.4

* 출처 : 한국보건산업진흥원, 「2018 글로벌 보건산업 시장규모」, 2018.3.

세계 제약산업의 시장은 2017년 기준 미국을 포함한 북미 지역이 3,940억 달러로 전체 시장의 33.5%를 차지하고 있고, 유럽 지역이 3,406억 달러로 29%를 차지하고 있다. 우리나라를 포함하는 아시아 지역은 3,324억 달러로 28.3%를 차지하고 있다.

시장 성장세를 살펴보면 중동과 아프리카 지역이 444억 달러로 3.8%에 불과하나, 2012년 이후 연평균 8.4%씩 성장하고 있고, 남미 등 라틴 아메리카도 636억 달러로 5.4%에 불과하나, 연평균 8.0%씩 성장하고 있다. 아시아 지역도 2012년 이후 연평균 7.9%씩 성장하여 2020년 이후에는 시장 규모가 유럽을 넘어설 것으로 예상되고 있다. EU는 5개국(영국, 독일, 이탈리아, 프랑스, 스페인)을 중심으로 성장해왔으나, 영국의 브렉시트(Brexit)와 국가 예산 중심의 의약품 예산 책정 등으로 연평균 1~4%씩 저성장할 것으로 전망된다.

세계 제약시장의 흐름을 살펴보면 한약재 등을 중심으로 하는 전통의약품이 1990년대 성장했다가 2000년 이후 쇠퇴하고 있고, 합성의약품 시장이 2000년대 크게 성장하였다가 2010년 이후 쇠퇴기로 접어들었다. 2000년 이후 등장하기 시작한 바이오의약품 시장은 2010년 이후 급성장하고 있고, 유전자 기술을 활용한 첨단 신약은 2020년 이후 크게 성장할 것으로 예상되고 있다.

[표 2-3] 지역별 세계 제약산업 시장 점유율

단위: 십억 달러, %

구분	2013	2014	2015	2016	2017 (E)	YoY	CAGR (2012~16)
Global	909.9	983.0	1,052.9	1,104.2	1,175.0	6.4	6.3
North America	301.6 (33.1)	335.0 (34.1)	363.0 (34.5)	382.2 (34.6)	394.0 (33.5)	3.1	6.7
Europe	288.9 (31.8)	302.9 (30.8)	318.6 (30.3)	329.5 (29.8)	340.6 (29.0)	3.4	3.9
Asia/Pacific	237.4 (26.1)	255.6 (26.0)	275.6 (26.2)	290.8 (26.3)	332.4 (28.3)	14.3	7.9
Latin America	48.2 (5.3)	52.3 (5.3)	55.9 (5.3)	59.9 (5.4)	63.6 (5.4)	6.3	8.0
Middle East /Africa	33.8 (3.7)	37.1 (3.8)	39.7 (3.8)	41.9 (3.8)	44.4 (3.8)	6.1	8.4

* 출처 : 한국보건산업진흥원, 2018 글로벌 보건산업 시장규모, 2018.3.

[그림 2-3] 세계 제약시장의 흐름

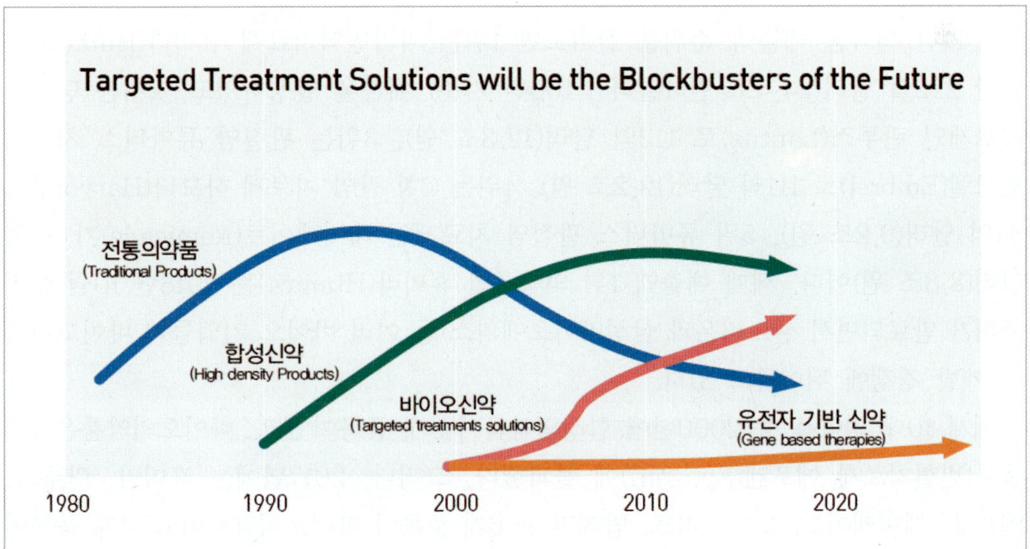

자료 : IBM Pharma 2010: The Threshold of Innovation

* 출처 : 한국보건산업진흥원, 「2018 첨단바이오의약품 산업백서」, 2018.8, p.3.

2015년 1조 500억 달러였던 세계시장에서 합성의약품이 7,980억 달러(76%), 바이오의약품이 2,520억 달러(24%)로 구성되어 있다. 이 중에 합성의약품과 바이오의약품의 비율 변화를 살펴보면 2008년부터 2015년까지 합성의약품은 83%에서 76%로 감소하였으나, 이에 반해 바이오의약품은 17%에서 24%로 성장하였다. 바이오의약품의 성장세가 지속될 경우, 2022년에는 제약시장의 29%를 차지할 것으로 예상되고 있다.

[그림 2-4] 합성의약품과 바이오의약품의 시장 구성 및 전망

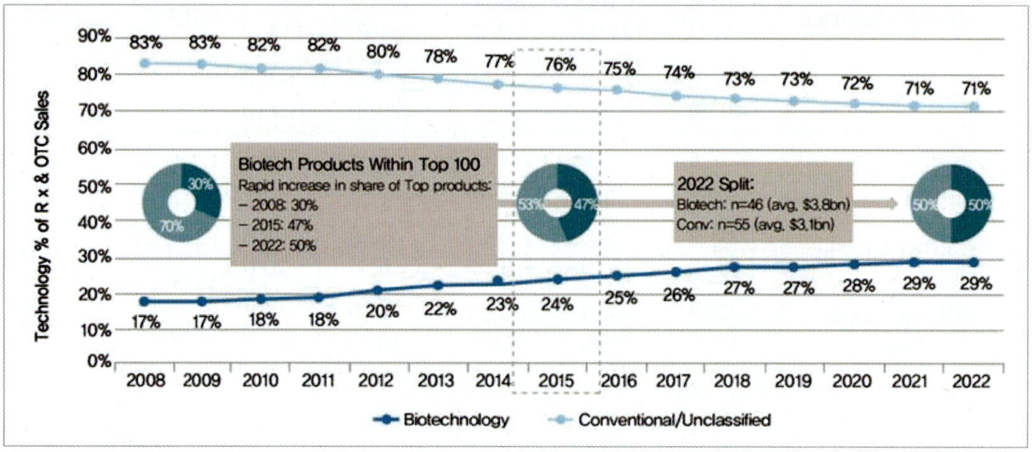

* 출처 : 보건복지부, 「제2차 제약산업 육성·지원 종합계획」

2017년 의약품 매출액 순위를 살펴보면 1위는 자가면역치료제 휴미라(Humira)로 연간 222억 달러(24.4조 원/1달러 1,100원 기준) 매출을 달성하였고, 2위는 당뇨병 치료제인 란투스(Lantus)로 112억 달러(12.3조 원), 3위는 관절염 류마티스 치료제 엠브렐(Embrel)로 111억 달러(12.2조 원), 4위는 C형 간염 치료제 하보니(Harvoni)로 84억 달러(9.2조 원), 5위 류마티스 관절염 치료제인 레미케이트(Remicade)가 80억 달러(8.8조 원)이다. 세계 매출액 1위 의약품인 휴미라(Humira)는 2018년 10월 물질 특허가 만료되면서 셀트리온과 삼성바이오에피스 등 여러 바이오 기업들이 바이오시밀러 개발 경쟁에 뛰어들고 있다.

세계 10대 의약품 중 2000년에 합성의약품이 9개 품목이었고, 바이오의약품은 1개 품목(빈혈치료제 에포겐(Epogen))에 불과했다. 그러나, 2017년에는 휴미라, 란투스, 엔브렐, 레미케이드, 노보라피드, 맙테라 등 6개 품목이 바이오의약품이고, 4개 품목이 합성의약품이다. 이러한 바이오의약품의 성장세는 특허가 만료된 이후 출시되는 저렴한 가격의 바이오시밀러[28] 등으로 인해 앞으로도 계속 지속될 것으로 예상되고 있다[29].

[표 2-4] 세계 상위 10대 의약품 매출액

단위 : 십억 달러

순위	2016				2017			
	품목명	업체명	효능	금액	품목명	업체명	효능	금액
1	휴미라 (Humira)	애보트	류마티스 관절염	18.3	휴미라 (Humira)	애보트	류마티스 관절염	22.20
2	하보니 (Harvoni)	길리어드 사이언스	C형 간염	16.5	란투스 (Lantus)	사노피 아벤티스	당뇨병	11.23
3	란투스 (Lantus)	사노피 아벤티스	당뇨병	12.4	엔브렐 (Enbrel)	암젠	류마티스 관절염	11.05
4	엔브렐 (Enbrel)	암젠	류마티스 관절염	10.0	하보니 (Harvoni)	길리어드 사이언스	C형 간염	8.44
5	레미케이드 (Remicade)	존슨 앤 존슨	크론병, 류마티스 관절염	8.2	레미케이드 (Remicade)	존슨 앤 존슨	크론병, 류마티스 관절염	8.04
6	세레타이드 (Seretide)	글락소 스미스 클라인	천식 치료	7.5	자렐토 (Xarelto)	바이엘	죽상동맥 혈전성 사건 발생률 감소	7.66
7	맙테라 (Mabthera)	로슈	림프종, 만성림프구성 백혈병	6.6	엘리퀴스 (Eliquis)	브리스톨마이어스스큅	정맥혈전 색전증의 예방	7.01
8	자렐토 (XARELTO)	바이엘	죽상동맥 혈전성 사건 발생률 감소	6.5	노보라피드 (Novorapid)	노보노 디스크	당뇨병	6.89
9	크레스토 (Crestor)	아스트라 제네카	고콜레스테롤 혈증, 고지혈증	6.5	세레타이드 (Seretide)	글락소 스미스 클라인	천식 치료	6.84
10	리리카 (LYRICA)	화이자	말초와 중추 신경병증성 통증의 치료	6.3	맙테라 (Mabthera)	로슈	림프종, 만성림프구성 백혈병	6.67

자료 : IQVIA Health社
* 출처 : 식품의약품안전처, 「2018년 식품의약품통계연보」, p.311.

28) 2016년 이후 스위스 산도스社의 엔브렐(류머티스 치료제), 미국 암젠社의 휴미라(자가면역치료제)의 특허가 만료되는 등 2020년까지 8개 품목의 특허가 만료되므로 바이오시밀러(복제약)가 경쟁적으로 출시될 예정임

29) 홍미영, 「신약개발 분야 정부·민간 R&D의 역할조정을 통한 효율화 방안 연구」, 한국과학기술기획평가원, 2016.1, p.102.

[표 2-5] 바이오의약품 특허만료 현황

단위: 억 달러

약품명	생물제제	기업	특허만료 (EU/미국)	매출액	
				2013	2014
Humira	adaimumab	AbbVie	2018/2016	10.7	12.5
Remicade	infiximab	Johnson&Johnson	2015/2018	6.7	9.2
Rituxan/MabThera	riuximab	Roche/Biogen Idec	2013/2018	7.7	8.7
Enbrel	etanercept	Amgen/Pfizer	2015/2029	8.4	8.5
Lantus	insulin glargine	Sanofi	2015/2015	7.6	7.3
Avastin	bevacizumab	Genentech	2022/2019	7.2	7.2
Hercetin	trastuzumab	Genentech	2014/2019	6.8	6.8
Neulasta	pegfigrastim	Amgen	2015/2015	4.4	5.9
NovoLog/NovoRapid	insuin aspart	Novo Nordisk	2011/2014	4.7	5
Epogen/Procrit/Eprex	epoetin alfa	Amgen/Janssen	만료/2015	3.3	3.1
상위 10개 합계				67.5	74.2

* 출처 : 한국보건산업진흥원, 「2018 첨단바이오의약품 산업백서」, 2018.8, p.9.

세계 제약기업의 분포를 살펴보면 10대 제약사 중에 미국에 5개사, 스위스 2개사, 프랑스·영국·독일에 각각 1개사가 있으며, 50대 제약사는 미국 15개사, 일본 8개사, 스위스 5개사 등 선진국에 집중되어 있다.

세계 1위 제약기업은 2017년 노바티스(Novartis, 스위스)로 연매출 487억 달러(53.6조 원/1달러 1,100원)이고, 2위는 화이자(Pfizer, 미국)로 485억 달러(53.4조 원), 3위는 존슨앤존슨(Johnson&Johnson, 미국)으로 458억 달러(50.4조 원), 4위는 사노피(Sanofi, 프랑스)로 411억 달러(45.2조 원), 5위는 로슈(Roche, 스위스)로 400억 달러(44조 원)이다. 6위는 머크(Merch, 독일), 7위는 글락소 스미스 클라인(GSK, 영국), 8위는 길리어드(Gilead Science, 미국), 9위는 에브비(Abbvie, 미국), 10위는 릴리(Lilly, 미국)이다.

[표 2-6] 세계 10대 제약업체 매출액

순위	2016		2017	
	업체명	금액	업체명	금액
1	화이자	47.8	노바티스	48.7
2	노바티스	46.9	화이자	48.5
3	사노피	41.3	존슨앤존슨	45.8
4	길리어드 사이언스	39.6	사노피	41.1
5	존슨 앤 존슨	39.6	로슈	40.0
6	로슈	37.7	머크	38.8
7	머크	37.7	글락소 스미스 클라인	35.5
8	글락소 스미스 클라인	33.0	길리어드 사이언스	33.7
9	애브비	28.8	애브비	32.9
10	아스트라제네카	28.6	릴리	26.4

자료 : IQVIA Health 社
* 출처 : 식품의약품안전처, 「2018년 식품의약품통계연보」, p.308.

이러한 글로벌 제약기업들은 공통적으로 4가지 경영 전략을 보유하고 있다. 첫째, 지역적 균형으로 미국·EU 등 제약 선진국 시장과 중국·인도·남미 등 제약 신흥국(Pharmerging) 시장의 격차 감소를 대비하여 핵심영역의 의약품 개발을 선점하고, 둘째, 암·면역억제 등 치료제가 부족한 특수질환에 대한 혁신적 치료제를 개발하는 것이다. 셋째, 기업 간 인수·합병(M&A)을 통해 포트폴리오를 확대하여 핵심영역에서 위상과 경쟁력을 제고하고, 넷째, 리베이트와 약가 인하 등으로 인한 수익성 악화에 대비하는 위기대처 역량을 구비하는 것이다.

[그림 2-5] 세계 20대 제약기업의 경영 전략

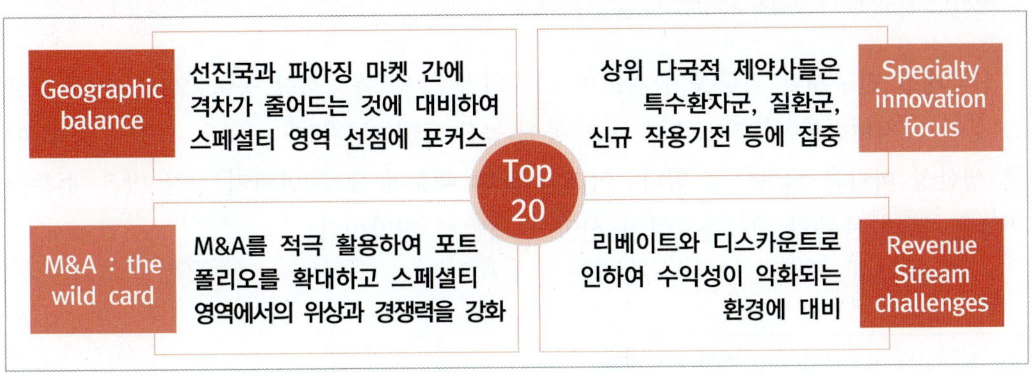

자료 : IMS Health
* 출처 : 한국보건산업진흥원, 「2018 첨단바이오의약품 산업백서」, 2018.8, p.10.

글로벌 제약기업은 미래 제약산업에서 시장을 선점하기 위하여 유망분야를 적극 발굴하고 있다. 미래 제약시장에서 암, 당뇨, 류마티스가 2016년 대비 2022년에도 매출액이 높을 것으로 예측된다. 특히 항암제는 2016년 937억 달러에서 2022년 1,922억 달러로 연평균 12.7% 성장하여 매출액 1위를 유지할 것으로 예상된다. 당뇨치료제도 인구고령화에 따른 환자 증가로 2016년 436억 달러에서 2022년 579억 달러로 연평균 4.8% 성장하여 2022년에도 매출액 2위를 유지할 것으로 예상된다.

백신은 2016년 275억 달러에서 2022년 353억 달러로 연평균 4.2% 성장할 것으로 예상되나, 바이러스 치료제는 백신의 예방효과 등에 따라 2016년 485억 달러에서 2022년 428억 달러로 연평균 2.1% 감소할 것으로 예상된다.

[표 2-7] 글로벌 의약품 매출 TOP 10 현황 ('16년 및 '22년 비교)

단위: 억 달러, %

순위	분야	'16년 매출 (시장점유율)	'22년 매출 (시장점유율)	연평균 성장률
1	암	937 (11.7)	1,922 (17.5)	12.7
2	당뇨	436 (5.4)	579 (5.3)	4.8
3	류마티스	533 (6.6)	554 (5.0)	0.6
4	바이러스	485 (6.0)	428 (3.9)	-2.1
5	백신	275 (3.4)	353 (3.2)	4.2
6	기관지	283 (3.5)	301 (2.7)	1.0
7	감각기관	202 (2.5)	283 (2.6)	5.8
8	면역억제	116 (1.4)	263 (2.4)	14.6
9	고혈압	248 (3.1)	244 (2.2)	-0.2
10	항응고	141 (1.8)	232 (2.1)	8.6

* 출처 : EvaluatePharma, 2017[30)]

신약개발 연구개발 현황을 살펴보면 희귀의약품 등 틈새시장 공략, 신규 타겟 발굴을 통한 니치버스터 신약[31)] 출시 등을 통해 높은 R&D 투자 대비 낮은 성공률 등에 따른 생산성 하락을 극복하고 있다. 이러한 노력 때문에 2020년까지 가장 많은 수준인 연평균 45개 품목의 신규유효물질 신약이 개발될 전망이다.

30) 2018년도 제약산업 육성 지원 시행계획

31) '커다란 틈새시장'이란 뜻으로, 매출 1억~5억 달러, 복용환자수 100만 명 미만으로 경쟁이 비교적 적고 시장성이 높은 의약품을 의미

[그림 2-6] 제약산업 분야별 미래 전망 〉 도표 재구성

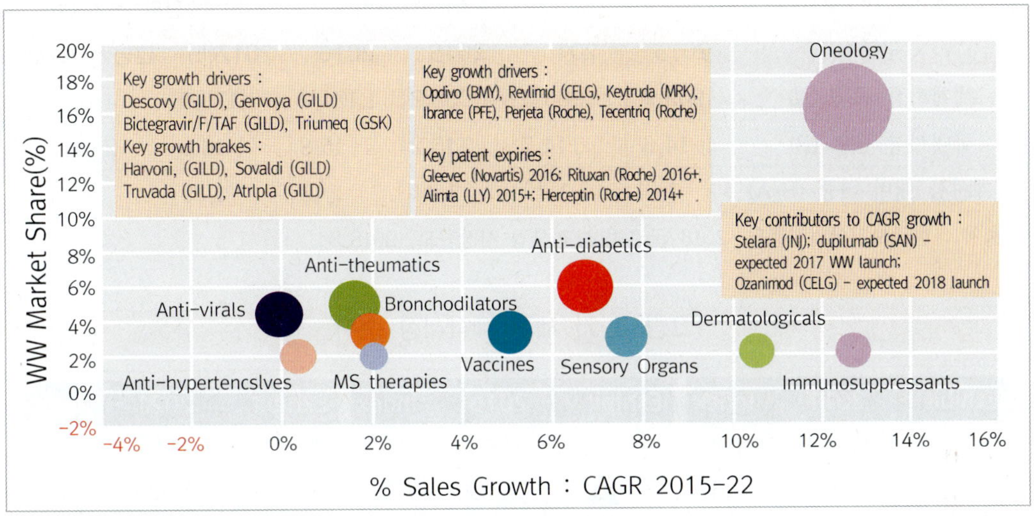

자료 : Evaluate Pharma, World preview 2017, Outlook to 2022
* 출처 : 한국보건산업진흥원, 「2018 첨단바이오의약품 산업백서」, 2018.8, p.7.

희귀의약품 시장은 Evaluate Pharma의 전망에 따르면 정부의 신속허가, 세금공제 등 지원 정책으로 2012년 830억 달러에서 2017년 1,240억 달러, 2022년에는 2,090억 달러로 연평균 11% 성장할 것으로 전망된다. 또한, 면역항암치료제 등 항체의약품 시장은 Future Market Insights(2016년)에 따르면 연평균 12.5% 성장하여 2026년에는 3,414억 달러 규모로 성장할 것으로 전망된다.

[표 2-8] 연평균 신규유효물질 신약 개발 건수

연도	2001~2005년	2006~2010년	2011~2015년	2016~2020년
신약 개발 건수	33건	29건	37건	45건

자료 : IMS Health

2 제약산업의 국내시장

우리나라 제약시장의 규모는 2017년 기준 163억 달러(약 22조 원) 수준으로 2008년 이후 연평균 2~3%씩 성장하고 있고, 2015년 이후부터 연평균 6~7% 성장하고 있다. 이러한 우리나라 제약시장 규모는 세계시장에서 2017년 기준 1.4%를 차지하고 있고, 시장 규모로 볼 때 2016년 기준 세계 13위이다.

[표 2-9] 제약산업 분야의 세계시장 점유율

단위: 십억 달러, %

구분	2013	2014	2015	2016	2017(E)	연평균 증가율
세계시장 규모 (A)	909.9	983.0	1,052.9	1,104.2	1,175.0	4~6%
국내시장 규모 (B)	14.6	14.7	15.2	15.8	16.3	2~3%
세계시장 대비 비중 (B/A)	1.61	1.49	1.44	1.43	1.39	-

* 출처 : 한국보건산업진흥원, 2018 글로벌 보건산업 시장규모, 2018.3.

[그림 2-7] 세계 제약시장 순위

Exhibit		2011	Index	Exhibit		2016	Index	Exhibit		2021	Index
1		U.S.	100	1		U.S.	100	1		U.S.	100
2		Japan	24	2	▲1	China	26	2		China	25
3	▲2	China	20	3	▼1	Japan	19	3		Japan	14
4		Germany	11	4		Germany	10	4		Germany	8
5	▼2	France	10	5		France	7	5	▲3	Brazil	6
6		Italy	7	6		Italy	6	6	▲1	Italy	6
7		U.K.	6	7		U.K.	6	7	▼1	U.K.	5
8		Spain	6	8	▲2	Brazil	6	8	▼3	France	5
9		Canada	5	9	▼1	Spain	5	9	▲2	India	5
10	▲1	Brazil	5	10	▼1	Canada	4	10	▼1	Spain	4
11	▼1	South Korea	3	11	▲2	India	4	11	▼1	Canada	4
12		Australia	3	12		Australia	3	12	▲1	South Korea	2
13	▲1	India	3	13	▼2	South Korea	3	13	▲1	Russia	2
14	▼1	Mexico	2	14	▲1	Russia	3	14	▲2	Turkey	2
15	▲7	Russia	2	15	▼1	Mexico	2	15	▼3	Australia	2
16	▲3	Poland	2	16	▲5	Turkey	2	16	▼1	Mexico	2
17	▲9	Argentina	2	17	▼1	Poland	1	17	▲1	Saudi Arabia	1
18	▼3	Netherlands	2	18	▲6	Saudi Arabia	1	18	▼1	Poland	1
19	▼3	Belgium	2	19	▲2	Argentina	1	19		Argentina	1
20	▼3	Switzerland	2	20		Switzerland	1	20	▲7	Egypt	1

Source : IMS Market Prognosis, Oct 2016 ▼▲ Change in ranking over Prior five years
Appendix notes: Rankings based on Constant US$. Argentina based on US$ with variable exchange rates due to hyperinflation.
Index reflects comparison to the U.S. of spending in Constant US$.

* 출처 : 허경화, 「Prospective on Global Pharma Industry」, 2017.3, p.2.

국내 의약품 생산액은 20.4조 원으로 2016년 18.8조 원 대비 8.3% 성장하였고, 국내총생산(GDP)의 1.18%를 차지하고 있으며, 제조업 중 4.3%를 차지하고 있다. 의약품 생산액 중 완제의약품이 17.6조 원(86.3%), 원료의약품이 2.8조 원(13.7%)이다.

의약품 수출액은 2017년 4.6조 원으로 2016년 3.6조 원 대비 27% 증가하였고, 2008년 1.3조 원 대비 연평균 15.4%씩 고속 성장하고 있다. 의약품 수입액은 2017년 6.3조 원으로 2016년 6.5조 원 대비 3.6% 감소하였고, 2008년 4.6조 원 대비 연평균 3.7%씩 증가하고 있다. 현재 제약산업은 2017년 기준 1.7조 원 무역수지 적자를 보이고 있다.

[그림 2-8] 연도별 제약산업 수출 수입 현황

연도별 의약품 산업통계

(단위: 조원)

연도	항목	생산액	수출액	수입액	무역수지[1]	국내 시장규모[2]
2013	금액	16.38	2.33	5.28	−2.95	19.32
	전년대비(%)	4.21	−0.44	−9.82	16.07	0.51
2014	금액	16.42	2.54	5.49	−2.95	19.37
	전년대비(%)	0.26	9.15	4.09	−0.09	0.24
2015	금액	16.97	3.33	5.60	−2.27	19.24
	전년대비(%)	3.35	31.10	1.93	23.22	−0.70
2016	금액	18.81	3.62	6.54	−2.92	21.73
	전년대비(%)	10.82	8.58	16.78	−28.85	12.95
2017	금액	20.36	4.60	6.31	−1.71	22.06
	전년대비(%)	8.25	27.11	−3.56	41.59	1.55
연평균 성장률 ('08~'17)(%)		4.34	15.41	3.68	7.05	2.82

1) 무역수지: 수출액 − 수입액
2) 국내시장규모: 생산액 − 수출액 + 수입액

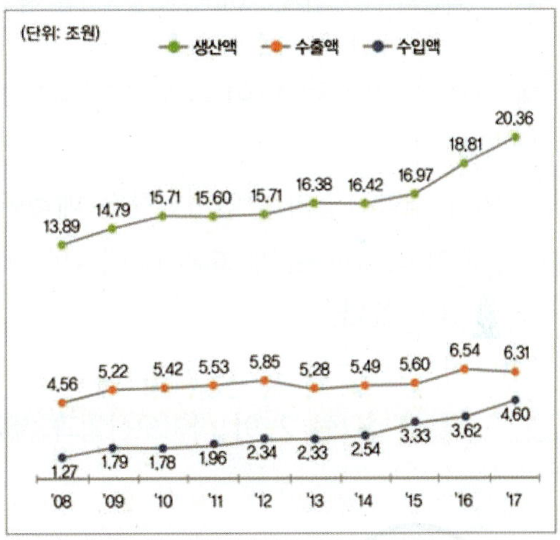

* 출처 : 식품의약품안전처, 「2018년 식품의약품 산업동향통계」, pp.46~47.

이러한 제약산업은 국내 제조업 총생산(GDP)에서 4.3%를 차지하고 있으며, 이는 자동차산업의 약 33% 수준이나, 핸드폰 등 IT산업과 선박제조업보다 높고, 반도체산업을 추격하고 있다.

[표 2-10] 제약산업과 주요산업 생산 통계

구분		국내총생산	제조업 총생산	제약산업	자동차 제조업	IT 제조업	반도체 제조업	선박 제조업
2013년		1,429.45	403.66	16.38	181.26	85.86	68.06	65.07
		100.0%	28.2%	4.1%	12.7%	6.0%	4.8%	4.6%
2014년		1,486.08	408.51	16.42	189.59	78.06	73.98	64.17
		100.0%	27.5%	4.0%	12.8%	5.3%	5.0%	4.3%
2015년		1,564.12	423.65	16.97	193.61	75.84	79.76	63.47
		100.0%	27.1%	4.0%	12.4%	4.9%	5.1%	4.1%
2016년		1,641.79	439.7	18.81	194.04	66.31	84.52	57.09
		100.0%	26.8%	4.3%	12.0%	4.1%	5.2%	3.5%
2017년		1,730.40	477.11	20.36				
		100.0%	27.6%	4.3%				

* 출처 : 식품의약품안전처, 2018년 식품의약품 산업동향통계, p.70.

제약산업을 비롯한 바이오 분야의 글로벌 성장률은 연평균 9.2%로 IT산업 2.9%에 비해 3배 이상 높고, 고용률도 연평균 6.4%로 IT산업의 -9.7%보다 높은 수준이다. 이 중에서 제약산업의 영업이익률은 매출액 대비 12.3%로 타 산업 평균 2.4%에 비해 5배 수준이고, 고용유발 효과도 매출액 10억 원 당 9.4명으로 반도체 산업의 3.1명보다 약 3배 높다.

[그림 2-9] 바이오산업과 제약산업의 주요 경제지표 비교

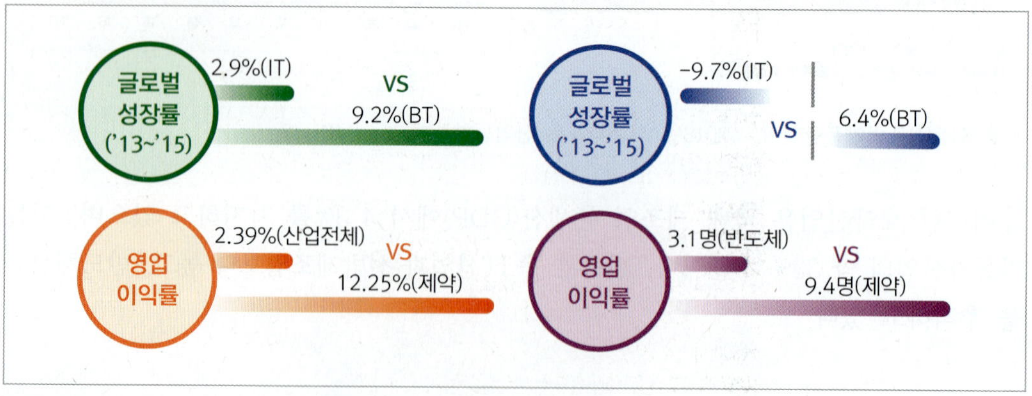

* 출처 : 미래창조과학부, 바이오미래전략Ⅰ, 2015. 3월.

우리나라의 제약기업은 473개로 완제의약품 제조기업이 357개, 원료의약품 제조기업이 116개[32]이다. 2010년에는 제약기업이 656개(완제 270개, 원료 386개)로 15.7조 원을 생산하여 1개 기업당 평균 240억 원에 불과했으나, 2017년에는 20.4조 원을 생산하여 1개 기업당 평균 431억 원으로 기업 규모가 점차 커지고 있다. 그러나, 글로벌 제약기업에 비해서는 매우 영세하여 우리나라 전체 제약기업의 연간 생산액은 글로벌 1위 노바티스(Novartis, 스위스) 487억 달러(53.6조 원/1달러 1,100원)의 38%에 불과하고, 10위 릴리(Lilly, 미국) 264억 달러(29조 원)의 70% 수준에 불과한 실정이다.

[표 2-11] 연도별 분야별 의약품 생산 업체수, 품목수, 생산금액

단위 : 개소, 건, 백만 원

구분	완제의약품			원료의약품		
	업체수	품목수	생산금액	업체수	품목수	생산금액
2010	270	15,973	14,234,674	386	9,561	1,475,071
2011	267	15,832	14,109,396	371	10,593	1,487,368
2012	285	15,817	13,749,984	377	11,750	1,964,020
2013	285	16,622	14,132,536	381	10,341	2,243,572
2014	299	18,357	14,280,482	379	10,861	2,138,937
2015	356	17,907	14,856,025	241	7,983	2,113,591
2016	353	18,546	16,332,406	246	7,851	2,473,726
2017	357	19,291	17,551,102	116	7,002	2,807,102

* 출처 : 식품의약품안전처, 「2018년 식품의약품통계연보」, p.298.

이러한 국내 제약기업의 영세성은 완제의약품 생산기업의 생산액만 보더라도 알 수 있다. 2017년에 국내 제약기업 중 완제 의약품을 생산하는 357개 기업이 17.6조 원을 생산하여 1개 기업당 평균 493억 원을 생산하고 있다. 그러나, 연평균 100억 원 이하를 생산하는 영세기업이 187개로 전체 완제의약품 생산기업 중 52.4%이고, 100억 원에서 1천억 원을 생산하는 기업이 124개(347%)이다. 그리고, 신약 연구개발 등을 안정적으로 추진할 수 있는 연간 1,000억 원 이상 생산기업은 46개에 불과한 실정이다.

32) 2017년 원료의약품 제조기업은 총 231개이나, 2017년 생산실적이 있는 기업은 116개

[표 2-12] 연도별 완제의약품 생산 규모별 업체수 및 생산액

단위 : 개소, 백만 원

구분		총계	10억 원 미만	10~50억 원	50~100억 원	100~500억 원	500~1,000억 원	1,000~3,000억 원	3,000~5,000억 원	5,000억 원 이상
업체수	2013	285	45	61	21	85	35	27	7	4
	2014	299	51	61	28	83	36	30	5	5
	2015	356	124	50	28	77	36	31	5	5
	2016	353	111	54	27	80	39	29	8	5
	2017	357	108	56	23	84	40	32	9	5
생산액	2013	14,132,536	12,918	169,892	147,549	2,165,392	2,363,681	4,483,346	2,568,931	2,220,827
	2014	14,280,482	16,231	161,269	196,066	2,122,575	2,388,957	4,985,705	1,772,812	2,636,867
	2015	14,856,025	18,311	132,116	208,104	2,033,369	2,494,303	5,309,294	1,820,359	2,840,169
	2016	16,332,406	18,060	126,740	201,011	2,072,538	2,954,835	4,889,820	2,983,726	3,085,675
	2017	17,551,029	19,800	140,509	171,069	2,250,816	2,948,271	5,383,556	3,330,883	3,306,125

* 출처 : 식품의약품안전처, 「2018년 식품의약품통계연보」, p.299.

원료의약품 기업은 더욱 영세해서 2017년에 국내 원료의약품 허가를 보유한 231개 기업(생산 실적이 있는 기업은 116개)이 2.6조 원을 생산하여 1개 기업당 평균 110억 원(생산실적이 있는 기업은 평균 224억 원)을 생산하고 있다. 이 중에서 연간 10억 원 이하가 124개로 53.7%를 차지하고 있고, 연매출 100억 원 이하가 193개로 83.5%를 차지하고 있으며, 연매출 100억 원 이상은 48개사로 20.8%에 불과한 실정이다.

[표 2-13] 연도별 원료의약품 생산 규모별 업체수 및 생산액

단위: 개소, 백만 원

구분		총계	1억 원 미만	1~5억 원	5~10억 원	10~50억 원	50~100억 원	100~500억 원	500~1000억 원	1000억 원 이상
업체수	2013	381	120	76	47	75	22	35	3	3
	2014	379	96	94	44	81	20	38	3	3
	2015	241	26	45	39	69	18	37	3	4
	2016	246	23	42	44	67	30	29	6	5
	2017	231	78	33	13	46	13	40	2	6
생산액	2013	2,243,572	2,857	20,992	32,709	175,249	161,619	893,187	247,107	709,852
	2014	2,138,937	1,593	23,264	31,487	200,655	139,476	954,705	227,746	560,010
	2015	2,113,591	955	11,659	30,900	185,668	119,718	884,587	229,810	650,294
	2016	2,473,726	798	11,055	34,708	159,481	211,579	702,550	398,467	955,088
	2017	2,680,500	2,142	8,215	8,239	108,109	96,884	970,815	146,423	1,339,673

* 출처 : 식품의약품안전처, 「2018년 식품의약품통계연보」, p.300.

2017년 기준으로 우리나라 제약기업 855개(완제의약품 357개, 원료의약품 231개, 의약외품 등 기타 267개)가 고용하고 있는 총 근로자 수는 95,500명으로 기업당 100명 이하를 고용하고 있는 기업이 661개(77.3%)이고, 500명 이상을 고용하고 있는 기업은 44개(5.1%)이고, 대기업[33]에 포함되는 1,000명 이상 고용 기업은 16개이다.

[표 2-14] 고용규모별 업체 수 및 종사자 수

단위 : 개소, 명

구분		총계	10명 미만	10~30명	30~50명	50~100명	100~300명	300~500명	500~1000명	1000명 이상
업체수	2013	781	208	237	78	86	105	36	17	14
	2014	880	257	279	82	85	110	32	21	14
	2015	740	165	216	94	86	104	36	22	17
	2016	853	235	237	88	101	115	35	28	16
	2017	855	235	237	88	101	115	35	28	16
종사자수	2013	80,865	1,170	4,124	2,943	6,022	19,426	13,497	12,039	21,644
	2014	82,683	1,401	4,889	3,204	6,099	20,379	11,908	14,184	20,619
	2015	88,696	934	3,717	3,645	6,201	18,946	13,515	15,041	26,697
	2016	94,925	1,172	4,093	3,787	6,814	21,450	13,029	16,581	27,999
	2017	95,500	1,226	4,111	3,424	7,049	20,945	13,439	19,456	25,850

* 출처 : 식품의약품안전처, 「2018년 식품의약품통계연보」, p.303.

우리나라 제약기업 중 생산액 1위 기업은 2017년 기준으로 바이오시밀러를 생산하는 셀트리온으로 9,023억 원을 생산하였고, 2위 기업은 한미약품으로 7,596억 원, 3위는 종근당으로 7,178억 원이다. 4위는 대웅제약으로 6,682억 원이고, 5위는 녹십자로 6,676억 원을 생산하였다.

우리나라 제약기업 중 대기업 상호출자 계열사는 CJ헬스케어, LG화학, SK케미칼, SK바이오팜 등이고, 전통적인 제약기업은 광동제약, 녹십자, 대웅제약, 대원제약, 동국제약, 동화약품, 보령제약, 부광약품, 삼진제약, 셀트리온, 신풍제약, 안국약품, 유한양행, 일동제약, 일양약품, 종근당, 태준제약, 한국유나이티드제약, 한독, 한미약품, 현대약품, 휴온스, JW중외제약 등이며, 기술을 바탕으로 창업한 신생 제약기업은 메디톡스, 바이로메드, 비씨월드제약, 바이오니아, 제넥신, 크리스탈지노믹스 등이다[34].

33) 중소기업기본법 시행령에 상시근로자 1천 명 이상, 자산 총액 5천억 원 이상인 기업은 중소기업에서 제외

34) 홍미영, 「신약개발 분야 정부·민간 R&D의 역할조정을 통한 효율화 방안 연구」, 한국과학기술기획평가원, 2016.1, p.88.

[표 2-15] 국내 상위 10대 제약기업 생산액

단위 : 백만 원

순위	2016		2017	
	업체명	금액	업체명	금액
1	한미약품	704,691	셀트리온	902,306
2	종근당	684,593	한미약품	759,555
3	대웅제약	597,508	종근당	717,828
4	녹십자	575,639	대웅제약	668,218
5	동아에스티	542,993	녹십자	667,649
6	CJ헬스케어	493,948	CJ헬스케어	515,556
7	JW중외제약	435,181	JW중외제약	475,245
8	셀트리온	428,530	유한양행	458,099
9	유한양행	410,582	동아에스티	422,626
10	일동제약	403,803	일동제약	418,624

* 출처 : 식품의약품안전처, 「2018년 식품의약품통계연보」, p.304.

우리나라 의약품의 총 품목 수는 2017년 기준 42,666개로 이 중에 전문의약품은 27,550개이고, 일반의약품은 15,116개 품목이다. 이 중에서 2017년에 생산 실적이 있는 품목은 19,291개이고, 이 중에 전문의약품은 13,639개, 일반의약품은 5,652개 품목이다.

[표 2-16] 전문·일반의약품 허가 및 신고품목

단위 : 건

구분	총계			허가			신고		
	총 계	전문의약품	일반의약품	소계	전문의약품	일반의약품	소계	전문의약품	일반의약품
2013	39,847	23,282	16,565	8,151	7,218	933	31,696	16,064	15,632
2014	42,009	25,292	16,717	10,032	9,106	926	31,977	16,186	15,791
2015	39,310	24,418	14,892	11,016	10,227	789	28,294	14,191	14,103
2016	42,166	26,760	15,406	13,097	12,251	846	29,069	14,509	14,560
2017	42,666	27,550	15,116	14,388	13,549	839	28,278	14,001	14,277

* 1953.01.01. ~ 2017.12.31. 동안 허가된 품목 중 2017.12.31 기준 정상품목에 대한 현황(취소취하 제외)
* 한약재(원료(한약재)), 의약외품, 화장품 제외
* 출처 : 식품의약품안전처, 「2018년 식품의약품통계연보」, p.338.

[표 2-17] 일반·전문의약품 품목수 및 생산액

단위 : 건, 천 원

구 분	일반의약품		전문의약품	
	품목수	생산액	품목수	생산액
2013	5,841	2,371,690,086	10,781	11,760,846,287
2014	6,075	2,412,973,409	12,282	11,867,508,652
2015	5,624	2,434,240,209	12,283	12,421,784,922
2016	5,477	2,674,289,326	13,069	13,658,117,057
2017	5,652	2,956,168,004	13,639	14,594,861,666

* 출처 : 식품의약품안전처, 「2018년 식품의약품통계연보」, p.303.

우리나라에서 생산되는 완제의약품은 2017년 기준 총 19,743개 품목, 17.3조 원이고, 생산품목 수가 가장 많은 완제의약품은 순환계 의약품으로 3,180개, 3.3조 원으로 1품목 당 평균 10.4억 원을 생산하였다. 2위는 중추신경계 의약품으로 3,138개, 2.3조 원(1품목 당 7.3억 원)이고, 3위는 소화계 의약품으로 2,364개, 1.9조 원(1품목 당 8억 원), 4위는 항생물질 의약품으로 1,499개, 1.4조 원(1품목 당 9.3억 원), 5위는 당뇨 등 대사성 의약품으로 1,498개, 1.4조 원(1품목 당 9.3억 원)이다.

[표 2-18] 약효별 완제의약품 품목수 및 생산액

단위 : 건, 천 원

분류번호	약 효 별	품목수	생산액
	총 계	19,743	17,279,433,570
110	중추신경계용약	3,138	2,324,202,957
120	말초신경계용약	480	225,932,224
130	감각기관용약	645	454,112,220
140	알레르기용약	609	429,240,286
190	기타 신경계 감각기관용약	53	11,038,100
210	순환계용약	3,180	3,266,028,006
220	호흡기관용약	769	405,418,320
230	소화기관용약	2,364	1,881,426,973
240	호르몬제(항호르몬제 포함)	266	343,623,179
250	비뇨생식기관 및 항문용약	667	386,777,034

(계속)

분류번호	약 효 별	품목수	생산액
260	외피용약	1,150	498,785,855
290	기타 개개의 기관용 의약품	6	85,280
310	비타민제	664	414,456,142
320	자양강장변질제	525	511,602,129
330	혈액 및 체액용약	270	528,768,829
340	인공관류용제	50	112,527,417
390	기타의 대사성의약품	1,498	1,365,121,053
410	조직부활용제		
420	종양치료용제	247	384,580,627
430	조직세포 치료·진단목적 의약품	87	120,206,383
490	기타 조직세포의 기능용 의약품	36	61,242,997
610	항생물질제제	1,499	1,416,982,925
620	화학요법제	723	477,431,110
630	생물학적제제	293	1,241,777,770
640	기생동물에 대한 의약품	53	28,320,800
710	조제용약	43	21,829,747
720	진단용약	93	247,970,180
730	공중위생용약	18	5,845,502
740	관련 제품	19	39,924,645
790	기타 치료를 주목적으로 하지 않는 의약품	20	5,187,340
810	알카로이드 마약(천연)	98	19,652,973
820	비알카로이드계 마약	180	49,334,567

* 출처 : 식품의약품안전처, 「2018년 식품의약품통계연보」, p.302.

2017년에 생산된 의약품 중 생산액 1위 품목은 한독약품의 동맥경화 치료제인 플라빅스로 845억 원이고, 2위는 녹십자의 사람혈청 알부민으로 810억 원, 3위는 삼진제약의 혈전용해제 플래리스로 787억 원, 4위는 녹십자의 B형간염 혈액제제인 헤파빅으로 685억 원, 5위는 녹십자의 면역치료제 아이비글로불린으로 674억 원 생산되었다.

[표 2-19] 국내 상위 10대 의약품 생산액

단위 : 백만 원

순위	2016			2017		
	품목명	업체명	금액	품목명	업체명	금액
1	퀸박셈주(수출용)	얀센백신	93,340	플라빅스정75밀리그람(클로피도그렐황산염)	한독	84,537
2	플라빅스정75mg	한독	73,929	녹십자-알부민주20%(사람혈청알부민)[수출명: 볼루민20%(100㎖), 알부맥스20]	녹십자	81,034
3	알부민주20%	녹십자	72,788	플래리스정(황산수소클로피도그렐)	삼진제약	78,714
4	정주용헤파빅주	녹십자	61,484	정주용 헤파빅주(정맥주사용 B형간염 사람면역글로불린)	녹십자	68,526
5	플래리스정	삼진제약	60,379	아이비글로불린에스엔주[말토즈첨가 사람 면역글로불린(pH4.25)]	녹십자	67,355
6	수두박스주	녹십자	59,298	아리셉트정10밀리그람(도네페질염산염)	대웅제약	61,115
7	알비스정	대웅제약	56,198	고덱스캡슐	셀트리온제약	61,025
8	아이비글로불린에스엔주	녹십자	56,097	글리아타민연질캡슐(콜린알포세레이트)	대웅바이오	57,860
9	까스활명수큐액	동화약품	48,299	종근당글리아티린연질캡슐(콜린알포세레이트)	종근당	54,309
10	종근당글리아티린연질캡슐	종근당	48,262	알비스정 요약	대웅제약	52,239

* 출처 : 식품의약품안전처, 「2018년 식품의약품통계연보」, p.307.

우리나라 바이오(생물의약품) 제약시장 규모는 2017년 기준으로 2.2조 원이고, 전체 제약시장 22조 원 중 10%를 차지하고 있다. 그러나, 제약시장이 2015년 이후 연평균 6~7% 성장하고 있는 것에 비해 바이오 제약시장은 2015년 이후 연평균 16.6%씩 급성장하고 있다. 현 성장세를 유지할 경우, 2023년에 제약시장은 31조 원 이상으로 성장하고, 바이오 제약시장은 5.4조 원으로 성장할 것으로 예상된다.

바이오의약품은 연간 2.6조 원 생산하여 1.5조 원을 수출하고, 1.1조 원을 수입하므로 무역수지는 0.4조 원 흑자이다. 이는 우리나라 제약산업 전체로 볼 때 1.7조 원 무역수지 적자와 비교하면 바이오의약품이 수출 효자산업으로 볼 수 있다.

[그림 2-10] 생물의약품 통계

연도별 생물의약품 산업통계

(단위: 억원)

연도	항목	생산액	수출액	수입액	무역수지[1]	국내 시장규모[2]
2013	금액	18,654	4,430	8,057	−3,627	22,281
	전년대비(%)	7.74	4.76	19.42	−44.02	12.35
2014	금액	16,818	6,202	9,233	−3,031	19,849
	전년대비(%)	−9.84	39.99	14.59	16.44	−10.92
2015	금액	17,209	9,157	8,353	804	16,405
	전년대비(%)	2.32	47.64	−9.53	126.52	−17.35
2016	금액	20,079	12,346	10,576	1,770	18,308
	전년대비(%)	16.68	34.83	26.61	120.28	11.60
2017	금액	26,015	15,471	11,784	3,687	22,327
	전년대비(%)	29.56	25.31	11.42	108.26	21.95
연평균 성장률 ('08~'17)(%)		11.86	17.84	13.60	237.47	9.71

1) 무역수지: 수출액 − 수입액
2) 국내시장규모: 생산액 − 수출액 + 수입액

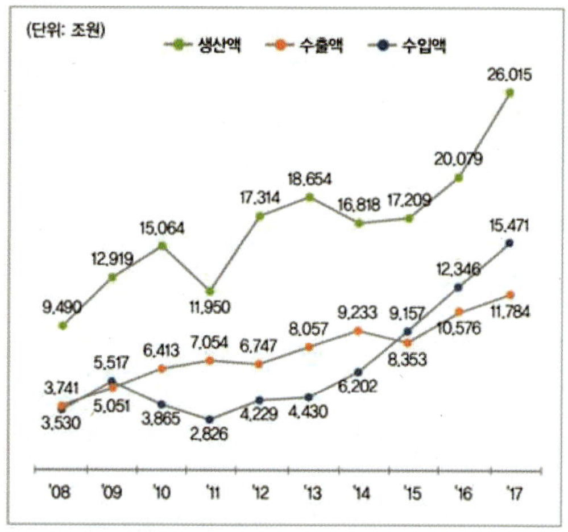

* 출처 : 식품의약품안전처, 「2018년 식품의약품 산업동향통계」, pp.48~49.

[표 2-20] 국내 의약품시장 성장 전망

단위 : 조 원

구분	2015	2016	2017	2018 (E)	2019 (E)	2020 (E)	2021 (E)	2022 (E)	2023 (E)	연평균 증가율
제약시장	19.2	21.7	22.1	23.4	24.8	26.3	27.9	29.5	31.3	6%
바이오 의약품	1.6	1.8	2.2	2.6	3.0	3.5	4.0	4.7	5.4	16%

* 출처 : 식품의약품안전처, 「2018년 식품의약품 산업동향통계」

2017년 기준으로 우리나라 바이오 제약기업은 55개로 2016년과 동일하고, 생산품목은 880개, 생산금액은 2.6조 원으로 1개 기업당 연간 472억 원, 1개 품목당 평균적으로 30억 원 정도 생산하고 있다.

[표 2-21] 생물의약품 생산업체수 품목수 생산액

단위 : 개소, 건, 백만 원

구분	생물의약품		
	업체수[1)]	품목수	생산금액
2006	16	683	658,572
2007	18	731	824,300
2008	23	763	949,000
2009	23	805	1,291,900
2010	23	813	1,506,400
2011	24	831	1,195,000
2012	46	847	1,731,353
2013	48	852	1,865,415
2014	47	812	1,681,845
2015	51	864	1,720,912
2016	55	839	2,007,891
2017	55	880	2,601,460

주 1) 업체수는 제조업체 중 생산실적이 있었던 업체(제조소)만 포함
* 2011년 생물의약품 업체수는 완제만 포함
* 출처 : 식품의약품안전처, 「2018년 식품의약품통계연보」, p.386.

2017년에 바이오의약품 중 생산액 기준 1위는 셀트리온의 바이오시밀러인 램시마(Remsima)[35]로 3,670억 원 생산되었고, 2위는 셀트리온의 바이오시밀러인 트룩시마(Truxima)[36]로 3,473억 원 생산되었으며, 3위는 셀트리온의 바이오시밀러인 허쥬마(Herzuma)[37]로 968억 원 생산되었다.

[표 2-22] 생물의약품 상위 10개 품목

단위 : 톤, 백만 원

순위	2016			2017		
	품목명	회사명	생산액	품목명	회사명	생산액
1	램시마원액	셀트리온㈜	413,930	램시마원액	셀트리온㈜	367,070
2	퀸박셈주(수출용)	얀센백신㈜	93,340	트룩시마원액	셀트리온㈜	347,270
3	녹십자㈜-알부민주20%	녹십자㈜	72,787	허쥬마원액	셀트리온㈜	96,800
4	정주용 헤파빅주	녹십자㈜	61,484	녹십자-알부민주20%	녹십자㈜	81,034
5	수두박스주	녹십자㈜	59,297	메디톡신주	메디톡스	74,248
6	아이비글로불린에스엔주	녹십자㈜	56,096	트룩시마주	셀트리온㈜	72,643
7	지씨플루쿼드리밸런트프리필드시린지주	녹십자㈜	45,211	정주용 헤파빅주	녹십자㈜	68,526
8	스카이셀플루4가프리필드시린지	SK케미칼㈜	40,499	아이비글로불린에스엔주	녹십자㈜	67,355
9	사람혈청알부민20%(최종원액)	대한적십자사혈장분획센터	37,924	수두박스주	녹십자㈜	52,150
10	유트로핀주	LG화학㈜	31,883	지씨플루쿼드리밸런트프리필드시린지주	녹십자㈜	41,305

* 출처 : 식품의약품안전처, 「2018년 식품의약품통계연보」, p.389.

35) 램시마 : 존슨앤존슨이 보유하고 있는 자가면역치료제 레미케이드(Remicade)를 복제한 바이오시밀러로 류마티스 관절염, 강직성 척추염, 궤양성 대장염, 건선성 관절염, 크론병 치료제 등으로 사용

36) 트룩시마 : 로슈가 보유하고 있는 혈액암, 만성림프성백혈병, 류마티스관절염 치료제인 맙테라(Mabthera, 판매명 리툭산)를 복제한 바이오시밀러로 다발성 혈관염이 있는 육아종증(GPA), 현미경적 다발혈관염(polyangiitis, MPA) 환자 치료에 사용

37) 허쥬마 : 로슈가 보유하고 있는 유방암치료제 허셉틴(Herceptin)을 복제한 바이오시밀러로 허셉틴은 2015년에 68억 달러(7.7조 원) 매출을 달성한 바이오의약품

우리나라는 1990년대 신약 개발을 시작하였고, 1999년 SK케미칼이 우리나라 1호 신약인 위암 항암제 선플라주를 개발 성공하였다. 이후 2001년 대웅제약이 이지에프외용액을, 동화약품이 밀리칸주, JW중외제약이 큐록신정을 개발 성공하였다. 2018년에 CJ헬스케어가 위식도 역류질환 치료제인 케이캡정을 개발하는 등 우리나라는 총 30개 신약을 개발 성공하였다.

이 중에서 글로벌 신약은 4개로 LG화학(전 LG생명과학)의 팩티브, 동아ST의 시벡스트로, SK케미칼의 앱스틸라, CJ헬스케어의 케이캡정이다. 우리나라 신약 중 미국 FDA 승인을 받은 신약은 2003년 LG화학(LG생명과학)의 '팩티브', 2013년 한미약품 '에소메졸(개량신약)', 2014년 동아ST의 '시벡스트로', 2019년 SK바이오팜의 수면장애 치료 신약인 '솔리암페놀'이고, 바이오시밀러는 셀트리온의 '허쥬마', '램시마', '트룩시마'와 삼성바이오에피스의 '렌플렉시스' 등이 있다.

[표 2-23] 국내개발 신약 현황

연번	제품명	회사명	주성분	효능·효과	허가일자
1	선플라주	SK케미칼㈜	헵타플라틴	항암제(위암)	'99.7.15
2	이지에프외용액	㈜대웅제약	인간상피세포성장인자	당뇨성 족부 궤양치료제	'01.5.30
3	밀리칸주	동화약품공업㈜	질산홀뮴-166	항암제(간암)	'01.7.6
4	큐록신정	JW중외제약㈜	발로플록사신	항균제(항생제)	'01.12.17
5	팩티브정	㈜LG생명과학	메탄설폰산제미플록사신	항균제(항생제)	'02.12.27
6	아피톡신주	구주제약㈜	건조밀봉독	관절염치료제	'03.5.3
7	슈도박신주	CJ제일제당㈜	건조정제슈도모나스백신	농구균예방백신	'03.5.28
8	캄토벨주	㈜종근당	벨로테칸	항암제	'03.10.22
9	레바넥스정	㈜유한양행	레바프라잔	항궤양제	'05.9.15
10	자이데나정	동아제약㈜	유데나필	발기부전치료제	'05.11.29
11	레보비르캡슐	부광약품㈜	클레부딘	B형간염치료제	'06.11.13
12	펠루비정	대원제약㈜	펠루비프로펜	골관절염치료제	'07.4.20
13	엠빅스정	SK케미칼㈜	미로데나필염산염	발기부전치료제	'07.7.18
14	놀텍정	일양약품㈜	일라프라졸	항궤양제	'08.10.28
15	카나브정	보령제약㈜	피마살탄칼륨삼수화물	고혈압치료제	'10.9.9
16	피라맥스정	신풍제약㈜	피로나리딘인산염, 알테수네이트	말라리아치료제	'11.8.17
17	제피드정	JW중외제약㈜	아바나필	발기부전치료제	'11.8.17
18	슈펙트캡슐	일양약품㈜	라도티닙염산염	항암제(백혈병)	'12.1.5

(계속)

연번	제품명	회사명	주성분	효능·효과	허가일자
19	제미글로정	㈜LG생명과학	제미글립틴 타르타르산염	당뇨병치료제	'12.6.27.
20	듀비에정	㈜종근당	로베글리타존황산염	당뇨병치료제	'13.7.4
21	리아백스주	㈜카엘젬백스	테르토모타이드염산염	항암제(췌장암)	'14.9.15
22	아셀렉스캡슐	크리스탈지노믹스㈜	폴마콕시브	골관절염치료제	'15.2.5
23	자보테란정	동화약품㈜	자보플라사신 D-아스파르트산염	항균제(항생제)	'15.3.20
24	시벡스트로정	동아ST	테티졸리드포스테이트	슈퍼항생제	'15.4.17
25	시벡스트로주	동아ST	테티졸리드포스테이트	슈퍼항생제	'15.4.17
26	슈가논정	동아에스티㈜	에보글립틴 타르타르산염	경구용 혈당 강하제	'15.10.2
27	올리타정	한미약품㈜	올무티닙염산염일수화물	항암제(폐암)	'16.5.13
28	베시보정	일동제약㈜	베시포비르	만성B형 간염	'17.5.15
29	인보사케이주	코오롱생명과학㈜	토노젠콘셀	무릎골관절염	'17.7.12 ('19.5.28 품목허가 취소)
30	케이캡정	CJ헬스케어	테고프라잔	위식도역류질환	'18.7.5

우리나라 제약산업은 신약 개발이 활발해지면서 신약 후보물질의 기술 이전(수출)도 성장하고 있다. 세계적인 글로벌 제약산업 보고서인 클래리베이트 애널리스틱에 따르면 전 세계 신약 후보물질 기술 이전 실적은 2015년 1,655건 900억 달러, 2016년 1,749건 920억 달러, 2017년 1,680건 770억 달러이다[38]. 우리나라는 2015년 26건 8.5조 원, 2016년 10건 2.2조 원, 2017년 8건 1.4조 원, 2018년 11건, 5.3조 원을 기술 이전에 성공했다.

[표 2-24] 국내개발 신약 후보물질 기술이전 현황

시기	기업	제품	수출국가	파트너사	계약규모
'15.1월	파멥신	DIG-KT	중국	3SBio社	비공개
2월	씨티씨바이오	경구용 약물전달체계	스위스	페링社	비공개
3월	한미약품	포지오티닙	미국	스펙트럼 파마수티컬즈社	비공개
	한미약품	HM71224	미국	일라이릴리社	6억 9,000만$
4월	동아ST	슈가논	브라질	유로파마社	비공개
	노바셀	W3펩타이드	일본	아리스트社	비공개
6월	인트론바이오	박테리오파지 기술	러시아	다를렉스社	220만$

(계속)

38) 이데일리, 2018.12.5, "신약 기술수출 허와 실, 기술수출 거품일까?"

시기	기업	제품	수출국가	파트너사	계약규모
6월	삼진제약	플래리스정 등 10개 품목	인도네시아	피티인터밧社 외 4곳	비공개
7월	우신메딕스	구강붕해 필름제제	중국	창조시야오 제약유한공사	300만$
	동아ST	슈가논	러시아	게로팜社	비공개
	보령제약	카나브	동남아 13개국	쥴릭파마社	1억 2,900만$
	일양약품	놀텍	멕시코	치노인社	1,730만$
	한미약품	HM61713	독일	베링거인겔하임社	7억 3,000만$
8월	진원생명과학	INO-3112	미국	매드이뮨社	7억 3,000만$
	휴메딕스	HUMIA14002	중국	하이빈社	400만$
	레고켐	ADC기술	중국	푸싱제약社	200억 원
	일양약품	슈펙트	콜롬비아	바이오파스社	2,200만$
9월	비씨월드제약	전립선암 주사제	미국	아콘社	50만$
10월	알테오젠	표적항암제기술	중국	3SBIO社	비공개
	제넥신	지속형 단백질 치료제	중국	타슬리社	1억$
	CJ헬스케어	CJ-12420	중국	뤄신社	9,179만$
11월	한미약품	퀀텀프로젝트 (당뇨약 3종)	프랑스	사노피社	39억 유로 (약 5조 원)
	한미약품	HM12525A	미국	얀센社	9억 1,500만$
	한미약품	HM61713	중국	자이랩社	9,200만$
12월	바이로메드	CAR-T기반 면역치료제기술	미국	블루버드바이오社	4,900만$
	보령제약	젬시타빈, 옥살리플라틴	사우디아라비아	SPC社	14만$
2015년 신약 후보물질 기술 이전 실적 : 26건					약 8.5조 원
'16. 1월	종근당	CKD-11101	일본	후지제약공업社	비공개
	안트로젠	줄기세포치료제	일본	이신제약社	7,500만$
2월	제넥신	GX-E2	중국	상하이푸싱社	4,450만$
4월	동아ST	슈가논	미국	토비라社	6,150만$
6월	크리스탈지노믹스	급성백혈병 신약	미국	앱토즈 바이오사이언스社	3억 300만$
9월	일양약품	놀텍	러시아 외 2개국	알팜社	2억$
	한미약품	HM95573	미국	제넨텍社	9억 1,000만$
10월	앱클론	AC101	중국	헨리우스바이오텍社	비공개
11월	유나이티드제약	실로스탄 CR정	중국	베이징 메온社	6,435만$
12월	동아ST	면역항암제 MerTK 저해제	미국	애브비 바이오테크놀로지社	5억 2,500만$
2016년 신약 후보물질 기술 이전 실적 : 10건					약 2.2조 원

(계속)

시기	기업	제품	수출국가	파트너사	계약규모
'17. 5월	영진약품	KL1333	스웨덴	후지제약공업社	5,700만$
8월	동아ST	바이오의약품 4종	이란	이신제약社	비공개
9월	한올바이오파마	바이오신약 2종	중국	상하이푸싱社	8,100만$
	대화제약	리포락셀액	중국	토비라社	2,500만$
	CJ헬스케어	CJ-40001	일본	앱토즈 바이오사이언스社	비공개
	유틸렉스	EU101	중국	화해제약社	850만 달러
12월	제넥신	하이루킨	중국	알팜社	5억6,000만$
	한올바이오파마	HL161	미국, 유럽 등	제넨텍社	5억 250만$
2017년 신약 후보물질 기술 이전 실적 : 8건					약 1.4조 원
'18. 1월	동아ST	DA-9801 (당뇨병성 신경병증 치료제)	미국	뉴로보 파마슈티컬스社	1억 8,000만$ (계약금 200만$)
2월	SK케미칼	세포배양 백신생산기술	미국	사노피 파스퇴르社	1억 5,500만$ (계약금 1,500만$)
6월	크리스탈 지노믹스	CG-806 (표적 급성골수성 백혈병 신약)	미국	앱토즈바이오 사이언스社	1억 2,500만$ (계약금 300만$)
7월	ABL바이오	ABL101외 4종 (항암제)	미국	TRIGR 테라퓨틱스社	5억 5,000만$ (계약금 430만$)
	유한양행	YH14618 (퇴행성디스크질환 치료제)	미국	스파인바이오 파마社	2억 1,815만$ (계약금 65만$)
8월	JW중외제약	JW1601 (아토피피부염 치료제)	덴마크	레오파마社	4억 200만$ (계약금 1,700만$)
11월	앱클론	AC101 (항암항체 신약)	중국	상하이 헨리우스 바이오텍社	4,000만$ (계약금 1,000만$)
	유한양행	레이저티닙 (비소세포폐암 치료제)	미국	얀센바이오텍社	12억 5,500만$ (계약금 5,000만$)
	코오롱 생명과학	INVOSSA-K (골관절염 유전자 치료제)	일본	먼디파마社	5억 9,160만$ (계약금 2,665만$)
	인트론 바이오	SAL200 (슈퍼박테리아 바이오 신약)	미국	로이반트 사이언스社	6억 6,750만$ (계약금 1,000만$)
	ABL바이오	ABL001 (항암제)	미국	TRIGR 테라퓨틱스社	5억 9,500만$ (계약금 500만$)
2018년 신약 후보물질 기술 이전 실적 : 11건					약 5.3조 원

제3절 의약품의 종류

1 의약품의 정의

의약품은 「약사법」 제2조제4호[39]에서 '사람이나 동물의 질병을 진단·치료·경감·처치 또는 예방할 목적으로 사용하는 물품이나, 사람이나, 동물의 구조와 기능에 약리학적(藥理學的) 영향을 줄 목적으로 사용하는 물품 중에서 기구·기계 또는 장치가 아닌 것으로 대한민국약전(大韓民國藥典)에 실린 물품 중 의약외품을 제외한 것'을 말한다. 즉, 사람 또는 동물의 질병에 대한 진단, 치료, 처치 또는 예방 등 약리학적인 영향을 주기 위해 사용되는 것을 의약품이라고 할 수 있다.

의약품은 상품적 특성에 따라 일반의약품, 전문의약품, 안전상비 의약품, 원료의약품, 완제의약품 등으로 구분할 수 있다. 이 중에 원료의약품은 합성, 발효, 추출 및 배합 등을 통해 제조된 의약품의 원료로 효능·효과를 발현하는 주원료와 부원료, 그리고 외형을 구성하는 부형제로 구분된다. 완제의약품은 원료의약품에 일정한 가공·소분하고 포장 등을 하여 환자에게 실제 투약되는 의약품을 말한다. 일반의약품과 전문의약품은 소비자의 접근성에 따른 차이로 구분되므로 필요에 따라 재평가되고 재분류될 수 있다.

이러한 의약품은 여러 종류의 공산품과 달리 사람의 생명·건강과 밀접하게 관련되어 있으므로 의학적으로 검증되지 않은 위조 의약품은 사람의 생명·건강에 대한 심각한 위해를 가져올 수 있다. 경우에 따라서는 회복할 수 없는 치명적인 결과를 야기[40]할 수도 있으므로 국민의 건강과 생명 보호의 관점에서 중시된다.

따라서, 어떠한 물품이 의약품에 해당하는지 여부는 약리작용상 어떠한 효능의 유무와 관계없이 그 성분, 형상(용기, 포장, 의장 등), 명칭 및 표시된 사용목적, 효능, 효과, 용법, 용량, 판매할 때의 선전 또는 설명 등을 종합적으로 판단하여 사회 일반인이 볼 때 화장품 등 다른 물품이 아니라 의약품 목적에 사용되는 것으로 인식되거나, 약효가

---

39) 「약사법」 제2조(정의)

4. "의약품"이란 다음 각 목의 어느 하나에 해당하는 물품을 말한다.
   가. 대한민국약전(大韓民國藥典)에 실린 물품 중 의약외품이 아닌 것
   나. 사람이나 동물의 질병을 진단·치료·경감·처치 또는 예방할 목적으로 사용하는 물품 중 기구·기계 또는 장치가 아닌 것
   다. 사람이나 동물의 구조와 기능에 약리학적(藥理學的) 영향을 줄 목적으로 사용하는 물품 중 기구·기계 또는 장치가 아닌 것

40) 2011헌바103 보건범죄 단속에 관한 특별조치법 위헌소원

있다고 표방된 경우에는 이를 모두 의약품으로 본다. 예를 들어 화장품으로 생산되었다고 하더라도 의약품의 용도로도 사용된다면 이를 의약품으로 보아 「약사법」의 규제 대상이 된다[41].

2 일반의약품과 전문의약품

일반의약품(non-prescription medicine)[42]은 오·남용될 우려가 적고, 의사나 치과의사의 처방 없이 사용하더라도 안전성 및 유효성을 기대할 수 있거나, 질병 치료를 위하여 의사나 치과의사의 전문지식이 없어도 사용할 수 있거나, 의약품의 제형(劑型)과 약리작용상 인체에 미치는 부작용이 비교적 적은 의약품[43]으로 식품의약품안전처장이 보건복지부장관과 협의하여 정하여 고시하는 기준에 해당하는 의약품을 말한다. 일반의약품은 일반인이 의사 등의 처방 없이도 약국 등을 통해 구입할 수 있다.

[표 2-23] 2018년 상반기 일반의약품 매출액

순위	상품명	기업명	분류	2018년 상반기 매출액 (백만 원)	전년 동기 대비 증가율 (%)
1	아로나민	일동제약	비타민제	34,453	11.68
2	인사돌	동국제약	치과구강용제	22,087	-3.71
3	케토톱	한독	진통소염제	19,693	23.92
4	우루사	대웅제약	자양강장제	16,867	12.97
5	우황청심원	광동제약	순환계용제	16,067	2.95
6	이모튼	종근당	치과구강용제	15,102	35.66
7	활명수	동화약품	소화기관용제	14,730	-4.21
8	임펙타민	대웅제약	비타민제	14,094	15.44
9	타이레놀	한국J&J	해열진통소염제	13,695	5.21
10	아스피린	바이엘코리아	해열진통소염제	12,233	23.92

* 출처 : http://www.yonhapnews.co.kr/bulletin/2018/08/17/0200000000AKR20180817163200017.HTML ?input=1195m

41) 대법원 2007.6.28. 선고, 2006도3468 판결
42) 일반의약품을 Over-The-Counter drug, OTC라고도 함
43) 「약사법」 제2조제9호

전문의약품(prescription medicine)은 일반의약품이 아닌 모든 의약품[44]을 말한다. 의약품 중에 약리작용 또는 적응증으로 볼 때 의사 또는 치과의사의 전문적인 진단과 지시·감독에 따라 사용되어야 하거나, 투여경로의 특성상 의사 또는 치과의사의 지시·감독에 따라 사용되어야 하거나, 용법·용량을 준수하는 데 전문성이 필요하거나, 혹은 환자에 따라 적절한 용법·용량의 설정이 필요하여 의사 또는 치과의사의 전문적인 지시·감독에 따라 사용되어야 하는 의약품이 포함된다.

또한, 부작용이 심하여 의사 또는 치과의사의 지시·감독에 따라 사용되어야 하는 것으로 심각한 부작용의 발현빈도가 높거나 정상 용량 범위 내에서 처방하더라도 부작용 발현의 빈도가 높은 의약품, 마약·한외마약·향정신성의약품처럼 습관성·의존성이 있는 의약품, 내성(resistance)이 문제되는 의약품, 약물의 상호작영이 상당할 정도로 존재하여 심각한 부작용이 발생할 수 있거나, 약효의 현저한 감소를 가져올 수 있는 의약품, 독약·극약에 해당하는 의약품, 오·남용 우려 등 사회적 문제를 야기하는 의약품, 식품의약품안전처장이 신약 중에서 외국에서 안전성·유효성이 충분히 입증된 경우는 제외한 신약으로 지정하는 의약품이 모두 전문의약품에 포함된다.

[표 2-24] 2018년 상반기 전문의약품 매출액

순위	상품명	기업명	2018년 상반기 매출액 (억 원)	전년 동기 대비 증가율 (%)
1	리피토	화이자	667	2.2
2	비리어드	길리어드	603	-4.9
3	아바스틴	로슈	514	13.4
4	휴미라	애브비	416	18.0
5	허셉틴	로슈	403	-8.6
6	프로그랍	아스텔라스	368	8.0
7	트윈스타	베링거인겔하임	353	-0.7
8	아리셉트	에자이	344	11.3
9	바라크루드	BMS	323	-1.9
10	플라빅스	사노피	321	7.1
23	종근당 글리아티린	종근당	243	28.1
24	녹십자알부민	녹십자	264	9.0
25	글리아타민	대웅바이오	249	13.2
26	엔에스	JW중외제약	233	24.3

* 출처 : http://news.mt.co.kr/mtview.php?no=2018082215080764901

44) 「약사법」 제2조제10호

3 안전상비의약품

안전상비의약품은 일반의약품 중에 주로 가벼운 증상에 시급하게 환자 스스로 판단하여 사용할 수 있는 것으로서 현재 13개 품목[45]이 있다. 안전상비의약품은 해당 품목의 성분, 부작용, 함량, 제형, 인지도, 구매의 편의성 등을 고려하여 보건복지부장관이 정하여 고시하고 있고, 이를 약국이 아닌 장소에서 판매하려는 자는 시장·군수·구청장에게 안전상비의약품 판매자로 등록해야 한다.

안전상비의약품을 판매하려는 자는 24시간 연중 무휴(無休) 점포를 갖춘 자로서 지역 주민의 이용 편리성, 위해의약품의 회수 용이성 등을 고려한 등록기준을 갖추어야 하고, 안전상비의약품의 판매 업무를 폐업 또는 휴업하거나 휴업 이후 그 업무를 재개한 경우에는 시장·군수·구청장에게 신고해야 한다.

〈안전상비의약품 13개 품목〉

- **해열진통제** : 타이레놀정 500mg(8정), 타이레놀정 160mg(8정), 어린이용 타이레놀정 80mg(10정), 어린이타이레놀현탁액(100㎖), 어린이부루펜시럽(80㎖)
- **감기약** : 판콜에이내복액(30㎖×3병), 판피린티정(3정)
- **소화제** : 베아제정(3정), 닥터베아제정(3정), 훼스탈플러스정(6정), 훼스탈골드정(6정)
- **파스** : 제일쿨파프(4매), 신신파스아렉스(4매)

4 의약외품

의약외품(醫藥外品)은 인체에 대한 작용이 약하거나 인체에 직접 작용하지 아니하는 것으로 사람이나 동물의 질병을 치료·경감(輕減)·처치 또는 예방할 목적으로 사용되는 섬유·고무제품 또는 이와 유사한 것이나, 감염병 예방을 위하여 살균·살충 및 이와 유사한 용도로 사용되는 제제로 식품의약품안전처장이 지정하는 것을 말한다.

5 혁신적 의약품과 자료제출 의약품

혁신적 의약품은 시장에서 판매되고 있는 기존 의약품보다 현저한 수준의 혁신성을 보유한 새로운 물질을 의미한다. 제약기업은 새로 개발한 의약품을 혁신적 의약품이

45) 해열진통제 5개 품목, 감기약 2개 품목, 소화제 4개 품목, 파스 2개 품목

라고 말하지만, 기존의 의약품보다 현저하게 유의성과 유용성이 높은 신약에 대해서만 혁신적 의약품이라고 해야 한다.

자료제출의약품은 신약은 아니지만 새로운 효능이나 투여 경로, 유효성분의 새로운 조성 등으로 품목허가를 할 때 신약보다는 적지만, 안전성·유효성에 대한 자료를 제출해야 하는 의약품을 말한다. 예를 들어, 천연물 신약의 경우 신약과 달리 품목허가 신청자가 직접 수행하지 아니한 자료를 인용하여 제출할 수 있다.

〈자료제출의약품의 종류〉

1. 유효성분으로 새로운 염(이성체)이 포함된 의약품
2. 유효성분의 새로운 조성 또는 함량의 증가
3. 새로운 효능군, 투여경로, 용법·용량, 제형(동일한 투여경로)
4. 새로운 기원의 효소·효모·균제제

6 처방의약품과 OTC 의약품

처방의약품은 개원한 의사나 치과의사가 실제로 처방하는 의약품으로 일반의약품과 전문의약품이 모두 포함될 수 있다. 처방의약품은 「약사법」 제25조에 따라 의료기관 개설자가 해당 의료기관에서 처방하려는 의약품의 목록을 「의료법」 제28조에 따라 그 의료기관이 소재하는 시·군·구에 설치된 시·군·구 의사회 분회 또는 치과의사회 분회에 제출하고, 의사회 분회 등은 의료기관별 처방의약품 목록 중에서 품목수를 적정하게 조정한 지역처방의약품 목록과 지역처방의약품 목록의 범위에서 조정된 의료기관별 처방의약품 목록을 해당 시·군·구의 약사회 분회에 제공하는 과정을 거쳐 작성된다.

OTC(over the counter) 의약품은 약사가 근무하지 아니하는 공간에서 판매되는 의약품을 말하며, 미국에서는 주로 비처방약이라는 의미로 사용된다. 따라서, 약국에서 약사가 소비자에게 판매하는 일반의약품은 엄밀한 의미에서 OTC 의약품으로 볼 수 없고, 편의점 등에서 판매되는 안전상비의약품은 OTC 의약품에 속한다고 볼 수 있다.

7 완제의약품과 원료의약품

완제의약품은 「의약품 등의 안전에 관한 규칙」 [별표1] 의약품제조 및 품질관리기준에 따른 모든 제조공정을 거쳐 최종적으로 사람에게 투여할 수 있도록 일정한 제형으로 제조된 의약품을 말한다.

원료의약품은 「의약품 등의 안전에 관한 규칙」 [별표1] 의약품제조 및 품질관리기준에 따라 합성, 발효, 추출 또는 이들의 조합에 의하여 제조된 원료물질로 완제의약품의 제조에 사용되는 원료를 말한다.

[표 2-25] 의약품 구분

분류	화합물	바이오(생물학적제제)
신약	합성신약	바이오신약
개량약	개량신약	바이오베터
복제약	제너릭	바이오시밀러

8 신약과 생물학적제제

신약[46]은 '화학구조나 본질 조성이 전혀 새로운 신물질의약품 또는 신물질을 유효성분으로 함유한 복합제제 의약품으로서 「의약품의 품목허가·신고·심사 규정」(식약처 고시)에 따라 식품의약품안전처장이 지정하는 의약품'을 말한다. 따라서, 신약이란 인류가 새롭게 접하는 신물질이므로 품목허가를 위해서는 신청자가 직접 수행한 안전성·유효성 등에 대한 모든 자료를 제출해야 한다.

신약은 인체 내 질병의 원인이 되는 표적 수용체(receptor) 또는 효소(enzyme) 등의 반응 기전(mechanism)을 규명하고, 분자 설계를 통하여 표적체(target)와 선택적으로 작용할 수 있는 구조의 화합물 후보물질 라이브러리(library)를 확보하며, 고속탐색법(high throughput screening, HTS) 기술을 이용하여 후보물질 라이브러리로부터 후보물질을 도출한 후 유기합성 기술을 통하여 안전성 및 유효성이 최적화된 신약 후보물질로 개발하는 기술[47]이 적용된다.

생물학적제제는 생물체에서 유래된 물질이나 생물체를 이용하여 생성시킨 물질을 함유한 의약품으로서 물리적·화학적 시험만으로는 그 역가와 안전성을 평가할 수 없는 백신·혈장분획제제 및 항독소 등을 말한다. 유전자재조합 의약품은 유전자 조작기술을 이용하여 제조되는 펩티드 또는 단백질 등을 유효성분으로 하는 의약품을 말한다.

46) 「약사법」 제2조(정의)

8. "신약"이란 화학구조나 본질 조성이 전혀 새로운 신물질의약품 또는 신물질을 유효성분으로 함유한 복합제제 의약품으로서 식품의약품안전처장이 지정하는 의약품을 말한다.

47) 「조세특례제한법 시행령」 [별표7] 바이오·화합물의약 중 혁신형 신약

[표 2-26] 의약품의 종류 및 비교

항목	신약	개량신약	제너릭
시험항목	효능 및 독성시험 (전체)	효능 및 독성시험(일부) 임상시험(일부, 비교약상, 비교생동)	생물학적 동등성 시험 (BE test)
개발기간	10~15년	3~5년	2~3년
개발비용	5~10억 달러	0.02~0.03억 달러(추산) (국내 5~15억 원)	0.01~0.1억 달러(추산) (국내 2~5억 원)
독점 판매기간	14년 물질특허 : 출원 후 20년 기타 특허로 추가 보호	3~7년 물질특허 : 출원 후 20년	최소 제너릭 출시 : 6개월
장/단점	장점 : 장기간 독점/배타적 권리 확보 단점 : 대규모 개발비용	장점 : 물성 및 제제개량을 통하여 적은 비용으로 상당기간 독점적 권리 확보 단점 : 특허분쟁 위험	장점 : 적은 비용으로 제품화 가능 단점 : 특허분쟁 위험 및 독점기간 만료 후 과다경쟁

* 출처 : 특허청, 「2005년 국제분쟁특허대비 특허정보분석 결과 발표 - 개량신약기술」, 2005.12.

9 화합물신약과 바이오신약

화합물신약(합성신약, 저분자의약품, 저분자신약)은 「의약품의 품목허가·신고·심사 규정」(식약처 고시)에 따라 화학구조나 본질조성이 전혀 새로운 신물질의약품 또는 신물질을 유효성분으로 함유한 복합제제 의약품으로서 식품의약품안전처장이 지정하는 의약품을 말한다. 학술적으로는 신규 또는 최신작용점에 대한 후보물질의 화학적합성 등을 통해 화학적 구조나 본질 조성이 전혀 새로운 후보물질의 발굴, 대량생산, 제제개발, 비임상(동물실험), 임상시험을 거쳐 안전성·유효성이 입증된 신규구조 저분자 유기화합물을 의미한다.

바이오신약(바이오의약품, 생물의약품)은 「생물학적제제 등의 품목허가·심사 규정」(식약처 고시)에 따라 사람이나 다른 생물체에서 유래된 것을 원료 또는 재료로 하여 제조한 의약품으로서 보건위생상 특별한 주의가 필요한 의약품을 말하며, 생물학적제제, 유전자재조합의약품, 세포배양의약품, 세포치료제, 유전자치료제, 기타 식품의약품안전처장이 인정하는 제제를 포함하는 의약품을 말한다. 학술적으로 신규 또는 최신작용점에 대해 체내에 존재하는 물질의 서열변형 등을 통해 화학적 구조나 본질 조성이 전혀 새로운 후보물질의 발굴, 대량생산, 제제개발, 동물실험, 임상시험을 거쳐 안전성·유효성이 입증된 항체, 단백질, 유전자, 줄기세포 등을 의미한다.

10 개량신약과 바이오베터

개량신약은 기존 의약품의 구조나 제제, 용도 등을 약간 변형시켜서 얻어지는 것으로 제형을 변경하여 흡수율을 높이거나 약효를 상승 또는 부작용을 경감시킨 의약품을 말한다. 즉, 기존의 의약품보다 안전성, 유효성, 유용성(복약순응도, 편리성 등)에 있어 이미 허가(신고)된 의약품에 비해 개량되었거나, 의약기술에 있어 진보성이 있다고 식품의약품안전처장이 인정한 의약품을 말한다.

개량신약은 「의약품의 품목허가·신고·심사 규정」(식약처 고시)에 따라 5가지 종류로 구분될 수 있다. ① 자료제출의약품 중 이미 허가된 의약품과 유형성분의 종류 또는 배합비율이 다르거나(신규복합), ② 이미 허가된 의약품과 유효성분은 동일하나 투여경로가 다르거나(제형변경), ③ 이미 허가된 의약품과 유효성분 및 투여경로는 동일하나 명백하게 다른 효능·효과가 추가되었거나(신규용도), ④ 이미 허가된 신약과 동일한 유효성분의 새로운 염 또는 이성체 의약품으로 국내에서 처음 허가되었거나(구조변형), ⑤ 유효성분 및 투여경로는 동일하지만 제제 개선을 통해 제형, 함량 또는 용법·용량이 다른(제제 개선) 의약품을 말한다.

개량신약 개발에는 약물전달시스템(drug delivery system, DDS), 염 변경, 이성체 제조, 복합제 제조 및 바이오·나노기술과의 융합 등의 기술을 통해 기존 신약보다 안전성, 유효성, 유용성(복약순응도, 편리성 등), 효능 등을 현저히 개선시킨 개량 신약을 개발·제조하는 기술[48]이 적용된다.

많은 국내 제약기업들이 신약 개발을 위한 징검다리로 연구개발 기간이 짧고, 비용이 적게 들면서 독점적 위치가 보장되는 개량신약(incrementally modified drug)에 관심을 갖고 있다. 개량신약은 이미 승인되어 있는 의약품의 화학적 구조나 제제 등을 약간 변형하여 기능을 향상(Me-Too Drug)시키거나, 성분의 복합 등을 통해 새로운 가치를 부가(Super Generic)한 의약품으로 혁신 수준이 신약과 복제약의 중간 정도에 위치하는 약을 의미한다. 2009년 개량신약 품목허가가 실시된 이후에 2016년까지 총 82개의 개량신약이 식품의약품안전처의 허가를 받았으며, 한미약품의 '에소메졸'은 2013년 국내 개량신약 최초로 FDA의 허가를 받아 미국에서 판매되는 성과를 이루었다[49].

바이오베터(Bio-better)는 바이오신약의 효능 등을 재조합 DNA 기술을 응용해서 개선시킨 바이오의약품으로 기존의 바이오의약품보다 더 낫다(better)는 의미이다.

---

48) 「조세특례제한법 시행령」 [별표7] 바이오·화합물의약 중 혁신형 개량신약
49) 권지선, 「제약산업의 R&D 투자, 기업 규모 및 성과에 대한 연구」, 한양대학교, 2018.2, p.1.

바이오시밀러(Bio-similar)가 특허가 만료된 바이오신약을 복제한 것이라면 바이오베터는 효능, 투여 횟수 등을 차별화한 것이 특징으로 바이오신약의 특허권을 회피할 수 있으므로 상대적으로 높은 시장경쟁력을 갖는다[50].

11 제너릭과 바이오시밀러

제너릭은 세계 최초로 개발된 신약(오리지널)의 특허 또는 재심사가 만료된 후 다른 제약기업에서 동일한 성분·함량 및 제형으로 똑같이 복제(copy)한 의약품으로 신약과 주성분, 함량, 용법·용량, 제형, 효능·효과가 동일한 의약품을 말한다. 제너릭은 해당 신약 또는 개량신약과 생물학적 동등성을 입증하는 자료를 제출하면 품목허가를 받을 수 있다.

바이오시밀러(동등생물의약품)는 「생물학적제제 등의 품목허가·심사규정」(식약처 고시)에 의해 이미 제조판매·수입품목허가를 받은 품목과 품질 및 비임상·임상적 비교동등성이 입증된 생물의약품으로 오리지널 바이오의약품의 클로닝[51], 셀뱅크[52], 배양·정제공정, 유효성분에 대해 시판 중인 바이오의약품과 비교, 분석한 결과, 오리지널과 유사한 효능, 안전성, 안정성을 갖춘 것으로 판단되는 의약품을 말한다.

[표 2-27] 바이오시밀러 개발 현황

제품명	기업명	적응증	2015년 매출	특허만료	국내 개발
리툭산	〃	혈액암	58억 달러	2013년	셀트리온(트룩시마)
헤셉틴	〃	유방암	68억 달러	2014년	셀트리온(허쥬마) 삼성바이오(온트루잔트)
엔브렐	암젠	〃	90억 달러	2015년	삼성바이오(베네팔리)
레미케이드	J&J	〃	90억 달러	〃	셀트리온(램시마) 삼성바이오(플릭사비)
란투스	사노피	당뇨병	72억 달러	〃	삼성바이오(루수두나)
휴미라	에브비	자가면역질환	140억 달러	2018년	삼성바이오(임랄디)
솔리시스	알렉시온	야간혈색소뇨증	16억 달러(13년)	2021년	삼성바이오(SB12)
아바스틴	로슈	전이성 대장암	69억 달러	2022년	셀트리온(CT-P16) 삼성바이오(SB8)

* 출처 : 전자신문, 2018.8.20, "K-바이오 쌍두마차, 35조 바이오시밀러 시장 경쟁 심화"

50) 네이버 지식백과, 한경 경제용어사전
51) 클로닝(cloning) : 박테리아에서 플라스미드(plasmid : 세포 속 염색체 DNA에서 분리되어 있는 에피좀(episome) DNA 분자)를 분리하여 복제하고자 하는 외부 DNA를 집어넣은 후, 다시 박테리아 세포에 넣어서 외부 DNA와 유전학적으로 동일한 클론(복제품)을 생산하는 것(네이버 지식백과 참조)
52) 셀뱅크(cell bank) : 다양한 배양세포주를 보관, 유지, 관리하면서 연구자의 요청에 따라 세포주를 제공해 주는 기관(네이버 지식백과 참조)

12 대조약

대조약은 임상시험에서 의약품 등의 안전성과 유효성을 증명하기 위하여 사람을 대상으로 해당 약물의 약동(藥動)·약력(藥力)·약리·임상적 효과를 확인하고, 이상반응을 조사하는 시험약의 비교대상이 되는 의약품으로서 이미 제조(수입)품목허가되어 안전성·유효성이 확립되었거나, 식품의약품안전처장이 대조약으로 타당성을 인정한 품목을 말한다.

13 세포배양의약품

세포배양의약품은 세포배양기술을 이용하여 제조되는 펩티드 또는 단백질 등을 유효성분으로 하는 의약품을 말한다. 세포치료제는 살아 있는 자가, 동종, 이종 세포를 체외에서 배양·증식하거나 선별하는 등 물리적, 화학적, 생물학적 방법으로 조작하여 제조하는 의약품을 말한다.

14 천연물신약

천연물신약(천연물의약품)은 「의약품의 품목허가·신고·심사 규정」(식약처 고시)와 「천연물신약연구개발촉진법」에 따라 천연물성분을 이용하여 연구·개발한 의약품 중 조성성분·효능 등이 새로운 의약품을 말한다. 이때 천연물이란 육상 및 해양에 생존하는 동·식물 등의 생물과 생물의 세포 또는 조직배양산물 등 생물을 기원으로 하는 산물에 함유되어 있는 물질로서 생체에 직·간접적으로 영향을 미치는 등 생물활성을 가지는 천연물성분을 말한다.

[표 2-28] 의약품 관련 용어 근거법령

관련 용어	근거법령
의약품	- 「약사법」(법률 제13114호) 제2조
- 완제의약품	- 의약품 등의 안전에 관한 규칙 [별표1](의약품제조 및 품질관리기준)
- 원료의약품	- 의약품 등의 안전에 관한 규칙 [별표1](의약품제조 및 품질관리기준)
의약외품	- 「약사법」(법률 제13114호) 제2조
신약	- 「약사법」(법률 제13114호) 제2조 - 의약품의 품목허가·신고·심사규정(식약처 고시 제2015-27호) 제2조
화합물신약	- 「약사법」(법률 제13114호) 제2조 - 의약품의 품목허가·신고·심사규정(식약처 고시 제2015-27호) 제2조 - 산업발전법 제5조에 의거한 첨단기술 및 제품의 범위 (산업통상자원부 고시 제2015-101호) - 조세특례제한법 시행령(대통령령 제26316호) 제9조제2항 관련 [별표8] (원천기술 분야별 대상기술)
바이오신약	- 생물학적제제 등의 품목허가·심사규정(식약처 고시 제2015-41호) 제2조
- 생물학적제제	- 생물학적제제 등의 품목허가·심사규정(식약처 고시 제2015-41호) 제2조
- 유전자재조합의약품	- 생물학적제제 등의 품목허가·심사규정(식약처 고시 제2015-41호) 제2조
- 세포배양의약품	- 생물학적제제 등의 품목허가·심사규정(식약처 고시 제2015-41호) 제2조
- 세포치료제	- 생물학적제제 등의 품목허가·심사규정(식약처 고시 제2015-41호) 제2조
- 유전자치료제	- 생물학적제제 등의 품목허가·심사규정(식약처 고시 제2015-41호) 제2조
천연물신약	- 의약품의 품목허가·신고·심사규정(식약처 고시 제2015-27호) 제2조 - 천연물신약 연구개발 촉진법(법률 제12844호) 제2조
개량신약	- 의약품의 품목허가·신고·심사규정(식약처 고시 제2015-27호) 제2조
- 신규복합	- 의약품의 품목허가·신고·심사규정(식약처 고시 제2015-27호) 제2조
- 제형변경	- 의약품의 품목허가·신고·심사규정(식약처 고시 제2015-27호) 제2조
- 신규용도	- 의약품의 품목허가·신고·심사규정(식약처 고시 제2015-27호) 제2조
- 구조변형	- 의약품의 품목허가·신고·심사규정(식약처 고시 제2015-27호) 제2조
- 제제개선	- 의약품의 품목허가·신고·심사규정(식약처 고시 제2015-27호) 제2조
제너릭	- 식품의약품안전처 홈페이지 식품의약품 등 용어사전 - 의약품동등성시험규정(식약처 고시 제2014-188호) 제2조 - 제약산업 구조분석 및 경쟁이슈(공정거래위원회, 2009.9.)
바이오시밀러	- 생물학적제제 등의 품목허가·심사규정(식약처 고시 제2015-41호) 제2조

* 출처 : 한국 제약산업 연구개발 백서 2015년 부록

15 화합물의약품의 종류

화합물의약품(합성의약품)은 자연상태에 존재하는 천연물에 존재하는 특정 화합물을 인공적으로 합성하여 의약품으로 사용하는 것으로 전 세계 의약품 중 약 75%를 차지하고 있다. 예를 들어, 복어의 생식선 속에 들어 있는 테트로도톡신(tetrodotoxin)은 신경이나 근세포의 나트륨 메커니즘을 저해하는 신경독으로 청산나트륨의 1,000배에 달하는 독성을 갖고 있어서 성인의 경우 0.5mg이 치사량이다. 테트로도톡신에 중독되면 입과 혀가 저리면서 두통, 복통, 현기증, 구토가 나타나며 호흡곤란, 혈압하강, 청색증(cyanosis), 의식소실, 호흡정지, 심장정지 등이 나타나지만, 이를 합성하여 극소량 사용하면 신경안정제나 마취제, 진통제, 항암제 등으로 이용할 수 있다.

1) 모르핀과 아스피린

모르핀(morphine)은 최초의 현대 의약품으로 진통제 양귀비의 덜 익은 꼬투리인 아편(opium)에서 유액을 채취하여 건조한 것으로 강한 진통작용을 나타낸다. 비교적 심한 급성 또는 만성 통증의 완화, 수술 전 진정을 위한 전신마취의 보조, 심한 기침 발작의 진정, 분만 시 통증 완화, 심근경색 또는 심혈관계 효과 및 통증 완화 등에 사용된다[53].

아스피린(aspirin)은 버드나무 껍질에 존재하는 아세틸 살리실산(acetylsalicylic acid, ASA)으로 기원전 1,500년 전부터 사용한 기록이 있을 정도로 오래 전부터 사용되어 왔다. 1897년 독일 바이엘사가 최초로 아스피린을 인공적으로 합성하여 현재는 합성한 원료로 만든 아스피린이 사용된다. 아스피린은 1899년 해열진통제로 특허 등록되어 현재까지 널리 사용되고 있으며, 염증, 발열, 통증을 일으키는 프로스타글란딘(prostaglandin)의 생성에 관여하는 사이클로옥시게나제(cyclooxygenase)-1과 2(COX-1 and 2)를 억제하여 항염, 해열, 진통 작용이 나타난다. 또한, 사이클로옥시게나제는 혈소판의 응집을 촉진하는 트롬복산(thromboxane) A2도 억제하므로 아스피린을 복용하면 혈전 생성도 억제되는 효과가 나타난다[54].

53) 「네이버 지식백과」 모르핀 (약학용어사전)
54) 「네이버 지식백과」 아스피린 (약학용어사전)

모르핀의 화학 구조식	아스피린의 화학 구조식
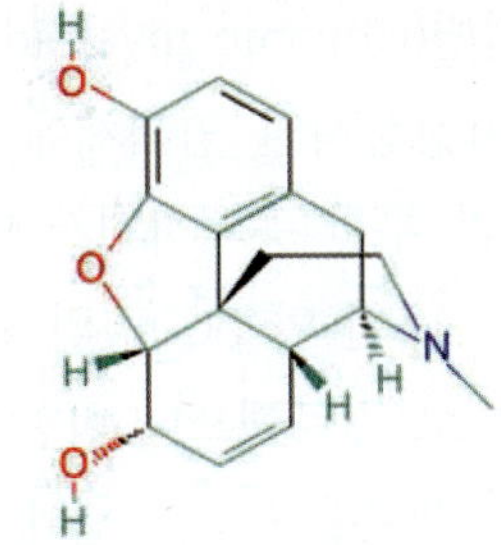	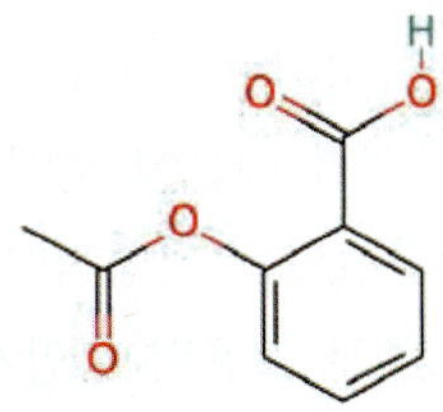

2) 페니실린과 택솔

페니실린(penicillin)은 1928년 스코틀랜드 생물학자 알렉산더 플레밍(Alexander Fleming) 경이 발견한 것으로 푸른곰팡이가 자라는 주변에는 박테리아가 자라지 못한다는 관찰을 통해 개발되었다. 페니실린은 박테리아의 세포벽을 자라지 못하게 하여 박테리아를 죽게 하거나, 생장을 억제한다. 페니실린은 매독, 뇌막염, 폐렴과 같은 그람양성세균을 치료하는 데는 효과가 있지만, 그람음성세균에는 효과가 없다. 페니실린은 알레르기로 인한 쇼크나 피부 발진 등 알레르기 반응을 일으키므로 반드시 페니실린 알레르기 존재 여부를 검사한 후 사용해야 한다[55].

택솔(Taxol)은 1960년대에 미국 국립암연구소(NCI)가 항암물질을 연구하는 과정에서 발견되었고, 1993년 미국식품의약국(FDA)으로부터 항암제로 승인받았다. 초기에는 주목나무 껍질에서 추출했으나, 현재는 반합성이 가능해져서 원료를 쉽게 확보할 수 있게 되었다. 택솔은 난소암, 유방암, 폐암의 말기 환자에게 효과가 있다[56].

페니실린의 화학 구조식	택솔의 화학 구조식
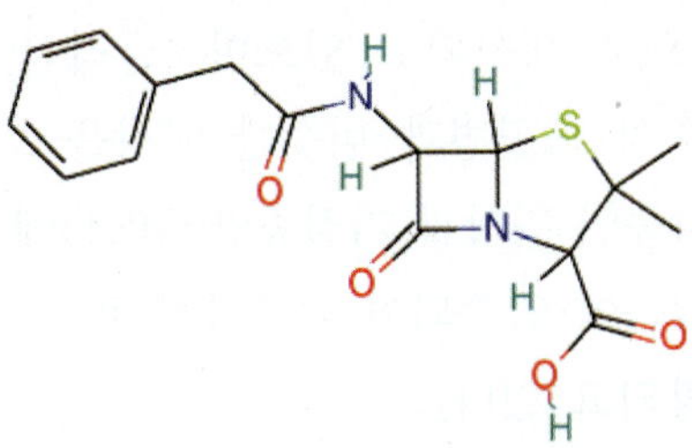	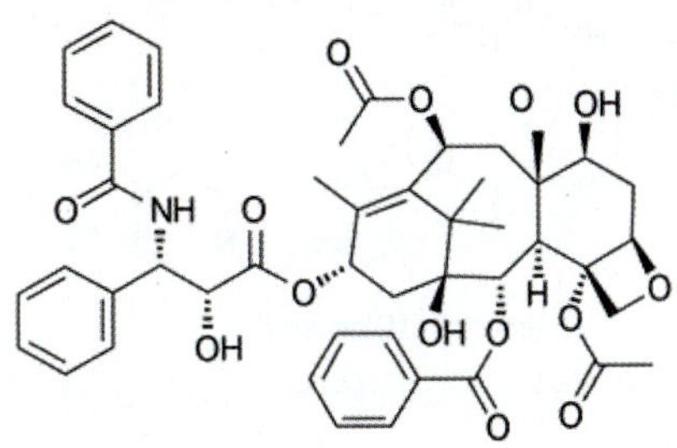

55) 「네이버 지식백과」 페니실린 [penicillin] (두산백과)
56) 「네이버 지식백과」 택솔 [Taxol] (두산백과)

3) 최초의 인공합성물질 글리벡

글리벡(Gleevec, 성분명 이매티닙)은 만성 골수성 백혈병(Chronic myeloid leukemia)을 치료하는 합성의약품이다. 만성 골수성 백혈병은 비정상적인 염색체에서 만들어진 비정상적인 단백질 때문에 혈액 속에 있는 백혈구 세포가 무한 증식하면서 다른 장기들의 기능을 손상시키는 치명적인 혈액암이다. 우리나라는 매년 약 500명의 환자가 발생하고 있으며, 주로 고용량 항암제를 사용하는 화학요법으로 치료했으나 항암치료를 하는 동안 골수가 망가졌기 때문에 치료효과가 낮았고, 평균 생존율도 3~5년에 그쳤다. 골수 이식은 좋은 치료수단이었으나 수술 성공률이 낮아서 조기 사망률이 높았다.

미국 오리건 보건과학대의 브라이언 드러커 박사가 백혈구를 무한 증식하도록 하는 단백질인 타이로신 키나제(tyrosine kinase)만을 선택적으로 차단하는 세포성장 조절효소의 활성을 차단하여 조혈모세포의 증식을 억제하여 백혈구 증식을 방지하는 메커니즘을 찾아냈다. 이후에 백혈구를 무한 증식하게 하는 단백질을 선택적으로 차단하도록 인공적으로 설계된 표적 항암제가 최초로 설계되어 합성되었고, 1998년부터 1999년까지 만성 골수성 백혈병 환자를 대상으로 제1차 임상연구 결과, 환자 24명 중 23명에게서 만성 골수성 백혈병이 치료된 것이 인정되어 2001년 5월에 노바티스社가 미국 식품의약국(FDA)으로부터 2개월 만에 신약으로 품목허가 받았다.

글리벡은 자연 상태에서 존재하는 화합물이 아니라 인공적으로 설계해서 생산한 물질이므로 일명 '마법의 탄환(magic bullet)'[57]이라고 한다. 글리벡은 ① 정상세포는 건드리지 않고, 암세포만 골라 죽이고, ② 임상 효과가 좋아야 하고, ③ 복용이 간편해야 한다는 이상적인 항암제의 기준을 모두 충족시킨 첫 번째 표적항암제이다. 이러한 글리벡은 2013년 6월 특허가 종료되어 제너릭 의약품으로 생산되고 있으며, 글리벡이 만성 골수성 백혈병과 비슷한 양상을 보이는 위암 일종인 위장관 기질종양(GIST)에도 효과가 있음이 입증되어 현재까지 표준치료제로 처방되고 있다.

글리벡의 화학 구조식

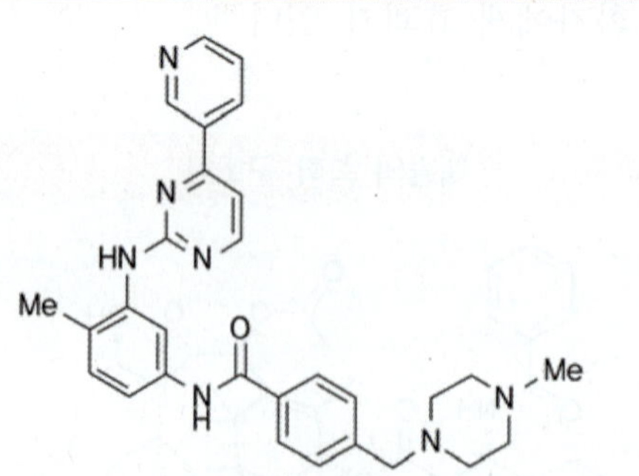

imatinib (Gleevec)

57) 마법의 탄환 : 프로이센 왕국의 파울 에를리히(Paul Ehrlich, 1854~1915년)는 독일의 미생물학자·면역학자·화학요법의 창시자이다. "화학요법(chemotherapy)"이라는 용어와 "마법의 탄환(magic bullet)"이라는 개념을 처음으로 사용하였다.(네이버 지식백과 참조)

16 디지털 신약

디지털 신약은 기존의 합성약 의약품과 사물인터넷(IoT), 인공지능(AI) 기술 등이 융복합하여 개발된 의약품을 말한다. 예를 들어, 사물인터넷(IoT) 기술과 의약품이 접목되어 의약품 복용의 순응도를 제고하여 질병 악화를 방지하고, 사회적 비용을 감소할 수 있는 스마트 필, 인공지능을 활용하여 새로운 적응증과 타겟 물질을 찾아내는 스마트 신약, 센서가 부착된 콘택트렌즈(의료기기)에 의약품이 접목되어 치료 약물 방출이 자동으로 조절되는 스마트 점안렌즈 등이 디지털 신약에 속한다.

디지털 신약 시장은 아직 초창기로 2016년 17억 달러에 불과하나, 2017년부터 2025년까지 연평균 21.0%씩 성장하여 2025년에는 94억 달러에 이를 것으로 전망[58]되고 있다. 또한, 공장 자동화로 대표되는 스마트 팩토리와 빅데이터 활용 신약 개발 등이 디지털 신약으로 포함되면서 시장 규모가 더욱 커질 것으로 보고 있다.

스마트 필은 알약에 마이크로 칩을 부착하여 알약이 위장에 도달하면 칩이 위산과 반응하면서 미세전류를 발생시키게 된다. 이러한 미세전류를 스마트 시계 등 외부의 웨어러블 기기로 측정하고, 스마트폰으로 전달하여 의료기관으로 약물 복용 여부, 복용 시간 등의 정보를 전달하여 환자의 복약 순응도를 높이고, 치료 효과를 증진시키는 제품이다. 스마트 필은 약 복용을 꺼리는 소아 환자와 약물 복용을 잘 잊어버리는 노인 환자가 실제로 약을 잘 복용했는지를 실시간으로 확인하여 질병의 악화를 방치하고, 추가적인 치료로 인한 의료비 손실을 경감시키는 효과가 있다. 또한, 스마트 필은 인체 내부에 쉽게 투입되어 특정 부위에 치료약을 전달하여 약물 부작용을 줄이고, 약물의 치료 효과를 높일 수 있으며, 체내의 질병 발생 여부까지 실시간으로 모니터링 할 수 있는 장점이 있다. 따라서, 이를 통해 의료비용 절감과 치료효과 증진, 국민의 보건 향상의 효과를 얻을 수 있다.

스마트 필은 먹는 캡슐형 내시경, 인체 내 약물 방출 속도를 조절하여 하루 3번 복용하는 약을 일주일 또는 한 달에 한번 복용해도 되는 약물전달시스템(DDS) 개선약, 환자 모니터링 약 등에 접목되어 성장 잠재력이 매우 높은 편이다.

58) Grand View Research, 2017.

[그림 2-11] 스마트 필의 구성

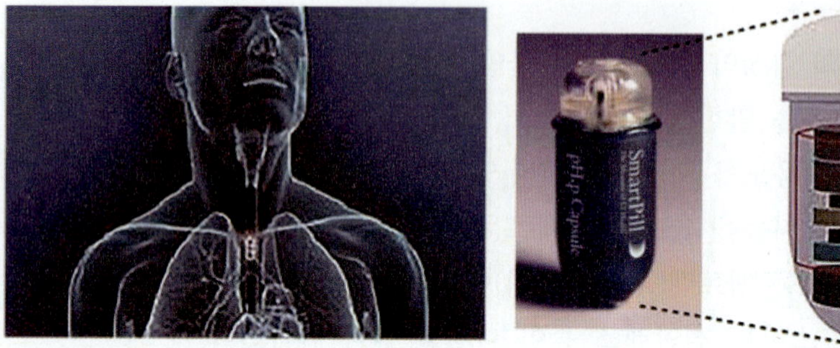

* 출처 : 한국보건산업진흥원, 「글로벌 보건산업 동향」, 2016.6.7.

미국 FDA는 2012년 소화 가능한 센서가 부착된 조현병 치료제 스마트 필인 Abilify MyCite®를 세계 최초로 승인하였다. Abilify MyCite®는 조현병 환자들이 스스로 제시간에 약을 먹기 어렵다는 점에 착안해 일본 오츠카제약과 미국 프로테우스 디지털헬스가 공동 개발한 약으로, 의사와 환자가 스마트폰이나 PC로 약의 복용 여부를 확인할 수 있도록 알약 안에 초소형 센서 칩을 넣은 세계 최초의 디지털 신약이다.

Abilify MyCite®에 탑재된 'IEM(Ingestion Event Marker)'이라는 칩은 위액에 닿게 되면 전기 신호를 발생하고, 이 신호는 환자 몸에 부착된 웨어러블 기기를 통해 환자의 약물 복용 시간을 스마트폰 앱으로 전송하는 기능을 수행한다. 이 칩은 구리, 마그네슘, 실리콘 등 식품에도 함유되는 성분으로 구성되어 있으며, 일정 시간이 지나면 전기 신호가 더 이상 발생하지 않고 체내에서 자연 분해되는 특징이 있다.

[그림 2-12] 스마트 필 모양

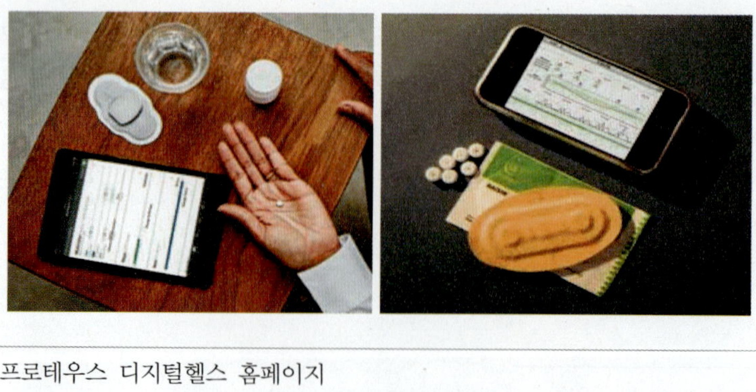

* 출처 : 미국 프로테우스 디지털헬스 홈페이지

스위스의 노바티스社는 벤처기업 라니테라퓨틱스와 전략적 제휴를 통해 약물을 인체 내부의 표적부위까지 안전하게 전달할 수 있는 스마트 필 개발을 진행하고 있고, 구글과 오라클 등 디지털 헬스케어 산업에 관심을 보이는 많은 기업들도 스마트 필 연구개발 및 관련 기업과 협력에 나서고 있다.

인공지능(AI)를 활용하여 신약을 개발하고 있는 글로벌 기업이 2018년 6월 현재 28개사로 늘어나고[59) 있고, 프로스트 앤 설리번의 글로벌 의약품 개발 IT 솔루션 시장 보고서[60)에 따르면 인공지능 활용 신약 개발 분야는 2020년까지 연평균 8.9%씩 성장하여 2020년에 53억 달러까지 성장할 것으로 예측하였다. 현재 신약 후보물질 발굴에는 평균 4.5년이 소요되고 있으나, 인공지능을 활용할 경우 1년으로 단축되는 등 신약 개발 기간과 비용을 25% 수준으로 절감할 수 있을 것으로 예상[61)하고 있다.

[그림 2-13] 스마트 콘택트렌즈 구성

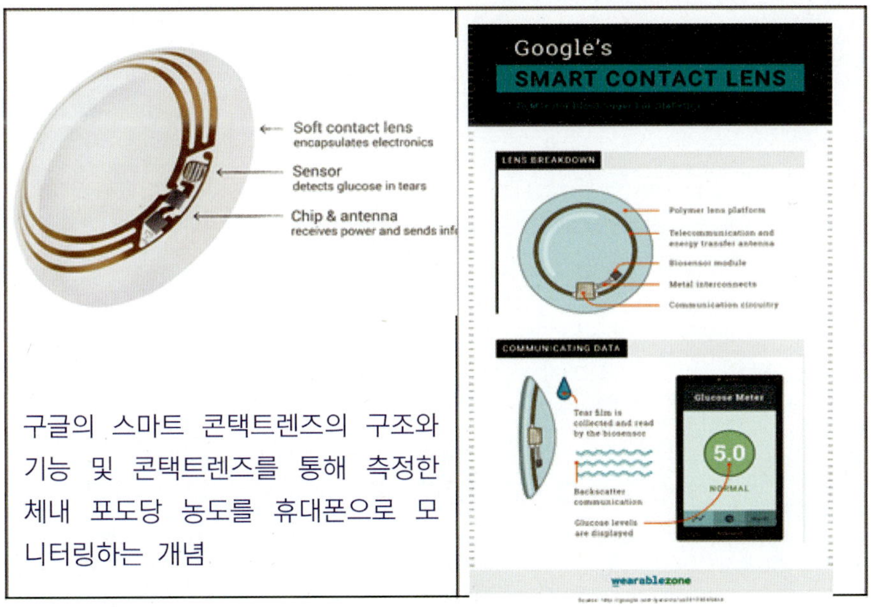
Soft contact lens
encapsulates electronics
Sensor
detects glucose in tears
Chip & antenna
Google's
SMART CONTACT LENS
LENS BREAKDOWN
COMMUNICATING DATA
Glucose Meter
5.0
NORMAL
wearablezone
구글의 스마트 콘택트렌즈의 구조와 기능 및 콘택트렌즈를 통해 측정한 체내 포도당 농도를 휴대폰으로 모니터링하는 개념

59) BenchSci, 28 Pharma companies using AI in Drug discovery, 2018.6.

60) Growth Insights—Global Pharmaceutical Drug Discovery IT Solutions Market, Forecast to 2020.

61) 바이오의약산업 정책제안서, 2018.

스마트 점안렌즈는 글로벌 IT 기업인 구글이 2014년에 당뇨병 환자의 눈물을 분석하여 체내 혈당수치를 분석 가능한 '스마트 콘택트렌즈' 시제품을 공개한 후, 생체 정보 센서로서 역할을 하는 콘택트렌즈에 대한 관심이 높아지면서 개발되었다. 콘택트렌즈를 통해 혈당을 측정할 경우, 혈관을 바늘로 찌르지 않고(비침습), 혈액을 뽑지 않고(무채혈) 환자의 거부감도 없이 눈물 속의 포도당 등을 실시간 측정할 수 있게 되므로 환자의 편의성을 높이고, 소모품이 필요 없으므로 경제성으로도 절감효과가 나타나게 된다.

스위스 센시메디(SensiMed)社는 콘택트렌즈에 장착된 센서를 통해 안압을 측정할 수 있는 녹내장 환자용 안압 실시간 진단렌즈인 Triggerfish를 개발해 2016년 미국 FDA의 판매 승인을 받았다. 이러한 스마트 콘택트렌즈의 개발로 인해 미래에는 눈물 속에 포함된 각종 질병인자를 탐지하여 질병 조기진단 및 조기 치료 등이 가능해질 것으로 예상하고 있다.

제4절 바이오의약품

1 바이오의약품의 정의

바이오의약품은 사람을 포함한 생물체의 단백질, 유전자, 세포 등을 원료로 만들어진 의약품을 의미한다. 세포배양기술과 유전자재조합기술 등 새로운 생물공학 방식을 이용하여 사람(생물체)에서 유래된 단백질과 호르몬 등을 생산하는 의약품으로 유효성분의 특성에 따라 세포치료제, 유전자치료제, 유전자재조합 단백질, 혈액제제, 백신 등으로 분류될 수 있다[62].

[표 2-29] 바이오의약품의 종류

구분	세포치료제	유전자치료제	생물학적제제		유전자재조합 단백질
			혈액제제	백신	
유효성분	체외에서 배양·증식·선별·조작한 살아 있는 세포	질병치료를 목적으로 하는 유전물질	혈액을 원료로 하는 혈액성분 제제와 혈액분획제제	감염병·일반질환의 예방 등을 목적으로 하는 단백질 또는 미생물체	유전자조작 기술을 이용하여 제조하는 펩티드 또는 단백질
국내시장 규모 (비중)	107억 원 (0.1%)	-	4,576억 원 (25.7%)	7,110억 원 (39.9%)	5,516억 원 (30.1%)
종류	체세포치료제 줄기세포치료제	DNA백신	적혈구, 혈소판, 혈장, 알부민 등	인플루엔자백신, 폐렴구균백신	성장호르몬, 인슐린, 항암제, 자가면역 질환 치료제
관련기업	메디포스트, 코오롱생명과학, 파미셀 등	바이로메드, 제넥신	녹십자, SK케미칼	녹십자, SK케미칼, LG생명과학, 일양약품 등	녹십자, 셀트리온, 삼성바이오에피스, 한화케미칼 등

* 출처 : 박영석, 「재생의료기술 기반 바이오신약 개발 동향 조사 연구」, 서울대학교, 2017.2, p.12.

신약 개발은 1990년대 이전에 합성의약품(화합물의약품) 중심에서 2000년대 이후에 항체, 백신, 단백질 의약품 등의 바이오의약품으로 빠르게 전환되었으며, 개인 유전체에 기반한 맞춤형 신약개발이 활성화되고 있다[63]. 특히, 2000년대 초반 인간 게놈

62) 박영석, 「재생의료기술 기반 바이오신약 개발 동향 조사 연구」, 서울대학교, 2017.2, pp.11~12.
63) 생명공학정책연구센터, 2010.

프로젝트(Human Genome Project, HGP) 이후에 개인의 유전자 특성을 고려한 맞춤형 신약 개발을 위한 분자 수준의 질병 진단 및 유전자 기반 신약 개발이 추진되고 있다. 생물정보학(bio informatics)을 바탕으로 인간 게놈 프로젝트에 따른 타겟(target)의 급증(300~500개 → 5,000~10,000개)으로 바이오신약과 유전자 기반 신약의 수요가 증가할 것으로 예측되고 있다.

[표 2-30] 바이오의약품의 분류

분류			국내	국외
세포 치료제	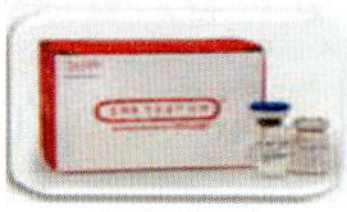 (세포치료제)	**자가·동종·이종세포**를 체외에서 배양·증식·선별 등 조작하여 제조	15품목	30품목
유전자 치료제	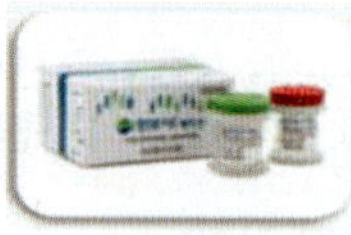 (유전자치료제)	유전물질을 함유하거나 유전물질이 도입된 세포를 주입하여 **유전물질의 발현에 영향을 줌**	1품목	8품목
조직공학 제제	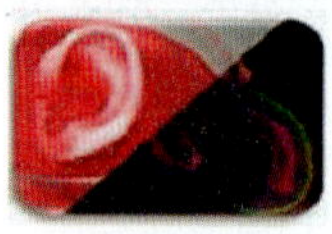 인공귀, 미니뇌 (조직공학제제)	조직의 재생·복원·대체 등을 위하여 살아 있는 사람·동물의 **세포 또는 조직에 공학기술을 적용**하여 제조	없음* (개발 중)	없음* (개발 중)
첨단 융복합 제제	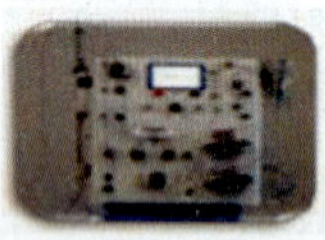 바이오 인공간 (첨단바이오융복합제제)	**첨단바이오의약품**(세포치료제·유전자치료제·조직공학제제)**과 의료기기**의 물리적 또는 화학적 방법으로 **융합·복합·조합**을 통해 제조	없음 (개발 중)	없음 (개발 중)

* 출처 : 식품의약품안전처, 「첨단바이오의약품 국내·외 개발동향」, 2018.10, p.3.

바이오의약품의 기원은 1909년에 독일의 면역학자인 에를리히(Paul Ehrlich)가 개발한 매독 치료제에서 출발한다. 그는 매독균만 선택적으로 배양할 수 있는 물질을 활용한 매독 치료제를 개발하였고, 이는 세계 최초의 맞춤 치료제로 마법의 탄환(magic bullet)이라 불리며 큰 인기가 있었다.

1973년에는 코헨(Stanley Cohen)과 보이어(Herbert Boyer)가 유전자재조합기술을 이용하여 세계 최초로 재조합 DNA인 박테리아 플라스미드(plasmid)를 합성하는 데 성공하면서 유전자재조합의약품을 생산하였다.

1982년에는 일라이릴리앤드컴퍼니社(Eli Lilly & Company)가 인간 인슐린(Insulin)인 휴뮬린(Humulin)을 출시하였고, 1985년에는 인간 성장호르몬인 프로트로핀(Protropin), 1986년에는 항바이러스 단백질인 인터페론(interferon)인 인트로에이(Intron-A), 1989년에는 빈혈 치료제인 에포젠(Epogen)을 출시하면서 바이오의약품은 제약산업의 한 부분으로 대두되었다.

이렇게 보듯 바이오의약품은 합성의약품의 매출성장이 둔화되고, 신약개발 한계에 직면한 1980년대에 인슐린과 성장호르몬 같은 체내에 부족한 단백질을 보충하여 질병을 치료하는 1세대 바이오의약품으로부터 시작되었다. 2세대 바이오의약품은 항암제, 면역질환 치료제 등 항체의약품으로 인체 내 존재하지 않는 단백질이며, 동물세포를 이용하기 때문에 제조원가가 높고 복잡한 생산 공정을 거치는 바이오의약품도 등장하였다[64]. 또한, 기존 바이오의약품에 당의 변화나 추가 물질을 결합시켜 효능이나 반감기를 늘린 바이오베터(Bio Better)[65]도 시판되기 시작하였다.

2013년에 미국 식품의약국(FDA)으로부터 승인받은 단일클론 항체[66]의 종류는 30종 이상이다. 대표적인 항체의약품으로는 대장암 치료제 얼비툭스(Erbitux)와 직장결장암 치료제 벡티빅스(Vectibix) 등이 있다. 2014년 서아프리카에서 창궐해 전 세계를 혼란에 빠뜨린 에볼라 및 미국 내 홍역의 발생으로 인해 바이오의약품 중 백신의 중요성이 강조되고 있다. 원인 바이러스가 발견된 지 39년이나 지났지만, 상업성이 부족하다는 이유로 백신이 개발되지 못한 에볼라의 경우 세계보건기구(WHO)에 따르면 전 세계에서 2만 5천 명이 감염되고 1만 584명이 사망하면서 백신 개발이 글로벌 의료계의 화두로 대두되고 있다[67].

세계 의약품 시장은 만성 질환의 증가 등으로 연평균 4~5% 이상 성장할 것으로 예상되지만, 합성의약품은 연구개발 생산성 저하와 제너릭 시장의 확대 등으로 시장 비중이 축소될 것으로 예상된다. 이에 반해 바이오의약품은 부작용이 적고, 특정 질환에 대

64) 한화투자증권, 2013.
65) 바이오베터 : 이미 효능과 안전성이 검증된 바이오의약품을 대상으로 새로운 제형 기술이나 아미노산 치환, 다른 물질과의 융합을 통해 개량한 바이오의약품을 말함
66) 단일클론 항체 : 하이브리도마(hybridoma)에서 생산되는 특정 종류의 항체를 말하며, 1975년 밀스테인(César Milstein)과 쾰러(Georges Köhler)가 하이브로도마 기법을 통해 단클론 항체 생산에 성공
67) 홍미영, 「신약개발 분야 정부·민간 R&D의 역할조정을 통한 효율화 방안 연구」, 한국과학기술기획평가원, 2016.1, pp.25~27.

한 효과가 뛰어나며, 난치병 치료제로 개발 등으로 시장 비중이 확대될 것으로 전망된다[68]. 우리나라의 바이오의약품 시장은 합성 의약품에 비해 미미한 수준이지만, 2006년부터 2010년까지 5년 동안 바이오의약품의 증가율이 24%이고, 수출 증가율은 40%로 증가 추세에 있다.

[표 2-31] 주요 국가별 의료/바이오 기술수준 비교

분야	미국			한국			중국			일본			EU		
	기술수준그룹	기술수준(%)	기술격차(년)	기술수준그룹	기술수준(%)	기술격차(년)	기술수준그룹	기술수준(%)	기술격차(년)	기술수준그룹	기술수준(%)	기술격차(년)	기술수준그룹	기술수준(%)	기술격차(년)
의료	최고	100	0	추격	77.5	3.8	추격	69.5	4.8	선도	89.9	1.6	선도	92.7	1.2
바이오	최고	100	0	추격	77.4	4.3	추격	69.4	5.8	선도	92.5	1.7	선도	94.5	1.2

* 출처 : 한국과학기술기획평가원, 「2016년 기술수준평가」, 2017.7.

2 바이오의약품과 재생의료

바이오의약품 중에서 가장 활성화되고 있는 것이 세포치료제와 유전자체료제이다. 세포치료제와 유전자치료제 등을 이해하기 위해서는 우선 재생의료에 대한 이해가 필요하다.

재생의료는 2008년 메이슨(Mason)과 던닐(Dunnill)이 '손상된 인체세포와 조직, 장기를 대체하거나 재생함으로써 정상 기능을 복원하거나 정상기능을 회복하는 의료[69]'라고 정의하였다. 원래 '재생의료'라는 용어는 1991년 재생의료학회(Society of Regenerative Medicine)가 출범할 때 윌리엄 박사(Dr. William Heseltine)가 『조직공학과 줄기세포와 관련된 의학적인 가능성』을 이해하기 쉽고, 직관적으로 받아들이기에 적합한 설명을 위해서 사용했던 단어이나 이후 다양한 기술들이 발달하면서 그 범위가 점점 확대되고 있다[70].

일본에서는 '사람·동물의 신체의 구조·기능의 재건, 수복 또는 형성, 사람·동물의 질병 치료·예방을 위해 사용되는 것이 목적인 것 중 사람·동물의 세포에 배양 기타 가공을

68) 한국산업은행 보고서, 2014.
69) Regenerative medicine replaces or regenerates human cells, tissue or organs, to restore or establish normal function
70) 박영석, 「재생의료기술 기반 바이오신약 개발 동향 조사 연구」, 서울대학교, 2017.2, p.25.

시행하는 것, 사람·동물의 질병 치료에 사용되는 것이 목적인 것 중 사람·동물의 세포에 도입되어 이들 체내에서 발현하는 유전자를 포함하는 것 등을 의미'(의약품·의료기기법 제2.9조)한다고 규정되어 있다[71].

〈재생의료의 정의〉

- In 1999, I was asked to give a pre-dinner speech to a group of economists at a meeting on the shores of lake Como, Italy. I was looking for a friendly, understandable phrase to help them understand the medical potential of stem cell biology and tissue engineering. I came up with the phrase 'regenerative medicine'. Shortly thereafter, I became the Cofounder and President of the Society of Regenerative Medicine and the editor of a scientific journal with the same name. (William Haseltine)

* Kemp P. History of regenerative medicine: looking backwoards to move forwards. Regen Med 2006;1:653-69.

재생의료의 목적은 '수술과 같은 기존의 치료 방법으로는 '수리'의 범주를 벗어나지 못했던 특정한 질환을 가진 환자에게 완벽한 건강 상태를 되돌려 주는 것[72]'이다. 재생의료의 범위는 사람의 세포·조직·장기 등을 구조적으로 대체하거나, 복원하거나, 기능적으로 대체·복원하는 것을 모두 포함하고 있다. 또한, 외부에서 제작하여 손상된 부위를 대체하거나, 인체 스스로 재생하도록 촉진하는 것을 모두 포함한다. 재생의료는 세포배양 기술과 유전자재조합 기술 등 새로운 생명공학 기술을 이용하여 사람(생물체)에서 유래된 단백질과 호르몬을 생산하는 바이오의약품과 밀접한 관련이 있다.

초창기의 재생의료는 체세포 또는 줄기세포를 이용하여 새로운 치료용 세포와 조직을 만들어내는 것을 의미했으나, 현재는 다양한 약물, 소재 및 의료기기 등을 이용하여 손상된 인체 부위의 재생을 촉진하는 것까지 포괄하는 개념으로 발전하였다. 재생의료는 약물치료 또는 수술치료에서 불가능한 손상된 조직과 장기의 복원을 가능하게 하며, 약물치료 등의 부작용을 줄이고, 한계를 극복한다는 점에서 새로운 의료기술로 각광받고 있다.

---

71) 박영석, 「재생의료기술 기반 바이오신약 개발 동향 조사 연구」, 서울대학교, 2017.2, p.30.

72) The ultimate aim of regenerative medicine is to return the patient to full health with respect to the particular condition, 'repair' falls, we feel, within earlier technologies such as surgery.

재생의료가 인체 내에서 재생 또는 치료효과를 나타내는 기전은 인체의 생명 활동과 기능을 담당하고 있는 것은 단백질(protein)과 밀접한 관련이 있다. 근육이 생성되어 움직이거나, 피부가 변하거나, 소화기관에서 소화액이 분비되면서 소화작용이 일어나고, 적혈구와 백혈구가 골수에서 생산되어 혈관 속을 다니거나, 머리카락이 자라고, 효소가 분비되는 모든 기관이나 물질은 단백질로 이루어져 있다.

이러한 단백질은 20가지의 아미노산이 다양한 구조의 결합으로 이루어진 물질로 DNA(deoxyribo nucleic acid)의 유전정보를 토대로 단백질이 생성된다. 인체를 구성하고 있는 각 기관의 세포 속에 있는 세포 핵(nucleus)에 유전정보를 간직하고 있는 DNA가 있다. RNA(ribo nucleic acid)가 DNA로부터 단백질 합성에 필요한 정보를 복제한 후 단백질을 합성하는 세포 속 기관인 리보솜(ribosome)[73)]으로 들어가서 단백질을 생성한다. 이때 DNA로부터 단백질 합성에 필요한 정보를 복제한 RNA를 전령RNA(messenger RNA, mRNA)라고 하고, DNA를 원판으로 mRNA를 만드는 과정을 전사(transcription)라고 한다.

리보솜에서는 mRNA의 3개의 염기를 한 조로 하여 이에 대응되는 한 개의 아미노산을 펩티드 결합으로 연결시켜서 단백질을 생성한다. 이때 아미노산을 펩티드 결합으로 연결시키는 RNA를 전달RNA(transfer RNA, tRNA)라고 한다. tRNA는 음식물을 통해 섭취한 20가지 종류의 아미노산을 찾아서 정확한 위치에 전달해 주는 일을 한다.

예를 들어, '구아닌(Guanine[74)])-시토신(Cytosine[75)])-시토신' 3개의 염기쌍으로 된 정보를 받은 전달RNA는 '알라닌(Alanine[76)])'이라는 아미노산을 그 자리에 채우게 된

---

73) 리보솜 : 리보솜 RNA(ribosomal RNA, rRNA)와 리보솜 단백질(ribosomal protein)로 구성된 복합체로 전령 RNA(messenger RNA, mRNA)에 저장되어 있는 유전정보를 해석하여 단백질로 합성하는 기능을 한다. 리보좀은 두 개의 단위체로 이루어져 있는데, 그 중 상대적으로 작은 단위체인 small subunit (SSU)는 mRNA와 전달 RNA(transfer RNA, tRNA)를 한 곳에 모아 유전정보를 해석하는 역할을 맡고 있으며 상대적으로 큰 단위체인 large subunit(LSU)는 해당 유전정보를 번역하여 단백질을 합성하는 역할을 담당하고 있다. 리보솜의 단위체와 rRNA는 입자의 크기와 모양 및 밀도를 통한 침전 속도를 나타내는 단위인 Svedberg unit(S)로 주로 표시한다.(네이버 지식백과 미생물학백과)

74) 구아닌 : 분자식 $C_5H_5N_5O$, 분자량 151.13이다. 무색의 결정으로, 가열에 의해 분해되기 때문에 녹는점은 아직 결정되지 않았으며, 365℃에서 분해한다. 생물체 내에서는 구아노신삼인산(GTP)이나 핵산 등 중요한 생체물질의 구성성분으로서 존재한다. 1844년 처음으로 바다새의 똥의 퇴적물인 구아노 속에 존재한다는 사실이 발견되었고, 화학조미료인 구아닐산은 구아닌·D-리보오스·인산 등이 결합한 뉴클레오티드(핵산을 구성하는 구조적 단위)이다.(네이버 지식백과 두산백과)

75) 시토신 : 핵산을 구성하는 피리미딘 염기 중 하나로 사이토신이라고도 한다. 화학식은 $C_4H_5ON_3$. 뉴클레오시다아제 작용으로 시티딘에서 생긴다. 320~325℃에서 분해가 되며, 흡수 극대 파장은 pH 2에서 274nm, pH 12에서 267nm 정도가 된다. 그리고 구아닌과 함께 수소 결합하여 염기쌍을 이루고 있다.(네이버 지식백과 과학용어사전 뉴턴코리아)

76) 알라닌 : 단백질을 구성하는 아미노산 중 하나로 $CH_3CH(NH_2)COOH$. 분자량 89.10이다. 천연으로 발견되기 전에 1850년 스트레커가 아세토알데히드로부터 합성하여 aldehyde의 처음 두 자를 따서 명명하였다. 콩과 식물의 뿌리혹 또는 개·돼지·소 등의 대뇌 속에 유리 상태로 존재하며 생물학상 중요한

다. 따라서 4개 염기(구아닌, 시토신, 아데닌(Adenine[77]), 티민(Thymine[78])))를 조합하여 3개의 염기쌍을 만들 때, 만들 수 있는 염기쌍의 수는 4 × 4 × 4 = 64가지이므로 64가지 조합의 형태로 구성된 아미노산을 만들 수 있다. 또한 우리 몸은 20여 가지 아미노산을 갖고 있으므로 더 다양한 단백질을 생성할 수 있다.

지구의 모든 생물은 20여 가지의 아미노산으로 각 형질의 단백질을 합성하고 있는데, 20여 가지의 아미노산이 펩티드 결합(peptide bond)을 통하여 서로 길게 연결된 폴리펩티드(poly peptide) 구조를 이루어 단백질을 만든다. 예를 들어, 17가지 아미노산이 만들어낼 수 있는 단백질의 종류는 17 × 16 × 15 ···· × 2 × 1 = 355조 개이다. 인체의 단백질은 400개 이상의 아미노산의 조합으로 생성되므로, 20여 가지 아미노산을 100개 이상으로 조합할 경우에 10의 130승 분의 1의 단백질이 생성된다. 즉, 단백질이 합성될 때 단 한 개의 아미노산의 배열이 달라지면 해당 단백질은 제 기능을 하지 못하거나, 질병을 야기할 수 있다.

예를 들어, 적혈구 속에 포함되어 있는 붉은 색소 단백질인 헤모글로빈(hemoglobin, 혈색소)은 274개의 아미노산으로 이루어진 단백질로 산소와 이산화탄소를 운반하며 상호 교환하는 기능을 한다. 만약 274개의 아미노산 배열 중에 6번째 아미노산 배열이 잘못 되면 저산소증이 발생하여 숨이 가쁜 증세가 나타나게 된다.

재생의료는 이렇게 발생하는 질병의 "완치"를 목표로 기존 의료의 패러다임에 큰 변화를 일으키고 있으며, 글로벌 리더십 확보 및 시장 선점을 위한 국가 간 경쟁이 매우 치열한 상태이다[79]. 또한, 재생의료는 전 세계적으로 나타나고 있는 인구고령화에 따라 약물 또는 수술 치료에 완치가 곤란한 노인성 질환의 증가와 기존의 치료수단으로 치료가 힘든 희귀질환자의 증가에 따라 사회적 수요가 증가하고 있다.

우리나라는 65세 이상 노인인구 비율이 7%(고령화사회)에서 21%(초고령사회)에 이르기까지 소요 기간이 27년으로 미국 89년, 일본 37년 등 OECD 국가 중에서 최단 기간으로 심화되고 있다[80]. 이에 따라 노인의료비도 2014년 19조 원(경상의료비의

아미노산이다.(네이버 지식백과 화학용어사전 일진사)

77) 아데닌 : 분자식은 $C_5H_5N_5$, 분자량은 135로 흰색부터 밝은 노란색의 결정형이다. 생체에 존재하는 푸린 화합물 중 가장 중요한 것의 하나로 1885년에 코셀(A. Kossel)이 뉴클레인에서 단리(單離)되었고, 1904년 투라우베(W. Traube)에 의해 합성되었다. 생체 중에서는 유리 상태로 존재하는 것은 적으며 뉴클레오티드로 핵산에는 반드시 포함되어 있고 또 AMP, ADP, ATP로 되어 대사 활동면에서 중요한 작용을 하고 있다.(네이버 지식백과 화학대사전 세화)

78) 티민 : 분자식은 $C_5H_6N_2O_2$, 분자량은 126으로 타이민이라고도 한다. DNA를 구성하는 피리미딘 염기의 하나로 찬물에는 잘 녹지 않지만, 뜨거운 물이나 알칼리에는 쉽게 녹으며, DNA를 염산으로 가수분해하면 생긴다.(네이버 지식백과 화학용어사전 일진사)

79) 박영석, 「재생의료기술 기반 바이오신약 개발 동향 조사 연구」, 서울대학교, 2017.2, p.13.

80) 미국 통계청, An Aging World, 2015.

18%)에서 2060년에 최소 271조 원 이상으로 증가할 전망이다[81]. 희귀질환자도 2010년 479,258명에서 2014년 694,695명으로 연평균 9.73% 증가하고 있다.

재생의료는 노인에게 주로 나타나는 치매, 척추손상, 파킨슨병 등 난치성 질병에 대한 효과적인 맞춤형 치료법이 될 것으로 전망되고 있다. 노인성 질환과 희귀질환에 대한 의료 패러다임이 단순히 증상만 완화하는 '대증요법'에서 병세 조절 또는 건강상태로 회복을 목적으로 하는 '원인치료요법'으로 발전하고 있다. 이러한 재생의료에 사용되는 주요 기술을 다음과 같다.

[그림 2-14] 국내 희귀질환 환자 증가 추세

단위 : 명

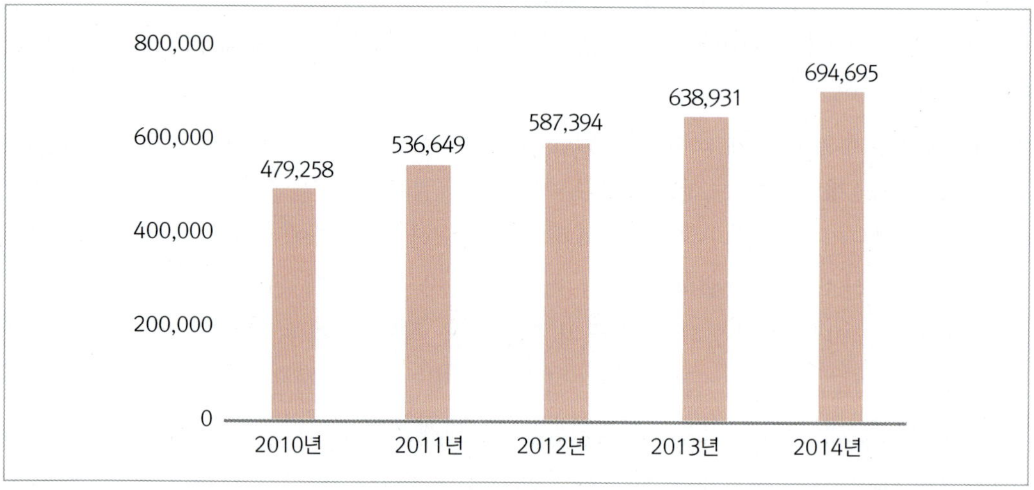

※ 출처 : '희귀난치성질환 70만 명 … 사회적 관심 필요'(쿠키뉴스, 2016.2), STSI 재가공

1) 줄기세포 기반 특정세포 분화 유도 기술

재생의학의 핵심은 줄기세포를 이용한 의학적 치료로 3가지로 분류할 수 있다. 첫째, 줄기세포나 전구세포를 주사하는 세포 치료(cell therapy)이고, 둘째, 생리 활성 물질(biologically active molecules)의 직접적 이용이나 이 물질을 주입받은 세포의 분비물을 이용한 면역조절 치료(immunomodulation therapy)이며, 셋째, 시험관에서 배양한 장기·조직을 이식하는 조직공학(tissue engineering)이다.

줄기세포는 3가지로 구분된다. 수정된 인간 배아를 이용한 배아줄기세포(embryonic stem cells), 혈구세포를 끊임없이 만드는 골수세포와 같은 성체줄기세포(adult stem

81) 보건복지부, 2016 보건복지통계연보 제62호, 2016.11.

cells), 인간 체세포를 이용한 만능유도줄기세포(iPS cells)이다.

이러한 줄기세포를 의학적 치료에 활용할 때 문제점은 3가지이다. 첫째, 분화 조절이 어려우므로 종양(암)으로 분화할 가능성이 있다는 것과 둘째, 분화에 성공하더라도 실제로 세포 조직이 외부에서 들어오는 세포를 쉽게 받아들이지 않으므로 장기나 신경에서 세포 간 거부반응 등이 발생할 가능성이 있다는 것이다. 이는 줄기세포와 관련하여 생리적·병리적 기전(mechanism)을 아직까지 완벽하게 밝혀내지 못했기 때문이다.

셋째, 줄기세포는 오염에 매우 취약하므로 이를 방지할 수 있는 전문적인 보관과 운송이 필요하나 살아 있는 세포이기 때문에 멸균과정을 수행할 수 없으므로, 만약 오염된 세포가 환자 체내로 들어가게 된다면 매우 심각한 문제를 초래할 수 있는 점도 문제점으로 지적된다[82].

2) 조직공학을 활용한 인공 조직·장기와 3D 장기 프린팅 기술

조직공학에서는 30여 년 전부터 세포배양기술을 이용하여 인체의 조직·장기와 유사한 인공 조직·장기(Organoid)를 만들어내기 위한 시도를 하였으나, 아직까지 큰 성과를 내지 못하였다.

인공 조직·장기 생산의 핵심 기술은 줄기세포를 사용한 분화조절이다. 현재 가장 주목받고 있는 분야는 세포배양의 효율과 성능을 높여 조직과 유사한 장기를 구현할 수 있도록 구조나 기능적으로 도움을 주는 세포지지체(scaffold)이다. 예를 들어 간(liver)이 손상된 환자라면 간세포로 발달하는 줄기세포를 주입하거나, 3D 프린팅으로 세포가 자라는 세포지지체를 만들어 간이 스스로 재생할 수 있도록 하는 방식이다.

이때 사용되는 3D 프린팅은 세포를 이용하는 것과 이용하지 않는 것으로 구분된다. 세포를 이용하는 3D 프린팅은 피부나 간 등 조직 재생에 쓰이고, 세포를 이용하지 않은 3D 프린팅은 턱뼈, 두개골 등의 제작에 사용된다. 세포를 이용할 때는 이 물질이 체내에서 얼마나 안전했는지를 먼저 파악해야 하므로 안전성 평가가 필수적이다. 따라서, 상대적으로 연구기간도 길고 품목허가를 받기도 매우 까다로운 편이지만, 최근에는 피부 세포뿐만 아니라 혈관까지도 구현하는 수준에 도달해 있다.

조직공학을 활용한 인공 조직·장기 생산의 문제점은 혈관, 상피, 내피, 중피가 다른 세포로 구성된 복합 장기를 어떻게 만들어 내는지가 아직까지 해결되지 않았다는 점이다. 특히, 세포와 세포 간 연결, 혈관과 상호작용 등을 해결한 후 상용화할 때까지는 장시간이 소요될 것으로 예상된다[83].

82) 박영석, 「재생의료기술 기반 바이오신약 개발 동향 조사 연구」, 서울대학교, 2017.2, p.76.

3) 3D 배양기술을 활용한 줄기세포 대량생산기술

3D 배양기술은 기존에 2D 방식으로 배양한 세포를 활용한 실험관 내 시험(in vitro) 결과와 동물 생체실험(in vivo)의 결과가 상이하게 나타나는 문제점을 극복하기 위해 개발되었다. 이러한 문제는 2D 방식으로 배양한 세포에서는 조직·혈관 등 세포 간 상호작용의 한계 등 생체실험과 동일하지 않기 때문에 발생하게 된다. 따라서, 3D 배양은 실험실에서 세포가 최적의 성장, 분화, 기능을 할 수 있는 성장 환경을 제공하는 것을 목표하고 있다.

3D로 배양된 세포는 2D에서 배양된 것보다 분화나 구조가 향상되어 인접세포와 더 긴밀한 상호작용을 하고 3차원적 형태를 더 잘 유지하는 것으로 나타났다. 또한, 기존의 2D 배양과 비교했을 때 3D로 배양되는 세포가 기능적으로 향상되는 것으로 보고되고 있다.

이러한 3D 배양기술[84]은 신약개발 과정에서 독성 및 안전성을 평가할 때, 기존의 2D 세포배양에서 해결하지 못했던 부작용을 해결해 줄 수 있다. 다만, 췌장 세포와 같은 특정 세포는 3D 배양을 하더라도 세포의 성장이 둥근 모양으로 되지 않고, 찌그러진 형태로 배양되는 문제가 있어서 현재 이를 극복하기 위한 연구가 진행되고 있다[85].

4) 차세대 시퀀싱 기반 유전변이 빅데이터 분석 기술

차세대 시퀀싱(Next Generation Sequencing, NGS) 기술은 기존의 시퀀싱의 단점인 실험과정에 소요되는 시간과 비용, 오류 등을 극복하기 위해 개발된 방법이다. 얼마 전까지 암세포는 그 종양 자체가 모두 동일한 유전자(DNA)를 갖고 있는 것으로 알고 있었으나, 연구 결과 종양세포는 낮은 단계의 돌연변이(low-level somatic mutations)를 5% 미만으로 갖고 있다는 것으로 밝혀졌다.

항암제를 투여해서 검사 결과, 완치가 되었다고 했으나, 재발하는 경우가 종종 생긴다. 이것은 암세포가 후천적으로 항암제 내성이 생기는 경우도 있지만, 낮은 단계의 돌연변이 암세포가 있음에도 불구하고 이를 발견하지 못했기 때문에 마치 모든 암이 완치된 것으로 착각하기 때문이다. 따라서, 차세대 시퀀싱은 이러한 오류를 극복하기 위해 유전자 구조(DNA sequence)를 알고 있는 건강한 2명의 혈액 샘플에 대해 차세대 시퀀싱 분석을 먼저 한 후에, 이를 일정한 비율로(99:1, 90:10, 80:20) 섞어서 차세대

---

83) 박영석, 「재생의료기술 기반 바이오신약 개발 동향 조사 연구」, 서울대학교, 2017.2, pp.76~78.
84) Stem cell High throughput assay
85) 박영석, 「재생의료기술 기반 바이오신약 개발 동향 조사 연구」, 서울대학교, 2017.2, pp.79~80.

시퀀싱을 다시 해서 비교 탐지하는 방법을 사용한다.

차세대 시퀀싱도 오류가 10%에 달하는 등 정확도가 낮다는 단점이 있어서 오류를 1% 이하로 떨어뜨리기 위해 유전변이 빅데이터를 활용하여 정밀하게 판독하고 있다. 다만, 2000년대에 인간 유전자(DNA) 지도가 완성되었으나, 인종 간 유전적 차이가 있고, 시퀀싱을 통해 유전자 차이를 발견하더라도 수많은 유전자들이 어떠한 기능을 하고 있는지에 대해 정확히 알지 못하므로 수많은 검사 데이터들이 의미를 찾지 못한 채로 버려지고 있는 실정이다. 유럽에서는 이를 극복하려는 연구가 시도되었으나, 기술과 자금 부족으로 중단된 상태이다[86].

5) 마이크로RNA 기술

마이크로RNA(miRNA)는 생물의 유전자 발현을 제어하는 역할을 하는 작은 RNA로 인체 내 수백여 종이 있다고 알려져 있다. 인체 내에서 단백질이 만들어질 때 유전자의 염기서열이 mRNA로 옮겨지고, 세포질에 있는 리보솜의 tRNA를 거쳐 단백질이 생산되는데, 마이크로RNA는 mRNA와 결합해서 유전자 발현과정에 중추적인 조절인자로 작용한다는 사실이 밝혀졌다. 즉, 마이크로RNA가 단백질 생산을 조절하는 등 다양하고 필수적인 기능을 하고 있다는 것이다.

따라서, 마이크로RNA는 장기마다 다르게 존재하므로 이들의 발현만으로 어느 장기에 이상이 생겼는지 탐지해낼 수 있으므로 혈액 속의 마이크로RNA를 진단해내는 기술을 현재 개발하고 있다.

마이크로RNA는 재생의료를 활용한 치료에도 활용된다. 예를 들어 종양을 치료하는 바이러스 요법을 사용할 때 해당 부위에 존재하는 마이크로RNA를 처리한 후 치료한 결과, 바이러스 단독 치료를 했을 때보다 종양 크기가 더 유의미하게 감소했다는 연구 결과가 있다. 이는 특정 조직·세포에 존재하는 마이크로RNA가 치료제의 상승효과를 일으켜서 더욱 효과적으로 작용하게 한다는 것을 의미한다[87].

6) 3세대 유전자 가위와 절단단백질 기술

크리스퍼 유전자 가위(CRISPR-CAS9)는 절단해야 하는 특정 유전자(DNA)로 안내하는 크리스퍼RNA에 유전자를 잘라내는 절단효소(단백질)를 붙여서 만든 것을 말한다. 3세대 유전자 가위는 목표가 되는 염기서열을 sgRNA에 부착한 후, CAS9(절단 단백

86) 박영석, 「재생의료기술 기반 바이오신약 개발 동향 조사 연구」, 서울대학교, 2017.2, pp.80~82.
87) 박영석, 위의 책, pp.83~84.

질)를 결합해서 보내면 목표물에 도착해서 절단 기능을 수행하게 된다.

[그림 2-15] 유전자 가위기술 원리

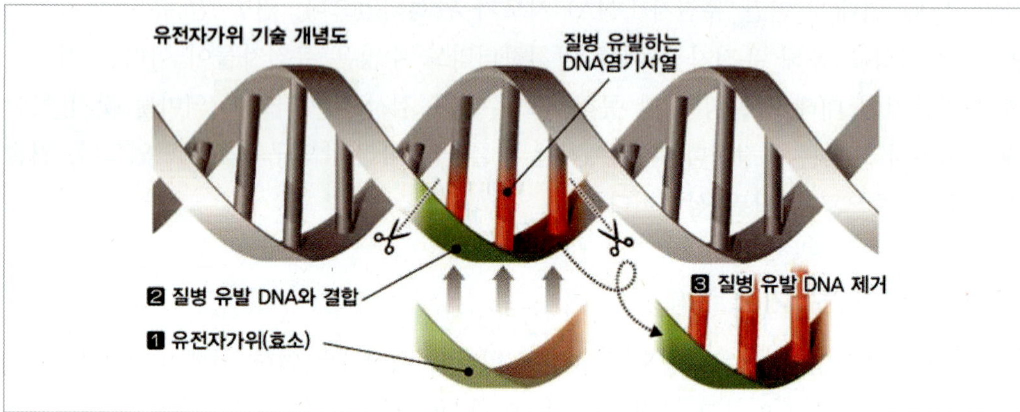

* 출처 : 식품의약품안전처, 「첨단바이오의약품 국내·외 개발동향」, 2018.10, p.12.

이러한 3세대 유전자 가위는 덴마크 요구르트 회사 '다니스코社' 연구원들이 박테리오파지에 의해서 쉽게 사멸하는 유산균을 연구하던 중에 외부로부터 박테리오파지의 유입으로 인해 대다수의 유산균이 사멸한 후 생존한 일부의 유산균을 연구하는 과정에서 발견되었다. 여기에서 영감을 얻은 미국 버클리대학교 제니퍼 다우드나 교수와 독일 하노버대학교의 엠마뉴엘 카펜디어 교수는 박테리오파지 외에도 자신들이 원하는 염기서열을 sgRNA에 부착하면, 특정 염기서열을 절단해낼 수 있다는 것을 확인하였다. 그 이전에는 염기서열을 찾는 역할을 하는 것이 단백질이었으나, 단백질은 고분자 물질이기 때문에 덩치가 꽤 큰 단백질을 연구자가 자신이 원하는 서열을 자르기 위해서 수천 개의 새로운 인공 유전자로 적절한 단백질을 만들어야 하는 불편함이 있었다. 그러나, CRISPR-CAS9에서 사용된 RNA는 몇 가지 염기서열만 조작해주면 되어 연구자가 원하는 최적의 구조를 형성할 수 있었으므로 대량생산이 가능해졌다[88].

현재 CRISPR-CAS9를 활용하여 혈우병 등 유전자 질환을 치료하려는 연구가 진행되고 있다. 다만, 부모들이 유전자 가위를 이용하여 자신이 원하는 아기를 인위적으로 태어날 수 있도록 조작할 수 있다는 우려 때문에 안전성 문제와 윤리적 논쟁이 발생되고 있다.

88) 박영석, 「재생의료기술 기반 바이오신약 개발 동향 조사 연구」, 서울대학교, 2017.2, pp.84~85.

[그림 2-16] 유전자 가위기술의 종류별 특징

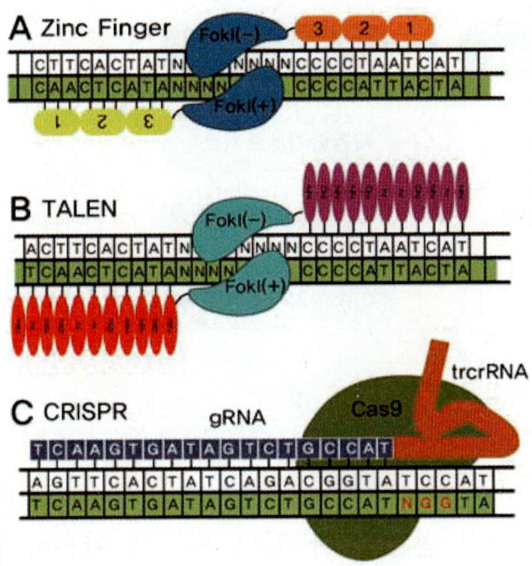

	ZFN	TALEN	CRISPR
DNA 인식방식	Zinc Finger 단백질 조합	TALE 모듈의 조합	RNA-DNA base pairing
인식길이(bp)	(9-18)×2	(14-20)×2	22(×2)
특이성	비특이성 존재 가능	비특이성 존재 가능	비특이성 존재 가능
타겟제한성	GNN 우선	5′-T로 시작	20bp-NGG
제작용이성	어려움	중간	쉬움
면역반응	비교적 약함	N/A	N/A
Ex vivo 적합	가능	가능	가능
In vivo 적합	적합	적합	가능
다중타겟팅	약함	약함	강함

* 출처 : 식품의약품안전처, 「첨단바이오의약품 국내·외 개발동향」, 2018.10, p.12.

3 세포치료제

세포치료제(cell therapy products)는 손상된 장기(organ) 기능을 근본적으로 재생하거나, 세포 차원에서 새로운 장기 기능을 보충하는 적극적이고 공격적인 치료제를 말한다. 과거에는 장기 기능이 손상된 질병에서 약물요법에 의한 보존적 치료를 통하여 부작용의 발생을 줄이고 더 이상 나빠지지 않도록 하는 수동적이고 방아적인 보존치료를 해왔다. 현재는 수술이나 장기 이식 등을 통해 장기 기능을 회복하는 치료방법이 사용되고 있으나, 장기를 제공하는 공여자 부족으로 어려움이 있다[89].

세포치료(cell therapy)는 세포를 치료 목적으로 인체에 투입하는 것을 말한다. 손상된 장기나 조직의 세포를 건강한 세포로 대체하여 기능을 회복하게 하는 것으로, 세포 공급원으로서의 줄기세포는 분화능력과 무한한 분열 능력이 있다는 점에서 매력적이다. 세포치료에 있어서 줄기세포는 형질의 변화 없이 무한 증식할 수 있고, 신경, 근육, 연골 등 다양한 종류의 세포로 분화할 수 있다는 면에서 일반적인 체세포를 이용한 치료보다 더 많은 관심을 받고 있다. 분화만 적절하게 조절할 수 있다면 다양한 조직 재생이 가능하게 되므로, 난치성 질환의 치료 가능성을 제시하는 재생의료에서 중요한 위치를 차지하게 되는 것이다[90].

89) 오일환, 「기능성 세포치료제 개발」, 가톨릭대학교 산학협력단, 2010.5, p.57.

[그림 2-17] 줄기세포치료제 종류

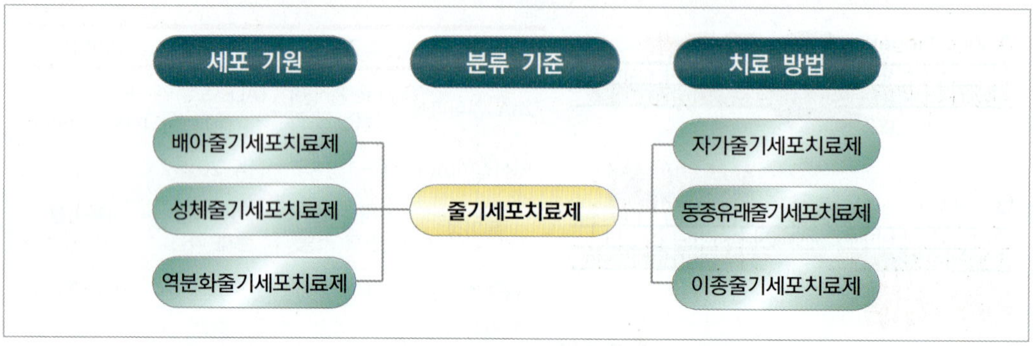

* 출처 : 한국보건산업진흥원, 「2018 첨단바이오의약품 산업백서」, 2018.8, p.29.

세포치료는 크게 세포의 유래와 세포의 종류에 따라 두 가지 기준으로 분류할 수 있다. 세포의 유래를 기준으로 보면, 환자 자신의 몸에서 얻은 살아 있는 세포를 이용하는 '자가세포치료', 타인의 몸에서 얻은 살아 있는 세포를 이용하는 '동종세포치료', 사람 이외의 동물에서 얻은 살아 있는 세포를 이용하는 '이종세포치료'로 분류할 수 있다.

세포의 종류를 기준으로 할 경우, 피부, 연골, 심장, 뼈, 신경, 근육세포 등을 인체의 조직 재생 치료 목적으로 하는 세포치료제인 '조직세포 치료', 수지상세포, 자연 살해세포, 림프구 등 인체의 면역세포를 이용하여 암 등 질병을 치료하는 '면역세포 치료', 신경, 혈액, 연골 등 몸을 구성하는 모든 종류의 세포로 분화할 가능성을 가진 세포인 줄기세포를 이용하는 '줄기세포 치료'로 분류할 수 있다.

세포치료 중 대표적인 것이 골수이식이다. 골수이식은 제2차 세계대전 후 미국을 중심으로 방사선 노출에 의한 신체 반응을 연구하는 과정에서 개발된 치료법으로 1957년에 처음 백혈병 환자에게 시도되었고, 1970년 중반 이후부터 성공적으로 이루어지기 시작하였다. 1970년대 말부터 의학기술이 발달하면서, 타인의 골수가 아닌 환자 스스로의 골수를 이식할 수 있게 되고, 말초조혈모세포 이식이 가능하게 되었으며, 1990년대 중반에는 태반 제대혈을 이용한 이식이 임상에 적용되기 시작하였다.

골수세포, 말초 조혈모세포 및 제대혈세포를 이용한 모든 조혈세포이식술을 총칭하여 조혈모세포 이식(hematopoietic stem cell transplantation)이라 부른다. 전 세계적으로 매년 4만~5만 건의 조혈모세포이식이 수행되고 있으며, 우리나라에서도 10개 이상의 병원에서 매년 1천 건 이상의 조혈모세포 이식이 이루어지고 있다[91].

90) 조승우·양기석. 줄기세포공학, 「재생의학을 위한 새로운 패러다임」, 한국생물공학회소식지 17(2), 2010, p.26.

91) 이규형, 「의학의 큰 줄기로 자리매김할 세포치료」, 과학과 기술 38(8), 2005, pp.30~31.

골수세포는 조혈세포뿐만 아니라 뼈, 신경, 지방, 근육, 간엽줄기세포로도 일부 분화가 가능하다. 즉, 실험실에서 골수세포를 이용하여 간엽줄기세포를 대량 증식할 수 있는데, 간엽줄기세포는 강력한 면역 억제 또는 조절기능을 나타낼 수 있다[92].

줄기세포치료제(stem cell based products)는 줄기세포를 이용한 세포치료제이다. 줄기세포의 분화능력을 이용하여 원하는 조직이나 세포로 분화시킨 것을 치료제로 이용할 수 있고, 미분화된 줄기세포를 직접 주입하여 인체 내에서 손상된 세포의 기능을 회복하도록 하는 경우도 해당된다. 이러한 줄기세포치료제는 세포를 이용한 제품이라는 면에서 일반 화학 의약품에 비하여 물성적, 제제적으로 다른 특성을 가진다. 생체 유래물질을 이용한다는 면에서 열이나 충격 등 외부환경에 약할 수 있고, 인체 내에서 작용기간이 비교적 길고, 효능의 발현기전이 다양하고 개인마다 다르게 작용할 수 있기 때문에 유효성을 판단하는 객관적인 기준을 정하기가 어렵다[93].

1998년 톰슨(Thompson)은 약 200여 종의 인간의 모든 세포들로 분화될 수 있는 능력(다중 분화)이 있는 줄기세포(stem cell)를 발견하였다. 이러한 줄기세포는 분화능력과 신체의 장기 손상 부위를 탐지해서 추적(손상부위 추적)하는 능력도 있다. 이러한 두 가지 특성을 활용하면 신체 각 장기 부위의 기능 손상을 재생하여 질병을 근본적으로 치료할 수 있게 되었다[94].

최근에는 체세포를 역분화하여 배아줄기세포와 동일한 줄기세포를 만드는 유도성 줄기세포(iPS) 기술이 성공함에 따라 환자 자신의 체세포를 활용하여 전분화능세포를 만들 수 있게 되었다. 2007년 야마나카(S. Yamanaka) 연구팀은 최초로 인간 섬유아세포를 역분화하여 유도전분화능 세포를 생산하는 데 성공(Cell, 2007)하였고, 2008년 섬유아세포의 한계를 넘어 간이나 위장과 같은 특수한 조직으로부터도 비슷한 유도역분화를 생산하는데 성공(Science, 2008)하였다. 그러나, 이러한 줄기세포는 테라토마(teratoma)와 같은 종양(암)을 형성할 가능성 등이 존재하므로 실용화에는 아직까지 한계가 있다.

성체줄기세포도 배아줄기세포와 유사한 다중분화능이 존재한다는 것이 밝혀졌다. 2000년 클라크(Clarke) 연구팀은 신경반구(neurosphere)로부터 내배엽, 중배엽, 외배엽의 세포가 생산될 수 있음을 동물실험(in vivo)을 통해 증명하였고, 2001년 크라제(Krase D.) 연구팀은 한 개의 조혈모세포로부터 신체를 구성하는 거의 전 종류의 세포가 생산될 수 있음을 세포 추적을 통해 증명하였다.

---

92) 윤이레, 「줄기세포치료제의 합리적인 규제 방안에 관한 연구」, 이화여대 대학원, 2013.12, pp.7~8.
93) 윤이레, 위의 책, pp.13~14.
94) 오일환, 「기능성 세포치료제 개발」, 가톨릭대학교 산학협력단, 2010.5, p.57.

[그림 2-18] 줄기세포 분류 및 생성 과정〉

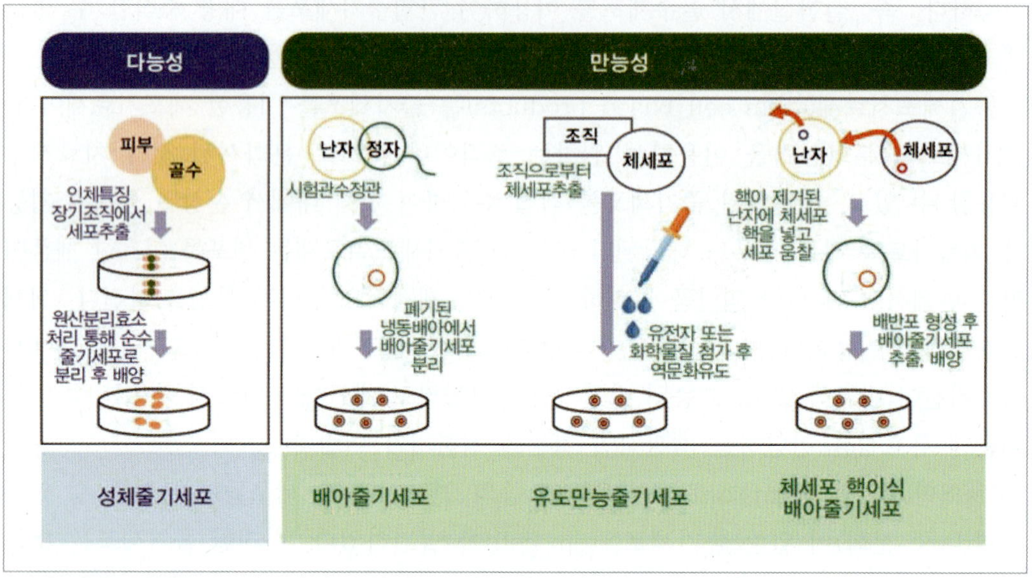

자료 : 생명공학정책연구센터, 바이오인더스트리(No.90) 줄기세포 시장현황 및 전망, 2015-2
* 출처 : 한국보건산업진흥원, 「2018 첨단바이오의약품 산업백서」, 2018년 8월, p.27.

줄기세포의 다중 분화 능력을 이용하여 원하는 세포로 분화 유도한 후, 몸속에 이식하는 세포 치료의 패러다임은 줄기세포가 기대하지 않았던 또 다른 세포로 분화하는 줄기세포 분화유연성(stem cell plasticity)이 발견되면서 비약적 발전을 하게 된다. 2000년 Lagasse 연구팀은 간 독성이 있는 유전병(tyrosinemia)을 앓고 있는 쥐에게 정상 골수를 이식한 결과, 조혈모세포가 간세포로 분화되어 간부전에 빠진 간을 재생할 수 있는 것을 보고하였다. Donald Orlic 연구팀도 심근경색증으로 괴사에 빠진 심근의 괴사부 근처에 주입된 조혈모세포가 심근으로 분화된 것을 보고하였다. 그러나 대다수의 경우는 타 세포로 분화되는 효율이 낮고, 전이분화의 일부는 세포 융합에 의한 현상임이 밝혀짐에 따라 실용화가 지연되고 있는 한계도 있다[95].

세포치료가 가장 활발하게 이루어지는 분야는 백혈병이나 재생불량성 빈혈 등의 난치성 혈액질환에 시술되는 조혈모세포이식이다. 또한, 유방암 등의 악성종양을 치료할 때 항암제나 방사선 치료에 의해 가장 먼저 파괴되는 기관이 골수이므로 각종 항암치료를 할 때 골수 재생 기법도 많이 사용되고 있다.

95) 오일환, 「기능성 세포치료제 개발」, 가톨릭대학교 산학협력단, 2010.5, pp.61~63.

[그림 2-19] 성체줄기세포치료제 종류

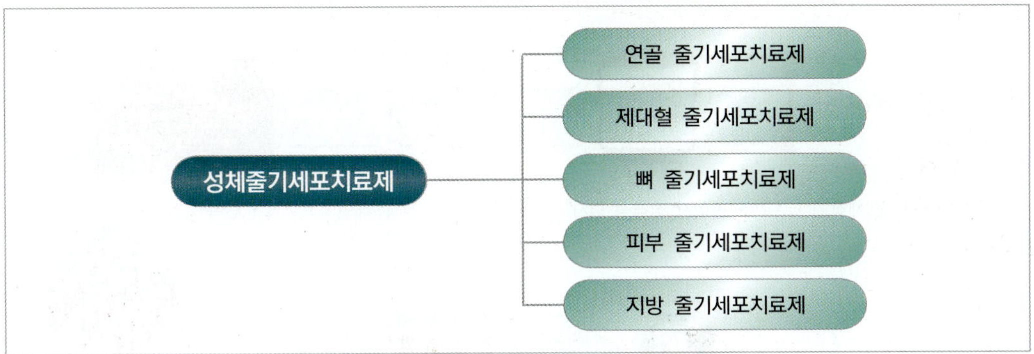

* 출처 : 한국보건산업진흥원, 「2018 첨단바이오의약품 산업백서」, 2018.8, p.30.

1999년 척추신경이 손상된 동물모델에서 신경 줄기세포에 의해 손상된 척수신경(축삭)이 재생되는 것이 보고되었고, 2002년에는 뇌졸중(stroke)으로 인해 뇌신경이 손상된 동물에게 골수유래 중간엽 줄기세포(mesenchymal stemcell)를 주입한 결과, 뇌조직의 손상 회복 및 신경기능 개선이 보고되기도 하였다.

동맥 경화에 따른 관상동맥 폐쇄와 혈류 부족으로 발생하는 심근경색증은 사망률 수위를 차지하는 중요한 질환이지만, 기존의 수술과 약물 치료로는 한계가 있었다. 미국 Donald Orlic 연구팀은 2001년 골수의 조혈모 세포 등으로 심장근육 재생 및 폐쇄된 관상동맥 주변에서 혈관이 새로 생성되는 작용이 나타난다는 사실을 발견하였다. 2001년 프랑스에서는 심근질환을 갖고 있던 72세의 남성 환자에게 수술을 실시하면서 손상된 심장 부위에 자가 근모세포를 이식하는 실험 결과, 5개월 후 심장기능이 증대됨이 확인되기도 하였다.

만성 질환 중 당뇨병도 세포치료의 주요 대상 중 하나이다. 2000년에 보너(Bonner-Weir) 연구팀은 췌도에서 분리한 췌장 줄기세포를 배양하여 증폭할 수 있고, 여기서 인슐린을 생산해 낼 수 있는 베타세포를 분화해낼 수 있다는 것을 확인하였다. 2003년에는 골수의 줄기세포로부터 인슐린 생산할 수 있는 베타세포로의 전이분화(trans-differentiation)가 가능하다는 사실도 규명되어 자가 및 동종 이식에 의한 당뇨병 치료의 가능성이 제시되고 있다.

이밖에도 줄기세포를 배양하여 이식용 간세포, 골, 연골, 지방, 근육 등으로 분화할 수 있으므로 다양한 분야의 치료제로 활용할 수 있는 가능성이 있다.

[그림 2-20] 세포치료제 제조과정

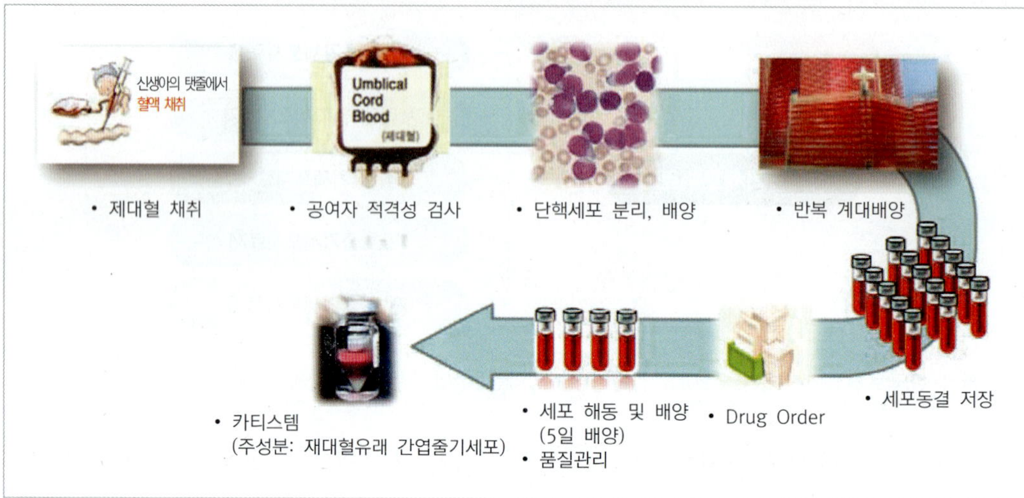

* 출처 : 식품의약품안전처, 「첨단바이오의약품 국내·외 개발동향」, 2018.10, p.4.

이러한 세포치료제는 아직까지 근본적인 문제점을 갖고 있다. 줄기세포에서 목표가 되는 세포를 배양하여 인체 속에 이식했을 때, 세포가 계속 증식하여 암이 될 수 있는 가능성이 있는 점이다. 배아줄기세포의 경우 종양(teratoma, 암)이 생성될 수 있고, 불멸화된 신경줄기 및 중간엽 줄기세포의 경우에도 인체 내에서 계속적으로 분화 증식하고, 면역 거부반응 등의 부작용이 나타날 가능성이 있다.

세포치료제가 효과가 나타나기 위해서는 일정량 이상 세포를 얻을 수 있어야 한다. 그러나, 각 장기로부터 얻을 수 있는 줄기세포의 양이 한정되어 있는데, 예를 들어 발생기 태아 뇌조직에서 얻을 수 있는 신경세포의 양에 한계가 있고, 췌·담도 세포조직으로부터 얻을 수 있는 인슐린 생산 전구세포의 양에 한계가 있다. 얼마 전까지 각광을 받았던 제대혈에서 얻을 수 있는 혈관내피 전구세포와 중간엽 줄기세포의 수가 성인을 치료할 수 있을 만큼의 세포 수에 미치지 못한다.

또한, 세포치료제는 수많은 난치성 질환에 다양한 방법으로 임상시험 등이 실시되고 있으나, 아직까지는 주로 세포를 주입한 후 치료효과를 기대하는 수준에 불과하다. 혈액 줄기세포로부터 생성한 심근세포는 조직 동화 능력이 저조하여 치료효과가 낮은 등 몸속으로 주입한 세포도 여러 가지 이유로 실패하는 경우가 많다. 심지어 체외에서 배양된 조혈모세포는 총 세포 숫자가 증가하지만, 몸속에 이식된 후에는 골수 재생 능력이 오히려 상실되는 것으로 관찰되기도 한다[96]. 2000년 Lagasse 연구팀은 동물 실험

96) 오일환, 「기능성 세포치료제 개발」, 가톨릭대학교 산학협력단, 2010.5, pp.89~90.

모델에서 간세포 재생률이 40% 정도라고 보고했으나, Allison 연구팀은 인간의 골수 이식에서 간세포로 전이율은 불과 4~5%라고 보고하였다[97].

[그림 2-21] 세계 줄기세포 및 주요 재생의료 치료제 개발 현황

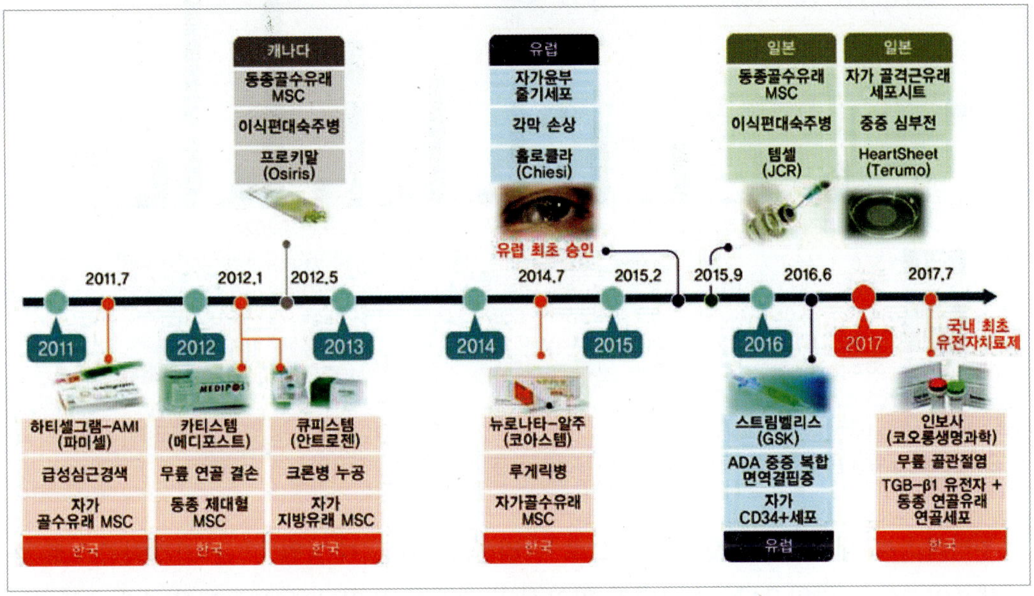

* 출처 : 보건복지부, 「제2기 재생의료 지원사업 기획연구」, p.8.

세계 줄기세포 치료제의 시장 규모는 2016년 약 500억 달러에서 2025년 3,944억 달러로 전망되고 있으며, 국내 줄기세포 치료제 시장[98]의 규모는 2014년 약 47억 원에서 2017년 126억 원으로 전망되고 있다. 따라서, 이러한 세포치료제가 활성화되기 위해서는 근본적 한계를 극복할 수 있는 기술 개발이 시급히 필요한 실정이다.

줄기세포를 이용하여 조직공학 등의 방법을 사용하여 일정 수준의 가공을 거쳐 손상된 조직이나 세포를 대체하는 '장치 혹은 제품' 등을 만든다면 인공관절이나 인공치아의 경우처럼 '의료기기'에 해당한다고 볼 수도 있다. 또한, 골수이식처럼 특정인에게서 추출한 줄기세포를 그 자신, 혹은 지정한 타인에게 최소한의 가공을 거쳐 다시 투입하는 시술을 한다면 이는 '의료행위'에 해당한다고 볼 수 있다[99].

97) 오일환, 「기능성 세포치료제 개발」, 가톨릭대학교 산학협력단, 2010.5, pp.102~103.
98) 박영석, 「재생의료기술 기반 바이오신약 개발 동향 조사 연구」, 서울대학교, 2017.2, pp.14~15.
99) 윤이레, 「줄기세포치료제의 합리적인 규제 방안에 관한 연구」, 이화여대 대학원, 2013.12, p.9.

[그림 2-22] 제품(Product)별 글로벌 줄기세포 시장 현황 및 전망(2016~2025)

단위 : 십억 달러

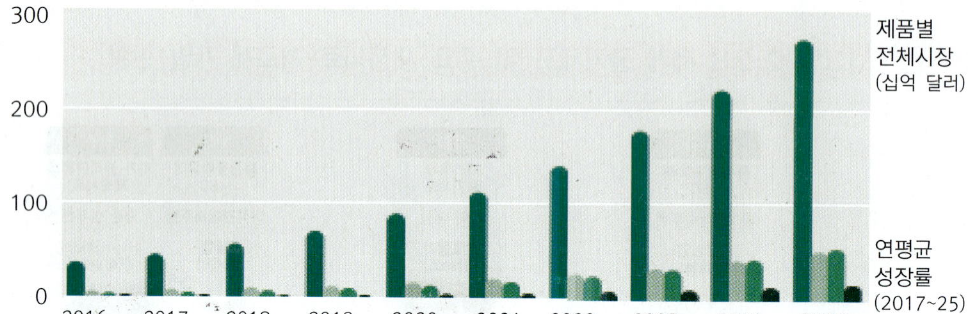

	2016	2017	2018	2019	2020	2021	2022	2023	2024	2025	
성체	37.6	46.2	57.1	71.0	88.6	111.2	139.961	176.638	219.48	273.266	24.9%
배아	7.0	8.6	10.6	13.2	16.5	20.7	26.021	32.822	40.763	50.727	24.8%
PSC	4.6	6.0	7.8	10.3	13.5	17.9	23.656	31.319	41.172	54.172	31.8%
기타	1.6	2.1	2.7	3.4	4.4	5.8	7.491	9.772	12.587	16.24	29.4%
합계	50.6	62.8	78.3	97.9	123.1	155.6	197.1	250.6	314.0	394.4	25.8%

자료 : Inkwood Recearch, Global Stem Cell Market Forecoael: 2017-2025(2017.04.), 생명공학정책연구센터 재가공

* 출처 : 한국보건산업진흥원, 「2018 첨단바이오의약품 산업백서」, 2018년 8, p.43.

우리나라는 세포치료제를 의약품으로 관리하고 있다. 대법원[100]은 간경화증으로 줄기세포이식술을 받았으나, 호전되지 않아서 손해배상을 청구한 사건에서 줄기세포치료제는 의약품에 해당한다고 판시하였다. 대법원은 사람의 신체에서 분리된 세포가 사람의 질병 치료를 목적으로 인체조직이 아닌 세포단위로 사용되는 경우에는 제2조제4항 제2호 의약품에 해당하므로 「약사법」의 규제대상이 된다고 보았다[101]. 헌법재판소[102]도 자가유래 세포치료를 받기 위하여 다른 일반의약품과 동일하게 안전성·유효성에 관한 시험성적서를 제출하도록 한 「약사법」의 규정에 대하여 직업선택의 자유, 재산권, 평등권, 보건권, 행복추구권을 침해한다고 주장한 위헌소원에서 과잉금지 원칙을 위반하지 않는다는 결정을 내렸다.

세포치료제에 대해서는 국제줄기세포학회(International Society for Stem Cell Research, ISSCR)의 권고가 있고, 미국은 줄기세포치료제를 인체 세포와 조직기반 제품(Human Cell, Tissue, and cellular-and tissue-based Products, HCT/Ps)으로 보고 공중보건법(Public Health Service Act, PHS Act)의 하위법령[103]으로 관리

100) 대법원 2010.10.14. 선고 2007다3162

101) 윤이레, 「줄기세포치료제의 합리적인 규제 방안에 관한 연구」, 이화여대 대학원, 2013.12, p.12.

102) 헌법재판소 결정 2013.5.30. 결정 2011헌마136

103) 예시 : 21 C.F.R. Part 1271는 사람에게 삽입, 이식, 주입, 대체를 목적으로 하는 사람의 세포나 조직

하고 있다[104].

[그림 2-23] 줄기세포치료제 2016년 국가별 임상연구 수행 현황(1999~2016년, 누계)

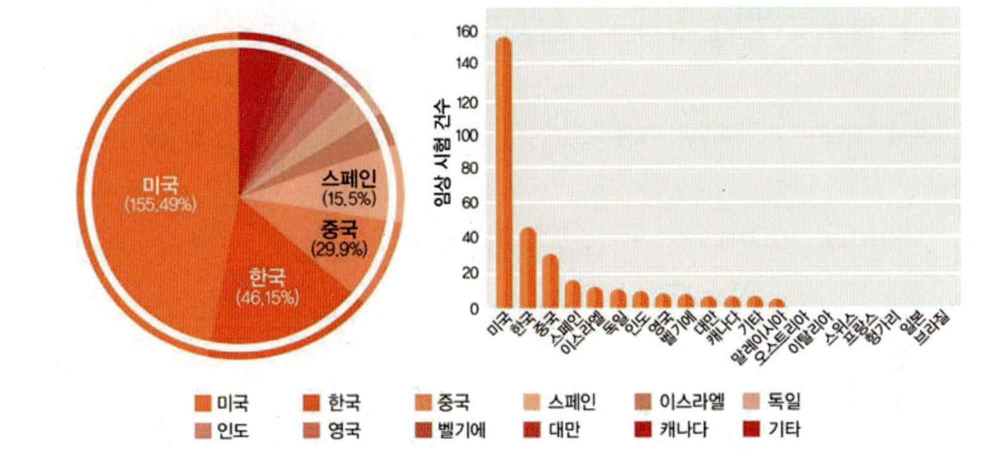

출처: 식품의약품안전처, 줄기세포치료제 개발 및 규제 동향 2016, 2017. 4. 19

* 출처 : 한국보건산업진흥원, 「2018 첨단바이오의약품 산업백서」, 2018.8, p.146.

[표 2-31] 세포치료제 품목허가 현황 : 15품목(체세포 11, 줄기세포 4)

	업체명	제품명	분류	분류	세포	대상질환	허가일자	비고
1	세원셀론텍㈜	콘드론	자가	연골세포	조직	무릎연골결손	2001.01.30.	
2	테고사이언스㈜	홀로덤	자가	피부각질세포	조직공학	피부화상치료	2002.12.10.	
3	테고사이언스㈜	칼로덤	동종	피부각질세포	조직공학	피부화상치료 당뇨병성족부궤양	2005.03.21. 2010.06.24.	
4	(주)바이로솔루션 (구,㈜엠씨티티바이오)	케라힐	자가	피부각질세포	조직	피부화상 치료	2006.05.03.	
5	제이더블유 크레아젠㈜	크레아박스- 알씨씨주	자가	수지상세포	면역	전이성 신세포암	2007.05.15.	
6	㈜녹십자셀 (구 이노셀)	이뮨셀엘씨주	자가	활성화T 림프구	면역	간암	2007.08.06.	
7	세원셀론텍㈜	알엠에스 오스론	자가	뼈세포	조직	국소 골형성 촉진	2009.08.26.	
8	㈜안트로젠	퀸셀	자가	최소조작 지방세포	최소조작	피하지방 결손	2010.03.26.	

(계속)

을 포함하거나 그로 구성된 물품을 HCT/Ps로 규정, 21 C.F.R. Part 1271.10은 일정한 요건을 충족하는 경우에는 신약허가제도와 임상시험승인제도를 거치지 않고 의료현장에서 사용할 수 있도록 허용

104) 윤이레, 「줄기세포치료제의 합리적인 규제 방안에 관한 연구」, 이화여대 대학원, 2013.12, p.16.

	업체명	제품명	분류	분류	세포	대상질환	허가일자	비고
9	㈜에스바이오메딕스	큐어스킨	자가	섬유아세포	조직	여드름 치유과정에 수반된 함몰된 흉터부위 개선	2010.05.11.	
10	파미셀㈜	하티셀그램-에이엠아이	자가	골수유래 중간엽줄기세포	줄기	급성심근경색환자에서 좌심실구혈율 개선	2011.07.01.	
11	메디포스트㈜	카티스템	동종	제대혈유래 중간엽줄기세포	줄기	퇴행성 또는 반복적 외상으로 인한 골관절염 환자(ICRS grade IV)의 무릎 연골결손 치료	2012.01.18.	
12	㈜안트로젠	큐피스템	자가	지방유래 중간엽줄기세포	줄기	크론병으로 인한 누공 치료	2012.01.18.	희귀의약품
13	코아스템㈜	뉴로나타-알주	자가	골수유래 중간엽줄기세포	줄기	근위축성측삭경화증(루게릭병)환자에서 질환 진행속도 완화	2014.07.30.	희귀의약품
14	(주)바이로솔루션 (구,㈜엠씨티티바이오)	케라힐-알로	동종	피부각질세포	조직	심부2도 화상의 재상피화 촉진	2015.10.16.	
15	테고사이언스㈜	로스미르	자가	피부 섬유아세포	조직	중등도 이상의 비협골 고랑의 개선	2017.12.27.	

* 출처 : 식품의약품안전처, 「첨단바이오의약품 국내·외 개발동향」, 2018.10, p.17.

[표 2-32] 해외 세포치료제 품목허가 현황 : 30품목

〈미국 : 18건〉

번호	분류	품목명(회사명)	구성	허가종류	허가일자	적응증
1	세포치료제(12건)	Carticel (Genzyme Biosurgery)	자가 연골세포	BLA	1997.08.22.	연골결손치료
2		Provenge (Dendreon)	자가 수지상세포	BLA	2010.04.29.	전립선암 치료
3		Laviv (Fibrocell Technologies)	자가 섬유아세포	BLA	2011.06.21.	주름개선
4		Hemacord (New York Blood Center)	동종 조혈모세포 (최소조작)	BLA	2011.11.10.	조혈모세포 이식
5		Gintuit (Organogenesis)	동종 피부각질세포/섬유아세포	BLA	2012.03.09.	구강치은점막 상처치료
6		HPC (ClinImmune Labs)	동종 조혈모세포 (최소조작)	BLA	2012.05.24.	조혈모세포 이식
7		Ducord (Duke University School of medicine)	동종 조혈모세포 (최소조작)	BLA	2012.10.04.	조혈모세포 이식
8		ALLOCORD (SSM Cardinal Glennon Children's Medical Center)	동종 조혈모세포 (최소조작)	BLA	2013.05.30.	조혈모세포 이식

(계속)

번호	분류	품목명(회사명)	구성	허가종류	허가일자	적응증
9		HPC (LifeSouth Community Blood Centers, Inc.)	동종 조혈모세포 (최소조작)	BLA	2013.06.13.	조혈모세포 이식
10		HPC (Bloodworks)	동종 조혈모세포 (최소조작)	BLA	2016.01.28.	조혈모세포 이식
11		Clevecord, HPC Cord Blood (Cleveland Cord Blood Centers)	동종 조혈모세포 (최소조작)	BLA	2016.09.01.	조혈모세포 이식
12		MACI (Vericel Corporation)	자가연골세포	BLA	2016.12.13.	연골결손
13	의료기기 (6건)	Orcel Bilayered cellular matrix (Ortec International)	사람 피부세포 + cow collagen matrix	PMA	2001.08.31.	피부화상치료
14		Apligraf (Organogenesis)	사람 피부세포 + cow collagen matrix	PMA	1999.01.06.	피부궤양
15		DermagraftR (Smith&Nephew wound managemant)	사람 섬유세포 + dissolvable mesh material	PMA	2001.09.28. (1997.11.24.)	당뇨병성 족부궤양
16		Composite Cultured Skin (Ortec International)	사람 피부세포 + cow collagen matrix	HDE	2001.02.21.	손재건수술 후 피부상처의 보조요법
17		Transcyte (Advanced Tissue Sciences)	죽은 섬유세포 + Nylon mesh	PMA	1998.08.14.	피부화상치료
18		Epicel (Genzyme Biosurgery)	자가배양피부 (Cultured epidermal autografts)	HDE*	2007.10.25. (1999.02.05.)	피부화상치료

* 출처 : 식품의약품안전처, 「첨단바이오의약품 국내·외 개발동향」, 2018.10, pp.21~22.

〈유럽 : 6건〉

EMA에서 첨단생물의약품으로 유럽 전체 허가(Centralized Approval)

번호	품목명(회사명)	구성	분류	허가종류	허가일자	적응증	비고
1	ChondroCelect (TiGenix NV)	자가연골세포	조직공학 제제	의약품	2009.10.05.	연골결손 치료	허가취소 ('16.7.)
2	MACI (Genzyme Europe B.V)	Matrix에 적용된 자가연골세포	조직공학 제제	의약품	2013.06.27.	연골결손	허가정지 ('14.9.)
3	Provenge (Dendron UK Ltd.)	자가말초혈액단핵 세포	세포 치료제	의약품	2013.09.06.	전립선암	허가취소 ('15.5.)
4	Holoclar (Chiesi Farmaceutici S.p.A.)	자가각막상피 세포 (줄기세포 포함)	조직공학 제제	희귀의약품 (조건부승인)	2015.02.17.	각막윤부 줄기 세포결핍증 (LSCD)	
5	Spherox (Co Don AG)	자가연골세포	조직공학 제제	의약품	2017.07.24.	연골결손	
6	Alofisel™, darvadstrocel (TiGenix)	동종지방유래중간엽줄기세포	세포 치료제	의약품	2018.03.23.	크론병	

* 3건은 허가취소 및 정지

〈일본 : 5건〉

번호	분류	품목명(회사명)	구성	허가종류	허가일자	적응증
1	재생의료 등 제품 (PMDA 재생의료 등 심사부)	TEMCELL HS주 (JCR제약)	동종골수유래 중간엽줄기세포	재생의료 등 제품 (희귀의약품)	2015.09.18.	조혈모세포이식 후 급성이식 편대 숙주질환 (aGVHD)
2		하트시트 (테루모주식회사)	자가 골격근 유래세포 시트	재생의료 등 제품 (조건부승인(5년))	2015.09.18.	중증심부전
3		JACE(Japan Tissue Engineering, co., Ltd.)	자가유래 배양표피시트	재생의료 제품	2016.09.29.	화상 및 선천성 거대 색소 모반
4	의료기기 (PMDA 생물계 심사부)	JACE (재팬티슈엔지니어링)	자가배양표피세포 (외과, 정형외과 수술재료)	의료기기	2007.10.29.	피부화상치료
5		JACC (재팬티슈엔지니어링)	자가배양연골세포 (외과, 정형외과 수술재료)	의료기기	2012.07.27.	연골결손치료

〈캐나다 : 1건〉

번호	품목명(회사명)	구성	허가종류	허가일자	적응증
1	Prochymal(Osiris)	동종골수유래줄기세포치료제	의약품	2012.05.17.	이식편대숙주질환

4 유전자치료제

유전자치료제는 질병을 치료 또는 예방할 목적으로 환자의 세포나 조직에서 채취한 비정상 유전자를 정상유전자로 대체하거나, 질병을 치료하는 데 도움이 되는 유전자를 삽입하는 치료제를 말한다. 이때 결함이 있는 유전자의 교정을 위해 기존의 유전자를 교정 또는 교체 또는 보충하면 질병의 근본적인 문제 해결이 가능하다. 기존의 수술요법이나 화학요법 등의 한계로 치료가 어렵거나 불가능한 난치성 질환과 암, 에이즈, 유전질환, 신경계 질환 등에 유전자치료제를 사용할 경우 치료가 가능해진다.

예를 들어, 한국인의 유전자에서 *PAX4* 유전자의 192번째 아미노산이 아르지닌(Arginine)에서 히스티딘이나 세린으로 변이되면 당뇨병이 유발[105]되는데, 이를 정상 아미노산인 아르지닌으로 다시 교체(치환)하면 당뇨병이 치료된다는 것이다.

세계 최초로 개발된 유전자치료제는 2003년 시비오노 제네테크社가 중국에서 품목 승인을 받은 두경부암 유전자치료제 '젠다이신(Gendicine)'이다. 유럽에서 최초로 승인

105) 연합뉴스, 2018.9.4. "한국인 당뇨병 유발 유전자 변이 찾았다"

받은 유전자치료제는 2012년 네덜란드의 유니큐어가 개발한 희귀 유전병인 지단백지질분해효소결핍증 치료제 '글리베라(Glybera)'이다. 2015년에 미국 암젠社가 헤르페스 바이러스 유전자를 조작해 만든 악성흑색종 치료제 '임리직'이 출시 허가를 받았다.

유전자치료제는 질병을 일으키는 인체 내 유전자를 대체하거나, 질병을 치료하는 데 도움이 되는 유전자를 삽입하는데, 대장균(*E. coli*) 등을 운반자인 벡터(vector)로 사용하게 된다. 즉, 벡터로 사용하는 대장균 속에 있는 DNA를 분리하여 일부를 잘라내고, 그 부위에 사람의 DNA를 결합한 후, 대장균 속으로 다시 삽입한 후 인체의 질병 부위로 넣으면 정상적인 단백질이 생성되면서 질병이 치료된다.

[그림 2-24] 유전자 치료제 개념

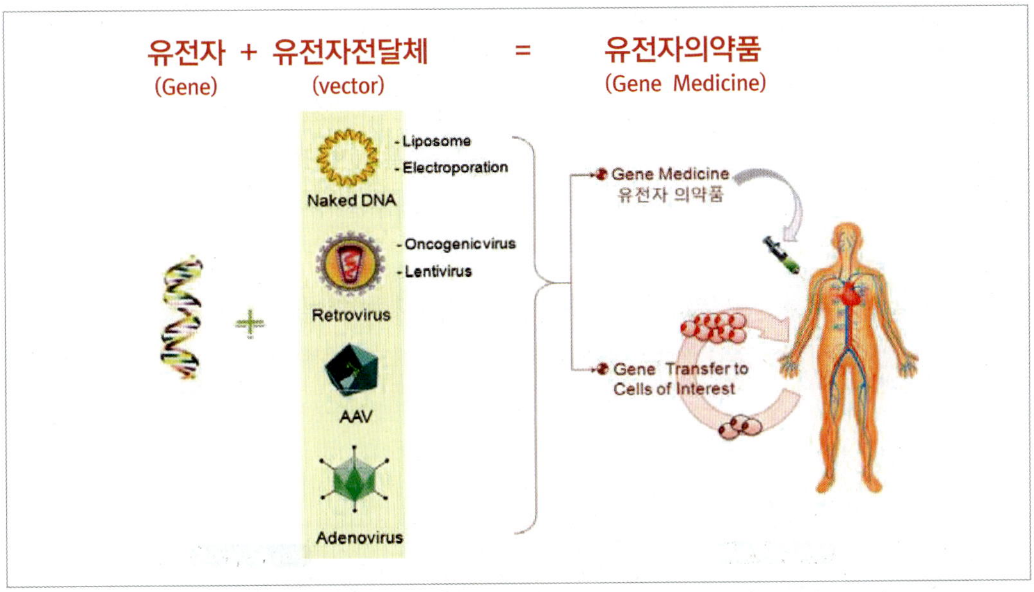

* 출처 : 황태호, 「난치성 질환의 유전자 세포 치료제 글로벌 개발 연구」, 양산부산대병원, 2014.5, pp.15~17.

유전자치료제의 벡터는 바이러스를 활용하는 바이러스 벡터(viral vector)와 바이러스가 아닌 벡터(non-viral vector)로 구분된다. 바이러스 벡터는 유전자 전달이 효율적이며 유전자 발현이 안정적이거나 일시적이고, 제조비용이 높지만, 바이러스가 아닌 벡터는 면역원성(immunogenicity)[106]이 적고, 안전성 및 독성이 높으며, 제조비용이 낮으나 유전자 발현이 일시적이고 낮다.

106) 면역원성 : 면역반응을 유도할 수 있는 항원의 능력으로 항원의 크기와 항원이 그 동물에 존재하는 경우에 항원결정기의 차이에 따라 좌우됨(네이버 지식백과 용어해설)

바이러스가 아닌 벡터로 대장균과 같은 원핵생물이나, 세포 구조가 복잡한 진핵생물이 사용된다. 예를 들어, 인슐린은 원핵생물을 통해 대량 생산이 가능하나, 원핵생물은 유전자를 전사하고 번역하는 데 한계가 있다. 진핵생물을 활용하면 인체에서 분비되는 인슐린과 더욱 유사하고 효과도 좋은 인슐린을 생산할 수 있게 된다.

유전자치료제의 종류는 크게 in vivo와 ex vivo로 나눌 수 있다. In vivo는 전달하고자 하는 유전자 또는 유전자 전달체를 몸속에 직접 주사하는 방법이다. 이때 유전자는 정상유전자, 수정된 유전자, 새로운 유전자 중 하나를 사용하며, 유전자 전달체는 플라스미드 DNA 또는 리포좀을 전기 자극을 이용해 주입하거나, 바이러스 벡터를 사용한다. ex vivo는 자가 또는 동종 세포를 이용하여 분리 후에 유전자를 추가, 교체, 편집하여 증식한 이후, 환자 몸에 주입하는 세포유전자치료제로 T 세포, 조혈모세포 등 다양한 세포 등을 이용한다[107].

유전자치료제로 품목허가를 받기 위해서는 첫째, 유전질환, 암, 후천성 면역결핍증 및 그 밖의 생명을 위협하거나, 심각한 장애를 초래하는 질환을 치료하는 효과가 있어야 하고, 둘째, 현재 이용 가능한 치료법이 없거나, 유전자치료제가 현재 이용 가능한 다른 치료법과 비교해 안전성 유효성이 명백하게 개선된 경우 등이다[108].

[그림 2-25] 유전자 치료제 치료 원리

구분	In vivo	Ex vivo
	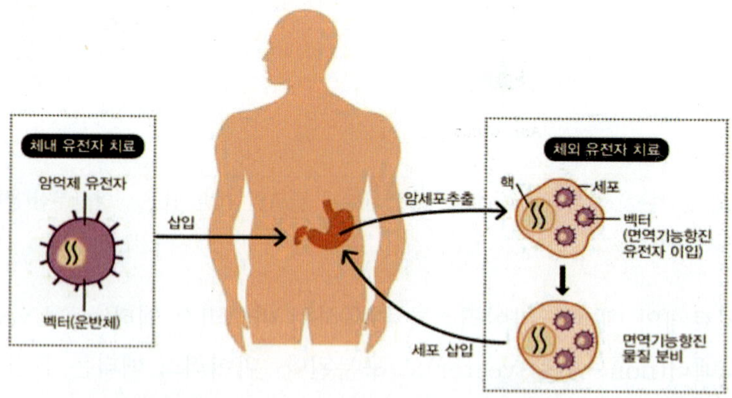	
설명	환자의 몸에 유전자치료제를 직접 주사하여 치료하는 행위	환자 또는 타인의 세포를 채취하여 유전적인 변형을 가한 후 환자의 체내에 투여하는 방법

* 출처 : 식품의약품안전처, 「첨단바이오의약품 국내·외 개발동향」, 2018.10, p.8.

107) 약업신문, 2018.7.24., '핫'한 유전자치료제 … 유럽·미국서 3상 중 물질 20개
108) 약업신문, 2018.7.23., 유전자치료제 임상시험 65건 진행 … 제품화 봇물 기대

유전자를 활용하는 치료제 중 자살유전자를 활용한 유전자 세포치료제가 있다. 예를 들어 두뇌에 종양이 생길 경우, 뇌의 복잡한 구조와 기능 때문에 수술로 제거하는 것이 매우 힘들다. 현재 방사선과 항암제로 치료하고 있으나 재발률이 높아서 2년 이내 사망하는 경우가 대부분이고, 생존하더라도 치료의 부작용 등으로 환자 삶의 질이 저하되는 문제가 있다. 특히, 두뇌는 약물 투과도가 낮아서 항암제 등이 침투하는 것이 현저하게 낮고, 나노기술도 적용되지 않는 특성이 있다.

이때 두뇌의 중간엽 줄기세포를 활용하여 자살유전자를 탑재한 후, 뇌종양 부위에 외과적 수술을 통해 이식하면 이식된 줄기세포는 뇌부종을 방지하면서 종양 부위에 암세포를 자살토록 하는 물질을 고농도로 분비하므로 항암제의 독성이 전신에 나타나는 것을 방지한다. 현재 임상연구 중으로 암 표적성, 무독성, 고효율성 종양 치료법으로 미래에 각광받을 것으로 기대하고 있다[109].

[그림 2-26] 자살유전자를 활용하는 유전자 세포치료제

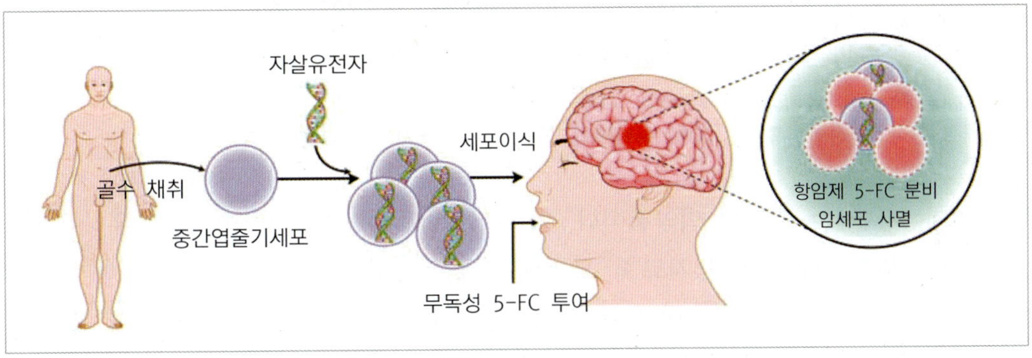

세계 유전자치료제 시장 규모는 2016년 5억 8,400만 달러(약 66백억 원) 규모이고, 연평균 33% 이상 성장하여 2023년 44억 달러(약 5조 원) 규모로 커질 것으로 예상된다. 특히, 암, 희귀 질환에 대해서는 유전자치료제가 60% 이상을 차지하며 큰 시장으로 성장할 것으로 전망된다.

현재 유전자치료제는 총 10건으로 유럽 EMA 4건, 미국 FDA 5건, 한국 1건이 승인되어 있고, 이 중에 암젠社의 악성 흑색종 치료제 '임리직(Imlygic, 성분명 탈리모진 라허파렙벡)[110]'이 유럽 EMA와 미국 FDA에 중복 허가를 받았다. 노바티스社의 '킴리

109) 황태호, 「난치성 질환의 유전자 세포 치료제 글로벌 개발 연구」, 양산부산대병원, 2014.5, pp.67~68.
110) 임리직 : 국소 또는 원격 전이성 성인 절제술 불가형 흑색종 치료제로 흑색종이 발생한 주위에 주사해 종양세포 괴사를 유도하고 항암 면역반응을 유도해서 효과를 나타냄

아(Kymriah, 성분명 티사젠렉류셀)[111]'는 미국에서 비호지킨 림프종과 B세포 급성 림프구성 백혈병 등 두 개의 적응증으로 각각 허가를 받았다. 우리나라는 2017년 코오롱 생명과학이 골관절염 유전자치료제인 '인보사'가 식품의약품안전처로부터 29번째 국산 신약으로 허가받았으나, 원료의 문제로 2019년 3월 31일부터 판매가 중단되었고, 5월 28일 품목허가 취소되는 등 논란을 겪고 있다.

[표 2-33] 글로벌 유전자치료제 시장규모 전망

단위: 백만 달러

지역	2016	2017	2018	2019	2020	2021	2022	2023	CAGR% 2017~2023
북아메리카	302.75	404.71	540.02	719.28	956.33	1,269.24	1,681.54	2,223.86	32.8
유럽	183.52	246.5	330.48	442.30	590.9	788.02	1,049.04	1,394.09	33.5
아시아	53.48	72.58	98.32	132.92	179.37	241.59	324.78	435.79	34.8
LAMEA	44.71	60.27	81.10	108.93	146.04	195.45	261.1.	348.19	34.0
합계	584.46	784.06	1,049.92	1,403.43	1,872.63	2,494.29	3,316.46	4,401.94	33.3

자료: Gene Therapy Market 2017-2023, Alted Market Research 2018
* 출처 : 한국보건산업진흥원, 「2018 첨단바이오의약품 산업백서」, 2018.8, p.50.

유전자 치료제는 고가의 의약품이다. 2014년 11월 네덜란드 바이오기업 유니큐어社가 개발한 혈액장애 유전자 치료제 '글리베라'를 독일에서 세계 최초로 품목허가를 받았다. 이 치료제를 사용하는 데 드는 의료비용은 110만 유로(약 14억 원)였다. 2015년 절제 불가능한 악성 흑색종을 치료하는 임리직(Imlygic)은 1회 치료비가 약 7,000만 원이었고, 2016년 GSK社가 개발한 스트림벨리스(Strimvelis)[112] 1회 치료비가 약 8억 원이다. 2017년 노바티스社의 킴리아(Kymriah)는 1회 치료비가 약 5억 3,500만 원이고, 길리어드社가 인수합병한 카이트 파마(Kite Pharma)의 B세포 비호지킨 림프종의 치료제인 예스카타(Yescarta)의 1회 치료비는 4억 2천만 원이다. 우리나라도 신라젠社가 간염 치료제, 티슈진社가 퇴행성관절염 치료제를 개발하고 있다.[113]

111) 킴리아 : 소아 백혈병 중 80%에 해당하는 급성 림프구성 백혈병을 치료하는 유전자치료제
112) 스트림벨리스 : 아데노신 탈아미노효소결핍(ADA-SCID) 유전질환을 적응증으로 유럽 EMA 승인을 받음
113) 박영석, 「재생의료기술 기반 바이오신약 개발 동향 조사 연구」, 서울대학교, 2017.2, pp.16~17.

[표 2-34] 유전자치료제 품목허가 현황 : 8품목

〈유럽 : 4건〉

EMA에서 첨단생물의약품으로 유럽 전체 허가(Centralized Approval)

번호	품목명(회사명)	구성	허가종류	허가일자	적응증
1	Glybera (uniQure biopharmamax B.V.)	인간 LPL 유전자 삽입 AAV 벡터	의약품 (희귀)	'12.10.25.	과지단백증 I 형
2	IMLYGIC® (Amgen)	tailmogene laherparepvec (T-VEC)	면역 항암제	'15.12.16.	절제불가한 성인 흑색종 환자(뼈, 뇌, 폐 등 병변이 없는 경우)
3	Strimvelis (GlaxoSmithKline Trading Services)	아데노신 탈이미노 효소 유전자 함유 레트로바이러스 벡터 도입 자가 유래 CD34+ 세포	의약품 (희귀)	'16.06.08.	HLA 적합한 줄기세포 기증자가 없는 ADA-SCID 환자 치료
4	Zalmoxis (Molmed SpA)	신경성장인자(NGFR) 일부 및 HSV-TK 함유 동종 유래 T 세포	의약품 (희귀)	'16.09.05.	고위험 혈액암 환자의 조혈모세포이식 후 보조요법

〈미국 : 4건〉

바이러스 기반 항암제로 허가(FDA CBER)

번호	품목명(회사명)	구성	허가종류	허가일자	적응증
1	IMLYGIC® (Amgen®)	GM-CSF가 도입된 herpes simplex virus type 1 (T-VEC)	의약품	'15.10.27.	절제불가한 재발성 흑색종
2-1	KYMRIAH (Novatis)	CD19 결합부위와 T세포 수용체가 융합되어 도입된 자가 T세포(CAR-T)	의약품	'17.08.30.	기존치료에 불응하는 25세 이하 B세포성 ALL
2-2				'18.05.01.	재발성 또는 불응성 거대 B세포 림프종 성인환자
3	Yescarta (Kite사)	CD19 결합부위와 T세포 수용체가 융합되어 도입된 자가 T세포(CAR-T)	의약품	'17.10.18.	기존치료제 불응성 또는 재발성 미만성 거대 B세포 림프종
4	Luxturna (Spark Therapeutics)	adeno-associated virus 2를 벡터로 RPE65 유전자 전달	의약품	'17.12.19.	확인된 이중대립형질(biallelic) - RPE65 돌연변이와 관련된 망막이영양증(retinal dystrophy)

* 출처 : 식품의약품안전처, 「첨단바이오의약품 국내·외 개발동향」, 2018.10, p.23.

[표 2-35] 우리나라 유전자치료제 품목허가 현황 : 1품목

	업체명	제품명	분류	벡터 · 주성분	대상질환	허가 일자	판매중단	품목취소	비고
1	코오롱 생명과학 ㈜	인보사 케이주	유전자 치료제	레트로바이러스 벡터 통한 TGF-β1 유전자 도입 동종유래연골세포	중등도 무릎 골관절염의 치료	'17.07.12.	'19.03.31.	'19.05.28.	

* 출처 : 식품의약품안전처, 「첨단바이오의약품 국내·외 개발동향」, 2018.10, p.17.

5 표적 항암제와 면역 항암제

암(cancer)은 '종양(tumor)'이라는 비정상적으로 자라난 덩어리를 의미하며, 양성 종양(benign tumor)과 악성종양(malignant tumor)으로 구분한다. 세포(cell)는 정상적으로는 세포 자체의 조절 기능에 의해 생성되어 성장하다가, 수명이 다하거나 손상되면 스스로 없어지면서 일정한 수를 유지한다. 그러나, 유전적 결함이나 암 유발 물질 등에 의해 세포 자체의 조절 기능에 문제가 생겨서 비정상 세포들이 과다 증식하게 되면 종양이 된다. 종양은 경우에 따라 주위 조직 및 장기에 침입하여 덩어리를 형성하거나, 기존의 구조를 파괴하면서 변형시키기도 한다. 암은 이러한 모든 상태라고 할 수 있다.

양성종양은 비교적 성장 속도가 느리고, 종양이 원래 발생한 곳에서 멀리 떨어진 곳으로 이동하는 전이(metastasis)가 되지 않는 것을 말하고, 악성종양은 빠르게 성장하면서 주위 조직에 침입하여 신체 각 부위로 확산·전이되어 생명을 위협하게 된다. 일반적으로 암은 악성종양과 같은 의미라고 볼 수 있다[114].

암을 치료하는 것은 비정상적으로 자라나는 세포의 성장을 억제하거나, 괴사시키는 데 목적이 있다. 예전에는 암세포를 직접 공격해서 괴사시키거나, 암세포 성장을 억제하는 합성약이 많이 사용되었다. 여전히 사용되는 항암제(1세대)는 대체로 강한 독성을 띠고 있어서 그 독성으로 암세포를 공격하여 파괴하는 원리이다. 다만, 이 과정에서 인근의 정상세포도 다칠 수밖에 없으므로 항암치료 중에 오심, 구토, 탈모 등의 부작용이 나타나게 된다. 1990년대 이후에는 독성이 적은 항암제가 개발되었으나, 독으로 암세포를 치료한다는 원리는 동일하다.

이러한 부작용을 극복하기 위해 2000년 이후에 표적항암제가 등장하였다. 표적항암제는 암세포를 죽이지는 못하지만, 암세포가 자라는 데 필요한 요소를 방해하여 암세포의 증식과 성장을 억제하는 항암제이다. 따라서, 암 세포를 완전히 괴사시킬 수 없는

114) 네이버 지식백과 서울대학교병원 의학정보 참조

환자라도 표적항암제를 사용할 경우, 암의 진행을 늦추면서 생존기간을 늘릴 수 있다. 이론적으로는 정상세포에 작용하는 독성이 없기 때문에 고통스러운 부작용도 적으므로 환자 삶의 질 면에서도 기존 항암제보다 뛰어나다.

[표 2-36] 항암제 세대 구분

세대	분류	특성	예시
1세대	세포독성항암제	암세포, 정상세포 무차별적공격	Cisplatin(Rogenberg), 택솔(BMS)
2세대	표적항암제	신생혈관 형성, 세포증식 차단	아바스틴(로슈), 글리벡(노바티스)
3세대	면역항암제	면역체계를 이용한 암세포 공격	CAR T cell(Juno Therapeutics)

표적항암제는 암세포가 정상세포의 유전자 이상에서 발생한다는 점에 착안하여 유전자이상 과정을 알아낼 수 있는 표적인자의 생성 여부를 확인한 후 암세포의 변화를 방해하는 치료제이다. 따라서, 항암제는 암세포에 독성을 주입해서 치료하는 1세대 '세포독성 항암제'와 암이 발생하는 표적인자를 탐색해서 치료하는 2세대 '분자표적 치료제'로 구분한다.

이때 '암세포 표적인자'는 1980년 이후 유전공학의 발전 과정에서 암세포가 돌연변이 수용체나 혈관내피·상피세포 성장 촉진인자와 같은 특정한 생체물질을 만들어 낸다는 사실이 규명되면서 밝혀졌다. 이러한 생체물질에만 반응하는 성분을 몸속에 투여하면, 정상세포를 다치지 않게 하고 암세포만 공격할 수 있기 때문이다. 암세포가 생성될 때 생기는 생체물질의 활동을 억제해서 암세포의 증식을 막는 것이 표적항암제의 원리이고, 표적항암제의 목표가 되는 생체물질을 '표적인자'라고 한다.

표적항암제는 '소분자 표적항암제'와 '단일클론 항체 표적항암제'로 구분된다. 분자량이 작은 소분자 치료제는 먹어서 투약하는 것이 가능하다. 단일클론 항체는 항체 성분으로 구성되어 분자량이 크기 때문에 정맥주사를 통해서만 투약할 수 있다.

표적이 되는 생체물질의 역할에 따라 암세포의 신호전달 경로를 억제하는 '신호전달 억제제'와 암세포에 영양을 공급하는 신경혈관을 억제하는 '신생혈관억제제'로 구분된다. 예를 들어, 암세포는 자신이 무한 성장하기 위해 주변의 정상조직에서 영양분을 끌어다 쓰기 위해 미세한 혈관을 새로 만들어낸다. 많은 표적항암제들은 바로 이런 과정에 관여하는 생체물질을 찾아내서 혈관을 생성하는 것을 억제한다. 암으로 가는 영양 보급로를 차단함으로써 암을 굶겨 죽이는 원리이다. 이러한 표적항암제로 대장암 항암제인 아바스틴(Avastin, 성분명 베바시주맙), 결장·직장암 항암제인 잘트렙(Zaltrap,

성분명 아플리버셉트) 등이 있다.

암 세포가 생성되면 신호전달체계에 이상이 발생한다. 암세포의 분열과 증가에 관여하는 신호전달체계의 이상 징후를 포착해서 그 과정을 억제할 수도 있는데, 간암 항암에인 넥사바(Nexavar, 성분명 소라페닙)가 대표적이다. 글리벡을 마법의 탄환이라고 하는 것은 백혈병에 특효가 있으며, 부작용이 별로 없고, 빠르게 효과를 나타내는 항암제이기 때문이다. 글리벡은 자연물질에서 추출한 합성약이 아니라 분자적 차원에서 설계되어 실용화된 최초의 항암제로 그 이전에 쓰이던 항암제 인터페론 등 합성의약품이 그만큼 신속한 약효를 내지 못했다.

BMS社의 다용도 항암제인 택솔은 주목 또는 주목에 기생하는 곰팡이에서 추출한 성분으로 세계적인 사이클 선수인 랜스 암스트롱의 고환암을 완치하면서 널리 알려졌다. 그는 폐와 뇌에 번진 암 덩어리를 떼어내고 오른쪽 고환을 제거하는 등 3번의 수술과 체중이 9kg이나 감소될 만큼 고통스러운 항암 치료를 견뎌내고 고환암 판정 2년 만에 선수로 복귀하였고 최근 완치 판정을 받았다.

표적항암제는 이러한 장점에도 불구하고 몇 가지 한계점을 가지고 있다.

첫째, 표적인자의 역할에 따라 효과가 크게 차이나는 것으로, 이는 표적항암제가 암세포를 직접 공격하는 것이 아니라 신생혈관이나 신호전달체계 등 특정한 것을 선택적으로 방해하기 때문이다. 표적인자가 암세포 생성에 큰 역할을 한다면 치료효과가 크지만, 일부분의 역할만 한다면 치료효과가 낮게 나타나는 것이다.

둘째, 표적인자가 모든 환자에게 공통적이지 않다는 점이다. 동일한 암이 발생하더라도 동일한 표적인자를 가지고 있는 것은 아니므로 표적항암제를 사용하더라도 효과가 있을 수도 있고 없을 수도 있는 불확실성이 나타나는 것이다. 비소세포 폐암의 표적항암제인 이레사(Iressa, 성분명 제피티닙)는 모든 비소세포 폐암에 효과를 나타내는 것으로 개발되었으나, 일부 환자에게만 효과가 나타났다. 후속연구 결과, 이레사는 비소세포 폐암 중 수용성 돌연변이가 나타나는 환자에게만 효과가 나타나는 표적항암제임이 규명되었다.

셋째, 비싼 가격과 오랫동안 복용해야 하는 점이다. 표적항암제는 신약 개발 성공률이 낮으므로 비용이 비싸고, 암세포를 직접 공격하지 아니하므로 오랫동안 꾸준히 복용해야 하는 단점이 있다. 또한, 복용 초기에는 효과가 나타나다가 내성이 생겨서 효과가 저하되는 경우도 있고, 암세포가 돌연변이라도 일으키면 치료효과가 없을 수도 있다. 이러한 단점을 극복하기 위해 요즘 내성을 극복하기 위한 2차 표적항암제와 여러 가지 표적인자에 작용할 수 있는 다중표적항암제 등도 연구개발 중이다. 또한, 두 가지 이상의 표적항암제를 동시에 투약하거나, 일반항암제와 표적항암제를 동시에 사용하는 등의 방법도 사용되고 있다. 예를 들어, 악성림프종에 일반항암제와 표적치료제인 맙테라(성분명 리툭시맙)를 동시에 사용하기도 한다.

[표 2-37] 연도별 표적항암제 허가순서

연도	제품명	성분명	회사	표적인자
1998	허셉틴	Trastuzumab	Genentech	HER2
2001	글리벡	Imatinib	노바티스	TK
2003	벨케이드	Bortezomib	Milleninium/Pharma	Proteasome
2003	이레사	Gefitinib	아스트라제네카	EGFR
2004	아바스틴	Bevacizumab	Genentech/Roche	VEGF
2004	얼비툭스	Cetuximab	BMS	EGFR
2005	타쎄바	Erlotinib	Roche	EGFR
2005	넥사바	Sorafenib	바이엘	VEGFR
2006	수텐	Sunitinib	화이자	VEGFR
2006	스프라이셀	Dasatinib	BMS	TK
2011	젤보라프	Vemurafenib	Roche	RAF
2012	스티바가	Regorafenib	바이엘	TK
2013	임브루비카	Iburutinib	얀센	BTK
2013	질로트리프	Afatinib	베링거인겔하임	EGFR

면역항암제는 표적항암제보다 최신의 항암제이다. 면역항암제는 합성의약품 등으로 암세포를 직접적으로 공격하는 것이 아니라 환자의 면역력을 올리는 면역항암요법(cancer immunotherapy)으로 암을 치료하도록 돕는 치료제이다. 암세포는 T세포(면역세포)의 면역기능을 마비시키는 기능이 있으므로 T세포가 암세포를 정상세포로 인식하게 된다. 따라서, 면역체계에 관여하는 단백질(PD-1, PD-L1, CTLA-4)을 조절하여 T세포가 암세포를 비정상세포로 인식할 수 있도록 해주면 T세포가 암세포를 공격하여 파괴하도록 도와주는 방식이다.

면역항암제는 면역 효과를 활용한 항암제이므로 다양한 암에 적용할 수 있고, 소화불량이나 구토, 백혈구 감소증, 탈모 등의 부작용도 줄일 수 있다. 2015년 흑색종이 뇌종양으로 전이된 지미 카터 전 미국 대통령이 91세 나이에 면역항암제 키트루다

(Keytruda)를 복용한 후, 완치되었다고 밝히면서 면역항암제가 각광받기 시작하였다. 우리나라에서도 흡연 경력 20년이 넘는 최모(45세) 씨가 뇌와 간으로 전이된 폐암 말기(4기)로 6개월 시한부 진단을 받았고, 기존 항암제를 투여했으나 효과가 없었다. 2015년 1월 MSD社의 키트루다(Keytruda) 임상시험에 참여하여 키트루다 주사를 맞은 결과, 2017년 현재 건강하게 생존하고 있다.

[표 2-38] 면역 항암제 개발 현황115)

구분	상세분류	제품명/코드명	회사	개발단계	적응증
면역관문 억제제	CTLA-4 저해제	Yervoy	BMS	발매(11.3*)	흑색종
	PD-1/PD-L1 저해제	Keytruda	Merck	발매(14.9*)	흑색종
		Opdivo	BMS	발매(14.12*)	흑색종, 폐암
면역치료제	CAR-T	CTL019	노바티스	임상2상	만성림프성백혈병, 급성림프성백혈병
		JCAR017	Juno Therapeutics	임상1/2상	만성림프성백혈병, 비호지킨성림프종
		KTE-C19	Kite Pharma	임상1/2상	만성림프성백혈병, B세포림프종
	TCR	NY-ESO-1	Kite Pharma	임상2상	고형암
		JTCR016	Juno Therapeutics	임상1/2상	혈액암
	수지상세포	Provenge	Dendreon	발매	전립선암

면역항암제 세계시장은 미국, 영국, 프랑스, 독일, 이탈리아, 스페인, 일본 등을 중심으로 2019년에 140억 달러, 2024년에 340억 달러 규모로 빠르게 확대될 것이고, 향후 5년 이내 면역항암제가 항암제 시장의 60%를 차지할 것이라는 전망도 있다. 사이언스지는 1960~70년대 1세대 세포독성항암제, 1999년 2세대 표적항암제에 이어, 3세대 면역항암제를 2013년 '올해의 연구(breakthrough of the year)'로 선정했다.

115) 미국 FDA허가일 기준, TCR(T cell receptor engineering), CAR-T(Chimeric antigen receptor T cell)

[표 2-39] 면역치료제의 분류

구분	제품군	해당 제품
능동적 면역치료	치료용 백신	감염성 질환 치료용 백신
		암 치료용 세포치료제
	면역조절제	수용체 활용 면역조절제
		개량형 사이토카인
		신규 사이토카인
수동적 면역치료	치료용 항체	암 치료용 항체
		자가면역질환 치료용 항체
		감염질환 치료용 항체

* 출처 : 박동운 등, 「면역 치료제 : 항암 세포 면역 치료」, 한국과학기술정보연구원, 2005.11, p.12.

면역항암제의 장점은 첫째, 환자의 면역체계를 활용하므로 항암제 부작용이 거의 없고 생존기간도 길다는 점이다. 둘째, 환자의 면역체계를 활용하므로 적용 가능한 환자가 많다는 점이다. 예를 들어, 간암 환자의 경우 면역세포가 인체의 다른 세포는 공격하지 않고 간의 암세포를 찾아내서 선택적으로 제거할 수 있다.

면역항암제의 단점으로 첫째, 이용할 수 있는 암 종류가 적다는 점으로 국내에서 면역항암제로 치료할 수 있는 암은 간암과 피부암뿐이다. 둘째, 비싼 치료비로 1회에 500만~1,000만 원 정도로 비용이 비싸다. 현재 뇌종양, 간암, 유방암, 위암 등을 대상으로 면역항암제 임상시험이 진행되고 있으므로 향후 활용이 증가될 예정이다.

[표 2-40] 면역치료제의 대상 질환(Target Disease)

구분	대상 질환
종양(암)	흑색종, 대장암, 폐암, 간암, 자궁경부암
난치성 감염질환	만성 B형·C형 간염, 결핵, AIDS
자가면역질환	천식, 1형 당뇨(소아 당뇨), 크론병, 궤양성 대장염, 류마티스 관절염, 경피증, 쇼그랜증후군, 다발성경화증, 낭창, Graves병, 전신성 홍반성 낭창(SLE), 염증성 장질환(IBD), 건선(마른버짐), 근무력증

* 출처 : 박동운 외, 「면역 치료제 : 항암 세포 면역 치료」, 한국과학기술정보연구원, 2005.11, p.11.

면역치료제는 면역항암제처럼 면역계의 불균형을 정상 상태로 회복·강화시켜 질병을 치료하는 의약품으로 능동적 면역치료와 수동적 면역치료로 나눌 수 있다. 능동적 면역치료는 치료용 백신과 면역조절제 등이 해당되고, 수동적 면역치료는 치료용 항체 등이 해당된다.

2016년 7월 현재 국내에 판매 중인 면역항암제는 BMS社가 개발한 흑색종 항암제인 키트루다와 여보이, 비소세포폐암 항암제인 일본 오노약품의 옵디보 등 3가지이다. 이 중에 키트루다(Keytruda)의 성분명은 펨브롤리주맙(Pembrolizumab)으로 13가지의 암을 치료할 수 있다고 알려졌다. 옵디보는 세계 최초로 승인받은 PD-1(programmed cell death-1) 표적 면역항암제로 림프구 음성 조절을 차단하는 단일클론 항체이고, 면역력을 증강시켜 암세포를 이물질로 인식해 이를 제거하는 작용기전을 가지고 있다. 옵디보는 폐암, 경부암, 간암, 위암, 식도암, 난소암, 호지킨림프종 등에 대한 임상시험을 하고 있고, 키트루다는 30가지 이상의 암에 대한 임상시험을 진행 중이다[116].

면역항암제의 발전은 다양한 면역세포를 분리, 배양할 수 있는 첨단 기구와 조작 장치 관련 산업의 발달로 연계되므로 종양 치료뿐만 아니라 감염성 질환과 자가면역질환 등 다양한 분야로 활용이 넓어질 것으로 기대된다[117].

우리나라의 녹십자셀은 국내 최초로 면역항암제 이뮨셀-LC를 개발했다. 이뮨셀-LC는 환자의 혈액에서 추출한 면역세포를 특수한 배양과정을 통해 증폭, 항암능력을 극대화하여 환자에게 다시 주사하는 원리로 2007년 간암 치료제 허가를 받았고, 2016년 4월에는 뇌종양 적응증에 대한 3상 임상시험을 완료하였으며, 국내 매출 100억 원을 돌파했다.

[표 2-41] 국내 면역항암제 개발 현황

분류	제품명/코드명	회사	개발단계	적응증
T세포	이뮨셀-LC	녹십자셀	발매	간암
수지상세포	Creavax-HCC	JW크레아젠	임상3상	간암
NK세포	MG4101	녹십자랩셀	임상1상	난소암
	CB-IC-01	차바이오텍	임상1상	난소암

116) 양현모, 「글로벌 정밀의료시장 선점을 위한 의료 ICT 융합혁신전략연구」, 전략컨설팅 집현(주), 2017. 1, pp.304~307.
117) 최인표, 「항암 면역치료 원천기술 개발」, 한국생명공학연구원, 2016.7, p.11.

6 DNA백신

DNA백신은 병원균이나 바이러스 등의 유전자(gene) 중에 일부를 인공적으로 복제하여 만든 백신으로 이를 근육에 주사하면 면역반응(immune response)이 일어나면서 그 병원균이나 바이러스에 대해 면역이 이루어진다.

인체의 면역은 선천면역과 후천면역의 2가지가 있다. 선천면역(congenital immunity)은 다시 2가지로 구분되는데, 첫째는 자연 면역 또는 자연 저항으로 세균, 독소, 병원체에 대하여 침 분비, 백혈구의 섭식 등으로 이루어지는 면역이고, 둘째는 출생할 때부터 모체로부터 전달받은 유전 면역과 태내 면역이 있다[118].

후천면역도 2가지로 구분되는데, 첫째는 자연적 후천면역으로 홍역(紅疫)이나 마진(痲疹)처럼 한번 앓은 후에는 다시 발생하지 않도록 생기는 면역이고, 둘째는 백신 예방접종을 통해 인공적으로 저항력을 만드는 인공적 후천면역이다[119]. 인체에 병원체가 들어오면 B림프구가 항원(抗原, antigen)으로 인식한 후, 형질세포로 분화해 항원에 저항하는 항체(抗體, antibody)를 대량 생산하여 항원을 공격하면서 일부가 기억세포로 분화해 그 항원에 효과적인 항체 정보를 저장해놓는다. 이후에 동일한 병원체(항원)가 인체로 침입하면 곧 바로 기억세포에 저장된 정보를 토대로 항체를 생성하여 1차 침입 때보다 더욱 빠르고 강력하게 면역반응을 하게 된다.

백신은 1796년 에드워드 제너(Edward Jenner)[120]가 소젖 짜는 부인들이 소의 천연두(우두)를 앓고 난 후, 천연두에 걸리지 않는다는 사실을 발견하고, 소에서 분리한 우두 바이러스로 천연두를 박멸한 것이 최초의 바이러스 치료제이다. 이로서 인류는 생존을 위협했던 치명적이었던 천연두와의 싸움에서 승리하였고, 1986년 세계보건기구(WHO)는 천연두 박멸을 선언하였다. 백신(vaccine)이란 용어는 1850년 루이 파스퇴르가 에드워드 제너의 업적을 기리기 위해 소(vacs = cow)를 의미하는 라틴어인 바카(vacca)를 활용하여 예방접종을 백신이라고 명명하였다. 우두 바이러스를 이용한 천연두 백신

---

118) 네이버 지식백과 체육학대사전, 민중서관

119) 네이버 지식백과 체육학대사전, 민중서관

120) 에드워드 제너(1749년 5월 17일~1823년 1월 26일)는 영국의 의사로 천연두를 극복했다. 1773년에 고향 마을에서 개업의가 되었으나, 1775년 무렵에 천연두에 관심을 기울이게 되었는데 이 지방에서는 우유 짜는 부인이 소의 천연두(우두)를 경험한 뒤에는 사람이 앓는 천연두에 걸리지 않는다는 것이 알려져 있었다. 제너는 이러한 사실을 의학에 응용하여 1796년 5월 14일에 제1회의 종두(種痘)를 그 지방 소년에게 행하여 성공을 거두었다. 1798년까지 23번의 실험을 실시하여 그 결과를 왕립 협회에 보고했다. 그리고 제너는 자신의 논문을 개인적으로 '천연두 백신의 원인과 결과에 대한 연구'라는 제목으로 발표했다. 그의 진가가 인정되기까지는 시간이 걸렸다. 제너는 라틴어로 암소를 바카(vacca)라고 하는 데 이 단어로부터 백신(vaccine)과 백신 접종이란 용어를 만들었고, 마침내 프랑스에서 백신이 받아들여져서 전 세계로 퍼졌다.

이후에 광견병, 소아마비, 홍역, 독감 등도 이와 유사한 원칙과 방법으로 예방접종 대상은 점차 확대되었다.

1904년 영국의 독(DocK)이라는 백혈병 환자가 바이러스 감염 후 백혈병이 완치되었고, 1912년 미국의 디페스(DePace)라는 환자가 광견병 예방주사 후 자궁경부암이 완치되는 등 암환자들이 바이러스 감염 후 완치되었다는 매우 많은 임상보고[121]가 있었다. 당시에는 완치 이유를 알지 못했으나, 1980년대 이후, 유전공학 기법과 유전학이 발전되면서 바이러스 유전자를 유전공학적 기법으로 변형하고, 치료 목적의 유전자를 삽입하여, 훨씬 안전하고, 효능이 우수한 바이러스 치료제(유전자 치료제) 개발이 시도되기 시작하였다.

DNA백신은 천연두 백신처럼 우두 바이러스를 백신으로 사용하지 않고, 인체의 면역반응을 활용하여 병원체의 유전자를 복제하여 주사함으로써 면역반응을 유도한다. 2006년 조류독감(bird flu) 발생 시 DNA백신이 긍정적인 결과를 보였으며, 말에 발생하는 웨스트나일 바이러스(West Nile virus) DNA백신이 승인받았다.

DNA백신의 기전은 면역반응을 일으키고자 하는 병원체의 유전자 하나를 복제하여 근육에 주사하면, 근육세포가 외부에서 들어온 병원체 DNA를 전사하여 병원성 단백질을 생성하게 되고, 몸속의 면역체계는 병원체가 침입한 때와 동일하게 면역반응을 일으키게 되므로 우리 몸은 면역성을 얻게 된다.

이러한 DNA백신은 병원체를 활용하는 백신에 비해 4가지 장점이 있다.

첫째, 인공적으로 생산하기 때문에 기존의 백신에 비해 더 순수하게 생산할 수 있다는 점이다. 기존 백신은 계란 등을 활용한 자연 상태의 병원체에서 직접 생산해야 하므로 이물질이 혼입될 가능성이 있다.

둘째, 독성이 없다는 점이다. 병원체가 몸속에서 번식하여 살아가려면 여러 가지 유전자가 필요하지만, DNA백신은 하나 혹은 몇 개의 유전자만 사용하므로 접종하더라도 병원체가 몸속에서 번식하지 못한다. 기존 백신은 병원체를 약화시키거나, 질병을 유발하는 능력을 없애는 방식으로 만들지만, 충분히 약화시키지 못하거나, 질병을 유발하는 능력(병원성)이 완전히 없어지지 않을 경우 몸에 접종한 후 실제로 질병이 발생할 수 있다.

셋째, 한 번에 여러 가지 병원체의 면역반응을 일으킬 수 있다는 점이다. 일반적인 백신은 한 번에 한 가지 또는 여러 가지 병원체의 면역반응을 일으킬 수 있으나, 여러 가지 병원체의 상충 작용으로 효과가 약화되거나, 면역에 편차가 발생하는 문제가 있다.

121) Nature Clinical Practice Oncology 2007.

이에 비해 DNA백신은 여러 병원체의 유전자를 혼합하여 주입할 수 있고, 주입된 병원체의 모든 유전자에 대하여 종류별로 면역반응이 일어난다.

넷째, 생산비용, 저장비용이 줄어드는 점이다. 기존의 백신은 보관 시 냉장고 등에 넣어 차갑게 유지해야 하며, 저장기간도 길지 않다. 그러나, DNA백신은 매우 안정적이기 때문에 차갑게 유지할 필요가 없고, 보관기간도 장기적이며, 실제 병원체를 사용하지 않으므로 생산비용도 훨씬 저렴하다.

7 인체 유래 생물학적 치료제

인체의 혈청[122]에는 합성약에 존재하지 않는 다양한 성장인자, 사이토카인[123], 비타민, 단백질 등이 포함되어 있으므로 안구건조, 상처 등에 탁월한 치료 효과를 나타낸다. 현재 자신의 혈청으로 치료제를 만들어 사용하고 있으나, 채혈량이 제한되어 있어서 소량의 치료제만 생산할 수 있고, 장기 보관이 어려우며, 반복적 채혈이 필요하고, 감염 우려가 높아서 감염병 환자는 사용이 곤란하므로 병원에서 난치성 환자를 대상으로만 사용되고 있다.

따라서, 타인(동종)의 혈청(allogeneic serum)을 사용할 수 있게 된다면 채혈 후 치료제를 만들지 않고 미리 만들어 둔 혈청치료제를 사용할 수 있으므로 산업화가 가능해지고, 혈청 속에 존재할 수 있는 병원균을 정밀진단하고 제거하는 기술 개발이 필수적이다. 혈청치료제로 개발 가능한 것으로 혈청안약, 피부 외상 치료제, 치과 치료제 등이 있을 수 있다.

혈청안약(autologous serum eyedrops)은 자신의 혈액에서 혈청 성분을 추출하여 안약으로 사용할 경우, 성장인자와 사이토카인 등의 작용으로 안구건조 등에 강력한 치료효과를 나타낸다. 그러나, 현재 보관이 힘들고 정기적으로 채혈해야 하는 불편함 때문에 산업화되지 못하고 있다. 동종혈청 안약(allogeneic serum eyedrops)은 나노원리를 이용하여 병원체를 검출하여 제거한 후에 치료약으로 제조하는 것이므로 산업화가 가능하나 현재까지 실증 판매하는 제약기업은 없는 실정이다. 또한, 미생물을 제거하는 기술이 부족하므로 감염의 우려 때문에 제약화가 지연되고 있으나, 강력한 치료효과 때문에 미래 기술로 주목받고 있다[124].

---

122) 혈청(血淸) : 혈액에서 유형 성분을 제외한 것이 혈장(血漿)이고, 혈장 중 섬유소(피브리노겐)를 제외한 것이 혈청으로 면역에 관여하는 글로불린 등 항체가 포함되어 있음

123) 사이토카인(cytokine) : 신체의 방어체계를 제어하고 자극하는 신호물질로 사용되는 당단백질로 수많은 펩티드 중 하나이며, 면역체계의 중심 역할을 수행함

8 장기 칩

장기 칩(Organ on a chip)은 전자회로가 깔린 칩 위에 미세한 세포배양 환경을 구축하고 그 속에 생체 조직세포와 혈관을 배양하여 실제 생리적 기능을 수행하도록 만든 것을 말한다. 최초의 장기 칩은 2010년 미국 펜실베이니아대 바이오공학과 허동은 교수가 하버드대 위스연구소(Wyss Institute)에서 개발한 약 3cm 크기의 플라스틱 칩 위에 전자회로와 함께 폐 세포를 배양한 폐칩이다.

폐 칩은 실제 폐처럼 허파꽈리와 모세혈관을 갖추고 산소와 이산화탄소를 교환하는 기능을 수행하므로 폐 관련 질환에 감염되어 질환의 진행 상황을 그대로 실시간으로 관찰할 수 있는 특징이 있다. 또한, 단일 질환뿐만 아니라 화학요법의 부작용으로 유발된 합병증까지 관찰할 수 있는 것으로 알려져 있다.

폐 칩 이후에 개발된 장기 칩으로 심장, 눈, 동맥, 신장 등 여러 모델이 개발되어 있으며, 장기의 세포 운동이나 물리 화학적 반응을 상세하게 연구할 수 있게 되었다. 또한, 신약 개발과 독성 평가 등 안전성 평가에서 동물실험을 대체할 수 있을 것으로 전망되고 있으며, 임상시험에서도 실제 인간 세포에서 반응을 관찰할 수 있다는 점에서 신약 개발에 큰 영향을 줄 것으로 기대되고 있다.

장기 칩은 동물과 사람을 대상으로 한 비임상·임상 시험을 대체할 수 있다는 점에서 신약 개발에 소요되는 수많은 비용과 오랜 시간을 획기적으로 단축할 수 있다는 장점이 있다[125].

9 식물세포 재조합 단백질

식물세포 재조합 단백질은 식물을 활용하여 단백질을 생산하는 것을 말한다. 단백질은 세포의 신호전달, 면역작용, 세포 접착 등에 중요한 역할을 하므로 유전자 기술 등에 의해 생산하고 있다. 자연 상태에서 추출 또는 유전자재조합을 통해 생산되는 단백질은 제약산업뿐만 아니라 효소 등 농업 등에서도 활용되면서 진단, 질병 치료, 식품, 영양, 세척제, 가죽제품, 종이류 등에도 활용되고 있다.

---

124) 양현모, 「글로벌 정밀의료시장 선점을 위한 의료 ICT 융합혁신전략연구」, 전략컨설팅 집현(주), 2017. 1, pp.310~311.

125) 박영석, 「재생의료기술 기반 바이오신약 개발 동향 조사 연구」, 서울대학교, 2017.2, pp.78~79.

현재 제약산업에서는 증가하는 단백질 수요를 충족하기 위해 유전공학 방법으로 대량의 단백질을 제조하고 있으며, 대부분의 바이오의약품들은 자연 추출이 아니라 유전자재조합 방법에 의해 생산하고 있다. 유전자재조합 단백질을 생산하기 위해서는 원하는 단백질을 생산하기 위해 특정한 DNA를 클로닝[126] 한 후, 단백질을 생산하는 발현 체제(system)에 주입하여 증폭시키는 방법을 사용한다. 이때 원하는 단백질의 성상에 적합한 발현체제를 선택해야 단백질 생산 효율성이 제고된다.

발현 체제 중 가장 보편적으로 사용되는 것은 세균으로 대장균(*E. coli*)가 제일 먼저 개발되었고, 현재까지 단백질 생산에 가장 많이 사용되는 숙주이다. 대장균은 단백질의 신속한 생산, 높은 생산성, 배양과 유전체 수정의 용이성, 저비용, 신속한 대량생산 등이 장점이다. 다만, 이황화물(disulfide) 결합이 어려운 단백질이나 당화가 되지 않은 단백질, 내독소를 가진 상태에서 만들어지는 단백질, 세포독성을 초래하는 아세트산염(acetate) 형성, 봉입체로써 생산되는 단백질의 불활성 등은 단점으로 지적된다. 대장균을 활용해서 생산되는 단백질 용량은 총 대장균 단백질의 5~10% 수준이다.

[그림 2-27] 유전자재조합 단백질 생산

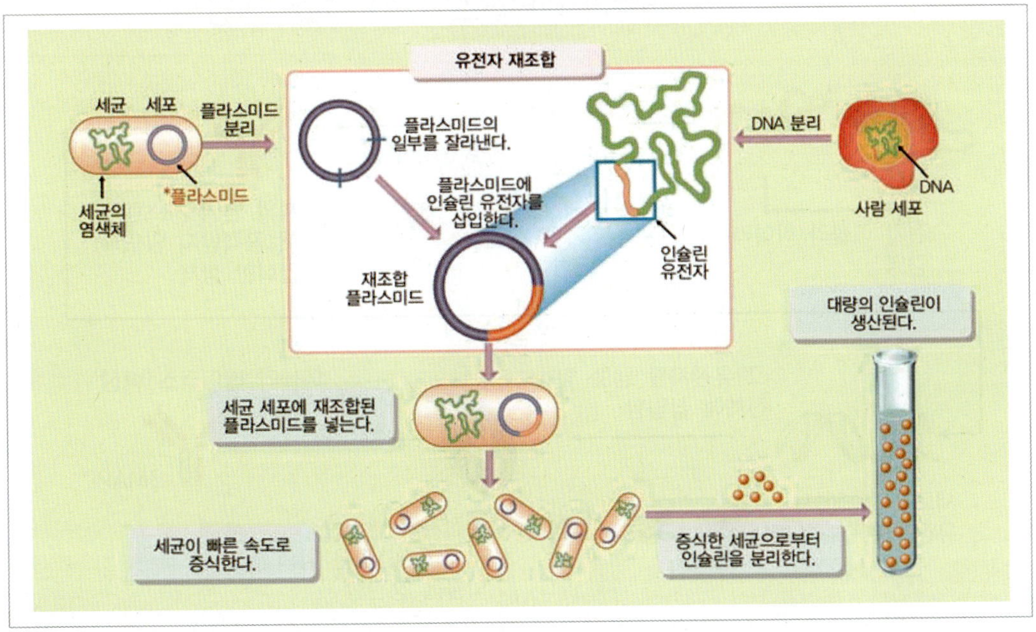

* 출처 : https://blog.naver.com/jamogenius/220917798571

126) 클로닝(cloning) : 특정 DNA를 조각내어 벡터(Vector)라고 불리는 바이러스 같은 작고 간단한 유전요소로 옮긴 후, 살아 있는 생명체에 다시 주입하여 기술을 말함

박테리아(bacteria)는 주로 단백질 분해효소와 같은 균등성의 단백질 발현에 적합하다. 박테리아를 사용한 단백질 생산은 조작의 용이성, 유전적인 규명성, 고도로 발달된 형질전환 및 월등한 성장 특이성, 물질대사의 견고함, 안전성, 저비용 등이 장점이다. 다만, 유전자재조합 단백질을 파괴하는 많은 단백질 분해효소가 수시로 만들어지는 것이 단점이다. 박테리아를 활용해서 생산하는 단백질은 서브틸리신[127]과 뉴트럴 프로테아제[128] 등이다.

효모는 대장균을 활용할 경우 잘 생성하지 않는 유전자재조합 단백질을 생산하는 데 사용되고 있다. 효모는 높은 생산효율, 안정된 생산주, 지속성, 경제성 및 단백질의 당화 가능성 등이 있다. 단점으로는 만노스당(mannose)[129]만을 갖는 점과 과다한 당화에서 기인하는 작용성 감소, 면역학적 문제 등이 있다.

사상진균(molds)은 고농도의 생물활성 단백질을 생성할 수 있는 능력이 있으며 유전자재조합 방법, 단백질 종류 및 배양액 등에 따라 1리터에서 100g의 단백질을 생산할 수도 있다. 곤충세포는 포유동물의 용해성 단백질을 만드는 데 적합하며 곤충의 애벌레를 활용할 경우 동물세포배양보다 저렴한 장점이 있다.

[그림 2-28] 에볼라 바이러스 치료제 개발 과정

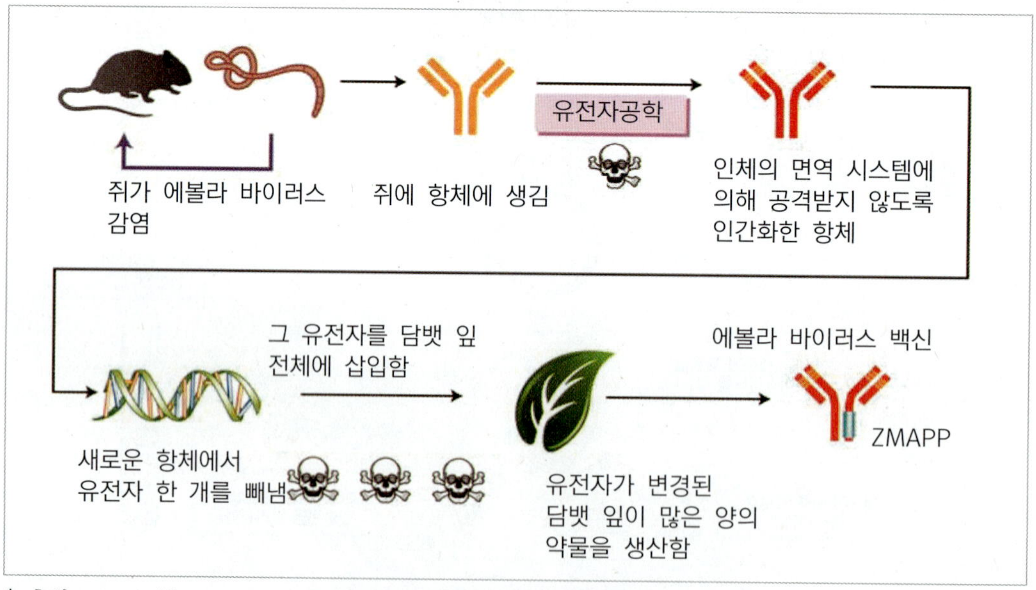

* 출처 : http://www.econovill.com/news/articleView.html?idxno=229092

127) 서브틸리신(subtilisin) : 세포외 단백질 분해 효소
128) 뉴트럴 프로테아제(neutral protease) : 단백질 분해 효소
129) 만노스당(mannose) : 탄수화물의 헥소스 계열의 설탕 단당류(單糖類)

가축 구제역 백신이나 폴리오 백신 등을 생산하기 위해서는 아기 햄스터 신장(Baby Hamster Kidney), 녹색 원숭이 세포와 사람 태아 신장세포(HEK) 등 동물세포가 활용된다. 2006년 동물세포에 의한 치료용 단백질의 생산규모는 약 200억 달러로 치료에 적합하도록 구조가 최적화되어 있고, 당화 형태로 생산되므로 효과가 좋다. 우유, 계란 흰자, 혈액, 소변, 누에고치뿐만 아니라 염소, 마우스, 돼지, 양 등도 유전자재조합 단백질을 생산하기 위한 동물 발현 체제로 활용되고 있다. 동물세포를 활용한 유전자재조합 단백질은 자연산 단백질과 동일한 정도의 활성을 갖고 있고, 작용시간도 긴 것이 장점이다. 그러나, 마우스는 3.5개월, 소는 32개월을 키워야 단백질 생산이 가능하다는 단점도 있다.

이러한 동물세포를 활용한 유전자재조합 단백질 생산의 단점을 극복하기 위해 식물을 이용하기도 한다. 식물을 활용하여 단백질을 생산할 경우 동물세포를 이용할 때보다 안전하고 경제적이며, 동물 증식이 필요 없으므로 단 시간 내 생산이 가능하다. 예를 들어 식물은 사람에게 병원성이 없으므로 안전하고, 식물 재배는 동물 증식보다 빠르고 저렴하다. 식물에서 인터페론과 혈청 알부민 같이 간단한 단백질은 1986년과 1990년에 생산해왔다.

식물에서 유전자재조합 단백질 생산은 두 가지 방법이 있다. 첫째는 원하는 단백질을 생산하기 위한 유전자를 식물에서 정상적으로 발견되는 바이러스에 넣는 방법으로 담배에 특이 유전자가 도입된 담배 모자이크 바이러스를 넣는 방식이다. 둘째는 원하는 단백질을 생산하기 위한 유전자를 직접적으로 식물 DNA에 주입하는 방식이나, 살충제 혹은 제초제 성분으로 오염될 우려가 있다는 점이 단점이다. 식물을 활용하여 단백질을 생산하는 분량은 건조 식물체의 0.02~0.2%이다[130].

1967년 독일의 미생물학자 마르부르크 박사가 콩고민주공화국의 에볼라강(江)에서 발견한 에볼라 바이러스(Ebola virus)는 감염 후 유행성출혈열 증세를 보이다가 1주일 이내에 50~90% 치사율을 보이는 치명적인 질환이다. 2014년 8월에 세계보건기구(WHO)는 에볼라 바이러스에 감염된 환자의 치료를 위해 비임상시험 중인 지맵(ZMapp)을 사용하기로 결정했다. 치사율이 높은 에볼라 바이러스를 잡기 위해 비임상시험 중인 치료제를 사용하기로 한 것은 특이한 사례이다.

지맵은 단일클론(monoclonal) 항체로 구성된 의약품으로 식물에서 생산한 단백질 의약품이다. 쥐에 에볼라 바이러스를 주입하여 항체가 형성되면 유전자 기술을 활용

130) 신영오, 「미생물과 고등 생물체에 의한 유전자재조합 단백질의 생산 현황」, 한국과학기술정보연구원, 2009.5, pp.2~6.

하여 인간화한 항체로 재조합하고, 새로 만들어진 항체에서 유전자를 빼내어 담뱃잎에 삽입하면 담뱃잎이 의약용 단백질을 생성하게 된다. 지맵은 식물을 활용하여 단시일에 필요한 의약품을 생산, 공급하여 식물 유래 재조합 단백질 치료제의 가치를 입증한 사례이다.

식물에서 원하는 단백질을 발현하는 것은 수주 내 가능하므로 바이오 테러나 긴급하게 치료제를 생산해야 하는 비상시에 적용할 수 있다. 그러나, 아직까지는 인식과 경험 부족 등에 따라 세계적으로 제조능력이 매우 제한되어 있다. 지맵이 에볼라 바이러스에 감염된 미국인 2명을 치료하면서 미국, EU 등은 새로운 의약품에 대한 품목 인허가 등 규제 시스템의 개선 필요성을 인식하게 되었다. 그 결과, 미국, 독일, 캐나다 등 일부 국가가 생산 기준에 충족하는 생산시설을 인정받았다. 일본은 2014년 개의 치주질환 예방을 위하여 딸기에서 알파인터페론을 제조하도록 해당 기관에 제조와 시판을 인가하였다.

식물 세포에서 재조합 단백질을 생산하기 위해서는 4단계를 거치게 된다.

첫 단계는 식물세포에 유전자를 삽입하는 것으로 이 경우 며칠에서 2주 정도 일시적으로 발현될 수도 있고 영구적으로 발현될 수도 있게 된다. 영구적 발현은 외부 유전자가 식물 염색체 속에 삽입되어 세포분열을 통해 다음 세대로 이어지는 것을 의미한다.

두 번째 단계는 삽입된 유전자가 발현하는 과정으로 재조합 단백질 생산이 효과적으로 이루어지려면 프로모터, 신호 펩티드, 전사 염색체 및 종말염색체의 최적화가 이루어져야 한다. 프로모터의 선택은 목표 유전자의 전사효율을 결정하므로 재조합 단백질의 생산성에 절대적인 영향을 미친다.

세 번째 단계는 유도 프로모터(inducible promoters)로 외부 인자나 빛, 온도 또는 금속이온, 알코올, 스테로이드, 제초제 등의 농도에 따라 작동된다. 이의 장점은 세포 증식과 단백질 생산을 별도로 조절할 수 있다는 것으로 재조합 단백질이 세포의 성장이나 생존에 해로운 경우에 유용하게 쓰인다.

네 번째는 재조합 단백질의 안정성으로 식물세포에서 발현되는 재조합 단백질의 분비 경로는 배지로 분비될 수도 있고, 세포 기관에 담겨 있을 수도 있다. 이때 분비되는 단백질이 세포 내 단백질에 비해 여러 가지 장점이 있다.

첫째, 식물세포들은 서로 붙어서 증식되기 때문에 세포배양액을 가만히 방치해 두어도 세포가 가라앉을 정도로 분리가 쉽다. 둘째, 식물세포는 분비하는 단백질 종류가 많지 않으며, 단백질 성분이 없는 배지에서 배양이 되기 때문에 재조합 단백질 정제가 쉽다. 셋째, 수명이 다 된 식물세포를 그냥 둔 채로 새로운 배양을 시작하거나 식물세포를 다시 배양에 사용할 수 있으므로 배양을 다시 시작하는 시간이 짧아 생산성이 좋다. 그러나, 일반적으로 분비된 재조합 단백질은 세포배양 또는 세포사멸로 분비되는 단백질 분해효소에 의해 분해되기도 하고, 단순히 배양액에서 구조적 불안정으로 변형되기도 한다. 따라서, 재조합 단백질 품질에 중요한 요소는 단백질 후처리 공정이다. 후처리 공정에서 원하지 않는 방식으로 단백질 후처리가 될 경우, 쓸모없는 단백질이 생산된다.

이스라엘의 Protalix Biotherapeutics社는 유전병으로서 간과 뼈에 이상을 일으키는 고셰병(Gaucher's disease)[131] 치료제인 재조합 glucocerebrosidase를 유전자변이 당근 세포로부터 생산하여 엘레라이소(Elelyso)로 시판하고 있다. Dow Agro Sciences社는 조류 인플루엔자 바이러스 등의 항원 백신을 유전자변이 담배, 감자 및 토마토 세포를 배양하여 생산해내고 있다. Biolex Therapeutics社는 개구리밥 식물에서 C형 간염 치료 인터페론을 생산하여 임상시험을 하고 있으며, Cobento社는 비타민 B-12 부족 치료제를 애기장대에서 생산하고 있다.

Nexgen Biotechnologies社는 조류 인플루엔자 H5N1에 대한 가금류 백신을 유전자변이 담배를 재배하여 생산하였으며, Planet Biotechnology社는 충치 치료제 CaroRx를 유전자변이 담배에서 생산하여 임상시험을 하고 있고, SemBioSys Genetics社는 당뇨병 치료제인 인슐린을 홍화에서 생산하여 임상시험 하고 있다.

그러나, 식물세포배양으로 생물의약품을 생산하는 연구들이 많이 진행되고 있지만, 현재 실용화된 것은 2~3가지에 불과하다. 그 이유는 낮은 생산성(0.01~0.2g/L) 때문으로 현재보다 10~100배 정도 향상시켜야 경제적 실효성이 생길 것으로 본다.

유전자재조합 단백질의 생산성과 품질을 향상시키기 위해서는 첫째, 세포 공학과 시스템 생물학을 활용해서 생산성을 향상해야 하고, 둘째, 분비되는 재조합 단백질의 안정성 향상과 단백질 분해효소에 의한 분해를 차단해야 하며, 셋째, 유도 식물세포배양 시스템을 최적화하여 생산성을 극대화시켜야 하고, 넷째, 식물세포에 작용하는 유전자 번역 중지(gene silencing suppressors) 시스템이 작동되지 않도록 해야 하며, 다섯째, 인체에 적합한 식물 당단백질 연구가 이루어져야 한다[132].

위에서 보듯 유전자재조합 단백질을 생산하기 위해서는 신속성, 특이 당형의 생산능, 병원체에 대한 안전성 측면에서 식물 유래 생산체계가 유리하다. 이 경우, 합성의약품보다 한약재를 활용한 바이오 기술 등과 유사한 측면이 있으므로 생산 시설 등 인프라

---

131) 고셰병 : 몸속의 낡은 세포들을 없애는 데 도움을 주는 글루코세레브로시데이즈(glucocerebrosidase)라는 효소가 유전자 이상으로 결핍되어 생기는 유전병으로 프랑스 의사 P.C.E. 고셰(1853~1918)가 발표한 상염색체성(1번 염색체) 열성 유전성 질환

132) 장대용, 「식물세포에서 재조합 단백질 생산하기」, 한국과학기술정보연구원, 2009.

를 구축하고, 식물 유전자재조합 기술 등을 개발할 필요가 있다[133]. 미래에는 식물 유래 단백질을 통해 새로운 의약품과 백신을 생산하여 다양한 질환을 치료하고, 재조합 미생물을 사용한 환경오염 정화, 재조합 바이오 처리를 통한 에너지 문제 해결 등이 가능해질 전망이다[134].

10 마이크로바이옴(세균치료제)

마이크로바이옴(microbiome)은 미생물을 의미하는 마이크로브(microbe)와 생태계를 의미하는 바이옴(biome)을 합친 용어로 체내에 존재하는 인체 내 미생물을 활용한 치료제를 말한다. 성인의 체내에는 약 100조 개의 미생물이 존재하며, 현재 4,000여 종만 규명되어 있으므로 과학적 미지의 영역이라고 할 수 있다.

고혈압, 당뇨병, 아토피 피부염, 만성피로 증후군[135] 등 주요 질환이 체내 미생물의 분포와 밀접한 관련이 있다는 것이 밝혀지면서 마이크로바이옴이 중요하게 대두되고 있다. 건강한 사람은 체내에 유익균과 유해균이 각각 85%와 15%로 균형을 이루고 있으나, 질병을 앓고 있는 환자는 전체 미생물 수도 적고, 균형도 깨져서 유해균의 비중이 훨씬 많다. 장내 미생물 중 유익균이 유해균보다 많다면 마이크로바이옴이 균형 상태라고 보지만, 유해균이 많은 등 불균형 상태가 되면 디스바이오시스(dysbiosis) 상태가 되면서 아토피 피부염, 알레르기질환 등 다양한 질환이 발생한다. 이는 몸속 미생물을 어떻게 관리하느냐에 따라 질병이 발생하거나, 치료될 수 있는 근본적인 열쇠가 될 수 있다는 의미다.

예를 들어, 미국 콜럼비아대학 연구팀이 병원 4개에서 만성피로증후군 치료를 받는 50명과 건강한 50명의 대변 샘플을 비교한 결과, 패칼리박테리윰 프라우스니치(*Faecalibacterium prausnitzii*)[136], 로즈뷰리아(*Roseburia*)[137], 도리아(*Dorea*)[138] 등의 세균이 장에서 차지하는 비율이 높다는 점이 발견되었다.

---

133) 신영오, 「식물유래 유전자재조합 단백질의 가치 상승」, 한국과학기술정보연구원, 2016, p.5.
134) 신영오, 「미생물과 고등 생물체에 의한 유전자재조합 단백질의 생산 현황」, 한국과학기술정보연구원, 2009.5, pp.6~7.
135) 만성 피로 증후군(chronic fatigue syndrome) : 집중력 저하, 기억력 감퇴, 수면장애, 근골격계 통증 등을 동반하는 6개월 이상 지속되는 심각한 피로감이 주된 증상인 복합적인 질환(네이버 지식백과, 서울대학교병원 의학정보)
136) 패칼리박테리윰 프라우스니치(*Faecalibacterium prausnitzii*) : 아토피 피부염 환자에서 증가하는 장내세균
137) 로즈뷰리아(*Roseburia*) : 2형 당뇨병에서 감소하는 장내세균
138) 도리아(*Dorea*) : 해로운 장내 세균으로 딸기를 먹으면 감소함

고려대 김희남 교수는 항생제를 남용할 경우, 장내 미생물 불균형이 발생하고, 만성 질환을 유발된다는 사실을 규명하였다. 그간 장내 미생물이 불균형이 만성 질환의 중요한 원인이란 점은 밝혀져 있었으나, 항생제를 남용할 경우 장내 미생물의 불균형이 어떻게 일어나는지가 불명확했다. 연구 결과, 항생제를 복용하게 되면 장내 미생물이 생존을 위한 긴축반응(stringent response)[139]이 일어나며, 항생제에 내성을 갖는 세균들이 증가하는 등 장내 미생물 구성에 변화가 생긴다는 것이다. 또한, 항생제 내성 세균들은 대부분 유전자 돌연변이(mutation)가 있으므로 항생제를 더 이상 복용하지 않아도 오랫동안 유지되는 등 변화된 미생물 구성이 쉽게 회복되지 않는다는 사실도 밝혀냈다.

장내 세균은 식사를 통해서 인위적인 조절이 가능하다. 스위스 제네바대학 연구팀의 연구 결과, 저칼로리 식사를 할 경우, 장내 세균과 체내 면역계에 영향을 미쳐 과도한 체중 증가를 막고 건강을 유지하게 하는 데 도움이 되는 것으로 나타났다. 쥐를 대상으로 30일 간 칼로리 섭취를 40% 가량 제한하는 먹이를 준 결과, 쥐의 체내에서 쉽게 에너지원으로 전환돼 체중 감소를 유발하는 베이지색 지방(beige fat)이 생성되었다. 칼로리 제한식을 한 쥐에서 얻은 장내세균 중 일부를 정상 먹이를 준 일반 쥐에서 이식한 결과, 일반 먹이를 먹은 쥐도 체중이 감소하며 베이지색 지방을 생성하는 것으로 나타났다.

장내 세균을 인위적으로 조절하면 질병 치료효과도 변화된다. 프랑스 파리에 있는 구스타프 루시 암센터에서 249명의 폐암과 콩팥암 환자를 대상으로 조사한 결과, 암환자의 대장에 '아커만시아 뮤시니필라'라는 장내세균이 있는 경우, 항암제 치료 효과가 컸다는 것이다.

마이크로바이옴의 효과를 이용할 경우 의료용으로 활용할 수 있다. 예를 들어, 한국의 발효 젓갈에서 분리한 토착 미생물을 복용할 경우, 밀가루 소화를 방해하는 글루텐[140]을 약 80%까지 분해하는 효과가 있다는 것을 규명하였다. 또한, 고통스러운 대장 내시경 등을 통해 진단하는 대장암 등을 마이크로바이옴 기술을 활용하여 대변을 통해 간단하게 진단하는 신기술이 개발되고 있다.

현재 장내 세균이 자가면역질환뿐만 아니라 비만, 치매, 자폐증, 암 등과도 관련이 있다는 연구결과가 나오고 있다. 이에 존슨앤드존슨社, 화이자社, BMS社 등 글로벌

139) 긴축반응(stringent response) : 스트레스 환경에 처했을 때 각종 세포활성이 급격히 감소되는 긴축적 조절반응으로 세균뿐만 아니라 식물의 엽록체에서도 일어나는 것으로 보고되었음

140) 글루텐(gluten) : 밀이나 보리 등 곡류에 존재하는 불용성 점성 단백질로 설사, 복통, 복부 팽만 등을 유발하는 등 장 질환의 원인이 됨

제약기업이 마이크로바이옴 신약 개발에 참여하고 있고, 우리나라 기업도 신약, 식품, 화장품 등 다양한 제품 개발에 뛰어들고 있다.

전 세계 유익한 장내 세균(프로바이오틱스) 시장 규모는 약 28조 원 수준이고, 마이크로바이옴 치료제 시장은 크론병, 염증성 장질환 등을 대상으로 2024년 11조 원 수준으로 성장할 것으로 예측하고 있다. 미국, 유럽, 호주 등에서도 비만과 아토피 피부염, 장염, 알레르기, 비염, 우울증 같은 신경계 질환과 마이크로바이옴이 관련 있다는 것이 연구되고 있으며, 마이크로바이옴을 활용한 진단 분야도 2024년 시장 규모 5천억 원 이상으로 성장할 것으로 전망된다.

다만, 장내 세균은 과학적으로 규명하지 못한 다양한 종류가 존재하므로 어떤 세균이 어떤 효과를 나타내는지를 일일이 규명해야 하는 한계를 갖고 있다. 특정 미생물을 선별하더라도 사람에게 어떤 효과를 유발하는지에 대하여 동물실험, 임상시험 등을 통해 모든 효능과 부작용을 확인해야 하는 단점도 있다.

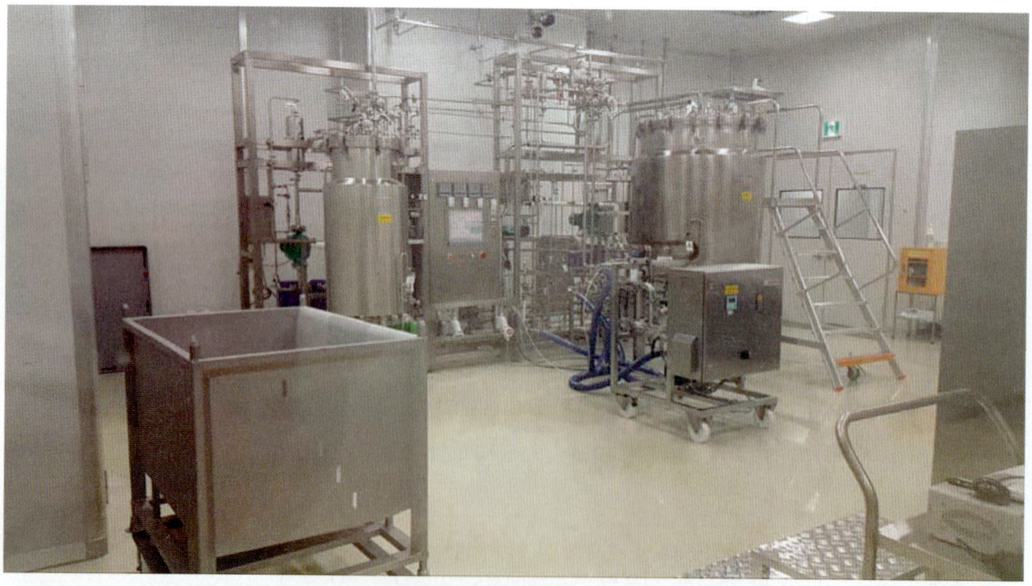

*사진 : 오송 첨단의료산업진흥재단 바이오생산센터 세포배양분리실, 2018.

제5절 의약품의 특징과 분류

1 의약품의 특징

의약품을 비롯한 모든 재화는 경합성과 배제성에 따라 공공재, 공유재, 요금제, 민간재 등으로 구분된다. 경합성(rivalry)은 특정인의 소비가 다른 사람의 소비를 감소시키거나 당해 재화의 효용·가치를 감소시키는지 여부를 말하므로 소비가 경쟁적이냐 또는 비경쟁적이냐의 차이로 설명할 수 있다. 배제성(excludability)은 비용 부담을 하지 않을 경우 이용할 수 없는지 있는지를 말하므로 소비에 있어서 특정인을 배제할 수 있는지 없는지의 구분으로 성명할 수 있다.

[표 2-42] 재화의 구분

구분	경합성	비경합성
배제성	민간재	요금제
비배제성	공유재	공공재

* 출처 : 김준규, 「선행정학」, 도서출판 성지각, 2005.12, p.22.

의약품과 의료, 교육, 주택, 교통 등 최소한 일정 수준 이상을 소비해야 바람직한 재화는 가치재(worthy goods, merit goods)라고 한다. 가치재는 개인의 자발적인 선택에 의해서는 일정 수준 이상의 바람직한 상태까지 소비되지 않는 재화로 국민 경제활동에 유익한 외부성을 갖고 있으므로 정부가 생산과 소비에 관여하는 특징이 있다. 국가가 기본적으로 수준까지 시혜를 베풀어야 하므로 온정적 간섭주의의 성격을 띠며, 구성원의 자유로운 선택에 맡겨지는 소비자 주권주의와 상충되는 측면도 있으므로 가치재는 국가가 최소 수준을 공급하고, 민간도 일부 공급하는 형태가 나타난다[141].

의약품은 기본적으로 소비의 경합성과 요금 지불에 따른 배제성이 모두 있는 민간재에 속한다. 그러나, 국민은 자신의 건강 상태를 정확하게 알 수 없으므로 국민의 자발적인 선택에 의해서는 일정 수준 이상의 바람직한 상태까지 소비되지 않는 가치재에 속한다. 특히 의약품 중 수액 등 필수의약품은 국가가 국민의 건강권을 위해 필수적으로

141) 김준규, 「선행정학」, 도서출판 성지각, 2005.12, pp.22~24.

갖추어야 하므로 국가가 최소 수준을 공급하고, 민간도 일부 공급하는 형태가 필요하다.

의약품의 소비는 건강을 위하여 파생된 수요로 건강과 밀접한 관련이 있다. 국민의 건강 향상은 개인의 효용에 직접적으로 영향을 주고, 건강 향상으로 인한 부의 증가와 사회적 관계의 향상도 개인의 효용에 영향을 줄 수 있으므로 정부와 민간은 질병의 치료, 경감, 처치 및 예방에 끊임없이 노력한다. 질병으로 인한 개인의 불건강(ill health)은 사회에 경제적·비경제적 부담을 주므로 의약품 소비를 통한 건강의 증진, 회복은 질병의 개인적·사회적 부담을 감소시키고 국민의 개인적 가치보다 큰 사회적 가치를 실현해 준다.

의약품은 공급자와 소비자 사이에 정보의 비대칭성이 심하다. 질병에 대한 정보(diagnostic information)나 의약품을 통한 치료 방법(treatment information)은 공급자인 의료인에게 편중되어 있다. 소비자는 보건의료 재화나 서비스의 종류나 범위를 결정할 때 공급자인 의료인에게 의존할 수밖에 없으므로 정보의 비대칭성으로 인해 소비자와 공급자 사이에는 주인-대리인 관계가 형성된다. 또한 공급자인 의료 제공자는 소비자 이외의 보험자 혹은 제3자의 대리인으로도 행동할 수 있어 중복된 주인-대리인 관계가 나타기도 한다. 의료 제공자인 공급자가 주인인 소비자, 보험자 혹은 제3자의 이익을 대변하기보다는 대리인인 자신의 이익을 대변할 때 의료윤리 및 의료비용 문제가 발생할 수 있다.

비대칭적 정보는 공급자가 소비자의 수요를 유발하는 공급자 유인수요의 원인이 된다. '공급이 수요를 창출한다'는 세이의 법칙(Say's Law), '공급된 병상은 채워지기 마련이다'는 뢰머의 법칙(Roemer's Law)은 공급자 유인수요를 나타내는 말이다. 만약 공급자에 의해 창출된 수요가 필요 이상의 것이라면 이는 공급자의 도덕적 해이(moral hazard)라고 볼 수 있다. 따라서 의약품 소비자는 주인으로써 대리인인 전문가 집단의 의료윤리(medical ethics) 및 임상 가이드라인(clinical guideline) 제정 등을 요구하게 된다.

비대칭적 정보는 제약산업을 이해하기 위하여 필요한 경제학적 개념이다. 앞서 언급한 의사와 환자, 의사와 지불자뿐만 아니라 제약기업과 소비자, 제약기업과 의사 사이에도 비대칭적 정보가 존재할 수 있다. 제약기업과 소비자 사이의 비대칭적 정보 상황을 해결하기 위해 정부는 의약품 연구개발, 허가, 생산, 유통, 소비 과정에 적절한 규제수단을 활용해야 한다[142].

142) 이태진 외, 「제약산업 정책의 이해」, 한국보건산업진흥원, 2014.8, pp.34~35.

의약품 중 백신은 외부효과가 존재한다. 백신 예방접종의 사회편익은 사적편익보다 크므로 사회적으로 올바른 수준으로 예방접종을 늘리기 위해서는 사적편익과 사회편익의 차이만큼을 보조해 주어야 하는데, 이러한 보조를 외부 혜택, 외부효과의 내부화라고 한다[143].

의약품은 공급자와 소비자 사이의 비대칭적 정보가 존재하고, 선택의 최종 결정권은 공급자에게 있으므로 소비자는 불확실성 위험을 회피하기 위해 보험 제도를 만들었다. 즉, 공급자는 의약품을 선택할 때 '건강보험'이라는 제3자인 지불자를 고려해야 하고, 의약품이 시장에 진입하기 위해서는 보험체계 진입이 선행되어야 한다.

의약품은 공공보다 민간에서 생산이 압도적으로 많고, 시장에는 특허 등을 통한 독점이 존재한다. 거대한 규모의 글로벌 제약기업은 이러한 독점을 통해 막대한 매출과 이윤을 올리고 있으며, 각국의 의약품 정책에 강력한 영향력을 행사하기도 한다. 이러한 의약품의 특징으로 인해 공적 성격이 강한 보건의료 체계와 제약산업계는 긴장관계가 형성되며 때로 갈등이 생기기도 한다. 많은 국가에서는 약제비 지출을 억제하기 위하여 의약품 가격을 규제하고 있으며, 국가 주도로 결정된 의약품 가격은 제약기업이 요구하는 가격과 차이가 날 수 있다. 가격 차이가 현저할 경우 제약사는 의약품 공급을 거부하기도 한다[144].

이러한 특성을 가진 의약품에 대해 보험자는 보험급여 범위를 결정하기 위해 의약품의 안전성(safety), 유효성(efficacy), 질(quality), 경제성 평가를 주요 기준으로 활용한다. 따라서 의약품 가격은 시장의 결정이라기보다는 보험재정과 다른 약제와의 관계 등을 고려한 보험자와 제약사의 합의에 의해 결정된다고 볼 수 있다. 시장에서 제약사가 독점적 지위에 있다고 하더라도 제약사는 원하는 만큼의 의약품 가격을 받을 수 없는 것이다.

의약품의 건강보험 급여 진입 과정에서 의약품 가격 하락은 제약사의 매출에 부정적인 영향만 주는 것은 아니다. 의약품의 급여가 결정되면 실제 소비자가 의약품에 지출하는 비용은 낮아지기 때문에 판매량이 증가할 수 있다. 만약 의약품의 보험 등재로 인해 환자의 본인부담금이 낮아진다면 제약사는 약가 인하로 인한 손실을 판매량 증대로 회복할 수 있는 특징이 있다[145].

---

143) 이태진 외, 「제약산업 정책의 이해」, 한국보건산업진흥원, 2014.8, p.38.
144) 이태진 외, 위의 책, pp.39~40.
145) 이태진 외, 위의 책, p.39.

2 외국의 의약품 분류

1) 미국 의약품 분류

미국에서 의약품은 처방약(prescription drug)과 비처방약(non-prescription drug)으로 구분된다. 미국의 비처방약은 우리나라와 달리 편의점 등에서도 판매되므로 우리나라의 일반의약품과 개념이 다르다. 미국에서 새로 개발되는 모든 의약품은 처방약으로 분류되고, 일정기간이 지나 안전성과 유효성이 확립되었다고 판단될 때 재분류를 신청할 수 있다. 미국 외 지역에서 비처방약으로 5년 이상 판매되고 있는 의약품의 경우도 재분류 신청을 할 수 있다.

이러한 재분류 신청은 TEA(Time and extend application)이라고 하며 신청자는 의약품의 안전성·유효성 등의 자료를 FDA에 제출해서 심의를 받아야 한다. FDA 심의는 안전성·유효성, 위험·편익 분석, 표시 적절성 등으로 구성되며, 심의를 거쳐 비처방약으로 재분류된다.

2) 영국 의약품 분류

영국에서 의약품은 처방약(prescription only medicines), 약국약(pharmacy medi-cines), 자유판매약(general sales list medicines)으로 구분된다. 처방약은 우리나라의 전문의약품과 같고 약국약은 우리의 일반의약품과 같은 의미다. 자유판매약은 편의점 등에서 판매가 가능하고 상당수 의약품이 이 범주에 포함된다.

3) 일본 의약품 분류

일본에서 의약품은 의료약, 일반약으로 구분된다. 의료약은 처방약에 해당하며, 의사의 처방전에 의해서만 조제 또는 판매될 수 있다. 일반약은 다시 제1류, 제2류, 제3류(category 1, 2, 3)로 분류된다.

제1류약은 자유판매를 허용하기에 안전성이 확립되지 않은 일반약으로서 약국에서만 판매할 수 있다. 제2류와 제3류약은 약국 또는 등록판매자가 있는 편의점에서 판매할 수 있다. 제2류에 속하는 의약품은 주로 감기약, 해열진통제, 위장약 등이며 판매자에게는 문서를 통한 정보제공 의무가 부과된다. 제3류에 속하는 의약품은 비타민제, 소화제 등이며 판매자에게는 정보제공 의무가 없다.

4) 독일 의약품 분류

독일에서 의약품은 처방약(prescription drug), 약국판매약(pharmacy drug), 자유

판매유사약(free sales quasidrugs)으로 구분된다. 그러나, 자유판매유사약은 약초나 허브, 액체외상치료제, 외상 감염방지제 등으로 제한되어 있으므로 독일의 의약품 분류 체계는 실질적으로 2분류로 볼 수 있다.

5) WHO 의약품 분류

세계보건기구(WHO)는 의약품을 신체 장기 또는 구조에 영향을 주는 효능·효과, 작용기전, 화학구조·성분 등에 따라 분류하는 ATC 분류체계를 사용하고 있다. ATC 분류체계는 보다 안전하고 효율적인 관리를 하면서 환자에게 의약품을 투여하기 위해 개발한 국제적인 의약품 분류코드로 ATC 코드는 총 5단계, 7자리의 영문자 및 숫자로 구성되어 있다. 1단계는 의약품이 영향을 주는 해부학적 부위에 따라 14개의 대분류군으로 구분된다.

ATC 코드 2단계는 1단계의 하위그룹으로 의약품의 효능·효과에 따라 분류된다. 3단계는 2단계의 하위그룹으로 의약품의 작용 기전에 따라, 4단계는 3단계의 하위그룹으로 의약품의 화학구조에 따라, 5단계는 4단계의 하위그룹으로 의약품의 화학성분에 따라 분류된다[146].

[표 2-43] ATC 의약품 분류

구분	해부학적 대분류군	Anatomical Main group
A	소화관 및 대사	Alimentary tract and metabolism
B	혈액 및 조혈기관	Blood and blood forming organs
C	심혈관계	Cardiovascular system
D	피부과	Dermatologicals
G	비뇨생식기계 및 성호르몬	Genito-urinary system and sex hormones
H	성호르몬 이외의 전신성 호르몬 제제	Systemic hormonal preparations, excluding sex hormones
J	전신 작용 항감염제	Antiinfectives for systemic use
L	항종양제 및 면역조절제	Antineoplastic and immunomodulating agents
M	근골격계	Musculo-skeletal system
N	신경계	Nervous system
P	구충제, 살충제 및 기피제	Antiparasitic products, insecticides and repellents
R	호흡기계	Respiratory system
S	감각기관	Sensory organs
V	기타	Various

146) 이태진 외, 「제약산업 정책의 이해」, 한국보건산업진흥원, 2014.8, pp.30~31.

제6절 의약품 개발 과정

새로운 의약품의 개발은 후보물질 발굴(drug discovery, 의약품 탐색), 의약품 개발(drug development, 비임상·임상시험), 의약품 품목허가·생산·건강보험 등 상용화(commercialization)의 3단계로 이루어진다.

[표 2-44] 신약의 개발단계

구분	후보물질 발굴 Discovery				개발 Development		상용화 Marketing	
개발단계	기초단계		발굴단계(최적화·평가)		비임상	임상(1~3상)	품목허가	생산판매
주요내용	Mechanism, Target연구	Hit(유효) 물질연구	Lead(선도) 물질 연구	Candidate (후보물질) 도출	동물 대상 독성·유효성	인간 대상 안전성·유효성	안전성·유효성 자료 검증	DMF

* 출처 : 첨단의료복합단지 조성계획(2010.1.27.)

과거에는 신약개발이 타겟 설정 → 후보물질 탐색 → 후보물질 최적화 → 비임상실험 → 임상시험 → 품목허가 → 생산 → 건강보험 등재 → 유통체계 확보 등의 순서로 이루어져 왔다. 그러나, 10여 년 전부터 글로벌 제약사들은 시장 진출 가능성 조사 → 건강보험 약가 및 기대수익 분석 → 고속물질 탐색 → 특허 출원 → 후보물질 최적화 및 비임상·임상실험 → 신속한 품목허가 → 건강보험 진입 등의 순서로 신약을 개발하고 있다. 이를 “Quick win Fast fail” 전략이라고 한다. 이렇게 진행할 경우, 사업화 성공 확률이 높은 신약을 신속하고 정확하게 개발할 수 있는 이점이 있다. 이 책에서는 전통적인 신약개발 과정을 먼저 설명하고, “제약산업 육성 기본방향”에서 최신의 신약개발 전략을 소개한다.

1 후보물질 발굴

후보물질 발굴(drug discovery)은 기초연구 단계로 의약품 후보물질(candidate)을 찾아내는 과정이다. 후보물질 발굴은 질병의 발병 기전(mechanism)에 대한 연구, 약물 목표(target)에 대한 연구와 유효물질(hit compound) 연구에서 출발하며, 유효물질을 조금씩 변형하면서 가장 효과적인 의약품 후보물질을 찾는 선도물질(lead compound) 연구와 최종적으로 신약후보물질(Candidate) 도출 단계, 이와 관련된 초기 약물성 평가, 효능검증, 단백질 결정구조 연구, 물질 다양성 연구 등도 포함된다.

합성의약품의 후보물질 발굴은 유효물질 중에서 필터링을 통해 가장 효과적인 물질을 찾는 선도물질 연구와 후보물질 도출로 구성되며, 고속탐색기법(high throughput screening assays)과 스크리닝 라이브러리 방법, 화학유전체 분자설계, 의약화학을 통한, 효능검증, 단백질 결정구조와 초기약물성평가, 약리연구 등이 포함된다. 고속탐색기법(HTS : High-Throughput Screening, 고속 대량 스크리닝)은 수천 건에서 수백만 건에 이르는 검색실험(assay 혹은 screening)을 단기간에 수행할 수 있도록 해주는 방법이다. HTS 단계에서는 대형 화합물 라이브러리가 스크리닝(1차 스크리닝) 되고, 여러 가지 활성 화합물(active compounds)이 확인된다. 이러한 화합물들은 밸리데이션(validation)[147]을 통해 유효 화합물(hit compounds)로 선정되고, 추가 스크리닝(2차 스크리닝) 및 프로파일링(profiling)[148]을 통하여 선도 화합물(lead compounds)로 선정된다. 이어 선도물질 최적화 단계(lead optimization)에서 선도 화합물은 약리학, 약동학 및 독성학적 측면에서 다시 스크리닝되고, 후보물질(drug candidates)의 생성을 위한 합성이 이루어진다. 후보물질은 유용한 효과를 최적화하고 부작용을 최소화한 물질로 새로운 의약품으로 개발될 수 있는 화합물질을 의미한다[149].

이에 비해 바이오의약품의 후보물질 발굴은 세포치료제, 유전자치료제 등 대상에 따라 상이한 연구방법이 사용된다.

2 의약품 개발연구

의약품 개발연구(drug development)는 응용개발연구 단계로 하나의 후보물질(drug candidate) 결정부터 규제기관의 허가에 이르기까지의 모든 활동을 포함한다. 의약품 개발연구의 목표는 가능한 한 빨리 시장성 있는 약품을 생산하고, 시판 승인을 받는 것이다. 의약품 개발연구 단계는 후보물질 발굴보다 프로젝트 수는 적지만, 개별 프로젝트당 소요비용이 훨씬 크기 때문에 의약품 개발연구 단계에서 소요되는 비용이 연구개발 비용의 2/3 이상을 차지한다. 따라서, 의약품 개발연구가 진행될수록 비

147) 밸리데이션(validation) : 어느 특정한 공정, 방법, 기계설비 또는 시스템이 미리 설정되어 있는 판정 기준에 적합한 결과를 얻는다는 것을 검증하고 이를 문서화하는 것(네이버 지식인)
148) 프로파일링(profiling) : 다양한 물리화학적 요소에 대한 평가(네이버 지식인)
149) 이태진 외, 「제약산업 정책의 이해」, 한국보건산업진흥원, 2014.8, pp.163~164.

용은 기하급수적으로 증가하는 문제 때문에 이 비용을 효율적으로 통제하는 것이 제약기업 의사결정의 중요한 문제로 대두된다.

의약품 개발연구는 비임상시험[150]과 임상시험[151] 단계로 구분된다. 비임상시험은 후보물질의 독성과 유효성을 평가하는 단계로 동물 또는 세포를 대상으로 실험이 이루어지며, 신약 후보물질에 적절한 동물모델을 대상으로 후보물질의 흡수, 대사, 배설, 분포 등 약동학적 실험과 독성 및 부작용 여부, 여러 장기 기능에 미치는 영향 등을 확인하는 과정을 거치게 된다.

임상시험은 동물모델에서 독성과 효능이 평가된 후보물질(시험약)을 환자 대상으로 안전성과 유효성을 검증하는 단계로서 1상은 임상 약리시험, 2상은 치료적 탐색시험, 3상은 치료적 확증시험으로 구분된다[152].

1) 비임상시험

비임상시험(non clinical study)은 임상시험에서 사용할 시험약의 안전한 투여 용량과 시험약이 잠재적 독성을 보일 수 있는 대상 장기에 대한 정보를 생산하기 위해 동물 등을 이용해 실시하는 시험이다. 또한, 발암성과 생식독성 등과 같이 임상시험을 통하여 확인하기 어려운 혹은 윤리적 문제를 야기하는 자료를 생산하는 데 목적이 있다.

비임상시험은 임상시험 단계를 기준으로 최소한의 필요 시험항목을 정하고 있으며, 비임상시험 자료들은 인허가 규제기관에 제출된다. 이 자료들은 약물의 독성 및 약리에 대한 중요한 증거자료이기 때문에 높은 신뢰도가 요구된다. 따라서, 안전한 임상시험과 의약품 인허가를 위하여 비임상시험 자료의 정확성 및 재현성이 확보되어야 한다[153].

비임상시험은 비임상시험 관리기준(good laboratory practice, GLP)에 따라 진행하여야 한다. GLP는 비임상시험의 수준을 높이고, 모든 비임상시험의 단계에서 신뢰성 있는 시험자료를 만들기 위해 적용되고, 규제기관 및 시험의뢰자는 해당 시험의 질적 수준을 평가할 수 있다. GLP 규정에 의하면 의약품 허가 시 제출되는 핵심 비임상시험 자료는 GLP를 준수하여 작성되어야 한다고 규정하고 있다.

---

150) 「약사법」 제2조

16. "비임상시험"이란 사람의 건강에 영향을 미치는 시험물질의 성질이나 안전성에 관한 각종 자료를 얻기 위하여 실험실과 같은 조건에서 동물·식물·미생물과 물리적·화학적 매체 또는 이들의 구성 성분으로 이루어진 것을 사용하여 실시하는 시험을 말한다.

151) 「약사법」 제2조

15. "임상시험"이란 의약품 등의 안전성과 유효성을 증명하기 위하여 사람을 대상으로 해당 약물의 약동(藥動)·약력(藥力)·약리·임상적 효과를 확인하고 이상반응을 조사하는 시험을 말한다.

152) 이태진 외, 「제약산업 정책의 이해」, 한국보건산업진흥원, 2014.8, p.165.

153) 이태진 외, 위의 책, p.166.

[표 2-45] 비임상시험 주요 항목과 임상시험의 연계

비임상시험 항목	임상시험 단계
단회, 반복독성(2~4주), 유전독성(in vitro) 효력, 안전성약리(필수시험) ADME	제1상 임상시험
반복독성(임상투여기간에 따름), 유전독성(in vivo), 안전성약리(필수시험 외)	제2상 임상시험
반복독성(6개월, 9~12개월), 생식발생독성(Seg Ⅰ, Ⅱ)	제3상 임상시험
발암성 시험, 생식발생독성(Seg Ⅲ), 기타	허가신청 시

신약 개발과 관련된 시험자료 조작을 방지하기 위하여 미국 FDA는 1976년 GLP 규정을 도입하였다. 이후 네덜란드, 스위스, 영국, 일본 등이 관련 규정을 마련하였고, 우리나라도 물질특허 도입을 앞둔 1986년 신약 허가를 위한 의약품의 독성시험 자료의 신뢰성 확보를 위하여 GLP 규정을 도입하였다

OECD는 여러 국가의 GLP 규정의 통일을 위해 'OECD Principles of Good Laboratory Practice'를 발표하였다. 또한, OECD는 각 국가의 GLP 기준을 맞추고 독성시험자료의 중복생산으로 인한 부담을 덜기 위하여 회원국 간 OECD GLP를 준수하여 생산된 비임상시험자료를 인정해 주는 OECD MAD(Mutual Acceptance of Data)를 채택하고 있다. 현재 OECD Principles of Good Laboratory Practice는 OECD MAD를 채택한 국가들을 포함하여 시행되고 있다.

GLP 규정은 소비자 보호를 위한 사회규제로 볼 수 있다. 실제 미국에서 GLP가 도입된 배경도 의약품 독성시험 자료의 신뢰성 확보와 이에 따른 소비자 보호를 위한 목적이었다. 1960년대와 1970년대 화학물질에 대한 독성시험의 수요가 제약사의 내부에서 수행할 수 있는 수준을 넘어서자, 필요한 독성시험을 외부시험기관(contract research organization, CRO)에 위탁하는 현상이 자주 발생하게 되었다. 그러나, 독성시험을 외부시험기관에 위탁하는 행위는 독성시험 자료의 신뢰성에 타격을 줄 수 있었다. 외부시험기관은 시험의뢰자가 원하는 결과만을 공개하고 그렇지 않은 결과의 공개를 거부할 수 있었기 때문이었다. 또한 시험기관의 업무량이 증가하면서 시험의 질을 담보할 수 없었기 때문이었다.

이는 1970년대 초 신약허가 과정에서 부정적인 임상시험 결과들이 축소, 은폐되어 FDA에 제공된 사례가 증가하면서 미국 내에서 사회적으로 큰 문제가 되었다. FDA에 제출된 자료들이 기존에 발표된 자료들과 일치하지 않음이 확인되자, 1975년 케네디 의원의 주도로 제약사들의 비임상 및 임상시험에 대한 청문회(Preclinical and clinical testing by the pharmaceutical industry)가 열리게 되었다. 이 청문회에서 FDA는

비임상자료의 고의적인 조작이 발견된 사례[154]를 보고하였고, 이로 인하여 제약사 및 외부시험기관(CRO)에서 수행된 비임상시험 자료에 대한 전면적인 조사가 시작되었다. IBT사 사건 이후 미국 내에서는 GLP 규정이 확립되었다[155].

우리나라는 1980년대 신약 개발에 박차를 가하면서 신약허가를 위한 독성시험자료의 신뢰성을 확보하기 위하여 GLP 제도를 도입하였다. 이를 위하여 1986년 GLP 관련 규정으로 의약품 안전성시험 관리기준을 제정하였다. 하지만, 이 시기의 국내 독성시험자료 생산은 미비하였으며, GLP 운영기반도 구축되지 않았다.

1996년 우리나라가 OECD에 가입함에 따라 정부는 국제수준의 GLP 운영체계를 갖추고자 1998년 의약품 안전성시험 관리기준을 전면 개정하여 OECD 규정에 근거한 의약품 안전성시험 관리기준을 도입하였다. 2000년에는 의약품 안전성 시험 관리기준을 비임상시험 관리기준으로 개칭하여 신규 제정하였다. 이에 따라 GLP 시험기관 상호인정제가 도입되었다. 2005년에는 비임상시험 관리기준이 개정되어 다지점시험 실시의 근거가 마련되었다[156].

(1) 독성시험

1937년 미국의 메센길(S. E. Massengill)社가 항생제인 설파닐아미드(sulfanilamide)를 액상으로 만들면서 용매로 자동차 부동액 성분인 디에틸렌글리콜(diethylene glycol)을 사용하면서 동물실험 등을 통한 독성 검사를 하지 않았다. 그 결과, 설파닐아미드를 복용한 환자 중 100여 명이 사망하는 사고가 발생했고, 미국 식품의약품안전국(Federal Food, Drug and Cosmetic, FDAC)이 설립되었다. 또한, 이 사건을 계기로 의약품 독성학이 독립된 학문으로 정립되었고, 독성실험 중 실험동물의 절반이

154) Industrial Bio-Test(IBT) Laboratories 사례 : IBT Laboratories는 1953년 미국 노스웨스턴 대학에 설립된 외부 시험기관(Contract Research Organization)로 미국에서 가장 큰 독성 시험기관으로 성장하여 1970년대 중반에는 미국에서 시행되는 독성시험의 35~40%를 수행하였다. 이 회사는 총 22,000여 건의 독성시험을 수행하였으며 이 결과가 물질허가 및 등록에 사용되었으며, 이 회사는 시험을 의뢰한 회사들 사이에서 시험의 수행능력이 뛰어나고 가격이 적절하여 평판이 좋았다. 그러나, 1976년 제약사들의 비임상 및 임상시험 청문회에서 FDA 조사관은 IBT사의 부적절한 연구수행에 대하여 증언하였다. IBT사는 시험의뢰자가 원하는 결과를 만들었으며 잘못된 시험설계를 은폐하기 위하여 시험결과를 조작하였다. 심지어 수행되지 않은 시험결과를 자의적으로 만들었고, 죽은 동물을 다른 동물로 교체하기도 하였다. IBT사의 시험환경 또한 부실하여 실험동물들은 우리를 탈출하여 다른 우리로 들어가기도 하였다. 또한 시험과정에서 시험약을 과다하게 투여하거나 다른 시험약을 투여하기도 하였고, 시험일정을 잊고 지나간 경우에는 다른 시험결과를 편집하여 사용하기도 하였다. FDA는 조사에 들어가 IBT사가 수행한 867개의 시험 중 618개를 무효화하였으며 IBT사의 관계자를 기소하였고, 이들은 1983년 유죄판결을 받았다.

155) 이태진 외, 「제약산업 정책의 이해」, 한국보건산업진흥원, 2014.8, pp.174~176.

156) 이태진 외, 위의 책, p.176.

죽을 때 투여량인 반수치사량(LD_{50})이 이때 개발되어 현재까지 어떤 물질의 독성을 평가하는 중요한 기준으로 사용되고 있다[157].

독성시험은 시험약을 실험동물에 투여하여 얻어진 독성시험 결과를 바탕으로 첫째, 사람에게서의 독성반응을 예측하고, 둘째, 임상시험에서의 안전한 투여용량을 설정하며, 셋째, 환자에게 독성을 나타내는 표적장기와 독성증상을 모니터링하기 위해 수행된다. 주요 독성시험으로는 단회투여 독성시험, 반복투여 독성시험, 유전 독성시험, 생식발생 독성시험, 발암성시험 등이 있다[158].

[표 2-46] 독성시험 주요내용

독성시험 구분	주요 내용
단회투여독성시험	○ 시험물질을 시험동물에 단회 투여(24시간 이내의 분할 투여하는 경우도 포함)하였을 때 단기간 내에 나타나는 독성을 질적 및 양적으로 검사하는 시험
반복투여독성시험	○ 시험물질을 시험동물에 반복투여하여 중장기간 동안에 나타나는 독성을 질적 및 양적으로 검사하는 시험
유전독성시험	○ 시험물질이 유전자 또는 유전자의 담체인 염색체에 미치는 상해작용을 검사하는 시험 – 생체에서 일어날 수 있는 발암성 여부를 예측할 수 있음
생식발생독성시험	○ 시험물질이 포유류의 생식발생에 미치는 영향을 규명하는 시험 – 수태능 및 초기배 발생시험, 출생 전후 발생 및 모체기능 시험, 배태자 발생 시험 등이 있음 – 의약품의 생체 적용 시 생식발생의 과정에서 어떤 유해영향을 유발하는지 여부에 관한 정보획득을 목적으로 실시
발암성시험	○ 의약품이 인체로 투여되었을 경우 생길 수 있는 종양 유발에 관한 내용을 질적 및 양적으로 검사하는 시험
국소독성시험	○ 시험물질이 피부 또는 점막에 국소적으로 나타내는 자극을 검사하는 시험 – 피부자극시험 및 안점막 자극시험으로 구분

(2) 약리시험

약리시험은 약물의 생체에 대한 작용기전, 흡수·분포·대사·배설, 용법·용량 등에 관하여 연구하는 약리학을 기반으로 하는 시험이다. 약물을 개발할 때는 독성에 대한

157) 이태진 외, 「제약산업 정책의 이해」, 한국보건산업진흥원, 2014.8, p.238.
158) 이태진 외, 위의 책, p.166.

자료뿐만 아니라 약리에 대한 자료도 요구된다. 약리에 대한 자료는 첫째, 약리효과 및 그 작용기전을 설명하는 것과 둘째, 표적기관 외 다른 기관에의 바람직하지 않은 약리작용을 예측하는 것을 포함한다. 주요 시험으로는 효력시험, 일반약리시험 및 안전성약리시험, 흡수·분포·대사·배설시험, 약물상호작용 등에 관한시험이 있다[159].

[표 2-47] 약리시험 주요내용

약리시험 구분	주요내용
효력시험	○ 비임상효력시험은 in vitro, ex vivo, in vivo를 포함하는 것으로, 심사대상인 효능효과를 포함한 효력을 뒷받침하는 약리작용을 시험하고 효과 발현의 작용기전을 포함 - 시험물질의 예측치료표적과 관련된 작용기전 및 영향에 관한 시험을 말하는 1차 효력시험(primary pharmacodynamic study) - 시험물질의 예측치료표적과 관련되지 않은 작용기전 및 영향에 관한 시험을 말하는 2차 효력 시험(secondary pharmacodynamic study)
일반약리시험	○ 독성시험, 효력시험 및 흡수·분포·대사·배설에 관한 시험을 제외한 비임상시험으로 의약 품 등이 신체 각 부위(계) 및 기능 등에 미치는 영향에 관한 시험 - 인체에서의 안전성과 관련이 있는 바람직하지 않은 약력학적 특징을 규명 - 독성시험 또는 임상시험에서 관찰되는 물질의 약력학적 또는 병태생리학적 부작용을 평가 관찰되거나 의심이 가는 약력학적 부작용의 기전을 조사하기 위함
안전성약리시험	○ 의약품을 치료용량 범위와 그 이상의 용량으로 노출시켰을 경우 생리적 기능에 나타날 수 있는 바람직하지 않은 잠재적 약력학적 효과를 평가하기 위한 시험
흡수·분포·대사·배설시험	○ 약물을 임상투여 경로로 적용하였을 때 체내동태를 파악하기 위한 시험 - 의약품의 유효성, 안전성과 관련하여 약물의 효과 및 그 지속시간, 작용메커니즘 등의 예측 생체내분포, 저류 시간, 농도 등을 확인할 수 있는 시험
약물상호작용시험	○ 비임상 약물상호작용연구를 통해 임상시험을 바탕으로 약물상호작용을 시험해야 하는 대상약물 선정의 근거를 마련 - 비임상시험으로서 예측이 가능한 약물상호작용에 대한 심도있는 연구가 임상시험을 통해 실시될 수 있도록 근거를 마련

159) 이태진 외, 「제약산업 정책의 이해」, 한국보건산업진흥원, 2014.8, p.167.

[표 2-48] 흡수 분포 대사 배설 시험의 주요내용

구분	내용
흡수(Absorption)	○ 의약품이 투여되고 어떻게 혈액으로 이동하는가? – 흡수의 속도, 용이도, 정도는 투여 방법과 관련이 있다. – 투여 방법은 80여 가지 정도 존재한다. – 경구투여는 가장 대표적인 투여 방법이나 혈액에 도달하기까지 시간이 걸린다.
분포(Distribution)	○ 의약품이 혈액에 도달한 후 어느 기관, 장기에 도달하고 분포하는가?
대사(Metabolism)	○ 의약품의 활성물질이 어떻게 수용성 물질로 대사되고 신장으로 배설되는가?
배설(Excretion)	○ 의약품이 몸 밖으로 어떻게 배설되는가? – 의약품은 보통 소변으로 배출된다. – 의약품이 장에서 흡수되지 않으면 대변으로 배출된다. – 이밖에도 폐, 피부, 모유로 배출된다.

(3) 제형 및 제제 개발

합성의약품은 임상적으로 사용되기 위해서는 제형화가 되어야 한다. 이를 위해서는 제제화 전 연구(preformulation studies), 제제 개발연구가 필요하다. 제형화의 과정은 약물의 투여 경로에 의하여 결정되며 제형화에 문제가 없다하더라도 제제화에는 상당한 시간과 비용이 소요된다. 최종 제제는 대규모 생산이 가능해야 하고 엄격한 품질관리 기준에 적합해야 하기 때문이다.

제제화 전 연구는 복용 형태를 결정하기 위한 사전 연구로 약물의 물리학적, 화학적 성질을 조사하는 것을 의미한다. 여기에는 농도와 순도를 확인하기 위한 분광학적 시험법, 물과 기타 용매에서 모약물과 염의 용해도와 붕해도, 모약물과 염의 용액 및 고체상태에서 화학적 안정성, pKa, pH, 지질친화성, 녹는점 등이 포함된다.

제제화에 있어서 용해도는 중요한 사항이다. 일반적으로 약물이 물에서 10mg/mℓ 이상의 용해도를 갖는다면 문제가 없다. 하지만 이 이하의 낮은 용해도를 보인다면 염을 변경하거나 비수용성 용매를 이용해야 한다. 수용성 용매에 녹지 않는 화합물은 에탄올, PEG와 같은 용해제를 이용하여 용액으로 만들 수 있다. 용해도와 더불어 붕해 속도는 경구용 제제의 흡수속도를 결정하는 요소이다. 붕해 속도는 주로 약물의 용해도, 분자량, 입자의 크기에 영향을 받는다.

일반적인 환경에서 의약품은 5% 이내의 분해율과 심각한 물리적 변화가 없는 상태에서 최소 3년의 유효기간을 갖는다. 고형 제제의 화학적 안정성은 4~75℃ 온도에서 측정되며, 수분 흡수 정도는 다양한 상대습도하에서 평가된다. 용액 중에서의 안정성

평가는 실온 또는 37℃, pH 1~11에서 필요 시 용해제를 포함하여 시험한다. 이 밖에도 자외선, 가시광선, 산소 노출에 대한 민감도도 평가된다.

위의 조건에서 단기간 붕해 속도 시험은 정상 보관조건에서의 분해 속도에 대한 예비 평가로 활용될 수 있다. 낮은 pH에 대한 민감도는 의약품이 위 내에서 분해가 되지 않으며, 장에 도달하기까지 화합물의 방출을 막기 위한 조치가 요구됨을 의미한다. 이러한 제제화 전 안정성 시험은 향후 약물 연구의 가능성을 가늠하게 하는 정보를 제공한다.

일반적으로 의약품은 경구 투여를 목표로 개발된다. 경구 투여의 경우 복용이 쉽고 투여의 방법이 자극적이지 않기 때문이다. 1일 1회 경구 투여에 적합한 조건을 만족하지 못한 약물은 이를 보완하기 위한 제제학적 개발이 필요하다. 제형개발은 의약품 성분의 특성과 요구되는 약물 전달 시스템 및 최종 제품의 형태 등도 고려해야 한다.

약물전달시스템은 신약에서 바이오의약품이 차지하는 비중이 증가하고 있기 때문에 최근 들어 더욱 복잡해지고 있다. 바이오의약품은 경구 투여에 적합한 약물의 특성에 부합하지 않기 때문에 제품화 및 상용화를 위해서는 특별한 약물전달시스템이 필요하다. 이 밖에도 항암제의 경우 약물전달시스템을 이용한 선택적인 약물 작용이 강조되고 있다[160].

2) 임상시험

임상시험(clinical trial)은 비임상실험에서 독성과 효능이 평가된 후보물질(시험약)을 환자 대상으로 안전성과 유효성을 검증하는 단계로 해당 약물의 약동·약력·약리·임상적 효과를 확인하고, 이상반응을 조사하기 위하여 사람을 대상으로 실시하는 시험 또는 연구를 말한다. 신약에 대한 임상시험은 의약품의 특성과 국가에 따라 조금씩 다를 수 있지만, 임상시험의 기준은 국제기준(International Committee on Harmonization, ICH) 가이드라인을 따르는 것이 일반적이다.

임상시험은 크게 2가지로 구분할 수 있다. 연구자가 임상시험을 계획·설계·시행하여 의약품 등의 효과 및 이상반응 등을 연구하는 연구자 주도 임상시험(IIT, Investigator Initiated Trial)과 제약·의료기기 기업 등이 신약을 개발하기 위해 임상시험기관을 통해 실시하는 기업 주도 임상시험(SIT, Sponsor Initiated Trial)이다. 일반적으로 임상시험은 기업이 주도하는 임상시험을 말하고, 연구자 주도 임상시험은 임상연구(Clinical Research)라고 한다.

160) 이태진 외, 「제약산업 정책의 이해」, 한국보건산업진흥원, 2014.8, pp.168~169.

[표 2-49] 임상시험의 단계별 목적

구분		일반적인 목적	대상 피험자/피험자 수	소요시간
1상		○ 탐색적 안전성 시험 ○ 약동학적 특징 평가	건강한 성인 : 30~60명	6개월
2상	2a	○ 탐색적 시험, “proof of concept” ○ 추가시험 진행 여부 판단을 위한 안전성·유효성 탐색	환자 : 20~200명	9개월~2년
	2b	○ 확증적 시험(1차) ○ 임상적 용량 결정	환자 : 200~500명	2~3년
3상		○ 확증적 시험(2차) ○ 허가 제출을 위한 안전성, 유효성 근거자료 마련	환자 : 500~1,000명 이상	2~5년 이상
4상		○ 예상치 못한 부작용 등을 밝히기 위한 시판 후 조사	치료받은 환자 : 10,000명 상 (국내 재심사 기준에서 신약은 3,000명 이상)	2~4년 이상

임상시험은 신약개발에서 10~15년 소요되는 기간과 평균 26억 달러가 소요되는 비용의 절반 이상을 차지하는 핵심 영역[161]으로 세계 각국의 경쟁이 치열한 분야이다. 미국, EU 등 임상시험 선진국과 우리나라, 중국, 호주 등 추격국은 글로벌 임상시험 경쟁력 확보를 위해 다양한 노력을 기울이고 있다. 미국은 FDA, NIH 및 60개 기관이 참여하여 임상시험의 품질과 효율성을 향상하기 위한 프로젝트를 추진하고 있고, 희귀질환 임상시험 신속승인제 등을 도입하였다. 영국 등은 EU 임상 네트워크 구축 및 일반인의 임상시험 참여를 국가적으로 권장하는 등 임상시험 인지도 개선을 위한 다양한 정책을 추진하고 있다. 우리나라는 2004년부터 지역임상센터, 2013년부터 임상시험 글로벌 선도센터 사업 등을 통해 세계 6위 임상역량을 보유하고 있고, 중국은 2015년 이후 글로벌 임상시험 유치를 위해 임상시험 심사인력을 2015년 344명에서 2018년 755명으로 증원하고, 임상시험 승인 신청 60일 후에는 별도의 통보가 없을 경우, 승인을 받은 것으로 간주하는 제도개선을 하였다[162].

161) PHRMA Profile, 2016.
162) 매일경제, 2019.1.16, “중국 임상시험 규제 확 풀기 시작”

[그림 2-29] 신약개발 과정 중 임상연구의 위치

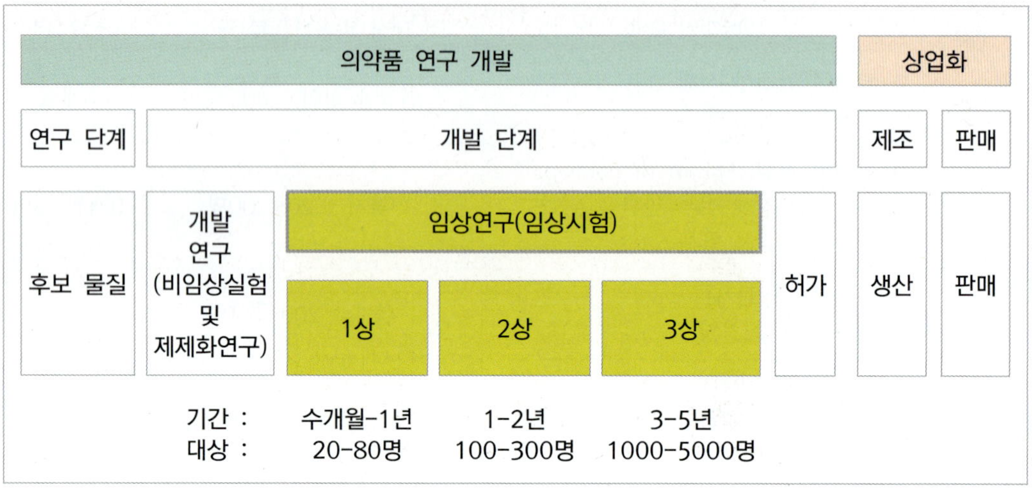

이러한 임상시험 유치 경쟁은 2가지 이유 때문이다. 첫째, 새로 개발되는 신약에 대한 국민의 접근성을 높이기 위해서이다. 예를 들어, 2011년부터 2017년까지 개발된 220여 개 신약 중에서 미국 국민은 192개 신약을 임상시험 등을 통해 접근(처방, 이용)할 수 있었고, 독일은 156개, 일본은 108개 등이었으나, 우리나라는 80개로 36%에 불과했다. 즉, 기존 의약품으로 치료할 수 없는 환자 입장에서는 새로 개발되는 신약에 접근해야만 생명 연장 또는 치료가 가능하므로 신약 접근성이 높은 해외 국가로 진료를 받기 위해 출국하기도 한다.

[그림 2-30] 국가별 신약접근도(220 drugs launched 2011~2017)

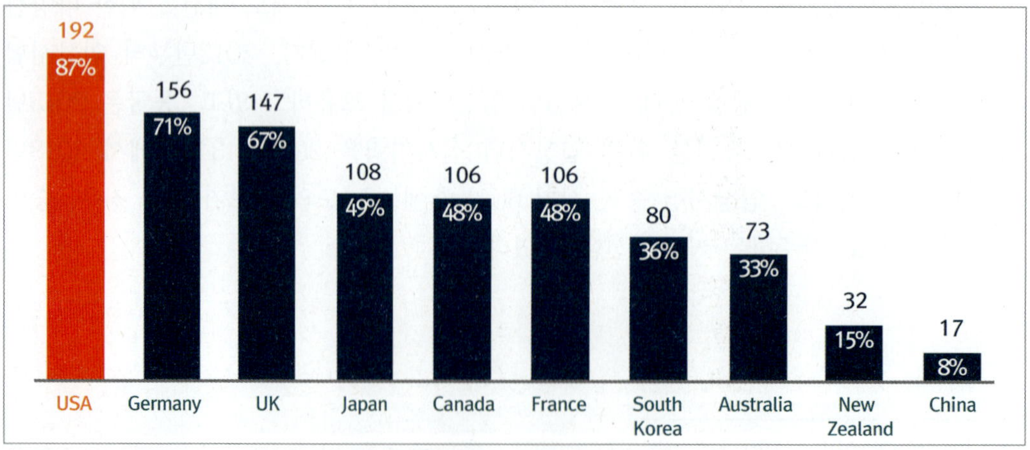

* 자료 : IQVIA analytics; PhRMA, 2018.6.5.

특히, 생명과 직결되는 항암제의 경우 2010년부터 2014년간 49개 항암제가 새롭게 개발되었으나, 이 중에 우리나라에서 임상시험 등을 통해 환자가 접근할 수 있는 항암제는 20개로 40%에 불과한 실정이다.

[그림 2-31] 2015 Global Availability of Oncology Medicines Launched 2010~2014

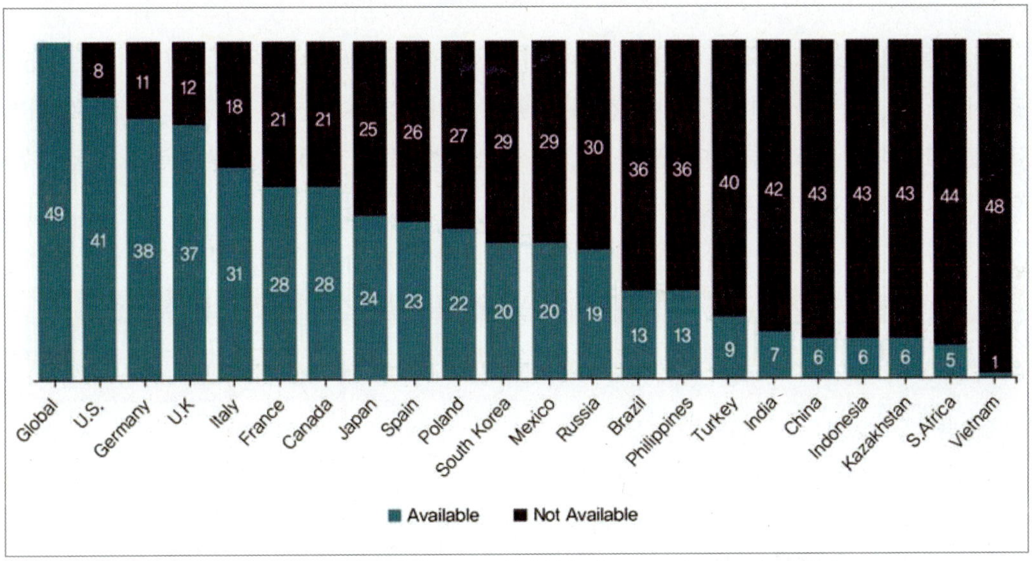

* 자료 : IMS. Global Oncology Trend Report; PhRMA, Cancer chartpack 2016.

두 번째는 임상시험을 통해 신약 개발비용을 국내로 흡수하고, 양질의 일자리 창출에 기여할 수 있기 때문이다. 예를 들어, 제약기업으로부터 임상시험 실시를 위탁받아 수행하는 임상시험수탁기관(Contract Research Organization, CRO)에 종사하는 인력이 2016년 3,059명에서 2017년 3,774명으로 715명 증가하였고, 국내에서 임상시험을 실시하기 위해 진출한 글로벌 제약기업의 연구개발 인력도 2016년 1,386명에서 2017년 1,530명으로 144명 증가하였다. 이 외에도 임상시험 과정에서 얻어지는 수많은 정보는 다시 신약개발 기초연구 등으로 피드백되어 더 나은 신약 개발의 원동력이 된다.

2017년 세계 임상시험 시장 규모는 800억 달러(90조 원)이고, 국내 임상시험 시장 규모는 9,229억 원으로 임상시험실시기관(병원)이 4,782억, 임상시험수탁기관(CRO)이 4,299억으로 추정되고 있다. 임상시험 시장은 세계적인 의료수요 증가, 신흥시장 확대 등으로 2017년부터 2024년까지 연평균 3.1% 이상 성장하는 신약 연구개발 투자에 따라 임상시험 시장 규모도 지속적으로 증가할 것으로 예측되고 있다.

[표 2-50] 글로벌 임상시험 시장 성장 추세

단위 : 10억. USD

구분	'14	'15	'16	'17	'18	'19	'20	'21	'22	'23
투자금액	70.0	72.5	77.1	80.1	83.4	85.9	88.6	91.3	94.0	96.4

* 자료 : Evaluate Pharma, WORLD PREVIEW 2018, Outlook to 2024 추정치

전 세계에서 임상시험은 연간 1만 3천여 건이 진행되고, 미국이 3,200여 건 24.5%로 세계 1위, 독일이 연간 700여 건 5.34%로 2위, 영국이 연간 650여 건 5%로 세계 3위를 차지하고 있고, 중국이 연간 520여 건 4.02%로 세계 5위, 우리나라가 연간 470여 건 3.51%로 세계 6위를 차지하고 있다.

[표 2-51] 2017년 세계 임상시험 시장 점유율(임상시험 프로토콜 기준)

구분	미국	독일	영국	캐나다	중국	한국	스페인	일본
점유율	24.5%	5.34%	5%	3.89%	4.02%	3.51%	3.47%	3.09%
순위	1위	2위	3위	4위	5위	6위	7위	8위

* (도시) ① 서울, ② 휴스톤, ③ 뉴욕, ④ 마드리드, ⑤ 보스톤, ⑥ 런던, ⑦ 마이애미
* 자료 : clinicaltrials.gov

우리나라는 2017년 기준 제약기업 임상시험이 476건(연구자 임상 182건 별도) 승인되었고, 이 중에서 국내개발 신약에 대한 임상시험은 183건으로 38.4%, 글로벌 신약에 대한 다국가 임상시험이 293건으로 61.6%를 차지하고 있다.

[표 2-52] 2017년 임상시험 현황

구분	국내 임상					다국가 임상				
	1상	2상	3상	기타	계	1상	2상	3상	기타	계
2014년	152	25	42	1	220	40	51	190	4	285
2015년	148	42	53	2	245	50	73	170	2	295
2016년	123	25	39	3	190	57	71	136	3	267
2017년	122	30	31	0	183	54	59	178	2	293

* 출처 : 2017년 식품의약품통계연보 재구성

전 세계적으로 글로벌 임상시험 유치 경쟁은 치열해지고 있으나, 우리나라 임상시험 건수는 2014년 이후 정체상태를 보이고 있고, 국내개발 신약 후보물질을 해외에서 임상시험 하는 경우가 증가하고 있다. 2017년 말 기준으로 우리나라에서 실시한 임상시험은 총 658건(연구자 임상시험 182건 포함)으로 2014년 653건에 비해 정체를 보이고 있다. 이와 반대로 국내에서 개발하여 해외에서 임상시험을 실시하고 있는 신약 후보물질은 64개 품목으로 2015년 이후 크게 증가하고 있다.

[표 2-53] 신약 임상시험 승인 현황

단위 : 건

연도	승인	국내	다국가	합성약	바이오
2014년	653	362	291	483	170
2015년	674	379	295	472	202
2016년	628	358	270	402	226
2017년	658	391	267	422	153
합계	2,613	1,490	1,123	1,779	751

* 출처 : 2017년 식품의약품통계연보 재구성

[표 2-54] 국내 개발 신약의 해외 임상시험 현황

순번	회사명	제품명	제품유형	적응증	임상단계	국가	임상개시일
1	JW중외제약(1)	CWP291	합성신약	AML/다발성골수종/위암	임상2상 (진행중)	미국	2018.05.
2	SK바이오팜(4)	YKP3089	합성신약	뇌전증	임상3상 (진행중)	미국, 유럽	
3		SKL-N05	합성신약	기면증	임상3상 (완료)	미국	
4		YKP10811 (YKP-GI)	합성신약	만성변비/과민성대장증후군	임상3상 (진행중)	미국	
5		YKP509	합성신약	간질/영아연축	임상3상 (진행중)	미국	
6	노보메타파마(1)	NovDB2	바이오신약	제2형 당뇨	임상2상 (진행중)	미국	2018
7	녹십자(2)	IVIG-SN 5%	바이오신약 (혈액제제)	면역결핍	BLA 제출 (3상완료)	미국	
8		IVIG-SN 10%	바이오신약 (혈액제제)	면역결핍	임상3상 (진행중)	미국	2017.04.
9	대화제약(1)	DHP107 (리포락셀액)	개량신약	유방암	임상2상 (IND승인)	미국	2017.08.

(계속)

순번	회사명	제품명	제품유형	적응증	임상단계	국가	임상개시일
10	동아ST(6)	DA-8159 (자이데나)	합성신약	폰탄 치료제	임상2상 (완료)	미국	
				간문맥고혈압	임상2상 (진행중)	미국	
				전립선비대증	임상2상 (완료)	미국	
11		DA-9805	천연물신약	파킨슨병	임상2상 (진행중)	미국	2017.03.
12		DA-8010	합성신약	과민성방광	임상1상 (완료)	유럽	2016.06.
13		DA-1241	합성신약	당뇨병	임상1b상 (진행중)	미국	2017.01.
14		DA-9801	천연물신약	당뇨병성신경병증	임상2상 (완료)	미국	2013.04.
15		DA-9701	천연물신약	기능성소화불량	임상2상 (진행중)	미국	2014.10.
16	동화약품(1)	DW-224a (자보란테)	합성신약	CABP 지역사회획득성폐렴	임상3상 (IND승인)	미국	2014.04.
17	메드팩토(1)	TEW-7197	바이오신약	골수이형성증후군 /간암	임상2상 (진행중)	미국	2017
18	메디포스트(2)	뉴모스템	바이오신약 (줄기세포 치료제)	미숙아 기관지폐이형성증	임상1/2상 (진행중)	미국	2014
19		카티스템	바이오신약 (줄기세포 치료제)	골관절염	임상1/2a상 (완료)	미국	2011
20	메지온(1)	유데나필	합성신약	폰타수술/ 발기부전	임상3상 (진행중)	미국	
21	바이로메드(3)	VM202-DPN	바이오 신약	당뇨병성 신경병증	임상3상 (진행중)	미국	2015.04.
22		VM202-PAD		만성/ 허혈성 족부궤양	임상3상 (진행중)	미국	2015.08.
23		VM202-ALS		근위축성 측삭경화증	임상2상 (진행중)	미국	2016.09.
24	부광약품(3)	MLR-1023	합성신약	2형 당뇨병	임상2b상 (진행중)	미국	2015.02.
25		YN968D1 (Apatinib Mesylate)	합성신약	위암	임상3상 (진행중)	미국	2017.03.
26		JM-010	신약	파키슨병	임상2상 (IND승인)	유럽	2018.10.
27	브릿지바이오(1)	BBT-401	바이오신약	궤양성대장염	임상1상 (완료)	미국	2018
28	삼양바이오팜(1)	제넥솔피엠주	신약	췌장암	임상1b/2상 (IND승인)	미국	TBD
29	신라젠(1)	JX-594 (펙사벡)	바이오신약	간암	임상3상 (진행중)	미국	2015.04.
30	아이진(1)	EG-mirotin	바이오신약	당뇨망막	임상2상 (진행중)	유럽	2017

(계속)

순번	회사명	제품명	제품유형	적응증	임상단계	국가	임상개시일
31	안트로젠(2)	ALLO-ASC-DFU	바이오신약(줄기세포치료제)	당뇨병성 족부궤양	임상2상(IND승인)	미국	2017.10.
32		ALLO-ASC-DEB		이영양성 수포성 표피박리증	임상1상(진행중)	미국	2017
33	에스텍파마(1)	VVZ-149	합성신약	통증	임상2상(진행중)	미국	2015.06.
34	엔지켐생명과학(1)	EC-18		호중구감소증	임상2상(진행중)	미국	2016.07.
35	종근당(2)	CKD-504	합성신약	헌팅턴병	임상1상	미국	2017
36		CKD-506	합성신약	자가면역질환	임상2상(IND승인)	유럽	2018.07.
37	제넥신(5)	GX-188E	바이오신약(백신)	자궁경부전암	임상2상(진행중)	유럽	2015.04.
38		GX-H9	바이오신약	성장호르몬 결핍증	임상3상(진행중)	유럽	
39		GX-G6	바이오신약	당뇨병	임상1상(진행중)	유럽	2017.01.
40		GX-G3	바이오신약	호중구 감소증	임상2상(IND승인)	유럽	2016.02.
41		하이루킨-7	바이오신약		임상1/2상(IND승인)	미국	2018.10.
42	지트리비앤티(3)	GBT-201(RGN-259)	바이오신약	안구건조증	임상2b/3상(진행중)	미국	2016.08.
				신경영양성각막염	임상3상(진행중)	미국	2015.08.
43		GBT-101(RGN-139)	바이오신약	수포성표피박리증	임상3상(IND승인)	미국	2017.02.
44		OKN-007	바이오신약	교모세포종	임상1/2상(진행중)	미국	2018
45	차바이오텍(1)	PLX-PAD	바이오신약(줄기세포 치료제)	간헐성 파행증	임상2상(진행중)	미국	2013
46	코오롱티슈진(1)	티슈진-C(인보사)	바이오신약(유전자치료제)	퇴행성골관절염	임상3상(진행중)	미국	2015.05.
47	큐리언트(2)	Q301	바이오신약	아토피성 피부염	임상2a상(완료)	미국	2015
48		Q203(텔라세벡)	바이오신약	다제내성 결핵	임상2상(진행중)	미국	2018
49	파미셀(1)	cellgram-LC	바이오신약(줄기세포치료제)	간경변	임상1상(IND승인)	미국	2018.07.
50	한미약품(10)	HM10560A(LAPS-hGH; HM10560A)	바이오신약	인성장 호르몬	임상2상(완료)	미국, 유럽	2011.10.
51		HM61713	합성신약	T790mM-양성 비소세포폐암	임상2상(진행중)	미국 외 9개국	2015.06.
52		HM781-36B(포지오티닙)	합성신약	유방암	임상2상(진행중)	미국(스펙트럼社)	2016.02.

(계속)

순번	회사명	제품명	제품유형	적응증	임상단계	국가	임상개시일
53	한미약품(10)	Eflapegrastim (LAPS-GCSF; HM-10460A)	바이오신약	호중구감소증	임상3상 (진행중)	미국, 유럽 (스펙트럼社)	2017.07.
54		HM12525A (LAPS-GLP/GCG)	바이오신약	당뇨, 비만	임상1b상 (진행중)	미국 (얀센社)	2017.08.
55		HM71224 (LY3337641)	합성신약	면역질환	임상2상 (진행중)	글로벌 (릴리社)	2016.08.
56		Efpeglenatide (LAPS-CA-Exendin-4; HM11260C)	바이오신약	당뇨병	임상3상 (진행중)	미국, 유럽 (사노피社)	
57		LAPS-Insulin115	바이오신약	당뇨병	임상1상 (진행중)	미국	2015.01.
58		LAPS-Insulin combo	바이오신약	당뇨병	임상1상 (준비중)	미국	TBD
59		LAPS-Insulin	바이오신약	당뇨병	임상1상 (진행중)	미국	2017.10.
60	한올바이오파마 (3)	HL009	개량신약	아토피	임상2상 (완료)	미국	2010.09.
61		HL143(한페론)	바이오신약	C형 간염	임상2상 (완료)	미국	2010.10.
62		HL036	바이오신약	안구건조증	임상2상	미국	2017.11.
63	현대약품(1)	HD-6277	합성신약	당뇨병	임상1상 (진행중)	유럽	2017.07.
64	휴온스(1)	HU024	바이오신약	안구건조증	임상2상 (진행중)	미국	2016.12.

* 출처 : 한국보건산업진흥원, 「혁신형 제약기업 연차보고서」, 기업 보도자료 등, 2018.

이렇게 국내 임상시험은 정체되고, 해외 임상시험이 증가하는 이유는 크게 3가지이다. 첫째, 임상시험 승인이 지연되는 등 임상시험을 빨리 할 수 없기 때문이다. 제약기업은 임상시험의 비용부담이 크므로 신속이 추진해서 빨리 성공하거나, 빨리 포기하는 것을 원하고 있으나, 임상시험을 실시하기 위해서 광고를 통해 임상시험 참가자(피험자)를 모집해야 하므로 모집기간만큼 시간이 지체되고, 식품의약품안전처의 자료 보완 요구 및 심사인력의 부족 때문에 절차 승인이 지연되며, 임상시험 실시기관에 설치된 임상연구심의위원회(Institutional Review Board, IRB)에 개별 건마다 임상시험 실시계획을 승인받아야 하기 때문이다.

예를 들어, 5개 임상시험실시기관(병원 임상시험센터)에서 동시에 임상시험을 해야 하는 경우, 1개소의 임상연구심의위원회에서 불승인이 나면, 임상시험 계획 변경 등을 위해

나머지 4개 기관도 임상시험을 실시할 수 없는 경우가 생긴다. 미국 등에서는 이러한 경우를 방지하기 위해 기관 공동 임상연구심의위원회 심의를 받을 경우, 개별 기관에서의 심의를 면제하는 등의 제도가 활성화되어 있으나, 우리나라는 기관 간 책임문제 등으로 활성화되지 못하고 있다.

둘째, 국내 임상시험 비용이 미국, EU 수준으로 상승하여 글로벌 신약 임상시험이 비용이 저렴한 중국 등으로 유출되는 경우가 증가하고 있기 때문이다. 현재 영국의 임상시험 비용을 100으로 볼 경우, 미국은 127, 우리나라는 95, 인도는 39, 중국은 37 등으로 추정되고 있다[163].

셋째, 임상시험실시기관 간 정보 교류를 할 수 없으므로 다기관 임상시험의 한계가 있기 때문이다. 그간 임상시험실시기관의 임상시험 관리시스템이 주로 병원 진료정보 시스템(EMR)과 연동되어 있으므로 병원 간 진료정보 연계가 되지 않는 한계가 임상시험 분야에서도 동일하게 나타나고 있고, 기관 간 임상데이터 관리 등의 질적 편차도 존재하고 있어서 공동활용 기반이 미흡하기 때문이다.

임상시험은 임상시험관리기준(Good Clinical Practice, GCP)에 따라 사람을 대상으로 한 임상시험을 수행함에 있어 국제적으로 통용되는 윤리 및 과학적 시험의 기준이다. ICH에서 제정하여 1996년 공고된 GCP 가이드라인은 첫째, 수행된 임상시험의 자료가 정확하고 신뢰할만하며, 임상시험 과정에서 피험자의 권리 보호가 이루어졌는지 여부, 둘째, ICH 가입국인 미국, 유럽연합, 일본의 의약품 규제기관이 임상시험 결과를 상호인정하기 위한 통일된 기준으로 이루어졌는지 여부를 주된 목적으로 하고 있다.

GCP는 시험약의 시판허가를 목적으로 진행되는 임상시험뿐만 아니라 연구를 목적으로 하는 임상연구(clinical research)에서도 적용된다. 연구목적의 임상연구에서도 피험자의 권리와 안전 등은 중요한 문제이기 때문이다.

GCP 가이드라인은 GLP와 다르게 과학적 시험기준에 대한 내용뿐만 아니라 직접적으로 환자의 인권과 관련된 내용을 포함하고 있다.

1983년 당시 보건사회부는 의약품 임상시험 관리기준에 관한 제도를 내부적으로 검토하였지만, 실질적인 제도의 정립으로 이어지지 못했다. 1987년 정부는 의약품 임상시험 관리기준을 제정하고 공포하였으나, 그 내용은 형식적이었으며 시행은 보류되었다. 1992년에 「약사법 시행규칙」을 개정하여 임상시험의 실시 원칙을 입법화하였다. 이후에 「약사법 시행규칙」이 개정되면서 새로운 규정들이 추가되었다.

163) Parecel sourcebook, 2013.

[표 2-55] 임상시험 구성

단계	단계별 시험 내용	임상의 목적과 비고사항
비임상	• 제제학적 시험 : 안정성, 흡수성, 용해도, 제제 형태 • 독성시험 : 혈중 농도와 독성의 관련성 • 약력학적 시험 : 주요 약리작용의 프로파일 • 일반약리 시험 : 여러 장기의 기능에 미치는 효과에 대한 프로파일 • 약동학적 시험 : 흡수, 분포, 대사, 배설	• 일반적인 가이드라인 외에 향후 진행될 환자에 따라 생식독성, 국소 자극성, 항원성 시험 등 여러 가지 시험이 추가됨 • 비임상의 기본적인 목적은 동물모델 대상으로 한 자료로부터 인간에 적용할 초기 투여 용량 및 부작용의 스펙트럼, 독성용량 등을 예측하려는 것임
임상1상	• 신약후보물질의 체내 동태 (Pharmacokinetics) • 인체에서의 약리작용 • 부작용 및 안전 용량 범위 확인 • 비교적 건강한 사람 대상(20~80명)	• 약물의 안전성 및 약효 기능성을 검토 하기 위한 단계 • 항암제 등과 같이 cytotoxicity를 나타 내는 의약품의 경우 건강한 사람이 아닌 환자를 대상으로 1상 진행하여 최대 투여 가능한 용량과 유효성을 검증하기도 함
임상2상	• 2a상 : 약물의 약효 확인, 작용 시간, 유효 용량 검토 • 2b상 : 약효 입증, 유효 용량 확인, 용량 반응 양상 검토, 유효성과 안전성의 균형적인 검토 • 통상 100~200여 명의 환자 대상(대상 질환에 따라 차이가 큼)	• 약물의 유효성과 안전성을 증명하기 위해 잘 통제된(controlled) 프로토콜로 임상 실시 • 2상을 전기, 후기 나누지 않기도 함
임상3상	• 충분히 많은 환자를 대상으로 유효성과 안전성 확인 • 장기 투여시 안전성 검토 • 약물 상호작용 및 특수 환자군 용량 정립 • 수백에서 수천 명의 환자 대상	• 신약의 유효성이 2상에서 어느 정도 확인된 후 적응대상 질환에 대한 추가적인 유효성 정보나 확실한 증거 수집을 위해 진행되는 시험 • 대상 환자를 대규모로 확대한 임상으로 controlled 혹은 uncontrolled 프로토콜로 진행 • 시험 종류에 따라 장기간, 다기관 임상이 진행되며 약물의 특성에 따라 대상 환자 수도 크게 차이가 남
임상4상	• 약물의 유해반응(부작용) 빈도에 대한 추가 정보 획득(시판 후 안전성 조사, Post Marketing Surveillance) • 특수 약리작용 검색, 장기간 대규모 추적 연구, 3상 자료 보완, 특수환자군에 대한 임상, 새로운 적응증 탐색 등(시판 후 임상 연구 Post Marketing Clinical Trials)	• 시판 후 안전성 조사와 시판 후 임상연구로 나누어짐

* 출처 : 홍미영, 「신약개발 분야 정부·민간 R&D의 역할조정을 통한 효율화 방안 연구」, 한국과학기술기획평가원, 2016.1, p.12.

의약품 임상시험 관리기준은 당시 식품의약품안전청(현 식품의약품안전처) 고시로 제정되어 식품의약품안전청에서 임상시험을 관리하게 되었다. 2000년에는 이를 개정하여 국내 규정과 ICH 가이드라인의 조화를 시도하였다. 임상시험계획서 승인신청(Investigational New Drug Application, IND)은 사람을 대상으로 한 시험약의 안전성·유효성 자료 수집을 목적으로 임상시험을 실시하고자 하는 자가 식품의약품안전처장의 승인을 신청하는 것이다. 「약사법」 제34조에 따라 '임상시험 등의 계획 승인 및 의약품 임상시험계획 승인지침'에 따라 임상시험을 진행하려는 자는 임상시험계획서를 작성하고 타당한 자료를 제출하여 식품의약품안전처장의 승인을 받아야 한다.

임상시험계획 신청 시 제출해야 하는 자료는 ① 임상시험계획서 또는 임상시험변경계획서, ② 의약품 제조 및 품질관리기준 또는 생물학적제제 등 제조 및 품질관리기준에 맞게 제조되었음을 증명하는 자료, ③ 자가기준 및 시험방법, ④ 안전성·유효성과 관련하여 식품의약품안전처장이 고시한 자료이다[164].

[표 2-56] 임상시험의 분류

시간에 따른 분류	제1상 임상시험 (Phase Ⅰ)	제2상 임상시험 (Phase Ⅱ)	제3상 임상시험 (Phase Ⅲ)	제4상 임상시험 (Phase Ⅳ)
목적에 따른 분류	임상약리시험 (human pharmacology study)	치료탐색시험 (therapeutic exploratory study)	치료확인시험 (therapeutic confirmatory study)	치료사용시험 (therapeutic use study)

임상시험은 시간적 순서에 따라 제1상 임상시험(Phase Ⅰ), 제2상 임상시험(Phase Ⅱ), 제3상 임상시험(Phase Ⅲ), 제4상 임상시험(Phase Ⅳ)으로 구분되고 있다. 최근 들어 임상개발 단계를 임상시험의 목적에 따라 구분하는 추세도 나타나고 있다. 이 방법에 따르면 임상시험은 임상약리시험(human pharmacology study), 치료탐색시험(therapeutic exploratory study), 치료확인시험(therapeutic confirmatory study), 치료사용시험(therapeutic use study)으로 나뉜다. 비록 두 체계에 속하는 임상시험이 각각 완벽히 일치하는 것은 아니나 대체로 다음과 같이 분류할 수 있다.

164) 이태진 외, 「제약산업 정책의 이해」, 한국보건산업진흥원, 2014.8, pp.177~182.

[표 2-57] 목적별 임상시험 분류

구 분	임상시험의 목적	예시
임상약리시험 (1상, Human Pharmcology)	• 내약성 평가 • 약동학과 약력학 정의/서술 • 약물대사와 상호작용 조사 • 치료효과 추정	• 용량–내약성 임상시험 • 단독과 반복 투여에 따른 약동학/약력학 임상시험 • 약물 상호작용 시험
치료적 탐색 임상시험 (2상, Therapeutic exploratory)	• 목표 적응증에 대한 탐구 • 후속 시험을 위한 용량 추정 • 치료확증 시험을 위한 시험설계, 평가 항목, 평가 방법에 대한 근거 제공	• 대리 약리학적 평가 또는 임상적 평가 방법을 사용하여 잘 정의된 소수 환자에서의 비교적 단기간에 걸친 초기 임상시험 • 용량–반응 탐색 임상시험
치료적 확증 임상시험 (3상, Therapeutic confilmatory)	• 유효성 입증/확증 • 안전성 자료 확립 • 임상적용을 위한 이익과 위험의 상대 평가 근거 제공 • 용량과 반응에 대한 관계 확립	• 유효성 확립을 위한 적절하고 잘 통제된 임상시험 • 무작위 배정에 의한 용량–반응 임상시험 • 안전성 임상시험 • 이환율/사망률을 위한 임상시험 • 비교적 간단한 대규모 임상시험 • 대조군을 이용한 비교 임상시험
치료적 사용 임상시험 (4상, Therapeutic use)	• 일반 또는 특정 대상군/환경에서 이익과 위험에 대한 이해 • 흔하지 않은 이상반응 확인 • 추천되는 용량을 확인	• 대조군을 이용한 유효성 임상시험 • 이환율/사망률을 대한 임상시험 • 부가적인 평가 항목에 대한 임상시험 • 비교적 간단한 대규모 임상시험 • 약물 경제학적 측면의 임상시험

2009년 Datamonitor 자료에 따르면, 하나의 신약을 개발하는 데 투자되는 비용은 평균 13억 달러이고, 이 중에서 초기단계 연구와 비임상 단계에 투자되는 연구개발비는 3.5억 달러(27%), 임상 1상은 1억 달러(8%), 임상 2상 1.7억 달러(13%), 임상 3상 3.7억 달러(28%)에 이른다고 한다. 즉, 전체 연구비 중 50%가 임상 단계에 투자가 되고 있고, 기간도 6~7년으로 신약개발 단계 중 가장 긴 시간이 소요되며, 임상 1상 단계 진입한 후보물질이 신약으로 허가에 성공할 확률은 20%로서 리스크가 가장 큰 단계가 개발단계이다.

제1상 임상시험에는 피임상시험자 1인별 2.6만 달러(약 28백만 원), 제2상 임상시험에는 1.93만 달러(약 21백만 원), 제3상 임상시험에는 1.57만 달러(약 17백만 원)이 소요되는 것으로 알려져 있다. 이와 같이 임상시험은 시간뿐만 아니라 많은 비용이 소요되는 단계이다. 그러므로 제약사는 당초 기대했던 효과를 보이지 않은 시험약의 임상시험을 중지하거나, 실질적인 특허 보호 기간 연장을 위해 우수한 효과를 보인 시험약의 임상시험을 신속히 추진한다.

[그림 2-32] 신약 개발 단계별 R&D투자비용

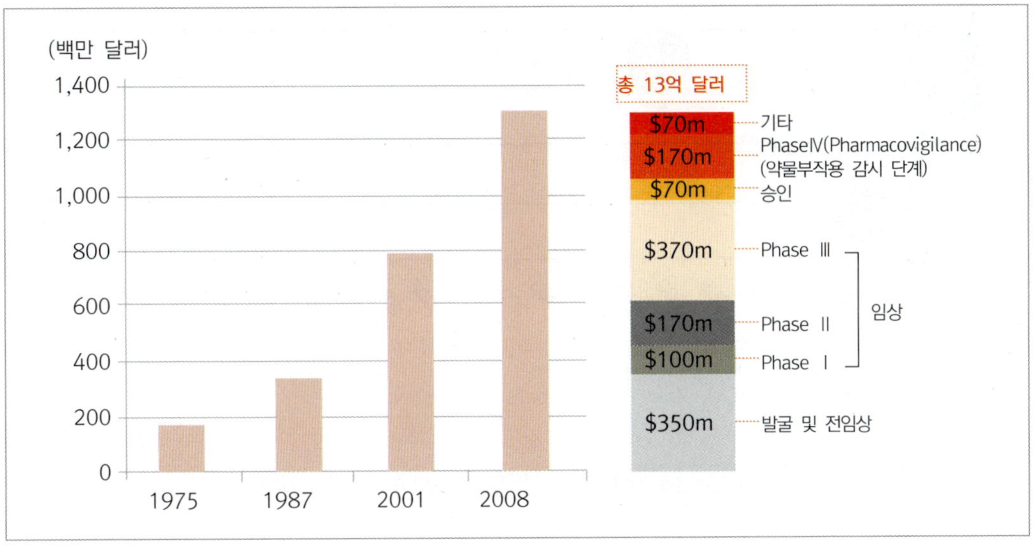

* 출처 : 식품의약품안전처 설명자료

현재 세계 제약산업이 당면한 가장 큰 문제는 신약개발 R&D의 생산성이 계속적으로 저하되고 있다는 것이다. 신약 개발에 투자되는 R&D 비용은 지속적으로 증가하는 반면, 미국 FDA 승인을 받는 신약(NMEs) 수는 오히려 감소하는 추세이기 때문이다. 미국 제약협회(PhRMA)에 따르면 2005년 연간 R&D 투자는 약 400억 달러로 1992년에 비해 약 4배 이상 증가하였으나, 같은 기간동안 신규분자물질(NMEs) 기준으로 신약 승인건수는 절반 이하로 감소하는 등 R&D 생산성이 급격히 악화되고 있다. 2014년 미국 제약협회의 연구개발비는 전년보다 27억 달러 증가한 512억 달러로 파악되고 있다.

2014년에 하나의 신약개발에 투입된 비용은 평균 26억 달러로 10여 년 전에 비해 2.6배 이상 급증하는 등 신약개발 비용이 지속적으로 증가하고 있는 가운데 미국 FDA가 안전성 기준을 강화함에 따라 이러한 추세는 계속될 전망이다. 신약 연구개발 비용 증가의 원인으로 신약 허가과정 강화, 신약 승인 감소, 아웃소싱 활용 증가로 인한 개발비 증가 등으로 볼 수 있다. 특히, 2000~2003년에 비해 임상시험 건당 요구되는 절차의 수가 2008~2011년에 57%나 증가하였으며, 이로 인해 비용과 생산성에 가장 큰 영향을 미치는 2상과 3상의 임상실패율이 가장 가파르게 올라가고 있는 추세이다.

[그림 2-33] PhRMA 제약기업의 R&D 투자(1995~2014)

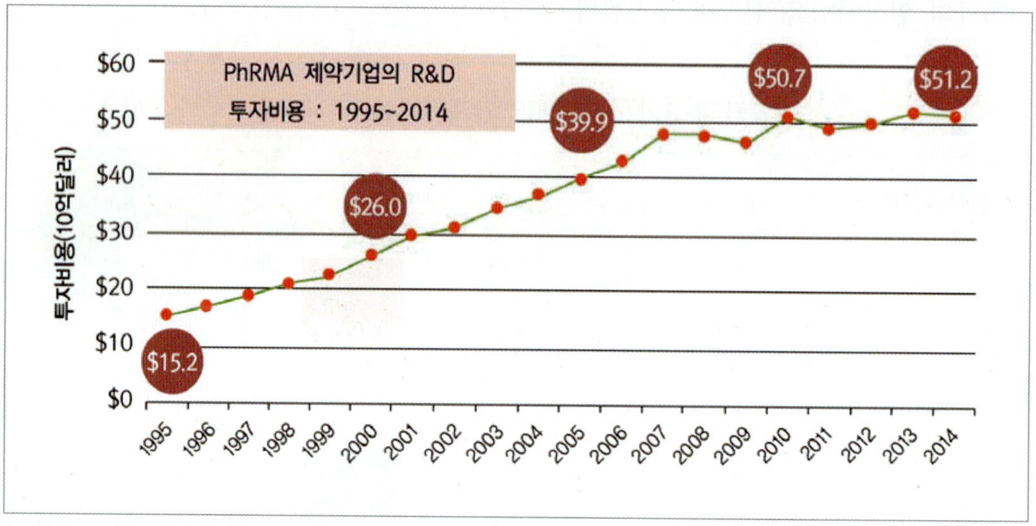

* 출처 : 미국 제약협회(PhRMA), Annual membership survey, 2016.

[그림 2-34] 하나의 신약개발에 투자되는 비용

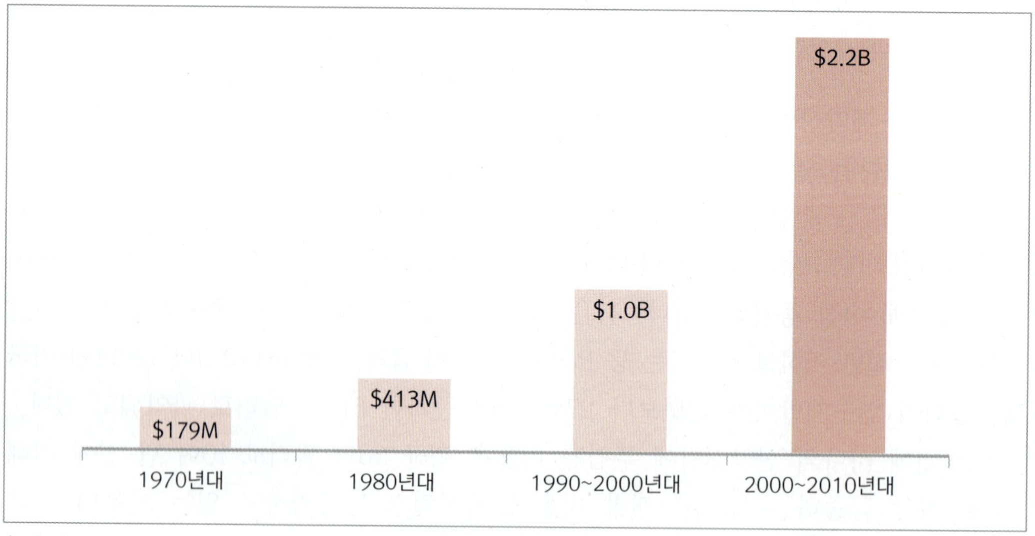

* 출처 : Tufts CSDD

현재 신약후보물질 5,000~10,000종 중에서 전임상에 들어가는 물질은 약 250종, 임상시험에 들어가는 물질은 5종, 최종적으로 승인을 받아 출시되는 약물은 1종에 불과한 것으로 추정되고 있다. 특히, 비용이 더 많이 투입되는 임상 2·3상에서 신약개발이 중단되는 경우도 많기 때문에 제약사의 R&D 예산 부담이 더욱 가중되고 있다[165].

[그림 2-35] 연구개발비 대비 신약 승인 건수(1991~2011)

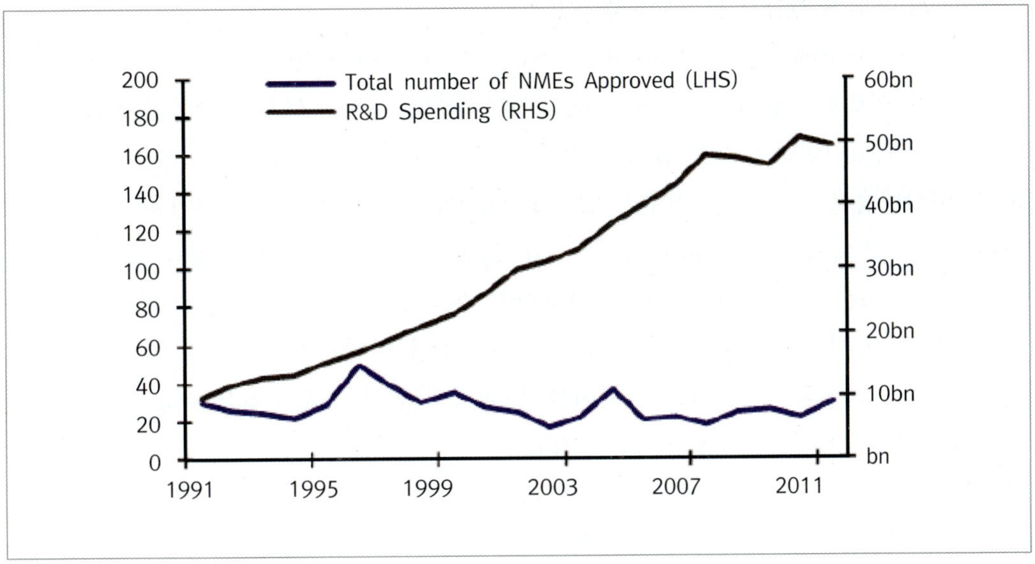

* 출처 : 미국 제약협회(PhRMA)

(1) 제1상 임상시험

제1상 임상시험은 비임상시험 결과 안전하다고 판단되는 시험약을 처음으로 사람에게 투여(first in human trial)하는 시험이다. 건강한 사람을 대상으로 시험하는 것이 일반적이나, 심각한 독성을 야기할 수 있는 시험약의 경우 환자 인권과 관련된 윤리적 문제를 야기할 수 있기 때문에 적응증 환자에 한정하여 실시하기도 한다.

제1상 임상시험에서 사용될 최초 용량 설정은 피험자들의 안전과 임상시험 비용의 측면에서 매우 중요하다. 높게 설정된 Maximum Recommended Starting Dose (MRSD)는 피험자의 안전을 위협할 수 있으며, 낮게 설정된 MRSD는 추가적인 용량 점증시험(dose escalation test)을 필요로 하게 된다. 따라서 최적의 MRSD를 설정하는 것은 임상시험에서 무엇보다 중요하다.

MRSD는 다양한 근거자료를 가지고 설정되나, 관련 자료가 부족하다면 비임상시험에서 산출된 No Observed Adverse Effect Level(NOAEL)을 활용한다. NOAEL은 동물(개, 쥐 등)에서 시험약에 대한 유해한 작용이 나타나지 않는 양을 의미한다. 비임상시험에서 구한 NOAEL에 해당동물의 변환계수(conversion factor)를 나누어 사람

165) 홍미영, 「신약개발 분야 정부·민간 R&D의 역할조정을 통한 효율화 방안 연구」, 한국과학기술기획평가원, 2016.1, pp.20~24.

에게 대응하는 용량(human equivalence dose, HED)을 찾은 후 안전계수(safety factor)로 나누어 MRSD를 구할 수 있다.

제1상 임상시험에서는 안전성(safety) 및 내약성(tolerability), 약동학(pharmaco-kinetics), 약력학(pharmacodynamics), 효능(efficacy) 분석을 시행한다. 안전성 및 내약성 시험은 시험약이 어떤 용량 범위에서 임상시험을 시행하기에 적절한 지를 파악하고, 이상반응을 예측하는 것이다. 일반적으로 이 시험에서는 낮은 투여용량으로 시작하여 최대 내약용량(maximum tolerated dose, MTD)까지 투여용량을 증가시킨다.

약동학 시험은 시험약이 피험자의 체내에서 어떻게 흡수, 분포, 대사, 배설되는지를 파악하기 위한 시험이다. 이 시험은 제1상 임상시험에 한해서만 진행되지 않고 임상개발 전 단계에서 진행될 수 있다. 이 시험을 통해서 시험약이 체내에서 어떻게 대사되고 대사체가 어느 장기에, 어느 정도 축적되는지를 파악할 수 있다. 또한 이를 토대로 약물의 상호작용 가능성을 예측할 수 있다.

약력학 시험은 시험약의 혈중 농도와 약효 사이의 상관관계를 추정하는 것을 목적으로 한다. 정상인 혹은 시험약의 적응증 환자를 대상으로 한 약력학 시험은 시험약의 효능을 조기에 추정할 수 있게 하여 이후의 임상시험의 투여 용량, 용법의 결정을 좀 더 용이하게 한다. 효능 분석은 보통 제3상 임상시험에서 실시한다. 하지만 짧은 기간 동안 시험약의 효능을 쉽게 측정할 수 있다면 제1상 임상시험에서 수행하기도 한다.

(2) 제2상 임상시험

제2상 임상시험은 적응증 환자에게 시험약을 투여하여 첫째, 치료학적 효능을 탐색하고 추가 임상시험의 진행 여부를 판단하기 위한 안전성·유효성을 탐색하는 것을 목적으로 한다. 둘째, 제2상 임상시험은 용량증가 설계(dose escalation design)에 따라 대상 적응증에 대한 용량-반응의 상관관계를 확인하고, 향후 임상적 용량을 결정하기 위한 것도 목적으로 한다. 전자를 임상시험 2a라고 하고, 후자를 2b라고 한다. 이 기간의 피험자는 상대적으로 좁은 선정기준으로 선택된 같은 질환의 환자군을 대상으로 한다.

제2상 임상시험에서는 대조약 투여 결과나 기저 질병상태를 시험약 투여 결과와 비교하는 방법을 주로 이용한다. 또한 이 단계에서는 대상적응증에 대한 유효성과 안전성을 평가하기 위하여 무작위로 시험약 투여군과 비교 시험군으로 배정하여 결과를 비교하기도 한다.

(3) 제3상 임상시험

제3상 임상시험은 시험약이 대상 적응증에 안전하고 효과적이라는 제2상 시험결과를 확인하는 것을 목적으로 한다. 또한, 제3상 임상시험은 시험약의 치료학적 이득(benefit)과 위험(risk)을 비교하며, 시판허가를 받기 위한 임상적 근거 및 자료를 축적한다. 이 단계에서는 제2상 임상시험에서 나아간 용량–반응 상관관계, 넓은 범위의 피험자군에 대한 약물의 안전성 및 효과, 다른 약물과의 상호작용 등을 알아보기 위하여 수행되기도 한다.

(4) 제4상 임상시험

제4상 임상시험은 미국 FDA, 식품의약품안전처 등 인·허가 규제기관에서 시판 허가를 취득한 후, 수행하는 모든 임상시험을 총칭하며 '품목허가 후 임상시험'이라고 한다. 제4상 임상시험은 허가에 필요하다고 요구되지는 않지만, 시험약의 최적 사용을 위해 필요하다고 판단되는 시험들로 다양하고 광범위한 적응증 분야에서 수행된다. 대표적으로 추가적인 약물상호작용, 용량–반응 상관관계시험이 있다[166].

3) 우리나라 신약 후보물질 보유 현황

한국제약바이오협회가 2018년 6월에 우리나라 완제의약품 제조기업 357개 중 100개 기업을 대상으로 조사한 결과, 우리나라 제약기업은 신약 후보물질(파이프라인)을 573개 보유하고 있고, 향후 10년간 380개를 추가로 개발할 계획을 갖고 있는 등 총 953개 파이프라인을 보유하고 있는 것으로 나타났다. 953개 중 합성신약이 396개(현재 개발 중 225개 + 개발 계획 171개)이고, 바이오신약이 433개(현재 개발 중 260개 + 개발 계획 173개)로 바이오신약이 더 많다. 개량신약 등은 124개(현재 개발 중 88개 + 개발 계획 36개)로 나타났다.

현재 개발 중인 신약 후보물질 573개 중 합성신약이 225개이고, 바이오신약은 260개(생물학적제제 157개, 세포치료제 65개, 유전자치료제 34개 등), 개량신약 등이 88개이다. 이러한 후보물질은 현재 선도·후보물질 단계가 192개, 비임상 단계가 70개, 임상시험 단계가 287개, 허가신청 단계가 24개로 나타났다.

166) 이태진 외, 「제약산업 정책의 이해」, 한국보건산업진흥원, 2014.8, pp.169~173.

[그림 2-35] 우리나라 제약산업 신약 후보물질 현황

단위 : 개

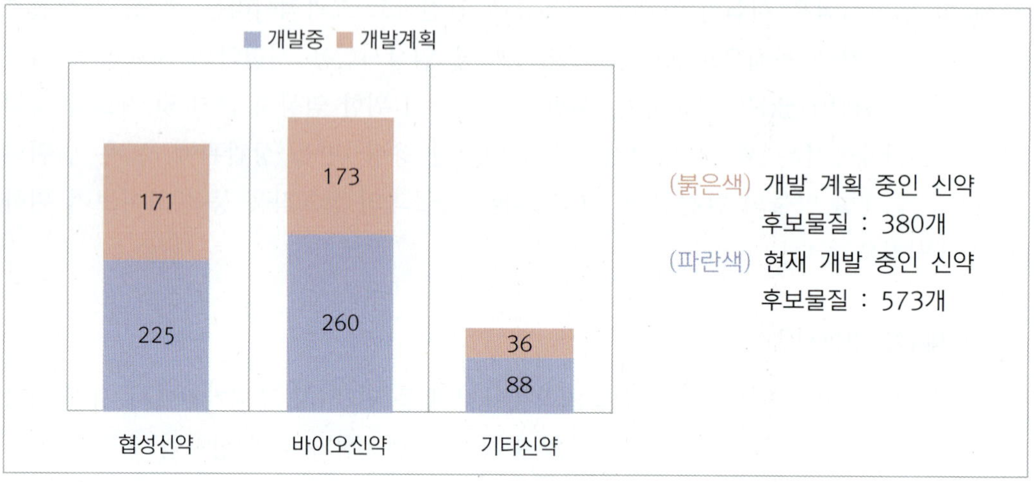

* 주) 기타 신약 : 개량신약, 천연물신약 등

* 출처 : 한국제약바이오협회, "국내 제약기업의 파이프라인 현황", 2019.1.22.

[그림 2-36] 현재 개발 중인 신약 후보물질 현황

단위 : 개

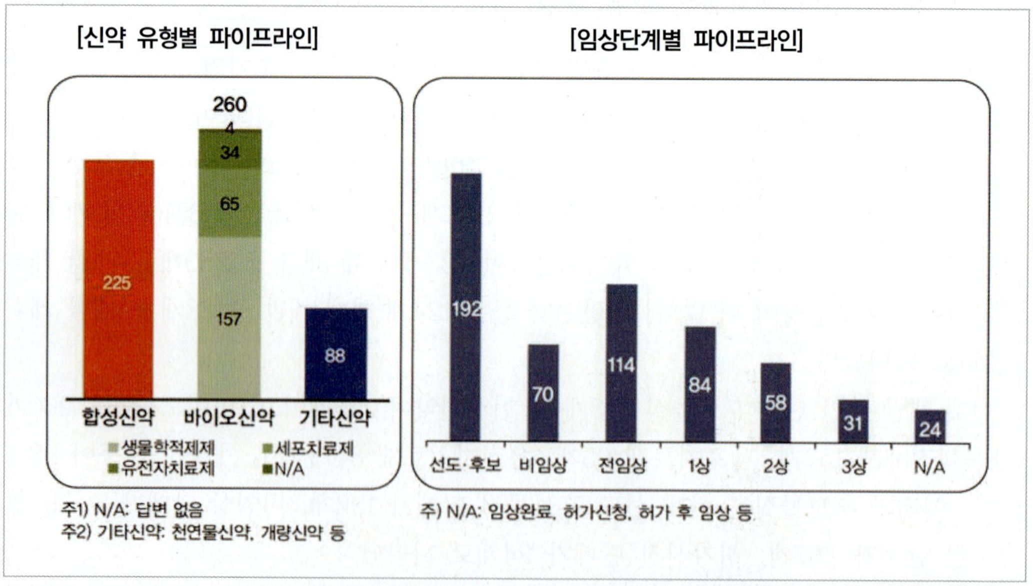

* 출처 : 한국제약바이오협회, "국내 제약기업의 파이프라인 현황", 2019.1.22.

현재 개발 중인 신약 후보물질 573개 중 항암제가 178개, 감염성질환 치료제가 58개, 면역 치료제가 47개, 내분비 치료제가 46개 등으로 나타났다.

[그림 2-38] 현재 개발 중인 신약 후보물질의 분야

단위 : 개

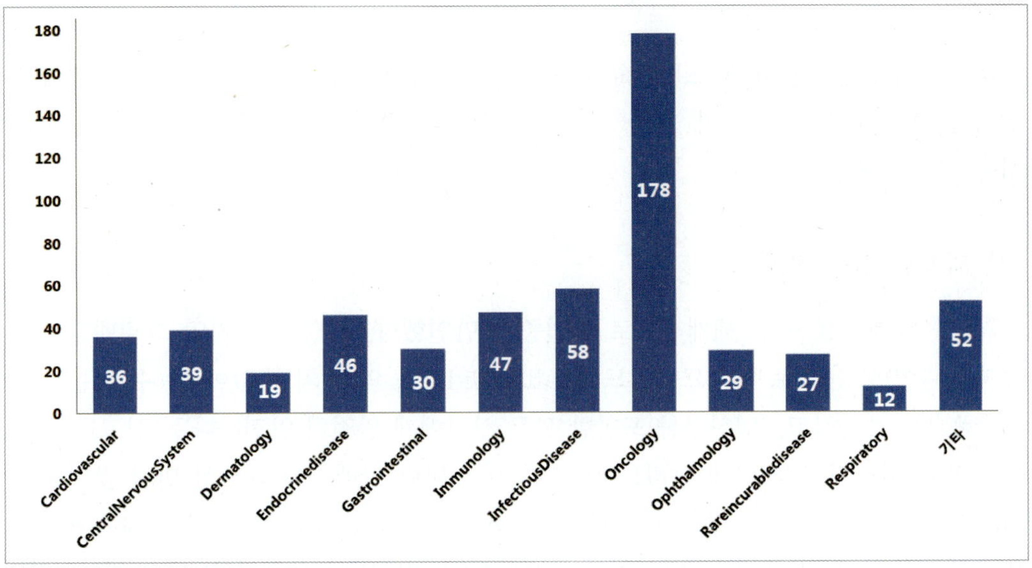

* 출처 : 한국제약바이오협회, 「국내 제약기업의 파이프라인 현황」, 2019.1.22.

향후 10년 이내 개발 계획 중인 신약 후보물질은 380개로 합성신약 171개, 바이오신약 173개, 개량신약 등이 36개이다. 이 중에 항암제가 142개, 면역 치료제가 33개, 중추신경계 치료제가 31개 등이다.

[그림 2-39] 미래 개발 계획 중인 신약 후보물질

단위 : 개

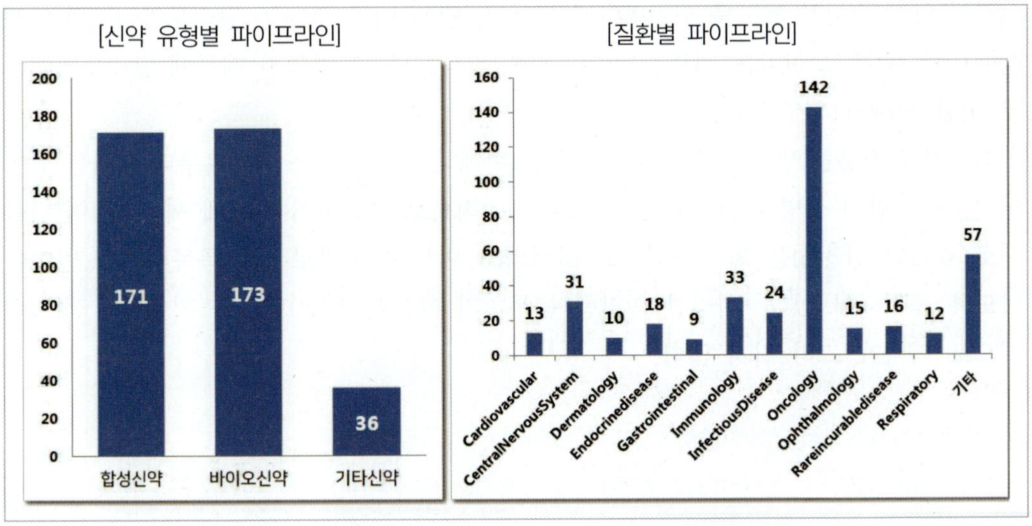

* 출처 : 한국제약바이오협회, 「국내 제약기업의 파이프라인 현황」, 2019.1.22.

3 상용화

의약품 상용화(commercialization)는 제3상 임상시험이 완료된 의약품에 대한 품목 인허가, 건강보험 약가 등재 등을 통해 실제로 의약품이 시장으로 진출하여 환자에게 사용되는 단계를 말한다.

1) 의약품 품목 인허가

제2차 세계대전 이후 세계적으로 불면증이 만연했다. 독일 제약기업 그뤼넨탈은 진정제와 수면제 용도로 탈리도마이드(Thalidomide)를 의사 처방 없이 살 수 있는 일반 의약품으로 개발하고, '임산부를 포함한 모든 사람에게 완전히 안전하다'는 광고를 했다. 이후 1960년까지 46개국에 탈리도마이드가 아스피린 판매량에 육박할 만큼 많이 팔렸고, 호주의 한 산부인과 의사가 세계산부인과학회에서 탈리도마이드가 입덧에 효과가 있다고 보고하여 전 세계에 입덧 치료에 유행처럼 처방되어 사용되었다. 그 결과, 탈리도마이드를 복용한 산모에게서 팔다리가 짧거나 없는 신생아가 계속 태어나서 전 세계에 약 1만 2천 명의 기형아가 태어났고, 사산된 아이들은 세지 못할 정도여서 1961년 말 독일이 판매를 중단하였고, 이듬해 대부분 국가가 판매를 금지했었다.

이 사건을 계기로 세계보건기구(WHO)는 1962년 총회에서 회원국이 의약품의 안전성·유효성에 대하여 국가적 수준에서 허가된 제품의 정확한 재평가를 실시하고, 부작용 정보를 조직적으로 수집하는 체계를 갖추도록 권장했다. 그 결과, 미국 등 여러 나라에서는 의약품 허가 제도를 재정비하게 되었고, 당시 미국 FDA는 탈리도마이드의 안전성에 의문을 품고 허가를 내주지 않고, 계속 심사를 하고 있었기 때문에 탈리도마이드로 인한 피해가 없었다고 한다[167].

이러한 부작용을 방지하기 위해 의약품을 판매하기 위해서는 국가로부터 허가를 받아야 한다. 사람의 생명과 직결되고, 신체에 직접적으로 작용하기 때문에 제약기업이 나름대로 효과와 안전성을 확인하였다고 하더라도 반드시 국가로부터 품목허가를 받아야 하도록 규정되어 있다. 이러한 의약품 품목허가 제도는 1900년대를 지나면서 정립된 것으로 역사가 그리 길지 않다.

---

167) 이태진 외, 「제약산업 정책의 이해」, 한국보건산업진흥원, 2014.8, p.238.

[그림 2-40] 탈리도마이드 부작용으로 인한 단지증

Phocomelia 단지증 and thalidomide

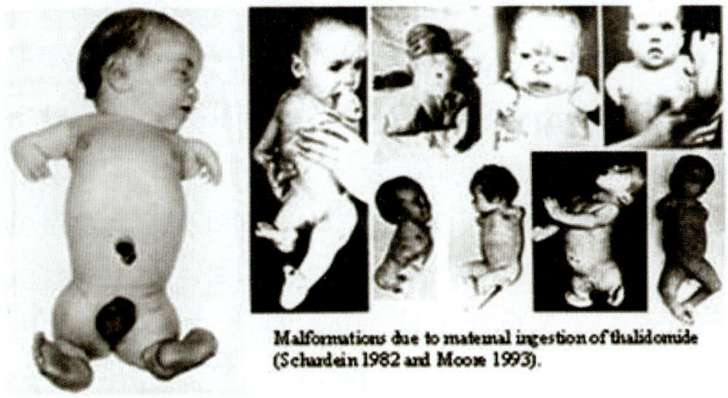

Phoco=seal, Melia=limb

* 사진 : 위키미디어 코먼스[168]

제약기업의 의약품 연구개발 중 상당 부분이 품목허가를 받기 위한 자료를 작성하기 위한 것이다. 지식재산권 제도가 새롭고(신규성), 용이하게 발명하기 어려운(진보성) 발명에 대해 독점의 이익을 주는 제도이나, 의약품 품목허가 제도는 그 의약품이 유효하고 안전한지 여부를 판단하여 국내 시장에서 그 의약품이 사용될 수 있는지 여부를 결정하는 제도이다. 따라서, 지식재산권으로 보호되지 않는 의약품은 있을 수 있으나, 품목허가를 받지 않고 사용되는 의약품은 예외적으로 사용되는 응급임상[169] 등을 제외하고는 거의 없다고 볼 수 있다.

의약품을 소비자에게 판매하려면 의약품의 효과와 안전성을 검증받아 품목허가를 받아야 하고, 의약품을 제조하려면 의약품 제조업 허가를 받아야 하며, 의약품을 수입하려면 의약품 수입업 허가를 받아야 한다. 또한, 각종 허가를 받으려면 일정 수준 이상의 기준을 충족해야 하고, 인적·물적 시설을 확보해야 한다. 이러한 진입규제를 통하여 국민이 탈리도마이드처럼 업자에서 속아서 효과가 없거나, 품질이 나쁘거나, 안전성에 숨겨진 문제가 있는 의약품을 구입할 위험에서 보호하는 등 국민의 건강권을 보호한다. 따라서, 의약품을 수출하고자 할 때 외국 정부로부터 허가를 받아야 하고, 국내로 수입하고자 할 때도 정부로부터 허가를 다시 받아야 한다[170].

168) http://ecotopia.hani.co.kr/68588
169) 응급임상 : 생명이 위독하지만, 적절한 치료수단이 없는 말기 환자에게 연구개발 중인 의약품을 사용할 수 있도록 허용한 제도로 2002년부터 시행되고 있음(한국경제, 2018.12.26.)
170) 이태진 외, 「제약산업 정책의 이해」, 한국보건산업진흥원, 2014.8, pp.238~239.

(1) 의약품 허가제도와 품질안전관리

의약품이나 의약외품을 제조하여 판매하기 위해서는 식품의약품안전처장으로부터 의약품 또는 의약외품 제조업 허가를 받아야 하고, 수입하기 위해서는 수입업 허가를 받아야 한다. '업(業)'이란 개인적인 범위에서의 조제·이용하는 수준을 넘어서는 것으로 사업으로서 제조·수입·판매를 반복·계속하는 등 경제활동을 위한 행위를 말한다.

물론 의약품 제조나 수입에 허가제도 등 진입장벽을 두지 않고, 누구나 할 수 있게 한다면 가격경쟁은 더 활발해질 수 있다. 그러나 의약품은 내용물이나 품질에 대해서 소비자가 직접 파악할 수 없기 때문에 아무나 제조업, 수입업을 하도록 허용하면, 최소한으로 요구되는 품질·유효성·안전성이 확보되지 않은 제품이 제조·수입·판매될 위험이 커지는 특성이 있으므로 모든 국가는 진입장벽을 두고 있다[171].

① 제조업과 수입업 허가

의약품 제조업 허가와 품목허가는 원래 분리되어 있지 않았다. 2008년 2월에 의약품의 연구·개발, 의약품 제조 등 분야별 전문화를 통하여 경쟁력을 강화하고, 의약품의 품질 개선과 소비자 안전을 도모하기 위하여 「약사법」이 개정되면서 의약품의 품목허가와 제조업 허가가 분리되었다. 그 결과, 의약품 등의 연구개발자가 의약품 제조업 허가 없이도 의약품 품목허가를 취득할 수 있고, 의약품 품목허가 없이도 의약품 제조업 허가를 취득할 수 있다. 의약품 품목허가는 받았으나 의약품 제조업 허가가 없을 경우, 다른 의약품 제조업 사업자에게 의약품 제조를 위탁하여 제조할 수 있게 되었다.

의약품을 제조하려는 자는 일정한 시설을 갖추어야 한다. 의약품에는 종류가 매우 많고, 제형도 다양하기 때문에 그 제조시설의 기준 역시 일률적으로 정할 수 없다. 그래서 제조업 허가를 받기 위한 시설 기준은 구체적으로 다양하게 설정되어 있다. 의약품을 제조하는 자가 품질관리나 안전관리를 제대로 하고 있는지 여부는 허가를 받은 이후에도 계속적으로 감독받아야 한다. 그러므로, 제조업 허가를 한 번 받고 나면 끝이 아니라 계속적으로 감독을 받아야 하고, 이러한 과정 중에 결격 사유가 발견되면 제조업 허가가 취소될 수 있다.

의약품 등의 제조업 및 수입자의 시설기준령(대통령령)에서는 제조업과 수입자의 시설 기준에 관한 사항을 규정하고 있고, 시행규칙에서는 보다 구체적인 내용을 정하고 있다. 의약품과 의약외품의 제조시설에는 제조 작업을 하는 작업소, 원료·자재 및 제품의 품질을 관리하는 시험실, 원료·자재 및 제품을 보관하는 보관소, 제조 및 품질

171) 이태진 외, 「제약산업 정책의 이해」, 한국보건산업진흥원, 2014.8, p.239.

관리에 필요한 시설 및 기구를 갖추어야 한다. 다만, 의약품 등의 제조업자가 의약품 등의 제조 또는 시험을 다른 의약품 등의 제조업자 등에게 위탁하는 경우, 시설 및 기구 중 위탁한 업무에 관련되는 시설 및 기구를 갖추지 않을 수 있다.

의약품 제조업 허가를 받으려면 위와 같이 의약품 제조시설을 갖추어야 하고, 의약품을 제조 및 품질 관리 기준에 맞게 제조해야 한다. 의약품 제조 및 품질관리에 대한 기준을 우수의약품제조기준(good manufacturing practice, GMP)라고 한다. 의약품 제조시설의 기준은 GMP의 하드웨어라고 할 수 있고, 제조 방식은 GMP의 소프트웨어라고 볼 수 있다. 의약품 제조시설 중 작업소는 의약품 제제의 특성에 따라 분리되거나 구획되어야 한다. 주사제·점안제 및 안연고제 등 무균제제(無菌製劑), 페니실린제제, 성호르몬제제, 세팔로스포린제제, 세포독성 항암제제, 생물학적제제 등의 작업소는 각각 분리되어야 한다. 그리고 주사제, 점안제, 내용고형제, 내용액제, 외용액제, 연고제 및 그 밖에 제조공정이 서로 다른 제형(劑形)의 작업소도 각각 구획되어 있어야 한다. 다만, 폐쇄식 기계설비 등에 의하여 교차 오염될 우려가 없는 작업소는 분리하거나 구획하지 않을 수 있다[172].

외국에서 개발, 제조된 의약품을 국내에서 판매하고자 할 경우 의약품 수입업 허가를 받은 자가 의약품 품목허가를 받도록 규정하고 있다. 따라서, 외국의 제약기업이 외국에 소재한 그대로 의약품 품목허가를 받는 것이 허용되지 않으므로 반드시 국내에 별도의 의약품 수입업 허가를 받은 후, 해당 의약품 품목허가를 받은 후 외국 본사가 국내 지사로 수출하는 절차를 거친다.

의약품 수입업에 대해서도 원칙적으로 의약품 제조업과 같은 수준의 규제가 이루어진다. 외국에서 제조된 의약품이 외국에서 제조업 허가를 받은 자에 의하여 제조되었다고 하더라도, 우리나라의 허가 기준과 맞지 않을 수 있으므로 우리나라 GMP 기준에 적합한 시설인지 여부를 심사하여 평가 결과 적합한 경우에만 수입을 허용하고 있다. 또한, 의약품 수입자는 수입의약품에 대한 품질검사를 실시하고, 수입관리 서류를 작성·비치하여야 한다. 이는 외국에서 우리나라로 의약품이 수입되는 과정에서 품질 등에 이상이 있을 수 있기 때문이다. 그러나 수입자가 국내에서 의약품 제조업자와 같은 제조 시설을 갖출 필요는 없고, 원칙적으로 영업소 및 창고, 시험실과 시험에 필요한 시설 및 기구를 갖추면 된다[173].

172) 이태진 외, 「제약산업 정책의 이해」, 한국보건산업진흥원, 2014.8, pp.240~241.
173) 이태진 외, 위의 책, pp.241~242.

② 의약품 GMP

의약품의 품질관리는 의약품을 제조하는 설비 등 하드웨어적 측면과 의약품 제조 및 품질관리를 실시하는 절차와 방식 등 소프트웨어적 측면에서 이루어진다. 우리나라에서는 우수의약품제조기준(good manufacturing practice, GMP)에서 이를 정하고 있다. 의약품의 제조업 허가를 받기 위해서는 GMP 기준을 충족해야 하고, 수입업 허가를 받을 때도 외국 소재 제조시설이 GMP 기준에 충족되는지 여부가 중요한 고려요소가 된다. 의약품 품목허가를 할 때도 GMP 기준 충족 여부를 확인한다.

GMP는 의약품 제조시설이 지켜야 할 제조 관리 및 품질 관리에 관한 기준이다. 따라서, 완제의약품뿐만 아니라 생물학적제제나 의료기기 등에 대해서도 별도의 GMP가 있다. GMP 기준에 맞는 시설이나 제조 방식을 갖추지 못하면 국내에서 의약품을 제조할 수 없고, 품목허가를 받을 수도 없으므로 의약품 제조, 판매에 있어서 중요한 진입장벽 역할을 한다. 또한, 의약품 수입에서도 진입장벽(무역장벽) 역할을 한다. 이는 외국에서도 마찬가지로 선진국일수록 요구하는 GMP 시설 기준이 높기 때문에 후진국에서 선진국으로 의약품을 수출하려고 할 때 실질적인 무역장벽으로서 작용한다. 따라서, 국내 GMP 기준이 엄격해지는 것은 안전관리의 측면 외에도 국가 간의 통상적 의미를 내포하고 있다[174].

③ 원료의약품 등록

원료의약품은 합성, 발효, 추출 등 또는 이 방법들의 조합에 의하여 제조된 물질로서 완제의약품의 제조에 사용되는 것을 말한다. 우리나라는 원료의약품의 품질 관리를 위하여 2002년 7월부터 원료의약품 등록제도(drug master file, DMF)를 도입하였다. 「약사법」에서 신약의 원료의약품 또는 식품의약품안전처장이 정하여 고시하는 원료의약품을 제조하여 판매하려는 자는 그 성분·명칭과 제조방법 등 총리령으로 정하는 사항을 식품의약품안전처장에게 등록할 수 있도록 하고 있다. 식품의약품안전처장은 그 등록사항이 기준에 적합한지 여부를 검토하여 그 결과를 신청인에게 알리고, 그 내용을 원료의약품 등록대장에 기록하고 보관해야 한다. 이 경우 식품의약품안전처장은 해당 원료의약품의 성분 및 제조원 등을 공고한다. 이를 변경하고자 할 때도 다시 변경 등록을 해야 한다.

원래 이 제도는 미국, EU, 일본에서 운영하던 제도로 원료의약품 제조회사가 갖고 있는 중요한 데이터 등 기업 비밀에 관한 정보가 다른 기업에게 알려지는 것을 방지

174) 이태진 외, 「제약산업 정책의 이해」, 한국보건산업진흥원, 2014.8, pp.242~243.

하기 위한 것이었다. 그러나, 우리나라에서는 원료의약품의 품질관리를 위하여 도입되었다. 원료의약품은 의약품의 주요한 성분이므로 그 품질을 엄격하게 관리해야 한다. 완제의약품의 품목허가를 받을 때, 사용하는 원료의약품의 품질에 대해 별도의 심사를 받아야 한다.

의약품을 제조할 때 사용하는 원료의약품이 동일한 기업에서 생산한 경우가 많다. 원료의약품을 제조하는 몇몇 회사가 원료의약품을 대량으로 만들면 각 의약품 제조업자가 그 원료의약품을 구입하여 완제의약품을 제조하는 경우가 많기 때문이다. 이와 같은 제품 생산 구조는 규모의 경제를 실현해 경제적 효율성을 높일 수 있으며 비용도 절감하는 효과가 있다.

원료의약품 품목허가에 있어서도 마찬가지이다. 정부는 완제의약품 품목허가를 받을 때마다 사용한 원료의약품의 품질을 일일이 심사하지 않고 등록된 원료의약품이라면 의약품 품목허가를 받은 것으로 보아 심사를 생략할 수 있도록 했다. 원료의약품 등록제도에서도 철저한 의약품 안전 관리를 추구하는 것과 동시에 합리적 규제를 통해 제약산업계의 비용 절감 요청을 정책적으로 조율하고 있는 것이다[175].

④ 국가출하승인 제도

의약품 중에는 품질관리에 각별히 주의하여야 하는 것이 있다. 보건위생상 특별한 관리가 요구되는 생물학적제제(바이오의약품), 변질 또는 썩기 쉬운 의약품, 그 밖에 식품의약품안전처장이 필요하다고 인정하는 제제를 판매하거나 판매할 목적으로 진열·보관 또는 저장하려는 자는 제조·품질관리에 관한 자료 검토 및 검정 등을 거쳐 식품의약품안전처장의 출하 승인을 받아야 한다. 국가출하승인을 받아야 하는 의약품의 경우 제약기업이 식품의약품안전처에 출하승인 신청을 하여야 하고, 식품의약품안전처가 이에 대하여 심사를 하여 국가출하승인서를 발급한다. 승인을 받은 자는 국가출하승인 합격증지를 합격품에 붙여야 그 의약품을 판매할 수 있다. 만약 합격증지가 파손된 경우에는 판매가 허용되지 않는다.

모든 의약품에 대해 국가출하승인을 받고 판매하도록 한다면 안전성의 요구를 더욱 충족시킬 수 있다. 그러나, 그만큼 비용이 더 증가하게 되고, 의약품을 필요한 시점에 곧 바로 사용할 수 없는 문제가 발생한다. 따라서, 국가출하승인은 생물학적제제 등 특별히 품질관리에 더욱 주의해야 하는 의약품의 경우에만 GMP 등 규제와 국가출하승인 규제를 추가로 하는 것이다[176].

---

175) 이태진 외, 「제약산업 정책의 이해」, 한국보건산업진흥원, 2014.8, pp.244~245.

⑤ 의약품 품질 기준

「약사법」에서는 의약품의 품질기준을 정하고 있다. 식품의약품안전처장은 의약품 등의 성질과 상태, 품질 및 저장 방법 등을 적정하게 관리하기 위하여 중앙약사심의위원회의 심의를 거쳐 '대한민국 약전'을 고시로 정하고 있다. 대한민국 약전에서 제1부는 자주 사용되는 원료의약품과 기초적 제제를 싣고, 제2부는 주로 혼합제제와 제1부에 수록되지 아니한 의약품 등을 싣고 있다. 또한, 식품의약품안전처장은 생물학적제제 및 대한민국 약전에 실리지 않은 의약품에 대해 중앙약사심의위원회의 의견을 들어 성질과 상태, 품질 및 저장 방법 등과 그 밖에 필요한 기준을 정할 수 있다.

의약품의 품질기준은 각 의약품의 다양한 특성에 따라 달라지기 때문에 여러 종류의 품질기준이 있다. 품질기준은 고시와 같은 「약사법」의 하위법령에서 정하기도 하지만 워낙 전문적이고 기술적인 내용이 많이 필요하기 때문에 식품의약품안전처에서는 각종 가이드라인도 만들고 있다.

생물학적제제는 생물체에서 유래된 물질이나 생물체를 이용하여 생성시킨 물질이기 때문에 비교적 쉽게 변질될 수 있고, 이물질이 혼입될 위험도 커서 국가출하승인 대상 의약품으로 관리하고 있다. 대부분의 기존 의약품은 분자량이 작은 화학물질(small chemical)이지만, 생물학적제제는 고분자 단백질이고 그 생산 과정에 생물체를 이용하기 때문에 품질관리기준이 별도로 필요하다.

방사성 의약품은 방사선을 활용하는 의약품으로 신체의 생리기전을 활용한 약리작용(pharmaco dynamics)을 기본으로 하는 통상적인 의약품과 큰 차이가 있으므로 방사성에 대한 전문지식을 갖춘 과학기술정보통신부와 협의하여 별도로 품질관리 기준을 정하고 있다. 따라서, 식품의약품안전처장이 방사성 의약품의 제조 및 수입 등에 필요한 사항을 과학기술정보통신부장관과 협의하여 정해야 한다. 「방사선 및 방사성동위원소 이용진흥법」에서 방사선 등의 연구 및 그 산업화를 촉진하기 위하여 방사선 등과 관련된 제품에 대한 합리적인 임상 및 검정(檢定) 체제를 마련하도록 하고 임상 및 검정 체제 마련에 필요한 사항은 과학기술정보통신부령으로 정하도록 하고 있기 때문이다.

인체에 중독성이나 습관성으로 작용할 염려가 있는 중독성·습관성 의약품의 제조·관리 등에 필요한 사항은 별도로 「마약류 관리에 관한 법률」에서 정하고 있다. 마약·향정신성의약품·대마는 마약류에 속하며, 마약류는 중추신경계에 작용하여 정신적 의존성을 일으킬 수 있기 때문에 일반적인 의약품과 다르다. 또 중독성·습관성이 있는데다가 마약류를 의료적 용도가 아니라 향락적 용도로 사용하려거나 판매하려는 자들이 있기

---

176) 이태진 외, 「제약산업 정책의 이해」, 한국보건산업진흥원, 2014.8, pp.245~246.

때문에 별도의 법률에서 정하고 있다[177].

⑥ 약사 감시 제도

1960년대 초반 우리나라에 마약 중독자가 크게 늘어났다. 전라남도 해안가 어촌마을과 섬 지역, 강원도 광산촌에서 더욱 증가하였다. 1965월 6월 15일자 경향신문에 따르면 메사돈 피해자가 가장 많은 지역은 전남 무안군의 도서지방과 해남, 완도, 영산포 등지, 광산촌인 강원도 평창, 영월, 정선, 홍천 그리고 어촌인 묵호, 주문진 등 무의촌이었고, 흑산도, 무안군 같은 곳은 군민의 약 30%가 중독자가 되었다고 한다. 정부에서 진상조사에 착수했고, 1965년에 그 진상이 밝혀졌다.

모 제약기업이 합성마약인 메사돈(Methadone)[178]을 진통제 등 의약품에 혼합하여 판매한 것이다. 메사돈 사건에 대한 조사 결과, 마약 밀수조직과 공무원, 유통업자 등 66명이 형사처벌 대상이 되었고 제약기업 20곳이 폐업했다고 한다. 이 사건을 계기로 우리나라는 약사감시체제를 대폭 강화하게 되었다.

보건복지부장관, 식품의약품안전처장, 시·도지사, 시장·군수·구청장은 권한 범위 안에서 약사(藥事)[179]에 대하여 조사할 수 있다. 약국과 의료기관 개설자, 의약품 등의 제조업자·품목허가를 받은 자·수입자 또는 판매업자, 임상시험 또는 생물학적 동등성 시험의 계획 승인을 받은 자, 임상시험 실시기관, 생물학적 동등성시험 실시기관, 비임상 시험 실시기관, 의약품 품질검사기관, 그 밖에 의약품 등을 취급하는 업무에 종사하는 자에게 필요한 서류나 그 밖의 자료 제출을 요구할 수 있다.

또한, 관계 공무원으로 하여금 약국·의료기관, 의약품 등을 제조·저장 또는 취급하는 공장·창고·점포나 사무소, 임상시험 실시기관, 생물학적 동등성시험 실시기관, 비임상시험 실시기관, 의약품 품질검사기관, 임상시험 또는 생물학적 동등성시험 용도로 의약품 등을 취급하는 업무를 하는 장소, 그 밖의 의약품 등을 취급하는 업무를 하는 장소에 출입하여 그 시설 또는 관계 장부나 서류, 그 밖의 물건을 검사하고 관계인에 대하여 질문하도록 할 수도 있다.

만약, 불량의약품 등에 해당된다고 의심되는 물품·의약품 등의 품질 검사를 위하여 필요한 최소 분량의 물품을 수거할 수도 있다. 식품의약품안전처장 등은 품질기준 등에 위반되거나, 공중위생상 위해가 발생하였거나, 발생할 우려가 있다고 인정되는 의약품

177) 이태진 외, 「제약산업 정책의 이해」, 한국보건산업진흥원, 2014.8, pp.246~247.

178) 메사돈 : 헤로인이나 모르핀 중독의 치료용으로 쓰이는 합성마약으로 제2차 세계대전 중 독일에서 모르핀 대용으로 개발한 진통제)

179) 약사(藥事) : 의약품·의약외품의 제조·조제·감정(鑑定)·보관·수입·판매[수여(授與)를 포함]와 그 밖의 약학 기술에 관련된 사항을 말함

에 대해서는 회수·폐기하거나 그 밖의 필요한 조치를 하도록 명할 수 있다. 이를 위하여 보건복지부, 식품의약품안전처, 시·도 등은 약사감시원을 두고 있다[180].

(2) 의약품 품목허가

「약사법」에서 의약품을 판매하려면 품목별로 식품의약품안전처장의 제조판매품목허가(품목허가)를 받거나, 품목신고를 하도록 하고 규정하고 있다. 의약품은 품목허가를 받는 것이 원칙이지만, 이미 그 기준이나 시험방법, 안전성과 유효성이 확보된 의약품의 경우에는 불필요한 절차를 간소화한다는 의미에서 품목신고만 하면 되도록 하고 있는 것이다.

식품의약품안전처장은 의약품의 안전성과 유효성을 평가하여 품목허가 결정을 한다. 품목허가 제도는 기본적으로는 국민의 건강권을 지키기 위한 제도이다. 품목허가 제도가 있기 때문에 국민들은 돈이나 정보가 부족하다는 이유로 품질기준 이하의 의약품[181]을 자신의 몸에 투여하게 될 위험에 빠지지 않는다. 부작용이 심한 의약품을 투여받는 것은 건강권 침해에 속하고, 효과가 없는 의약품을 투여받는 것도 그 치료 기회의 상실이라는 측면에서 건강권 침해라고 볼 수 있다. 경제학적으로 볼 때 의약품 품목허가 제도는 의약품에 대한 정보비대칭 상황에서 의약품에 대한 평가를 시장에 맡기지 못하기 때문에 국가가 개입하는 정책이라고 볼 수도 있다.

품목허가를 받지 않고 의약품을 제조, 판매하면 형사 처벌을 받는다. 우리나라는 1969년 「보건범죄 단속에 관한 특별조치법」을 제정하여 품목허가를 받지 않고 의약품을 제조하거나, 그 사실을 알면서 허가받지 않은 의약품을 판매하거나 판매하려고 한 사람, 진료 목적으로 구입한 사람까지 가중 처벌하도록 하고 있다. 이는 국민의 건강권을 보호하고, 정보비대칭 문제를 해결하려는 품목허가 제도의 취지와 의약품을 제조·판매하는 자의 사회적 책임을 고려한 조치이다. 부정 의약품은 한 번 생산되어 유통되고 나면 그 결과를 되돌리기가 어려우므로 품목허가 제도의 철저한 관리와 시행이 필요하다.

품목허가 제도는 국민들이 유효하고 안전한 의약품을 공급받을 수 있게 해 주는 제도로 의약품 시판 전·후의 안전관리 제도의 토대이며 핵심이다. 그리고, 부정 의약품 제조·판매업자로부터 소비자를 보호하는 제도이기도 하다. 품목허가는 의약품 판매 전에만 필요한 것이 아니고, 품목허가 이후에도 새로운 사실을 발견하는 등 합당한 사유가

180) 이태진 외, 「제약산업 정책의 이해」, 한국보건산업진흥원, 2014.8, pp.247~248.
181) 효과가 없는 의약품이나 부작용이 심한 의약품

있을 때는 언제든지 품목허가를 취소·변경할 수 있다. 품목허가를 받아서 의약품을 판매하던 중에 품목허가가 취소·변경되면 해당 의약품을 판매할 수 없거나, 변경된 품목허가 범위에서만 판매할 수 있다. 따라서, 품목허가를 통해 확정적·영구적으로 의약품 판매를 허용하는 것이 아니라 잠정적으로 허용하는 것이다.

의약품을 판매하기 위해서는 필수적으로 품목허가가 전제되어야 한다. 의약품 판매 전에는 품목허가를 통하여 예방적으로 안전관리를 하고, 의약품 판매 후에도 품목허가를 통하여 지속적으로 안전관리를 하는 것이다. 의약품에는 내재적으로 부작용 위험이 포함되어 있고, 의약품의 안전성에 대해서는 누구도 100% 확신할 수 없으며, 늘 새로운 사실이 발견될 수 있는 영역임을 생각하면 이러한 계속적 안전관리는 당연한 것이라고 할 수 있다[182].

① 품목허가 심사 내용

국내에서 의약품 제조·수입업자가 의약품을 판매하기 위해서는 「약사법」 제31조제2항, 제42조제1항에 따라 품목별로 식품의약품안전처장으로부터 제조판매 품목허가를 받아야 한다. 의약품 품목허가를 위한 자료제출 목록은 「의약품 등의 안전에 관한 규칙」, 「의약품의 품목허가·신고 심사 규정」에서 자세히 서술하고 있다[183].

의약품 제조·수입업자가 의약품 품목허가를 신청할 때, 식품의약품안전처가 품목허가 결정을 하기 위해 다양한 자료를 요구하지만, 모든 경우에 모든 자료를 모두 요구하는 것은 아니다[184]. 미국 FDA가 NDA(New Drug Application)와 ANDA(Abbreviated New Drug Application)로 구분하고, ANDA의 경우에는 약식으로 자료 제출을 할 수 있게 하는 것처럼 식품의약품안전처도 의약품의 특성에 따라 안전성·유효성과 기준 및 시험방법의 심사를 위하여 제출해야 하는 자료의 범위를 달리 정하고 있다.

화학구조 또는 본질 조성이 전혀 새로운 신물질 등 신약의 경우 요구하는 자료가 많다. 신약은 아니지만 새로운 염이나 이성질체를 유효성분으로 함유하거나 새로운 효능을 가지거나, 새로운 조성, 투여경로, 용법, 용량, 제형을 가지는 등의 자료제출 의약품은 신약보다는 요구하는 자료가 적다. 기존에 허가를 받은 의약품과 주성분, 용량, 제형이 동일한 제너릭의약품 등은 요구되는 자료가 더 적다. 신약 등의 경우 대부분 모든 자료를 제출하도록 요구하지만, 제너릭의약품의 경우에는 국내·외에서의 사용현황에 관한 자료, 원료의약품의 시험성적에 관한 자료, 완제의약품의 시험성적에 관한 자료 등을

182) 이태진 외, 「제약산업 정책의 이해」, 한국보건산업진흥원, 2014.8, pp.249~252.
183) 신미리내, 「의약품허가-특허연계제도가 국내 제약산업에 미치는 영향」, 중앙대학교, 2016.2, pp.3~6.
184) 신미리내, 위의 책, p.7.

제출하도록 하고, 개개 의약품에 따라 판단하여 제출하는 것이 무의미하거나 불가능한 자료는 면제해 주기도 한다.

신약의 경우 품목허가 신청을 하려면 원칙적으로 국제공통기술문서(Common Technical Document, CTD)로 제출해야 한다. 품목허가도 특허와 마찬가지로 각국의 품목허가는 서로 독립적이므로, 한 나라에서 품목허가를 받더라도 다른 나라에서는 또 별도로 품목허가를 받아야 한다.

[그림 2-41] 의약품 허가심사 흐름도

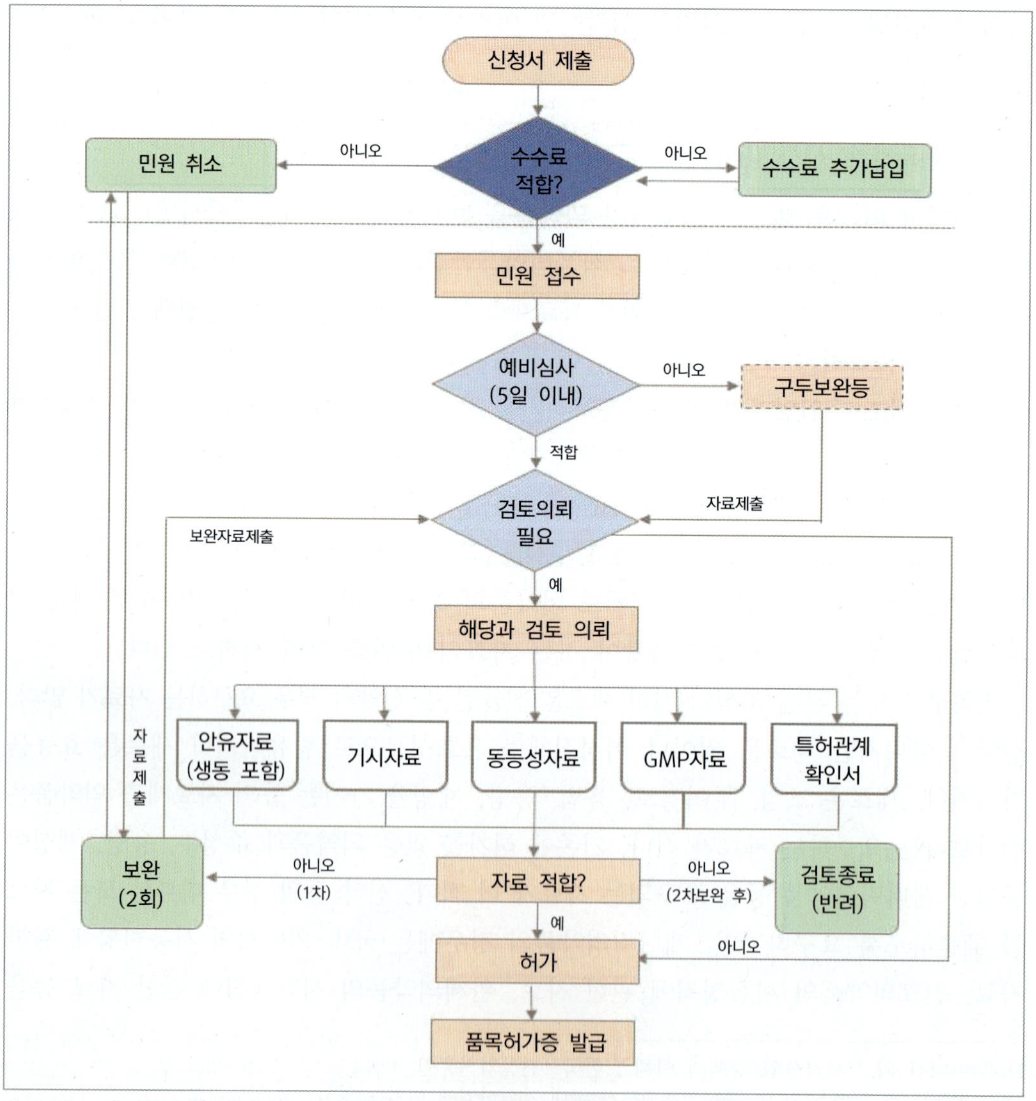

* 출처 : 식품의약품안전처, 「의약품허가-특허연계제도 해설서」, 2015.

특허권의 경우 특허협력조약(patent cooperation treaty, PCT)에 따라 특허 출원인이 소정의 방식에 따라 지정국을 표시하여 하나의 국제 출원을 제출하면 각 지정국에서 국제출원을 제출한 날에 출원을 했다고 인정받게 된다. 출원을 하는 나라별로 별도로 특허 출원을 하여야 하는 수고와 비용을 덜 수 있도록 한 것이다.

의약품 품목허가는 아직 PCT와 같은 조약은 없으나 품목허가에 필요한 자료나 서식을 동일하게 통일하려고 하고 있고, 우리나라에서는 2009년 3월부터 국제공통 기술문서(CTD)를 적용하여 신약 품목허가 신청을 하도록 하고 있다. 적절한 품목허가 결정을 얻을 수 있다는 전제에서는 그 결정에 필요한 비용을 최소화하는 것이 합리적이므로 국제공통기술문서를 도입한 것은 타당하다고 할 수 있다[185).]

② 신속 심사제도

의약품 품목허가 심사 중에 있는 의약품 중에는 당장 급히 환자에게 사용해야 할 필요가 있는 경우가 있다. 물론 긴급한 필요는 없다고 하더라도 정책적으로 산업화를 촉진하기 위해 특정 품목의 의약품 품목허가 심사를 빨리 받을 수 있게 할 필요가 있는 경우도 있다. 이런 경우에 품목허가를 빨리 받을 수 있는 신속 심사제도가 있다.

생명을 위협하는 질병 또는 비가역적 질병에 대하여 임상적 효과를 기대할 수 있는 경우 등 일정한 경우에 품목허가 심사에 필요한 자료의 일부를 시판 후 제출하도록 할 수 있으며 우선적으로 신속 심사하여 허가할 수 있다. 또한, 후천성면역결핍증(AIDS), 암 등 생명을 위협하거나, 심각한 질병에 대하여 치료효과를 기대할 수 있는 의약품과 내성이 발현되는 등 현존하는 치료법으로는 치료가 불가능하여 신속한 도입이 필요하다고 판단되는 의약품, 기타 항암제와 희귀의약품, DNA칩 등 환자 치료 또는 산업 발전을 위하여 식품의약품안전처장이 필요하다고 판단하는 의약품 등은 신속 심사대상이 될 수 있다.

암, 후천성면역결핍증 등 생명을 위협하는 질병에 사용되는 천연물신약을 연구·개발하여 안전성과 효력 및 용법·용량을 입증할 수 있는 자료를 제출하는 등 긴급한 필요는 없다고 하더라도 정책적으로 산업화를 촉진하기 위해 품목허가 심사를 빨리 받을 수 있도록 하는 경우도 있다. 이 경우, 식품의약품안전처장은 그 의약품 품목허가를 우선 심사하여 해당 질병의 보조제로 시판 후 임상시험 성적에 관한 자료 제출 등의 조건을 붙여 신속하게 허가할 수 있다.

또한, 신약 및 개량신약, 국내에서 얻어진 임상시험 성적에 관한 자료를 제출한 의약품,

185) 이태진 외, 「제약산업 정책의 이해」, 한국보건산업진흥원, 2014.8, pp.252~255.

독성·약리 작용, 임상시험 성적에 관한 자료의 작성기준에 관하여 사전 검토를 받은 의약품에 대해서도 신속 심사가 허용될 수 있다. 적절한 대체의약품이 없어 긴급히 도입하여야 하는 희귀의약품의 경우에는 신속 심사를 허용하기도 하고, 허가 시 자료 제출을 아예 면제해 주거나, 조건부로 허가를 내주는 등으로 편의를 주고 있다.

희귀의약품은 환자 수가 적어서 개발하여도 수익을 많이 내기 어렵기 때문에 제약 기업이 연구·개발하는 데에 투자한 비용을 회수하기 어려울 수 있어서 연구개발이 위축될 수 있다. 그래서 희귀 의약품 연구개발을 유인하기 위해서 다른 의약품과 달리 신속 심사를 해 주기도 한다. 의약품 품목허가 외에도 건강보험 약가 제도나 유통 제도에서도 희귀의약품은 일반적인 의약품과 다소 다르게 적용을 한다.

품목허가 여부를 결정하기 위한 심사기준은 품질, 안전성, 유효성이다. 의약품 품목허가를 신청할 때 제출해야 하는 자료는 의약품의 품질, 안전성, 유효성을 평가하기 위한 자료이다. 의약품 품질관리는 안전성과 유효성이 인정된 의약품이 제조되어 환자에게 투약되는 단계에 이르기까지의 과정에서 주요 성분의 적절한 함량이 유지되고 이물질이 생기거나 들어가지 않도록 하는 일련의 조치이다. 따라서, 의약품 품목허가 결정을 할 때 품질에 대하여 심사할 필요가 없다고 생각할 수도 있으나, 품목허가는 제조, 판매를 전제로 한 것이기 때문에 품목허가 단계에서부터 품질관리에 대해서도 심사를 한다.

안전성·유효성은 여러 자료를 통하여 과학적으로 평가한다. 식품의약품안전처에서는 각종 평가 가이드라인을 마련하여 운영하고 있다. 의약품마다 고려해야 할 요소들이 다양하고 전문적인 내용이 많기 때문에 식품의약품안전처에 많은 재량이 부여되어 있다. 심사에서 사용되는 기재형식, 용어, 단위, 기호, 시험방법 등은 원칙적으로 대한민국약전 등을 따른다[186].

③ 품목허가의 취소

의약품 품목허가가 나왔더라도 유효성·안전성에 문제가 있는 등 정당한 사유가 있으면 품목허가는 언제든지 취소될 수 있다. 신약 등의 경우 재심사를 받아서 재심사 기간 중 실시된 시판 후 조사 등 조사 결과 품목허가를 받기에 부적합하다고 판단되면 품목허가가 취소된다. 재평가를 받았는데 유용성이 없는 것으로 판정된 경우에도 마찬가지이다.

예를 들어 10년 가량 사용되던 비만치료제가 심혈관 질환 등 위험성이 확인되어 품목허가가 취소되어 시장에서 철수하거나, 당뇨병 신약으로 많은 사람들이 복용하던

186) 이태진 외, 「제약산업 정책의 이해」, 한국보건산업진흥원, 2014.8, pp.252~257.

의약품이 장기 복용 시 중대한 부작용을 일으킨다는 연구 결과에 의해 품목허가가 취소되어 한 순간에 시장에서 퇴출당하기도 한다. 이러한 사례는 품목허가를 받기 위한 실체적 요건인 안전성의 결함이 발견되어 품목허가가 취소되는 경우이다.

의약품 품목허가의 실체적 요건인 안전성과 유효성은 인정되지만, 품목허가를 취소하는 경우가 있다. 예를 들어, 품목허가를 받은 자가 해당 의약품에 대하여 리베이트를 주면서 3번이나 연속하여 적발되면 그에 대한 제재로 해당 의약품 품목허가가 취소될 수 있다. 이런 경우는 리베이트와 같은 나쁜 행위에 대하여 일종의 행정벌을 내리는 것으로 품목허가와 전혀 무관한 행위 때문에 품목허가를 취소하는 것은 아니지만, 안전성과 유효성이 없어서 품목허가를 취소하는 것도 아니다. 위법한 리베이트 행위 등 해선 안 될 일을 한 제약기업 등에게 실효성 있는 제재를 해야 할 필요가 있고, 품목허가 취소라는 제재는 해당 의약품을 시장에서 퇴출시키는 것으로 효과적인 제재 방법이라는 점에서 이와 같은 품목허가 취소가 필요한 경우가 있을 것이다.

품목허가의 실체적 요건인 안전성과 유효성이 인정되더라도 품목허가 시 조작된 자료를 제출하면 품목허가를 취소하는 경우가 있다. 2006년 생물학적 동등성 시험자료 조작사건이 발생하였을 때 당시 식품의약품안전청이 해당 의약품의 품목허가를 취소한 일이 있었다. 조작된 자료를 제출하지 아니하였다면 품목허가를 받을 수 없는 의약품에 대해 고의적으로 생물학적 동등성 시험자료를 조작해 품목허가 신청을 했으므로 품목허가 취소이 가해진 것이다. 다만, 해당 의약품의 품목허가를 받았던 제약기업은 생물학적 동등성 시험 조작에 대해 전혀 몰랐고, 그 생물학적 동등성 시험을 수행한 시험실시기관이 제약기업 몰래 자료를 조작한 경우도 있을 수 있고, 자료를 조작하지 않았어도 품목허가를 받을 수 있었으나, 조작된 자료를 제출한 경우도 있으나, 식품의약품안전처는 해당 품목허가를 취소하였다.

의약품 품목허가 제도는 제약기업의 사익을 보장하기 위한 제도가 아니라 유효성·안전성이라는 공익을 보호하기 위한 제도이다. 의약품의 유효성·안전성은 품목허가 신청자와 허가자인 식품의약품안전처의 대화, 의사소통, 협력에 의하여 확인되는 것이므로 자료 조작이 없어도 품목허가를 받을 수 있었다고 하더라도 조작된 자료를 식품의약품안전처에 제출하여 받은 품목허가는 취소될 수 있다[187].

④ 외국의 의약품 품목허가 제도

의약품 규제 조화 국제회의(International Conference on Harmonisation of

187) 이태진 외, 「제약산업 정책의 이해」, 한국보건산업진흥원, 2014.8, pp.258~259.

Technical Requirements for Registration of Pharmaceuticals for Human Use, ICH)는 미국, EU, 일본 등으로 구성되어 있는 국제기구이다. ICH는 여러 나라의 의약품 품목허가 심사 기준을 통일하고, 품목허가에 필요한 시험 방법이나 제출하는 서류의 형식 등을 표준화하여 신약을 개발한 제약기업이 각 나라에서 별도의 허가를 받기 위해 중복해서 불필요한 시험을 되풀이하고 자료를 다시 작성하는 것을 방지하고 있다. ICH가 만든 국제공통기술문서(Common Technical Document, CTD)는 우리나라에서도 신약의 품목허가 신청 시 사용하고 있다.

어느 한 나라에서 품목허가를 받은 의약품은 다른 나라에서도 품목허가를 받을 수 있도록 협정을 맺는 것을 고려해볼 수 있다. 그러면, 신약을 개발한 제약기업이 여러 나라에서 품목허가를 쉽게 받을 수 있을 것이고, 그만큼 효율적으로 의약품을 공급할 수 있을 것이다. 그러나, 품목허가는 그 나라의 여러 가지 정책적 고려에 따라 결정되므로 여러 나라에서 통일적으로 품목허가를 인정하는 것이 쉬운 일이 아니다. 인종의 차이와 지리적 영향 등으로 의약품의 유효성·안전성에 대하여 다른 결과가 나올 수 있다. 예를 들어, 백인에게 잘 나타나지 않는 부작용이 동북 아시아인에게 많이 나타나는 경우가 있을 수 있다. 따라서, 품목허가를 내준다는 것은 그 의약품의 유효성·안전성에 대한 평가에 기초하는 것이므로 유효성·안전성의 객관적 지표가 동일하다고 하더라도, 국가마다 그에 대한 평가 결과는 다를 수 있으므로 위와 같은 협정을 맺는 것은 어려울 것이다.

다만, 미국 FDA에서 품목허가를 받거나, 유럽 EMA에서 품목허가를 받으면 다른 국가에서 한결 용이하게 품목허가를 받을 수 있다. 미국과 유럽의 품목허가 기준이 엄격하고 그 품목허가 심사에 대한 신뢰가 쌓여 있기 때문이다. 이것은 미국이나 유럽의 제약산업 경쟁력을 높이는 근본이 된다. 우리나라 식품의약품안전처도 미국 FDA나 유럽 EMA와 같이 국제적으로 신뢰받는 수준에 이른다면 국내 제약산업의 국제적 위상이 더 높아질 것이다.

㉠ 미국의 품목허가 제도

제약산업 선진국인 미국은 1962년 탈리도마이드 사건이 발생했을 때 피해가 발생하지 아니한 국가 중 하나였다. 당시 미국 FDA는 다른 나라와 달리 탈리도마이드의 안전성에 대하여 의문을 갖고 품목허가를 보류하고 있었기 때문이다. 이만큼 미국의 품목허가 기준은 엄격하므로 의약품 안전관리의 대명사로 불리기도 한다. 미국 FDA의 판단에 대해서는 국제적으로 신뢰가 형성되어 있어서 우리나라 등 여러 나라가 미국 FDA의 판단과 기준을 중시하고 있다.

미국 FDA(US Food and Drug Administration)는 미국 보건복지부(Department of Health and Human Services)의 산하 기관으로 미국에서 의약품 품목허가 업무를 담당하고 있다. 1937년 미국에서 100여 명이 사망한 설파닐아미드(Sulfanilamide) 사건 이후, 1938년 FFDCA(Federal Food, Drug and Cosmetic Act)가 제정되었고, 미국 FDA는 이 법률에 근거하여 운영되고 있다. 예전에는 의약품에 관한 규제를 미국 농무부의 화학국이 담당하였고, 1927년에는 미국 농무부 식품·의약품·살충제국이 담당했으며, 1931년에 식품의약품국(Food and Drug Administration, FDA)이 되었다. 1940년에 식품의약품국은 미국 농무부에서 미국 보건청으로 소속이 변경되었고, 1953년부터는 미국 보건교육복지부(Department of Health Education and Welfare), 1980년부터는 미국 보건복지부(Department of Health and Human Services) 소속이 되어 지금에 이르고 있다.

미국 FDA는 우리나라 식품의약품안전처와 동일하게 품목허가 업무와 시판 후 안전관리, 의약품 광고 규제, 미국 GMP에 따른 제조 시설 및 운영 감독 업무 등도 수행하고 있다. 신약의 경우 NDA(new drug application)에 따라 품목허가 신청을 한다. 신약이 바이오의약품이라면 BLA(biologics license application)에 따라 품목허가 신청을 한다. 미국의 품목허가는 12개월로 신속심사를 해야 하는 의약품은 6개월간 심사를 하고 있다.

제너릭의약품의 경우 ANDA(abbreviated new drug application) 신청을 할 수 있다. 제너릭의약품의 안전성·유효성을 증명하기 위해 신약의 NDA에서 요구하는 비임상시험이나 임상시험 자료가 모두 필요하지 않다. 주로 제너릭의약품 제조관리에 관한 정보와 기존의 신약과 생물학적 동등성이 있는지 여부를 중심으로 품목허가 결정 여부를 판단한다.

의약품 개발을 하는 제약기업, 연구소 등은 임상시험을 하기 위하여 미국 FDA에 실험동물에 대한 비임상시험 결과와 임상시험에 대한 계획을 제출하면서 임상시험계획 승인신청(investigational new drug application, IND)을 해야 한다. 이 단계에서 FDA는 당해 기업이 인체에 해당 의약품의 인체 시험을 추진하는 것이 합리적으로 안전한지 여부를 결정한다.

임상시험을 진행하기 위해서는 미국 FDA로부터 IND에 대하여 승인을 받고 난 후, 실제 임상시험을 진행할 병원 등에 대해 임상시험심사위원회(institutional review board, IRB)의 심사를 받아야 한다. IRB는 임상시험을 감독하는 병원 및 연구기관의 과학자 및 비과학자들로 구성된 심사위원단이다.

임상시험 1단계(phase Ⅰ)는 대체적으로 건강한 지원자들을 대상으로 실행된다. 여기서 목표는 해당 의약품을 복용했을 때 나타나는 부작용은 무엇인지, 해당 의약품이 대체로 어떻게 대사 및 배출되는지를 확인하는 것이다. 시험 대상은 일반적으로 20명에서 80명 수준이다.

임상시험 2단계(phase Ⅱ)는 제1단계에서 허용할 수 없는 독성이 발견되지 않는 경우에 개시된다. 1단계는 안전성에 중점을 두는 반면, 2단계는 유효성에 중점을 둔다. 2단계에서는 해당 의약품이 특정 질환 또는 이상이 있는 사람들에 작용을 하는지 여부에 대한 예비 데이터를 수집하는 것을 목표로 한다. 정확한 데이터를 얻기 위하여 해당 의약품을 투여 받는 환자들을 위약(약리활성이 없는 가짜약) 또는 다른 의약품을 투여 받는 유사한 환자들과 비교하면서 단기적 안전성을 지속적으로 평가한다. 일반적으로, 2단계 임상시험 대상은 수십 명에서 약 300명에 이른다.

임상시험 3단계(phase Ⅲ)는 2단계에서 유효성의 증거가 제기되는 경우 개시된다. 이때 목적은 각기 다른 모집단 및 투여량을 연구하고 해당 의약품을 다른 의약품과 함께 사용하여 안전성 및 유효성에 대한 좀 더 많은 정보를 수집하는 것이다. 시험 대상은 대체적으로 수백 명에서 약 3,000명 수준이다.

임상시험이 성공을 거두면 신약 신청(new drug application, NDA)을 한다. 이는 그 의약품을 미국에서 판매할 수 있는지 여부를 심사해달라는 신청이다. NDA를 할 때는 해당 의약품이 체내에서 어떻게 작용하는지, 어떻게 제조되는지에 대한 정보는 물론 모든 동물 실험자료, 임상시험 자료와 그에 대한 분석자료를 제출하여야 한다.

미국 FDA는 NDA가 접수되면 60일 이내 공식적으로 접수하여 심사를 진행할 지 여부를 결정한다. 미국 FDA는 필수적인 연구가 일부 누락되는 등 신청자료가 미비하면 접수를 거부할 수 있다. 처방약 허가신청자 비용부담법(Prescription Drug User Fee Act, PDUFA)에 따라 FDA의 약물 평가 및 연구센터(Center for Drug Evaluation and Research, CDER)는 최소 90%의 표준 의약품에 대한 NDA를 접수받은 후, 늦어도 10개월 이내에 심사하고 품목허가 여부를 결정한다. 우선 순위 의약품의 경우 목표 심사기간은 6개월이다[188].

우리나라 신약 중 미국 FDA 승인을 받은 신약은 2003년 LG화학(LG생명과학)의 '팩티브'[189], 2013년 한미약품 '에소메졸(개량신약)'[190], 2014년 동아ST의 '시벡스트로'[191], 2019년 3월 SK바이오팜의 '수시노(성분명 솔리암페톨)'이다. 바이오시밀러는

188) 이태진 외, 「제약산업 정책의 이해」, 한국보건산업진흥원, 2014.8, pp.261~266.
189) 매일경제, 2018.12.28, '한미약품 롤론티스, 美FDA에 허가 신청'
190) CNB NEWS, 2017.7.20, "한미약품 역류성식도염 개량신약 '에소메졸', 국내 최초 미국 약전 등재"

셀트리온의 '허쥬마'[192], '램시마', '트룩시마'와 삼성바이오에피스의 '렌플렉시스' 등이 있다.

현재 한미약품의 비소세포암 치료제인 '포지오티닙', GC녹십자의 선천성 면역결핍증, 면역성 평소판 감소증 등 치료 신약인 'IVIG-SN', 삼성바이오에피스의 바이오시밀러 'SB3' 등이 승인 대기 중에 있다.

㉡ 유럽의 품목허가 제도

유럽연합(European Union, EU)에서 의약품 품목허가 여부를 결정하는 기관은 EMA(the European Medicines Agency)이다. 런던에 소재하고 있는 EMA는 EU에서 사용하기 위하여 제약기업이 개발한 의약품에 대한 과학적인 평가를 담당하고 있다. 유럽에서 사용되는 모든 의약품에 대한 평가를 하는 것은 아니고, 의약품 품목허가 등 일원화 절차(centralized procedure) 등의 대상 의약품에 대한 평가를 한다.

EMA는 사무국장(an executive director), 운영위원회(a board of management), 사무국(a secretariat) 그리고 과학위원회(scientific committees)로 구성되어 있고, EMA에서 핵심 역할을 담당하는 과학위원회는 과학적 의사결정 사항을 포함해 의약품과 관계된 모든 사항을 자문하고 의견을 전달하는 책임을 지고 있다. 과학위원회는 품목허가를 받기 위하여 제약기업이 제출한 자료를 검토한다.

유럽에서도 제너릭의약품 품목허가를 받기 위해 제출하는 자료는 생물학적 동등성 자료나 유럽 GMP 충족 자료 등으로 신약 품목허가를 받을 때보다 제출하는 자료가 적다. 유럽에서 의약품 품목허가를 받는 절차는 크게 국가별 허가 절차(national authorization procedure)와 일원화 절차(centralized procedure), 상호 인정 절차(mutual recognition procedure)가 있다. 개별 국가에서 품목허가를 받으려면 그 해당 국가 내의 허가당국이 정한 절차에 따라 해당 국가의 언어로 자료를 제출해야 하며, 이를 국가별 허가절차(national authorization procedure)라고 한다.

EU에는 일원화 절차(centralized procedure)라는 것이 있다. 2012년 12월 현재 EU에는 27개 회원 국가가 포함되어 있으며 의약품 품목허가 일원화 절차에 따라 그 품목허가 과정을 통합적으로 진행할 수 있도록 하고 있는 것이다. 유럽에서는 의약품 품목허가 신청을 EU 회원 국가별로 할 수도 있고, EU 전체를 대상으로 할 수도 있다. 그리고 유럽연합 회원국에서 품목허가를 받은 경우 상호인정 과정(mutual recognition

191) 데일리팜, 2018.12.24, "국내개발 신약 미국 진출 가시밭길"
192) 로슈(Roche)의 허셉틴(Herceptin, 성분명 트라스투주맙)의 바이오시밀러

procedure)에 따라 다른 회원 국가의 품목허가를 신청할 수도 있다. 일원화 절차를 이용하면 한 번의 신청 절차로 유럽 전역에서 의약품이 허가된다.

생명공학적 방법에 의하여 제조되는 바이오의약품 등 지정된 의약품은 일원화 절차를 통하여 EMA의 평가를 받아야 한다. 그에 해당하지 않더라도 해당 의약품이 신규 활성물질이거나, 혁신적 의약품에 해당하거나, 유럽연합 환자들에 특별히 이익이 되는 경우라고 인정받은 경우에는 일원화 절차를 이용할 수 있다. 일원화 절차를 이용하여 품목허가를 받은 의약품의 제너릭의약품이나 소아과용 의약품도 일원화 절차를 이용할 수 있다. 이 외에는 일원화 절차를 이용할 수 없고, 국가별 인정 절차나 상호 인정 절차를 활용해야 한다.

품목허가 신청을 하는 제약기업은 해당 의약품이 일원화 절차에 따라 평가될 수 있는지 여부를 확인하기 위하여 CHMP에 적격성 심사를 신청해야 한다. 품목허가 신청서 제출 시, 평가에 최대 210일이 소요되며, 평가 종료 시 CHMP는 당해 약품의 품목허가 여부에 대한 과학적 의견을 제시해야 한다. 그 의견은 유럽연합 집행위원회(European Commission)에 전달된다. 품목허가 결정 권한은 유럽연합 집행위원회에 있다[193].

ⓒ 일본의 품목허가 제도

일본은 의약품·의료기기청(Pharmaceuticals and Medical Devices Agency, PMDA)에서 품목허가 및 의약품 안전관리 실무를 담당하고 있다. PMDA에서 의약품 품목허가 심사를 하여 그 결과를 일본 후생성(Minitstry of Health Labour and Welfare)에 보고하면 일본 후생성이 최종적으로 허가를 내준다. PMDA는 재심사, 재평가 업무도 담당하고 있고, 의약품과 의료기기의 안전성, 유효성, 품질을 관리하여 국민의 건강권을 지키는 일을 하고 있다.

PMDA는 상담을 통해 품목허가 제출 서류와 관련한 데이터뿐만 아니라 의약품 및 의료기기에 대한 임상시험과 관련하여서도 자문을 하고 있다. 신약 임상시험 상담 시에는 피험자의 안전성, 임상실험의 윤리·과학적 측면과 신뢰성을 고려해 제안된 임상시험이 인·허가 제출서류요건을 만족시키는지 점검하고, 임상실험 개선을 위한 조언을 제공하기도 한다.

2009년에는 품목허가 신청 시에 제출하는 제품의 품질, 안전성, 유효성에 대한 데이터를 PMDA 심사인들이 미리 평가해 보는 사전평가 상담제도를 운영하기 시작했다.

193) 이태진 외, 「제약산업 정책의 이해」, 한국보건산업진흥원, 2014.8, pp.266~268.

그리고 일본에서 혁신적인 의약품이 연구개발될 수 있도록 2011년 7월 혁신적인 의약품의 모태가 될 수 있는 연구 결과나 기술을 보유한 대학, 연구소, 벤처기업을 대상으로 R&D 전략에 관한 상담을 시작했다.

PMDA는 이를 통해 개발 초기단계에서 필요로 하는 실험에 대한 조언, 그리고 필수 임상실험에 대한 조언을 제공하고 있다. PMDA는 2011년에 총 6,756개의 의약품에 품목허가를 하였고, 이 가운데 처방전이 필요한 의약품은 3,614개(신 의약품 523개), 일반의약품은 1,031개, 체외진단제품은(IVD) 173개, 의약외품은 1,938개를 차지했다고 한다[194].

㉣ 중국의 품목허가 제도

중국은 국가식품약품감독관(SFDA)이 의약품 품목허가 제도 등을 담당하고 있다. 1998년 5월 공표된 정부조직개편의 일환으로 중국 위생부(Ministry of Health)의 의약품관리국(Department of Drug Administration)이 중국 국가의약품관리국(SPAC)과 합병되어 중국 국가약품감독관리국(SDA)이 설립되면서 의약품의 생산, 거래 및 등록에 관한 사항을 모두 감독하게 되었다.

2003년 SDA는 구조조정을 통해 국가식품약품감독관(SFDA)이 되었으며 해당 부처의 여러 기능들이 다른 정부기관들로 이전되었다. 이러한 기능 이전 중 가장 중요한 것은 의료보험 책임을 신설된 중국 노동사회보장부(Ministry of Labor and Social Security)로 이전한 것이다. 일부 업무 이전에도 불구하고 중국 위생부(Ministry of Health)는 규제 개발 및 감독, 건강관리 자원 할당 및 의학 연구 및 교육과 같은 다른 주요 업무를 담당하고 있다.

중국 정부가 단일한 의약품 규제당국을 설립한 것은 지방 관청들 간에 상충하던 규제기준을 통일해 중국 의료규제시스템을 중앙화하고, 좀 더 투명하게 운영하겠다는 취지다. 현재 SFDA는 의약품과 중의약 제품 및 그 광고에 관한 사항 일체를 감독하고 있다. SFDA의 새로운 규정들은 미국 FDA의 모델을 따르고 있다.

1999년 7월 의료보험 개혁의 일환으로 SFDA는 처음으로 일반의약품(OTC) 목록을 발표하였고, 2000년 국가가 OTC와 처방약을 구분하여 규제하기 시작했다. SFDA는 환자들이 경증 질병에 대해서는 OTC를 구매하도록 권장하여 정부의 의료비 지출과 내원 비율을 감소시켰다. SFDA는 이 같은 의료비 지출 감소정책과 새로운 의약품 제조 및 품질관리기준(GMP)을 충족하도록 요구함으로써 제약기업의 수를 감소시킬

194) 이태진 외, 「제약산업 정책의 이해」, 한국보건산업진흥원, 2014.8, pp.269~271.

계획을 세우고 있다.

SFDA는 2004년 6월 30일까지 제약기업들이 GMP 증명서를 취득하도록 하였고, 3,000여 개 제약기업이 증명서 취득 기한을 준수하였다. 2005년 SFDA는 비임상시험 관리기준(GLP)을 시행하기 위한 목적으로 임상시험용 약, 중의약 침술 및 생명공학 제품에 대해 신약연구 및 감독관리 관련 규정을 발표했다. 이러한 규정은 중국의 신약 연구 및 개발이 국제적으로 인정받을 수 있도록 지원하기 위한 것이다.

SFDA는 첫째, 식품, 건강식품 및 화장품의 안전관리에 관한 법규의 입안을 위해 조직을 설립하고 종합적인 감독정책·작업계획을 고안하고, 그 시행을 감독하기 위한 조직을 설립한다.

둘째, 법률에 따라 식품, 건강식품 및 화장품의 안전관리에 대한 종합적인 감독업무를 수행하고, 관련 당국에 의한 식품, 건강식품 및 화장품 안전에 대한 감독업무를 체계화하고 이를 조정한다.

셋째, 식품, 건강식품 및 화장품과 관련한 심각한 안전사고에 대한 조사를 시행하고 이에 대한 처벌을 내리며 국무원이 위임한 바에 따라 전국에 걸쳐 식품, 건강식품 및 화장품의 안전에 관한 특정한 법률 집행 캠페인을 조직, 조정 및 시행하고, 심각한 식품, 건강식품 및 화장품 안전 관련 사고에 대한 긴급 구조작업을 수행함에 있어서 관련 당국을 설립 및 조정하고 관련 당국과 공조한다.

넷째, 식품, 건강식품 및 화장품의 안전을 위한 시험 및 평가를 종합적으로 조정하고 관련 당국과 함께 식품, 건강식품 및 화장품의 안전을 위한 감리 정보의 발표에 관한 규정을 고안하고 그 시행을 감독하고 관련 당국들로부터 취득한 식품, 건강식품 및 화장품의 안전정보를 취합하여 이를 정기적으로 대중에게 공개한다.

다섯째, 약품관리에 관한 법률 및 행정규제를 작성하고 그 이행을 감독하며 법률 또는 규정에 따라 특정한 중의약 조제약품을 위한 보호시스템 및 약품을 위한 행정보호 시스템을 이행한다.

여섯째, 의료장비의 관리에 관한 법률 및 규정을 작성하고 그 이행을 감독하며 의료장비의 등록 및 규제 관련 업무를 담당하고 관련 국가기준을 작성하고 의료장비, 제조관행의 전문적 기준을 성립 및 수정하고 그 이행을 감독한다.

일곱째, 의약품의 등록 업무를 담당하고 약품 관련 국가기준을 작성, 수정 및 공포하며 건강식품의 마케팅 권한부여를 위한 기준을 작성하고 건강식품을 조사 및 승인하며 처방약 및 OTC의 분류체계를 설정하고 이상약물 반응(ADR)의 모니터링 시스템을 설정 및 향상시키며 약품 재평가를 담당하고 회수 대상 약품을 조사하고 국가 필수 약품 목록을 작성한다.

여덟째, 약품 연구, 제조, 유통 및 사용을 위한 모범적 관행을 작성 및 수정하고 그 이행을 감독한다.

아홉째, 제조업체와 유통업체 및 의료기관에서의 약품 및 의료장비의 품질을 관리하고 정기적으로 의약품 및 의료장비의 품질 보고서를 발표하며 법률에 따라 불법복제 및 함량 미달 약품과 의료장비의 생산 및 판매와 같은 불법행위를 조사하고 그에 대한 처벌을 내린다.

열째, 법률에 따라 방사성 의약품, 마취제, 유독약품, 향정신성 약품 및 기타 규제 의약품 및 장비를 규제한다.

열한째, 공인 약사를 위한 자격검정제도를 성립 및 향상시키고 공인 약사의 등록을 감독 및 총괄한다.

열두째, 국가 약품 규정 및 식품, 건강식품 및 화장품의 안전관리에 관한 포괄적 감독업무를 총괄하고, 의약품 규정 및 식품, 건강식품 및 화장품의 안전관리와 관련하여 외국 정부당국 및 국제단체들과 정보를 교환하고 공조한다.

열세째, 그 밖에 국무원이 위임하는 업무를 수행한다[195].

(3) 의약품 허가-특허 연계 제도

의약품허가-특허연계제도는 한-미 FTA 협정문에서 대표적인 독소조항으로 간주되어 FTA 협상 과정에서부터 반대하는 목소리가 컸으며, 이행 법안을 마련하는 과정에서도 반대하는 주장이 강하였다. 이는 국내 제약산업이 다국적제약기업이 주를 이루는 미국, 유럽 등의 국가와 달리, 앞서 언급한 동등성 대상 후발의약품 품목 위주의 환경으로 이루어져 있기 때문에 반대하는 목소리가 많을 수밖에 없었다.

의약품허가-특허연계제도는 1984년 미국에서 가장 먼저 시작되었으며, 1993년 캐나다에 도입된 후 2011년도까지 추가적으로 미국과의 협약을 통해 급속도로 도입되었다. 2011년 현재 의약품허가-특허연계제도가 도입된 국가는 미국, 캐나다, 칠레, 싱가포르, 요르단, 모로코, 바레인, 오만, 콜럼비아, 페루, 엘살바도르, 온두라스, 과테말라, 니카라과, 코스타리카, 도미니카, 페루 및 우리나라이다.

한-미 FTA에서 규정하는 의약품허가-특허연계제도는 크게 두 가지로 구성되어 있다. 특허목록에 등재된 특허권자에게 후발의약품의 허가신청 사실을 통지하는 규정(「약사법」 제18.9조제5항 가호)과 허가당국에 통보된 특허의 존속기간 동안 특허권자의 동의

195) 이태진 외, 「제약산업 정책의 이해」, 한국보건산업진흥원, 2014.8, p.272~274.

또는 묵인 없이 다른 자가 제품을 시판하는 것을 방지하기 위한 조치를 시행하는 규정(「약사법」 제18.9조 제5항 나호)이다. 이 중에도 분쟁해결 절차에 회부하지 않는 방식으로 유예하였다가, 2010년에 이루어진 추가협상에 따라 한·미 FTA 발효일로부터 3년이 지난 후에 이행하는 것으로 다시 한 번 유예되었다.

2012년 3월 15일 의약품 허가-특허 연계 제도가 포함된 한·미 FTA가 발효되었다. 주요 내용은 첫째, 제네릭의약품 품목허가 신청이 있은 경우 해당 의약품의 특허권자가 허가 신청을 한 자의 인적사항을 통지받을 수 있도록 하며, 둘째, 제네릭의약품이 특허권자의 동의 또는 묵인 없이 판매되는 것을 방지하기 위한 조치가 시판 허가단계에서 이루어져야 한다는 것이다. 따라서, 이 제도가 없었을 때는 특허가 만료하지 않은 상태에서도 제네릭의약품 품목허가를 받을 수 있었으나, 이 제도의 도입으로 인하여 특허가 존속하는 동안에는 제네릭 제품의 허가를 받기가 어려워졌다.

품목허가 제도는 안전성·유효성을 확보한 의약품만이 시판될 수 있도록 하여 국민의 건강을 보호하려는 제도이고, 특허 제도는 자연법칙을 이용한 기술사상의 창작으로 고도한 것으로 새롭고, 용이하게 발명하기 어려운 발명에 대하여 독점권을 부여함으로써 혁신을 유도하기 위한 제도이다. 품목허가는 받을 수 있지만, 특허를 받지 못하는 경우와 특허는 받을 수 있지만, 품목허가를 받지 못하는 경우가 있다. 의약품의 허가와 특허를 연계시켜서 특허권이 존속하는 동안에는 제네릭의약품이 허가를 받기 어렵게 하는 이유는 다음과 같다.

미국의 허가-특허 연계 제도는 1984년의 해치-왁스만 개정(Hatch-Waxman Amendments)에 의해 도입된 제도로 미국 특유의 제도였다. 최근에 미국과 자유무역협정(FTA)을 하는 우리나라 등 다른 나라들이 협정의 내용에 따라 이 제도를 받아들이는 경우가 생기고 있다.

미국에서 1980년대 초에 의약품 특허권자와 제네릭 제약기업 사이의 갈등이 있었다. 사회적으로도 신약 등 혁신적인 의약품의 개발과 제네릭의약품을 통한 의약품 접근성 향상에 대한 요청이 있었다. 해치-왁스만 개정은 서로 상충될 수 있는 두 가지 요구였던 신약 개발과 제네릭의약품의 시장진입 촉진을 모두 충족시키려는 목적을 가지고 있었다. 당시 제네릭 제약기업이 신약 등의 특허기간 만료 이후 실시할 것을 목적으로 품목허가를 얻기 위해 해당 의약품의 특허 기간 내에 특허발명 자료를 시험적으로 사용한 것이 특허권 침해인지 여부에 대한 미국의 Bolar사건(Roche 사건)이 발생하였다. 미국 법원은 제네릭 제약기업이 제네릭의약품 품목허가를 받기 위한 시험을 하기 위하여 특허발명을 사용하는 것은 특허권 침해에 해당한다는 입장을 취하고 있었다. 이렇게 되면 제너릭 회사는 신약 등의 특허가 만료될 때까지 기다렸다가 특허 만료 이후에야 비로소 허가를 받기 위한 준비를 제대로 할 수 있게 된다. 그러면 제너릭의약품이 늦게 허가를 받는 기간만큼 신약 등의 특허권자의 특허기간이 사실상 더 늘어나는 효과가 나타나는 것이다.

1984년 해치-왁스만 개정을 통하여 첫째, 의약품 특허권자는 의약품 판매 허가로 인하여 소요된 기간 때문에 특허권을 실질적으로 행사하지 못한 기간만큼 특허권 존속기간을 연장 받을 수 있게 되었고, 둘째, 자료독점 제도가 도입되었으며, 셋째, 허가가 특허에 연계되어 의약품 특허 목록(오렌지북)에 등록되어 있는 특허를 침해하는 것으로 보이는 제너릭의약품에 대한 허가가 유예되고, 넷째, 의약품 특허 목록에 등록되어 있는 특허에 대해 도전하여 처음으로 허가를 받는 제너릭의약품에 대해 180일 동안 제너릭의약품 독점권(180-day exclusivity)을 허용하였고, 다섯째, 의약품 판매허가를 받기 위한 시험자료를 얻기 위한 특허발명의 실시는 특허권 침해가 아니라는 입법이 이루어졌으며, 여섯째, 제너릭의약품의 경우 허가를 받을 때 약식으로 받을 수 있게 허용하는 ANDA 절차가 도입되었다.

이 중에서 첫째부터 셋째까지는 특허권자에게 유리한 내용이고, 다섯째와 여섯째는 제너릭 제약기업에게 유리한 내용이다. 이 중에 첫째는 의약품 특허권 존속기간 연장 제도로 우리나라 「특허법」에서도 정하고 있는 것이고, 둘째는 자료독점 제도로 우리나라 「약사법」에서도 정하고 있다. 또한, 다섯째도 우리나라 「특허법」에서 정하고 있고, 여섯째도 우리나라 「약사법」에 도입되어 있다. 보통 허가-특허 연계 제도라고 하면 협의의 의미로 위의 셋째와 넷째를 의미한다.

이러한 해치-왁스만 개정으로 인해 제너릭의약품의 허가에 필요한 시험을 하기 위해 특허발명을 실시하는 것은 특허권 침해에 해당하지 않는다는 규정이 미국 특허법에 추가되었다. 신약 등의 특허권자들은 이러한 규정의 도입에 반대하는 입장에 있었고, 제너릭 제약기업들은 찬성하는 입장에 있었다. 실제로 1984년 이전에 비하여 그 이후에 제너릭의약품의 시장점유율이 크게 늘어났다.

그러나 해치-왁스만 개정으로 여러 가지 부작용이 발생하였고, 이 중에 대표적인 것이 역지불 합의(pay for delay, reverse payment settlement)이다. 제너릭 제약기업이 특허 도전을 한 경우, 특허권자는 특허침해 소송을 제기하게 되는데, 소송 과정에서 특허권자와 제너릭 회사가 합의를 하고 소송을 종결하는 경우에 주로 문제가 된다. 합의 내용은 제너릭 제약기업이 해당 제너릭의약품 출시를 포기하고, 그 대신에 특허권자로부터 일정한 이익을 얻기로 하는 내용이다. 보통의 경우 특허권자가 특허를 라이선스

하고 실시료를 받지만, 위와 같은 경우 특허권자가 제너릭 제약기업에게 경제적 이익을 주면서 합의를 하므로 역지불(revere payment) 합의라고 하고, 경제적 이익을 주고 제너릭의약품의 시장 진입을 늦추었다는 의미로 pay for delay라고 부르기도 한다.

[그림 2-42] 의약품 허가-특허 연계 제도

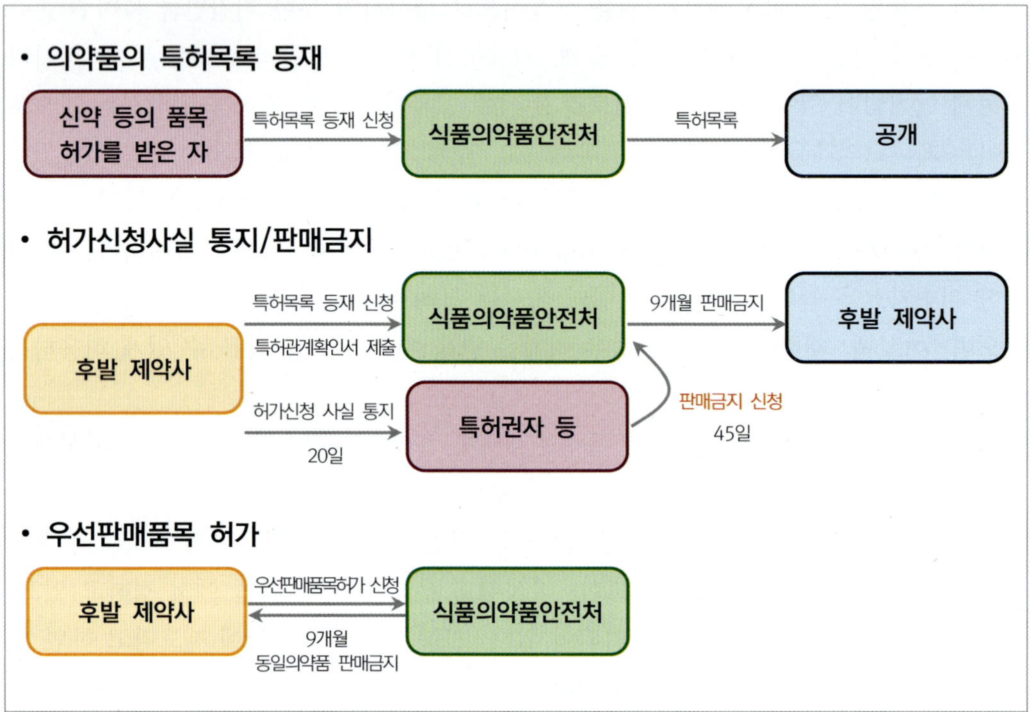

* 출처 : 식품의약품안전처, 「의약품허가-특허연계제도 해설서」, 2015.

이 외에도 의약품 특허 목록(오렌지북)에 등록될 수 없는 특허를 등록하여 제너릭의약품의 진입을 막거나, 제너릭의약품 품목허가 신청 시 30개월 동안 허가가 자동 유예되는 것을 활용하여 여러 번 자동 유예를 시켜 독점 기간을 늘리는 경우도 있었다. 이 때문에 미국은 2003년에 법을 개정하여 자동 유예는 1회만 가능하도록 하였다.

우리나라도 2015년 이후 제너릭의약품 등에 대한 품목허가 신청을 할 때 의약품 특허목록에 등재된 등재의약품의 안전성·유효성에 관한 자료를 근거로 허가를 신청한 자는 등재의약품의 품목허가를 받은 자와 특허권자에게 품목허가를 신청한 사실을 알리도록 하고 있다. 다만, 등재의약품에 관한 특허권의 존속기간이 만료되었거나, 등재의약품에 관한 특허권의 존속기간이 만료된 후에 판매하기 위하여 품목허가를 신청하였거나, 등재의약품의 특허권자 등이 통지하지 않는 것에 동의하였거나, 등재의약품에 관한 특허권이 무효이거나, 품목허가를 신청한 의약품이 등재의약품에 관한 특허권의 권리 범위에 속하지 않는다는 특허심판원의 심결 또는 법원의 판결을 받은 경우에는 해당하지 않는다[196].

의약품 품목허가를 신청할 때 제출해야 하는 특허관계 확인서에 기재된 특허 관계의 종류는 다음과 같다.

1) 등재특허권의 존속기간이 만료된 경우
2) 등재특허권의 존속기간이 만료된 후에 의약품을 판매하기 위하여 품목허가 또는 변경허가를 신청한 경우
3) 특허권 등재자와 등재특허권자 등이 통지하지 아니하는 것에 동의한 경우
4) 의약적 용도에 관한 등재특허권이 품목허가나 변경허가를 신청한 의약품의 효능·효과와 관련된 것이 아닌 경우
5) 등재특허권이 무효이거나 해당 특허권을 침해하지 아니한다고 판단되는 경우

위 선택사항 중 5)에 근거하여 허가 신청을 하는 경우 허가신청자는 특허권자 등과 특허권 등재자에게 허가 신청 사실을 통지할 의무가 부과된다. 그리고, 2015년 3월 15일 이후, 후발의약품 허가신청자가 의약품 특허목록에 등재된 의약품의 안전성·유효성에 관한 자료를 근거로 의약품의 제조판매·수입 품목허가를 신청하는 경우, 의약품허가-특허연계제도의 시판방지 조치에 따라 식품의약품안전처에 특허권자 등이 판매금지 신청을 할 수 있고, 특허권 무효화 또는 권리범위확인심판을 통한 승소판정을 받은 후발제약사의 경우 9개월간 독점권을 부여받는 우선판매품목허가를 받을 수 있다.

이처럼 특허목록 등재신청한 신약 등의 품목허가를 받은 자(원개발사)는 시판 방지 제도를 이용하여 특허만료 이전에 후발제약사의 허가신청 시 9개월간 판매를 금지시킬 수 있고, 원개발사의 특허도전에 성공한 후발제약사들은 우선판매허가를 득하여 9개월간 동일의약품의 판매를 금지시킬 수 있게 되었다.

이처럼 한-미 FTA에 따른 의약품허가-특허연계제도는 의약품의 허가 절차와 직접적으로 연계되는 제도이므로 많은 쟁점을 내포하고 있다. 정부는 후발의약품 품목 위주의 국내 제약환경에 최소한의 손실만 발생하도록 외국의 참조할 만한 규정을 도입함으로써 한-미 FTA 체결에 따른 이행 법안을 마련함과 동시에 부작용을 최소화하려고 노력하였으나, 법 체계를 비롯한 의료보험 시스템 등 시장 환경이 상이한 미국의 제도에 기초하여 설계된 제도로서 앞으로 여러 가지 쟁점이 발생할 가능성을 열어 놓고 있는 것이다[197].

---

196) 이태진 외, 「제약산업 정책의 이해」, 한국보건산업진흥원, 2014.8, pp.276~288.

한-미 FTA에 따른 의약품허가-특허연계제도의 도입은 신약 개발을 위해 R&D 투자를 한 원개발기업 품목에 대해 특허를 침해한 후발의약품에 9개월간의 판매제한과 원개발사 품목에 대한 특허 도전에 성공한 개량된 후발의약품의 9개월간의 동일성분 시장독점권(우선판매허가권) 부여라는 상반된 제도를 도입함으로써 의약품을 개발하는 제약회사에게는 큰 위기이자 큰 기회로 인식되고 있다. 정부 입장에서는 후발의약품 위주의 국내 제약산업에 우선판매 허가권이라는 당근을 제공하여 R&D 투자에 소극적이고, 원개발사의 특허도전에 수동적으로 대응하였던 국내 제약산업의 개발방향을 한 단계 발전시키고, 나아가 특허 도전에 성공한 후발의약품의 시장 조기 진입으로 원개발사의 보험약가를 조기에 인하시켜 건강보험재정에 긍정적인 영향을 유도하고자 함에 있다.

2018년 식품의약품안전처가 의약품허가-특허연계제도 시행 3년 차인 2017년 3월부터 2018년 3월까지 판매금지 및 우선판매품목허가에 대해 분석한 2018년 의약품 허가특허연계제도 영향평가 결과, 국내 제약산업과 보건정책, 고용증감 등이 미치는 영향을 크지 않는 것으로 나타났다. 분석 대상은 판매금지 품목인 특발성폐섬유증 치료제 '피레스파정'이고, 우선판매품목허가는 오리지널의약품 7개 품목과 이에 대한 제너릭 10개 품목이었다. 피레스파정의 제너릭의약품은 등재특허권자의 판매금지 신청으로 시장 진입이 지연됐지만, 제너릭이 등재특허권의 권리범위에 속하지 않는다는 심결을 받아 그 기간이 8일에 불과했다. 그러나, 제너릭의 처방 실적이 없어서 건강보험급여 심사 청구 내역이 없었으므로 오리지널 의약품의 시장점유율, 약품비, 매출액에 영향을 미치지 못했다.

우선판매품목허가 대상인 혈전치료제 '프레탈'에 대해 우선판매품목허가를 받은 제너릭 '실로스탄'과 '실로탄'은 특허심판·소송에서 인용 심결을 허가신청일 이전에 획득해 품목허가 이후 바로 시장에 진입하는 등 시장에 3.8개월 만에 조기 진입한 것으로 나타났다. 당뇨병 치료제 '글루코파지엑스알'에 대한 제너릭의약품 '글루코다운오알'과 '대웅바이오메트포르민'도 시장 진입 시점이 우선판매권 미획득 시에 비해 4.1개월 앞당겨진 것으로 확인됐다.

197) 신미리내, 「의약품허가-특허연계제도가 국내 제약산업에 미치는 영향」, 중앙대학교, 2016.2, pp.8~10.

[표 2-58] 허가 특허 연계제도 영향

우선판매품목허가 의약품		등재의약품
제품명	우선판매기간	
실로스탄씨알정	2017.03.25.~2017.12.24.	프레탈서방캡슐
실로탄씨알정	2017.03.25.~2017.12.24.	
대웅바이오메트포르민서방정1000mg	2017.03.21.~2018.01.30.	글루코파지엑스알100mg서방정
글루코다운오알서방정1000mg	2017.03.21.~2018.01.30.	
페듀로우현탁액	2017.06.25.~2018.03.24.	엑스자이드확산정500mg
이레티닙정250mg	2016.03.25.~2017.09.01.	이레사정
제피티닙정	2016.03.25.~2017.09.01.	
피니페넴주사0.25g	2017.03.25.~2018.03.02.	피니박스주사0.25g
에이글로크림	2017.03.25.~2018.03.09.	저글리어크림
가도블릭스프리필드시린지주	2017.03.25.~2018.03.09.	가도비스트주사프리필드시린지

* 출처 : 메디파나, 2019.1.3, "허가특허연계제도, 시장 영향 크지 않았다"

이 결과, 프레탈은 제너릭의약품의 시장 조기 진입으로 오리지널 제약기업은 추정 매출액 대비 3억 8,503만 원 감소했고, 제너릭 제약기업은 추정 매출액 대비 4억 3,779만 원 증가했다. 그러나 글루코파지는 제너릭의약품 조기진입으로 오리지널 제약사는 2억 852만 원이 증가, 제너릭 제약사는 2억 852만 원 감소하는 등 품목마다 상이한 결과가 나타나서 전체적으로 볼 때 우선판매품목 조기 진입으로 89백만 원의 의약품 가격 감소가 나타났다. 오리지널 제약기업의 매출은 95백만 원이 감소했고, 제너릭 제약기업의 매출은 176백만 원이 증가하였다.

당초 의약품허가-특허연계제도가 시행되면 오리지널 제약기업의 판매금지 신청으로 인한 제너릭의약품의 시장 진입이 지연되고, 이로 인해 건강보험 약품비 증가 및 제너릭 제약기업 매출 감소 등 부정적 영향에 대한 우려가 많았으나, 실제 3년간 제도를 운영해본 결과, 오리지널 제약기업의 판매금지 신청 건수가 많지 않았고, 우선판매품목허가 제도의 영향으로 제너릭의약품의 시장 진입이 다소 앞당겨져서 약품비 및 제약기업의 매출액 변화는 매우 낮게 나타났다[198].

198) 메디파나뉴스, 2019.1.3, "허가특허연계제도, 시장영향 크지 않았다"

제7절 건강보험 약가 제도

국민건강보험 제도는 국민의 질병·부상에 대한 예방·진단·치료·재활과 출산·사망 및 건강증진에 대하여 진찰, 검사, 약제 또는 치료재료 지급, 처치, 수술, 치료 등 보험급여를 실시함으로써 국민보건 향상과 사회보장 증진에 이바지하고자 만들어진 사회보험 제도이다. 보험 원리와 사회보장 원리에 근거한 이 제도는 국민이 평소에 낸 보험료를 적립하여 보험자인 국민건강보험공단이 관리·운영하고 질병, 부상 등 보험사고가 생겼을 때 보험급여를 지불해 국민 서로가 위험을 나눠 부담하는 제도이다[199].

1 요양 급여

「국민건강보험법」에서 '보험급여'에 관해 규정하고 있다. '보험급여'는 국민건강보험의 적용을 받는 가입자 및 피부양자의 질병·부상에 대한 예방·진단·치료·재활과 출산·사망 및 건강증진을 위하여 법령이 정하는 바에 따라 국민건강보험공단이 가입자 및 피부양자에게 제공하는 각종 형태의 의료서비스를 말한다.

보험급여는 그 제공형태에 따라 현물급여와 현금급여로 나뉜다. 현물급여란 요양급여나 건강검진과 같이 보험가입자 등이 요양기관 등으로부터 직접 제공받는 의료서비스 일체를 말하고, 현금급여란 요양비, 장애인 보장구 급여비, 임신·출산 진료비와 같이 보험가입자 등의 신청에 의하여 국민건강보험공단에서 현금으로 지급하는 것을 말한다.

이러한 각종 보험급여 중 가장 큰 비중을 차지하는 것은 역시 현물급여 중에서도 요양급여이다. 「국민건강보험법」상의 요양급여라 함은 가입자 및 피부양자의 질병·부상·출산 등에 대하여 국민건강보험공단이 요양기관을 통하여 실시하는 의료법 상의 의료행위와 「약사법」 상의 의약품 등의 조제·판매행위를 말한다.

「국민건강보험법」 제41조제1항에서 국민건강보험공단이 실시하는 요양급여의 종류를 ① 진찰·검사, ② 약제·치료재료의 지급, ③ 처치·수술 기타의 치료, ④ 예방·재활, ⑤ 입원, ⑥ 간호, ⑦ 이송 등으로 열거하고 있다. 이를 「국민건강보험법」의 요양급여 비용 산정방식을 중심으로 달리 분류해 본다면 행위, 치료재료, 약제로 나누어 볼 수 있다.

199) 이태진 외, 「제약산업 정책의 이해」, 한국보건산업진흥원, 2014.8, p.289.

국민이 납부하는 보험료 및 일정한 국고부담에 의해 운영되는 국민건강보험은 재원이 한정돼 있어 「국민건강보험법」 제41조제1항에서 규정하고 있는 모든 종류의 요양급여를 보장할 수는 없다. 따라서, 행위와 치료재료는 비급여를 제외한 일제의 것이 요양급여가 되고, 약제는 요양급여대상으로 결정 또는 조정되어 고시된 것만 요양급여 범위에 포함된다[200].

2 비급여

「국민건강보험법」 제41조제3항에서 '보건복지부장관은 제2항에 따라 요양급여의 기준을 정할 때 업무나 일상생활에 지장이 없는 질환, 그 밖에 보건복지부령으로 정하는 사항은 요양급여의 대상에서 제외할 수 있다'라고 규정하고 있다. 즉, 비급여는 업무나 일상생활에 지장이 없는 질환 내지 요양급여의 대상에서 제외할 수 있다고 보건복지부령으로 정하는 사항으로서 건강보험의 적용을 받지 않는 요양급여를 의미한다.

「국민건강보험 요양급여의 기준에 관한 규칙」 제9조제1항 관련 [별표 2] 비급여 대상을 살펴보면 첫째, 업무 또는 일상생활에 지장이 없는 경우, 둘째, 신체의 필수 기능개선 목적이 아닌 경우, 셋째, 질병·부상의 진료를 직접 목적으로 하지 아니하는 경우 등에 실시 또는 사용되는 행위·약제 및 치료재료와, 넷째, 보험급여 시책상 요양급여로 인정하기 어려운 경우 및 그 밖에 건강보험 급여원리에 부합하지 아니하는 경우, 다섯째, 「국민건강보험법 시행령」 [별표2] 제2호의 규정에 의하여 보건복지부장관이 정하여 고시하는 질병군에 대한 입원진료의 경우, 여섯째, 건강보험제도의 여건상 요양급여로 인정하기 어려운 경우, 일곱째, 「약사법」에 따라 허가를 받거나 신고한 범위를 벗어나 약제를 처방·투여하려는 자가 보건복지부장관이 정하여 고시하는 절차에 따라 의학적 근거 등을 입증하여 비급여로 사용할 수 있는 경우 등을 비급여대상으로 명시하고 있다.

요양급여를 크게 행위, 약제, 치료재료로 3종류로 분류할 때, 우리의 국민건강보험제도는 개별 요양급여의 등재제도와 관련해 행위와 치료재료에 대해서는 네거티브등재시스템(negative list system)을, 약제에 대해서는 선별등재시스템(Positive List system)을 운용하고 있다. 비급여대상은 행위 및 치료재료에 대해서 건강보험의 적용을 배제하는 1차적 기능을, 약제에 대해 건강보험의 적용을 배제하는 2차적 기능을 한다[201].

200) 이태진 외, 「제약산업 정책의 이해」, 한국보건산업진흥원, 2014.8, pp.290~291.
201) 이태진 외, 위의 책, pp.292~293.

3 요양 급여비용의 산정

요양급여비용의 산정방식은 여러 차례 변화되었다. 의료기관과 환자 사이의 계약에 의하여 요양급여비용을 결정하는 시장가격제, 수가를 지방행정기관장(시·도 지사)의 허가사항으로 하는 통제가격제, 수가를 정부가 일방적으로 고시하는 수가고시제, 현행 수가계약제 등의 형태로 변화되어 왔다.

「국민건강보험법」 제45조제1항에서 "요양급여비용은 공단의 이사장과 대통령령으로 정하는 의약계를 대표하는 사람들의 계약으로 정한다. 이 경우 계약기간은 1년으로 한다." 라고 규정하여 요양급여비용의 산정과 관련한 일반원칙으로 이른바 '수가계약제'를 규정하고 있다. 그러나, 제46조에서는 "약제 및 치료재료에 대한 요양급여비용의 산정과 관련하여 약제·치료재료에 대한 요양급여비용은 제45조에도 불구하고 요양기관의 약제·치료재료 구입금액 등을 고려하여 대통령령이 정하는 바에 따라 달리 산정할 수 있다."고 규정하고 있어 약제에 대한 요양급여 비용의 산정은 일반적인 요양급여비용의 산정원칙인 수가계약제가 적용되지 않는 것처럼 규정하고 있다.

현재 최초 등재제품의 약제 상한금액을 결정할 때 국민건강보험공단 이사장과 해당 약제의 제조업자 등이 협상을 통해 상한금액을 결정하고, 그 상한금액의 범위 내에서 요양기관의 약제 구입금액 등을 고려하여 해당 약제의 요양급여비용을 상환하고 있다[202].

행위료(行爲料)에 대한 요양급여 비용은 보건복지부장관이 요양급여 각 항목에 드는 시간·노력 등 업무량, 인력·시설·장비 등 자원의 양 및 요양급여의 위험도를 고려하여 산정·고시한 상대가치점수에 점수당 단가를 곱하여 산정한다. 이 경우, 수가계약의 대상은 요양급여의 각 항목에 대한 상대가치점수의 점수당 단가를 정하는 것에 국한된다[203].

치료재료대(治療材料帶)에 대한 요양급여비용은 보건복지부장관이 건강보험정책심의위원회의 심의를 거쳐 해당 치료재료 요양급여비용의 상한으로 고시하는 상한금액의 범위 내에서 요양기관이 해당 치료재료를 실제로 구입한 구입금액으로 결정된다. 치료재료에 대해 이렇게 산정된 요양급여비용을, 건강보험을 적용하여 상환하는 방식을 소위 '실거래가 상환제도'라고 한다[204].

---

202) 이태진 외, 「제약산업 정책의 이해」, 한국보건산업진흥원, 2014.8, pp.293~294.
203) 이태진 외, 위의 책, p.295.
204) 이태진 외, 위의 책, p.296.

4 약제의 요양급여비용 산정

건강보험이 적용되는 약제에 대한 요양급여비용을 산정하는 방식으로는 고시가 상환제도, 실거래가 상환제도, 참조가격제도 등을 들 수 있다. 고시가 상환제도는 건강보험의 적용을 받는 약제에 대한 요양급여비용을 산정함에 있어 정부가 고시한 고시가로 상환금액을 결정하는 방식이다. 고시가 상환제도는 고시가를 결정하는 방법상의 차이에 따라 '직권실사제'와 '신고제'로 분류된다.

실거래가 상환제도는 정부가 고시하는 개별 의약품에 대한 상한금액 범위 내에서 요양기관이 의약품 공급업자로부터 실제로 구매한 가격을 상환금액으로 결정하는 방식이다. 실거래가 상환제도는 다시 구입금액을 산정하는 방법의 차이에 따라 개별 요양기관의 해당 의약품 구매에 있어서의 가중 평균가를 구입금액으로 산정하는 '개별 실거래가 상환제도'와 전체 요양기관의 해당 의약품 구매에 있어서의 가중 평균가를 구입금액으로 산정하는 '평균 실거래가 상환제도'로 분류할 수 있다. 또한, 의약품 거래에 있어서 개별 요양기관의 구매력(buying power)에 의지한 저가구매가 발생하는 경우, 개별 요양기관이 해당 의약품의 상한금액과 구입금액과의 차액에 대한 일정 정도의 저가구매 인센티브(incentive) 보유를 허용할 것인가에 따라 이를 허용하지 않는 실거래가 상환제도와 이를 인정하는 시장형 실거래가 상환제도로도 분류된다.

참조가격제도는 공공약제비 지출을 억제하기 위해 1989년 독일에서 처음 도입된 제도로 대체 가능하다고 판단되는 의약품들을 보험자가 성분별 또는 효능별로 분류하고, 각 약품군에 포함된 의약품의 상한금액에 상한(참조가격)을 설정하는 것이다. 참조가격보다 낮은 가격의 의약품을 소비해도 보험이 참조가격 만큼의 비용을 상환하는 데 반해, 참조가격보다 높은 가격의 의약품을 소비할 경우에는 피보험자가 참조가격과의 차액을 부담하는 제도이다.

통상적으로 참조가격은 약품군 내 약품가격 중 최저가나 평균값, 중간값으로 설정되는데, 이는 이후 정기적으로 하향 조정된다. 개별 의약품 가격을 직접적으로 통제하는 것에서 벗어나 생산자가 임의로 가격 수준을 책정할 수 있도록 하되, 소비자가 비용을 인식하게끔 제도를 설계하는 것이 참조가격 제도의 핵심이라 할 수 있다. 참조가격 제도는 독일, 네덜란드, 덴마크, 스웨덴, 벨기에, 이탈리아, 호주, 캐나다, 프랑스 등에서 현재 다양한 형태와 정도로 운용되고 있다[205].

205) 이태진 외, 「제약산업 정책의 이해」, 한국보건산업진흥원, 2014.8, pp.297~298.

5 의약품 건강보험 등재제도

건강보험에 의약품 등재는 네거티브등재시스템과 선별등재시스템이 있다.

1) 네거티브등재시스템과 선별등재시스템

의약품이 건강보험에 적용되기 위해서는 보건복지부장관이 건강보험정책 심의위원회의 심의를 거쳐 해당 약제 요양급여비용의 상한금액으로 고시하는 「약제 급여 목록 및 급여 상한금액표」에 등재되어야 한다. 약가 고시에 어떠한 약제들을 등재할 것인가와 관련해서는 네거티브등재시스템과 선별등재시스템이 존재한다.

네거티브등재시스템(negative list system)은 미용, 성형, 예방 등의 목적으로 사용되는 비급여 대상 의약품을 제외한 모든 의약품에 대하여 보험을 적용하는 것이고, 선별등재시스템(positive list system)은 치료적, 경제적 가치가 우수한 의약품만을 선별하여 보험을 적용하고, 그 외 품목은 자동적으로 비급여가 되는 시스템을 말한다[206].

우리나라는 2006년 12월 29일자로 '건강보험 약제비 적정화 방안'이 입법화되기 이전까지 네거티브등재시스템을 운용하였다. 그 결과, 총 진료비 중 약제비 비중이 29.2%를 차지하였으며, 총 약제비는 2001년 이후 매년 14% 정도씩 증가하고 있었다. 이에 따라 '건강보험 약제비 적정화 방안'의 시행과 더불어 보험의약품 등재 제도가 선별등재시스템으로 변화하게 되었다[207].

2) 의약품 건강보험 등재 절차

「국민건강보험법」에서 보험의약품의 등재는 선별등재시스템이 운용되고 있고, 등재된 약제에 대한 요양급여비용을 상환하는 방식과 관련해서는 실거래가 상환제도를 운용하고 있다. 따라서, 하나의 의약품이 건강보험의 적용을 받기 위해서는 약가 고시에 등재되어야 하고, 그 등재의 과정에서 해당 의약품의 상한금액이 결정되어 고시되는 절차도 같이 이루어져야 한다.

(1) 요양급여 결정 신청과 신청권자

일부 비급여대상을 제외한 모든 의약품이 식품의약품안전처의 품목허가가 있은 날로부터 30일 이내에 반드시 요양급여대상으로 등재 신청되어야 하는 것이 아니라 식품

206) 이태진 외, 「제약산업 정책의 이해」, 한국보건산업진흥원, 2014.8, p.310.
207) 이태진 외, 위의 책, pp.311~313.

의약품안전처의 품목허가를 받게 되면 신청권자가 요양급여대상으로 신청할 것인지를 자율적으로 결정하게 된다. 약제의 경우 요양급여로의 결정신청은 원칙적으로 보건복지부장관에게 하게 되어 있으나, 신청권자가 결정 신청에 필요한 서류를 함께 첨부하여 건강보험심사평가원장에게 해당 약제의 경제성, 요양급여의 적정성 및 기준 등에 관한 평가신청을 하게 되면 보건복지부장관에 대한 결정 신청을 갈음할 수 있다.

약제에 대해서는 약제의 제조업자·위탁제조판매업자·수입자가 요양급여대상 결정을 신청할 수 있다. 다만, 약제의 경우 「약사법」 제91조제1항에서 규정하는 희귀의약품 등으로서 「약사법 시행규칙」 제49조제4호에 따라 식품의약품안전처장이 환자의 치료를 위해 긴급한 도입이 필요하다고 인정한 품목에 대해서는 한국희귀의약품센터의 장이 결정신청을 할 수 있다. 신청을 위해서는, 이와 같은 결정의 신청권자는 「요양급여기준」 제10조의2제3항에 따른 약제평가신청서와 구비서류를 건강보험심사평가원장에게 제출하여야 한다[208].

(2) 안전성·유효성 확인과 약제급여평가위원회 심의·평가

약제에 대한 요양급여 결정신청이 있게 되면, 건강보험심사평가원장은 안전성·유효성에 관한 확인 절차를 진행해야 한다. 이 경우 안전성·유효성에 관한 확인은 「약사법」 제31조 및 제42조에 따른 품목허가 또는 품목신고 유무를 통해 할 수 있으며, 환자의 치료를 위하여 긴급한 도입이 필요하다고 인정한 품목에 대하여는 식품의약품안전처장이 인정한 서류로 갈음할 수 있다. 아울러, 건강보험심사평가원장은 약제가 안전성·유효성이 없다고 확인하는 경우에는 요양급여대상여부 결정을 위한 평가를 하지 않고 그 결과를 장관에게 보고하며 신청인에게 통보한다[209].

안전성·유효성에 대한 확인이 있게 되면, 건강보험심사평가원장은 '약제급여평가위원회'의 심의를 거쳐 평가를 하게 된다. 약제급여평가위원회는 대체가능성 및 비용효과성 그리고 보험급여원리 및 건강보험 재정상태를 고려하여 경제성 및 요양급여의 적정성을 평가한다. 다만, 「국민건강보험 요양급여의 기준에 관한 규칙」 제11조의2 제6항에 따른 협상 대상이 아닌 약제의 경우에는 「약제의 결정 및 조정 기준」의 [별표1]에서 정한 기준에 따라 상한금액을 평가하게 된다. 건강보험심사평가원의 약제급여평가위원회에서 보험의약품의 경제성 및 급여의 적정성 평가를 실시하고 있는데 급여신청 약제에 대하여 임상적 유용성과 비용효과성(경제성) 두 가지 평가기준으로 급여의 적정성을

---

208) 이태진 외, 「제약산업 정책의 이해」, 한국보건산업진흥원, 2014.8, pp.314~315.
209) 이태진 외, 위의 책, p.316.

평가하고 있다.

이와 같이 약제에 대한 요양급여의 적정성 등을 효율적으로 평가하기 위한 '약제급여평가위원회'는 건강보험심사평가원에 설치되는 기구로서, 그 구성과 운영, 평가기준 및 절차 등에 관하여 필요한 사항은 건강보험심사평가원장이 정한다.

약제급여평가위원회에서는 이미 요양급여의 대상이 되고 있는 약제 중 급여신청 대상 약제와 효능·효과, 적응증, 약리기전 등이 유사한 약제를 대체약제로 선정하여 급여신청 약제와 대체약제의 임상적 유용성 정도를 비교하고 있다. 대체약제에 비하여 급여신청 약제의 임상적 유용성이 낮으면 급여의 적정성이 없다고 평가하며 임상적 유용성이 동등하거나 더욱 개선된 경우에 급여적정성이 있는 것으로 평가하고 있다. 이러한 임상적 유용성의 정도에 대한 평가는 주로 의료인들로 구성된 학회 등 전문적 단체에 의견을 조회하는 방식으로 이루어지고 있다.

약제급여평가위원회는 급여신청 약제의 임상적 유용성이 대체약제의 임상적 유용성과 동등하거나 개선을 보인 경우, 대체약제의 투약비용과 급여신청 약제의 투약 비용을 비교하여 급여적정성을 평가한다. 만일 급여신청 약제의 임상적 유용성이 대체약제의 그것과 동등하다면 급여신청 약제의 투약비용이 대체약제 투약비용 이하인 경우에만 급여적정성이 있는 것으로 평가하는 방식으로 비용효과성을 평가하고 있다. 대체약제가 여러 성분, 여러 품목인 경우에는 급여신청 약제의 투약비용과 비교 가능한 한 가지 비용을 산출하기 위하여 대체약제별로 요양 급여비용 청구량에서 차지하는 비율을 감안한 가중 평균가를 구하여 투약비용을 비교하고 있다.

임상적 유용성이 대체약제와 동등하나 투약비용 비교에서 비용효과성을 입증하지 못한 경우 급여적정성이 없는 것으로 평가되나, 임상적 유용성 개선과 함께 투약비용이 동등 혹은 저가인 경우에는 급여적정성이 있는 것으로 평가된다. 반면, 임상적 유용성이 개선되었으나, 비용효과성이 없는 경우에는 임상적 유용성 개선의 정도와 이에 추가 소요되는 비용을 감안한 경제성 평가 결과 급여적정성이 있다고 약제급여평가위원회에서 심의·의결되는 경우 급여의 적정성이 있는 것으로 평가받게 된다[210].

평가신청을 받은 건강보험심사평가원장은 150일 이내에 '약제급여평가위원회'의 평가를 거쳐 그 평가 결과와 평가 결과에 대한 이견이 있을 경우 30일 이내에 재평가 또는 독립적 검토를 거친 재평가를 신청할 수 있다는 내용, 임상적 유용성은 있으나, 신청가격의 비용효과성을 입증하지 못한 경우에는 약제급여평가위원회가 평가한 금액 이하를 경제성 있는 가격으로 하여 국민건강보험공단 이사장과의 협상 절차를 진행할

210) 이태진 외, 「제약산업 정책의 이해」, 한국보건산업진흥원, 2014.8, pp.316~317.

수 있다는 내용을 신청인에게 통보해야 한다.

이러한 통보를 받은 신청인은 통보받은 날부터 30일 이내에 건강보험심사평가원장에게 재평가 또는 독립적 검토를 거친 재평가를 신청하거나, 약제급여평가위원회가 평가한 금액 이하로 협상 절차 진행을 원하는 경우 공단 이사장과의 협상 절차 진행에 동의한다는 내용의 통지를 할 수 있다.

건강보험심사평가원장은 이와 같은 재평가 신청을 받게 되면 120일 이내에 약제급여평가위원회의 재심을 거쳐 재평가하고, 그 재평가 결과와 임상적 유용성은 있으나, 신청가격의 비용효과성을 입증하지 못한 경우에는 약제급여평가위원회가 평가한 금액 이하를 경제성 있는 가격으로 하여 공단 이사장과의 협상 절차를 진행할 수 있다는 내용을 신청인에게 통보해야 한다. 이때 신청인은 약제급여평가위원회가 평가한 금액 이하로 협상 절차를 진행할 수 있다는 통보를 받은 경우 통보를 받은 날로부터 7일 이내에 건강보험심사평가원장에게 공단 이사장과의 협상 절차 진행에 동의한다는 내용의 통지를 할 수 있다.

건강보험심사평가원장은 평가결과와 재평가결과 및 「국민건강보험 요양급여의 기준에 관한 규칙」에서 정한 신청인에게 통지한 사실을 보건복지부장관에게 보고하고 국민건강보험공단 이사장에게 통보하여야 한다. 다만, 요양급여 적정성이 없다고 평가 또는 재평가된 약제 및 보건복지부장관이 정하여 고시한 약제 산정기준에 따라 상한금액이 정하여지는 약제와 한국희귀의약품센터의 장이 요양급여대상 여부의 결정을 신청한 약제의 경우에는 약가 협상의 대상이 아니기 때문에 국민건강보험공단의 이사장에게 통보하지 않을 수 있다[211].

(3) 약가의 협상과 건강보험정책심의위원회의 심의 및 약가 고시

보건복지부장관은 평가 또는 재평가 결과 요양급여대상으로 하는 것이 적정하다고 평가된 약제에 대해서는 지체 없이 공단 이사장에게 당해 약제의 제조업자, 위탁제조판매업자 또는 수입자와 당해 약제의 상한금액에 대한 협상을 하도록 명하여야 한다. 다만, 「국민건강보험 요양급여의 기준에 관한 규칙」 제14조에 따라 보건복지부장관이 정하여 고시한 약제 산정기준에 따라 상한금액이 정하여지는 약제와 같은 규칙 제10조의2 제2항에 따라 한국희귀의약품센터의 장이 요양급여대상 여부의 결정을 신청한 약제는 협상 명령의 대상에서 제외된다.

국민건강보험공단 이사장은 보건복지부장관으로부터 협상을 명받은 경우 60일 이내

211) 이태진 외, 「제약산업 정책의 이해」, 한국보건산업진흥원, 2014.8, pp.318~319.

에 약제의 예상 사용량, 급여 범위, 보험재정에 미치는 영향 및 약제급여평가위원회의 평가결과·재평가결과 등을 고려한 약제의 상한금액안을 정하여 이를 해당 약제 제조업자·위탁제조판매업자·수입자와 협상하고 그 협상결과를 보건복지부장관에게 보고해야 한다.

보건복지부장관은 협상 명령의 대상이 아닌 약제의 경우에는 30일 이내에 건강보험정책심의위원회의 심의를 거쳐 요양급여대상 여부와 상한금액을 결정하여 고시하여야 한다. 협상 명령이 내려졌던 약제 중 협상이 이루어진 약제에 대해서는 국민건강보험공단의 이사장으로부터 협상결과를 보고받은 날부터 30일 이내에 건강보험정책심의위원회의 심의를 거쳐 요양급여대상 여부 및 약제의 상한금액을 결정하여 고시해야 한다.

협상이 이루어지지 않은 약제라 하더라도 환자의 진료에 반드시 필요하다고 인정되는 약제는 협상결과를 보고받은 날부터 60일 이내에 약제급여조정위원회의 조정을 거친 후 건강보험정책심의위원회의 심의를 거쳐 요양급여대상 여부 및 약제의 상한금액을 결정하여 고시하여야 한다. 다만, 협상이 이루어지지 않은 약제임에도 불구하고 보건복지부장관이 환자의 진료에 반드시 필요한 약제라고 판단했을 때는 약제급여조정위원회의 조정을 거친 후 건강보험정책심의위원회의 심의를 거쳐 요양급여대상 여부 및 약제의 상한금액을 결정하여 고시한다.

이 경우에는 조정이 끝난 날부터 15일 이내에 조정결과 및 그 근거에 이견이 있으면 30일 이내에 독립적 검토 절차를 거친 재조정을 신청할 수 있다는 내용을 신청인에게 서면 또는 전자문서로 통보해야 한다. 이러한 통보를 받은 신청인은 통보받은 날로부터 30일 이내에 독립적 검토를 거친 재조정을 보건복지부장관에게 신청할 수 있고, 그러한 신청을 받은 보건복지부장관은 독립적 검토에 따른 보고서와 신청인의 의견을 제출받아 약제급여조정위원회의 재조정을 거친 이후에 고시해야 한다[212].

실거래가 상환제도에서는 약가고시에 고시된 개별 약제에 대한 상한금액의 범위 내에서 해당 요양기관이 해당 약제를 실제로 구입한 금액을 요양급여비용으로 상환 받게 된다. 그러므로 약제에 대한 계속적인 거래에서 해당 요양기관이 실제로 구입한 약제의 구입금액을 어떠한 기준에 따라 산정할 것인지가 매우 중요한 의미를 지니게 된다.

약제에 대한 요양급여비용의 결정 기준 등에 관하여는 「국민건강보험법 시행령」 제22조제2항의 위임을 받아 「약제 및 치료재료의 비용에 대한 결정기준」에서 규정하고 있다[213].

212) 이태진 외, 「제약산업 정책의 이해」, 한국보건산업진흥원, 2014.8, pp.319~320.
213) 이태진 외, 위의 책, p.321.

6 약가 결정 및 조정

우리나라는 보험의약품 등재제도에서 선별등재시스템을 취하고 있다. 이에 따라 의약품이 건강보험의 적용을 받기 위해서는 약가고시에 등재되어야 한다. 또한 현행 「국민건강보험법」상 약제에 대한 요양급여비용에 대해 실거래가 상환제도를 취하고 있기 때문에 약가고시에 등재되기 위해서는 필수적으로 개개의 의약품 별로 상한금액도 함께 등재되어야 한다.

개별 의약품의 상한금액이 정해지는 과정을 세분화해 보면, 기존에 약가고시에 등재되지 않은 의약품이 새로이 약가고시에 등재되는 과정에서 해당 의약품의 상한금액을 결정하는 절차와 이미 약가고시에 등재되어 있는 의약품에 대한 상한금액을 조정하는 절차로 나누어 볼 수 있다.

결정절차는 다시 상한금액 결정의 방식에 따라 다시 약제의 제조업자·위탁제조판매업자·수입자 등 약제 요양급여 결정신청권자가 국민건강보험공단 이사장과의 협상을 통해 당해 약제의 상한금액을 결정하는 것과 보건복지부장관이 정하여 고시한 약제 산정기준에 따라 상한금액을 결정하는 것으로 나눌 수 있다. 조정절차도 마찬가지로 다시 협상대상 약제와 산정대상 약제로 분류할 수 있다.

1) 협상대상 약제의 상한금액 결정

약제의 제조업자·위탁제조판매업자·수입자 등이 약제 요양급여의 결정신청을 한 후, 건강보험심사평가원장은 약제급여평가위원회의 평가를 거쳐 그 결과를 보건복지부장관에게 보고한다. 보건복지부장관은 당해 약제가 산정대상 약제나 한국희귀의약품센터의 장이 요양급여대상여부의 결정을 신청한 약제가 아닌 경우, 국민건강보험공단 이사장에게 당해 약제의 제조업자, 위탁제조판매업자 또는 수입자와 당해 약제의 상한금액에 대한 협상을 하도록 명하여야 한다.

이와 같은 보건복지부장관의 협상명령이 있게 되면, 국민건강보험공단은 급여적정성 평가자료, 보험재정에 미치는 영향, 외국의 약가, 특허현황, 국내 연구·개발 투자비용, 의약품 공급능력 등을 고려하여 급여의 적정성이 있다고 협상에서 용인되는 가격의 범위를 설정한 후, 협상참고가격의 범위 내에서 신청자와 60일 이내에 협상을 진행한다. 협상을 통해 쌍방이 약가에 합의하면 건강보험정책심의위원회의 심의를 거쳐 합의된 약가가 보건복지부장관에 의해 약가고시에 등재된다.

만일 신청자가 협상참고가격의 범위를 벗어난 가격을 고집하는 경우 약가협상은 결렬되고, 결렬 후 신청자가 다시 요양급여 신청을 하면 건강보험심사평가원의 약제급여평가위원회에서 다시 급여적정성 평가를 실시하고 보건복지부장관의 재협상 명령에 따라 재협상을 실시한다. 그러나, 대체할 수 있는 의약품이 없는 필수의약품의 경우 약가협상이 결렬되면 보건복지부의 약제급여조정위원회에서 건강보험공단과 신청자 양측이 주장하는 가격에 대한 심의 및 조정을 거쳐 보건복지부장관이 직권으로 약가를 결정하여 약가고시에 등재하게 된다[214].

2) 산정대상 약제의 상한금액 결정

협상대상 약제가 아닌 복제약 및 일부 자료제출의약품인 개량신약 등 산정대상 약제의 상한금액을 산정하는 경우에는 협상대상 약제와는 달리 「국민건강보험 요양급여의 기준에 관한 규칙」 제14조에 따라 보건복지부장관이 정하여 고시한 약제 산정기준에 따라 상한금액을 산정하게 된다. 보건복지부장관은 위 규정에 근거해 「약제의 결정 및 조정 기준」을 정하여 고시하고 있다. 특히 「약제의 결정 및 조정 기준」 [별표1]에서는 구체적인 '약제 상한금액의 산정, 조정 및 가산 기준'을 정하고 있다.

산정대상 약제의 상한금액 결정과 관련해서는 「국민건강보험 요양급여의 기준에 관한 규칙」 제11조의2 제7항과 제14조의 위임에 따라 「약제의 결정 및 조정 기준」 [별표1] 약제 상한금액 산정, 조정 및 가산기준 제2호에서 상세하게 규정하고 있다.

산정대상 약제에 대해 요양급여 결정신청이 있으면 해당 의약품이 약제급여목록표에 등재된 약제와 동일제제인지 여부를 우선적으로 판단하고, 동일제제가 존재한다면 이후 다시 약제급여목록표에 신청제품과 동일제제의 자사제품이 있는지 여부에 따라 해당 의약품의 상한금액이 결정된다. 자사제품이 있다면 기등재된 자사제품과 동일가로 산정하고, 자사제품이 없다면 기등재된 동일제제 상한금액 중 최고가의 53.55%로 산정한다.

동일제제가 존재하지 않는다면 해당 의약품의 상한금액을 산정할 기준이 되는 약제가 없으므로 약가협상의 절차를 거쳐야 하나, 일정한 경우에는 산정기준에 따라 상한금액을 산정할 수 있도록 하고 있다. 이 경우는 먼저 개량신약인지 여부를 판단하고, 개량신약인 경우라면 자료제출의약품 등의 상한금액 산정기준에 따라 이미 등재된 개발목표제품 상한금액의 일정한 비율(90~100%)로 산정한다.

개량신약이 아닌 경우라면 다시 함량비교대상인지 여부에 따라 비교대상이라면 함량배수산식에 따라, 비교대상이 아니라면 복합제 산정기준에 따라 해당 의약품의 상한금

214) 이태진 외, 「제약산업 정책의 이해」, 한국보건산업진흥원, 2014.8, pp.324~325.

액을 결정하게 된다[215].

3) 기등재 의약품에 대한 상한금액 조정

약가 고시에 기등재된 의약품에 대한 상한금액 조정은 크게 신청에 의한 조정과 직권에 의한 조정으로 분류할 수 있다. 먼저 신청에 의한 조정의 경우에는 약제의 제조업자·위탁제조판매업자·수입자가 이미 고시된 약제 상한금액의 조정을 보건복지부장관에게 신청할 수 있다. 이 경우, 조정신청을 받은 보건복지부장관은 「약제 요양급여의 결정에 관한 규칙」 제11조의2의 절차를 준용하여 상한금액을 조정하여 고시할 수 있다.

상한금액 조정 중 '신청에 의한 조정'은 요양기관, 의약관련 단체, 제조업자 등이 고시된 약제의 상한금액 또는 요양급여 결정이 현저히 불합리하다고 판단되는 경우 보건복지부장관에게 상한금액의 조정을 신청하는 것이다. 조정 신청이 접수되면 보험약가 결정에 관한 절차(약제급여평가위원회의 심의·평가 → 제조업자 등과 국민건강보험공단 이사장 사이의 협상 → 건강보험정책심의위원회의 심의)를 거쳐 상한금액을 조정·고시하게 된다. 신청에 의한 조정 과정에서는 보험자와의 협상이 진행된다.

상한금액 조정 중 '직권에 의한 조정'은 「국민건강보험 요양급여의 기준에 관한 규칙」 제13조제4항[216]에서 열거된 사유에 대하여 한정적으로 적용되고 있다. 제너릭 등재에 따른 조정이란 '타사의 동일제제가 등재되는 경우 최초 등재제품 및 최초 등재제품과 성분·제형이 동일한 제품의 상한금액은 1회에 한하여 53.55%로 조정한다'는 것이다. 다만, 의약품의 안정적 공급과 복제약의 조속한 등재를 유도하기 위해 마약, 생물의약품의 경우 70%로 조정하는 등의 예외규정을 두고 있다.

실거래가 조사 방식에 따른 조정은 실거래가를 조사해서 실거래가가 상한금액보다 낮게 형성되어 있다고 판단되면 약가를 인하하는 방식이다. 매년 실거래가를 조사하여 약가를 인하하도록 되어 있지만, 현재는 2년마다 한 번씩 조사하고 있다. 가중평균가격[217]이 기준상한금액[218]보다 낮은 경우에는 해당 약제의 상한금액을 기준상한금액에서 가중평균가격을 뺀 금액의 80%에 해당하는 금액만큼 인하하는 것이다. 다만, 의약품 연구개발에 대한 투자 수준이 높은 제약사의 의약품에 대하여는 일정한 기준에 따라 상한금액 인하율을 감면한다.

---

215) 이태진 외, 「제약산업 정책의 이해」, 한국보건산업진흥원, 2014.8, pp.326~331.

216) 보건복지부장관은 아래의 경우에 해당하면 이미 고시된 약제의 요양급여대상 여부 및 상한금액을 직권으로 조정하여 고시할 수 있다.

217) 약제 실거래가 조사를 한 결과를 기준으로 요양기관이 청구한 약제 총액의 합을 총 청구량으로 나눈 가격

218) 약제 실거래가 조사 대상기간의 종료일 당시의 약제 상한금액

실거래가가 상한금액보다 낮게 형성되면 실거래가 조사 방식에 의한 약가 인하가 실효성이 있을 것이다. 그러나 실거래가 상환제도 하에서 요양기관들이 약제를 더 싸게 구입할 유인이 없었고, 제약기업들은 실거래가를 낮추지 않으려 했기 때문에 실제로 실거래가는 상한금액 근처에서 형성되었다. 그래서 실거래가 조사 방식에 따른 약가 인하는 기대했던 것보다 그 실효성이 적었던 것으로 보인다.

재평가에 따른 조정기준은 2002년 11월 1일 보건복지부가 요양급여 대상이 되면서 최초 약제 상한금액을 산정한 이후에 당초 약제 상한금액 결정의 기준이 되었던 외국 약가의 변동 등 여건 변화를 반영하기 위하여 3년마다 요양급여 약제의 상한금액을 다시 산정·조정하는 약가 재평가제도를 도입하였다. 이에 따라 성분별 최고가 품목을 기준으로 A7 국가[219]의 약가를 조사하여 국내 약가가 'A7 평균 약가'를 초과하는 경우, 국내 약가를 그 초과분만큼 인하하고, 복제약은 최고가 품목의 인하율과 같은 비율로 약가를 인하하였다[220].

7 약가 우대 정책

과거에는 동일 성분 의약품도 건강보험에 등재된 순서에 따라 약품 가격을 차등 결정하던 계단식 약가방식을 운용하였으나, 상한금액의 결정과 조정을 통해 동일성분 의약품에 대해서는 특허만료 전 최초 등재의약품 상한가격의 53.55%의 동일가로 산정하고 있다. 그러나, '동일성분 의약품, 동일 약가의 원칙'에 대해 정부는 약가 우대 정책을 통한 예외를 허용하고 있다. 이러한 약가 우대 정책의 기본적인 목적은 의약품의 안정적 공급 목적과 제약산업의 육성이라고 볼 수 있다.

「약제의 결정 및 조정 기준」에 따르면 최초 등재제품의 특허가 만료되어 제네릭의약품이 등재되는 경우 원칙적으로는 최초 등재제품과 제네릭의약품 모두 최초 등재제품 상한금액의 53.55%로 조정 또는 결정되는 것이 원칙이다. 그러나, 최초 1년 동안에 한하여 최초 등재제품은 70%(「약제의 결정 및 조정 기준」 제4호 나목), 제네릭의약품은 59.5%(「약제의 결정 및 조정 기준」 제4호 가목)에서 상한금액을 조정, 결정하도록 하여 일정 부분 약가를 우대하도록 하였다. 다만, 성분, 제형, 투여경로가 같은 제품의 업소 수가 4개 이상이 될 때까지는 최초 1년이 경과되지 않은 것으로 간주하도록 하고 있다. 이러한 우대조치는 의약품의 안정적 공급과 제네릭의약품의 조속한 등재를 유도하기

219) A7 국가 : 미국, 영국, 독일, 프랑스, 이탈리아, 스위스, 일본
220) 이태진 외, 「제약산업 정책의 이해」, 한국보건산업진흥원, 2014.8, pp.332~347.

위함이다.

「제약산업 육성 및 지원에 관한 특별법」에 따라 혁신형 제약기업으로 인증된 제약기업의 제너릭의약품은 최초등재제품 특허만료 시 최초 1년 동안 최초등재 제품 상한금액의 68%로 약가를 우대[221]받을 수 있도록 하고 있다[222].

8 건강보험 약제비 증가 원인

경제 논리에서 재화의 가격은 시장에서 수요와 공급의 원리에 따라 결정된다. 제품의 가격이 올라가면 수요가 줄어들고, 수요가 줄면 제품의 가격이 하락하면서 사회적 수요에 따른 합리적 가격이 결정된다. 그러나, 의약품의 소비와 선택은 소비자가 아니라 처방권을 가진 의사와 조제권을 가진 약사에 의해 결정되며, 의약품의 가격도 공급자와 소비자가 결정하는 것이 아니라 건강보험 의사결정에 따라 이루어진다. 따라서, 의약품의 가격은 시장의 수요와 공급에 따라 정해지지 않는다.

이러한 특이한 구조 속에서 제약기업은 기업의 운영 목표인 이윤 극대화를 위해 되도록 높은 약가를 받으려는 경영전략을 펼치게 된다. 또한, 자사 제품의 소비를 늘리기 위해 처방권을 가진 의사에게 영업활동을 강화하려는 노력을 기울이게 된다. 보험약가가 낮은 의약품은 단위당 이윤이 낮더라도 생산량이 많은 경우는 이윤이 유지되므로 생산이 지속되나, 약가도 낮고 시장 점유율까지 낮아 생산량이 낮으면 기업은 해당 제품의 생산을 중지하게 된다. 이러한 수요 감소로 인해 기업이 해당 제품의 생산을 중지해도 제너릭 시장에서는 경쟁상실로 인한 독점구조가 형성되지 않고, 또 다른 기업이 생산하게 되므로 별 차이를 나타내지 않게 된다. 매년 수천 개의 의약품이 생산이 중지되거나, 새로운 제품이 생산되는 현상이 발생하는 것이다.

이에 반해 브랜드 충성도가 높은 일반의약품 시장이나 오리지널 의약품 시장에서는 제품의 시장 규모가 크더라도, 상대적으로 제너릭처럼 생산이나 수요 변동 폭이 크지 않다. 이러한 독특한 의약품 시장 구조에서 보험의약품 가격 선정에 있어서 제너릭 상한선 선정은 제약기업의 이윤에 직접적으로 관련이 되고, 소비자 입장에서는 본인부담금이 높아지는 영향을 끼치게 되는 것이다[223].

건강보험에서 약제비는 약국의 요양급여비용에 대한 영수증 서식에 기재된 약제비를

221) 「약제의 결정 및 조정 기준」 [별표1] 약제 상한금액의 산정, 조정 및 가산 기준 제4호 가목
222) 이태진 외, 「제약산업 정책의 이해」, 한국보건산업진흥원, 2014.8, pp.347~350.
223) 편석원, 「의약품 관련 정책의 효과 분석과 제약산업의 영향요인」, 경희대학교, 2012.8, p.58.

말한다. 즉, 조제료 등 수가(의사나 약사 등의 의료서비스 제공자에게 제공하는 수고료)가 포함되지 않은 순수한 보험약품의 비용으로 국민건강보험 재정상환액에 환자 본인 부담금을 더한 금액을 말하며, 약제비 본인부담률의 관점에서는 약제비를 조제료 등 의료수가를 포함하지 않은 순수한 보험급여 의약품의 비용을 말한다[224].

건강보험 약제비 증가요인에 대한 기존 연구를 살펴보면 최윤정(2011)은 약제비 증가요인을 거시적 측면과 미시적 측면으로 보았다. 거시적 측면의 약제비 증가요인은 자연 증가요인으로 인구노령화와 만성 질환의 증가, 의료제공자들의 높은 질병 진단율과 예전에는 치료하지 않았던 질병이나 증후군을 치료하는 행태 등으로 보았다. 미시적 측면으로는 환자의 의약품 복용 장기화 및 사용량 증가, 고가의 신약과 고가의 제너릭 약 사용 증가 등으로 보았다. 이 외에도 많은 연구 결과를 살펴보면 약제비 증가요인은 7가지로 요약해볼 수 있다.

첫째, 약제비 증가의 원인을 노인인구 증가로 보는 것이다. 우리나라는 고령화로 인한 노인인구 증가로 인해 만성 질환자가 증가하고 병의원 이용률이 높아져 약제비 증가가 가중되고 있다는 것이다. 실제 2009년 기준 65세 이상 노인 1인당 약제비는 77만 7,850원으로, 64세 이하 국민 1인당 약제비 17만 7,000원보다 4.4배나 많았으며, 의료기관을 이용한 환자 가운데 65세 이상 노인 비율은 2005년 9.81%에서 2009년 12.16%로 높아졌다. 외래 이용 횟수도 65세 이상 노인은 연간 34.2회로, 65세 이하 국민(16.4회)보다 2.1배가 높았다. 향후, 노인 인구 증가가 지속될 상황이어서 이에 따른 의료 이용 증가와 의료비 및 약제비 증가 추세가 한동안 지속될 것으로 예상된다.

둘째, 동일성분·동일함량의 제너릭의약품 가격이 상대적으로 다른 나라에 비해 높기 때문이라는 것이다. 우리나라는 고가의 제너릭의약품이 많아 오리지널 약 대신 제너릭 약을 사용해도 약제비 절감의 효과가 상대적으로 덜 하다는 주장이다. 국가적으로 제너릭 약 사용을 권장하기 위해 일명 계단식 약가제도를 펼쳐왔으나, 오히려 이것이 고가 제너릭 약이 존재하게 되는 원인을 제공했다는 2008년 감사원 지적도 있다. 제너릭 약가가 높다는 연구는 윤희숙, 권순만의 연구가 대표적이다.

윤희숙(2008)은 우리나라의 복제약 판매량 비중은 44%로 비교적 낮은 반면에(일본 40, 프랑스 28, 영국 49, 미국 58 등), 매출액 비중은 41%(일본 18, 프랑스 14, 영국 23, 미국 18)로 높다고 분석하면서 우리나라의 복제약 가격이 다른 나라보다 현저히 높다는 것을 의미한다고 하였다. 또한, 리베이트의 원인이 선발 복제약에 후발 복제약보다 높은 가격을 책정하는 현행 보험약가방식으로 인해 복제약의 가격수준이 높기

224) 매일경제신문, 2001.3.23.

때문이라고 설명하면서 이러한 방식 하에서 동일성분 복제약들 간에 존재하는 가격 차이는 근거가 없다고 하였다.

권순만(2010)은 우리나라 의약품 사용현황을 반영할 수 있도록 제너릭이 등재된 성분 중 건강보험 청구액 상위 300개 품목의 성분을 추출한 후, 외국에서 제너릭이 등재된 성분 위주로 제형 및 대표함량을 고려하여 최종적으로 80개 성분코드(성분·제형·함량이 같은 의약품 군)를 분석한 결과, 각 의약품 성분별 국내 제너릭 가격 대비 외국 제너릭 가격비율 평균으로는 우리나라 제너릭 약가가 낮으나(USD 기준), 성분별 사용량을 반영하여 가격지수를 산출한 결과로는 우리나라 제너릭 약가가 대체로 비교 대상국가에 비해 높게 나타났다고 하였다.

셋째, 약제비 증가는 처방건당 약 품목 수 증가가 원인이라는 주장이다. 김양균(2011)은 처방전당 약 품목 수가 외국의 현황과 비교하면 현저히 높은 수준이며, A9 국가의 사용 평균에 2배 정도 높은 수준의 처방당 약 품목 수를 보이고 있다고 지적하였다. 그 이유는 우리나라 국민들의 약에 대한 의존도가 높고, 의사 및 의료기관의 처방행태 왜곡 때문이라고 지적하였다. 사공진·이규식(2007)은 의료기관 종별 처방건당 처방 약품 수를 비교하여 연구한 결과, 의원의 처방전당 처방 약품 수가 가장 많았으며, 다음으로 종합병원, 병원 순이었다고 지적하였다.

넷째, 만성 질환자 증가로 인한 건당 처방일 수 및 투약일 수 증가가 약제비 증가의 원인이라는 것이다. 사공진·이규식(2007)은 서구형 생활습관의 영향으로 본태성고혈압, 인슐린·비의존형 당뇨병 환자 같은 만성 질환 환자 증가로 인한 처방일 수 및 투약일 수 증가가 두드러지고 있으므로 만성 질환자의 증가가 약제비 증가의 원인임을 주장하였다.

다섯째, 정부 약제비 책정 방식의 구조적 모순에 기인한다는 것으로 고가의약품 위주의 사용량의 증가가 약제비 증가를 유발한다는 것이다. 2008년 감사원 약제비 관리실태 자료에 의하면 제너릭 약이 30개 이상 등재된 청구금액 상위 20개 성분군에 대하여 가격 분포를 비교한 결과, 첫 번째 제너릭 수준의 약가를 상환 받는 품목은 조사대상 전체 1,370개 품목 중 71%인 973개 품목에 해당한다고 하였다.

이와 같은 퍼스트 제너릭 약의 수가 많은 이유는 등재일이 같을 경우 품목 수에 관계없이 동일가로 인정되는 계단식 약가 제도의 문제점과 정부는 대체조제 활성화를 위해 위탁 및 공동 생동성 테스트를 허용하여 동일한 날짜에 다수의 제너릭이 등재하여 2003년 1월 1일부터 2006년 2월 22일까지 생동성 시험을 거친 제너릭을 최고가의 80%로 인정하였는데, 이 수가 3,000개 이상이 된다고 하였다. 이와 같은 사실을 놓고 볼 때 건강보험 약제비 지출 규모가 지속적으로 증가하는 이유를 고가의 첫 번째 제너릭 사용량의 증가에 기인한다고 볼 수 있다.

또한, 감사원은 우리나라의 제약시장에서는 가격경쟁이 이루어지지 않고 제약업체의 마케팅 및 영업능력에 따라 의약품 판매량이 결정되며, 이 과정에서 판매관리비용 지출이 상대적으로 유리한 선순위 제너릭(특히 첫 번째 제너릭)의 사용량이 늘어난다고 지적하였다. 이는 제너릭의약품 사용 증가를 위한 노력을 정부가 아무리 하여도 약가 절감을 위한 실제적인 효과를 가져오는 저가의 복제약 사용이 증가하는 것이 아니라 고가의 첫 번째 제너릭의 사용량이 증가하기 때문에 약가 절감 효과는 미비하게 나타나는 것이 약제비 증가 근본원인 중 하나이다.

여섯째, 리베이트로 인한 고가 보험약의 사용 비중이 높기 때문이라는 주장이다. 경실련(2011)은 국민의료비 지출에서 약제비 비중이 높은 이유를 과도한 약품비와 리베이트의 원천이 되고 있는 고가약의 사용 비중이 높기 때문이라고 주장하였다. 현재 의약품 처방은 최고가약 처방이 전체의 49.7%를 차지하는 등 고가 의약품 사용 비중이 높기 때문이며, 이는 결과적으로 약의 과다사용으로 이어져 건강보험 재정을 위협하는 주원인으로 작용하고 있다고 주장하였다. 또한, 동일성분 의약품도 건강보험에 등록한 순서에 따라 약품 가격을 차등 결정하는 계단식 약가제도 방식은 제약사들로 하여금 품질경쟁보다는 복제의약품을 먼저 등록하려고 경쟁하는 데 치중하게 만들고 있다고 비판하였다.

일곱째, 전문의약품 시장의 구조적 모순 때문이라는 것이다. 소비자가 전문 의약품 선택권을 가지고 있지 않고, 의사와 의료기관이 처방권을 독점하는 형태의 전문의약품 소비구조 때문에 발생하는 선택 한계점이 유발되기 때문이다. 이로 인해, 제약기업은 의료기관 영업활동에 집중하게 되어 리베이트 등 불공정거래를 양산하게 되고, 그 결과 고가의 제너릭 약의 사용량이 증가하게 되는 구조가 약제비 증가의 근본원인이라는 것이다. 권혜영·양봉민(2011)은 의약품 선택구조가 처방권을 가진 의사만의 독점적 구조에서 약사·환자로 분산될 때, 제너릭의약품을 통한 약제비 절감을 이루어낼 수 있다고 주장하였다.

의약품산업 분석보고서(보건산업진흥원, 2010)에 의하면 전문의약품의 최종선택권이 소비자에게 있는 것이 아니라 처방하는 의사에게 있다고 지적하였다. 제약기업이 전문의약품의 마케팅을 일반소비자가 아니라 의사 또는 의료기관을 대상으로 집중화하여 실시하므로 이로 인해 음성적인 리베이트 수수가 발생하고 있다는 것이다.

이와 반대로, 우리나라의 실질적 약제비가 선진국에 비해 그리 높지 않으며, 약제비

수치가 증가하는 것은 우리나라와 선진국의 약제비 선정 기준 차이 때문이라는 주장도 있다. 김원식·이규식(2008)에 의하면 우리나라의 약제비 비중이 상대적으로 높게 나타나는 이유는 선진국에 비하여 국민의료비 지출이 상대적으로 매우 적기 때문이며, 우리나라의 약제비에는 일반의 약품에 한약재가 포함되는데, 국민의료비에서 차지하는 일반의약품의 비중이 2004년 7%로서 결코 무시할 수 없는 수치라는 것이다. 또한, 우리나라 약제비에는 비내구 소비재에 속하는 의료소모품까지 포함되기에 우리나라 약제비 비중이 선진국에 비해 높게 나타날 수밖에 없는 구조를 갖고 있으므로 이러한 요소들을 고려한 제도의 검토가 필요하다고 하였다.

결과적으로 약제비 증가의 원인은 노인인구 증가와 만성 질환 증가로 인한 사용량의 자체의 증가와 제너릭 약가 책정으로 제도적 모순, 제약기업 경영전략에 의한 고가 첫 번째 제너릭의 사용량 편중, 전문의약품 시장에 대한 구조적 문제 때문이라고 볼 수 있다. 이 중에 노인인구 증가와 만성 질환 증가로 인한 사용량 증가가 가져오는 약제비 증가는 사회구조적인 문제라고 하더라도, 그 외의 상승 요인은 정부가 얼마든지 조정이 가능하다고 볼 수 있다[225].

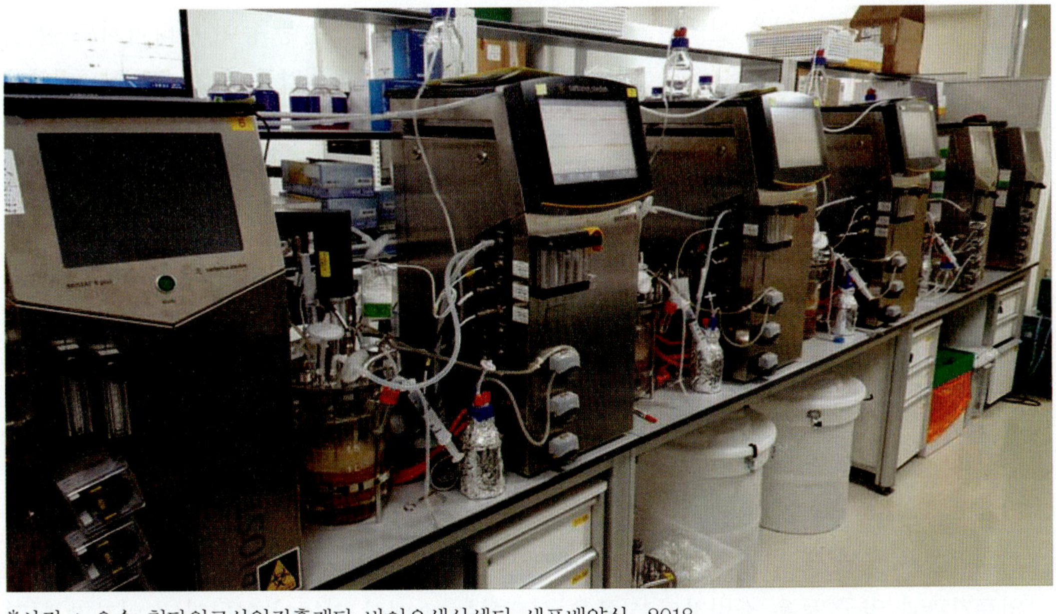

*사진 : 오송 첨단의료산업진흥재단 바이오생산센터 세포배양실, 2018.

225) 편석원, 「의약품관련 정책의 효과 분석과 제약산업의 영향요인」, 경희대학교, 2012.8, pp.18~22.

제8절 의약품 유통

'유통(distribution)'은 생산과 소비를 매개하여 어떤 상품이나 서비스를 생산자로부터 소비자에게 전달하는 일련의 활동을 말한다. 유통 관리는 유통 단계에서 제품 품질을 제대로 관리되도록 하거나, 유통의 효율을 기하여 상품이나 서비스의 공급이 원활하고 적절한 가격으로 공급될 수 있게 하는 데에 초점을 두게 된다. 일반적 상품은 소비자가 자신의 직접적 선택에 의해 구매하지만, 의약품은 의사의 처방이나 약사의 권고에 의해 결정되기 때문에 유통구조에서 소비자의 대리인에 속하는 의사나 약사가 실제적으로 상품 선택권을 갖게 된다. 따라서, 의약품의 유통 구조는 일반적 상품에 적용되는 생산자 → 판매자 → 소비자라는 유통 경로로 설명되지 않는다.

의약품 유통에서도 제약기업이 생산하거나, 수입업자가 수입한 의약품이 유통 과정에서 변질되거나, 오염되지 않도록 품질관리를 하고, 가능한 한 적은 유통 비용으로 유통의 효용이 달성되도록 유통을 효율화하며, 구하기 어려운 의약품을 필요로 하는 소비자가 구할 수 있게 의약품 접근성 제고를 위한 노력이 이루어진다. 그러나, 의약품의 오·남용 등을 방지하기 위해 타 산업에서 보기 힘든 광고 규제 등을 하고 있고, 의사나 약사가 실제적으로 상품 선택권을 갖고 있으므로 리베이트 관행 등이 나타나기도 한다. 우리나라의 의약품 유통은 올바른 경쟁질서 형성 및 유지, 의약품 유통 효율화, 의약품 접근성 제고를 위한 의약품 품질관리로 구분해볼 수 있다.

제약기업에서 생산된 의약품은 의약품 도매업소를 통해 의료기관이나 약국으로 납품되어 소비된다. 2010년 이전에는 100병상 이상 종합병원에 제약기업이 직접 의약품을 공급할 수 없었으나, 2011년부터 직접 공급이 가능해졌다. '도도매'는 의약품 도매업소가 또 다른 도매업소에게 의약품을 공급하는 것을 의미한다. 이러한 유통과정에서도 품질관리를 유지하기 위해 여러 가지 규제를 가하고 있고, 희귀의약품과 같이 접근성이 낮은 의약품에 대해서는 공공기관을 통해 직접 공급하기도 한다. 이는 의약품이 국민건강과 직결되어 있고, 의약품을 적절히 소비하기 위해서 고도의 전문 지식과 경험이 필요하기 때문이다[226].

의약품 유통의 또 다른 특징은 의사와 약사의 전문적인 역할이다. 의약품이 투여되는 의료기관과 약국 등은 소비자가 상품을 선택하는 소매상 기능이 아니라 소비자가 어떤

---

226) 이태진 외, 「제약 산업 정책의 이해」, 한국보건산업진흥원, 2014.8, pp.352~354.

의약품을 얼마나 구입할지에 대해 소비자의 대리인으로써 상품을 대신 선택해주거나, 구입량을 정해 주는 등 전문적인 역할을 통해 소비자의 결정에 큰 영향을 준다. 특히, 전문의약품의 경우에는 의약품 구매 결정을 소비자가 직접 할 수 없고, 약국이나 의료기관이 아니면 판매하거나 판매할 목적으로 취득할 수 없다.

제약기업은 이윤을 추구하기 위하여 활동하는 사기업이다. 시장 경쟁에서 이긴다는 것은 더 많은 이윤을 얻을 수 있다는 것을 의미한다. 제약기업이 연구개발을 해서 더 효과적인 신약을 공급하거나, 의약품 가격을 낮추어 더 좋은 제품을 더 저렴하게 공급하는 경쟁을 하면 소비자의 후생 증진으로 이어진다. 따라서, 소비자 후생을 증진시키는 경쟁이 바람직한 경쟁이라고 할 수 있고, 이러한 경쟁이 활발하게 일어나는 시장 질서를 바람직한 경쟁질서라고 볼 수 있다.

경쟁질서가 왜곡되면 바람직하지 못한 경쟁이 나타나게 된다. 제약기업은 소비자에게 이익을 가져다주는 의약품 가격이나, 품질로 경쟁하지 않고, 소비자 후생과 무관하거나, 소비자 후생을 저해하는 리베이트 등으로 경쟁할 경우, 경쟁의 결과가 소비자 후생 증진으로 이어지지 않는다. 따라서, 국가는 바람직한 경쟁질서를 유지하기 위해 왜곡된 경쟁질서를 바로잡는 등의 역할을 수행한다.

예를 들어, 소비자의 대리인에 속하는 의사나 약사의 도덕적 해이와 제약기업의 이윤추구가 결합해서 생긴 리베이트는 국내 제약산업 전반에 악영향을 미친다. 리베이트는 국내 제약기업의 경쟁질서를 왜곡시키고, 소비자에게 돌아가야 하는 이익을 일부 의사, 약사나 제약기업에 귀속시키는 구조적인 병폐를 일으킨다. 국내 제약기업은 연구개발을 통한 가격과 품질 경쟁이 아니라 유통단계에서 리베이트 경쟁을 통해 이루어져서 시장에서 자원 배분이 왜곡되는 등 문제가 발생한다.

리베이트뿐만 아니라 일부 제약기업은 이익 증가를 위해 바람직한 시장 경쟁을 없애려고 시도하기도 한다. 예를 들어, 유통과정에서 가격경쟁을 막는 경우이다. 가격경쟁이 이루어지면 더 좋은 제품을 더 저렴하게 공급하게 되므로 소비자 입장에서는 좋은 것이지만, 시장에서 가격경쟁을 해야 하는 제약기업 입장에서는 가능하다면 피하고 싶은 구조이다. 그래서 제약기업은 도매업소들이 가격경쟁을 하지 못하도록 제약기업이 의약품 도매업소에 납품한 의약품을 의료기관, 약국 등으로 판매할 때의 재판매가격을 강제로 유지시키는 경우가 있다. 특정 제품을 독점하고 있는 제약기업은 가격경쟁을 하려는 의약품 도매업소 등과 거래를 거절함으로써 경쟁 제한을 시도하기도 한다. 또는, 제약기업과 의약품 도매업소가 담합하여 가격이나 판매량, 거래지역 등을 합의함으로써 경쟁을 없애는 경우도 있을 수 있다[227].

국가는 의약품에 대한 전문적 지식이 부족한 소비자들이 과도한 마케팅에 이용되어 의약품을 오·남용하는 일이 없도록 하기 위해 의약품 광고를 규제하고 있다. 의약품 판매를 제고하기 위한 경품 제공이나 호객행위, 심한 저가 판매 등을 막는 규제도 시행되고 있다. 다른 상품보다 건강권과 직결돼 있고, 전문적인 의학적 지식에 근거하여 개인의 신체적 특징이나 질병 여부에 따라 선택돼야 하는 의약품을 함부로 구입하는 것을 사전에 방지하기 위한 것이다. 따라서, 바람직하지 못한 경쟁 수단으로 경쟁 우위에 서려는 유혹에 빠지기 쉬운 제약기업의 시도를 바로 잡기 위해 국가는 정책적으로 바람직한 경쟁질서를 형성하고 유지할 수 있도록 노력해야 한다[228].

1 의약품 리베이트 방지

우리나라는 시장경제 원칙을 기본으로 한다. 시장경제를 경제 질서의 기본으로 삼고 있는 나라에서 국가가 경제활동에 개입하는 것은 시장경제가 정상적으로 기능하도록 하기 위함이다. 시장기능에 맡겼을 때 오히려 시장경제가 기능하지 못하는 경우에 국가는 경쟁질서를 형성하고 유지하기 위하여 개입한다. 가격과 품질을 중심으로 소비자 효용을 높여주는 자유롭고 공정한 경쟁을 해치는 행위를 규제함으로써 바람직한 경쟁질서를 형성하고 유지하는 것이다.

제약산업에서 바람직한 경쟁을 저해하는 대표적인 행위가 리베이트이다. 의약품 유통 경쟁질서와 관련하여 리베이트, 재판매가격 유지행위, 가격 담합, 유통질서 문란행위 등에 대해서도 규제가 이루어진다. 시장경제에서 제약기업 등 사업자는 이윤을 추구하며 경쟁에서 우위에 서고자 노력한다. 따라서, 경쟁질서가 왜곡되어 있으면 제약기업은 불필요하거나 바람직하지 않은 리베이트 등에 집중하게 되고, 이것은 의약품 소비자에게 돌아가야 할 이익을 일부 의사·약사와 제약기업에 돌아가도록 왜곡하는 등 경제적인 비효율을 야기하게 된다. 제약산업에서 경쟁질서를 형성하고 유지하기 위한 정책 목적은 가격, 품질 등을 통하여 의약품 소비자에게 더 큰 효용을 주는 제약기업과 같은 사업자가 경쟁에서 우위에 설 수 있는 질서를 만드는 데 있다[229].

리베이트가 발생하는 원인은 대리인 문제(agent problem)에서 비롯된다. 의약품과 의료기기 등은 소비자가 직접 상품을 선택하지 않고, 대리인인 의사의 처방과 약사의

227) 이태진 외, 「제약 산업 정책의 이해」, 한국보건산업진흥원, 2014.8, pp.354~355.
228) 이태진 외, 위의 책, pp.355~356.
229) 이태진 외, 위의 책, pp.356~358.

권고 등에 따라 이루어지는 특수성 때문에 발생한다. 의사나 약사가 소비자를 위하여 대리인으로서의 의무를 충실히 이행한다면, 소비자는 상대적으로 적은 비용으로 의약품과 의료기기를 합리적으로 사용할 수 있다. 의약품의 부작용을 최소화하고 원하는 효과를 얻기 위해서는 의약품의 용량, 용법, 다른 음식이나 다른 의약품과의 관계 등 고려해야 할 것이 많다. 여기에는 전문적인 지식과 경험이 필요하기 때문에 소비자가 직접 의약품을 선택하여 사용하기보다는 소비자의 대리인으로 전문가인 의사와 약사를 양성해서 그들에게 면허를 주고 그들만이 소비자를 위한 의료행위나 조제, 복약지도를 할 수 있도록 하는 것이다. 이는 국민의 건강권을 보호하면서 거래비용의 감소 등 경제적 효율성을 달성하는 정책이다.

만약 대리인이 없다면 소비자가 직접 전문지식 등을 습득하고, 수많은 정보를 검색해서 상품을 선택해야 하는 데 일종의 거래비용과 시간이 많이 소모된다. 또한, 소비자가 잘못된 정보에 근거하여 의약품을 오·남용한 경우 생기는 피해도 사후적 거래비용과 시간의 낭비라고 할 수 있다. 소비자가 의사나 약사를 신뢰하고 그들의 판단에 따라 추가적인 정보 검색이나 오·남용 피해와 같은 거래비용을 들이지 않고 의약품을 사용할 수 있다면 의사나 약사를 통하여 의약품 소비를 하도록 한 정책은 국민의 건강권을 보호하고 경제적 효율성을 이룰 수 있다는 점에서 합리적이다.

그러나, 대리인이 소비자의 이익이 아니라 자신의 이익을 추구하면서 행동해서 소비자의 이익에 손해가 되는 행동을 하는 것을 도덕적 해이(moral hazard)라고 하고, 이러한 문제를 대리인 문제(agent problem)라고 한다. 대리인에게는 정보가 많고, 소비자에게는 정보가 없는 '정보의 비대칭'으로 인해 소비자가 대리인을 감시·감독하기 어렵기 때문에 도덕적 해이와 대리인 문제가 나타날 가능성은 늘 존재한다.

우리나라는 원칙적으로 의사나 약사가 의약품 소비자를 위한 전문성을 갖춘 대리인으로 보기 때문에, 의사나 약사가 의약품에 대한 유통 마진을 얻을 수 없도록 하고 있다. 그 대신 의약품을 관리하고, 처방을 하거나, 조제, 복약지도를 한 데에 대한 대가를 의약품 관리료, 처방료, 조제료, 복약지도료 등으로 지급한다.

그러나, 제약기업에서 볼 때 의약품의 소비자를 국민이 아니라 소비자를 대리하는 의사나 약사를 고객이라고 생각할 수 있다. 따라서, 의약품 판매를 촉진하려면 의사나 약사를 대상으로 자사 제품의 의약품을 선택하도록 설득해야 하고, 이 과정에서 자사 제품의 합리적 가격이나 안전성·유효성 등을 설명하는 것만 아니라 경제적 이익을 제공하는 방법도 고려하면서 리베이트가 발생하게 된다.

이러한 의약품 유통의 특성으로 인한 리베이트는 선진국 등 외국에서도 발생한다.

미국에서도 2009년 제약기업이 의사들에게 리베이트를 주었다는 이유로 23억 달러의 벌금을 내게 된 사건이 있었다. 이 사건은 2003년 내부고발자에 의해 시작된 것으로 관절염 치료제를 승인받지 않은 혈압강하제로 의사들이 처방하도록 로비를 한 것이다. 6년간의 법정 다툼에서 그 제약기업은 리베이트 사실을 인정했다. 2012년 글로벌 제약기업이 미국 규제당국으로부터 해외부패방지법(FCPA) 위반 혐의로 6천만 달러의 벌금을 부과 받았다. 이 기업은 자회사를 이용해서 유럽, 아시아, 중동 지역 의사들과 정부에 10년간 뇌물을 제공해 해외부패방지법을 위반한 것으로 판단되었다. 이 기업은 2003년 불가리아 의사들에게 그리스 휴양지 관광을 시켜주었고, 1997년에는 크로아티아에서 의사들에게 호주 은행계좌를 통해 돈을 주었다.

또 다른 글로벌 제약기업은 2013년 6월 중국에서 수년간 제약 관련 공무원들과 의사들에게 뇌물 또는 리베이트를 제공한 혐의로 수사를 받았다. 언론 기사에 따르면 이 기업은 6년간 여행사에게 30억 위안(56백억 원)을 지급하여 공무원 및 의사들에게 금품, 향응, 편의 등을 제공하였고, 그 결과 중국 법인의 고위임원 4명이 구속되었다[230].

리베이트는 첫째, 의사나 약사, 제약기업에 대한 소비자의 신뢰를 상실하게 하는 악영향이 있다. 소비자가 의사나 약사에 대하여 신뢰하지 못하게 되면 직접 자신이 사용하는 의약품에 대하여 알아보게 되면서 거래비용이 늘어나는 등 경제적·사회적 비효율을 야기하게 된다.

둘째, 보건의료 분야에서 바람직한 경쟁을 저해하는 부작용도 나타난다. 의사들 또는 약사들 사이에서의 가격과 품질에 의한 경쟁이 바람직한 경쟁이므로 더 낮은 가격에, 더 좋은 품질의 서비스를 제공하는 의사나 약사가 경쟁에서 우위를 점할 수 있어야 할 것이다. 그러나, 리베이트를 받는 의사와 약사가 수익을 더 많이 벌게 된다면 의사와 약사는 소비자(환자, 국민)에게 이익을 가져다주는 의약품 가격이나 품질로 처방하거나 권고하지 아니하고, 리베이트를 더 많이 주는 제약기업의 의약품을 처방하거나 구입을 권고하게 된다. 이 과정에서 리베이트를 받지 않는 양심적인 의사나 약사가 경쟁에서 밀리게 되고, 시장에서 퇴출될 수도 있다.

셋째, 제약산업에서 바람직한 경쟁을 저해하는 부작용이 나타난다. 일반적으로 가격과 품질에 의한 경쟁을 바람직한 경쟁이라고 할 수 있고, 이러한 경쟁의 결과에 따라 소비자들이 더 저렴한 가격에, 더 좋은 품질의 제품을 구입할 수 있다. 그러나, 리베이트가 발생하면 제약기업의 의약품 중 더 저렴한 가격에 더 좋은 제품을 생산·판매하는 제약기업이 경쟁 우위를 점하는 것이 아니라 리베이트를 더 많이 지급하는 제약기업이

---

230) 이태진 외, 「제약 산업 정책의 이해」, 한국보건산업진흥원, 2014.8, p.359.

경쟁에서 이기게 될 가능성이 커진다. 따라서, 제약기업은 품질이 우수하고, 가격경쟁력이 높은 제품을 만들기 위한 연구개발에 힘쓰기보다는 어떻게 하면 의사나 약사에게 경제적 이익을 제공해서 의약품 판매를 늘릴 수 있을지에 힘쓰게 되므로 바람직한 경쟁이 줄어드는 부작용이 나타나게 된다[231].

법적으로 허용되는 합법적인 리베이트도 있다. 제약기업과 의사, 약사의 관계는 보다 좋은 의약품의 공급과 합리적 사용을 위하여 서로 협력해야 하는 관계이다. 의약품이 환자에게 적합하게 사용되기 위해서는 의약품에 대한 정보가 의사나 약사에게 적시에 전달되어야 한다. 해당 의약품에 대한 정보를 가장 많이 가장 신속하게 얻을 수 있는 자는 그 의약품을 제조·판매하는 제약기업이다. 제약기업은 의약품에 대한 임상정보를 지속적으로 수집해야 하는데, 이때 의사나 약사의 도움을 받지 않을 수가 없다. 이러한 협력적 관계를 유지하기 위해 제약기업이 의사나 약사에게 일정한 경제적 이익을 제공할 수 있다.

예를 들어, 의사가 새로 사용하는 의약품을 사용해보고 그 품질에 대한 확신을 얻도록 하기 위해서 제약기업이 견본품을 필요한 최소 수량만큼 제공하거나, 대학이나 학계를 대표하는 학회 등에서 주최하는 학술연구 목적의 학술대회에 제약기업이 합리적인 수준의 지원을 하거나, 식품의약품안전처 등이 승인한 임상시험 등 연구를 위해서 필요한 의약품을 적절히 제공하거나, 의약품에 대한 정보를 전달하기 위하여 제품 설명회를 하면서 적당한 수준의 식음료를 제공하거나, 의약품 거래금액을 결제할 때 거래가 있은 날로부터 결제하는 시점까지의 기간에 따라 합리적으로 비용을 할인하거나, 의약품 재심사 등을 위한 시판 후 조사를 실시하면서 조사에 참여하는 의사 등에게 증례 보고서를 작성하도록 하고 적당한 대가를 지급하는 경우 등이 여기에 해당한다[232].

2 의약품 경쟁질서 형성 및 유지

리베이트 규제 외에도 바람직한 경쟁질서를 형성·유지하기 위하여 재판매가격 유지행위 규제, 담합행위 규제, 거래거절 행위 규제, 저가 판매 등 시장질서 문란 행위 규제와 광고 규제 등이 있다. 재판매가격 유지행위, 담합행위 규제와 거래거절 행위 규제는 다른 산업분야에서도 일반적으로 이루어지는 공정거래법 규제에 해당하지만, 저가 판매 등 시장질서 문란 행위 규제와 광고 규제는 제약산업의 특성에 따른 제도에 해당한다[233].

231) 이태진 외, 「제약 산업 정책의 이해」, 한국보건산업진흥원, 2014.8, pp.359~360.
232) 이태진 외, 위의 책, pp.356~385.

1) 재판매가격 유지행위

재판매가격 유지행위(Resale Price Maintenance, RPM)는 사업자가 상품 등을 거래할 때 거래상대방 또는 그 다음 거래단계별 사업자에 대해 거래가격을 정하여 그 가격대로 판매 또는 제공할 것을 강제하거나, 이를 위해 규약이나 기타 구속조건을 붙여 거래하는 행위를 말한다. 예를 들어, 제약기업이 의약품 도매업소에게 의약품을 판매하면서 도매업소가 그 의약품을 약국이나 병원 등에 판매할 때 보험약가보다 낮은 가격으로 판매하지 못하도록 하고, 만약 보험약가보다 낮은 가격으로 판매할 경우 과도한 위약금을 받는 등 제재를 가할 수 있도록 계약을 하는 경우이다. 이때 도매업소가 의약품을 약국이나 병원 등에 판매하는 가격이 재판매가격이다.

일정한 재판매가격을 준수하도록 권장하거나 희망하는 것만으로는 공정거래법에서 금지하는 재판매가격 유지행위에 해당하지 않지만, 의약품 도매업소와 같은 재판매업자가 지시·통제에 따르도록 현실적으로 실효성을 확보할 수 있는 수단이 수반되어 있는 경우에는 공정거래법 위반이라고 할 수 있다. 공정거래법에서 재판매가격 유지행위를 금지하는 것은 재판매가격 유지행위가 동일한 상표의 제품을 판매하는 사업자간 경쟁(상표 내 가격경쟁)을 제한하기 때문이다.

의약품 도매업소들은 동일한 제약기업의 동일 의약품에 대해서 가격경쟁을 할 수 있다. 이때, 제약기업이 재판매가격을 통제하면 그 가격경쟁이 제한된다. 제약기업이 보험약가 100원인 의약품을 도매업소들에게 90원에 공급할 경우, 도매업소들은 그 의약품을 약국이나 병원 등에 판매하면서 100원 또는 95원 등에 판매할 수 있으므로 재판매가격의 가격경쟁이 발생한다.

이러한 재판매가격경쟁은 그 의약품의 가격을 낮추게 되므로 제약기업 입장에서는 적정가격 유지를 위해 재판매가격의 경쟁 제한을 피하고자 한다. 그래서 제약기업이 도매업소들에게 99원 미만으로는 약국이나 병원에 제품을 공급해서는 안 된다고 다짐을 받고, 그것을 위반할 경우 제재를 가하여 재판매가격 유지를 강제할 수도 있다. 이 경우, 최고 재판매가격을 유지하려는 경우보다는 최저 재판매가격을 유지하려는 경우가 위법성이 인정될 가능성이 더 크다. 재판매가격 유지행위를 규제하여 가격경쟁 제한 금지하는 이유가 바로 이 때문이다.

우리나라는 건강보험에서 의약품 실거래가 상환제도를 시행하면서 실거래가가 낮은 의약품의 보험약가(상한금액)를 인하하는 제도를 운용하고 있다. 의약품 도매업소들이 약국이나 병원 등에 의약품을 공급하는 가격(실거래가)이 낮아지면 보건복지부는 그 의

233) 이태진 외, 「제약 산업 정책의 이해」, 한국보건산업진흥원, 2014.8, p.385.

약품의 보험약가를 인하할 수 있으나, 제약기업이 의약품 도매업소를 통해 재판매가격 유지행위를 하게 되면 실거래가를 낮출 수 없게 되므로 건강보험 재정 건전성에 악영향을 끼치게 된다[234].

2) 부당한 거래거절 행위

자유로운 시장에서 거래를 할지 말지는 각자가 자유롭게 결정하는 것이다. 그러나, 부당하게 거래를 거절하거나, 거래의 상대방을 차별하여 취급하는 거래거절 행위는 자유롭고 공정한 경쟁을 저해하기 때문에 공정거래법에서 금지하고 있다. 예를 들어 a원료로 B의약품을 제조하면서, a원료를 독점 생산하는 C제약기업이 B의약품 시장을 자사가 장악하기 위해 a원료를 다른 제약기업에 판매하지 않거나, 협상을 맺은 일부 제약기업에만 제공하거나, a원료를 일부 제약기업에게 판매하면서 과도한 가격을 요구하는 경우, 공정거래법에 따라 처벌받을 수 있다. 제약기업이 의약품 도매업소에 가격제한을 요구하면서 불응하거나, 협조하지 아니하는 도매업소와 거래를 거절하는 행위 등에 이에 포함된다[235].

3) 담합 행위

담합(Cartel)은 둘 이상의 사업자가 공동으로 가격, 거래량, 거래상대방, 거래지역 등을 합의하여 경쟁을 제한하는 것을 말하며, 공정거래법에서는 담합 행위를 부당한 거래행위로 보아 규제한다. 담합은 경쟁자들이 경쟁을 직접적으로 소멸시키는 행위이기 때문에 위법성이 비교적 쉽게 인정된다.

1995년 A제약기업이 B제약기업에 알부민을 공급할 때 그 가격, 공급물량, 거래상대방 등에 대해 합의하여 경쟁을 제한하였다는 이유로 과징금 처분을 받았다. 또한, 2003년에 비타민을 생산하는 6개 제약기업(C, D, E, F, G, H)이 비타민 A, E, B_5, D_3 등을 판매하면서 국제적으로 판매가격의 인상·유지 및 판매량 할당을 합의한 행위에 대해 과징금 처분을 하였다. 의약품 도매업소 등이 의약품 구매와 관련한 입찰에 참여함에 있어 수주예정자의 순서를 사전에 결정하여 낙찰받도록 하거나, 저가낙찰을 방지하기 위하여 입찰가격을 사전에 협의하거나, 예정가격을 인상시키기 위하여 고의적으로 유찰시키는 등의 방법으로 공동으로 가격을 결정·유지함으로써 의약품 구매입찰분야에서 경쟁을 제한한 것도 처벌대상이 될 수 있다. 제약기업나 의약품 도매업소가

234) 이태진 외, 「제약산업 정책의 이해」, 한국보건산업진흥원, 2014.8, pp.385~388.
235) 이태진 외, 위의 책, pp.388~389.

가격이나 공급량, 거래상대방을 합의하면 담합 행위가 될 수 있다. 그러나, 여러 제약기업 등이 공동으로 마케팅을 할 경우, 공동마케팅이 공정거래법에서 허용되는지 여부는 아직 명쾌하지 않다[236].

4) 시장질서 문란 행위

「약사법」에서 의약품 도매업소 또는 약국 등의 개설자는 소비자에게 현상품(懸賞品)·사은품 등 경품류를 제공하거나, 환자 등을 유치하기 위하여 호객 행위를 하거나, 소비자를 유인하거나, 실제로 구입한 가격[237] 미만으로 의약품을 판매하여 의약품 시장질서를 어지럽히는 행위를 금지하고 있다. 예를 들어, 1병당 230원에 구입한 a드링크를 150원에 판매한 약사에게 보건소장이 7일간 약국 업무 정지처분을 한 사례[238]도 있다.

상품을 유통하면서 현상품, 사은품 등 경품류를 제공하거나, 주로 일상생활에 사용되는 일용품과 같은 제품을 유인염매(loss-leader)의 대상으로 삼아서 소비자를 유치하는 것은 일종의 경쟁 방법이다. 그 제품에서 손해를 보거나, 이익을 적게 보더라도 다른 제품을 판매하면서 그 손해를 다른 제품에서 보전하여 수익을 내기 때문이다. 예를 들어, 대형마트에 가보면 특정 제품을 매우 저렴하게 판매하는 경우, 고객들은 그 상품을 구입해서 이익이 생기고, 대형마트를 방문한 소비자를 대상으로 또 다른 제품을 판매할 수 있는 기회를 얻으므로 이러한 호객행위는 일반 제품의 유통에서 흔하게 볼 수 있는 경쟁 방법이다.

그러나, 의약품이나 의료기기 등을 유통하면서 현상품(懸賞品)·사은품 등 경품류를 제공하거나, 소비자·환자 등을 유치하기 위하여 호객행위를 하는 것을 법률로 금지하는 것은 정보비대칭과 대리인 문제 때문이다.

대부분의 소비자는 의약품과 의료기기에 대한 정보가 부족하므로 경품류를 주거나, 호객행위에 이끌려 의약품 등을 구입하거나, 특정 의약품을 매우 저렴하게 판매하는 곳을 찾아가는 것은 위험하다. 물론 필요한 의약품을 필요한 양만큼만 구입하면서 경품류를 받거나 아주 저렴하게 구입하면 좋을 수 있다. 그러나, 이 경우 의약품을 불필요하게 과다 구입하게 되거나, 불필요한 다른 의약품까지 구매하게 되어 소비자는 의약품을 오·남용하게 될 수 있고, 불필요한 지출로 건강보험 재정에 나쁜 영향을 미치게 될

236) 이태진 외, 「제약산업 정책의 이해」, 한국보건산업진흥원, 2014.8, p.390.
237) 사후 할인이나 의약품의 일부를 무상으로 제공받는 등의 방법을 통하여 구입한 경우에는 이를 반영하여 환산한 가격을 말함
238) 대법원 1999.11.12. 선고 99두8176 판결

수 있다.

의약품 도매업소나 약국 개설자가 소비자에게 경품류를 주거나, 호객행위를 하거나, 실제 구입한 가격보다 저렴한 가격으로 의약품을 판매하는 과정에 드는 비용을 보존하고 정상 거래보다 더 많은 이익을 위해 의약품 시장질서를 어지럽힐 수 있기 때문에 법률로 금지하는 것이다. 의약품 시장질서에는 의약품이 필요한 자에게 필요한 만큼만 공급될 수 있도록 하는 의미도 포함된다. 의약품의 경우 소비자가 스스로 의약품에 대해 판단하기 어렵기 때문에 의약품 도매업소나 약국개설자가 경품류, 호객행위, 과도하게 저렴한 가격 등을 이용하여 경쟁하는 것은 바람직하지 않다고 보는 것이다[239].

5) 의약품 광고

광고는 소비자에게 제품에 대한 정보를 알리는 중요한 판매촉진 수단이면서 경쟁수단이기도 하다. 그러나, 우리나라는 전문의약품이나 원료의약품을 일반 국민에게 광고할 수 없도록 하고 있다. 일반의약품은 대중광고를 할 수는 있으나, 그 방법에 일정한 제한을 두고 있고, 한국제약바이오협회의 사전심의를 받도록 하여 의약품 광고를 마음대로 할 수 없도록 규제하고 있다.

의약품 광고를 제한하는 이유는 의약품이 국민의 건강과 직결되어 있으나, 일반 국민은 의약품의 유효성·안전성 등을 판단할 수 없고, 적정한 정보가 제공되지 않을 경우 각종 보건위생상의 위해가 생길 염려가 있기 때문이다. 즉, 소비자가 광고를 통해서 의약품의 유효성·안전성 등을 쉽게 판단할 수 없기 때문에 광고를 통한 경쟁에 제한을 가하는 것이다. 미국 등에서 우리나라보다 의약품 광고를 폭넓게 허용하고 있는 이유는 소비자의 의약품 유효성·안전성 판단 능력과 의약품에 대한 접근성 등이 상이하기 때문이다.

「약사법」에서는 의약품 등의 명칭·제조방법·효능이나 성능에 관하여 거짓광고 또는 과장광고를 금지하고, 의약품 등의 효능이나 성능에 관하여 의사·치과의사·한의사·수의사 또는 그 밖의 자가 보증한 것으로 오해할 염려가 있는 기사를 사용하는 것을 금하고, 의약품 등의 효능이나 성능을 암시하는 기사·사진·도안, 그 밖의 암시적 방법을 사용하여 광고하지 못하게 하고, 의약품에 관하여 낙태를 암시하는 문서나 도안의 사용을 금하고, 허가를 받거나 신고를 한 후가 아니면 의약품 등의 명칭·제조 방법·효능이나 성능에 관하여 광고하지 못하도록 하고 있다.

다만, 일반의약품의 경우에는 한국제약바이오협회의 사전심의를 받은 후, 신문·방송

239) 이태진 외, 「제약산업 정책의 이해」, 한국보건산업진흥원, 2014.8, pp.391~392.

또는 잡지, 전단·팸플릿·견본 또는 입장권, 인터넷 또는 컴퓨터통신, 포스터·간판·네온사인·애드벌룬 또는 전광판, 비디오물·음반·서적·간행물·영화 또는 연극 등을 통한 광고를 허용하고 있다. 그러나, 일반의약품이라도 전문의약품과 제형, 투여 경로, 단위 제형당 주성분의 함량이 같은 경우에는 광고할 수 없다.

예외적으로 「감염병의 예방 및 관리에 관한 법률」에 따른 감염병의 예방용 의약품을 광고하는 경우나, 의학·약학에 관한 전문가 등을 대상으로 전문적인 내용을 전달하거나 학술적 성격을 지니고 있는 매체 또는 수단을 이용하여 광고하는 경우에만 광고가 가능하도록 정하고 있다.

의약품과 의약외품을 광고하는 경우에는 의약품 등이 오·남용되지 않도록 식품의약품안전처장이 정하는 사항을 표시하고, 옥외광고를 하는 경우에는 제품명, 제조업소명, 효능·효과만을 표시하여야 한다. 그리고, 원칙적으로 의사·치과의사·한의사·약사 또는 그 밖의 자가 특정 의약품 등을 지정·공인·추천·지도 또는 사용하고 있다는 내용 등의 광고를 하여서는 안 된다. 또한, 외국제품을 국내제품으로 또는 국내제품을 외국제품으로 오인하게 할 우려가 있는 광고를 해서는 안 되고, 불법적으로 외국상표·상호를 사용하는 광고나, 거짓으로 외국과의 기술제휴 등을 표현하는 광고를 해서도 안 된다. 사실 여부와 관계없이 다른 제품을 비방하거나, 비방하는 것으로 의심되는 광고를 해서도 안 되고, 사용자의 감사장(感謝狀) 또는 체험담을 이용하거나 구입·주문이 쇄도한다거나, 그 밖에 이와 유사한 표현을 사용한 광고를 해서도 안 된다. 효능·효과를 광고할 때에 "이를 확실히 보증한다"라는 내용 등의 광고 또는 "최고", "최상" 등의 절대적 표현을 사용한 광고, 부작용이 있는 의약품에 대해서 그 부작용을 부정하는 표현 또는 부당하게 안전성을 강조하는 표현의 광고 등도 금지된다[240].

3 이 밖의 의약품 유통관리

이 밖에도 의약품 유통에는 유통 효율화, 의약품에 대한 접근성 향상, 유통 품질관리 등이 있다.

1) 유통 효율화

의약품의 품질과 접근성 등이 보장되는 경우, 의약품 유통에 드는 비용은 적을수록

240) 이태진 외, 「제약산업 정책의 이해」, 한국보건산업진흥원, 2014.8, pp.394~396.

좋다. 의약품 유통의 목표는 의약품 품질을 잘 유지하면서, 적은 비용으로 의약품이 필요한 곳에 공급하여 경제적 효율성을 달성하는 것이다. 현재 우리나라에서 생산되지만, 유통이 되지 않아서 의약품 접근에 어려움을 겪는 경우는 많지 않다. 우리나라 의약품 유통의 문제점으로 리베이트와 도매업소의 영세성과 난립, 제약기업의 직거래 비중이 높은 점이 지적된다.

2007년 자료를 보면 미국 의약품 도매업소 1개당 매출액이 28억 달러, 독일은 2억 달러, 영국은 1억 4천만 달러, 일본은 4억 달러이나, 우리나라 도매업소는 0.06억 달러에 불과하다. 2001년 이전에 있었던 의약품 도매업소 최소면적 규제가 있어서 도매업소 진입 장벽으로 작용했고, 2010년 이전에는 100병상 이상 종합병원에 제약기업이 직접 의약품을 공급할 수 없던 규제로 인해 도매업소가 일정 수준의 수익을 올릴 수 있었다. 그러나, 2001년 이후에 규제 개선으로 의약품 도매업소의 최소면적 규제가 없어지면서 의약품 도매업소가 난립되기 시작했고, 종합병원 의사와 친인척이 종합병원에 의약품을 판매하는 '간납 도매업소'까지 생기면서 도매업소를 더욱 많아졌다. 2001년 의약품 도매업소는 1,169개소였으나, 2017년에는 3,562개소로 3배 이상 증가하였다.

물론 의약품 도매업소가 많아지는 것이 부정적 영향만 있는 것은 아니다. 전국 방방곡곡에 의약품을 공급하기 위해서는 작은 규모의 도매업소가 많은 것이 유리할 수 있다. 그러나, 소비자의 건강권과 직결되는 의약품의 유통 비용을 절감하고, 사회적 비용 낭비를 방지하기 위해서는 유통 효율화가 반드시 필요하다.

유통 효율화의 핵심과제는 의약품 공동물류체계의 수립이다. 다수의 제약기업에서 생산하는 다수의 품목을, 다수의 의료기관과 약국 등으로 유통하기 위해서는 공동물류체계가 유효할 수 있다. 여러 품목을 여러 기관으로 자주 배송해야 하는 의약품 유통을 통합 전문화할 수 있다면 의약품 유통비용이 절감되고, 거래에 따른 비용도 감소하는 등 사회적 효용이 증가할 수 있다. 이러한 논의는 2000년 이후 지속되고 있으나, 복잡한 이해구조로 인해 실행되지 못하고 있고, 도매업소 중 일부가 소규모 공동물류체계와 유사한 체계를 직접 운용하고 있다[241].

2) 의약품 접근성 향상

국내에서 유통되지 아니하거나 환자가 적어서 국내에서 유통되지 않는 의약품이 있을 경우, 의약품 접근성의 문제가 발생한다. 의약품 접근성이 저하될 경우, 소비자가 지불

241) 이태진 외, 「제약산업 정책의 이해」, 한국보건산업진흥원, 2014.8, pp.396~400.

능력이 있더라도 의약품을 구하기 어려울 수 있다. 또한, 의약품을 구하기 힘든 만큼 의약품의 가격이 상승하므로 지불능력이 없는 환자의 의약품 이용이 제한되는 2차적 문제를 야기한다.

「약사법」에서는 적용 대상이 드물고, 대체의약품이 없어 긴급하게 도입할 필요가 있는 의약품 및 희귀질환자 치료용 의약품에 대한 정보 제공 및 공급(조제 및 투약 업무를 포함) 등에 관한 업무를 하기 위하여 한국희귀의약품센터를 설립하도록 하고 있다. 한국희귀의약품센터는 희귀의약품 등의 국내수급관리체계 수립, 국내에서 유통되지 않는 의약품 수입·공급, 의료기관과 약국 및 의약품 공급자와의 연계 의뢰체계 확립, 희귀의약품 등의 건강보험 급여 적용 확대 등의 업무를 담당하고 있다. 이 중에서 희귀의약품 수급과 공급 등이 의약품 유통을 통한 의약품 접근성을 향상하려는 목적에서 추진된다[242].

3) 유통 품질관리

의약품 유통 단계에서 의약품의 안전관리는 유통 과정에서의 품질관리와 시판 후 안전 관리를 들 수 있다. 우리나라는 의약품 유통품질 관리기준(Korea Good Supplying Practice, KGSP; Good Supplying Practice, GSP)을 두고 있다. GSP는 의약품의 안정적 공급과 우수의약품 유통질서를 확립하고, 품질이 불량한 의약품 유통 근절 등 국민보건 위해요인을 사전에 차단하여 우수한 약품을 공급할 수 있는 기반 조성을 목표로 하고 있다.

유통품질 관리기준의 주요 내용은 의약품 제조업자가 생산하여 출고한 의약품이 유통과정에서 유효성·안전성을 유지할 수 있도록 품질을 관리하기 위한 시설이나 절차를 정하는 것이다. 또한, 유통과정에서 의약품이 잘못 전달되거나, 추후 의약품을 회수하거나, 폐기해야 할 상황을 대비하여 의약품을 분류, 구분하도록 정하고 있다.

의약품마다 품질관리 등 안전관리방식이 다를 수 있다. 마약, 향정신성의약품, 인화성·폭발성이 있는 의약품, 생물학적제제는 지정의약품이라고 하여 관계 법령에서 정하는 바에 따라 보관해야 하며, 잠금장치, 소화설비, 냉동·냉장설비 등을 따로 갖추어 안전하게 보관해야 한다. 특히, 마약과 향정신성의약품은 습관성, 중독성이 있어서 도난의 위험도 크고, 이를 빼돌려서 의료적 목적이 아닌 향락적 목적으로 사용하거나, 판매하려는 자가 있을 위험도 있기 때문이다. 인화성·폭발성이 있는 의약품은 화재나 폭발의 위험이 있고, 생물학적제제는 고분자 단백질 등 생체를 활용하여 생산한 것이

242) 이태진 외, 「제약산업 정책의 이해」, 한국보건산업진흥원, 2014.8, pp.400~401.

기 때문에 변질의 위험이 크다는 특성이 있다. 그러므로, 별도의 절차와 기준에 따라 특별한 품질관리 및 안전관리를 하는 것이다.

의약품 유통에 필요한 시설 및 설비 기준을 보면, 의약품의 공급과정에서 의약품을 보관하는 보관소의 건물은 더러운 장소로부터 분리되고, 보관 장소는 충분한 면적과 공간을 확보해야 한다. 의약품 보관소는 의약품 공급업무 외의 다른 목적으로 사용되어서는 안 된다. 다만, 의약품 공급 및 품질관리를 해치지 않는 범위에서 의약외품, 의료기기 등은 별도로 구분하거나, 구획하여 보관할 수 있으며 안전상비의약품만을 보관하는 경우에는 품질관리를 침해하지 않는 범위에서 의약품이 아닌 다른 물품과 별도로 구분하여 보관할 수 있다.

의약품 보관장소와 영업장소는 분리되어 있어야 하고, 의약품은 직접 바닥에 닿지 않아야 한다. 의약품의 공급에 적합한 채광 또는 조명이어야 하고, 환기가 잘 되어야 한다. 의약품의 변질을 방지하기 위하여 적정한 온도와 습도를 유지할 수 있는 시설을 갖추어야 하며, 필요한 경우 공기조절설비를 갖추어야 한다. 일정한 온도를 유지할 필요가 있는 의약품을 보관하는 경우에는 자동온도기록장치가 부착된 냉동·냉장 설비 등을 따로 갖추어야 한다. 해충과 쥐를 막을 설비, 도난방지설비 및 소화설비도 갖추어야 한다.

의약품의 공급 및 시험 등에 사용하는 기계·기구 및 설비는 해당 작업에 적합한 형태·성능 및 정밀도가 보장되어야 하고, 작업대상의 재료 및 의약품은 오염되지 않도록 조치하여야 하는 등 기준에 맞아야 한다. 의약품 도매업소는 의약품의 안정적인 공급과 품질관리를 위하여 독립된 공급관리부서와 품질관리부서를 두고, 각각 책임자를 두어야 하며, 각 부서의 책임자는 겸직할 수 없다. 이는 공급관리와 품질관리 업무가 서로 상충될 수 있기 때문이다.

공급관리 책임자는 의약품의 공급업무에 대한 전문지식과 3년 이상의 실무경험이 있으며, 정해진 교육을 받고 의약품의 공급에 관한 모든 업무를 관리할 수 있는 책임과 권한이 있는 사람이어야 한다. 품질관리 책임자는 원칙적으로 품질관리 업무에 관한 전문지식과 실무경험이 있는 약사여야 한다. 품질관리 책임자는 의약품의 품질 관리와 안정성 확보를 위한 업무와 환경위생 관리업무에 대한 책임을 지며, 각 부문별 담당 책임자를 총괄하고 그 업무의 수행을 점검·확인해야 한다.

의약품 도매업소는 의약품 공급을 합리적으로 하기 위하여 공급업무를 입고·보관·출고 및 운송 업무의 4개 부문으로 나누어 관리해야 한다. 첫째, 의약품 입고 업무를 할 때는 구입신청서 또는 거래명세서에 기재된 내용과 입고된 물품의 품명·수량·규격 등을 확인·조회해야 하고, 의약품의 봉함 여부, 손상 및 오염 등 외관검사를 해야 한다. 제조번호·유효기간 또는 사용기한을 확인해야 하며, 지정의약품 및 전문의약품에 대하여는 이를 기록해야 한다. 지정의약품은 따로 확인하고 우선 입고하여야 하며, 불합격품은 합격품과 구분·보관해야 한다.

둘째, 의약품 보관업무를 할 때는 선입선출(先入先出)이 가능하도록 보관해야 하고, 제조업소 및 제형 등을 고려하여 구분·보관해야 하며, 지정의약품은 관계 법령에 따라 저장·보관해야 한다. 보관온도에 따라 구분이 필요한 의약품은 냉장 또는 냉동 장소에 구분하여 보관해야 하고, 반품의약품, 불량의약품 및 시험이 필요한 의약품 등은 구분하여 보관해야 한다.

셋째, 의약품 출고업무를 할 때는 선입선출의 방법으로 출고를 해야 한다. 생물학적제제는 반드시 출고할 때마다 운송처 별로 품목·수량 및 규격 등을 기록해야 하고, 출고하는 경우에는 품질관리부서 담당자가 현장에 참석하여 봉함 여부, 유효기간 또는 사용기한의 확인, 외관상의 품질점검 및 출고품에 대한 확인조치를 한 후 출고해야 한다. 이 경우, 지정의약품 및 전문의약품에 대하여는 제조번호, 유효기간 또는 사용기한을 기록해야 한다.

넷째, 의약품 운송 업무를 할 때는 의약품의 운반용 차량 등에 이를 식별할 수 있는 표지판을 붙여야 하고, 보관온도의 구분이 필요한 의약품은 운송 중에 적정한 온도를 유지해야 하며, 운송 중에 의약품이 파손되거나 오염되지 않도록 의약품이 아닌 물품과 함께 운송해서는 아니 된다. 운송 중 의약품이 도난되거나, 분실되지 않도록 해야 하고, 지정의약품에 대하여는 잠금장치 등 안전장치를 하여야 한다. 이외에도 구체적인 기준이나 절차들을 정하고 있고 직원들을 교육할 의무도 부과하고 있다.

의약품 유통 단계에서도 약사(藥事) 감시가 필요하다. 의약품 판매업자 등에게 필요한 자료 제출을 요구하거나 시설·물건 등을 검사하거나, 품질검사를 위하여 필요한 최소 분량의 물품을 수거할 때 유통업자는 적극 협조해야 한다[243].

4) 시판 후 안전관리

의약품이 품목허가 후 시판되면 불특정 다수에게 광범위하게 사용된다. 의약품을 투여받는 사람의 생활환경이나 유전적 특성도 천차만별이다. 이 때문에 의약품 품목허가 단계에서는 관찰되지 않았던 이상반응이 시판된 이후에 나타나거나, 이미 알고 있는 부작용이 예상보다 강하게 나타날 수 있다.

243) 이태진 외, 「제약산업 정책의 이해」, 한국보건산업진흥원, 2014.8, pp.401~404.

물론 품목허가 이전에 비임상·임상 시험을 통해서 의약품의 유효성·안전성을 평가하지만, 비임상시험으로는 유효성·안전성을 예측할 수 있을 뿐이고, 임상시험은 참가자(피험자)를 대상으로 제한적인 환경에서 인체 내 작용기전과 유효성·안전성을 평가할 수 있다. 또한, 임상시험은 여성, 임산부, 소아, 노인과 다른 질환을 가진 환자 등이 제외되는 경우가 많고, 대상자가 수백 명에서 수천 명에 불과하며, 짧은 기간의 임상시험 결과로 유효성과 안전성을 평가할 수밖에 없다. 따라서, 시판 후에 예상하지 못했던 부작용이 나타나면 소비자는 품목허가를 해 준 국가를 비난할 수 있으나, 과학적인 한계로 인한 근본적 문제이므로 단순히 제약기업이나, 국가를 비난만 해서는 아니 된다.

2004년 9월 미국 머크(Merck)사는 관절염 치료제인 비옥스(Vioxx)를 시판한 지 5년 만에 시장에서 자진 철수하였다. 머크사는 미국 FDA에 비옥스를 품목허가 신청할 때부터 심혈관계 부작용 가능성이 있다는 것을 알고 있었으나, 시판 결과, 예상보다 큰 부작용이 있다는 것이 밝혀져서 자진 철수를 결정했고, 소비자들은 소송을 제기하였다. 머크사는 2007년 11월에 소송을 화해(Settlement Agreement)로 해결했다고 발표하였다.

품목허가된 의약품이 시판 단계에서 안전성 문제가 제기될 경우, 해당 의약품의 안전성 문제와 유효성·경제성 가치와 상충될 수 있다. 안전성에 절대 가치를 둔다면 연구개발 단계에서 엄청난 비용이 투자된 의약품의 사용을 중지해야 하나, 소비자의 선택이 제한되는 등 사회적·경제적 부작용에 대한 고려도 해야 한다. 우리나라는 의약품 시판 전에 품목허가 제도를 통하여 의약품의 안전성·유효성을 점검하고, 시판 후에는 의약품 재심사, 재평가, 부작용 조사 등 시판 후 안전관리제도를 통하여 지속적으로 안전관리를 하고 있다[244].

(1) 의약품 재심사

신약 재심사 제도는 1991년 12월에「약사법」개정과 함께 시행되고 있는 제도로 품목허가를 받은 신약이나 개량신약에 대하여 품목허가 받은 날로부터 4~6년이 지난 날부터 3개월 이내에 식품의약품안전처장으로부터 재심사를 받아야 한다.

만약 재심사를 받지 아니하면 품목허가가 취소될 수 있으므로 사실상 의무적 재심사라고 부를 수 있다.

재심사 기간이 6년인 의약품은 신약, 이미 허가된 의약품과 유효성분의 종류 또는 배합비율이 다른 전문의약품, 이미 허가된 의약품과 유효성분은 동일하지만, 투여경로

244) 이태진 외, 「제약산업 정책의 이해」, 한국보건산업진흥원, 2014.8, pp.404~407.

가 다른 전문의약품이다. 4년인 의약품은 이미 허가된 의약품과 유효성분 및 투여경로는 동일하나, 명백하게 다른 효능·효과를 추가한 전문의약품, 그 밖에 식품의약품안전처장이 재심사를 받을 필요가 있다고 인정한 의약품이다.

재심사 기간이 6년인 품목은 새롭고 혁신적인 성격이 큰 신약이고, 4년인 품목은 제너릭의약품에 비해서는 새롭고 혁신적이지만, 신약 등에 비해 그 새로움이나 혁신성의 성격이 상대적으로 약한 품목이란 것을 알 수 있다. 이는 의약품이 새롭고 혁신적이라는 것은 그만큼 안전성과 유효성에 대해 확인이 덜 되었음을 의미하므로 재심사 기간도 더 길어야 하고, 장기적으로 관찰할 필요가 있기 때문이다.

우리나라는 재심사 기간을 자료독점 기간과 연계하여 제도를 운영하고 있으므로 새롭고 혁신적인 의약품일수록 자료독점 기간을 더 길게 주어야 한다는 점도 고려되었다. 또한, 재심사 대상 의약품이 일반의약품보다는 전문의약품인 경우가 많은 이유는 전문의약품은 부작용 등으로 인하여 의사 등의 전문적인 진단과 지시, 감독에 따라 사용되어야 할 필요가 있는 의약품이기 때문이다.

다만, 인체에 직접 적용하지 아니하는 체외진단용 의약품과 살충제 등 희귀의약품, 신규성이 없어 재심사를 할 필요가 없다고 식품의약품안전처장이 인정하는 품목, 안전성·유효성이 충분히 확보된 것으로 식품의약품안전처장이 인정하는 품목, 조사대상자의 수가 너무 적어 재심사의 요건을 충족하기 어려운 것인 품목에 대해서는 재심사를 면제해 주고 있다.

재심사 제도는 품목허가를 받을 때 제출된 임상시험 등의 자료만으로는 안전성과 유효성에 관한 모든 정보를 얻을 수 없기 때문에 신약 등이 시판된 이후에 실제로 임상현장에서 해당 의약품이 사용된 결과를 4년 또는 6년간 관찰하는 과정을 거친다. 이를 통해, 시판 전 임상시험 등에서 발견하지 못하였거나 중요하다고 생각하지 못했던 유해사례를 조사하고, 안전성이나 유효성에 영향을 주는 요인을 조사하여 의약품 품목허가에 다시 반영하는 것이다.

예를 들어, 어떤 의약품에서 중대한 부작용이 0.1%의 비율로 발생할 경우, 임상시험에 참여한 사람의 수가 900명이라면 확률적으로 그 부작용을 발견하지 못할 수가 있다. 품목허가를 받아 시판되는 후, 그 의약품을 사용한 사람이 10,000명이라면 확률적으로 그 중 10여 명에게서 그 부작용이 발생할 수 있다. 현행 의약품 재심사 제도를 의약품 규제 조화 국제회의(International Conference on Harmonization, ICH)의 안전성 정기보고 제도(Periodic Safety Update Reports, PSUR) 수준까지 개선시켜야 한다는 견해도 있다.

의약품 재심사를 받고자 하는 제약기업은 재심사 기간 중 시판 후 조사를 실시한 후, 재심사 기간 만료 후 3개월 이내에 재심사 신청서에 필요한 자료를 첨부하여 식품의약품안전처장에게 제출하여야 한다. 이때 국내 시판 후 조사결과에 의한 안전성·유효성에 관한 자료, 유해사례 등에 관한 국내·외의 안전성에 관한 보고자료, 국내·외의 문헌 및 학회정보 등 안전성에 관한 보고자료, 국내·외 판매현황 및 외국의 허가현황에 관한 자료 등을 제출해야 한다.

재심사에 필요한 시판 후 조사(Post Marketing Surveillance, PMS)를 실시하려면 제약기업은 시판 후 조사 계획서를 시판 1개월 전까지 식품의약품안전처장에게 제출하여야 하며, 제출된 조사계획서에 따라 시판 후 조사를 실시해야 한다. 이때 시판 후 조사는 재심사를 받기 위한 의무적 조사(Regulatory PMS)이기도 하지만, 말 그대로 시판 후에 이루어지는 모든 종류의 조사를 말하기도 한다.

시판 후 조사에 필요한 조사대상자 수는 3,000명 이상 또는 600명 이상이다. 3,000명 이상인 품목은 국내에서 세계 최초로 개발된 신약, 외국에서 개발 중인 허가받지 아니한 신약, 외국에서 개발되어 허가된 품목으로서 개발국 허가일부터 3년이 경과되지 아니한 신약, 외국에서 개발되어 허가된 품목으로서 개발국 외의 사용국이 없는 신약이다. 이 외의 품목은 총 조사대상자의 수가 600명 이상이다[245].

(2) 의약품 재평가 및 품목 갱신

식품의약품안전처장은 품목허가를 하거나, 품목신고를 받은 의약품 중 그 효능 또는 성분별로 안전성 및 유효성을 검토할 필요가 있거나, 의약품 동등성(同等性)을 입증할 필요가 있다고 인정되는 의약품에 대해서는 재평가를 할 수 있다. 이미 사용되고 있는 의약품에 대하여 최신의 과학 수준에서 안전성 및 유효성을 재검토·평가하여 안전하고 우수한 의약품을 공급하고, 의약품의 합리적인 사용을 기하여 국민보건 향상에 이바지하려는 것이다.

사용되고 있는 모든 의약품을 대상으로 하지만 재심사 기간 중이거나 재심사 기간 종료 후 3년이 경과하지 아니한 품목, 식품의약품안전처장이 고시한 의약품 등 표준제조 기준에 의한 품목, 재평가 기간 중 취소 또는 취하된 품목, 수출만을 목적으로 허가된 의약품, 희귀의약품 등은 재평가에서 면제된다.

식품의약품안전처장은 재평가 대상 의약품에 대하여 심사하여 유용성 여부를 판단한다. 유용성이 인정되는 경우, 품목허가 사항의 변경이 필요하지 않은 경우와 품목허가

245) 이태진 외, 「제약산업 정책의 이해」, 한국보건산업진흥원, 2014.8, pp.407~413.

사항의 변경이 필요한 경우가 있다. 재평가 결과, 유용성이 인정되어 기존의 품목허가 사항을 그대로 유지해도 되는 경우, 유용성이 인정되지만, 품목허가를 받은 효능 중 몇 가지를 삭제하거나 용량, 용법을 조정하는 등 필요한 조치를 해야 적합성을 인정할 수 있는 경우, 유용성이 인정되지 않는 경우로 구분될 수 있다. 품목허가를 변경해야 하는 경우에는 재평가 결과를 공시한 날로부터 1개월 이내에 허가사항을 변경해야 하며, 유용성이 인정되지 아니한 경우에는 해당 의약품에 대한 회수, 폐기 절차를 진행하게 된다.

우리나라 의약품 재평가 주기는 15~21년으로 너무 길기 때문에 최신의 과학 기술로 평가하여 품목허가에 반영하려는 본래의 목적을 충분히 달성하기 어렵다는 한계점이 지적되었다. 그래서 2012년 5월에 품목갱신 제도가 도입되었다.

품목갱신 제도는 의약품의 안전성과 유효성을 지속적으로 확보하기 위하여 품목허가를 받거나, 품목신고를 한 의약품에 대하여 5년마다 허가 또는 신고를 갱신하게 하려는 것이다. 품목허가 갱신제도가 도입되면서 품목허가 및 품목신고의 유효기간은 5년이 되었다. 다만, 원료의약품, 수출만을 목적으로 생산하는 수출용 의약품, 그 밖에 원료의약품이나 수출만을 목적으로 생산하는 수출용 의약품에 준하는 의약품으로서 총리령으로 정하는 의약품에 대해서는 품목신고 갱신 제도가 적용되지 않고, 재심사 대상 의약품에 대한 품목허가의 유효기간은 해당 의약품에 대한 재심사 기간이 끝난 후부터 적용된다.

원료의약품을 품목갱신 제도에서 제외한 것은 원료의약품이 완제의약품의 성분이 되므로 완제의약품에 대해 품목허가 갱신제도를 적용하면 되므로 이중 중복을 피하기 위함이다. 수출용 의약품이 제외된 것은 수출되는 국가의 제도에 따라 별도의 규제를 받기 때문에 이중 규제를 피하기 위함이다.

의약품 중에는 제약기업이 품목허가를 받아놓고, 생산을 하지 않는 경우가 있다. 품목허가 갱신 제도는 5년마다 품목허가를 갱신하므로 생산되지 않는 품목허가를 더 이상 관리할 필요가 없으므로 품목허가 갱신 시점에서 자동적으로 취소 가능하다. 또한, 의약품의 안전성, 유효성에 대한 새로운 정보를 5년마다 품목허가 사항에 반영할 수 있는 장점도 있다[246].

(3) 의약품 부작용 조사 및 수집

의약품 부작용 보고는 의약품을 실제 임상에서 사용하던 중에 발견된 부작용 사례를

246) 이태진 외, 「제약산업 정책의 이해」, 한국보건산업진흥원, 2014.8, pp.413~415.

보고하도록 하여, 의약품 부작용 정보를 신속하고 체계적으로 수집 평가하는 것을 말한다. 의약품 부작용(副作用, side effect)이란 원하지 않는 유해한 반응이라는 의미로 사용되기도 하지만, 의약품 부작용은 정상적인 용량에 따라 약물을 투여할 경우 발생하는 모든 의도되지 않은 효과를 뜻한다. 따라서, 의약품의 투여·사용 중 발생하는 바람직하지 않고, 의도되지 아니한 징후나 증상, 또는 질병을 의미하는 유해사례(adverse effect, AE)뿐만 아니라 의도하지 않은 바람직한 효과도 포함된다.

유해 사례는 반드시 그 반응이 해당 의약품과 인과관계를 가져야 하는 것은 아니다. 이에 비해 약물유해반응(adverse drug reaction, ADR)은 의약품을 정상적으로 투여·사용하여 발생한 유해하고 의도하지 않은 반응 중 해당 의약품과 인과관계를 배제할 수 없는 경우를 말한다. 유해사례나 약물유해반응 중에서 중대한(serious) 사례란 사망을 초래하거나 생명을 위협하는 경우, 입원 또는 입원기간의 연장이 필요한 경우, 지속적 또는 중대한 불구나 기능저하를 초래하는 경우, 선천적 기형 또는 이상을 초래하는 경우, 기타 의학적으로 필요한 상황 등을 말한다.

「약사법」은 제약기업이나 도매업소, 약국 개설자, 의료기관 개설자에게 부작용 보고 의무를 부여하고 있다. 누구든지 부작용 사례를 발견하면 자발적으로 신고할 수 있으나, 제약기업이나 도매업소, 약국 개설자, 의료기관 개설자에게는 일정한 경우 부작용을 보고할 의무를 지운 것이다. 제약기업이나 도매업소, 약국 개설자, 의료기관 개설자가 의약품 부작용 위험을 찾아낼 수 있는 지위와 전문적 지식을 가지고 있으며, 소비자의 대리인으로써 사회적 책무도 부담해야 하기 때문이다.

의약품 등의 제조업자, 품목허가를 받은 자, 수입자 및 의약품 도매업소는 의약품 등으로 인하여 발생하였다고 의심되는 유해사례로서 질병·장애·사망, 그 밖에 총리령으로 정하는 의약품 등의 안전성·유효성에 관한 사례를 알게 된 경우에는 식품의약품안전처장이 정하는 바에 따라 의약품안전관리원장에게 보고해야 한다. 또한, 약국 개설자와 의료기관 개설자는 의약품 등으로 인하여 발생하였다고 의심되는 유해사례로서 총리령으로 정하는 중대한 질병·장애·사망 사례를 알게 된 경우에는 식품의약품안전처장이 정하는 바에 따라 의약품안전관리원장에게 보고해야 한다.

우리나라는 의약품 부작용 보고 제도를 1988년에 도입하였고, 2008년에는 7,210건이 보고되었으나, 2017년에는 25만 2,611건이 보고되는 등 큰 폭으로 증가하고 있다. 2011년 설립된 한국의약품안전관리원은 의약품 등으로 인한 부작용 및 품목허가정보, 품목신고 정보 등 의약품 등의 안전과 관련한 각종 정보의 수집·관리·분석·평가 및 제공 업무를 담당하고 있다[247].

의약품 사고가 났을 때 피해자를 구제할 수 있는 방법으로 의약품 제조업자에게 제조물 책임을 지우거나, 국가의 의약품 안전성 확보의무 위반을 이유로 국가에 대하여 국가배상 책임을 부담시키거나, 의사나 약사의 처방과 조제에서의 과실이 있는 경우, 의사나 약사에게 손해배상 책임을 지울 수 있다. 이 경우, 제약기업이나 국가, 의사·약사의 과실이나 잘못이 입증되어야 하며, 의약품과 부작용 사이의 인과관계도 어느 정도는 입증되어야 한다. 그러나, 의약품 부작용 피해를 입은 소비자 입장에서는 제약기업 등의 과실이나, 인과관계 입증이 매우 어려우므로 의약품 사고로 인한 피해는 소비자가 모두 떠안게 되는 문제가 있었다[248].

이러한 문제를 해소하기 위해 2014년 12월부터 의약품 부작용 피해구제 제도가 시행되고 있다. 2015년부터 2018년 6월 말까지 피해구제 신청건수는 282건이고, 피해구제 처리건수는 215건으로 의약품 부작용 신고에 비해 1%도 미치지 못하므로 진료 의사에게 제도 안내를 의무화해야 한다는 지적도 있다. 일본과 대만에서는 제약기업 등이 기금을 조성하여 의약품 부작용으로 인한 피해 중 일부를 보상해 주고 있다.

5) 의약품의 합리적 사용

의약품의 합리적 사용은 의료전문가와 소비자에 의한 치료효과적, 비용효과적인 의약품의 사용을 의미한다. 환자의 임상적 요구에 부합하는 적절한 의약품을 적절한 용량, 기간, 저렴한 가격으로 환자가 이용하는 것이 의약품의 합리적 사용이라 할 수 있다. 그간 몇몇 연구를 통해 의약품 사용에 있어서 과다처방, 다품목처방, 고용량 및 장기 처방, 의약품 오용, 진단과 관련 없는 의약품 처방, 항생제 및 주사제의 불필요한 오·남용과 같은 불합리한 의약품 사용 문제가 지적되었다.

이러한 의약품의 불합리한 사용은 우리나라에만 국한된 현상이 아니고, 세계적인 문제이고, 보건의료 부분의 재정적 낭비와 환자의 건강을 악화시키며, 환경오염까지 초래하는 문제이다[249].

(1) 의사를 대상으로 하는 의약품의 합리적 사용

의약품의 합리적 사용을 위해서는 처방자인 의사가 중요하다. 이는 의료 이용과 의약품 처방에 있어서 의사의 역할이 약사, 환자보다 중요하기 때문이다. 의사는 약사, 환자와 다르게 질병 정보와 치료 정보를 가지고 있다. 이러한 정보의 비대칭성에서

247) 이태진 외, 「제약산업 정책의 이해」, 한국보건산업진흥원, 2014.8, pp.415~420.
248) 이태진 외, 위의 책, pp.420~422.
249) 이태진 외, 위의 책, p.423.

약사와 환자는 의사결정에 의사의 처방에 많은 부분을 의존한다.

의사를 대상으로 하는 의약품의 합리적 사용은 처방 이전, 처방, 처방 이후로 분류할 수 있다. 의약품 선별등재 목록은 사용할 수 있는 예산이 제한되어 있는 건강보험 환경에서 급여 가능한 의약품의 종류와 사용범위를 사전에 정해서 의사의 합리적 사용을 유도할 수 있다. 의약품 등재는 환자들에게 가장 효능이 좋고 비용-효과적인 의약품을 처방하도록 하는 도구이기 때문이다. 의약품 경제성 평가와 같은 제도를 통하여 치료적 가치가 우수하고, 비용-효과성 있는 의약품을 선별하여 등재함으로써 의약품의 합리적 사용을 촉진할 수 있다. 특히 등재되지 않은 의약품의 처방 비용은 환자가 전액 부담해야 하므로 선별등재 목록은 등재되지 않은 의약품의 사용을 효과적으로 억제할 수 있다.

의약품 등재는 선별등재목록(positive list)과 급여제외목록(negative list)으로 구분된다. 급여제외목록은 보험급여가 되지 않는 의약품들의 목록으로 보험에서 제외된 의약품을 급여제외목록으로 선별하고, 나머지 의약품은 자동적으로 보험급여 대상으로 한다. 급여제외목록은 약의 특성이나 질환의 성격을 고려하여 가벼운 질환에 사용되거나, 질병치료와 관련이 없는 특정 부류의 약으로 급여대상에서 제외한다.

반면, 선별등재목록은 보험급여대상 의약품들의 목록으로서 시판허가를 받은 의약품들 중 일부만을 선별하여 보험급여한다. 보험급여대상이 되기 위해서는 제약회사에서 급여대상 신청을 해야 하며, 이를 심의한 후 급여상환목록에 등재한다. 따라서, 급여제외목록은 급여적용의 포괄성과 용이성에 주안을 두고 있고, 선별등재목록은 비용-효과적인 자원의 배분에 초점을 두고 있다. 또한, 선별등재목록은 시판허가 여부와는 별도로 보험에서 상환하는 의약품 목록을 운영하는 것으로 등재 여부 결정 및 가격 협상 등의 과정에서 보험자의 구매력을 강화하기 위한 장치로 볼 수 있다[250].

의약품 안심서비스(DUR)는 안전하고 적정한 약물사용을 위하여 비합리적 의약품 사용을 유발할 수 있는 처방을 실시간으로 점검하는 제도이다. 이 제도는 2008년 동일 처방전 내 의약품 사전점검을 시작으로, 2010년 12월 처방전 간 교차점검을 포함하여 전국적으로 확대 실시되었다.

의약품 안심서비스는 처방·조제 의약품(급여, 비급여를 모두 포함)을 대상으로 실시되고 있으며, 동일 처방전 내의 병용·연령·임산부 금기 의약품, 저함량 배수 처방·조제 의약품, 안전성 관련 사용중지 의약품, 다른 기관 또는 다른 진료과목의 처방전 간 병용금기 의약품, 동일성분 중복처방 의약품 정보 등이 제공된다. 식품의약품안전처는

250) 이태진 외, 「제약산업 정책의 이해」, 한국보건산업진흥원, 2014.8, pp.426~427.

병용금기, 연령금기 등 금기 성분을 지정하여 의약품 안심서비스 기준을 마련하였다.

의약품 안심서비스 점검항목 중 동일성분 중복처방 의약품 항목은 환자가 2인 이상의 의사를 방문하여 처방을 받은 경우, 동일성분 의약품이 중복되어 처방되지 않도록 사전에 예방할 수 있으므로 환자의 안전과 의약품의 합리적 사용 측면에서 중요한 항목이다. 의약품 안심서비스에서 동일 의사의 처방은 31일 이상 중복일 경우, 다른 의사 간의 처방은 1일 이상 중복일 경우 팝업을 통해 중복처방 관련 정보가 제공된다. 처방이 중복일 경우 의사는 처방을 변경하거나, 부득이한 경우 예외사유를 기재해야 한다.

국내 의약품 안심서비스는 현재 전국적으로 활용되고 있으며, 의사의 처방전 내, 처방전 간 모든 처방·조제 의약품에 대하여 실시간으로 점검하여 의사와 약사에게 환자의 안전한 약물사용을 위한 정보를 제공하고 있어 긍정적으로 평가되고 있다. 그러나 중복 처방·조제의 점검 기준이 동일성분으로 국한되어 있기 때문에, 동일 치료효과 및 동일 작용기전을 가진 의약품에 대한 점검이 누락되고 있다는 지적도 있다[251].

성분명 처방은 의사가 처방전을 발행할 때, 제약기업 상품명을 기재하지 않고, 아스피린, 아세트아미노펜과 같이 의약품의 일반명칭을 기재하는 것을 말한다. 외국에서 50년 전부터 WHO 지원으로 'INN(International nonproprietary names) Prescribing'라는 제도로서 도입되었다. 현재 성분명 처방을 금지하는 국가는 없으며, 영국과 포르투갈 등에서는 복제의약품 사용 활성화와 환자에게 의약품 정보 제공 기회 확대 차원에서 적극적으로 권장하고 있다.

우리나라는 「의료법 시행규칙」 제12조제1항제5호에서 의사는 처방전 발행 시, 의약품 명칭으로 일반명칭(성분명)이나 제품명을 기재할 수 있도록 모두 허용하고 있다. 이처럼 성분명 처방은 법적으로 가능하지만 제품명 처방이 보편화돼 있어 성분명 처방 사례는 거의 없다[252].

건강보험심사평가원에서 실시하는 요양급여비용 심사는 「국민건강보험법」에 근거한 「국민건강보험 요양급여의 기준에 관한 규칙」 등에 따라 요양기관이 청구한 요양급여비용 청구명세서를 접수한 후, 청구내용이 급여기준의 범위 안에서 이루어졌는지를 검토·확인하여 그 기준 범위를 초과하였거나, 기준을 잘못 적용한 경우 해당 청구 진료비를 삭감하여 요양기관에 지급할 금액을 확정·정산하는 업무이므로 의사의 처방 후 합리적 의약품 사용 여부를 확인하는 데 활용된다.

건강보험심사평가원에서는 의약품 유통정보를 약제비 관리업무에 활용하여 약제비

251) 이태진 외, 「제약산업 정책의 이해」, 한국보건산업진흥원, 2014.8, pp.427~428.
252) 이태진 외, 위의 책, p.428.

를 절감하고, 건강보험 재정 누수를 방지하기 위하여 의약품 대체 청구 요양기관을 파악하는 데이터마이닝 모델을 개발하고 있다. 이 모델은 동일 성분의 의약품 중 저가 의약품을 사용한 후, 고가 의약품으로 대체 청구할 가능성이 높은 요양기관을 가려내 약제비 심사 등에 활용할 수 있을 것으로 기대되고 있다[253].

약제급여 적정성 평가는 국민보건에 미치는 영향이 큰 항생제, 주사제 등 주요 약제의 요양기관별 처방 경향을 비교·분석하고, 그 결과를 환류(feedback)하여 의사의 자율적인 약제 사용 관리 및 개선을 통해 약물의 오·남용을 줄이고, 적정 사용을 도모하여 국민건강 증진에 기여함을 목적으로 한다.

건강보험심사평가원은 약제급여 적정성 평가를 2001년부터 시행하고 있다. 약제급여 적정성 평가를 통하여 의료기관 처방의 질적 수준을 높이는 성과가 있었다. 그러나 항생제·주사제 등의 처방률이 높은 기관이 지속적으로 발생하고, 종별, 진료과목별, 지역별 편차가 높은 수준으로 유지되었기 때문에 더욱 실효성 있는 대책이 요구된다는 의견도 있다[254].

외래처방 인센티브 제도는 처방 약품비를 절감한 병·의원에 절감액의 일정 부분을 인센티브로 지급하여 의사의 자율적 처방행태 개선 및 적정한 약제사용 유도를 목적으로 한다. 평가주기와 기간은 반기별이고, 평가대상 기간 동안에 약품비를 절감하고, '외래처방 약제비 고가도 지표'[255](Outpatient Prescribing Costliness Index, OPCI)가 감소한 기관에게 인센티브를 지급하고 있다[256].

건강보험심사평가원이 관리하는 건강보험 지표연동관리 제도도 의사의 처방 후 의약품의 합리적 사용과 관련된다. 지표연동 관리제도는 각 지표 관리를 통한 국민건강 증진과 지속가능한 건강보험의 운영을 목적으로 한다. 이 제도에서 관리하고 있는 주요 지표로는 항생제 처방률, 주사제 처방률, 약제 품목 수를 비롯해 외래처방 인센티브제도에서 사용하고 있는 외래처방 약제비 고가도 지표이다[257].

(2) 약사를 대상으로 하는 의약품의 합리적 사용

약사를 대상으로 의약품의 합리적 사용은 저가약 대체조제, 의약품 안심서비스(DUR)

253) 이태진 외, 「제약산업 정책의 이해」, 한국보건산업진흥원, 2014.8, p.432.
254) 이태진 외, 위의 책, p.432.
255) 외래처방 약제비 고가도 지표(OPCI)는 요양기관의 약제비 발생 수준을 나타내는 상대평가지표로 해당 의원의 환자 구성(상병 및 연령)을 보정하여 동일평가군(동일 표시과목을 말함)의 환자당 약제비 발생 수준과 비교함으로써 약제비 발생 수준의 높고 낮음을 평가하는 지표
256) 이태진 외, 「제약산업 정책의 이해」, 한국보건산업진흥원, 2014.8, pp.433~434.
257) 이태진 외, 위의 책, pp.434~435.

가 있다. 의약분업 이후 고가 의약품 사용의 증가로 인한 건강보험 재정악화의 대안으로 저가약 대체조제 인센티브제를 「약사법」 제27조에 근거하여 2001년 7월 1일부터 시행하고 있다. 저가약 대체조제 인센티브제는 의사가 특정상품명의 의약품을 처방하더라도, 조제 단계에서 생물학적 동등성이 확보된 의약품 중 저가의약품에 대한 약사의 대체조제를 허용하고, 약가 차액의 30%를 약사에게 인센티브로 제공하는 것을 말한다.

그러나 2012년 4월 시행된 약가 일괄인하 이후 약가 차액의 30%를 제공하는 기존의 저가약 대체조제 인센티브제는 실효성을 상실하였다는 의견이 많다. 약가 일괄인하 이후 의약품의 가격차가 현저히 작아졌고, 이로 인하여 약국에서 실제로 인센티브로 수령할 수 있는 금액이 적어졌기 때문이다[258].

그럼에도 불구하고 저가약 대체조제율이 2013년 0.1% 수준에서 2017년 0.22%로 상승하고 있다. 2017년 전체 청구건수 5억 586만 건 중 대체조제 건수를 109만 건으로 대체조제 인센티브는 3억 5,109만 원이 지급되었다. 대체조제를 활성화하기 위해서는 생동성시험과 제너릭에 대한 신뢰도를 향상하고, 대체조제 사후통보 절차와 방식을 전화·팩스뿐만 아니라 DUR시스템과 연계하여 간접 통보하는 제도개선이 요구되고 있다.

(3) 환자를 대상으로 하는 의약품의 합리적 사용

환자를 대상으로 하는 의약품의 합리적 사용 정책에는 본인부담제도가 있다. 본인부담제도는 제3자 지불방식의 근본적인 문제인 도덕적 해이(moral hazard)로 인한 과다 의료이용을 방지하기 위한 제도이나, 그 효과에 대해서는 의견이 다양하다. 소비자가 건강보험의 적용을 받아 의료이용에 따른 비용을 일부만 부담할 경우, 자원의 경제적 사용에 대한 동기를 상실할 수 있기 때문이다.

건강보험 급여로 인하여 발생하는 소비자의 의료이용 행태 변화를 도덕적 해이라고 한다. 도덕적 해이는 비대칭적 정보 상황에서 계약 후 소비자의 감추어진 행동이 문제되는 것으로 이는 건강보험 자체의 문제이고, 시장실패는 아니다. 하지만, 비대칭적 정보 상황에서 계약 전 상품의 내재적인 성질이 문제가 되는 역선택은 시장실패로 볼 수 있다.

많은 국가들은 의료이용에 따른 도덕적 해이를 방지하고, 환자의 의약품 사용을 합리적으로 유도하기 위해 다양한 비용분담 방법을 도입하였다. 건강보험 급여로 가격이 인하되어 무감각한 소비자에게 의료비의 일부를 부담하게 함으로써 불필요한 의료이용을 줄이고 의료비 증가를 막고자 하였다. 우리나라 건강보험 제도에서도 총 진료비의

258) 이태진 외, 「제약산업 정책의 이해」, 한국보건산업진흥원, 2014.8, pp.437~440.

일정 부분을 본인이 분담하게 하는 본인부담제도를 운영하고 있다.

우리나라 건강보험은 1977년 도입 초기 입원·외래 모두 정률제를 적용하였다. 1986년 1월부터는 불필요한 의료이용을 막기 위하여 외래환자 정액제를 도입하였다. 이후 수가인상과 서비스 제공량 증가 등으로 일당 진료비는 증가하였으나, 정액 본인부담금 인상이 이루어지지 않아 소액진료 구간의 환자들이 진료비 할인을 받게 된다는 지적이 있었다. 경증환자들이 중증환자에 비하여 본인부담을 할인받게 되어 본인부담의 형평성 문제, 경증질환 이용에 따른 재원 낭비의 비효율성 문제가 제기되었다.

이에 정부는 소액진료비 구간 할인으로 경증환자의 의료이용을 유도하는 외래 정액제의 모순을 해결하고자, 2007년 8월부터 외래 정액제를 폐지하고 진료비 금액과 관계없이 일정 비율을 부담하는 외래 정률제를 도입하였다. 또한, 외래 정률제를 통하여 확보된 재원으로 중증질환자의 보장성을 강화하고자 하였다. 또한, 취약 계층인 65세 이상 환자는 정액제도를 유지하였으며, 6세 미만의 아동에 대해서는 의료기관 종별, 진료비용에 상관없이 외래 본인부담을 성인의 70% 수준으로 줄여주었다. 암, 희귀·난치성 질환처럼 진단과 치료가 어렵고, 의료비로 인한 가계의 경제적 부담이 큰 질병에 대해서는 외래진료비 산정특례제도를 시행하고 있다[259].

건강보험 급여 대상 약제의 본인부담은 외래 30%, 입원 20%의 정률제 방식으로 운영되고 있다. 정률제 방식은 의약품의 종류에 관계없이 일괄적으로 부과되며, 중증질환 등에 대한 진료비 본인부담 산정특례제도가 약제비에도 동일하게 적용되고 있다. 본인부담 산정특례제도는 질환명을 기준으로 진료비의 본인부담률을 낮추는 제도로 진료 시 질환명이 암, 중증화상 등 중증질환 또는 희귀난치성 질환에 포함되면 제도의 혜택을 받을 수 있다[260].

2018년 현재 건강보험에 등재된 2만 2,074개 품목 중 7,770개 품목(35%)이 전액 본인이 부담해야 하는 비급여 의약품이다. 정부는 2022년까지 의약품 비급여의 급여화 실행계획에 따라 약제의 임상적 유용성 등을 평가하여 30%, 50%, 80%로 차등 적용하는 선별급여를 도입할 계획이다[261].

6) 의약품과 지식재산권

의약품은 인간의 생명과 건강과 직결되는 중요한 재화이므로 인·허가와 면허 등을 통한 진입제한 규제를 통해 누구라도 자유롭게 생산·공급할 수 없도록 세계적으로 규제

259) 이태진 외, 「제약산업 정책의 이해」, 한국보건산업진흥원, 2014.8, pp.441~445.
260) 이태진 외, 위의 책, p.445.
261) 홍성익, 한국스포츠경제, 2018.6.11. "문재인케어, 약제선별급여 희귀암·여성암 우선 검토"

를 하고 있다. 이와 반대로 의약품은 질병의 치료, 예방, 진단, 재활 등에 필수적인 재화이므로 신약 개발을 권장하기 위해 특허권 및 상표권 등 지식재산권 보호를 세계적으로 해 주고 있다. 지식과 기술을 토대로 새로운 신약이 개발될 수 있다는 점을 고려할 때, 특허와 같은 지식재산권의 보호는 신약 개발의 경제적 유인책으로 볼 수 있다.

의약품은 다른 재화에 비하여 개발 비용이 막대하지만, 복제는 상대적으로 쉽기 때문에 지식재산권에 의한 보호의 중요성이 대두되고 있다. 그러나, 특허 기간이 길어질수록 약제비 지출도 증가하므로 특허 기간을 제한하고, 복제 의약품 생산을 용이하게 하는 것도 필요하다.

지식재산권은 비경합성(non-rivalry)과 비배제성(non-excludability)을 핵심으로 하는 공공재 성격을 가지고 있다. 지식재산권의 비경합적인 특징으로 인하여 모두가 지식재산권을 사용하여도 그 양이 줄지 않는다. 또한, 비배제성으로 인하여 새로운 사람이 지식재산권을 추가적으로 사용하는 데 드는 비용도 영(0)에 가깝다. 따라서, 효율성의 관점에서 지식재산권의 가격은 영(0)이 되는 것이 바람직할 수도 있다. 그러나, 지식재산권의 가격이 영(0)이 된다면 누구도 새로운 신약을 개발하기 위한 연구개발에 자원을 투입하지 않을 것이다. 물론 금전적 유인이 없다고 새로운 신약 개발이 사라진다고 볼 수는 없으나, 의약품을 특허로 보호해야 하는 이유는 특허가 발명을 직접적으로 촉진하기 때문이 아니라 발명을 상품이나 생산방법과 같이 최종산물로 전환시키기 위한 연구개발에 종사하도록 유인하기 때문이다.

지식재산권은 권리자에게 발명을 사용하고 저작물을 재생산할 수 있게 함과 동시에 경쟁자가 이를 사용할 수 없도록 하는 독점적 권리를 부여한다. 이 권리를 바탕으로 권리자는 생산된 제품을 독점으로 공급하고 독점이윤을 얻을 수 있다. 권리자는 독점이윤으로 개발비용을 회수하고, 기술개발에 대한 보수(pay-off)도 받을 수 있으므로 권리자는 지식재산권을 통하여 지식을 재생산하고자 하는 경제적 유인을 갖게 된다[262). 의약품의 지식재산권은 건강보험 약가에도 영향을 준다. 새로 개발된 신약의 약가를 결정하기 위한 경제성과 질(quality) 평가에서 개발 가치를 일부 반영하기도 한다.

2012년부터 2015년 9월까지 의약품 관련 국내 특허소송 심판 청구 현황을 살펴보면 허가연계와 관련된 국내 특허소송은 1,780건이었다. 2013년도 15건이었던 소송은 2014년도 110건으로 증가하였고, 의약품허가-특허 연계제도가 발효된 2015년 3월 15일 이후에는 1,406건으로 이는 조사기간 전체 소송건의 78%에 해당하는 것으로 조사되었다[263).

262) 이태진 외, 「제약산업 정책의 이해」, 한국보건산업진흥원, 2014.8, pp.40~42.

[표 2-59] 국내 특허소송 심판 청구 현황

연도	2012년	2013년	2014년	2015.3.14. 이전	2015.3.14. 이후	합계
소송건수	1	15	110	248	1,406	1,780

* 자료 : 의약품특허목록

등재 특허 관련한 특허심판 상위 5위를 살펴보면, 모두 글로벌 제약기업이 차지하고 있다. 한국아스트라제네카㈜ 345건, 한국베링거인겔하임㈜ 219건, 한국아스텔라스제약㈜ 184건, 한국화이자제약㈜ 126건, ㈕한국비엠에스제약 108건 등이다. 또한, 의약품 특허목록에 등재되어 있는 의약품에 대한 후발의약품 허가신청시, 통지된 의약품은 2015년 3월 15일부터 10월 10일까지 47개 주성분에 대해 177건이었다. 이들 중 9월 기준으로 '우선판매허가권'을 부여받은 제품은 암로디핀베실산염+로사르탄칼륨/필름코팅정, 엔테카비르일수화물/구강용해필름, 레보도파+카르비도파수화물+엔타카폰/필름코팅정 등 3개 성분 24개 업체 총 51개 품목이었고, 이 중에 20개 제약사 45개 품목이 아모잘탄 염변경, 후발의약품인 암로디핀베실산염+로사르탄칼륨/필름 코팅정 성분이었다. 이 중에서 20개 업체가 우선판매허가권을 득하여 9개월간 암로디핀베실산염+로사르탄칼륨 성분의 시장독점 기간을 가지게 되었다[264].

의약품에 관한 지식재산권은 제4장 제6절에서 자세히 알아보기로 한다.

263) 신미리내, 「의약품허가-특허연계제도가 국내 제약산업에 미치는 영향」, 중앙대학교, 2016.2, p.14.
264) 신미리내, 위의 책, pp.14~16.

제9절 백신산업

1 백신의 종류와 특징

백신은 1796년 에드워드 제너(Edward Jenner)[265)]가 소젖 짜는 부인들이 소의 천연두(우두)를 앓고 난 후 천연두에 걸리지 않는다는 사실을 발견하고, 소에서 분리한 우두 바이러스로 천연두를 박멸하면서 개발되었다. 백신(vaccine)이란 용어는 1850년 루이 파스퇴르가 에드워드 제너의 업적을 기리기 위해 소를 의미하는 라틴어인 바카(vacca)를 활용하여 예방접종을 백신이라고 명명하였다. 미국의 질병통제예방센터는 백신을 '면역력을 갖게 해 질병으로부터 인체를 보호하는 물질'[266)]이라고 정의하고 있다.

백신은 인체의 면역 중 후천적 인공 면역을 활용하는 질병 예방제이다. 인체의 면역은 선천면역과 후천면역의 2가지 종류가 있는데, 선천면역(congenital immunity)은 모체로부터 전달받은 유전·태내 면역과 세균·독소 등에 저항하기 위해 침 분비, 백혈구의 섭식 등으로 이루어지는 면역을 말한다. 후천면역은 홍역(紅疫)이나 마진(痲疹)처럼 한 번 앓은 후에는 다시 발생하지 않도록 생기는 자연적 후천면역과 백신 예방접종을 통해 인공적으로 저항력을 만드는 인공적 후천면역으로 구분된다.

몸속으로 병원체(항원, 抗原, antigen) 또는 백신의 독소가 들어오면 인체 내 B림프구가 항원을 인식한 후, 형질세포로 분화해 항원에 저항하는 항체(抗體, antibody)를 대량 생산하여 항원을 공격하면서 일부가 기억세포로 분화해 그 항원에 효과적인 항체 정보를 저장해놓는다. 이후에 동일한 병원체(항원)가 인체로 침입하면 곧 바로 기억세포에 저장된 정보를 토대로 항체를 생성하여 1차 침입 때보다 더욱 빠르고 강력하게 면역반응을 하게 된다. 우두 바이러스를 이용한 천연두 백신 이후에 광견병, 소아마비,

---

265) 에드워드 제너(1749년 5월 17일~1823년 1월 26일)는 영국의 의사로 천연두를 극복했다. 1773년에 고향 마을에서 개업의가 되었으나, 1775년 무렵에 천연두에 관심을 기울이게 되었는데 이 지방에서는 우유 짜는 부인이 소의 천연두(우두)를 경험한 뒤에는 사람이 앓는 천연두에 걸리지 않는다는 것이 알려져 있었다. 제너는 이러한 사실을 의학에 응용하여 1796년 5월 14일에 제1회의 종두(種痘)를 그 지방 소년에게 행하여 성공을 거두었다. 1798년까지 23번의 실험을 실시하여 그 결과를 왕립 협회에 보고했다. 그리고 제너는 자신의 논문을 개인적으로 '천연두 백신의 원인과 결과에 대한 연구'라는 제목으로 발표했다. 그의 진가가 인정되기까지는 시간이 걸렸다. 제너는 라틴어로 암소를 바카(vacca)라고 하는데 이 단어로부터 백신(vaccine)과 백신 접종이란 용어를 만들었고, 마침내 프랑스에서 백신이 받아들여져서 전 세계로 퍼졌다(네이버 백과사전 참고).

266) A product that produces immunity therefore protecting the body from the disease

홍역, 독감 등도 이와 유사한 원칙과 방법으로 예방접종 대상은 점차 확대되었다.

백신은 「감염병의 예방 및 관리에 관한 법률」 제24조와 「예방접종의 실시기준 및 방법」(보건복지부 고시)에 따라 국가예방접종사업 대상 감염병에 대한 정기 예방접종 백신 15종[267]과 그 밖에 국내에서 허가받은 9종의 기타 예방접종 백신, 생물테러 감염병과 그 밖의 감염병 大유행을 대비하기 위한 대유행·대테러 백신 4종으로 구분된다.

[표 2-60] 백신의 종류

구분	대상 질환
국가 예방접종 (19종)	결핵(BCG, 피내용), 성인용 디프테리아·파상풍(Td), 수두, 死백신 폴리오(IPV), 디프테리아·파상풍·백일해(DTaP), 신증후군출혈열, 장티푸스, 성인용 디프테리아·파상풍·백일해(Tdap), B형 간염, 일본뇌염 2종(死백신) / (약독화 생백신), 인플루엔자, 홍역·유행성이하선염·풍진(MMR), b형 헤모필루스 인플루엔자균(Hib), 디프테리아·파상풍·백일해-폴리오(DTaP-IPV), 폐렴구균 2종(PCV) / (PPSV), A형 간염, 자궁경부암(HPV)
기타 예방접종 (5종)	수족구병, 로타바이러스(Rotavirus), 대상포진, 콜레라, 수막구균성 수막염(MCV)
大유행, 對테러 백신 (4종)	두창, 탄저, AI 인체감염증(조류 인플루엔자), 세포배양 인플루엔자

백신은 신약이 아니지만, 임상시험이 필요하므로 개발기간이 10여 년 소요되는 등 제품 개발에 장기간이 소요되고 큰 비용을 필요로 하지만, 화합물 신약보다는 실패확률이 낮은 특징이 있다. 백신산업은 고난이도 기술이 핵심이므로 우리나라 같은 바이오 강국에 적합한 산업이다. 우리나라의 백신 관련 특허 수와 피인용도 등을 분석한 결과, 백신 분야의 기술력 지수가 프랑스의 22.87보다 낮지만, 일본의 12.39보다 높은 20.02로 평가되었다.

[표 2-61] 주요 국가의 백신분야 기술력지수

국가	'91~'00	'01~'11	증가율
미국	105.24	947.38	8.0
영국	8.40	58.14	5.9
프랑스	6.98	22.87	2.3
한국	0.28	20.02	70.5
일본	3.42	12.39	2.6

* 자료 : 2012년 생명공학정책연구센터 분석자료

267) 필수 예방접종 백신

백신은 2002년 중증급성호흡증후군(SARS)[268], 조류독감(AI)[269], 신종플루[270], 메르스[271] 등 감염병의 증가로 안정적인 백신 공급을 의미하는 '백신 주권'의 중요성이 증대되고 있다. 국내 백신 자급률은 품목 기준으로 2016년 46%[272]이고, 1회 접종(도즈) 기준으로 65%로 인플루엔자와 B형 간염, 세균성 수막염, 일본뇌염백신에 집중되어 있다. 그러나, 감염병 관리의 가장 기본적인 국민건강 확보 수단인 백신 중 자급화가 가능한 백신은 B형 간염, 수두, 성인용 Td, 인플루엔자, 헤모필루스 인플루엔자, 신증후군출혈열, 대상포진 등 7종에 불과한 실정이다. 따라서, 감염병 글로벌화에 따라 안정적인 백신 공급의 중요성이 증대되고 있고, '백신 주권'과 '보건 안보'를 확보하기 위한 신규 백신 개발 요구도 증대되고 있다.

백신은 산업적으로 볼 때 미개발된 영역이 많아서 미래 발전 가능성이 높은 분야에 속한다. 예를 들어, 백신을 개발할 수 있는 감염병은 800여 종이나, 현재 개발된 백신은 30여종에 불과한 실정이다. 또한, 폐렴과 자궁경부암 백신 등은 고난이도 기술로 개발된 프리미엄 백신도 있으나, 가격이 너무 높아서 국가 필수접종에 포함하지 못하고 있으므로 미래 수요도 높다고 볼 수 있다.

우리나라는 세계 5위 백신 특허기술 역량을 보유하고 있고, GC녹십자(2009년), 보령제약(2010년), SK케미칼(2011년), LG화학(2011년), 일양약품(2015년), 종근당(2012년) 등이 백신 관련 공장을 신축하는 등 산업적 인프라도 풍부하다. SK케미칼은 2015년에 세포배양 플루백신, 2016년에 세계 최초 4가 세포배양 독감백신, 2017년 대상포진 백신을 개발하는 등 기술력도 보유하고 있으므로 백신산업에 국가 투자를 확대할 경우 백신 주권을 확보할 수 있는 여건을 갖고 있다. 예를 들어, 우리나라는 2017년 인플루엔자 백신 1,600만 명분 출하가 가능한 시설을 갖추어 국내 필요량의 90%를 공급할 수 있는 역량을 갖추게 되었다.

---

268) 중증급성호흡증후군(Severe Acute Respiratory Syndrome, SARS) : SARS바이러스(코로나바이러스과)에 의한 신종 감염병으로 발열, 두통, 관절통 등과 기침, 호흡곤란, 설사 등이 나타나며, 2002년 당시 경제적, 사회적 피해액은 50조 원으로 추산(네이버 지식백과 참조)

269) 조류독감(Avian Influenza, AI) : 2003년 12월부터 2004년 4월까지 아시아 지역에서 유행하여 모두 23명이 사망한 독감으로 우리나라에서도 2003년 12월 충청북도 음성군에서 H5N1형 인플루엔자가 처음 발생하였고, 2013년에 재발하였으며, 당시 피해액은 30조 원으로 추산(네이버 지식백과 참고)

270) 신종플루(novel swine-origin influenza A(H1N1)) : A형 인플루엔자 바이러스에 변이가 발생하여 생겨난 새로운 바이러스로 2009년에 세계적으로 사람에게 감염을 일으켰던 바이러스 호흡기 질환으로 당시 국내 피해액은 5~100조 원으로 추정(네이버 백과사전 참조)

271) 메르스(중동 호흡기 증후군, Middle East Respiratory Syndrome, MERS) : 코로나바이러스(Coronavirus) 감염으로 인한 중증 급성 호흡기 질환으로 2015년 국내 피해액은 9조 원으로 추산(네이버 백과사전 참조)

272) 개발 백신 28종 중 2017년 현재 14종이 국산화되어 있음

[표 2-62] 국내 유통 예방접종 백신의 종류

제제별		분류	제조사명	제품명
국가 예방접종	BCG (피내용)	생백신	㈜엑세스파마	피내용 건조비씨지백신 에스에스아이주
			㈜한국백신	피내용건조비씨지백신
	B형간염 (유전자재조합)	사백신	얀센백신㈜	헤파박스-진티에프주
				헤파박스-진티에프프리필드시린지주
			SK케미칼㈜	헤파뮨주
				헤파뮨프리필드시린지
			㈜LG생명과학	유박스비주
				유박스비프리필드주
	DTaP	사백신	㈜보령바이오파마	보령디티에이피백신주
	폴리오(IPV)	사백신	사노피파스퇴르코리아㈜	이모박스폴리오주
			㈜한국백신	코박스폴리오PF주
	DTaP-IPV	사백신	사노피파스퇴르코리아㈜	테트락심
	DTaP-IPV/Hib	사백신	사노피파스퇴르코리아㈜	펜탁심
	Td	사백신	SK케미칼㈜	에스케이티디백신주
			글락소스미스클라인㈜	티디퓨어주
			㈜엑세스파마	디티부스터에스에스아이주
			㈜녹십자	녹십자티디백신프리필드시린지주
	Tdap	사백신	사노피파스퇴르코리아㈜	아다셀주
			글락소스미스클라인㈜	부스트릭스프리필드시린지주
	MMR	생백신	한국엠에스디㈜	엠엠알II
			글락소스미스클라인㈜	프리오릭스주
	일본뇌염	사백신	㈜녹십자	녹십자-일본뇌염백신주
				녹십자-세포배양일본뇌염백신주
			㈜보령바이오파마	보령일본뇌염백신주
				보령세포배양일본뇌염백신주
		생백신	글로박스㈜	씨디제박스
	수두	생백신	비알바이오텍	바리-엘 백신
			㈜녹십자	수두박스주
	Hib	사백신	사노피파스퇴르코리아㈜	악티브주
			글락소스미스클라인㈜	박셈힙
			㈜LG생명과학	유히브주
	A형간염	사백신	글락소스미스클라인㈜	하브릭스주
			사노피파스퇴르코리아㈜	아박심80U소아용주
				아박심160U성인용주
			한국엠에스디(주)	박타프리필드실린지

(계속)

제제별		분류	제조사명	제품명
	폐렴구균(단백결합)	사백신	한국화이자제약㈜	프리베나13주
			글락소스미스클라인㈜	신플로릭스프리필드시린지
	폐렴구균(23가다당질)	사백신	한국엠에스디㈜	프로디악스-23
	HPV	사백신	한국엠에스디㈜	가다실프리필드시린지
			글락소스미스클라인㈜	서바릭스프리필드시린지
	장티푸스	사백신	㈜보령바이오파마	지로티프주
	신증후군출혈열	사백신	㈜녹십자	한타박스
기타 예방접종	BCG (경피용)	생백신	㈜한국백신	경피용건조비씨지백신
	일본뇌염	생백신	사노피파스퇴르코리아㈜	이모젭주
	로타바이러스	생백신	한국엠에스디㈜	로타텍액
			㈜글락소스미스클라인	로타릭스프리필드
	대상포진	생백신	한국엠에스디㈜	조스타박스주
			SK케미칼㈜	스카이조스터주
	HPV9	사백신	한국엠에스디㈜	가다실9프리필드시린지
	수막구균	사백신	한국노바티스㈜	멘비오
			사노피파스퇴르코리아㈜	메낙트라

[표 2-63] 국내 백신 자급률 현황(2017년 기준)

구분	백신 종류		국내 생산	제조사
국가 예방 접종 (19종)	B형 간염		○	녹십자, 보령 등(4)
	일본뇌염	死백신	○	녹십자, 보령
		약독화 생백신	x	
	신증후군출혈열		○	녹십자
	수두		○	녹십자
	인플루엔자		○	CJ, 한국백신 등(8)
	장티푸스		○	보령, 한국백신 등
	피내용 BCG		임상1상	녹십자
	디프테리아·파상풍·백일해(DTaP)		연구개발	
	성인용 디프테리아·파상풍(Td)		○	녹십자
	死백신 소아마비(IPV)		임상2상	
	홍역·유행성이하선염·풍진(MMR)		x	
	성인용 디프테리아·파상풍·백일해(Tdap)		임상1/2상	
	디프테리아·파상풍·백일해-폴리오(DTaP-IPV)		x	
	헤모필루스 인플루엔자b형(Hib)		○	LG
	A형 간염		연구개발	

(계속)

<table>
<tr><th>구분</th><th colspan="2">백신 종류</th><th>국내 생산</th><th>제조사</th></tr>
<tr><td rowspan="3"></td><td colspan="2">사람유두종바이러스백신(HPV)</td><td>임상1/2상</td><td></td></tr>
<tr><td rowspan="2">폐렴구균</td><td>단백결합(PCV13)</td><td>○</td><td>SK</td></tr>
<tr><td>다당질(PPV23)</td><td>x</td><td></td></tr>
<tr><td>소계</td><td colspan="2">19종</td><td>9종</td><td></td></tr>
<tr><td rowspan="4">대유행, 대테러
(4종)</td><td colspan="2">두창</td><td>○</td><td>CJ</td></tr>
<tr><td colspan="2">탄저</td><td>임상2상</td><td></td></tr>
<tr><td colspan="2">AI 인체감염증(조류 인플루엔자)</td><td>○</td><td>녹십자</td></tr>
<tr><td colspan="2">세포배양 인플루엔자</td><td>○</td><td>SK</td></tr>
<tr><td>소계</td><td colspan="2">4종</td><td>3종</td><td></td></tr>
<tr><td rowspan="5">기타 예방접종
(5종)</td><td colspan="2">수족구병</td><td>공정연구</td><td></td></tr>
<tr><td colspan="2">소아장염(Rotavirus)</td><td>임상2상</td><td></td></tr>
<tr><td colspan="2">대상포진</td><td>○</td><td>SK</td></tr>
<tr><td colspan="2">콜레라</td><td>○</td><td>유바이오로직스</td></tr>
<tr><td colspan="2">수막구균성 수막염(MCV)</td><td>공정연구</td><td></td></tr>
<tr><td>소계</td><td colspan="2">5종</td><td>2종</td><td></td></tr>
<tr><td>계</td><td colspan="2">28종</td><td>14종</td><td></td></tr>
</table>

2 세계 백신산업 현황

세계 백신시장은 전체 의약품시장의 3%에 불과한 2016년 275억 달러이나 연평균 4.2% 성장하여 2022년 353억 달러로 성장할 것으로 예상[273]된다. 이에 반해 바이러스 치료제는 백신의 예방효과 등에 따라 2016년 485억 달러에서 2022년 428억 달러로 연평균 2.1% 감소할 것으로 예상된다.

세계 백신산업은 글로벌 제약기업 중 4개사(GSK, Sanofi, Pfizer, Merck) 점유율이 89%가 넘는[274] 과점산업으로 고가 프리미엄 백신과 혼합백신 등 개량백신이 시장을 선도하고 있다. 백신 중 세계 1위 품목은 화이자(Pfizer)의 폐렴구균 단백접합백신 프리베나(Prevenar) 13으로 2016년에 약 60억 달러의 매출액[275]을 올렸다.

273) Evaluate pharma, 2017.
274) 위의 책
275) 위의 책

[표 2-64] 주요 백신의 매출액 순위

단위 : 억 달러

순위	제품명	적용	2016년 매출액 (점유율)	제조사
1	Prevenar 13	폐렴구균백신 13가	60.3 (21.9)	Pfizer
2	Gardasil	사람유두종바이러스 4가	24.9 (9.0)	Merck
3	Pentacel	콤보백신 5가(DTaP, Hib, polio)	16.5 (6.0)	Sanofi
4	Fluzone	인플루엔자백신	16.8 (6.1)	Sanofi
5	Bexsero	수막구균 백신	5.3 (1.9)	GSK

* 출처 : Evaluate pharma, 2017

2016년을 기준으로 글로벌 제약기업 8개(GSK, Sanofi, Merck & Co. Inc., Pfizer, J&J, Serum Institute, Takeda, Daiichi Sankyo)가 35개 질환을 대상으로 89건의 백신 연구개발을 수행하고 있으며, 주로 폐렴구균과 5·6가 혼합백신, 계절인플루엔자, 사람유두종바이러스(HPV) 순으로 개발연구를 진행하고 있다. 백신 연구개발은 DNA백신 등 다양한 생물공학 신기술을 활용하거나, 약물 투여방법의 다양화를 연구하고 있으며 설하용 백신과 패치형 백신 등이 현재 개발되고 있다. 또한, 중동호흡기증후군(MERS)과 에볼라, 중증열성혈소판 감소 증후군(SFTS), 조류독감(H7N9) 등 새로운 고위험성 병원체에 대한 백신 개발과 이에 필요한 면역증강제 개발에 초점을 두고 있다.

백신 연구개발을 가장 활발하게 하는 국가는 유럽(47.8%)과 미국(47.1%)으로 높은 연구개발 투자 비중을 유지하고 있고, 각 국 정부도 고부가가치 백신산업 육성에 관심을 두고 있다.

미국은 국방부와 국립보건원(NIH)[276], 질병통제예방센터(CDC), 식품의약품안전국(FDA) 등 연방기구를 중심으로 2015년에 13억 5천만 달러를 연구개발에 투자하였다. 또한, 전 세계를 목표로 새로운 백신 개발 및 생산에 민간 투자를 유도하고 있고, 인플루엔자 등 감염성 질병, 소아 백신, 후천성면역결핍증(AIDS), 암, 금연 등 치료용 백신에 대한 연구개발 투자로 지속하고 있다.

유럽은 유니세프(UNICEF)와 세계보건기구(WHO) 등과 공동 프로젝트를 진행하면서 면역 증강제, 결합백신, 백신 전달시스템 개발에 다양한 연구를 진행하고 있다. 현재

276) 국립보건원 내 신종인수공통감영병연구소

유럽에서 생산된 백신의 30%는 유니세프 등 인도주의 단체에 공급되고 있다.

일본은 '감염병 제어를 위한 미래 연구개발 방향'을 통해 백신 연구개발 추진계획을 수립하고, 목적지향형 백신 개발과 면역증강제 개발을 주요 목적으로 설정하고 있다. 일본 국립과학기술정책연구소와 APEC 기술예측센터가 공동으로 감염병 질환대처 융합기술 로드맵을 구축하고, 감염병을 4대 주요 연구개발 분야로 지정하여 2016년 82억 엔을 연구비로 투자하였다.

중국은 백신을 6대 중점발전 바이오 기술약품 중 하나로 규정하고, 신형백신 연구개발 및 대규모 생산기술에 중점 지원하고 있다. 2011년에 발표된 '백신공급체계건설계획(발전개혁위원회)'에 따르면 중국의 백신 공급능력은 38개사에서 7.7억 명 분을 생산할 수 있으며, 연간 1.7조 원을 연구개발에 지원하고 있다.

대만은 국가백신연구센터(VRDC)를 중심으로 국가 차원에서 백신연구개발을 지원하고 있으며, 주로 신종 인플루엔자, 엔테로바이러스 71형, 일본뇌염, 세균성 수막염 백신 연구개발을 지원하고 있다.

세계보건기구(WHO)는 공중보건위기 감염병 대응 위한 효과적인 백신 개발 및 전략적 연구 촉진, 지속적인 투자를 위한 국제협력체계를 구축하고, 2016년 11종 질환[277]에 대한 백신 연구개발 블루프린트(Blueprint)를 발표하였다.

3 국내 백신산업 현황

국내 백신시장은 2016년 5,740억 원으로 연평균 8% 성장이 기대되고 있다. 현재 국내에 도입되어 있는 백신은 28종이고, 이 중에 14종만 국내에서 생산 가능하므로 글로벌 제약기업에 대한 의존도가 높은 실정이다. 제약기업 중 SK케미칼, GC녹십자, LG화학, 보령바이오파마 등이 국내 백신개발을 주도하고 있고 나머지 기업은 원료를 수입하여 단순 충진하는 수준의 생산에 머물고 있다. 국내 시장의 점유율은 SK케미칼이 21%, 와이어스가 19%, GC녹십자가 18%, 한국백신이 16%, 보령바이오파마가 9% 순이다. 현재 국내에서 개발되고 있는 백신은 2017년 신규 허가된 6품목과 임상시험 10품목 등 16개 품목이다.

277) 11종 : 에볼라, 니파, 치쿤쿠니아, 지카, 메르스, 마버그, 리프트벨리열, 리사, 크리미안 콩고 출혈열, 사스, SFTS

[표 2-65] 국내 백신 시장 규모

단위: 억

연도	바이오의약품[2]				백신제제			
	생산	수출	수입	시장규모[1]	생산	수출	수입액	시장규모[1]
2015	17,209	9,156	8,353	**16,406**	4,323	2,280	2,022	**4,065**
2016	20,079	12,346	10,576	**18,308**	5,244	2,361	2,857	**5,740**

주 1) 시장규모 = 생산 + 수입 - 수출
주 2) 바이오의약품은 유전자재조합의약품, 백신제제, 혈장분획제제, 혈액제제, 독소/항독소 및 세포치료제 등으로 구분
*** 출처 : 2017.7월, 식품의약품안전처 보도자료

2016년 국내 백신 생산량은 5,244억 원으로 얀센백신의 퀸박셈주 914억 원 등 상위 5개 품목이 51%를 차지하고 있다. 2016년 국산 백신 수출액은 얀센백신의 퀸박셈주 등 203억 달러이고, 수입액은 한국화이자제약의 프리베나13주 등 246억 달러로 무역수지는 43억 달러 적자이다. 국제조달시장 진출을 위해 세계보건기구(WHO)의 사전적격성 평가(PQ)[278]를 획득한 백신 제품은 2018년 6월 기준으로 5개 업체, 23개 제품으로 2016년에 1.5억 달러 수출에 성공하였다.

국가의 백신 분야 연구개발 투자액은 2010년부터 2014년까지 1,317억 원으로 과학기술정보통신부가 461억 원, 보건복지부가 392억 원, 농림축산식품부가 324억 원을 투입하였다.

[표 2-66] 감염병 분야 국가 연구개발 투자 현황(2010~2014년)

단위: 억 원

구 분	감시/예측	임상/정책	기초/기전	진단기술	치료기술	백신	인프라	방제(역)/전분야	합계
과기부(미래부)	44	37	991	207	680	461	111	86	2,617
농림축산식품부	191	56	104	171	317	324	122	434	1,720
보건복지부	91	92	297	143	208	392	70	246	1,540
산자부	17	2	65	204	218	100	0	23	630
식약처	50	99	29	15	2	-	10	8	214
환경부	20	45	1	11	-	-	-	31	108
기 타	7	7	5	73	153	39	1	22	306
합 계	420	338	1,493	825	1,578	1,317	315	850	7,136

* 출처 : 국가과학기술심의회, 제2차 국가 감염병 위기대응 기술개발 추진전략, 2016.4.11.

278) WHO PQ(Pre-qualification) : 저개발 국가에 공급을 목적으로 하는 백신 등의 품질 및 안전성, 유효성 및 생산국 규제기관의 안전관리 역량을 평가하는 제도

복지부는 백신 연구개발 분야에 2008년부터 총 983억 원을 투입하였고, 2018년에 133억 원을 투입하고 있다. 주로 면역백신 개발의 제품화를 지원하고 있으며, 2015년부터 신·변종 감염병 분야 백신 후보물질개발도 집중 지원하고 있다. 특히, 2015년 메르스(MERS) 발생 이후 면역백신 분야에 2017년에 45억 원에서 2018년에 106억 원으로 2배 이상 확대되었다.

[표 2-67] 연도별 백신개발 예산

단위 : 억 원

연도	'08	'09	'10	'11	'12	'13	'14	'15	'16	'17	'18	합계
면역백신개발	40	40	29	35	35	45	45	95	95	116	106	681
국가감염병위기대응	–	–	40	40	40	44	39	29	19	24	27	302
계	40	40	69	75	75	89	84	124	114	140	133	983

이러한 백신 연구개발 투자에 따라 뇌수막염·파상풍(LG 생명과학), 디프테리아·파상풍·백일해·B형 간염(LG 생명과학), 인플루엔자 3가 세포배양백신(SK케미칼) 백신, 인플루엔자 4가 세포배양백신(SK케미칼) 등 4개 백신이 개발 성공하였다. 또한, 자궁경부암백신(아이진), 항암면역백신 GX-51(제넥신) 등 2건의 기술 이전이 이루어졌고, 임상시험도 성인용 TD(보령바이오파마), 자궁경부암(아이진), 항암 면역백신(제넥신), 디트페리아·파상품(녹십자), 장티푸스 접합백신(SK케미컬), 인플루엔자 세포배양 3가 백신(녹십자), 인플루엔자 세포배양 4가 백신(녹십자), 인플루엔자 백신(녹십자), 인플루엔자 백신(일양약품) 등 9개 품목이 추진되고 있다.

질병관리본부는 두창, 수족구 백신 등 바이러스 백신 6개와 탄저, 장내세균 다가백신(ETEC, Shigella) 등 세균백신 4개, 삼일열 말라리아 백신과 쯔쯔가무시 백신을 연구개발하고 있다. 이 중에 2007년부터 8년간 82억 원을 투입한 유정란 배양기법의 조류인플루엔자A(H5N1) 개발하여 2016년에 품목허가를 받기도 하였다.

이 외에도 고위험 감염병의 연구를 위한 시설 확충 및 국내 유행 병원체자원 확보·관리 시스템도 운영하고 있다. 고위험 감염병 연구에 필수적인 생물안전도-3(Biosafety Level 3) 시설이 2012년 39개에서 2016년 60개로 증가하였고, 생물안전도-4(Biosafety Level 4) 시설도 질병관리본부에 설치하여 운영하고 있다. 2015년에는 농림축산검역본부에 구제역 백신연구개발센터가 완공되어 2017년에 구제역 7종 혈청형 백신주 제작을 위한 유전자 치환시스템을 확보하였다.

백신의 가이드라인 및 병원체 취급 관련 법률 제정도 이루어졌다. 식품의약품안전처가 2015년에 '백신 허가·심사 관련 가이드라인'을 개발하였고, 2017년에 '백신 임상평가 관련 가이드라인' 개발을 개발하였다. 2016년에 「병원체 자원의 수집 관리 및 활용 촉진에 관한 법률」이 제정되어 2017년 2월부터 시행하고 있다.

백신 연구개발 확대를 위해 민간기업에 투자하는 백신 연구개발비는 2017년부터 '신성장동력' 세액 지원에 포함[279]되어 후보물질 발굴 단계부터 임상시험 1~3상까지 대기업·중견기업은 최대 20%, 중소기업 등은 최대 30%까지 세액 공제를 받고 있다.

[표 2-68] 국산 백신 중 생산실적 5위 품목

단위 : 억 원

순위	예방질환	제품명	제조사	2015	2016
1	디프테리아, 파상풍, 백일해, B형 간염, b형 헤모필루스 인플루엔자	퀸박셈주(수출용)	얀센백신	914	933
2	수두	수두박스주	녹십자	483	593
3	인플루엔자	지씨플루쿼드리밸런트프리필드시린지주	녹십자	–	454
4	인플루엔자	스카이셀플루4가	SK	–	405
5	인플루엔자	백시플루주사액프리필드시린지	동아ST	–	313

* 출처 : 식품의약품안전처 보도자료, 2017.7.

4 백신산업의 핵심 현안

2012년 이후 예방접종 백신의 국산화율은 2012년 28종 중 5종에서 2017년 7종으로 상승하고 있으나, 백신 원액을 수입하여 봉인하거나, 국내 미출시 백신들을 제외하면 여전히 수입의존도가 높아서 수입백신 품귀 시 국민 불안 및 국가예방접종 중단사태가 초래되는 문제가 발생하고 있다. 특히, 소아인구의 감소와 낮은 백신가격 정책[280] 등이 국산화 저해요인으로 지적되고 있다.

예를 들어, 필수백신의 상당수가 공장 가동을 위한 최소단가에 미달하는 낮은 단가

279) '신성장동력'에 해당하지 아니하는 일반 R&D(임상3상 포함) 세액공제는 대기업 2~3%, 중견기업 8~15%, 중소기업 25%가 적용

280) ① DTaP-IPV : 미국 42,336원($39.57), 독일 33,980원(£27.20), 한국 19,950원
② MMR : 미국 22,029원($20.59), 일본(MR) 57,706원(¥5,913), 독일 43,112원(£34.51), 한국 9,750원

에 따라, 글로벌 기업의 공장 개축 등에 따른 생산 휴식이나 대유행(pandemic)이 발생했을 때 백신 공급이 부족해지는 문제가 발생하고 있다. 반대로, 신규 생산설비 가동시 과잉공급으로 가격이 폭락하는 등 열악한 수익구조가 반복되고 있다. 또한, 신생아 감소 등에 따른 수요 감소와 높은 해외의존도로 인하여 국내 제약기업은 수익구조 불안정을 우려하여 신규투자를 기피하고 있는 실정이다.

백신 자주화를 위해서는 바이오 기술과 경험을 갖춘 다수의 기업이 필요하나, 우리나라 백신 관련 바이오 기술은 미국 대비 4.5년 격차가 존재하고, 후보물질 발굴부터 제품 개발까지 모든 과정을 경험해본 기업이 6개에 불과한 실정이다. 이를 극복하기 위해서는 연구개발 투자 확대를 통한 독자적인 기술 확보가 요구되나, 투자자금 확보가 곤란한 점이 53%[281]로 가장 큰 애로사항이다. 예를 들어, 글로벌 제약기업은 1개 백신당 1.5~6.1천억 원을 투입하고 있으나, 국내 제약기업은 연간 0.8천억 원을 투입하고 있는 실정이다.

백신 개발에 임상시험도 큰 장애가 되고 있다. 영유아 대상 국가 예방접종 백신의 경우, 소아 대상 임상시험이 어렵고, 콜레라 등 국내에 발생하지 아니하는 질병에 대한 임상시험은 환자 모집이 곤란한 실정이다. 글로벌 제약기업도 국내 임상시험에 40~60억 원 이상 연구비가 소요되므로 수익이 낮은 백신은 국내 출시를 하지 아니하고 있다.

따라서, 백신 연구개발은 국민 건강에 대한 위협성과 대유행 가능성, 전략적 지원 필요성 등을 기준으로 연구개발비의 선택과 집중이 필요하다. 또한, 체계적인 민·관 협력사업을 추진하여 연구개발 성과가 신속하게 산업적 성과로 연계될 필요가 있다. 폐렴백신 등 주요 프리미엄 백신 개발은 임상시험 단계에 진입했으나, 실용화 단계까지의 후속개발 기술 등 추가확보가 필요하므로 프리미엄 백신 완제품 개발기술 및 개량기술 확보도 필요하다.

2017년 이후 G2G 협력을 통한 글로벌 네트워크 참여 및 국제 연구기관·기구와 국제 공조를 강화하여 이러한 현안을 해소하고자 노력하고 있다. 예를 들어, 개발도상국을 위한 백신 개발 및 지원 업무를 수행하는 국제기구인 국제백신연구소(IVI)를 교육부 산하에서 보건복지부로 이관하여 글로벌 협력체계를 강화하고 있다.

281) 2017년 한국수출입은행

제3장 의료기기산업

제3장 의료기기산업

제1절 의료기기의 정의와 분류

1 의료기기의 정의

의료기기는 사람 또는 동물에게 단독 또는 조합하여 사용되는 기구·기계·장치·재료 또는 이와 유사한 제품으로서 질병의 진단·치료 또는 예방의 목적으로 사용되거나, 구조 또는 기능의 검사·대체 또는 변형의 목적으로 사용되는 제품 등을 말한다[1]. 다만, 「약사법」에 따른 의약품과 의약외품, 「장애인복지법」에 따른 장애인보조기구 중 의지(義肢)·보조기(補助器)는 제외한다.

〈의료기기의 정의〉

1. 질병을 진단·치료·경감·처치 또는 예방할 목적으로 사용되는 제품
2. 상해(傷害) 또는 장애를 진단·치료·경감 또는 보정할 목적으로 사용되는 제품
3. 구조 또는 기능을 검사·대체 또는 변형할 목적으로 사용되는 제품
4. 임신을 조절할 목적으로 사용되는 제품

의료기기 관리제도의 국제적 조화를 위한 국제조화 추진기구(Global Harmonization Task Force, GHTF)에서는 의료기기를 기계, 기기, 기구, 기계장치, 이식, 진단시약 또는 눈금측정기, 소프트웨어, 재료 또는 기타 유사 또는 관련 물품을 단독 또는 조합으로 사용하며, 질병의 진단과 예방 등의 목적을 위해 인간에게 사용하도록 제조자가 의도한 것을 정의하고 있다[2].

---

1) 「의료기기법」 제2조제1항
2) 이우천, 「의료기기산업 기술인력 수급실태 조사보고서」, 상지대학교, 2016.12. p.8.

〈GHTF의 의료기기 정의〉

1. 질병의 진단, 예방, 감시, 치료 또는 완화
2. 부상에 대한 진단, 감시, 치료, 완화 또는 보상
3. 해부 또는 생리적 과정의 조사, 대체 또는 변경
4. 생명 지원 또는 유지
5. 수태조절(피임)
6. 의료기기의 소독
7. 인체로부터 추출된 표본의 시험과 시험에 의해 의료목적을 위한 정보를 제공

2 의료기기의 분류

의료기기는 「의료기기법」에 따라 기구·기계(medical instruments), 의료용품(medical supplies), 치과재료(dental materials), 체외진단용 시약(IVD Reagents)의 4가지로 대분류[3]하고, 대분류 군을 원자재, 제조공정, 품질관리체계가 비슷한 중분류 142개로 분류하며, 소분류 2,218개로 분류한다[4]. 예를 들어, 최근 IT기술 발전과 함께 급성장하고 있는 전자의료기기는 '전기 또는 자기를 이용하는 기구·기계·장치'로 분류되며, 2012년에 식품의약품안전처가 '전자의료기기 기준규격'을 통해 전산화단층엑스선촬영장치(CT), 진단용 엑스선장치 등 총 69개의 전자의료기기의 규격을 별도로 정했다.

또한, 의료기기는 품목별로 인체에 미치는 잠재적 위해성을 바탕으로 4개 등급으로 분류된다. 잠재적 위해성에 대한 판단기준은 다음과 같다[5].

〈의료기기 등급분류의 판단기준〉

1. 의료기기의 인체 삽입 여부
2. 인체내 삽입·이식 기간
3. 의약품이나 에너지를 환자에게 전달하는지 여부
4. 환자에게 국소적 또는 전신적인 생물학적 영향을 미치는지 여부
5. 체내(구강내를 제외한다)에서의 화학적 변화 유무

3) 「의료기기법 시행규칙」 제2조 및 [별표1] 의료기기의 등급분류 및 지정에 관한 기준과 절차, 2. 등급의 지정 절차
4) 이우천, 「의료기기산업 기술인력 수급실태 조사보고서」, 상지대학교, 2016.12, p.9.
5) 김수범, 「2017년 의료기기산업 분석 보고서」, 한국보건산업진흥원, 2017.12, p.7.

모든 의료기기는 식품의약품안전처 허가과정을 거쳐야 제조·생산·수입이 가능하며, 4개 등급 중 의료용 칼과 가위 등 인체 위해성이 가장 낮은 1등급 품목은 단순한 신고만으로 허가를 받을 수 있다. 그러나, 인체 위해성이 있거나, 유효성 평가가 요구되는 2~4등급 품목은 심사과정을 거쳐 의료기기 품목허가를 받아야 한다[6].

[표 3-1] 의료기기 등급 분류

등급	내용	비고
1	잠재적 위해성이 거의 없는 의료기기	의료용 칼, 가위, 영상 저장/조회용 소프트웨어 등
2	잠재적 위해성이 낮은 의료기기	전동식침대, 영상전송/출력용 소프트웨어 등
3	중증도의 잠재적 위해성을 가진 의료기기	엑스선촬영장치, CT, MRI 등
4	고도의 위해성을 가진 의료기기	심장박동기, 흡수성 봉합사 등

의료기기는 「과학기술기본법」 제27조에 따라 국가과학기술심의회가 확정한 '과학기술표준분류(2012년 재편)[7]' 중 대분류 'LC. 보건의료'에 속해있다[8]. 중분류는 'LC04 치료/진단기기', 'LC05 기능복원/보조/복지기기', 'LC06의료정보/시스템', 'LC14 의료기기 안전관리', 'LC07 한의과학', 'LC10 치의과학' 등으로 구성된다[9].

[표 3-2] 국가과학기술표준체계의 의료기기 관련 분야

구분	중분류	소분류
소분류 모두 포함	LC04 치료/진단기기	LC0401. 생체신호 측정/진단기기 LC0402. 임상화학/생물 분석기기 LC0403. 지능형 판독시스템 LC0404. 중재적 치료기기 LC0405. 방사선 치료기기 LC0406. 수술용 치료기기 LC0407. 수술용 로봇 LC0408. 분자유전 진단기기 LC0409. 초음파 진단기기 LC0410. X-선/CT LC0411. MRI LC0412. 핵의학/분자영상 진단기기 LC0499. 달리 분류되지 않는 치료/진단기기

(계속)

6) 김수범, 「2017년 의료기기산업 분석 보고서」, 한국보건산업진흥원, 2017.12, p.7.
7) 33개 대분류, 369개 중분류, 2,899개 소분류로 구분
8) 미래창조과학부·한국과학기술기획평가원, 2014년도 국가연구개발사업 조사분석 보고서, 2105.
9) 김수범, 「2017년 의료기기산업 분석 보고서」, 한국보건산업진흥원, 2017.12, p.7.

구분	중분류	소분류
소분류 모두 포함	LC05 기능복원/보조/복지기기	LC0501. 신체기능 복원기기 LC0502. 임플란트 LC0503. 전자기계식 인공장기 LC0504. 생체재료 LC0505. 의료용 소재 LC0506. 재활훈련기기 LC0507. 이동지원기기 LC0508. 생활지원기기/시스템 LC0509. 인지/감각기능 지원기기 LC0599. 달리 분류되지 않는 기능 복원/보조/복지기기
	LC06 의료정보/시스템	LC0601. 의료정보 표준화 LC0602. 의료정보 보안 LC0603. 병원의료정보시스템/설비 LC0604. 원격/재택의료 LC0605. 의학지식표현 LC0606. u-Health 서비스 관련기술(u-EHR) LC0699. 달리 분류되지 않는 의료정보/시스템
	LC14 의료기기안전관리	LC1401. 의료기기 기준규격 LC1402. 의료기기 평가기술 개발 LC1403. 의료기기 성능/유효성 평가 LC1404. 첨단융합기술의료기기 평가 LC1405. 의료용 방사선 품질/안전관리 LC1499. 달리 분류되지 않는 의료기기안전 관리
소분류 일부만 포함	LC07 한의과학	LC0704. 한방용 치료기기 LC0705. 한방용 진단기기 LC0706. 한의정보표준화시스템
	LC10 치의과학	LC1012. 치과의료기기

* 출처 : 김수범, 「2017년 의료기기산업 분석 보고서」, 한국보건산업진흥원, 2017.12, p.8.

산업통상자원부는 '산업기술혁신사업'을 효율적으로 추진하기 위해서 「산업기술혁신사업 공통운영요령」을 통해 산업기술분류표를 제시하였다. '산업기술분류표'는 기계·소재, 전기·전자, 정보통신, 화학, 바이오·의료, 에너지·자원, 지식서비스 등 7개의 대분류로 구분된다. 바이오·의료 분야는 ① 의약바이오, ② 산업바이오, ③ 바이오공정/기기, ④ 치료기기 및 진단기기, ⑤ 기능복원/보조 및 복지기기, ⑥ 의료정보 및 시스템의 6개 중분류로 구분된다. 의료기기는 이 중에서 ④, ⑤, ⑥에 속해져 있다[10].

10) 김수범, 「2017년 의료기기산업 분석 보고서」, 한국보건산업진흥원, 2017.12, p.9.

[표 3-3] 바이오·의료 분야 중 의료기기 관련 기술 분야

중분류	소 분 류
치료기기 및 진단 기기 (16개)	중재적 치료기기, 방사선 치료기, 수술용 치료기기, 수술용 로봇, 한방용 치료기기, 기타 치료기기, 임상화학 및 생물 분석기기, 한방용 진단기기, 생체신호 측정/진단 기기, 분자유전진단기기, 초음파진단기기, X-선 및 CT, MRI, 핵의학 및 분자 영상 진단기기, 지능형 판독시스템, 기타 치료 및 진단기기
기능복원/보조 및 복지기기 (10개)	신체 기능 복원기기, 임플란트, 전자기계식 인공장기, 생체재료, 의료용 소재, 재활훈련기기, 이동지원기기, 생활지원기기 및 시스템, 인지/감각기능 지원기기, 기타 기능복원/보조 및 복지기기
의료정보 및 시스템(6개)	한의정보 표준시스템, 원격 및 재택 의료기기, 의료정보표준화, U-HER(electronic health record), 병원의료정보 시스템 및 설비, 기타 의료 정보 및 시스템

* 출처 : 산업통상자원부 고시 제2014-247호(2014.12.16), 「산업기술혁신사업 공통 운영요령」

한국보건산업진흥원은 의료기기를 시장 관점에서 방사선 영상진단기기, 생체계측기기, 정형용품 등 16개 유형군으로 분류하였다.

[표 3-4] 의료기기 16개 유형군

구분	유형군명	주요 품목
1	방사선 영상진단기기	• 진단용 X선 장치 : CT(전산화단층엑스선촬영장치), (Digital) X-선 system • MRI(자기공명전산화단층촬영장치), PET(양전자방출전산화단층촬영장치), 형광스캐너, 핵단층촬영장치, 골밀도측정장치 등 • 초음파영상진단기기, 초음파프로브, PACS 등 영상진료 소프트웨어(의료용 영상 전송, 영상저장, 영상분석 장치 등), 의료용 필름현상기, 의료용 필름판독장치
2	생체계측기기	• Patient Monitor(환자감시장치), 청진기, 체온계, 심전계 등 • 혈압계, 맥파계, 체온측정용 기구(의료용적외선촬영장치 등) • 호흡기능 검사용(폐활량계, 호흡측정기 등), 청력검사용, 검안용(안과용현미경, 검안용굴절력측정기, 색각검사기 등), 펄스옥시미터, 혈류계, 심박출량계 등
3	체외진단기기	• 혈당측정기, 유전자 분석 기구, 체액 분석기기, 의료용 원심 분리기 등 • 혈액검사용, 유전자분석, 소변/분변분석, 의료용 원심분리기, 체외진단기기용 검사지 등
4	진료장치	• 진료대와 수술대, 의료용 침대, 보육기, 의료용 조명기, 소독기, 무균수 장치, 안과용 진료 장치 및 의자 등
5	마취 및 호흡 기기	• 마취기, 호흡 보조기(인공호흡기, 산소공급기, 의료용 산소발생기 등), 의료용 흡입기 등

(계속)

구분	유형군명	주요 품목
6	전동식 (active) 수술 및 치료기기	• 로봇수술기, 레이저진료기, 의료용흡인기, 기흉기/기복기, 의료용자기 및 천공기 등 • 저주파/고주파 자극기, 자외선/적외선 조사기, 초단파자극기, 의료용온열기, 의료용저온기, 의료용전기자극기, 체외충격파치료기, 의료용조합자극기 등 • 심장충격기, 심폐인공소생기, 사지압박순환장치 등 • 치료용하전입자가속장치, 의료용챔버 등
7	비전동식 (non-active) 수술 및 치료기구	• 조직 가공기, 결찰기 및 봉합기, 의료용 칼, 가위, 겸자, 톱, 끌, 망치, 흉벽 진동기 등
8	정형용품	• 인공관절(인공무릎, 인공발목 관절 등), 스텐트(기관용, 기관지용, 대장용, 혈관용, 심혈관용 등), 추간체고정재, 인공추간판, 골접합용 나사, 골접합용 스태플 등
9	내장기능대용기 (인공장기)	• 인공심폐기, 인공심폐용혈액회로, 심폐용혈액여과기, 인공폐, 의료용 보조순환장치, 인공신장기, 인공신장기용여과기, 인공심장박동기, 인공달팽이관장치 등
10	의료용 경	• 내시경, 체내의료용 카메라, 의료용현미경, 치경, 후두경, 기관지경, 식도경 등
11	의료용품	• 주사침 및 천자침, 주사기, 의료용누르개, 시력보정용 안경, 눈적용렌즈, 헤르니아 치료기구, 침 또는 구용기구, 외과용품, 봉합사 및 결찰사, 피임용구, 방사선/ 레이저 장해 방어용 기구, 방사선용품, 의료용 취관 및 체액유도관, 의료용소식 자, 의료용충전기 등
12	치과용 기기·기계	• 치과용 탐침, 치과용 중합기, 치과용 진료 장치 및 의자, 치과용 엔진, 치과용 탐침, 치과용 방습기, 치과용 중합기, 치과용 주조기 등
13	치과재료	• 치과용 임플란트, 치과용접착제, 치과용인상재료, 치과가공용합금, 심미치관재료, 근관치료제, 악안면성형용재료 등
14	가정용 치료기기	• 의료용 진동기, 개인용 전기자극기, 개인용온열기, 의료용 자기발생기, 의료용 물질생성기 등
15	재활기기	• 정형 및 기능 회복용 기구(견인장치, 정형용 교정장치 등), 보청기, 부목, 환자 운반차 등
16	체외진단용 시약	• 혈액 유전자/소변 또는 분변/체액 검사용 시약 등

* 출처 : 김수범, 「2017년 의료기기산업 분석 보고서」, 한국보건산업진흥원, 2017.12, pp.11~12..

3 의료기기의 특성

의료기기는 제품 설계와 제조 단계에서 임상의학, 전기, 전자, 기계, 재료, 광학, 소재, 디자인 등 다양한 기술이 융합·응용되는 특성이 있다. 의료기기 범위도 주사기와 콘택트렌즈 등 단순 소모품부터 MRI[11], CT[12], 의료용 로봇 등 최첨단 전자의료기기까지 다양하게 구성되며, 기술 발전에 따라 더욱 다양해지고 복잡화되고 있는 추세이다.

의료기기의 종류는 수천 가지가 넘고, 한 품목당 생산량도 10만 대를 초과하는 품목이 거의 없을 정도로 다품종 소량 생산 산업에 속한다. 저가격, 낮은 수준의 기술이 적용되는 제품은 의료기기 전문 중소기업이 시장을 주도하고, 고가격, 높은 수준의 기술이 적용되는 첨단제품은 의료기기 전문 대기업이 시장을 선점하고 있다[13].

이러한 의료기기의 특징은 다음의 4가지로 요약할 수 있다.

첫째, 의료기기는 국가의 보건의료정책과 밀접한 관련이 있다. 의료기기는 인간의 생명과 건강과 직결되는 제품이고, 국민의 건강증진 및 건강권과 관련되므로 모든 국가가 인·허가 등의 규제를 가하고 있다. 우리나라도 의료기기 생산·제조와 수입, 임상시험, 품목 인허가, 신의료기술 평가, 건강보험 수가책정 등을 통해 안전성·유효성을 규제하고 있다. 인·허가 측면에서 국가 간 제도가 상이하므로 국제 교역에서 비관세 장벽으로 작용하고 있다. 예를 들어, 미국 FDA에서 의료기기 인·허가에 소요되는 기간은 평균 7.2개월이나 중국은 평균 13개월이 소요되고 있고, 품목 인허가 이후에 건강보험 수가책정까지 시장에 진입하기까지 시간이 더 많이 소요된다.

둘째, 의료기기는 시장에서 수요가 한정된 특징이 있다. 의료기기는 질병의 진단, 예방, 감시, 치료, 완화와 부상에 대한 감시, 보상 등에 사용되므로 이에 대한 전문성을 가진 병원이 주요 수요처이다. 또한, 인간의 생명과 건강과 직결되므로 제품의 안전성과 신뢰성을 최우선적으로 고려된다. 따라서, 병원(수요자)은 기존 유명제품을 계속 사용하는 보수적인 경향이 강하고, 브랜드 인지도가 높은 제품에 대한 충성도가 높아서 새로운 브랜드·제품에 대한 병원(수요자)의 진입장벽이 높은 반면에 경기 민감도와 가격 탄력성이 상대적으로 낮은 특징이 있다.

---

11) MRI(Magnetic Resonance Imaging) : 자기공명영상은 자기장을 발생하는 커다란 자석통 속에 인체를 넣고 고주파를 쏘아 인체에서 메아리와 같은 신호가 발산되면 이를 되받아서 디지털 정보로 변환하여 영상화한 것(네이버 지식백과, 서울대학교병원 의학정보)

12) CT(Computed Tomography) : 컴퓨터단층촬영으로 엑스선이나 초음파를 여러 각도에서 인체에 쏘아서 나온 신호를 컴퓨터로 재구성하여 인체 내부 단면의 모습을 영상화한 것(네이버 지식백과, 두산백과)

13) 한국보건산업진흥원, 2015년, 「2015 의료기기산업분석 보고서」, 2015.

셋째, 의료기기는 의료행위에 수반되는 필수적인 도구이므로 의료기기의 발전에 따라 의료인이 사용하는 의료기술도 지속적으로 발전하는 상호의존 관계가 성립된다. 따라서, 의료기술의 발전이 질병 치료와 수명 연장, 개인의 복리 증진과 연관되므로 높은 공익성이 인정되고, 첨단기술의 융합을 통해 질병의 조기진단, 만성·중증 질환자의 질병 치료·관리의 효율화가 이루어지면서 국민 건강증진에 기여하게 된다[14].

넷째, 의료기기는 연구개발에 대한 지속적인 투자가 필요한 분야이다. 의료기기는 다양한 기술이 적용되는 제품으로 제품 개발부터 시장 진입까지 평균 3~5년 소요되는 등 비용회수 기간이 긴 편이다. 그러나, 개별 제품의 시장 규모가 작고, 수명 주기가 짧으므로 시장 선점과 진입 등을 위해서는 지속적인 연구개발 투자를 통해 신제품과 신기능을 개발해야 하는 특징이 있다[15].

의료기기는 '인구 고령화'와 질병의 조기 진단·치료 및 예방의학 등의 발전에 따라 '질병 치료' 중심에서 '사전 진단 및 예방' 중심으로 패러다임 변화가 일어나면서 진단 및 측정 분야 등의 수요가 증대되고 있다. 원래 선박에서 활용되던 초음파 기술이 의료기기에 접목되므로 초음파 진단기가 등장한 것처럼 의료기기는 타 산업에서 활용되던 기술의 접목이 가능하므로 무한한 신기능·신제품 개발이 가능한 차세대 고부가가치 분야이다. 또한, 4차 산업혁명의 초연결·초지능 기술이 응용되면서 3D 프린터와 로봇 등이 의료분야로 진입하는 등 첨단·융복합 의료기기 개발이 활성화될 것으로 기대되고 있다.

의료기기 중 낮은 수준의 기술이 활용되는 주사기, 혈압계, 소모품 등은 주로 영세기업이 점유하고 있으나, 중국 등 개발도상국의 저가격 제품과 경쟁하면서 자연 도태되고 있는 실정이다. 중간 수준 이상의 기술이 활용되는 초음파와 CT·MRI 등은 대규모 투자가 필요한 장치산업이므로 주로 외국의 대기업이 선점하고 있다. 이에 반해, 마이크로 로봇 등 최첨단 기술이 활용되는 의료기기 분야는 벤처가 주도하고 있는 니치마켓(niche market)이므로 우수한 인적자원과 기술을 집중 투입할 경우, 시장 선점 등 성공 가능성이 있다[16].

14) 한국보건산업진흥원, 「의료기기산업 정책 수립 지원」, 2017.12, p.1.
15) 김수범, 「2017년 의료기기산업 분석 보고서」, 한국보건산업진흥원, 2017.12, pp.4~5.
16) 한국과학기술기획평가원, 2007.3, 「첨단의료복합단지 조성 및 지원을 위한 세부추진방안 연구」, p.235.

제2절 의료기기산업의 범위와 특성

1 의료기기산업의 분류

한국표준산업분류에서 의료기기산업과 관련된 산업분류코드는 C제조업, G도매 및 소매업 중에 의료용 기기 제조업, 의료용 기기 도매업, 의료용 기기 소매업 등으로 구성된다.

[표 3-5] 한국표준산업분류의 의료기기산업 관련 분류

그룹 코드	분류항목명	한국표준산업분류(KSIC-10) 연계		
		코드	항목명	비고
2	**의료기기산업**	C27	의료, 정밀, 광학기기 및 시계 제조업	
2-1	**의료용 기기 제조업**	C271	의료용 기기 제조업	
2-1-1	방사선 장치 제조업	C27111	방사선 장치 제조업	일부 제외
2-1-2	전기식 진단 및 요법 기기 제조업	C27112	전기식 진단 및 요법 기기 제조업	
2-1-3	치과용 기기 제조업	C27191	치과용 기기 제조업	
2-1-4	정형외과용 및 신체보정용 기기 제조업	C27192	정형외과용 및 신체보정용 기기 제조업	
2-1-5	시력교정용 안경 제조	C27193	안경 및 안경렌즈 제조업	일부 해당
2-1-6	의료용 가구 제조업	C27194	의료용 가구 제조업	일부 제외
2-1-7	그외 기타 의료용 기기 제조업	C27199	그외 기타 의료용 기기 제조업	
2-1-8	의료용품 제조업	C21300	의료용품 및 기타 의약관련제품 제조업	일부 제외
2-2	**의료용 기기 도매업**	G4644	의약품, 의료용품 및 화장품 도매업	
		G4659	기타 기계 및 장비 도매업	
2-2-1	의료용품 도매업	G46442	의료용품 도매업	일부 해당
2-2-2	의료기구 및 의료용 기계·기구 도매업	G46592	의료기기 도매업	일부 해당
2-3	**의료용 기기 소매업**	G4781	의약품, 의료용 기구, 화장품 및 방향제 소매업	
2-3-1	의료용품 소매업	G47811	의약품 및 의료용품 소매업	
2-3-2	의료용 기기 소매업	G47812	의료용 기구 소매업	
2-3-3	콘택트렌즈 및 안경용 렌즈 소매업	G47822	안경 및 렌즈 소매업	일부 해당

* 출처 : 김수범, 「2017년 의료기기산업 분석 보고서」, 한국보건산업진흥원, 2017.12, p.10.

2 의료기기산업의 특성

의료기기산업은 전기, 전자, 통신, 광학, 기계, 센서 등으로 구성되는 의료기기를 연구개발, 생산·제조, 수입, 유통 하는 산업이므로 기술·자본형 산업에 속한다. 따라서, 첨단 기술력과 마케팅 역량을 보유한 미국의 Johnson & Johnson, GE, Medtronic, 독일의 Siemens 등 10대 글로벌 기업이 세계 의료기기 시장의 60% 이상을 점유하고 있는 독과점 산업에 속한다.

글로벌 의료기기 기업은 대규모 R&D 투자와 우수 기술을 보유한 벤처기업을 대상으로 하는 인수·합병(M&A) 등을 통해 기술 및 시장 지배력을 지속적으로 유지하고 있다. 또한, 진단기기, 치료재료, 수술·치료기기, 의료용품 등 다양한 제품을 통해 매출을 창출하지만, 일부 기업은 특정 제품군에 집중하기도 한다[17].

[표 3-6] 2013년 기준 글로벌 의료기기 10대 기업의 매출과 주력 품목

단위: 달러

순위	기업	매출액(영업이익률)	주력 품목
1	Johnson & Johnson	284억 (18.5%)	정형외과용 임플란트, 인공관절, 스텐트, 카테터, 창성봉합제품, 콘택트렌즈, 혈당측정기 등
2	GE Healthcare	182억 (16.7%)	CT, MRI, PET, 초음파진단기기, PACS, 병원정보시스템, 환자감시장치 등
3	Siemens Healthcare	180억 (15.0%)	CT, MRI, PET, 초음파진단기기, 의료용 진단실험장비 등
4	Medtronic	170억 (21.8%)	제세동기, 심장박동기, 스텐트, 카테터, 척추재생, 골이식재, 정형용품 등
5	Baxter International Inc.	152억 (16.7%)	신장투석기, 카테터, 의약품주입기 등
6	Philips Healthcare	127억 (15.8%)	X-선, CT, MRI, 초음파진단기기, PACS, 원격환자감시장치 등
7	Roche Diagnostics	113억 (20.8%)	체외진단용 기기
8	Covidien plc	102억 (20.8%)	복강경, 수술용 스템플러, 정기 수술 시 스텐트 등
9	Stryker	90억 (13.4%)	정형외과용 임플란트, 수술용 내시경, 관절경 등
10	Danaher	89억 (14.7%)	신단용 바이오메디컬실험시스템, 임플란트 시스템 등 치과재료

* 출처 : 김대중, 「의료기기산업 육성 및 발전 기반 조성을 위한 제도적 지원 방안 도출」, 한국보건사회연구원, 2017.11, p.5.

17) 김대중, 「의료기기산업 육성 및 발전 기반 조성을 위한 제도적 지원 방안 도출」, 한국보건사회연구원, 2017.11, p.4.

의료기기산업은 4차 산업혁명 시대를 맞이하여 다양한 변화가 나타나고 있다.

첫째, 고비용 임상시험 등으로 인한 신제품 연구개발 생산성 저하와 가격 압력 등에 따라 제조업체의 이익구조가 악화되면서 원가 및 가격 압력(Cost and Pricing Pressure)이 나타나고 있다. 이를 극복하기 위해 적정 제품군 혼합 개발 등을 통해 연구개발 투자를 최적화하고, 제조 분야의 효율성을 제고하면서, 높은 성장세를 보이는 신규 시장과 고수익을 창출하는 제품군에 마케팅을 집중하고 있다.

둘째, 건강보험공단 등 의료비용 지불자가 의료의 질적 개선과 더 향상된 효과를 거두기 위해 '가치기반 지불제도' 등을 시행하면서 의료기기 선택에 중요한 역할을 하는 지불자와 의료제공자의 역할이 증대되고 있다. 이러한 지불자와 의료공급자로의 권력이동(Power Shifting to Payers and Providers)에 따라 의료기기 기업들은 지불자와 의료공급와 협력을 제고하면서 환자 진료에 대한 전체적(holistic) 관점을 확보해나가고 있다.

셋째, 비용 절감과 환자진료 개선 및 이용도 제고 등을 위하여 디지털 기술 활용이 증가하고 있다. 이러한 디지털 전환(Digital Transformation)에 따라 환자를 지속적으로 모니터링하기 위한 웨어러블 기기 개발이 활성되고 있다.

넷째, 의료서비스 선택권에 대한 환자의 인식이 높아지면서 의료 소비자주의(Healthcare Consumerism)가 대두되고 있다. 스스로 건강을 관리하는 개념(Do it Yourself health concept)에 따라 건강관리에 소비자가 적극 참여하는 구조가 형성되고 있다[18].

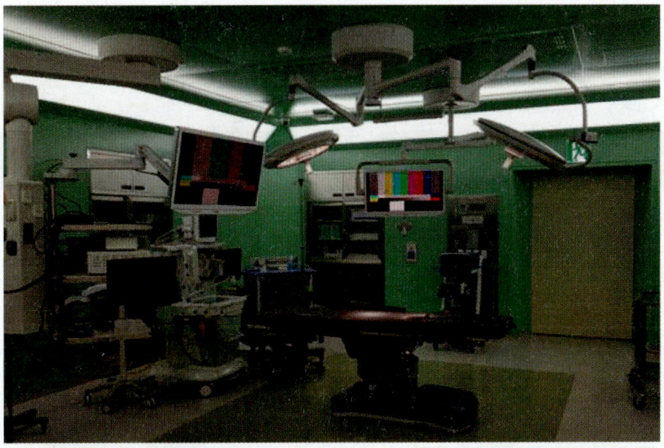

* 사진 : K대학교 D병원 첨단 수술실, 2019.

18) 김대중, 「의료기기산업 육성 및 발전 기반 조성을 위한 제도적 지원 방안 도출」, 한국보건사회연구원, 2017.11, p.7.

제3절 의료기기산업의 국내·외 시장 현황

1 의료기기산업의 세계시장

세계 의료기기 시장은 2012년 3,110억 달러에서 2017년 3,560억 달러로 연평균 2~3%씩 성장하고 있고, 신기술 확보 및 신제품 개발을 통한 시장 경쟁이 치열해지고 있다. 미래에도 인구고령화, 소득 증가, 기술발전 등 사회 환경변화에 따라 의료기기 종류는 더욱 다양해지고 기능도 첨단화될 것으로 예측되고 있다.

[표 3-7] 의료기기 세계시장 규모

단위 : 십억 불

구분	2012	2013	2014	2015	2016	2017
시장규모	311.0	321.2	333.4	324.9	339.5	356.0

* 출처 : BMI Research, Worldwide Medical Devices Market Factbook 2017.

세계 의료기기 시장은 보건의료의 패러다임이 진단·치료 중심에서 예측·예방 및 사전 관리로 변화하면서 세계적인 경기 침체에도 불구하고 꾸준한 증가세를 유지하고 있다. 이에 따라 글로벌 R&D 투자가 2007년 181억 달러에서 2020년 295억 달러로 연평균 3~4%씩 성장하고, 국가간 교역량도 2011년 1,916억 달러에서 2016년 2,461억 달러로 연평균 5% 이상 증가할 것으로 예측되고 있다.

[그림 3-1] 세계 의료기기 시장의 변화 예측

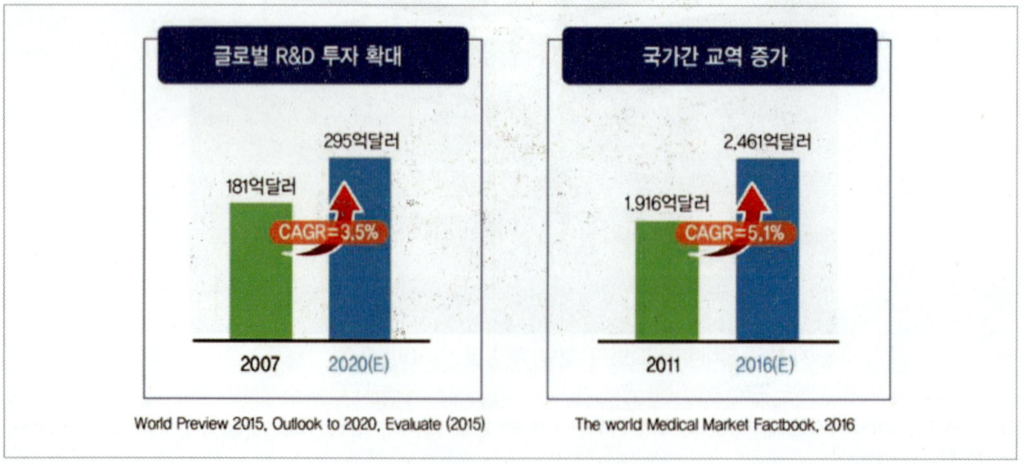

2017년 세계 의료기기 시장에서 미국이 1,549억 달러로 43.5%를 점유하면서 1위이고, 독일이 259억 달러로 7.3%를 점유하면서 2위를 차지하고 있다. 일본이 255억 달러로 7.2%를 점유하면서 3위이고, 우리나라는 58억 달러로 1.6%를 점유하면서 9위를 차지하고 있다.

[표 3-8] 2017년 의료기기 국가별 시장규모 순위

단위 : 억 달러, %

순위	국가	시장규모	비중
1	미국	1,549	43.5
2	독일	259	7.3
3	일본	255	7.2
4	중국	214	6.0
5	프랑스	146	4.1
6	영국	103	2.9
7	이탈리아	89	2.5
8	캐나다	68	1.9
9	한국	58	1.6
10	스페인	52	1.4

* 출처 : BMI Research, Worldwide Medical Devices Market Factbook 2017.

세계 지역별 의료기기 시장 규모는 2016년 기준으로 북남미 지역이 1,634억 달러로 48.6%를 점유하고 있고, 2011년 이후 연평균 4.5%씩 성장하고 있다. 독일과 프랑스 등 서유럽 지역이 793억 달러로 23.6%를 점유하고 있으나, 연평균 -1%씩 감소하고 있다. 우리나라와 일본, 중국 등 아시아 지역은 702억 달러로 연평균 20.9%씩 증가하고 있다[19].

[표 3-9] 세계 지역별 의료기기 시장 규모

단위 : 억, 달러, %

구분	2011	2012	2013	2014	2015	2016		CAGR (2011~2016)
						규모	비중	
북미/남미	1,310	1,390	1,462	1,534	1,567	1,634	48.6	4.5
아시아/태평양	610	668	652	663	648	702	20.9	2.8
중앙 및 동유럽	180	189	179	177	144	142	4.2	-4.7
중동/아프리카	67	74	80	86	80	83	2.5	4.2
서유럽	834	804	855	887	804	793	23.6	-1.0
합계	3,007	3,140	3,235	3,353	3,251	3,360	100.0	2.2

* 출처 : 김대중, 「의료기기산업 육성 및 발전 기반 조성을 위한 제도적 지원 방안 도출」, 한국보건사회연구원, 2017.11, p.1.

19) 김대중, 「의료기기산업 육성 및 발전 기반 조성을 위한 제도적 지원 방안 도출」, 한국보건사회연구원, 2017.11, p.1.

의료기기 수출은 미국이 2017년 450억 달러로 전체 수출량의 20.5%를 차지하며 1위이고, 독일이 278억 달러로 2위이며, 우리나라는 30억 달러를 수출하여 세계 14위를 차지하고 있다.

[표 3-10] 국가별 의료기기 수출 현황

단위 : 억 달러, %

순위	국가	2012	2013	2014	2015	2016	2017(E)	CAGR ('12~'17)
1	미국	429	435	442	443	442	450 (20.5)	1.0
2	독일	272	284	290	271	278	279 (12.7)	0.5
3	네덜란드	166	172	184	167	174	177 (8.0)	1.3
4	중국	116	126	136	143	143	153 (6.9)	5.6
5	벨기에	108	124	138	127	127	130 (5.9)	3.9
6	아일랜드	95	98	103	114	119	125 (5.7)	5.8
7	스위스	103	109	111	107	108	108 (4.9)	0.9
8	멕시코	64	70	78	85	91	98 (4.5)	8.8
9	싱가포르	48	54	58	59	67	77 (3.5)	9.6
10	프랑스	90	92	88	75	77	74 (3.4)	-3.9
14	한국	21	23	25	25	28	30 (1.4)	7.6
상위 10개국 합계		1,491	1,565	1,627	1,590	1,626	1,670 (75.9)	2.3
합계		1,972	2,065	2,152	2,090	2,140	2,199 (100.0)	2.2

주 : 순위는 2017년 기준이며, ( )는 전체 대비 비중
자료 : BMI Espicom(2017), The World Medical Markets Factbook 2017, November
* 출처 : 김수범, 「2017년 의료기기산업 분석 보고서」, 한국보건산업진흥원, 2017.12, p.18.

의료기기 수입도 미국이 2017년 459억 달러로 1위이고, 독일이 186억 달러로 2위이며, 우리나라는 34억 달러를 수입하여 세계 16위를 차지하고 있다.

세계 의료기기 시장은 신기술 확보와 신제품 개발 등을 통해 2018년 3,765억 달러에서 연평균 5~6%씩 성장하여 2021년에는 4,458억 달러로 성장할 것으로 예측된다. 2021년에도 미국 등 북남미 지역이 2,039억 달러로 48%를 차지하고 연평균 5%씩 성장하여 1위를 유지하고, 프랑스 등 서유럽이 1,099억 달러로 24.7%를 차지하며 연평균 6.7%씩 성장하면서 2위를 할 것으로 예상되고 있다. 향후에는 중동과 아프리카 지역이 연평균 7% 이상 성장하여 블루오션으로 등장할 것으로 예측된다.

[표 3-11] 국가별 의료기기 수입 현황

단위 : 억 달러, %

순위	국가	2012	2013	2014	2015	2016	2017(E)	CAGR ('12~'17)
1	미국	361	377	396	415	439	459 (20.7)	4.9
2	독일	169	182	186	176	183	186 (8.4)	1.9
3	중국	103	117	125	128	137	150 (6.8)	7.8
4	네덜란드	133	139	146	136	144	147 (6.7)	2.1
5	일본	129	120	118	109	117	117 (5.3)	-2.0
6	벨기에	93	112	116	108	106	109 (4.9)	3.2
7	프랑스	110	116	114	103	108	107 (4.8)	-0.7
8	영국	73	79	89	86	82	84 (3.8)	2.8
9	이탈리아	59	63	66	58	60	58 (2.6)	-0.4
10	캐나다	55	56	55	52	51	50 (2.3)	-1.9
16	한국	29	29	30	31	33	34 (1.5)	3.3
상위 10개국 합계		1,287	1,359	1,411	1,372	1,426	1,467 (66.2)	2.7
합계		1,998	2,090	2,157	2,077	2,157	2,217 (100.0)	2.1

주 : 순위는 2017년 기준이며, ( )는 전체 대비 비중
자료 : BMI Espicom(2017), The World Medical Markets Factbook 2017, November
* 출처 : 김수범, 「2017년 의료기기산업 분석 보고서」, 한국보건산업진흥원, 2017.12, p.18.

[표 3-12] 세계 의료기기 시장 성장 전망

단위 : 억 달러, %

구분	2018	2019	2020	2021		CAGR ('18~'21)
				규모	비중	
북미/남미	1,847	1,946	2,039	2,138	48.0	5.0
아시아/태평양	760	806	862	921	20.7	6.6
중앙 및 동유럽	152	160	168	176	3.9	5.0
중동/아프리카	100	108	115	123	2.8	7.1
서유럽	906	981	1,045	1,099	24.7	6.7
합계	3,765	4,000	4,230	4,458	100.0	5.8

자료 : BMI Espicom(2017), Worldwide Medical Devices Market Forecasts to 2021
* 출처 : 김수범, 「2017년 의료기기산업 분석 보고서」, 한국보건산업진흥원, 2017.12, p.16.

2016년 세계 의료기기 시장에서 진단영상기기가 834억 달러로 전체시장의 25.1%을 차지하고 있고, 의료용품이 522억 달러로 15.7%, 환자보조기기가 418억 달러로 12.6%를 차지하고 있다. 2011년 이후 품목별 연평균 성장률은 정형외과/보철 의료기기, 의료용품, 치과기기/용품, 환자보조기기, 진단영상기기 순으로 높았으며, 제품군 별로 연평균 1.2~3.8% 수준의 성장률을 보였다[20].

[그림 3-2] 2016년 세계 의료기기 제품군 시장규모

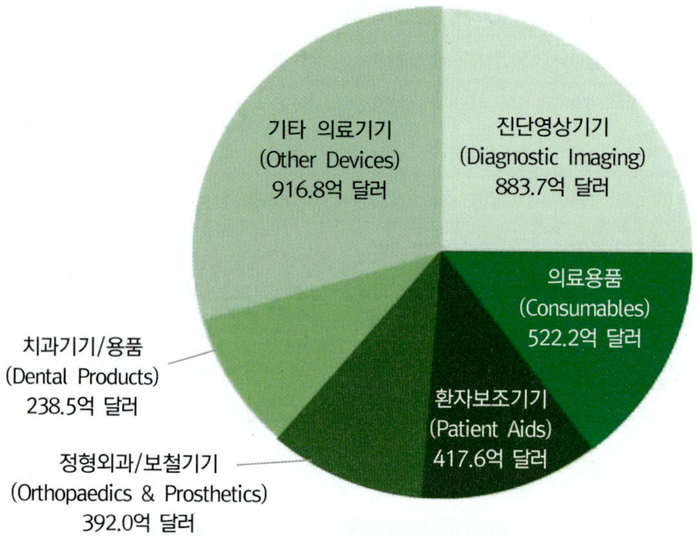

* 기타 의료기기 : 휠체어, 안과기기, 내시경기기, 투석장치, 주입장치, 마취기기 및 그 밖의 의료기기를 포함
** 출처 : 서건석·최광식·김수범(2016). 2016년 의료기기산업 분석 보고서, 한국보건산업진흥원

세계 10대 의료기기 기업의 연평균 성장률은 0.1~22.8%로 평균 3.8%이고, 이 중에서 다나허(Danaher)의 매출액이 연평균 22.8%로 높게 성장하고 있다. 2014년 기준 세계 1위 의료기기 기업은 존슨앤존슨(Johnson & Johnson)으로 연간 매출액이 275.2억 달러이고, 2위는 GE헬스케어(GE Healthcare)로 연간 매출액이 183억 달러이다.

20) 김대중, 「의료기기산업 육성 및 발전 기반 조성을 위한 제도적 지원 방안 도출」, 한국보건사회연구원, 2017.11, p.2.

[표 3-13] 세계 의료기기 10대 기업 현황

단위 : 억 달러, %

순위	기업명	2010	2011	2012	2013	2014		CAGR
						매출액	YOY	('10-'14)
1	Johnson & Johnson(MD)	246.0	257.8	274.3	284.9	275.2	-3.4	2.8
2	GE Healthcare	169.0	180.8	182.9	182.0	183.0	0.5	2.0
3	Medtronic, Inc.	153.9	155.1	161.8	165.9	170.1	2.5	2.5
4	Baxter International Inc.	128.4	138.9	139.4	149.7	166.7	11.4	6.7
5	Siemens Healthcare	164.3	166.3	181.3	168.1	165.2	-1.7	0.1
6	Philips Healthcare	114.3	117.6	132.7	127.2	122.1	-4.1	1.7
7	Roche Diagnostics	113.8	106.4	112.2	114.5	117.6	2.8	0.8
8	Covidien plc	84.4	96.1	98.5	102.4	106.6	4.1	6.0
9	Stryker Corporation	73.2	83.1	86.6	90.2	96.8	7.2	7.2
10	Danaher(LS&Diag., Dental)	41.2	66.4	85.1	89.5	93.8	4.8	22.8
합계		1,288.5	1,368.5	1,454.6	1,474.3	1,497.0	1.5	3.8

* 출처 : 한국보건산업진흥원, 2014년, 「보건산업브리프 vol.200」, p.4.

세계 9대[21] 의료기기 기업의 연구개발비는 2010년 84.6억 달러에서 2014년 98.7억 달러로 연평균 3.9%씩 증가하였다. 9대 기업 중 다나허(Danaher)가 2014년 5.9억 달러를 연구개발비로 투자하는 등 연평균 22% 증가하였고, 지멘스 헬스케어(Siemens Healthcare)의 연구개발비 투자액은 2010년 14.8억 달러에서 2014년 13.4억 달러로 연평균 2.5%씩 감소하였다.

세계 의료기기산업의 특징은 상위 10대 기업의 매출액이 전체 시장에서 60% 이상 차지하는 등 시장 집중도(concentration)가 높다는 점이다. 상위 10대 기업의 시장 집중도가 1995년 45%에서 2009년 62%까지 상승하였다. 이는 의료기기를 구매하는 의료기관이 브랜드 인지도가 높고, 기능이 검증된 글로벌 대기업의 제품을 선호한다는 것을 반영하는 결과이다. 글로벌 매출액 규모가 높은 기업이 미국 FDA 승인에 필요한 대규모 임상실험 등에 연구개발비를 투자할 수 있고, 글로벌 홍보와 구입자금 대출 등 공격적인 마케팅을 할 수 있기 때문이다[22].

21) 세계 2위 의료기기 기업인 GE헬스케어(GE Healthcare) 연구개발비는 제외
22) 김대중, 「의료기기산업 육성 및 발전 기반 조성을 위한 제도적 지원 방안 도출」, 한국보건사회연구원, 2017.11, p.21.

[표 3-14] 글로벌 의료기기 10대 기업 연구개발비 현황

단위 : 백만 달러, %, %p

순위	기업명	연구개발비							연구개발비 비율		
		2010	2011	2012	2013	2014		CAGR	CAGR	CAGR	CAGR
						매출액	YOY	('10-'14)	('10-'14)	('10-'14)	('10-'14)
1	J&J(MD)	1,803	1,751	1,681	1,783	1,652	-7.3	-2.2	6.13	6.26	6.00
3	Siemens Healthcare	1,483	1,559	1,746	1,393	1,342	-3.6	-2.5	9.63	8.29	8.13
4	Medtronic, Inc.	1,424	1,472	1,490	1,557	1,477	-5.1	0.9	9.21	9.39	8.69
5	Baxter	857	890	1,081	1,165	1,421	22.0	13.5	7.76	7.78	8.52
6	Philips Healthcare	928	983	1,140	1,076	1,092	1.5	4.2	8.59	8.46	8.95
7	Roche Diagnostics	972	983	1,034	1,111	1,133	2.0	3.9	9.21	9.71	9.63
8	Covidien plc	333	412	479	508	546	7.5	13.2	5.26	4.96	5.12
9	Stryker	394	462	471	536	614	14.6	11.7	5.44	5.94	6.35
10	Danaher	266	419	494	551	589	6.9	22.0	5.81	6.16	6.28
top9합계		8,460	8,931	9,616	9,680	9,867	1.9	3.9	7.56	7.49	7.51
top9평균		940	992	1,068	1,076	1,096	-	-	-	-	-

* GE Healthcare의 연구개발비는 정확한 수치가 파악되지 않아 제외

* 출처 : 한국보건산업진흥원, 「보건산업브리프 vol.200」, 2014, p.7.

[표 3-15] 세계 의료기기 상위 10위 기업의 시장 집중도

단위 : 십억 달러

구분	1995	2000	2005	2009
Top ten companies	25.9	42.2	69.9	90.6
Total market revenues	57.8	85.0	125.4	146.9
Concentration ratio	45%	50%	56%	62%

* 출처 : 김대중, 「의료기기산업 육성 및 발전 기반 조성을 위한 제도적 지원 방안 도출」, 한국보건사회연구원, 2017.11, p.21.

세계 의료기기 시장에서 특허 중 약 70%가 미국인이 보유하고 있으며, 특히 스텐트(stent), 심장박동기(cardiac pacemaker) 등 핵심 의료기기의 특허는 미국이 90% 이상 보유하고 있는 등 치료기기를 중심으로 미국이 압도적인 경쟁력 우위를 보유하고 있다. 특히, 미국과 일본의 의료기기 기업 구성을 보면 미국의 소규모 의료기기 기업의 특허 보유건수가 일본에 비해 높다.

미국은 근로자 9명 이하 기업이 전체 기업의 53%이면서 특허보유 비율이 7%이고, 근로자 50명 미만 기업은 28%이고, 특허보유 비율은 27%이므로 50명 미만의 중소·벤처 기업이 전체 특허 중 1/3 이상 보유하고 있다. 그러나, 일본은 근로자 9명 이하

의료기기 기업이 전체 의료기기 기업 중 10% 미만이고, 특허의 90% 이상을 근로자 100명 이상 기업이 보유하고 있다. 이는 미국의 의료기기산업 경쟁력이 특허를 보유한 벤처기업을 중심으로 나타나고 있음을 보여준다[23].

[그림 3-3] 미국과 일본의 의료기기 기업 비교

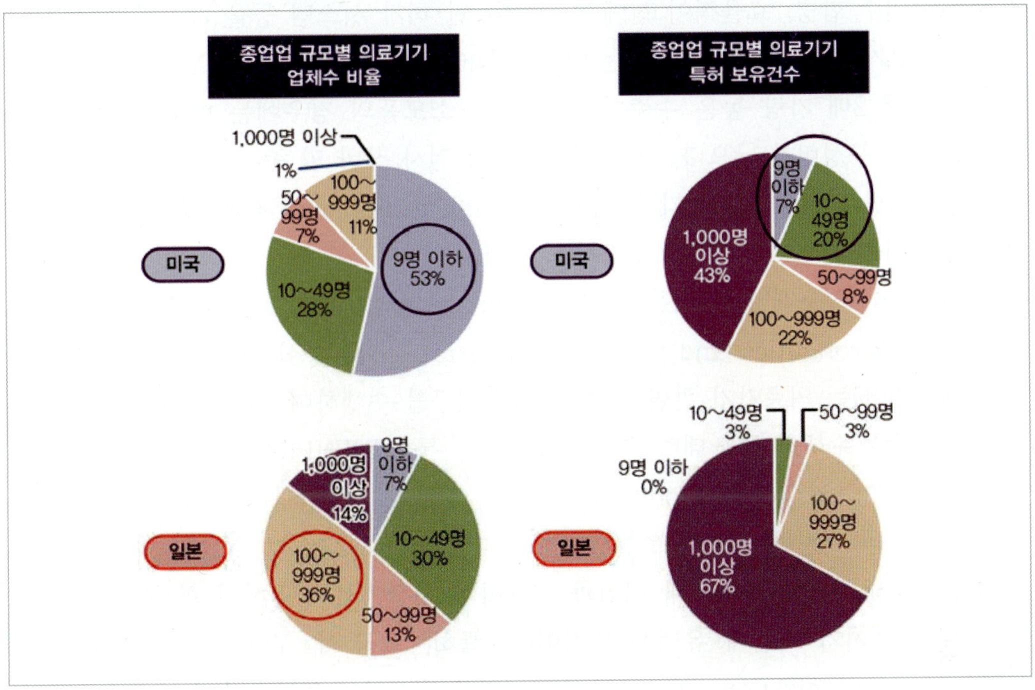

* 출처 : 김대중, 「의료기기산업 육성 및 발전 기반 조성을 위한 제도적 지원 방안 도출」, 한국보건사회연구원, 2017.11, p.22.

1) 미국의 의료기기산업

미국은 2012년에 세계에서 가장 혁신적인 국가경제 유지 및 국가적 해결과제를 목표로 수립한 'Strategy for American Innovation'에서 9대 전략 기회 분야를 설정하여 집중 투자함으로써 경제 성장의 토대를 마련하고, 정부·민간 주도의 혁신 환경을 조성하고 있으며, 기회 분야 중에는 의료기기에 해당하는 '첨단 제조업·정밀 의학' 등이 포함되어 있으므로 의료기기산업 성장에 긍정적 영향을 줄 것으로 전망되고 있다[24].

---

23) 김대중, 「의료기기산업 육성 및 발전 기반 조성을 위한 제도적 지원 방안 도출」, 한국보건사회연구원, 2017.11, p.22.
24) 한국보건산업진흥원, 「의료기기산업 정책 수립 지원」, 2017.12, p.11.

세계 최대 규모의 의료기기 시장과 생산 인프라를 보유한 미국은 경제산업 정책이 자유경쟁 위주로 구성되어 특정 산업의 발전 로드맵 등이 구축되지 않으므로 의료기기 업계가 자율적인 경쟁력 도모 전략을 추진하고, 정부는 규제의 적정화와 공적 연구개발 투자 등에 집중하고 있다. 미국은 자국의 의료기기산업의 경쟁력 요인으로 높은 연구개발 투자, 벤처 캐피탈 등 용이한 재원에 대한 접근성, 특허 등을 통한 높은 진입 장벽, 자유로운 인수 합병, 효율적이고 예측 가능한 인·허가 시스템 등을 제시하고 있다[25].

미국 의료기기산업의 연구개발비는 매출액의 10% 이상 투자되고 있고, 이는 전체 산업 수준에 비해 2배 가량 높은 수준이다. 병원용 소모품의 경우에는 매출액 대비 연구개발비 투자 구성비가 낮으나, 체외진단 시약과 검사 장비 및 중재적·결합성 심혈관계 제품과 이식형·정형용 의료기기 등 첨단기술(high technology) 제품 생산 기업의 연구개발비는 매출액의 15~20%를 투자하고 있다.

중앙정부의 연구개발 투자는 NIH(National Institutes of Health)와 NASA (National Aeronautics and Space Administration)를 중심으로 이루어지고 있다. 이 중에서 NIH는 의료기기 관련 기초 및 응용연구를 수행하며 NIH 내부와 대학·연구기관 등 외부 수행연구에 대해 지원하고 있고, 특히 NIBIB(National Institute of Biomedical Imaging and Bioengineering)는 의료기기 기업과 직접적으로 관련된 신규 연구개발을 지원하는 재원 조달의 원천이다.

미국은 외국 기업이 미국 내 기업과 경쟁하여 시장에서 성공하기 힘든 시장이므로 미국 내 의료기기 기업에 유리한 환경이다. 특히, 미국 내 구매물류 대행社(Group purchasing organizations, GPO)가 의료기관을 대신하여 의료기기 및 의료용 소모품을 상대적으로 낮은 구매가로 구입할 수 있도록 중간매개체 역할을 하며 미국 내 대형 의료기기 기업과 장기간·대량 구매 계약을 통해 원가를 절감하고 있다. 이는 외국기업과 신생기업이 미국 내 시장으로 진출하는 데 장애요인이 되고 시장 확대를 저해하는 원인이 되고 있다. 따라서, 미국 내 소규모 의료기기 기업은 인수합병(M&A)을 통해 기업 규모를 확대하고, 제품 라인을 다각화하는 전략을 취하고 있다. 기존 기업이 특허 등 기술력을 갖춘 소규모 신생기업을 인수합병하면 주주가치를 높이면서 투자실패 위험을 줄이는 효과가 있고, 신생기업이 기존기업과 합병하면 마케팅, 유통, 인·허가 역량이 제고되므로 산업적 편익을 도모할 수 있다.

25) United States International Trade Commission. Medical Devices and Equipment: Competitive Conditions Affecting U.S. Trade in Japan and Other Principal Foreign Markets; 2007. 3-9~3-14

[표 3-16] 미국의 주별 의료기술산업 고용 급여 매출액(2007년)

주(state)	고용자수	급여 (천 달러)	매출액 (천 달러)	주 (state)	고용자수	급여 (천 달러)	매출액 (천 달러)
United_States	422,778	24,600,669	135,921,967	Missouri	5,701	244,027	1,204,223
Alabama	2,287	86,943	446,929	Montana	400	15,025	55,547
Alaska	147	5,871	42,310	Nebraska	4,784	208,237	1,762,178
Arizona	7,168	422,221	1,688,431	Nevada	1,097	46,241	180,247
Arkansas	2,610	89,995	499,128	New_Hampshire	3,795	197,896	759,789
California	83,999	5,253,891	26,341,566	New_Jersey	20,496	1,415,234	5,772,560
Colorado	9,169	531,684	2,988,536	New-Mexico	1,152	42,409	331,425
Connecticut	7,576	391,394	2,055,630	New_York	19,645	913,622	3,930,731
Delaware	3,136	160,414	872,502	North_Carolina	8,407	425,685	2,208,625
District_of_Columbia	60	3,315	17,125	North_Dakota	211	6,566	60,730
Florida	21,668	1,154,620	6,476,288	Ohio	12,383	528,614	2,819,114
Georgia	6,741	310,661	1,474,067	Oklahoma	1,430	55,974	285,948
Hawaii	320	11,383	91,958	Oregon	4,746	232,454	1,039,897
Idaho	735	23,043	122,422	Pennsylvania	22,233	1,116,384	5,709,405
Illinois	11,919	594,072	2,389,507	Rhode_Island	1,933	82,668	401,542
Indiana	19,950	1,011,723	6,916,813	South_Carolina	4,281	174,385	1,508,643
Iowa	1,953	75,672	350,547	South_Dakota	1,064	59,289	306,240
Kansas	2,466	95,992	437,894	Tennessee	8,349	428,035	2,455,967
Kentucky	2,007	75,045	304,806	Texas	16,560	798,758	4,797,315
Louisiana	798	26,719	84,943	Utah	10,272	517,715	2,357,175
Maine	1,724	73,039	375,544	Vermont	397	14,880	100,675
Maryland	4,900	288,333	1,336,590	Virginia	4,700	197,783	831,219
Massachusetts	23,907	1,596,668	8,288,236	Washington	8,718	526,098	2,021,086
Michigan	9,355	467,927	2,422,388	West_Virginia	1,104	43,662	317,609
Minnesota	26,862	1,707,508	6,775,042	Wisconsin	14,381	897,127	4,442,630
Mississippi	921	41,776	103,726	Wyoming	69	3,845	19,860

* 출처 : The Lewin Group Inc.(2010). State Impacts of the Medical Technology Industry: AdvaMed

예를 들어 미국의 캘리포니아, 미네소타, 매사추세츠, 펜실베이니아, 플로리다 주가 의료기기산업 등 의료기술 산업의 고용규모가 높은 상위 5개 주에 속한다. 이 중에서 매사추세츠 주는 연구역량을 갖춘 병원이 다수 존재하므로 상대적으로 많은 규모의 연방정부의 연구개발비를 제공받아 의료기기 연구개발을 수행할 수 있다. 연구개발 결과는 의료기기 기업으로 기술을 이전하여 새로운 사업기회를 제공하는 선순환 구조를 갖고 있다. 매사추세츠 주에 본사를 두고 있는 의료기기 기업은 Thermo Fisher Scientific, 필립스(북미), 존슨앤존슨(Johnson & Johnson)의 DePuy, 보스톤 사이언티픽, 스미스앤네퓨 등이 있다.

[표 3-17] 매사추세츠 주의 의료기기 기업

순위	회사명	2015년 매출	매스추세츠 내 고용자수	총고용자수	주요 품목
1	Thermo Fisher Scientific Inc.	$17,000,000,000	1,300	50,000	특수 진단장비
2	Philips North America	$16,800,000,000	3,000	69,000	진단영상, 원격의료등
3	DePuy Synthes Cos. of Johnson & Johnson	$9,260,000,000	1,500	22,000	정형 및 신경외과 기기
4	Boston Scientific Corp.	$7,470,000,000	2,533	25,000	심혈관, 심장박동관리 등
5	Smith & Nephew	$4,600,000,000	1,100	15,000	정형, 창상소독, 스포츠의학, 외상

* 출처 : Boston Business Journal(2016). Largest Medical Device Firms in Massachusetts.

매사추세츠 주는 의료기기산업계와 주정부의 행정부서와 공식적 연계, 교육 및 지역 내 대학시스템의 품질 향상, 자율성이 확대된 장기적인 세금우대(Business tax credits), 시제품(Prototype) 개발비용에 대한 연구개발비 세금감면 확대, 국가 간 무역 관련 규제 조화 권장, 의료개혁의 추진 등의 정책을 통해 의료기기산업처럼 첨단기술(High technology) 정밀제조업의 중심지역으로 도약하기 위해 노력하고 있다.

연방정부는 오바마케어 의료보험 개혁 재원을 마련하기 위해 2013년부터 의료기기에 부과되던 2.3% 특별소비세를 2016년부터 한시적으로 2년간 유예하면서 총 50억 달러 이상의 감세효과와 의료기기 연구개발 투자 확대 및 고용률 제고 등의 효과가 나타날 것으로 기대하고 있다. 또한, 세계적으로 대두되고 있는 4차 산업혁명과 관련하여 인공지능 분야의 경쟁력 확보 및 사회적 혜택 강화를 목표로 백악관 산하 과학기술정책국이 중심이 되어 범부처 협력체계를 구축하고, 인공지능 연구개발계획 및 미래 준비 등의 정책을 발표하였다[26].

26) 한국보건산업진흥원, 「의료기기산업 정책 수립 지원」, 2017.12, pp.61~63.

2) 일본의 의료기기산업

일본은 세계 2위 규모의 의료기기 시장을 보유한 국가로 각종 규제가 우리나라와 유사한 특징이 있다. 일본은 주기적·장기적으로 의료기기산업 육성을 위한 다양한 정책을 발표하였다. 일본의 후생노동성은 보건산업 발전을 위해 2002년 8월에 '의약품 산업 비전'을 발표한 후, 관계부처와 의료기기 기업 등과 협의를 통해 2003년에 '의료기기산업비전 2013'을 발표하였다.

이 계획은 의료기기산업의 현황과 추진과제를 분석하고, 이에 대해 산업계와 인식을 공유하며, 글로벌 경쟁력 강화를 위하여 구체적인 지원책을 마련·실행하기 위해 수립되었다. 이 계획에 따르면 연구단계, 개발단계, 생산단계, 판매단계별 발전 장애요인 및 이에 대응하는 정책 등을 실행계획으로 제시하였다.

[그림 3-4] 일본의 의료기기산업 육성 전략

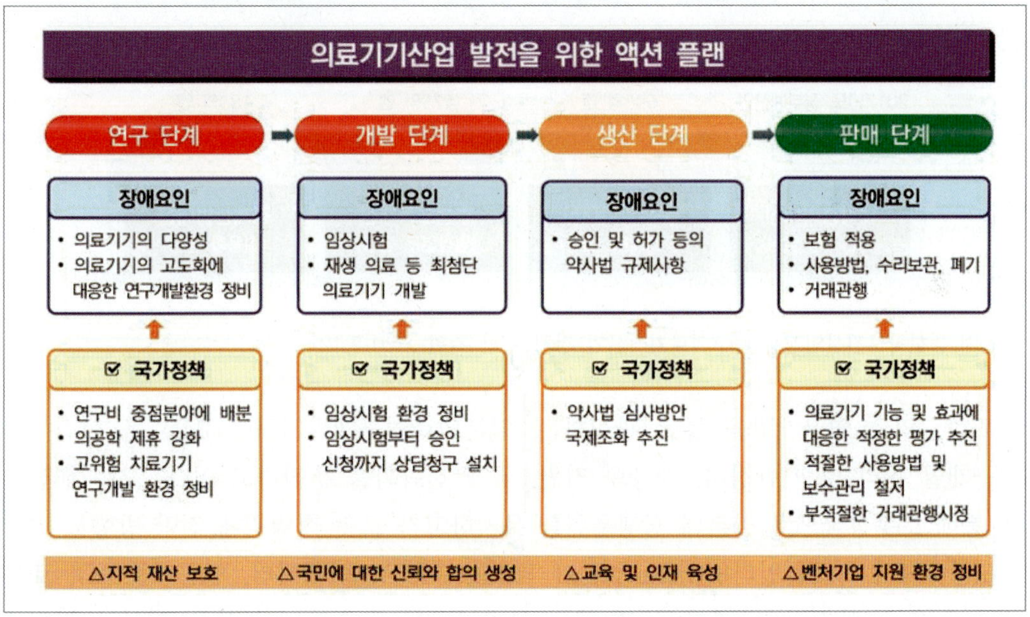

2007년 4월에는 후생노동성, 문부과학성, 경제산업성 주요 관계부처 합동으로 '혁신적 의약품·의료기기 창출을 위한 5개년 계획'이 발표되었고, 이 계획의 구체화를 위해 민관회의 및 협의회 등을 개최하였다. 이 계획에 따르면 저출산 고령화의 사회 변화 등 환경 변화에 산업계가 대처하기 위해 혁신 제품 개발 촉진을 위한 보험상환제도 개선, 연구개발 신청 환경 정비, 의료의 ICT화 추진 및 글로벌화 추진 등의 과제를 시행한다.

이를 통해 우수한 의료기기와 의료기술을 의료 현장에 신속히 정착하는 것을 유도하고, 의료의 질을 향상시키며 궁극적으로 의료기기산업 발전과 성장에 기여하는 것을 기대하고 있다.

2016년에는 2020년까지 의료기기 수출을 1조 엔(2011년 대비 2배)으로 늘리고, 세계 최첨단 분야를 개척하기 위해 일본이 우위를 선점하고 있는 보유 기술로 세계적으로 수요가 증가할 것으로 예상되는 분야를 중점적으로 육성하기 위한 '의료기기 5대 분야 중점 육성 계획'을 발표하였다. 일본 정부가 집중 육성하고자 하는 5개 분야는 인공조직·장기, 수술지원 로봇시스템, 재택의료기기, 화상진단기기, 비수술 치료기기를 선정하였고, 5대 분야에 대하여 기업과 연구기관에 연구개발 지원을 강화하며, 의료기관이 의료기기 제조업체 간 협력 연계를 통해 현장의 수요를 파악하여 제품화로 연결하는 체계를 5년 이내에 확립하는 것을 목표로 하였다.

[그림 3-5] 일본의 의료연구개발 예산 구성

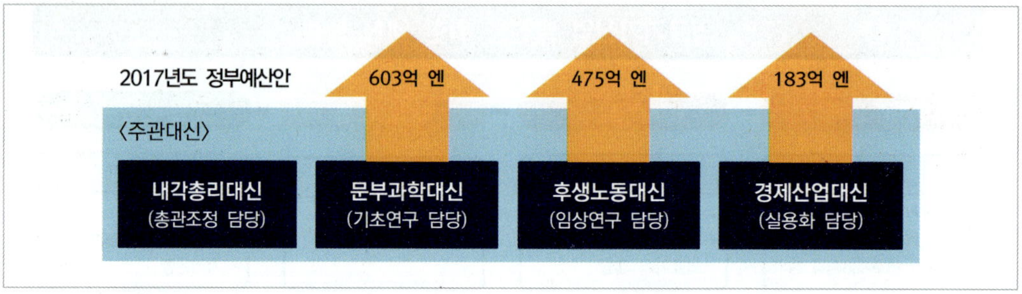

* 출처 : 한국보건산업진흥원, 「의료기기산업 정책 수립 지원」, 2017.12, p.34.

또한, 의료 연구개발을 통합 관리하는 '일본의료연구개발기구(AEMD)'를 설립하여 연구개발 관리 및 기반정리, 실용화 지원, 국제 전략화를 추진하고 있다. 로봇 新전략를 통해 로봇강국으로 일본의 경쟁우위를 유지하고자 로봇 혁명 3대 전략 방향을 설정하였다. 그리고 사물인터넷(Internet of Things, IoT), 빅데이터, 인공지능(AI), 로봇기술 등을 통해 2020년까지 30조 엔의 부가가치를 창출하는 목표를 달성하기 위해 일본재흥전략 등 정부 정책을 수립하였다. 이를 위해 총리를 의장으로 '제4차 산업혁명 민관회의'를 설치하였고, 新산업 구조비전 계획 발표를 통해 4차 산업혁명 분석 및 4차 산업혁명 대응전략을 수립하고자 하고 있다[27].

27) 한국보건산업진흥원, 「의료기기산업 정책 수립 지원」, 2017.12, pp.63~64.

[표 3-18] 일본의 의료기기산업 육성 5대 중점 분야

기술 분야	주요 내용
인공조직·장기	도호쿠대 등이 민간기업과 제품화 진행
수술지원 로봇시스템	가와사키중공업의 메디카로이드, 대학 벤처기업 리버필드 개발 지원
재택의료기기	기존 재택의료기기를 '20년까지 손바닥 크기로 소형화 추진 말로서 의사소통이 불가능한 사람에 대한 의사소통 장치 등을 5년 내 3개 이상 실용화
화상진단기기	도호쿠대 등이 민간기업과 제품화 진행
비수술치료기기	도쿄의대 및 고가쿠인대의 수술적 절개 없이 치료하는 기기 개발 지원

* 출처 : 생명공학정책연구센터, 「일본, 의료기기 5대 분야 중점 육성」, 2016.

3) 중국의 의료기기산업

중국은 제조 강국으로 성장을 목표로 의료기기를 포함한 10대 핵심산업 분야를 선정하여 육성하는 '제조 2025' 계획을 수립·발표하였다. 이 계획은 2025년까지 新경제 생태계 구축을 목표로 하고, 소프트웨어 부분 혁신을 위해 ICT 기술과 전통 산업의 융합으로 산업구조를 혁신하고 전반적인 업그레이드를 위한 인터넷 플러스(+) 정책과 경제발전·사회발전·기초 인프라·환경 조성의 4대 목표 및 7대 액션 플랜으로 구성되어 있다. 여기서 의료기기 분야는 웨어러블, 원격 진료 등 모바일 의료서비스에 필요한 제품 개발, 바이오 3D 프린터 등 첨단 기술 개발 및 응용 확대 등에 관한 내용이 포함되어 있다.

[그림 3-6] 중국의 제조2025의 3단계 발전단계

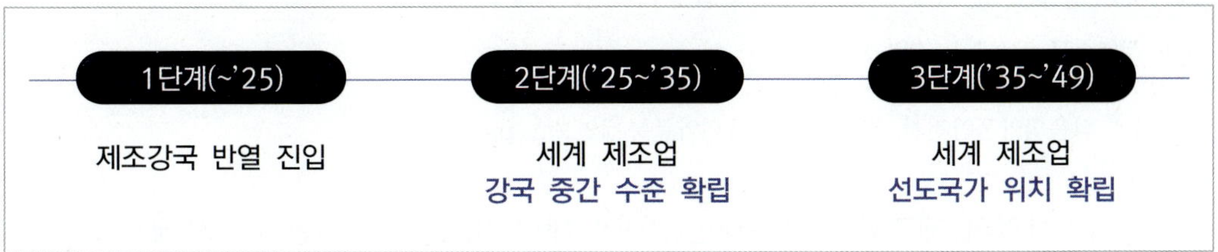

* 출처 : 한국보건산업진흥원, 「의료기기산업 정책 수립 지원」, 2017.12, pp.11~12.

중국은 2015년 12월에 발효된 한중 FTA로 인해 고주파 의료기기를 포함한 958개 품목, 연간 87억 달러 규모에 대한 관세가 즉시 철폐됨에 따라 중국 자국 의료기기산업 육성을 위해 국산품 우선 구매제도(Buy China)를 실시하고, 수입품에 대한 인·허가 절차를 강화하는 등의 정책을 시행하고 있다. 또한, 글로벌 기업과 협력을 통한 국내

생산을 증가하고 위해 중국 정부는 '중국에서 생산되며 자국 내 생산비용 비율이 50%를 넘는 최종제품은 중국제품으로 규정'한다고 하여 중국시장 내 제조시설과 R&D 시설을 갖춘 글로벌 기업의 혜택이 클 것으로 예상하고 있다[28].

2 의료기기산업의 국내시장 현황

우리나라 의료기기 생산액은 2013년 4.22조 원에서 2017년 5.82조 원으로 국내총생산(GDP)의 0.34%를 차지하고, 2016년 대비 3.9% 성장하였다. 의료기기 수출액은 2013년 2.58조 원에서 2017년 3.58조 원으로 국내총수출의 0.55%를 차지하고 있고, 2016년 대비 5.7% 성장하였다. 의료기기 수입액은 2013년 2.99조 원에서 2017년 3.95조 원으로 국내총수입의 0.73%를 차지하고, 2016년 대비 8.1% 성장하고 있다. 2017년 의료기기의 무역수지는 3,747억 원 적자를 보이고 있다.

[표 3-19] 의료기기 국내시장 현황

단위 : 억 원

구 분	생산액	수출액	수입액	무역수지	시장규모	연평균 환율
2013	42,241.7	25,808.6	29,882.4	−4,073.8	46,315.5	1,095.54
2014	46,048.1	27,140.5	30,842.0	−3,701.5	49,749.6	1,053.12
2015	50,016.2	30,671.5	33,311.7	−2,640.2	52,656.4	1,131.52
2016	56,030.6	33,866.8	36,568.8	−2,701.9	58,732.5	1,160.41
2017	58,231.5	35,782.2	39,528.9	−3,746.7	61,978.2	1,130.48
전년대비 성장률(%)	3.9	5.7	8.1	−38.7	5.5	

주 1) 무역수지 = 수출 - 수입
2) 시장규모 = 생산 - 수출 + 수입

* 출처 : 식품의약품안전처, 「2018년 식품의약품통계연보」, p.476.

의료기기산업의 제조업 국내총생산(GDP) 대비 비중은 2013년 1.05%에서 2017년 1.22%로 조금씩 증가하고 있다. 이에 따라 의료기기산업의 연도별 자급도도 2013년 35.5%에서 2017년 36.2%로 증가하였다.

28) 보건복지부, 「의료기기 개발지원사업 기획 보고서」, 2017.6, p.14.

[표 3-20] 의료기기산업 GDP 대비 비중

단위 : 십억 원

구 분	국내총생산(GDP)	제조업GDP	의료기기 등 총생산	GDP 대비(%)	제조업 GDP 대비(%)
2013	1,429,445	403,657	4,224	0.30	1.05
2014	1,486,079	408,510	4,604	0.31	1.13
2015	1,564,124	423,652	5,001	0.32	1.20
2016	1,641,786	439,700	5,603	0.34	1.29
2017	1,730,399	477,112	5,823	0.34	1.22

* 출처 : 식품의약품안전처, 「2018년 식품의약품통계연보」, p.453.

[표 3-21] 의료기기산업 연도별 자급도

단위 : 백만 원

구 분	생산	수출	수입	국내자급도(%)
2013	4,224,169	2,580,860	2,988,240	35.5
2014	4,604,814	2,714,050	3,084,200	38.0
2015	5,001,618	3,067,147	3,331,170	36.7
2016	5,603,064	3,386,684	3,656,877	37.7
2017	5,823,154	3,578,215	3,952,881	36.2

주 : 국내자급도 = (생산 - 수출)/(생산 - 수출 + 수입)

* 출처 : 식품의약품안전처, 「2018년 식품의약품통계연보」, p.463.

국내 의료기기 기업은 2017년에 총 61,806개로 이 중에 제조기업은 3,640개, 수입업체는 2,559개, 수리업체 2,259개이고, 나머지는 판매업체와 임대업체이다. 의료기기 기업 수는 2013년 이후 연평균 11.7% 성장하고 있다.

[표 3-22] 의료기기 기업 종류별 현황

단위 : 개소

구분	총계	제조	수입	수리	판매	임대
2013	39,748	2,711	2,027	1,624	33,299	87
2014	53,826	2,993	2,239	1,850	46,623	121
2015	59,170	3,272	2,365	1,949	51,219	365
2016	59,624	3,464	2,482	2,125	51,088	465
2017	61,806	3,640	2,559	2,259	52,719	629

* 출처 : 식품의약품안전처, 「2018년 식품의약품통계연보」, p.450.

이 중에서 실제로 의료기기를 생산하는 기업은 2017년 3,283개로 총 제조기업 3,640개 중 90.2%이고, 14,855개 품목, 5조 8,232억 원을 생산하였다. 생산기업 수는 2013년 2,607개 대비 연평균 5.9% 증가하였고, 생산금액은 2016년 4조 2,242억 원 대비 연평균 8.4%씩 성장하였다.

[표 3-23] 의료기기 생산기업과 품목 생산 현황

단위 : 개소, 건, 백만 원

구분	업체수	품목수	생산금액
2013	2,607	10,600	4,224,169
2014	2,786	12,782	4,604,814
2015	2,992	13,424	5,001,618
2016	2,943	14,071	5,603,064
2017	3,283	14,855	5,823,155

주 : 업체수는 제조업체 중 생산실적을 보고한 업체

* 출처 : 식품의약품안전처, 「2018년 식품의약품통계연보」, p.452.

의료기기 기업 중 2017년 기준 연간 생산액이 1억 원 미만 기업이 1,746개로 전체 생산기업 3,283개 중 53.2%이고, 1억 원 이상 10억 원 미만이 908개로 27.7%이다. 연매출 100억 원 이상 기업은 103개로 3.1%를 차지하고 있다.

의료기기 기업 중 연매출 1억 원 미만 1,746개 기업의 2017년 생산액은 282억 원으로 총생산액 중 0.5%이고, 1억 원 이상 10억 원 미만 908개 기업의 생산액이 3,583억 원으로 총생산액 중 6.2%를 차지하며, 100억 원 이상 103개 기업이 3조 7,736억 원을 생산하여 64.8%를 차지하고 있다.

이러한 의료기기 기업의 생산 규모는 산업의 영세성을 나타나는 것으로 우리나라 의료기기 기업 3,283개의 총 생산액은 5조 8,231억 원으로 1개 기업당 평균 17.7억 원 생산실적을 보인다. 이는 1개 제약기업 평균 생산액 493억 원 대비 3.6%에 불과한 등 매우 영세함을 보여준다. 이러한 산업의 영세성은 연구개발 투자가 미흡하고, 신제품 개발이 곤란한 원인이 된다.

[표 3-24] 의료기기 기업 규모별 생산 현황

단위 : 개소, 천 원

구분		총계	1억 원 미만	1~ 10억 원 미만	10~ 50억 원 미만	50~ 100억 원 미만	100억 원 이상
업체수	2013	2,607	1,389	724	329	79	86
	2014	2,786	1,453	803	361	83	86
	2015	2,992	1,613	805	391	84	99
	2016	2,943	1,484	846	400	114	99
	2017	3,283	1,746	908	423	103	103
생산액	2013	4,224,169,441	21,500,369	288,202,992	740,452,344	519,068,873	2,654,944,863
	2014	4,604,814,215	22,626,520	315,577,605	810,583,483	561,050,696	2,894,975,911
	2015	5,001,618,064	25,986,927	318,473,003	890,256,568	564,968,822	3,201,932,744
	2016	5,603,063,842	26,319,039	338,901,823	900,788,580	766,484,126	3,570,570,274
	2017	5,823,154,658	28,199,812	358,280,408	941,663,316	721,456,333	3,773,554,789

* 출처 : 식품의약품안전처, 「2018년 식품의약품통계연보」, p.454.

우리나라 의료기기 기업 중 수출 1위 기업은 한국GE초음파로 2017년에 8개 품목 2.7억 달러를 수출했고, 2위는 초음파 업체인 삼성메디슨으로 13개 품목 2.2억 달러, 3위는 체외진단기기 업체인 에스디로 109개 품목 1.3억 달러를 수출했다. 4위는 디지털 X-선 장비를 치과에 공급하는 바텍으로 12개 품목 1억 달러를 수출했고, 5위는 영상 진단장비 업체인 지멘스헬스케어로 12개 품목 0.8억 달러를 수출하였다. 10대 기업의 총 수출품목은 438개 품목이고, 수출액은 11.3억 달러로 품목당 평균 수출액은 258만 달러에 불과하다.

[표 3-25] 의료기기 수출액 상위 10위 기업

단위 : 건, 천 달러

순위	2013			2014			2015			2016			2017		
	업체명	품목수	금액	업체명	품목수	금액	업체명	품목수	금액	업체명	품목수	금액	업체명	품목수	금액
1	한국지이초음파(유)	6	236,501	한국지이초음파(유)	6	236,854	한국지이초음파(유)	8	240,062	한국지이초음파(유)	10	265,753	한국지이초음파(유)	8	273,495
2	삼성메디슨㈜	19	220,832	삼성메디슨㈜	15	224,074	삼성메디슨㈜	17	196,528	삼성메디슨㈜	17	182,437	삼성메디슨㈜	13	219,649
3	㈜누가의료기	25	78,340	㈜에스디	124	100,199	㈜에스디	121	120,053	㈜에스디	116	141,629	㈜에스디	109	126,360

(계속)

순위	2013			2014			2015			2016			2017		
	업체명	품목수	금액	업체명	품목수	금액	업체명	품목수	금액	업체명	품목수	금액	업체명	품목수	금액
4	지멘스㈜ 초음파 사업부 포항지점	13	78,244	지멘스㈜ 초음파 사업부 포항지점	14	83,002	지멘스 헬스케어㈜	13	99,831	지멘스 헬스케어㈜	13	111,460	㈜바텍	12	99,331
5	㈜세라젬	20	59,910	㈜세라젬	22	74,860	㈜바텍	7	76,170	㈜아이센스 원주공장	48	61,184	지멘스 헬스케어㈜	12	83,382
6	㈜바텍	10	55,117	㈜바텍	8	71,969	㈜세라젬	19	61,061	㈜뷰웍스	6	59,275	오스템임플란트㈜	81	68,470
7	㈜아이센스 원주공장	24	50,767	㈜누가의료기	24	68,165	삼성전자㈜	27	58,288	㈜바텍	9	56,265	㈜아이센스 원주공장	51	68,440
8	지멘스㈜ 초음파 사업부	5	48,564	삼성전자㈜	32	59,502	㈜아이센스 원주공장	43	54,777	㈜세라젬	21	55,127	삼성전자㈜	30	67,734
9	오스템임플란트㈜	55	41,553	㈜아이센스 원주공장	41	48,828	오스템임플란트㈜	74	49,131	오스템임플란트㈜	74	54,743	㈜덴티움 용인공장	88	57,623
10	㈜인포피아	37	33,286	지멘스㈜ 초음파 사업부	7	43,394	㈜뷰웍스	7	47,716	㈜인터로조	29	51,928	㈜세라젬	22	56,768

* 출처 : 식품의약품안전처, 「2018년 식품의약품통계연보」, pp.472~473.

우리나라 의료기기 기업 중 수입 1위 기업은 심혈관 스텐트(Stent) 등을 수입하는 메드트로닉코리아로 2017년에 714개 품목, 2.7억 달러를 수입하였고, 2위는 봉합사 등 의료용구와 소독기 등 위생용품을 수입하는 한국존슨앤존스메디칼로 873개 품목, 1.6억 달러를 수입하였다. 3위는 영상진단장비를 수입하는 지멘스 헬시니어스로 571개 품목 1.3억 달러를 수입하였고, 4위는 진단용 장비 등을 수입하는 한국로슈진단으로 821개 품목, 1.3억 달러를 수입하였으며, 5위는 진단시약 등을 수입하는 한국애보트로 259개 품목, 0.9억 달러를 수입하였다.

[표 3-26] 의료기기 수입액 상위 10위 기업

단위 : 건, 천 달러

순위	2013			2014			2015			2016			2017		
	업체명	품목수	금액	업체명	품목수	금액	업체명	품목수	금액	업체명	품목수	금액	업체명	품목수	금액
1	지멘스㈜	248	157,406	한국존슨앤드존슨메디칼㈜	1,129	148,745	한국존슨앤드존슨메디칼㈜	1,089	141,103	한국존슨앤드존슨메디칼㈜	1,024	143,454	메드트로닉코리아(유)	714	270,734
2	한국존슨앤드존슨메디칼㈜	1,081	146,603	지멘스㈜	558	142,858	한국로슈진단㈜	746	119,046	지멘스헬스케어㈜	521	128,975	한국존슨앤드존슨메디칼㈜	873	155,132
3	㈜한국존슨앤드존슨	13	98,861	한국로슈진단㈜	728	120,306	지멘스헬스케어㈜	461	115,097	메드트로닉코리아(유)	533	126,174	지멘스헬시니어스㈜	571	132,880
4	메드트로닉코리아㈜	433	92,295	코비디엔코리아㈜	220	95,619	코비디엔코리아㈜	227	107,432	코비디엔코리아(유)	248	109,760	한국로슈진단㈜	821	131,523
5	코비디엔코리아㈜	205	89,605	메드트로닉코리아(유)	420	94,726	메드트로닉코리아㈜	435	104,588	㈜한국존슨앤드존슨	15	93,610	한국애보트㈜	259	87,957
6	한국애보트㈜	187	79,429	한국애보트㈜	253	84,414	한국애보트㈜	219	91,882	한국로슈진단㈜	702	93,461	㈜한국존슨앤드존슨	14	84,289
7	한국로슈진단㈜	191	67,986	㈜한국존슨앤드존슨	16	71,976	㈜한국존슨앤드존슨	15	86,619	한국애보트㈜	205	87,834	㈜필립스코리아	186	79,671
8	한국스트라이커㈜	546	63,054	한국스트라이커㈜	532	68,645	㈜필립스코리아	175	70,292	한국스트라이커(주)	670	73,260	㈜프레제니우스메디칼케어코리아	45	79,174
9	지이헬스케어코리아㈜	209	53,594	㈜필립스코리아	162	59,111	올림푸스한국㈜	268	63,813	㈜필립스코리아	166	72,511	한국스트라이커㈜	622	74,223
10	㈜필립스전자	159	53,155	㈜프레제니우스메디칼케어코리아	46	55,985	한국스트라이커㈜	603	63,548	㈜프레제니우스메디칼케어코리아	45	66,517	올림푸스한국㈜	309	70,750

* 출처 : 식품의약품안전처, 「2018년 식품의약품통계연보」, pp.474~475.

의료기기 기업 중 GMP 지정을 받은 기업은 2013년 3,775개에서 2017년 3,188개로 587개 감소하였다. 이 중에서 실제 생산하는 제조업체 3,283개 중 2,072개가 GMP 지정을 받아서 63.1%이고, 수입업체는 2,559개 중 1,116개가 GMP 지정을 받아서 43.6%이다.

1등급 의료기기에 대한 GMP 지정은 제조업체가 45개, 수입업체가 2개 지정 받았고, 2등급 의료기기는 제조업체 1,317개, 수입업체가 722개 지정 받았다. 3등급 의료기기는 제조업체 531개, 수입업체 265개가 지정 받았고, 4등급 의료기기는 제조업체 179개, 수입업체 127개가 지정 받았다.

[표 3-27] 의료기기 GMP 지정기업 및 등급별 현황

단위 : 개소

구 분	총 계	제 조	수 입
2013	3,775	2,167	1,608
2014	3,901	2,247	1,654
2015	4,084	2,396	1,688
2016	3,119	2,001	1,118
2017	3,188	2,072	1,116
1등급 Class 1	47	45	2
2등급 Class 2	2,039	1,317	722
3등급 Class 3	796	531	265
4등급 Class 4	306	179	127

※ 업체별 보유 최고등급 기준

* 출처 : 식품의약품안전처, 「2018년 식품의약품통계연보」, p.491.

이러한 의료기기 기업 중에서 상장기업 및 외부감사 기업은 총 152개로 2016년에 1개 기업당 평균 매출액은 303억 원이고, 중위 매출액은 172억 원이다. 이 중에서 매출액 100억 미만의 기업이 약 31%이고, 매출액 1,000억 이상의 기업이 6.6%에 불과한 등 의료기기 기업 규모가 영세함을 알 수 있다[29].

29) 한국보건산업진흥원, 「의료기기산업 정책 수립 지원」, 2017.12, p.69.

[표 3-28] 의료기기 기업 매출액 분포

그룹	기업수	최소 매출 (Min, 원)	최고 매출 (Max, 원)	평균 (mean)	중위값 (p50)
1	47	239,586,000	9,939,495,000	4,981,856,170	5,062,760,000
2	38	10,093,091,000	19,928,840,000	14,221,653,474	13,937,026,000
3	22	20,362,468,000	29,762,933,000	24,527,491,318	24,400,643,000
4	19	30,660,396,000	47,124,743,000	37,299,269,368	35,949,357,000
5	16	50,583,903,000	93,986,563,000	67,795,693,375	60,831,011,000
6	10	104,986,973,000	259,865,157,000	149,811,194,800	120,267,970,000
Total	152	239,586,000	259,865,157,000	30,300,684,480	17,247,641,500

* 출처 : 한국보건산업진흥원, 「의료기기산업 정책 수립 지원」, 2017.12, p.71.

의료기기 기업 중에서 상장기업 및 외부감사 기업 152개의 2016년 연구개발비는 1개 기업당 평균 16억 원이고, 연간 평균 이상의 연구개발비를 투자하는 기업은 37개 기업으로 24% 수준이다.

[표 3-29] 의료기기 기업 연구개발비 총액

구분	평균(mean)	p25	p50(중위값)
연구개발비총액	1,605,111,818	10,391,226	667,996,465
기준 이상 기업수	37개 기업	114개 기업	76개 기업

* 출처 : 한국보건산업진흥원, 「의료기기산업 정책 수립 지원」, 2017.12, p.71.

의료기기 기업 중에서 상장기업 및 외부감사 기업 152개의 2014년부터 2016년까지 매출액 중 연구개발비 평균 투자액은 연평균 20.1억 원이고, 중위값(p50)은 10.5억 원이다.

[표 3-30] 의료기기 기업 연구개발비 3개년 평균 투자액

매출액 기준	N	평균	p25	p50	p75
100억 미만	35	673,662,225	170,839,776	722,532,160	1,110,049,920
100억~200억	35	1,079,114,852	257,597,344	788,916,352	1,594,648,064
200억~300억	17	1,209,674,590	558,913,536	1,160,987,904	1,390,843,648
300억~500억	19	1,988,744,552	537,441,664	1,507,328,128	2,695,908,096
500억~1000억	16	3,942,885,347	1,373,583,296	2,847,559,936	5,885,678,848
1000억 이상	9	9,055,846,514	2,171,297,024	6,186,191,872	8,685,538,304
계	131	2,017,454,934	469,640,512	1,052,158,336	2,029,884,032

* 출처 : 한국보건산업진흥원, 「의료기기산업 정책 수립 지원」, 2017.12, p.72.

2017년 의료기기 생산실적이 있는 제조업체 3,283개 중에 근로자 200명 이상을 고용하고 있는 기업은 2013년 17개 기업(0.65%)에서 30개(0.91%)로 증가하였다. 100명부터 200명 미만을 고용하는 의료기기 기업은 2013년 43개(1.64%)에서 68개(2.1%)로 증가하였고, 20명 미만을 고용하는 기업이 2013년 2,193개(84.1%)에서 2,667개(81.2%)로 나타났다.

20명 미만을 고용하고 의료기기 기업의 생산액은 2013년 2,193개 기업이 6,272억 원(15.9%)에서 2017년 2,667개 기업이 7,954억 원(13.7%)을 생산하였다. 100명부터 200명 미만으로 고용하는 의료기기 기업의 생산액은 2013년 43개 기업이 7,650억 원(18.1%)에서 2017년 68개 기업이 1조 2,264억 원(21.1%)을 생산하였고, 200명 이상 고용하고 있는 기업은 2013년 17개 기업이 1조 1,228억 원(26.6%)에서 2017년 20개 기업이 1조 7,080억 원(29.3%)을 생산하였다.

의료기기 생산기업 중 100명 미만을 고용하는 기업이 2013년에 총 2,607개 기업 중 2,547개로 97.7%를 차지하고 있고, 생산액은 총 생산액 4조 2,241억 원 중 2조 3,363억 원으로 55.3%를 차지하고 있다. 2017년에는 100명 미만을 고용하는 의료기기 생산기업이 총 3,283개 기업 중 3,185개로 97.0%를 차지하고 있고, 생산액은 2조 8,888억 원으로 49.6%를 차지하고 있다.

[표 3-31] 의료기기 기업 종사자 규모별 생산액

단위 : 개소, 천 원

구분		총 계	20명 미만	20~ 50명 미만	50~ 100명 미만	100~ 200명 미만	200명 이상
업체수	2013	2,607	2,193	265	89	43	17
	2014	2,786	2,338	286	92	50	20
	2015	2,992	2,466	338	113	50	25
	2016	2,943	2,384	345	125	63	26
	2017	3,283	2,667	384	134	68	30
생산액	2013	4,224,169,441	672,722,781	778,444,923	885,169,199	765,010,885	1,122,821,653
	2014	4,604,814,215	722,945,633	815,406,624	959,600,879	854,742,557	1,252,118,522
	2015	5,001,618,064	758,114,154	848,495,152	1,050,018,736	972,290,769	1,372,699,253
	2016	5,603,063,842	809,415,367	937,334,579	1,116,209,455	1,131,635,517	1,608,468,924
	2017	5,823,154,658	795,351,366	926,059,704	1,167,327,050	1,226,434,391	1,707,982,147

* 출처 : 식품의약품안전처, 「2018년 식품의약품통계연보」, p.455.

의료기기 기업이 고용하고 있는 근로자 수는 2014년 4만 2,171명에서 2016년 5만 9,530명으로 연평균 18.9% 증가하였다. 이 중에서 개인 사업체에서 근무하고 있는 근로자는 2014년 2,543명에서 2016년에 3,998명(6.6%)을 차지하고 있고, 법인 기업체에서 근무하고 있는 근로자가 2014년 39,628명에서 2016년 55,621명(93.4%)을 차지하고 있다. 연간 매출액 800억 원 이하의 중소기업이 고용하고 있는 근로자가 2014년 42,171명 중 35,412명에서 2016년 59,530명 중 49,432명(83%)이고, 대기업이 고용하고 있는 근로자가 2014년 6,759명에서 2016년 10,098명(17%)으로 나타났다.

[표 3-32] 의료기기산업 종사자 수

단위: 명, %

구분			2014년	2015년	2016년	
					인원수	비중
합계			42,171	46,400	59,530	100.0
조직 형태	설립근거	개인사업체	2,543	3,998	3,909	6.6
		법인회사	39,628	42,402	55,621	93.4
	상법	내국회사	40,510	45,092	54,542	91.6
		외국회사	1,661	1,308	4,988	8.4
상장 여부	상장		4,786	7,828	12,195	20.5
	비상장		37,385	38,573	47,335	79.5
중소기업 여부	중소기업 해당		35,412	42,277	49,432	83.0
	중소기업 비해당		6,759	4,123	10,098	17.0

* 출처 : 한국보건산업진흥원, 「2017년 의료기기산업 분석보고서」, p.86.

의료기기 기업 중 2017년 생산액 1위 기업은 치과용 임플란트와 치과 기자재 등을 6,890억 원 생산한 오스템 임플란트이다. 2위 기업은 초음파 장비를 2,807억 원 생산한 삼성메디슨이고, 3위 기업은 전산화단층엑스선촬영장치(CT), 초음파 장비 등을 1,524억 원 생산한 한국지이초음파이다. 4위는 치과용 임플란트와 치과 기자재 등을 1,494억 원 생산한 덴티움이고, 5위 기업은 자기공명전산화단층촬영장치(MRI), 전산화단층엑스선촬영장치(CT), 초음파 등을 1,030억 원 생산한 지멘스 헬스케어 시니어스이다.

6위 기업은 영상진단기기와 체외진단기기 등을 831억 원 생산한 삼성전자(의료기기사업부)이고, 7위 기업은 치과용 디지털 X-선 장비 등을 788억 원 생산한 바텍이다. 8위는 혈당측정기 등 체외진단기기 등을 708억 원 생산한 아이센스이고, 9위는 레이저 치료기 등 치료용 장비를 664억 원 생산한 원텍이다. 10위는 영상진단장비와 체외진단기 655억 원 생산한 지멘스 헬시니어스이다.

[표 3-33] 의료기기 생산액 상위 10위 기업 현황

단위 : 백만 원

순위	2013		2014		2015		2016		2017	
	회사명	금액	회사명	금액	회사명	금액	회사명	금액	회사명	금액
1	오스템 임플란트㈜	396,766	오스템 임플란트㈜	390,582	오스템 임플란트㈜	484,971	오스템 임플란트㈜	649,313	오스템 임플란트㈜	689,034
2	삼성메디슨㈜	268,970	삼성메디슨㈜	275,315	삼성메디슨㈜	254,732	삼성메디슨㈜	238,595	삼성메디슨㈜	280,755
3	한국지이 초음파(유)	172,368	한국지이 초음파(유)	130,312	한국지이 초음파(유)	123,281	한국지이 초음파(유)	155,850	한국지이 초음파(유)	152,433
4	㈜누가 의료기	89,356	지멘스㈜ 초음파 사업부 포항지점	86,403	㈜바텍	95,594	지멘스 헬스케어㈜	109,415	㈜덴티움 용인공장	149,398
5	지멘스㈜ 초음파 사업부 포항지점	77,785	㈜바텍	85,844	㈜덴티움 용인공장	93,920	㈜덴티움 용인공장	94,785	지멘스 헬스케어㈜	102,963
6	㈜바텍	68,048	삼성전자㈜	81,220	지멘스 헬스케어㈜	89,084	㈜바텍	84,009	삼성전자㈜	83,140
7	지멘스㈜ 초음파 사업부	54,505	㈜누가 의료기	77,642	삼성전자㈜	80,437	㈜뷰웍스	77,590	㈜바텍	78,825
8	㈜네오 바이오텍	54,141	㈜덴티움 수원공장	74,620	㈜뷰웍스	71,805	㈜에스디	71,093	㈜아이센스 원주공장	70,821
9	㈜레이언스	47,549	㈜에스디	60,586	㈜에스디	65,204	㈜아이센스 원주공장	66,571	원텍㈜	66,414
10	㈜덴티움 수원공장	46,313	㈜세라젬	55,835	㈜누가 의료기	52,113	㈜메가젠 임플란트	58,042	지멘스헬시니어스㈜ 성남	65,472

* 출처 : 식품의약품안전처, 「2018년 식품의약품통계연보」, p.459.

의료기기 중 2017년 생산액 1위 품목은 치과용 임플란트로 8,888억 원 생산하였고, 2위는 초음파 영상진단장비로 4,951억 원 생산하였다. 3위는 조직수복용 생체재료로

2,066억 원 생산하였고, 4위는 매일 착용 콘택트렌즈로 1,906억 원 생산하였다. 5위는 의료영상 획득장치로 1,355억 원 생산하였고, 6위는 치과용 임플란트 시술기구로 1,145억 원 생산하였다. 7위는 안경렌즈로 899억 원 생산하였고, 8위는 개인용 체외진단 시약으로 832억 원 생산하였다. 9위는 개인용 온열기로 796억 원 생산하였고, 10위는 주사기로 785억 원 생산하였다.

[표 3-34] 의료기기 연도별 품목별 생산액 10위 품목

단위 : 백만 원

순위	2013		2014		2015		2016		2017	
	품목명	금액	품목명	금액	품목명	금액	품목명	금액	품목명	금액
1	치과용 임플란트	556,012	치과용 임플란트	598,162	치과용 임플란트	648,000	치과용 임플란트	840,678	치과용 임플란트	888,854
2	초음파영상 진단장치	512,487	초음파영상 진단장치	473,207	초음파영상 진단장치	441,704	초음파영상 진단장치	459,999	범용초음파 영상 진단장치	495,130
3	치과용 귀금속합금	136,436	소프트콘택트렌즈	141,889	의료용영상 처리용장치·소프트웨어	166,405	조직수복용 생체재료	187,231	조직수복용 생체재료	206,571
4	소프트콘택트렌즈	128,110	의료용영상 처리용장치·소프트웨어	137,893	디지털엑스선촬영장치	160,091	의료용영상 처리용장치·소프트웨어	185,003	매일착용 소프트 콘택트렌즈	190,614
5	시력보정용 안경렌즈	121,035	디지털 엑스선 촬영장치	128,014	소프트 콘택트렌즈	149,697	소프트 콘택트렌즈	175,845	의료영상 획득장치	135,494
6	의료용영상 처리용장치·소프트웨어	112,302	시력보정용 안경렌즈	118,972	시력보정용 안경렌즈	122,752	의료용 프로브	127,768	치과용 임플란트 시술기구	114,469
7	의료용 프로브	105,887	의료용 프로브	107,611	치과용귀금속합금	116,157	디지털엑스선촬영장치	116,845	안경렌즈	89,929
8	디지털엑스선촬영장치	96,368	치과용귀금속합금	104,246	조직수복용 생체재료	109,239	레이저 수술기	116,126	개인용체외 진단검사 시약Ⅱ	83,156
9	개인용 온열기	91,436	개인용 온열기	96,539	의료용 프로브	107,971	면역화학 검사지	111,105	개인용 온열기	79,567
10	개인용조합 자극기	91,309	전산화단층 엑스선 촬영장치	89,654	엑스선 촬영장치	104,772	시력보정용 안경렌즈	104,820	주사기	78,459

* 출처 : 식품의약품안전처, 「2018년 식품의약품통계연보」, p.457.

의료기기 중 2017년 수출 1위 품목은 범용초음파 영상진단장비로 5,515억 원 수출하였고, 2위 품목은 치과용 임플란트로 2,027억 원 수출하였다. 3위는 조직수복용 생체재료로 1,881억 원 수출하였고, 4위는 매일 착용 콘택트렌즈로 1,527억 원, 5위는 개인용 체외진단검사시약으로 1,329억 원 수출하였다.

[표 3-35] 의료기기 수출액 상위 10개 품목

단위 : 천 달러

순위	2013		2014		2015		2016		2017	
	품목명	금액	품목명	금액	품목명	금액	품목명	금액	품목명	금액
1	초음파 영상 진단장치	536,907	초음파 영상 진단장치	539,427	초음파 영상 진단장치	504,592	초음파 영상 진단장치	519,296	범용초음파 영상 진단장치	551,482
2	소프트콘택트렌즈	118,019	치과용 임플란트	124,795	치과용 임플란트	151,843	치과용 임플란트	175,802	치과용 임플란트	202,678
3	치과용 임플란트	112,475	소프트 콘택트 렌즈	108,508	디지털 엑스선 촬영장치	125,373	소프트 콘택트 렌즈	149,385	조직 수복용 생체재료	188,122
4	개인용 온열기	103,080	개인용 온열기	105,107	소프트 콘택트 렌즈	122,855	조직 수복용 생체재료	138,705	매일착용 소프트 콘택트렌즈	152,657
5	혈당측정 검사지	99,795	디지털 엑스선 촬영장치	98,840	면역화학 검사지	115,646	의료용영상 처리용장치· 소프트웨어	128,797	개인용 체외 진단검사 시약Ⅱ	132,871
6	의료용 프로브	93,166	의료용 프로브	89,634	의료용영상 처리용장치· 소프트웨어	108,201	면역화학 검사지	125,877	의료영상 획득장치	97,575
7	의료용영상 처리용장치· 소프트웨어	75,507	의료용영상 처리용장치· 소프트웨어	89,554	의료용 프로브	103,783	의료용 프로브	116,014	고위험성 감염체 면역검사 시약	85,932
8	시력 보정용 안경렌즈	69,933	면역화학 검사지	84,980	고위험성 감염체 면역검사 시약	91,353	고위험성 감염체 면역검사 시약	107,871	치과용 전산화단층 촬영엑스선 장치	76,057
9	디지털 엑스선 촬영장치	64,287	고위험성 감염체 면역 검사시약	84,169	조직 수복용 생체재료	79,962	레이저 수술기	78,287	개인용 온열기	71,349
10	개인용 조합 자극기	53,054	레이저 수술기	65,557	개인용 온열기	69,892	디지털 엑스선 촬영장치	77,807	혈관내 진단용 초음파 프로브	52,415

* 출처 : 식품의약품안전처, 「2018년 식품의약품통계연보」, p.465.

의료기기 중 2017년 수입액 1위 품목은 매일 착용 콘택트렌즈로 1.2억 달러 수입하였고, 2위 품목은 관상동맥용 스텐트로 0.96억 달러를 수입하였다. 3위 품목은 인공신장기용 혈액여과기로 0.85억 달러, 4위 품목은 면역화학검사시약으로 0.67억 달러, 5위 품목은 인공무릎관절로 0.65억 달러를 수입하였다.

[표 3-36] 의료기기 수입액 상위 10개 품목

단위 : 천 달러

순위	2013		2014		2015		2016		2017	
	품목명	금액	품목명	금액	품목명	금액	품목명	금액	품목명	금액
1	소프트콘택트렌즈	123,117	스텐트	120,256	소프트콘택트렌즈	124,623	소프트콘택트렌즈	137,593	매일착용 소프트콘택트렌즈	120,309
2	스텐트	108,810	소프트콘택트렌즈	105,585	스텐트	122,038	스텐트	118,677	관상동맥용 스텐트	95,501
3	자기공명 전산화 단층촬영 장치	72,963	인공 신장기용 여과기	70,337	인공 신장기용 여과기	69,757	인공 신장기용 여과기	75,234	인공 신장기용 혈액 여과기	85,461
4	인공 신장기용 여과기	64,461	인공무릎 관절	63,969	인공무릎 관절	64,989	전산화단층 엑스선 촬영장치	73,354	면역화학 검사시약	66,966
5	전산화단층 엑스선 촬영장치	63,383	자기공명 전산화단층 촬영장치	63,611	혈관내튜브·카테터	63,670	혈관내튜브·카테터	72,841	인공무릎 관절	65,022
6	인공무릎 관절	62,915	시력보정용 안경렌즈	62,315	자기공명 전산화단층 촬영장치	63,561	인공무릎 관절	72,115	초전도자석식전신용 자기공명 전산화단층 촬영장치	63,609
7	치료용 하전입자 가속장치	57,782	의료용 면역발광 측정 장치용시약	61,466	전산화 단층엑스선 촬영장치	56,829	자기공명 전산화 단층 촬영장치	63,131	전신용 전산화 단층엑스선 촬영장치	55,376
8	의료용면역 발광측정 장치용시약	54,143	혈관내 튜브· 카테터	59,622	시력 보정용 안경렌즈	55,368	전기 수술기용 전극	55,518	안경렌즈	49,970
9	의료용 프로브	54,122	전산화 단층엑스선 촬영장치	56,243	의료용면역 발광측정 장치용시약	54,090	시력보정용 안경렌즈	52,675	비흡수성 체내용 스태플	40,036
10	혈관내튜브·카테터	51,437	면역화학 검사시약	50,416	면역화학 검사시약	51,154	면역화학 검사시약	47,210	치료용 하전입자 가속장치	35,859

* 출처 : 식품의약품안전처, 「2018년 식품의약품통계연보」, p.467.

국산 의료기기 2017년 수출 1위 국가는 미국으로 5.12억 달러 수출하였고, 2위 국가는 중국으로 5.09억 달러 수출하였다. 3위 국가는 독일로 2.38억 달러, 4위는 일본으로 1.98억 달러, 5위는 인도로 1.27억 달러 수출하였다. 6위는 러시아로 1.24억 달러, 7위는 베트남으로 0.72억 달러 수출하였다.

[표 3-37] 의료기기 수출액 상위 10개 국가

단위 : 천 달러

순위	2013		2014		2015		2016		2017	
	국가명	금액	국가명	금액	국가명	금액	국가명	금액	국가명	금액
1	미국	421,058	미국	406,157	미국	479,932	미국	501,353	미국	512,064
2	독일	219,727	중국	254,146	중국	331,247	중국	444,976	중국	508,583
3	중국	217,721	독일	198,672	독일	227,013	독일	250,645	독일	237,796
4	일본	170,988	일본	187,898	일본	187,038	일본	199,574	일본	197,919
5	러시아연방	156,200	러시아연방	150,280	인디아	101,342	인도	98,985	인도	127,145
6	브라질	91,163	인디아	99,789	러시아	90,825	러시아	95,282	러시아	124,064
7	인디아	61,663	브라질	76,861	이란	65,172	이란	66,110	베트남	71,779
8	이란	54,573	영국	65,802	브라질	62,381	이탈리아	62,654	브라질	71,070
9	이탈리아	50,968	이란	65,056	이탈리아	61,070	브라질	59,420	이탈리아	64,258
10	태국	46,572	터키	64,641	영국	58,422	영국	57,391	태국	62,222

* 출처 : 식품의약품안전처, 「2018년 식품의약품통계연보」, p.469.

국산 의료기기 2017년 수입 1위 국가는 미국으로 16.4억 달러 수입하였고, 2위 국가는 독일로 5.49억 달러 수입하였다. 3위 국가는 일본으로 3.49억 달러, 4위는 스위스로 1.59억 달러, 5위는 중국으로 1.55억 달러 수입하였다. 6위는 프랑스로 0.64억 달러, 7위는 영국으로 0.63억 달러 수입하였다.

[표 3-38] 의료기기 수입액 상위 10위 국가

단위 : 천 달러

순위	2013		2014		2015		2016		2017	
	국가명	금액	국가명	금액	국가명	금액	국가명	금액	국가명	금액
1	미국	1,230,563	미국	1,299,241	미국	1,374,400	미국	1,473,991	미국	1,641,105
2	독일	402,387	독일	486,803	독일	442,903	독일	473,943	독일	548,621
3	일본	331,435	일본	308,220	일본	307,431	일본	333,386	일본	348,942
4	스위스	149,298	중국	137,042	중국	140,996	스위스	147,116	스위스	159,002

(계속)

순위	2013		2014		2015		2016		2017	
	국가명	금액	국가명	금액	국가명	금액	국가명	금액	국가명	금액
5	중국	121,184	스위스	131,686	스위스	137,659	중국	142,958	중국	155,344
6	프랑스	55,645	프랑스	63,975	프랑스	54,798	프랑스	61,677	프랑스	64,311
7	영국	48,185	영국	55,792	영국	53,273	영국	55,576	영국	62,501
8	이탈리아	41,532	네덜란드	45,800	이탈리아	42,311	이탈리아	48,258	네덜란드	49,518
9	스웨덴	37,870	이탈리아	42,373	네덜란드	42,210	네덜란드	47,884	스웨덴	45,137
10	네덜란드	35,565	스웨덴	41,461	스웨덴	34,742	스웨덴	35,734	이탈리아	42,017

* 출처 : 식품의약품안전처, 「2018년 식품의약품통계연보」, p.471.

우리나라 의료기기 임상시험 승인 건수는 2013년 77건에서 2017년 84건으로 연평균 2.2% 증가하고 있다. 2017년 의료기기 임상시험은 기계기구가 43건, 의료용품이 25건, 체외진단용 시약이 16건이다. 임상시험기관 지정은 총 156개 기관 중 서울이 48개로 1위, 경기도가 25개로 2위를 차지하는 등 수도권이 48.2%를 차지하고 있다. 3위는 부산으로 15개 기관이 있고, 4위는 대구로 10개 기관, 5위는 대전으로 9개 기관이 있다.

2016년 의료기기 임상시험 건수가 141건에서 2017년 84건으로 감소한 이유는 체외진단용 의료기기 중 위해도가 낮은 개인용 혈당검사시약, 소변검사시약 등에 대하여 임상시험 자료를 대신하여 민감도, 특이도 등 임상적 성능시험 자료로 평가하는 방식으로 2016년 8월부터 변화했기 때문이다[30]. 다만, 피부 점막·조직을 채취하는 등 위해도가 높은 체외진단용 의료기기에 대해서는 임상시험을 통해 안전성과 성능을 입증해야 한다.

[표 3-39] 의료기기 임상시험 승인 현황

단위 : 건

구분	총계(승인)	기계기구	의료용품	치과재료	체외진단용 시약
2013	77	36	26	–	15
2014	63	39	12	4	8
2015	99	43	16	1	39
2016	141	54	31	–	56
2017	84	43	25	–	16

* 출처 : 식품의약품안전처, 「2018년 식품의약품통계연보」, p.488.

30) 체외진단용 의료기기 승인 건수 : '15년(39건) → '16년(56건) → '17년(16건)

2017년에 국내 최초로 임상시험 승인된 것은 4차 산업혁명과 관련되는 기술이 적용된 뇌경색 유형을 분류하는 소프트웨어, 성장기 어린이 등의 골 연령을 측정하는 소프트웨어, X-선 영상을 통해 폐결절 진단을 도와주는 소프트웨어 등이고, 3D 프린팅[31]으로 손상된 광대뼈를 재건할 수 있는 인공광대뼈, 전기자극을 통해 치매 치료에 도움을 주는 심리요법용 뇌용 전기자극장치[32]도 임상시험 승인을 받았다.

2017년에 임상시험 승인된 84건을 분석해보면 개인용 저주파 자극기 등 기구·기계류 43건, 창상피복재 등 의료용품류 25건, 유전질환검사시약 등 체외진단용 의료기기 16건이다. 이 중에서 체외진단용 의료기기는 제도 개선 등으로 임상시험 건수가 2015년 39건, 2016년 56건, 2017년 16건으로 줄었지만, 피부점막·조직 등을 채취하여 에이즈(HIV), C형 간염(HCV) 등을 진단하는 면역검사 시약은 2015년 6건, 2016년 6건, 2017년 7건으로 꾸준히 실시되고 있다. 또한, 폐암 등 암을 조기에 검사하는 종양 관련 유전자 검사시약도 2015년 3건, 2016년 7건, 2017년 7건으로 늘어나고 있다.

[표 3-40] 의료기기 유형별 임상시험 승인 현황

단위: 건

종류	기구·기계	의료용품	치과재료	체외진단용시약
2015년	43	16	1	39
2016년	54	31	0	56
2017년	43	25	0	16

* 출처 : 식품의약품안전처 보도자료, 「2017년 의료기기 임상시험계획 승인 현황」, 2018.4.3.

국내 조직수복용 생체재료(필러, 조직수복용재료)의 수요가 해외에서 증가하여 임상승인 건수는 2015년 3건, 2016년 7건, 2017년 8건으로 증가하고 있다. 2017년 국내 필러 수출은 2,130억 원으로 2016년 1,614억 원 대비 30.3% 증가하였다.

[표 3-41] 등급별 임상시험 승인 현황

단위: 건

구 분	계	1등급	2등급	3등급	4등급
2015년	99	0	23	53	23
2016년	141	1	24	90	26
2017년	84	0	26	32	26

* 출처 : 식품의약품안전처 보도자료, 「2017년 의료기기 임상시험계획 승인 현황」, 2018.4.3.

31) 3D프린팅 의료기기 임상시험 승인 건수 : '15년(1건) → '16년(0건) → '17년(1건)
32) 심리요법용 뇌용 전기자극장치 임상시험 승인건수 : '15년(0건) → '16년(2건) → '17년(1건)

[표 3-42] 의료기기 임상시험기관 지정 현황

단위 : 개소

구 분	2014	2015	2016	2017
총 계	137	110	118	121
서 울	46	47	48	48
부 산	12	12	15	15
대 구	7	9	9	10
인 천	6	6	6	7
광 주	7	7	7	7
대 전	6	7	9	9
경 기	22	22	24	25
그 외 지역	31	33	34	35

* 출처 : 식품의약품안전처, 「2018년 식품의약품통계연보」, p.489.

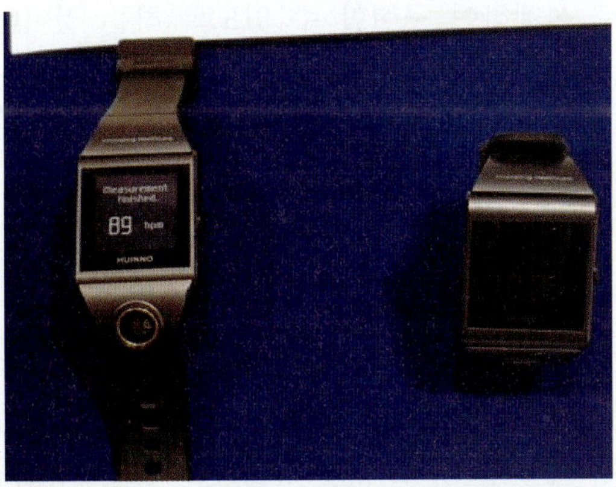

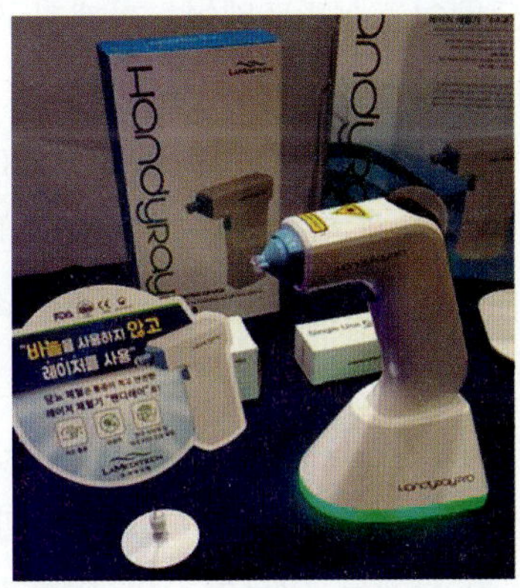

* 왼쪽 사진 : H의료기기 기업, 손목형 심전도, 2019.
* 오른쪽 사진 : R의료기기 기업, 레이저 채혈기, 2019.

제4절 의료기기 개발 과정

1 의료기기 연구개발 과정

새로운 의료기기의 개발은 기초연구와 시장분석, 설계, 시제품 제작, 성능 평가, 상용화의 5단계로 구성된다. 기초연구 단계는 대학 등에서 이루어지는 질병의 발생원인 등 기전(mechanism) 연구와 새로운 소재(materials)의 개발, 질병에 대한 역학(epidemiology) 연구, 생체재료와 알고리즘 개발 등이 있다.

시장 분석은 개발하고자 하는 의료기기의 시장 예측, 특허 등 기술적 문제해결, 상용화를 위한 임상데이터 확보방안, 신의료기술 평가와 건강보험 등재 가능 여부 및 수가 책정 등을 사전에 분석하는 것을 말한다.

설계 단계는 새로운 의료기기를 상용화하기 위해서는 제품 개발의 핵심인 알고리즘을 하드웨어, 소프트웨어, 기계기구 등으로 설계하여 구현할 수 있도록 하는 것이다. 하드웨어 설계는 전체 하드웨어를 기판에 설계하는 회로기판(printed circuit board, PCB) 설계와 많은 논리회로를 ASIC[33] 등과 같은 하나의 칩으로 구현하는 집적논리회로 설계와 국제 규격에 부합하는 전원부 설계를 말한다. 특히, 첨단의료기기는 제품의 신뢰성 확보, 최소형 구현, 최소전력 사용 등의 이유로 반드시 집적논리회로를 설계해야 한다.

소프트웨어 설계는 기초연구를 통해 밝혀낸 문제의 해결방법을 구현하기 위한 절차와 방법(알고리즘)을 수행하는 애플리케이션과 임베디드[34] OS, 통신 등의 설계를 말한다. 기계기구 설계는 의료기기의 외형과 기계적 구동 등의 분야를 설계하는 것을 말한다.

이 중에서 집적회로 설계와 임베디드 OS 개발은 국내에서 삼성전자, 삼성종합연구소 등 일부 대기업에서만 가능하지만, 대기업은 자체 연구개발만 수행하면서 외부에 기술지원을 하지 않고 있으며, 대기업 이외의 기업은 집적회로 설계기술과 임베디드 OS 개발 기술과 전문인력을 보유하지 않고 있으므로 이를 구현해 줄 수 있는 국내업체가 거의 없는 실정이다. 따라서, 해외기업 등에 집적논리회로 설계와 임베디드 OS 개발을 위탁해야 하므로 기초연구 성과의 해외 유출과 개발기간이 길어지고, 고비용을 지불해야 하는 어려움이 있다.

33) ASIC(application specific integrated circuit) : 특정용도에 맞도록 주문에 따라 제작된 주문형 반도체
34) 임베디드(embedded) : 의료기기가 기능을 수행할 수 있도록 장착하는 칩(chip)

시제품 제작은 각종 설계를 바탕으로 제품을 구성하는 각종 구성품의 제작하는 과정으로 제품의 원형이 되는 프로토타입(prototype)을 제작하여 각종 성능평가와 생산 절차 등을 검증하는 단계를 말한다.

성능 평가는 의료기기의 안전성과 신뢰성 확보를 위하여 전기·기계적, 전자파 시험 등을 실시하고, 제품의 성능과 유효성 등에 대한 평가를 하는 단계를 말한다.

상용화 단계는 의료기기의 안전성과 유효성(성능, 효과) 등을 확인하기 위한 임상시험과 품목 인허가 및 제조 허가, 신의료기술 평가, 건강보험 등재 및 수가 책정 등이 있다.

[그림 3-7] 의료기기 연구개발 과정: 상품화 → 상용화

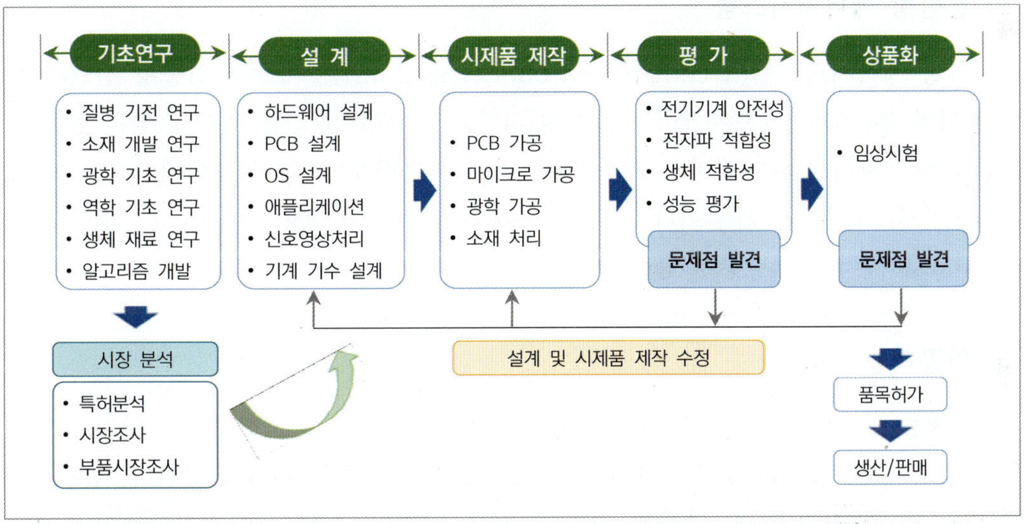

* 출처 : 한국과학기술기획평가원, 「첨단의료복합단지 조성 및 지원을 위한 세부추진방안 연구」, 2007.3, pp.241~242.

2 의료기기에 활용되는 주요 기술

1) 바이오센서

바이오센서(bio sensor)는 유전자, 암세포, 단백질, 유해물질 등 특정 물질의 존재 여부를 확인하거나, 감지할 수 있는 바이오 소자를 말한다. 바이오센서는 특정 물질과 선택적으로 반응 및 결합할 수 있는 생체감지물질(효소, 항체, 세포, DNA 등)과 이를 측정할 수 있는 신호로 전환하는 신호변환기(전기화학, 형광, 열센서, SPR, FET 등)로

구성된다. 바이오센서를 활용하면 분석대상 물질을 간편하고, 신속 정확하게 측정할 수 있으므로 의료기기 분야에서 각광받고 있다.

글로벌 바이오센터 시장은 2014년 102억 달러에서 2019년 169억 달러로 성장하여 연평균 10.4%의 성장세를 보일 것으로 전망되고 있다[35]. 이 중에서 의료 관련 분야가 49억 달러로 약 50%를 차지하고, 환경, 화학 및 가스 등 공정산업, 군사(화학전) 등의 순서로 활용할 것으로 예측되고 있다. 또한, 나노기술의 발전과 응용분야의 확대, 치료 위주에서 예방 중심의 의료 패러다임 변화 등으로 높은 성장이 예상되고 있다. 우리나라도 국산 제품이 출시되어 있으나, 현재까지는 외국 제품에 대한 의존도가 높은 실정이다.

2) 분산형 에너지시스템

분산형 에너지시스템(decentralized energy system)은 대규모 집중형 전원과 다르게 지역 부근에 분산하여 발전설비를 배치하는 데 필요한 기술 및 시스템을 말한다. 분산형 에너지시스템은 에너지 저장장치, 에너지 하베스팅[36], 신재생에너지, 스마트 그리드 등을 포함하는 개념이다. 특히, 의료기기에서는 휴대용 장비를 중심으로 초소형, 고효율 에너지 저장장치 등에 관심을 두고 있다.

3) 인공지능

인공지능(artificial intelligence)은 인간처럼 이성적으로 사고하고 행동하는 시스템으로 인간의 인지(認知), 학습, 이해, 추론능력 등을 구현하는 기술을 말한다. 인공지능은 패턴 인식, 기계 학습, 전문가 시스템, 인공 신경망, 자연어 처리기술을 포함하는 개념으로 자율주행자동차, 지능형 로봇과 교통제어시스템 등이 주요 적용분야이다.

글로벌 인공지능 시장 규모는 2015년 1,270억 달러에서 2017년 약 1,650억 달러로 연평균 14%의 성장세를 보일 것으로 전망되고, 2025년에는 약 6조 달러가 될 것으로 예상하고 있다. 인공지능 분야 중에서 음성인식기술 시장은 2015년 840억 달러에서 2017년 1,130억 달러로 연평균 약 16%가량 증가할 것으로 예상되고 있다[37].

인공지능과 관련한 기술벤처 투자금은 2010년 1,390만 달러에서 2014년 3억 920만 달러로 약 20배 이상 증가하였고, 페이스북과 IBM, 구글, MS, 애플 등의 미국 IT기업

---

35) BCC Research, 2013.

36) 에너지 하베스팅(energy harvesting) : 태양광, 진동, 열, 풍력 등과 같은 자연적 에너지원을 전기에너지로 전환시켜 수확하는 기술(네이버 지식백과, 두산백과)

37) IDC, 2014.

을 중심으로 기술개발이 추진되고 있으며, 일본 소프트뱅크와 중국 바이두(北斗)도 최근에 기술개발을 시작하였다. 우리나라도 2018년부터 정부 주도로 인공지능을 활용한 신약 개발 등을 추진하고 있으며, J기업이 개발한 인공지능을 활용한 뇌경색 유형진단 보조기술이 의료기기 최초로 2018년에 보건신기술(NET)을 획득하기도 하였다.

4) 사물인터넷

사물인터넷(Internet of Things, IoT)은 인터넷을 기반으로 사물을 연결하여 사물 간에 정보를 상호 소통하는 지능형 기술을 의미한다. 사물인터넷은 인터넷 네트워크를 통한 정보의 수집과 공유, 활용하는 것을 포함하며 M2M(Machine to Machine), IoE (Internet of Everything)이라고 한다.

사물인터넷의 사용범위는 농업부터 헬스케어까지 매우 다양하다. 글로벌 인공지능 시장 규모는 2013년 2천억 달러에서 2020년에 1.2조 달러로 연평균 21.8%의 성장할 것으로 예상되고 있다[38]. 2020년에는 약 2천억 개의 사물(디바이스)이 서로 연결될 것으로 전망[39]되며, IBM(솔루션), Oracle(솔루션), Cisco(플랫폼), Google 등을 중심으로 기술개발이 추진되고 있고, 시장을 주도하기 위한 경쟁도 치열하다.

우리나라 사물 인터넷 시장도 2013년 2.3조 원에서 2020년 17.1조 원으로 연평균 32.8%의 높은 성장률을 보일 것으로 전망되고 있다[40]. 다만, 우리나라 기술 수준이 선진국 대비 1~2년 정도의 격차가 존재하는 이유는 단말기 제조 등 하드웨어와 통신 분야에서 경쟁력을 보유하고 있으나 플랫폼과 센서, 보안 등의 분야에서 역량이 부족하기 때문이다.

5) 웨어러블 기기

웨어러블 기기(wearable device)는 신체에 부착하여 기능을 수행하는 기기로 휴대하는 제품부터 피부에 부착하거나, 인체에 이식하거나, 복용하거나, 기능을 수행하는 애플리케이션까지 다양한 형태를 가지고 있다. 웨어러블 기기는 단일 기술이 아니라 여러 기술의 복합체로 플렉서블 디스플레이, 무선통신, 시스템 소프트웨어, 사용자 인터페이스, 플랫폼 패키징 등의 기술이 사용되며, 헬스케어, 스포츠, 국방 등에 다양한 형태로 활용되고 있다.

글로벌 웨어러블 기기 시장은 2013년 50억 달러에서 2018년 303억 달러로 연평균

38) Machine Research, 2013.
39) Gartner, 2014.
40) 한국정보화진흥원, 2013.

43%의 높은 성장률이 예상되며, 2013년에는 피트니스 밴드가 전체 시장의 22%를 점유하였으나, 2018년에는 스마트 시계가 42%를 점유할 것으로 전망되고 있다[41]. 특히, 스마트폰의 성장세가 둔화되면서 주요 IT 기업들이 웨어러블 기기를 새로운 성장 동력으로 인식하고 있으며, 우리나라의 삼성전자와 LG, 외국의 소니, 애플, 구글 등 글로벌 IT기업들이 웨어러블 기기 시장으로 본격 진출하고 있다. 또한, 웨어러블 기기 시장이 활성화되면서 최근에는 배터리를 비롯한 하드웨어의 소형화, 경량화 등도 나타나고 있다.

6) 로봇기술

로봇(robot)은 인간이 하기 힘든 일을 대신하여 수행하는 기계를 말하며, 산업 분야에서 1962년 GM사에서 개발한 '유니메이트'가 최초의 로봇으로 인정되고 있다. 1960년대 이후 꾸준한 기술 발전을 통해 어려운 환경에서 작업을 수행하고, 공정을 자동화하는 수준까지 발전하여 산업 생산성 향상에 큰 기여를 하였다. 로봇은 제조 분야뿐만 아니라 의료, 탐사, 군사 분야에도 많이 사용되고 있다. 예를 들어 다빈치 로봇은 정교한 수술이 요구되는 전립선 수술 등에 활용되고 있고, 패스파인더와 큐리오시티는 인간이 가기 힘든 우주를 탐사하는 로봇으로 사용되고 있다.

로봇은 제조용 로봇과 서비스용 로봇으로 크게 분류할 수 있다. 글로벌 제조용 로봇 시장은 2009년 40억 달러에서 2013년 95억 달러로 연평균 24.3% 성장하였고, 글로벌 서비스용 로봇 시장은 2009년 28억 달러에서 2013년 52억 달러로 연평균 17% 성장하였다[42].

우리나라 제조용 로봇 시장의 규모는 2009년 8,323억 원에서 2013년 1조 6,958억 원으로 연평균 22.3% 성장하였고, 서비스용 로봇 시장의 규모는 2009년 757억 원에서 2013년 3,029억 원으로 연평균 67.7% 성장하였다[43]. 특히, 국내 로봇시장은 지능형 로봇으로 불리는 서비스용 로봇 분야에서 성장 가능성이 크게 나타나며, 의료 및 가정용 로봇의 성장 가능성이 클 것으로 예상하고 있다. 다만, 국내 서비스 로봇기업의 대부분이 중소기업이므로 글로벌 마케팅에는 한계가 있는 것으로 나타나고 있다[44].

41) BCC Research, 2014.
42) IFR, 2014.
43) 한국로봇산업협회, 2014.
44) 이도현, 「미래전략 산업유망기술 선정프로세스 개발 연구」, 한국과학기술원, 2015.12, pp.16~29.

제5절 주요 의료기기 개발 기술

1 마이크로 의료로봇

1) 마이크로 의료로봇의 정의와 범위

마이크로 의료로봇은 인체 내부를 돌아다니면서 인식, 판단, 동작, 이동 또는 통신 기능에 인공적인 기술이 부가되어 능동성을 가지고 질병 진단, 치료 또는 약물전달 기능을 수행하는 초소형 의료기기(캡슐내시경, 대장내시경, 박테리아나노로봇 등) 또는 관련 기술이 부가된 보건의료기술(카테터로봇, 조향바늘로봇 등)을 말한다.

마이크로 의료로봇은 의료·바이오·로봇·나노(마이크로) 등 다양한 분야의 기술이 융합되면서 기존 의료기기산업을 대체하거나, 새로운 의료 서비스를 창출하는 영역으로 사업의 범위와 경계를 위해 의료기기로 한정하지만, 세부기술이나 제품 측면에서는 융복합 의료기기 성격이 강하다. 마이크로 의료로봇의 범위는 의료기기 중 전동식 수술·치료기기, 진단영상기기, 의료용경 등에 해당되며 치료 및 처치 분야는 표준 질병분류 중 순환기계, 소화기계, 근육골격계, 신경계와 관련된 질병 분야에 해당한다[45].

[표 3-43] 마이크로 의료로봇의 주요 특징

마이크로 의료로봇	속성	일반 의료로봇
수 mm 이하	로봇 크기	50cm ~ 수 m
인체 내에 삽입	적용방식	외부근접, 부착, 일부 삽입
진단 및 치료, 목표치료, 약물전달 등	주요 용도	진단, 치료, 재활, 수술보조, 간호 등
현미경 기반 장비	특징	일반로봇 장비
자기장, 기계식, 유영식 이동	구동방식	무이동 또는 자주식 이동
무절개 또는 무흉터/ 무통증	MIS구현 정도	최소절개/소흉터/ 소규모 통증

* 출처 : 박종오, 마이크로의료로봇산업 현황 및 전략, 2017.

로봇산업은 크게 제조용 로봇, 서비스용 로봇으로 구분되고, 서비스용 로봇은 개인 서비스 및 전문서비스로 세분화되며, 의료로봇은 전문서비스를 제공하는 로봇에 속한

45) 이니씽크, 「마이크로의료로봇산업 생태계 조성방안 연구」, 2018.11, p.19.

다. 세계 로봇 시장은 2015년 179억 달러로 2014년 대비 9.7% 성장하였으며, 2010년 이후 6년간 연평균 13% 성장하였다. 제조용 로봇시장의 매출액이 서비스용 로봇에 비해 2배이나 다양한 산업군에 대한 파급효과로 인해 서비스용 로봇의 성장률이 더 높은 편이다.

2) 의료용 로봇의 시장 규모

의료용 로봇은 전문 서비스용 로봇의 한 분야로 '의료기기로 사용하기 위한 로봇 또는 로봇장치(Robot or a Robotic Device Intended to be Used as a Medical Device)'로 정의하고 있으며, 수술로봇과 수술시뮬레이터, 재활로봇, 마이크로 의료로봇 등으로 구분한다[46].

의료용 로봇의 세계시장 규모는 2015년 63.9백만 달러로 연평균 13.85% 증가하는 것으로 추산되며, 2020년까지 18억 22.3백만 달러로 성장할 것으로 전망된다. 국내 의료용 로봇의 시장 규모는 2015년 18.1억 원으로 추산되며, 연평균 13.4% 성장하여 2020년에는 34억 원 규모로 성장할 것으로 예상된다[47].

[표 3-44] 세계 로봇시장 매출액

단위: 백만 달러

구분	2010	2011	2012	2013	2014	2015	성장률 ('14년 기준)
전체	9,568	12,483	13,356	14,873	16,368	17,949	9.7%
제조용 로봇	5,678	8,278	8,496	9,507	10,193	11,133	9.2%
서비스용 로봇	3,890	4,205	4,860	5,366	6,175	6,816	10.4%

* 출처 : World Robotics 2016(IFR, 2016.10.)

마이크로 의료로봇은 고도의 기술이 집약되고, 임상시험을 통과한 후 엄격한 인증 및 허가 절차를 거치면서 안전성·유효성을 명백하게 입증해야 비로소 제품으로 시장에 출시할 수 있는 특징이 있다. 다만, 타 의료로봇에 비해 선진국의 진입장벽이 높지 않으므로 세계시장에서 경쟁력 있는 제품으로 평가받기 위한 요소기술 확보에 대한 적극적인 투자가 선행된다면 향후 세계시장에서의 경쟁력이 높은 편이다. 또한, 수술할 때 최소 침습수술(minimally invasive surgery, MIS) 기법이 활성화되면서 1cm 이하

46) 이니씽크, 「마이크로의료로봇산업 생태계 조성방안 연구」, 2018.11, p.16.
47) 이니씽크, 위의 책, p.17.

크기 의료기기가 인체 내부에 삽입돼 이동하면서 진단과 치료를 하는 마이크로 의료로봇의 활용범위가 내시경 진단부터 혈관 치료, 암 치료 등으로 확대되고 있다[48].

3) 마이크로 의료로봇의 분류

마이크로 의료로봇은 국가과학기술과 산업분류 체계에서 로봇과 의료기기의 융복합 특성을 반영한 분류기준이 없기 때문에 연구개발과 산업적 지원이 체계적으로 이루어지지 못하고 있다. 국가과학기술심의위원회의 국가표준분류체계에 따르면 마이크로 의료로봇은 '치료 및 진단기기'에 해당하는 수술용 로봇으로 분류되고, 식품의약품안전처의 의료기기 분류에서는 '의료용경과 정형 및 기능회복용 기구'에 해당하며, 산업통상자원부의 산업기술 분류에서는 '치료기기 및 진단기기'로 분류되고, 통계청의 표준산업분류에서는 '전동식수술 및 치료기기'로 분류되며, 한국보건산업진흥원의 의료기기 유형군 분류에서는 '의료용경'으로 분류된다[49].

[표 3-45] 마이크로 의료로봇의 기술적 분류

분류명	담당부처(기관)	로봇 연관 분류	로봇연관 세부품목
의료기기 분류	식품의약품안전처	의료용경	의료용 캡슐내시경
		정형 및 기능회복용 기구	로봇수술기, 자동화시스템 모낭채취기, 로봇보조정형용 운동장치
산업기술 분류	산업통상자원부	치료기기 및 진단기기	수술용 로봇
과학기술표준 분류	과학기술심의위원회	치료/진단기기	수술용 로봇
한국표준산업 분류	통계청	전동식수술 및 치료기기	
의료기기 유형군 분류	한국보건산업진흥원	의료용경	수술용 로봇

* 출처 : 이니씽크, 「마이크로의료로봇산업 생태계 조성방안 연구」, 2018.11, p.20.

국제로봇연맹(International Federation of Robotics, IFR)의 분류에 따르면, 개인용서비스 로봇에는 휠체어 로봇, 개인용 재활로봇 등이 있으며, 마이크로 로봇이 포함된 전문서비스 로봇에는 진단시스템, 수술지원로봇, 재활시스템 및 기타 전문서비스 로봇으로 분류된다[50].

48) 이니씽크, 「마이크로의료로봇산업 생태계 조성방안 연구」, 2018.11, p.18.
49) 이니씽크, 위의 책, p.20.
50) 이니씽크, 위의 책, p.21.

[표 3-46] 로봇 분류 중 마이크로 의료로봇

구분	로봇 분류
수술로봇	복부수술로봇, 관절수술로봇, 대장내시경로봇
재활로봇	재활로봇
마이크로로봇	캡슐내시경로봇, 심도자로봇(카테터), 혈관치료로봇
수술시뮬레이터	수술시뮬레이터
원격진료 및 안내로봇	원격진료, 안내로봇
기타	

* 출처 : 이니씽크, 「마이크로의료로봇산업 생태계 조성방안 연구」, 2018.11, p.22.

[그림 3-8] 질환별 마이크로 의료로봇 예시

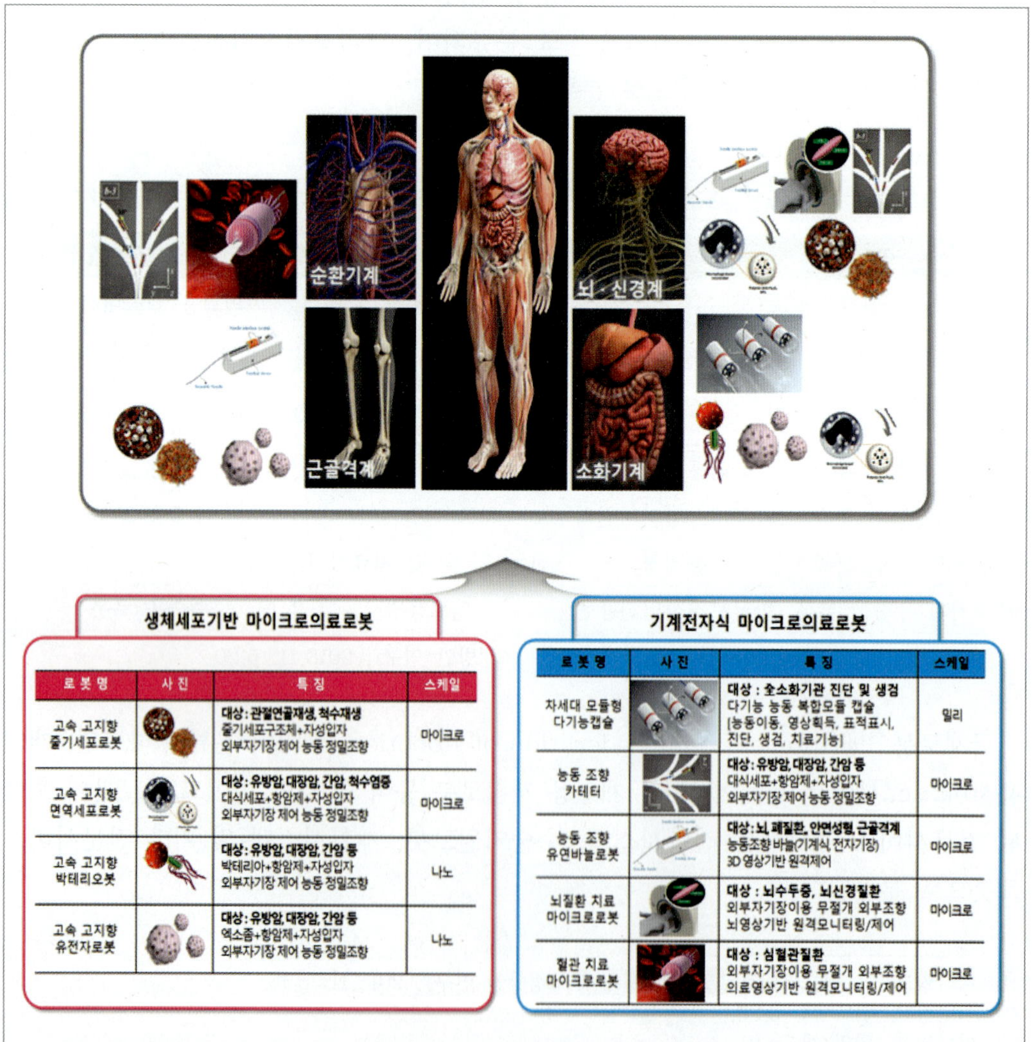

마이크로 의료로봇은 바이오기술, 나노기술, 로봇기술 등 혁신적 과학기술을 기반으로 하는 첨단 의료기술 기반 의료기기로 기존 의료기기의 작용 원리, 성능 또는 사용목적 등이 이미 허가 또는 인증을 받거나, 신고한 품목류 또는 품목과 본질적으로 동일하지 아니한 첨단 의료기기이다. 의약품 전달용 초소형 의료로봇은 로봇구조에 약물이 코팅되어 환부로 전달하는 의료로봇이므로 초소형 로봇 구조체와 치료제, 로봇구동장치 등으로 구성된다. 마이크로·나노 크기의 초정밀 로봇 구조체와 로봇을 구동하며 실시간 영상 모니터링을 위한 하나의 중대형 시스템을 갖춰야 하는 복합적 제품이다[51].

4) 마이크로 의료로봇의 관련 기술

(1) 동작·이동 제어기술 개발

현재 연구개발 중인 마이크로로로봇의 움직임을 제어하기 위한 구동원리는 크게 자체추진방식과 외부 구동방식으로 나눌 수 있다. 자체추진방식에는 외부 유체와 마이크로로봇 구조체 사이의 상호 화학반응(chemical reaction)에 의한 추진방식, 박테리아 움직임과 같은 생물학적 추진력(biological propulsion)을 이용하는 방식 등으로 구분된다.

자체추진 방식은 마이크로 로봇 구동제어의 낮은 효율성 및 정확도, 마이크로로로봇 자체 또는 화학반응에 의한 독성문제 등으로 인해 인체 내에서 적용하기 어렵다는 한계가 있다.

외부 구동장치를 이용한 마이크로로로봇 구동제어 방식은 자체추진 방식과 비교하여 인체 내 안전성이 높으며, 외부에서 원격으로 정밀하게 제어할 수 있어서 신뢰성이 높은 방식이다. 기존 외부 자기장 구동장치는 자기장 발생을 위한 코일의 구조가 복잡하고, 다수의 코일 개수로 인한 무게 및 높은 소비전력 등의 문제로 사업화를 위해서는 많은 개선이 필요하다. 초음파장을 이용한 외부구동 방식은 현재 초음파장 침투에 영향이 없는 세포실험(in vitro) 환경에서 대부분 연구개발이 진행 중에 있으며, 인체 내에서 마이크로 의료로봇을 제어하기 위해서는 초음파장의 인체 침투 가능 유무에 따라서 적용분야가 제한적이다.

따라서, 마이크로 의료로봇의 실용화를 위해 병원에 설치가 가능하도록 기존시스템을 경량화·소형화 및 저전력·저발열로 단순화하고 마이크로로로봇을 구동하는 데 있어서 필수동작을 모두 구현할 수 있도록 공통적으로 적용이 가능한 차세대 외부구동장치 플랫폼 개발이 필요하다.

---

51) 이니씽크, 「마이크로의료로봇산업 생태계 조성방안 연구」, 2018.11, p.24.

[그림 3-9] 마이크로 의료로봇의 추진방식

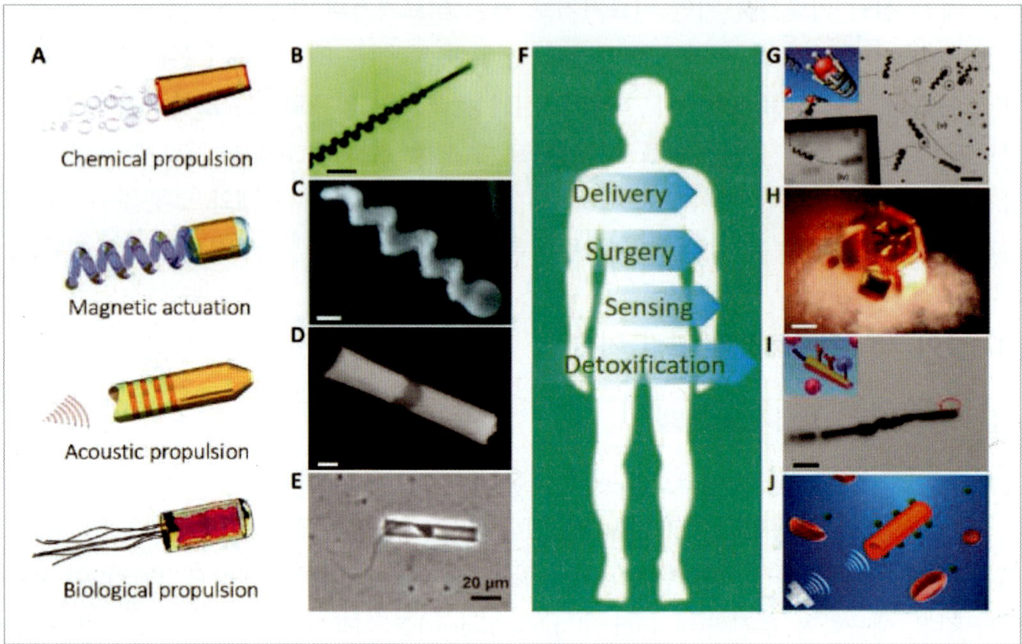

※ 출처 : Science Robotics 2, no.4 (2017) 「Micro/nanorobots for biomedicine: Delivery, surgery, sensing, and detoxification」

이를 위해서는 1단계로 경량·소형화, 이동형, 저전력·저발열의 차세대 구동장치 실용화 기술과 자체구동 메커니즘 기반기술을 개발해야 한다. 기존의 전자기 구동시스템에 대한 장단점을 분석하고, 질환별 시술 환경에 따른 전자기 발생 코일의 배치를 최적화하는 알고리즘을 개발해야 한다. 또한, 경량화·소형화를 위한 외부 구동기 결합형 전자기 구동장치와 저전력·저발열 냉각기술도 개발해야 한다. 초음파장을 이용하는 외부 구동장치의 핵심기술도 개발해야 한다.

2단계로 질환 맞춤형 차세대 외부 구동장치 통합시스템을 개발해야 한다. 이를 위해서는 경량화·소형화된 질환 맞춤형 통합 전자기 구동시스템 H/W 및 S/W를 개발하고, 통합 전자기 구동시스템 검증 및 성능 개선을 추진해야 한다. 또한, 초음파장과 전자기장을 이용한 차세대 하이브리드 외부 구동장치 개발 및 통합시스템 검증과 성능시험 등을 해야 한다[52].

52) 이니씽크, 「마이크로의료로봇산업 생태계 조성방안 연구」, 2018.11, pp.161~164.

(2) 구조체 기술개발

기존의 약물전달체는 지속되는 연구개발에도 불구하고 임상결과는 여전히 낮은 표적화 효율을 보여주고 있어 더 높은 표적화 및 고정 가능한 구조체의 개발이 필요하다. 치료용 의약품 개념도 화학적 약물뿐만 아니라 세포치료제 등 바이오의약품이 등장하고 있으므로 이를 효과적으로 탐지하고 전달할 수 있는 마이크로 나노 구조체의 새로운 설계도 필요하다.

원격 구동 개념의 환부 표적화를 위해 마이크로-나노 구조체는 인체 내 다양한 물질을 운반할 수 있는 조향 가능한 운반체로 개발해야 하고, 이는 약물전달 외에도 적합한 응용분야와 접목하여 다양한 효과를 기대할 수 있는 공통 기반기술이다.

대상 질환의 환부 표적화 및 고정되어 능동적인 약물전달이 가능한 마이크로-나노 구조체를 개발하기 위해서는 원격구동 및 고정이 가능한 마이크로-나노 크기의 마이크로 로봇 구조체를 설계·제작해야 한다. 또한, 생체적합형 물질로 구성된 재현성 높은 다공성 구조체의 제작 방법을 확립해야 하고, 기공 크기를 제어하여 효율적인 성능도 확보해야 한다.

이를 위해서 1단계로 다양한 구조체를 설계하고 평가해야 한다. 구조체 디자인에 따른 제작방법과 성능의 장·단점 등을 진단하고, 다양한 디자인의 구조체 구동·치료의 특성을 평가하며, 질환별로 최적 성능을 갖는 구조체 설계를 확보해야 한다.

2단계로 최적화된 구조체의 제작 재현성 확보 및 생적합성을 확보해야 한다. 구조체와 세포 간의 상호작용 및 독성 평가를 통해 구동과 치료성능이 최적화된 구조체를 제작해야 한다. 이러한 약물전달 구조체 등과 관련된 제품 시장은 2013년부터 2018년까지 연평균 12.6% 성장하여 2018년에 44억 달러 규모로 성장할 것으로 예상되며, 약물전달시스템 등 약물전달 시장은 2020년에 약 2,258억 달러에 이를 것으로 전망된다[53].

53) 이니씽크, 「마이크로의료로봇산업 생태계 조성방안 연구」, 2018.11, pp.164~168.

[그림 3-10] 세계 약물전달 시장 규모

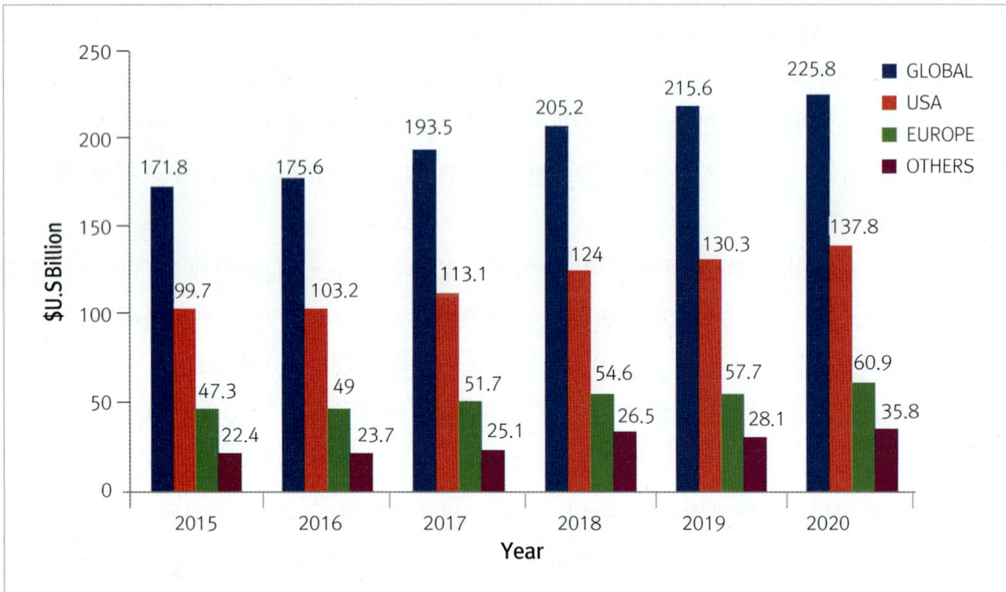

* 출처 : 이니씽크, 「마이크로의료로봇산업 생태계 조성방안 연구」, 2018.11, p.167.

(3) 진단·치료 모듈 개발

마이크로 의료로봇의 상용화 제품 개발을 위해서는 인체내 모든 소화기관에 대한 진단, 생검 및 치료에 활용할 수 있는 다기능 능동 복합모듈 개발이 필요하다. 능동이동이 가능하고, 영상 획득이 가능하며, 표적표시와 진단, 생검(biopsy), 치료의 기능을 포함한 마이크로 의료로봇 공통기반기술을 개발해야 한다. 이를 위해서는 진단, 치료, 약물전달을 위해 마이크로 의료로봇에 장착 가능한 형태의 초소형 디바이스 기술을 개발해야 한다.

초소형 디바이스 기술은 1단계로 기능별로 캡슐 로봇을 위한 공통기반기술을 개발하고, 소화기내 비생검 및 실시간 질환 진단 위한 모듈식 마이크로센서를 개발해야 한다. 또한, 캡슐 영상의 인공지능 이미지 처리를 통한 병변 진단기술도 개발해야 한다. 2단계로 진단·치료용 모듈의 성능 개선 및 검증을 해야 하고, 영상처리를 통한 질환규명 성능도 검증해야 한다. 주요 모듈 통합 캡슐(영상 + 이동 + 진단·영상 + 이동 + 치료) 제작 및 성능 평가와 차세대 다기능 모듈형 캡슐 전임상 검증 및 안정성 개선도 추진해야 한다.

진단용 바이오마커 센싱 기술은 1단계로 진단용 바이오마커 센서와 소캡슐용 다기능 진단용 센서 기술을 확보해야 하고, 팬텀환경에서 메커니즘 성능을 검증해야 한다. 2단계로 진단용 바이오마커 센싱 메커니즘을 개발하고, 비임상 과정을 통한 시스템 개선을 추진해야 한다[54].

[그림 3-11] 마이크로 의료로봇 진단·치료 모듈 개념도

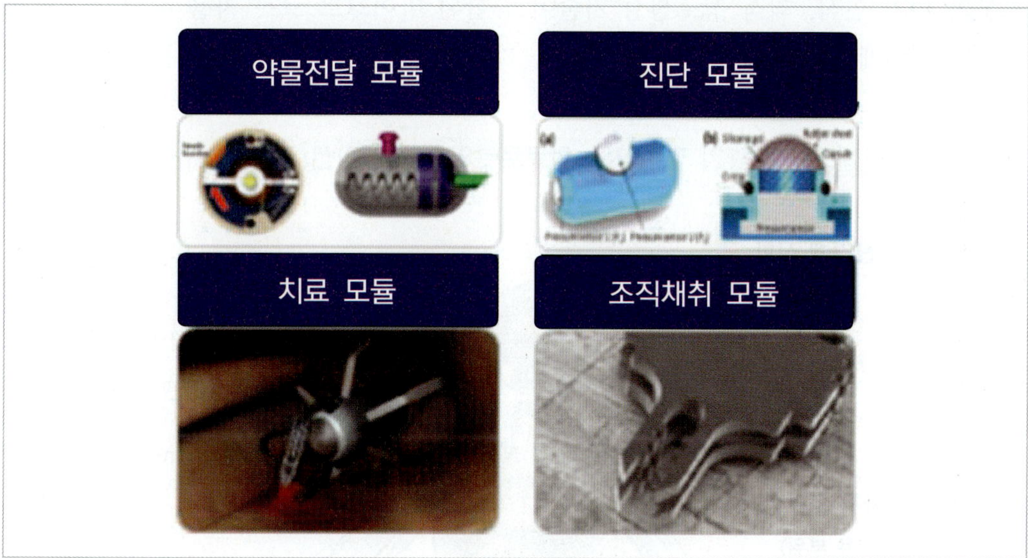

(4) 인식·시각화 기술개발

마이크로 의료로봇(㎜/㎛/㎚로봇)을 이용하여 소화계(위, 소장, 대장, 간), 순환계(심혈관, 뇌혈관), 신경계(눈, 척수) 내 최소침습(비침습) 수술 및 중재 시술이 시술의 정확도와 환자의 회복성이 높으므로 세계적으로 수요가 증가하고 있다. 그러나, 인체에 삽입된 마이크로 의료로봇은 기존 영상장비(X-선, 초음파, MRI 등)로 외부에서 확인이 어려워 로봇을 목표된 환부에 정확히 도착했는지 여부를 확인하는 데 한계가 있었다. 또한, 마스터-슬레이브 장치를 이용한 신체 내 마이크로 로봇의 이동 제어는 사용자의 숙련도에 따라 시술 정확도나 반복성에 차이가 있고, 시술에 걸리는 시간이 길어져 환자의 피로도를 증가시키고, 회복률을 더디게 할 수 있는 문제가 있었다.

마이크로 의료로봇에 대한 내비게이션 시스템은 신체 내 환경모델기술, 로봇위치

54) 이니씽크, 「마이크로의료로봇산업 생태계 조성방안 연구」, 2018.11, pp.168~170..

추적기술, 최적 경로생성 기술이 통합된 자율 주행을 위한 공통 기반기술을 의미한다. 이러한 기술이 마이크로 의료로봇에 적용되면 환자에게 신속하고 안전한 치료를 위한 로봇의 자율제어가 가능해지고, 시술자에게는 방사능 피폭량을 최소화하는 진단 및 치료방법을 제시할 수 있고, 신체 내 목표 환부에 정밀 표적화가 가능하여 치료성능의 극대가 가능하다.

이를 위해서는 소화계, 순환계, 신경계 부위 내 환부 인식을 기반으로 마이크로 의료로봇의 위치 인식, 최적 경로생성 기술이 융합된 마이크로 로봇 자율 주행 시스템의 스마트 내비게이션에 대한 실용화 기술을 개발해야 한다[55].

[그림 3-12] 마이크로 의료로봇의 네이게이션 작용 부위

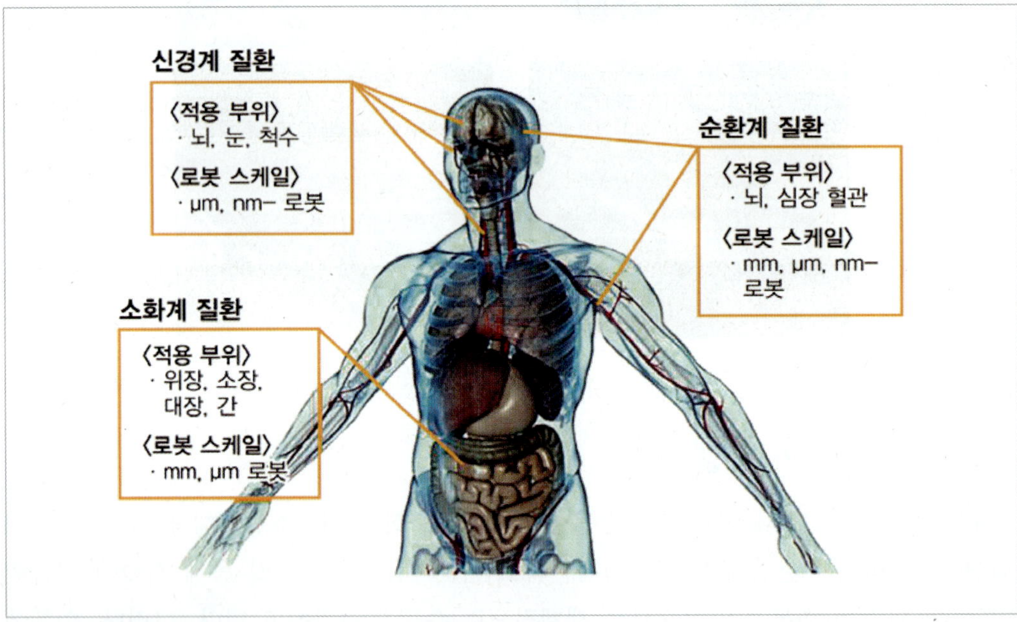

* 출처 : 이니씽크, 「마이크로의료로봇산업 생태계 조성방안 연구」, 2018.11, p.175.

5) 마이크로 의료로봇 개발 사례

의료기기 분야의 전문가를 대상으로 조사한 결과, 마이크로 의료로봇 개발 우선순위가 높은 제품은 다음과 같다.

55) 이니씽크, 「마이크로의료로봇산업 생태계 조성방안 연구」, 2018.11, p.170~175.

[표 3-47] 마이크로 의료로봇의 개발 우선순위

순번	제목
1	능동캡슐내시경
2	연조직질환 치료용 마이크로로로봇
3	노인성 망막변성 질환의 치료 및 통합적 관리를 위한 인공지능 기반 생체이식형 약물전달 마이크로 로봇 시스템
4	능동조향 카테터로봇
5	말초혈관 폐색질환 치료용 마이크로로로봇
6	신경자극 유연바늘 로봇
7	모듈형 다기능 캡슐내시경
8	최소침습 다자유도 마이크로 내시경로봇
9	줄기세포기반 중추신경계 치료용 마이크로로로봇
10	뇌척수질환 치료용 나노로봇
11	신경계질환 치료를 위한 인체이식형 마이크로로로봇
12	뇌질환치료 마이크로/나노의료로봇
13	면역세포기반 마이크로의료로봇
14	유전자기반 마이크로의료로봇
15	박테리아기반 나노로봇
16	생체기능보조형 마이크로로로봇시스템 (인공장기근육)
17	환부고정형 약물전달 마이크로로로봇 (전자약)
18	대동맥치료 마이크로로로봇

* 출처 : 이니씽크, 「마이크로의료로봇산업 생태계 조성방안 연구」, 2018.11, p.177.

(1) 능동 캡슐내시경

기존에 개발되어 있는 수동형 캡슐내시경 플랫폼을 기반으로 능동 구동기능을 부가하여 새로운 형태의 소화기 진단용 능동 캡슐내시경을 상용화할 필요가 있다. 이를 위해서는 외부조종 캡슐내시경 시스템을 개발해야 하며, 중국은 영구자석을 이용한 외부조종 캡슐내시경 시스템을 위장 진단용으로 개발하여 2013년 중국식품의약품안전국(SFDA) 승인을 획득하였다. 우리나라도 외부조종 능동 캡슐내시경 및 외부전자기구동 시스템을 통합 개발하여 세계시장을 선점해야 한다[56].

56) 이니씽크, 「마이크로의료로봇산업 생태계 조성방안 연구」, 2018.11, pp.177~179.

[그림 3-13] 능동 캡슐내시경 개념

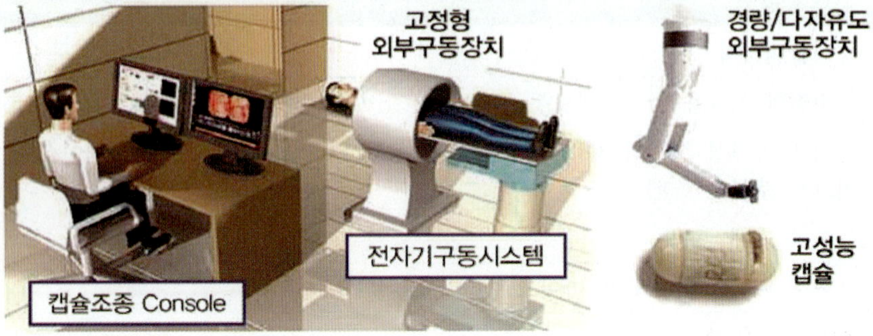

* 출처 : 이니씽크, 「마이크로의료로봇산업 생태계 조성방안 연구」, 2018.11, p.179.

(2) 연조직 질환 치료용 마이크로 로봇

연골 조직의 질환을 치료하기 위해 바이오제제를 이용하여 연골 재생을 목적으로 하는 능동조향형 바이오 약물전달용 마이크로 의료로봇 개발이 필요하다. 시술 시 목표 부위로 이동하는 타겟팅을 극대화하고, 시술 후 환부 고정시간을 늘리는 기술을 개발하여 치료 효율을 높이는 등 시술비용을 절감해야 한다[57].

[그림 3-14] 연조직 질환 치료용 마이크로로봇

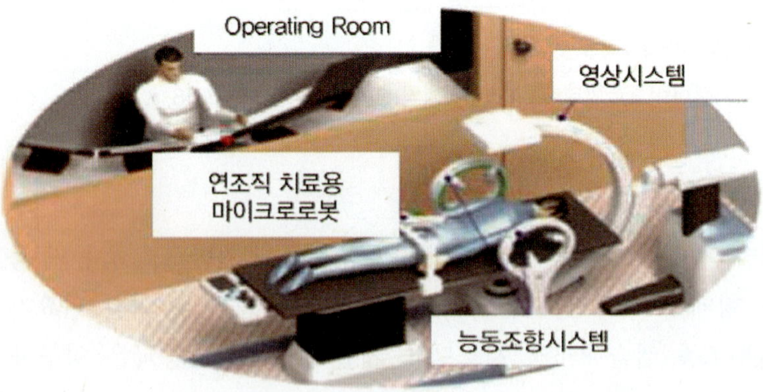

* 출처 : 이니씽크, 「마이크로의료로봇산업 생태계 조성방안 연구」, 2018.11, p.180.

57) 이니씽크, 「마이크로의료로봇산업 생태계 조성방안 연구」, 2018.11, pp.179~180.

(3) 뇌척수 질환 치료용 나노로봇

뇌척수 질환 치료를 목적으로 나노입자를 질병부위에 정밀 타겟팅 후 약물을 국부적으로 방출하여 치료하는 나노 로봇의 개발이 필요하다. 이를 위해서는 나노입자를 외부에서 물리적으로 자극함으로써 신경세포를 재생시키는 나노로봇 시스템 개발이 필요하다. 현재 줄기세포를 신경세포로 분화시켜 뇌·신경 질환을 치료하는 연구가 활발히 진행 중이나, 2차 감염의 문제가 나타나고 있고, 정밀 표적이 불가능해 원하는 병변부위만 집중적인 치료가 곤란한 실정이다. 따라서, 뇌척수 질환 치료용 나노로봇을 개발하면 미래 의료산업을 주도할 수 있는 기회가 될 것이다[58].

[그림 3-15] 뇌척수 질환 치료용 나노로봇 개념

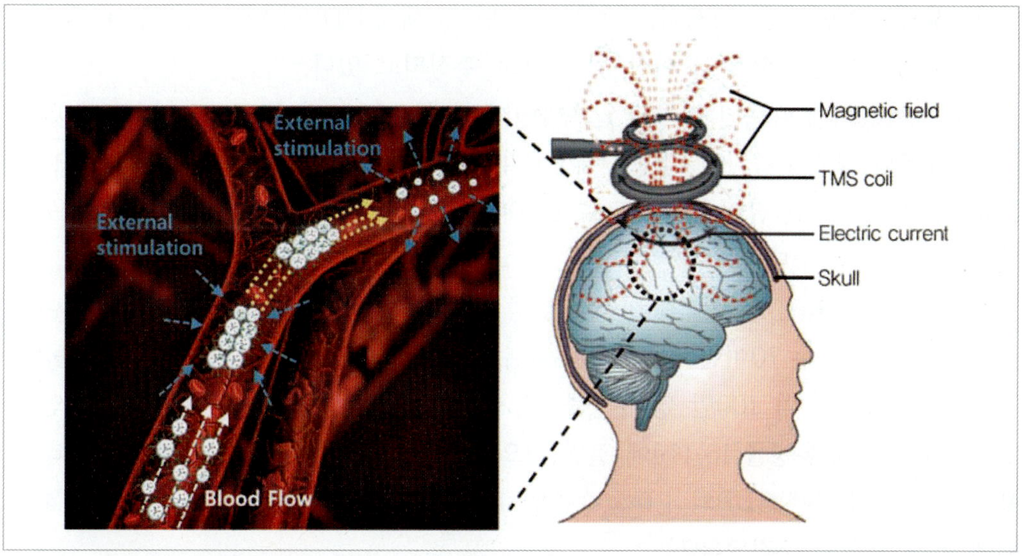

* 출처 : 이니씽크, 「마이크로의료로봇산업 생태계 조성방안 연구」, 2018.11, p.183.

(4) 모듈형 다기능 캡슐내시경

기존의 유선 내시경은 소화기관의 진단을 목적으로 구강 또는 항문을 통해 진입하기 때문에 환자에게 고통을 유발하고, 마취 또는 수면을 유도하기 위한 약제를 투여해야 하는 등 문제가 발생하고 있다. 또한, 기존의 캡슐내시경은 수동적인 이동으로 정확한 질병부위 진단이 어렵고, 자체적인 구동기능이 없으므로 캡슐의 앞·뒤를 수동적으로 관찰하기 때문에 질환을 제대로 진단할 수 없는 문제가 있다. 따라서, 환자의 거부감을

58) 이니씽크, 「마이크로의료로봇산업 생태계 조성방안 연구」, 2018.11, pp.182~183.

최소화하면서 능동적으로 소화기 질환의 정밀 진단 및 치료를 위한 새로운 형태의 모듈형 다기능 캡슐내시경(영상 + 이동 + 진단 + 이동 + 치료)을 개발할 필요가 있다[59].

2 치매 등 스마트케어용 의료기기

스마트케어용 의료기기는 치매나 거동이 불편하거나 불면증 환자와 함께 생활하면서 환자와 교감을 지속적으로 하는 치료 재활 로봇을 말한다. 세계적인 인구고령화의 심화로 치매 환자는 전 세계적으로 2015년에 약 4,680만 명이나, 2050년에는 3배 이상 증가하여 1억 3,150만 명에 이를 것으로 예측되고 있다. 전체 국민 중 치매 유병률은 미국과 유럽은 3.6~11.9%, 일본은 약 4.8~7.2%, 중국은 약 3.1%인 것으로 보고되고 있고, 치매로 인한 사회·경제적 비용은 2010년 전 세계 GDP의 약 1%인 6,040억 달러이나, 2030년에는 1조 달러 이상 될 것으로 추정되고 있다.

미국 의학협회에 따르면 미국의 알츠하이머 환자는 2008년에 520만 명으로 2050년에는 1,400만 명으로 증가될 것으로 예상된다. 이에 따라, 미국의 치매 환자 1인당 1년에 소요되는 비용이 6만 달러 정도이므로 2010년 미국 내의 치매로 인한 총 비용은 172조 원으로 추정되고 있다.

우리나라도 2015년 인구 4,900만여 명 중에 65세 이상 노인인구는 665만여 명이고, 이 중에 치매환자는 70여만 명으로 9.8% 수준이므로 향후 17년마다 약 2배씩 증가할 경우, 2024년에는 약 100만 명(유병률 10.3%), 2050년에는 1,800여만 명의 노인 중 271만 명이 치매(유병률 15.1%)에 걸릴 것으로 예상되고 있다. 이로 인해 치매관리 비용은 2013년에 실질GDP의 1.0% 수준인 11조 7천억 원이나, 2050년에는 약 43조 원에 이를 것으로 추정된다[60].

국내 치매환자 중 알츠하이머 치매가 71.3%이고, 혈관성 치매(16.9%), 기타 치매(11.8%)의 순서로 나타나고, 중증도별로는 가벼운 경증치매가 17.4%, 경도의 치매가 41.4%, 중등도 치매가 25.7%, 중증 치매가 15.5%의 분포를 보이고 있다. 2011년 치매 노인실태조사 결과를 바탕으로 2015년 치매환자 의료비 및 요양비 등을 재추계하면 치매환자 1인당 연간 총 2,033만 원이 소요되어 2015년 가구 월평균 소득의 약 46%, 65세 이상 노인부부의 가구당 월평균소득의 78.7% 수준으로 치매관리 비용에 대한

59) 이니씽크, 「마이크로의료로봇산업 생태계 조성방안 연구」, 2018.11, pp.185~186.
60) 한국보건산업진흥원, 「고령사회를 대비한 치매환자 스마트케어용 인공지능 로봇 등의 수요조사 및 중장기 전략 마련」, 2018, pp.56~57.

부담이 크고, 치매 치료 및 간병으로 인한 가계 부담도 가족 간 갈등 심화 요인이 되고 있다. 예를 들어, 치매환자에 대한 과중한 돌봄 부담으로 가족 구성원의 5.7%가 조기 퇴직(2011년 노인실태조사 결과) 또는 실직했고, 2011년 이후 정서적 고립 등으로 치매 배우자 간병 살해가 18건(경향신문, 2017.5.16.) 발생하는 등 사회적 비용이 급증하고 있다[61].

치매 중 알츠하이머 치매는 시간이 경과할수록 증상이 악화되어 최종적으로 죽음에 이르게 되며, 뇌 속에 존재하는 베타 아밀로이드 및 타우 단백질이 비정상적으로 응집하여 각각 Aβ plaque와 neurofibrillary tangle을 형성하고, 신경세포 및 신경세포 연접이 손상되어 대뇌피질 및 특정 피질 아래 영역에서 뉴런과 시냅스의 소실되는 신경계 퇴행성 질환으로 임상증상이 발생하기 10~15년 전에 나타나는 것으로 알려져 있다. 최근 Alzheimer's Association에서는 이러한 병리 소견의 변화를 뇌척수액 검사 혹은 뇌영상 검사로 접근하여 이를 진단에 포함하는 것을 제안[62]하고 있다[63].

이러한 치매 노인환자를 대상으로 일본에서 96개 시설에서 언어적·비언어적 커뮤니케이션을 목적·수단으로 활용하는 커뮤니케이션 로봇을 56일간 활용한 결과, 대상자 866명 중 296명(34.2%)에 대해 개선효과가 나타났다. 활동의 질적 항목에 대해서는 280명(32.3%), 활동의 양적 항목에 대해서는 45명(5.2%), 두 가지 모두 개선된 대상자는 29명(3.3%)으로 나타났다. 치매 가족들은 지원로봇이 치매환자 돌봄에 긍정적일 것이라는 응답이 48.1%, 부정적일 것이라는 응답이 21.52%로 나타났다.

치매 환자 등을 대상으로 하는 로봇 중 감성 지원 로봇은 인간과 유연한 의사소통을 위해 외형적·기능적으로 보완된 기술이 적용되고, 대화 상황을 판단하여 자연스러운 대화가 가능한 유연한 의사소통 기술이 적용된다. 일본 소프트뱅크에서 개발한 가정용 휴머노이드 로봇 '페퍼(Pepper)'는 기술 완성도 면에서 우수한 로봇으로 평가되고 있다. 페퍼는 현재 서비스용 로봇으로 활용되고 있지만, 의사소통 플랫폼이 잘 구현 되어 있으므로 치매 증상의 심화를 방지하기 위한 스마트케어용 로봇으로 활용될 것으로 기대되고 있다.

61) 한국보건산업진흥원, 「고령사회를 대비한 치매환자 스마트케어용 인공지능 로봇 등의 수요조사 및 중장기 전략 마련」, 2018, pp.15~20.
62) Alzheimer's & Dementia, 2011.
63) 김영수, 「알츠하이머병 중심병태생리 바이오마커 표적 체액 기반 조기 진단 바이오센서 시스템 개발」, 한국과학기술연구원, 2014.10.

[그림 3-16] 일본의 서비스용 소셜로봇 페퍼

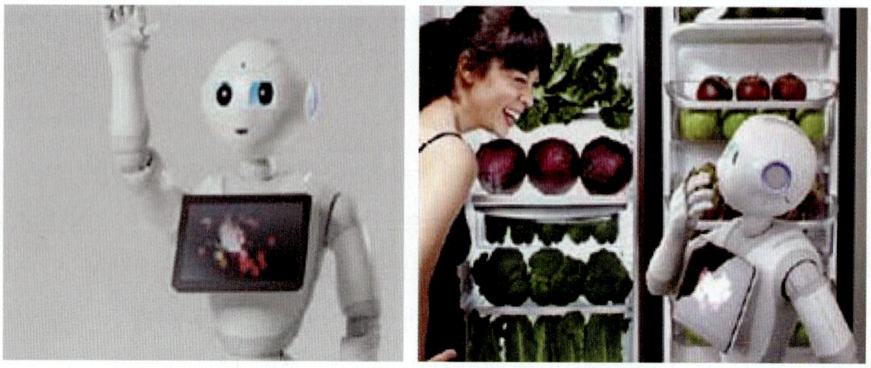

미국의 하스브로(Hasbro)사가 개발한 애완로봇은 동작 인식 기능을 갖추어 쓰다듬거나 포옹하면 반응하거나, 실제 동물과 비슷한 움직임을 보이도록 디자인되어 정서 교감형 감성 지원 로봇으로 사용되고 있다.

[그림 3-17] 미국의 애완동물 로봇 하스브로

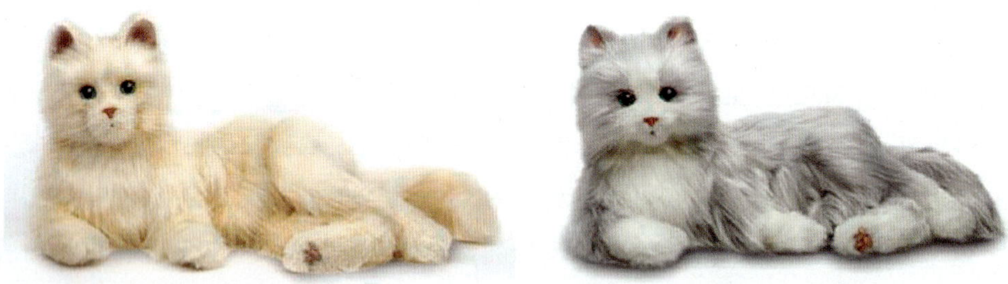

치매 환자는 원인을 알 수 없는 불안감으로 수면 시 많은 어려움을 호소하고 있으므로 뇌파를 안정화하는 방식의 수면 유도 로봇이 출시되었다. 일본의 슈이라(SHUILA) 로봇은 1.7MHz 백색소음은 뇌파를 최적화하여 빠른 수면을 돕는 효과를 활용하여 수면 로봇을 개발하였다.

[그림 3-18] 일본의 수면로봇 슈이라

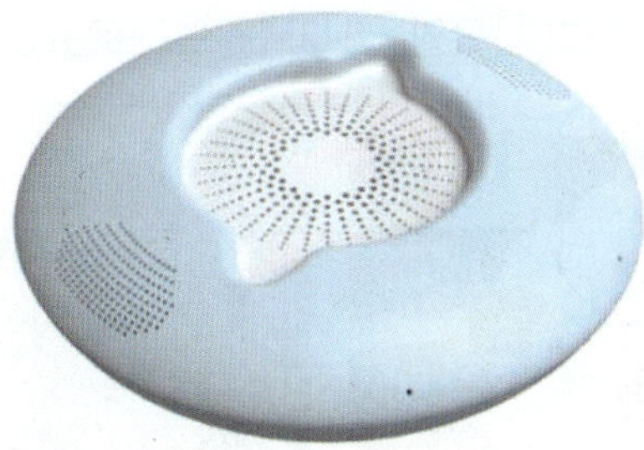

미국에서는 고령자를 위해 탑승형 로봇에 첨단 기술을 탑재하여 다양한 보행 환경을 제공하고 있다. TankChair社의 Tank Chair와 Independence Tech社의 iBOT은 기존의 휠체어 기능에서 벗어나서 새로운 보행기능을 제공하고 있다. 계단 보행이 가능한 첨단 전동 휠체어는 안전한 주행을 위해 고정밀 제어기술, 高집적기술, 차체 소재 등과 관련된 첨단기술의 구현이 필수적이다.

[그림 3-19] 이동로봇 Tank Chair(좌)와 iBot(우)

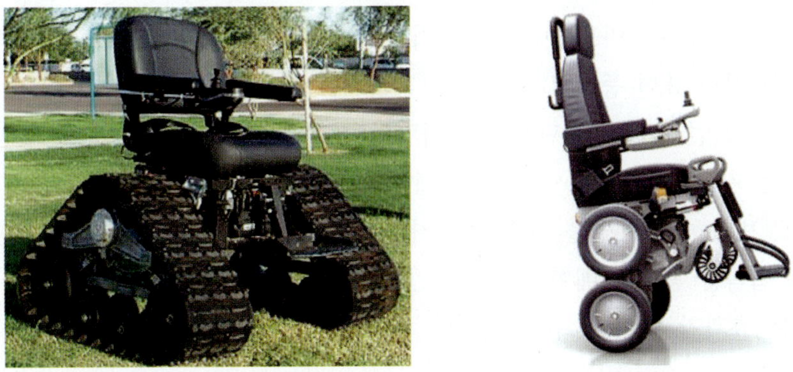

치매 등으로 거동이 불편한 중증 환자를 대상으로 요양 보조로봇과 재활 로봇 개발도 활발해지고 있다. 일본에서는 인간을 닮은 휴머로이드 로봇을 이용한 간병을 일부 요양시설이나 병원에서 서비스되고 있다. 일본에서 개발한 '로베어(ROBEAR)'로봇은 환자를 침대, 휠체어, 욕실 등 환자를 직접 안아 운송하는 기능을 갖추고 있으므로 요양시설에서 하루에 수십 차례 환자를 들어 올리는 부담을 해소하고 있다. 이러한 요양 보조로봇에서는 환자들이 안기는 느낌을 개선하기 위해 미세하게 힘을 조절하는 센서를 부착하고, 팔 부분을 부드러운 소재로 제작하는 등 첨단기술이 접목되어 있다.

[그림 3-20] 요양 및 재활 보조로봇 로베어

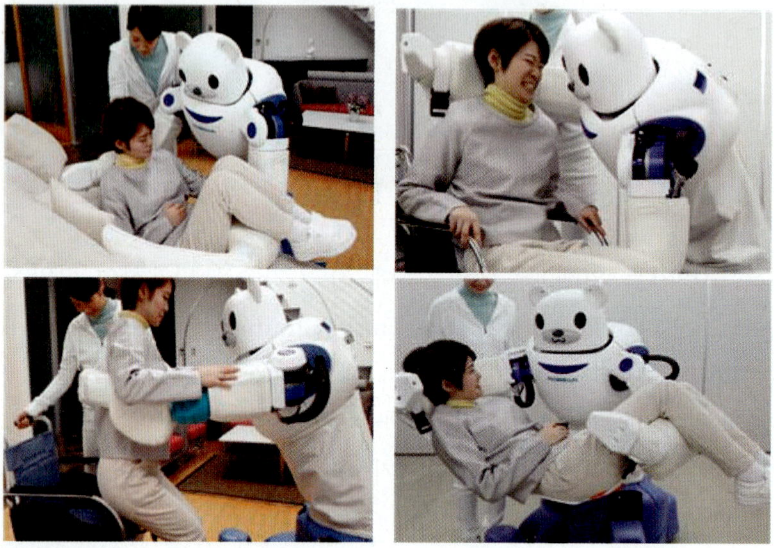

환자와 함께 생활하는 스마트케어용 의료기기 로봇은 환자와 감정 교류, 놀라움, 분노, 행복 등에 대한 감정 표현 등으로 환자와 교감을 지속적으로 가능하게 할 수 있는 로봇을 말한다. 환자의 얼굴 표정을 판독하여 사람의 감정을 분석한 후, 그것을 모방하거나 교감할 수 있는 기술, 청소·TV시청 등을 제안할 수 있는 기술 등과 치매 환자가 선호하는 방식으로 반응하는 방법을 학습하는 기술, 치매 환자의 대화를 대신 해 줄 수 있는 기술 등의 접목을 통해 치매환자와 일반인, 치매환자와 치매환자 간의 커뮤니케이션을 활성화하는 효과가 나타날 수 있다.

[그림 3-21] 인공지능 기반의 치매환자 커뮤니케이션로봇

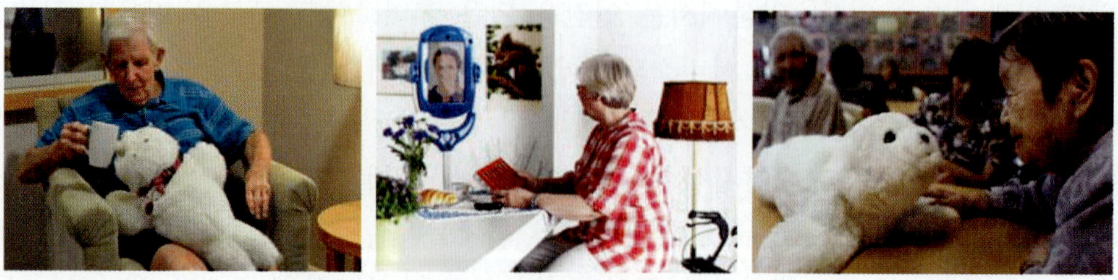

이러한 치매 등 환자의 삶의 질 향상에 기여하는 스마트케어 로봇을 개발·보급하기 위해서는 현재 1대당 250~300만 원 수준인 스마트케어 지원로봇의 가격을 치매 가족과 치매시설 종사자가 원하는 1대당 100~1,000만 원 수준으로 낮출 필요가 있다. 이를 위해서는 1단계로 3년 이내 단기간에 제품화 상용화가 가능하고, 치매 환자에게 다양한 비약물적 치료프로그램을 지원하며, 일정 수준 이상의 커뮤니케이션 대화가 가능하고, 치매 환자의 정서와 인지를 분석하여 적절한 반응을 하며, 전등과 TV 등 가전제품과 연동이 가능한 '인공지능 활용 치매환자 커뮤니케이션 지원 로봇' 개발이 필요하다.

2단계로 치매 환자와 사적 대화가 가능하고, 환자에게 생생한 대화의 형태로 삶에 대해 질문 대답하며, 지적인 과정을 활성화하고, 기억 유도 및 감정을 경험할 수 있게 하는 상황별 대화 상자 구축, 논리적이고 관련성 있는 답변을 유도가 가능한 채팅 인공지능 프로그램이 적용되는 '치매환자 감정지능 기반 대화형 로봇'을 5년 이내 제품화 상용화가 가능하도록 원천기술 등을 개발해야 한다.

3단계로 저출력 광치료 기술을 활용하여 치매 환자의 인지 장애, 기억 감퇴를 호전시킬 수 있는 저출력 근적외선 빛이 뇌조직을 통과하여 해마까지 도달할 수 있도록 빛의 산란을 막는 기술을 개발하여 10년 이내 제품화 상용화가 가능한 '광학기술 이용 치매 환자 기억증진 로봇'을 개발해야 한다[64].

3 임상수요 기반 의료기기 개발

임상수요 기반 의료기기는 임상진단, 치료, 수술, 예방· 관리 분야에 사용되는 의료기기를 말한다. 우리나라 의료기기 기술수준은 선진국 대비 65~85% 수준이고, 대형 고가장비의 수입의존도가 95% 이상으로 높으므로 원천기술 확보를 위한 지속적인 연구개발 투자 확대를 통해 기술적 우위를 선점할 필요가 있다. 의료기기 분야에서는 새로운 소재(materials) 또는 생물학적 발견뿐만 아니라 기존 기술이 임상에 접목되면서 새로운 의료기기 개발의 원천기술로 활용되는 경우가 많다.

예를 들어 백색광의 간섭계 기술이 기존에 있었으나, 이를 인체에 적용할 수 있음이 밝혀져서 개발된 장비가 광 간섭성 단층촬영기(optical coherence tomography, OCT)이다. OCT는 생체에 근적외선을 조사하면서 각 조직에서 반사된 빛의 세기를 여러 각도에서 측정한 신호를 컴퓨터로 처리하여 얻은 조직 영상기기[65]를 말한다.

64) 한국보건산업진흥원, 「고령사회를 대비한 치매환자 스마트케어용 인공지능 로봇 등의 수요조사 및 중장기 전략 마련」, 2018, pp.146~193.

따라서, 임상 수요를 기반으로 하는 의료기기 핵심 원천연구 지원을 통해 기존 기술의 한계를 극복 가능한 핵심 의료기기 원천기술을 개발하고, 임상을 통해 입증된 우수한 성능의 의료기기를 상용화하며, 다양한 의료서비스에 활용 가능한 시장 선도형 고부가 가치 의료기기의 개발을 추진할 필요가 있다.

[그림 3-22] OCT 개발 과정

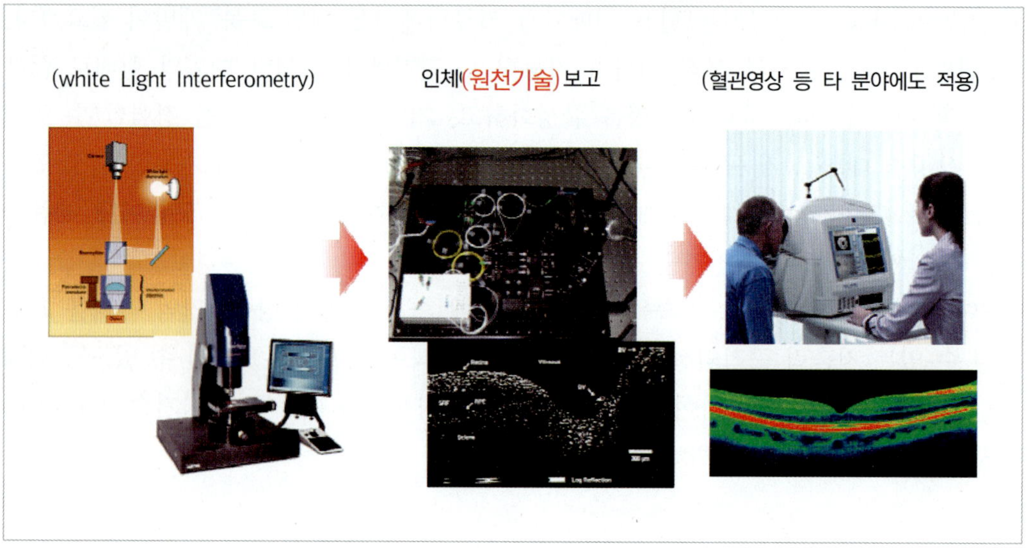

* 출처 : 김석필 외, 「의료기기 개발지원사업 상세기획」, 2017.6, pp.124~125.

임상수요 기반 의료기기 개발은 임상진단 분야, 임상 치료·수술 분야, 임상 예방·관리 분야의 의료기기 개발로 구분할 수 있다. 임상 진단분야는 진단 분야의 미충족 수요(unmet needs)를 해결하기 위한 환자 맞춤형 의료서비스 정밀진단 의료기기 개발을 말한다. 치료·수술 분야는 치료·수술 분야의 미충족 수요(unmet needs)를 해결하고, 치료성적을 극대화하기 위한 최소침습 정밀의료기기를 개발하는 것을 말한다. 예방·관리 분야는 예방과 효율적 재활 등의 total care 의료서비스 구현을 위한 의료기기 개발을 의미한다[66].

65) 네이버 지식백과, 한경경제용어사전.
66) 김석필 외, 「의료기기 개발지원사업 상세기획」, 2017.6, pp.124~127.

[그림 3-23] 임상수요 기반 의료기기 개발

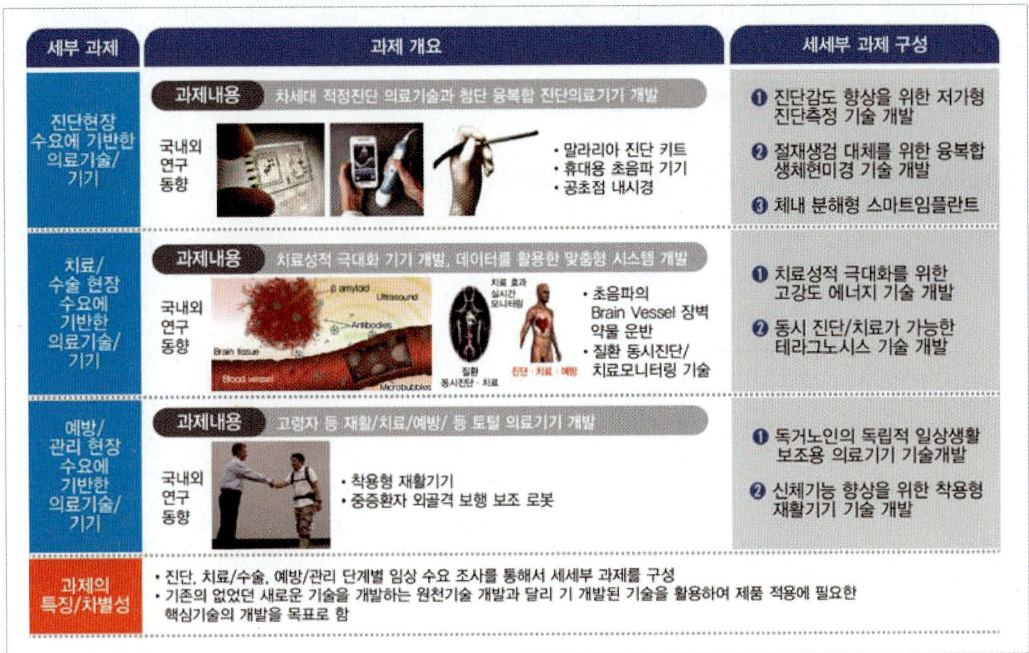

* 출처 : 김석필 외, 「의료기기 개발지원사업 상세기획」, 2017.6, p.127.

1) 진단현장 수요 기반 의료기기

인구고령화 등에 따라 의료비가 지속적으로 상승하고 있으므로 의료비용 절감을 위한 차세대 진단기기 개발이 필요하다. 특히, CT와 MRI 등 고가격 영상장비의 개발에 따라 의료비용이 급속히 증가하고 있으며, 미국의 경우 1992년 이후 CT 촬영 횟수가 2배 이상 증가하였고, 2004년 과잉 진료에 따라 미국의 의료비용이 연간 160억 달러 이상 지출되었다[67].

이러한 의료비용의 급속한 증가를 방지하기 위해서는 비침습(non-invasive) 또는 최소침습(minimally invasive) 진단기기와 다중 타겟 진단기술 등이 적용된 차세대 의료기기 개발이 필요하다. 예를 들어, 체내흡수형 삽입센서가 개발되면 센터 삽입수술이 간소화되고, 센서 제거를 위한 수술도 불필요하게 되므로 의료비용 절감이 가능하다. 급성질병의 진단 및 치료 후 증상을 관측하기 위해서는 여러 차례 수술이 동반되므로 비용이 높아지나, 체내흡수형 삽입센서를 사용할 경우 수술이 불필요하므로 의료비용 절감이 가능하다.

67) OIG analysis, 2007.

체내흡수형 삽입센서 관련 기술은 현재 미국에서 대형동물을 통해 검증하고 있고, FDA 인증을 위한 투자가 진행되고 있으나, 압력·온도·습도 등의 물리적 센서에 한정되어 있고, 바이오 정보를 제공할 수 있는 화학적 센서와 동역학 센서 등의 생체실험 단계는 이루어지지 않고 있는 실정이다.

[그림 3-24] 의료영상장비 활용도 추이

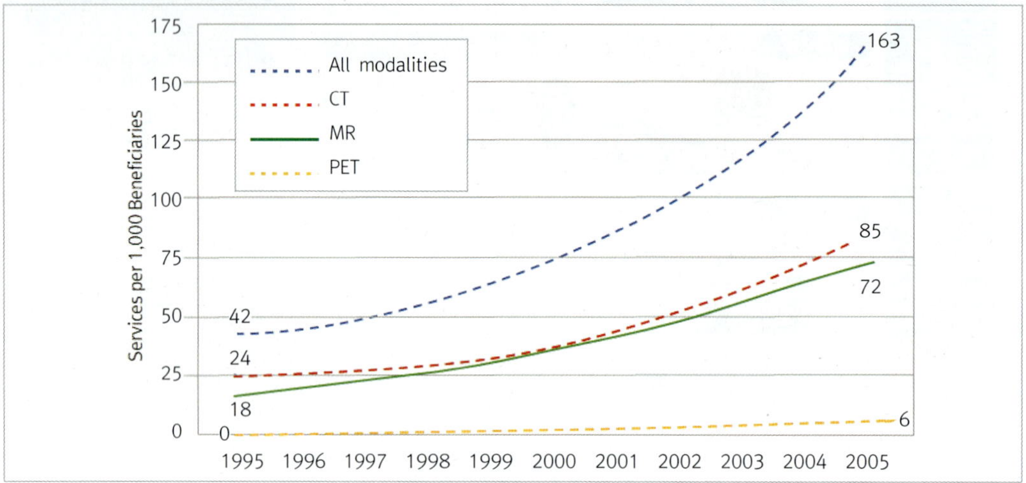

* 출처 : 김석필 외, 「의료기기 개발지원사업 상세기획」, 2017.6, p.133.

우리나라의 A기업은 랩온어칩(Lab-on-a-Chip)[68]과 인공지능이 결합된 차세대 말라리아 키트를 개발하여 소량의 혈액을 통해 10~20분 내 자동으로 말라리아 진단에 활용하고 있다. B기업은 무선으로 사용 가능한 휴대용 초음파 진단기를 개발하여 사고 현장이나 구급차 등 응급 상황에서도 초음파 진단을 할 수 있도록 되었다.

[그림 3-25] 임상수요 기반 진단기기 개발 사례

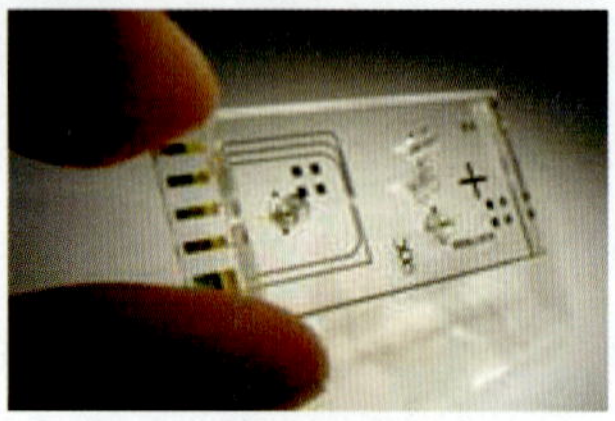
랩온어칩

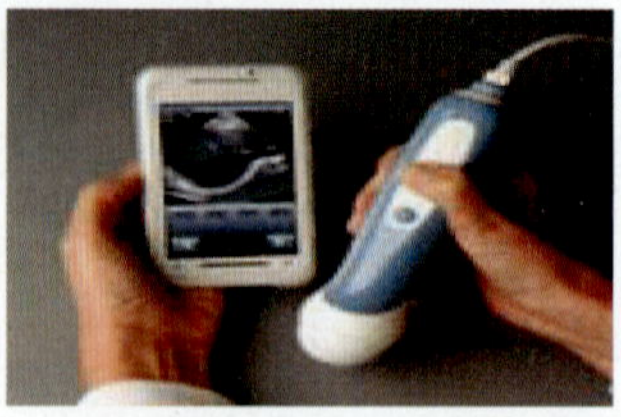
휴대용 초음파 기기

68) 랩온어칩(Lab-on-a-Chip) : 바이오칩의 일종으로 '칩에 실험실을 올려놓았다'는 의미이며, 극미량의 샘플이나 시료만으로 기존의 실험실에서 할 수 있는 실험이나 연구 과정을 신속하게 대체할 수 있도록 만든 칩으로 한 방울 혈액으로 각종 암 진단이나 적혈구·백혈구의 세포 수 측정이 가능(네이버 지식백과, 손에 잡히는 IT 시사용어)

진단현장 수요 기반 의료기기를 개발하기 위해서는 랩온어칩 기반 저가소재(섬유, 고분자 등)를 이용한 바이오스트립 설계와 가공기술 개발 등 진단감도 향상을 위한 저가형 진단 측정기술 개발이 필요하다. 또한, 환부를 절제하고 이루어지는 생검 검사를 대체하기 위한 초소형 in vivo용 현미경 프루브와 융복합 생체현미경 초소형 광학 시스템 및 영상처리 시스템 등 개발 등 융복합 생체현미경 기술의 개발도 필요하다. 몸속에서 분해되는 스마트 임플란트 개발을 위한 체내흡수형 재료를 이용한 바이오센서와 ICT 기반 근거리 통신기술을 접목한 실시간 연속 모니터링 방수 패키징 기술과 측정인터페이스 기술 등의 개발이 필요하다[69].

2) 치료·수술 수요 기반 의료기기

치료·수술 효과의 극대화를 위한 의료기기를 개발하기 위해 환자 맞춤형 치료 방법을 제시할 수 있는 지능형 통합 시스템의 개발이 필요하다. 이를 위해서는 지속적으로 치료·수술 관련 데이터를 축적하기 위한 데이터 웨어하우스(Data Warehouse, DW)를 구축해야 하고, 축적된 치료·수술 관련 데이터를 분석하고 학습할 수 있는 알고리즘과 예측 모델을 개발해야 하고, 진단영상의 인식과 분석을 위한 머신러닝(Machine Learning, ML) 알고리즘을 고도화해야 한다. 또한, 치료 효과 극대화를 위한 초음파, 레이저 등 고강도 에너지 기술과 치료 프로토콜, 치료 효과를 입증하기 위한 표준화 기술 등을 개발해야 한다. 또한, 치료와 모니터링이 동시에 가능한 융합형 다채널 변환기술과 다채널 초음파 변환기 초점 제어용 고출력 고정밀 하드웨어, 능동형 냉각 시스템, 치료기 제어용 소프트웨어 등의 개발도 필요하다[70].

3) 예방·관리 수요 기반 의료기기

인구고령화와 생활양식의 변화에 따라 독거노인 등에 대한 새로운 의학적 요구가 대두되고 있다. 독거노인과 고령자 등의 삶의 질 향상을 위한 예방·진단·치료·재활 등 total care 의료기술이 요구되고 있다. 독거노인이 혼자서도 일상생활을 영위할 수 있도록 사용자 생활 중심의 일상생활 보조용 의료기기를 개발할 때는 사용이 편리하며, 저가이고, 원하는 기능의 구현이 용이해야 한다.

이를 위해서는 이용자가 일상생활 수행과 관련한 생체정보를 정량적으로 측정할 수

---

69) 김석필 외, 「의료기기 개발지원사업 상세기획」, 2017.6, pp.134~136.

70) 김석필 외, 위의 책, pp.138~142.

있는 센서와 평가 기술, 척추 및 뇌손상 등으로 재활이 필요한 사람들의 재활을 도울 수 있는 모니터링 기술, 의료인과 가정용 이용자를 고려한 지능형 개인 맞춤형 재활 프로그램과 훈련 강도를 조절해 줄 수 있는 지능형 제어 및 안전 기술의 개발이 필요하다. 또한, 독거노인의 독립적 일상생활을 보조해줄 수 있는 의료기기에 필요한 실시간 모니터링 기술, 부상 대비 알림서비스 기술, 일상 동작을 도와줄 수 있는 보조 및 훈련 기술, 의료인이 가정 재활훈련과 치료 효과를 피드백 해 줄 수 있는 기술의 개발 등이 필요하다[71].

4 환자 맞춤형 정밀의료기기 개발

4차 산업혁명 시대에 각광받고 있는 인공지능, 빅데이터 등 혁신적 기술이 의료기기와 접목되면서 맞춤의료와 정밀의료 등 환자맞춤형 의료서비스를 제공하는 방향으로 발전할 것으로 예상되고 있다. 의료진의 경험보다 환자의 상태나 치료 상황에 부합되는 비침습적이고, 생체 특성에 부합되며, 치료효과를 극대화할 수 있는 의료기기 개발이 요구되고 있다.

환자 맞춤형 정밀의료기기는 환자 개인의 생활 정보 데이터를 축적하고, 이에 기반한 환자맞춤형 진료를 수행할 수 있는 인공지능 플랫폼, 알고리즘, 관련 SW 등의 개발이 필요하다. 이를 통해 환자 개인에게 최적화된 건강관리 및 진료를 위한 맞춤형 의료기기 개발을 통해 종합적 치료가 가능하다.

환자 맞춤형 정밀의료기기는 개인 일상에서 발생하는 생체신호와 행동패턴을 데이터로 저장하고 분석하는 라이프 스타일 맞춤형 정밀의료 기술, 인공지능 플랫폼을 기반으로 하는 예측 시스템을 통한 환자 치료 및 예후 예측 기술, 조직의 특성을 분석하고 치료에 유효한 분류를 통해 치료효과의 최적화를 목적으로 하는 환자 생체 정보 기반 정밀의료 기술의 개발이 필요하다[72].

71) 김석필 외, 「의료기기 개발지원사업 상세기획」, 2017.6, pp.144~147.
72) 김석필 외, 위의 책, pp.149~152.

[그림 3-26] 환자 맞춤형 정밀의료기기 개발

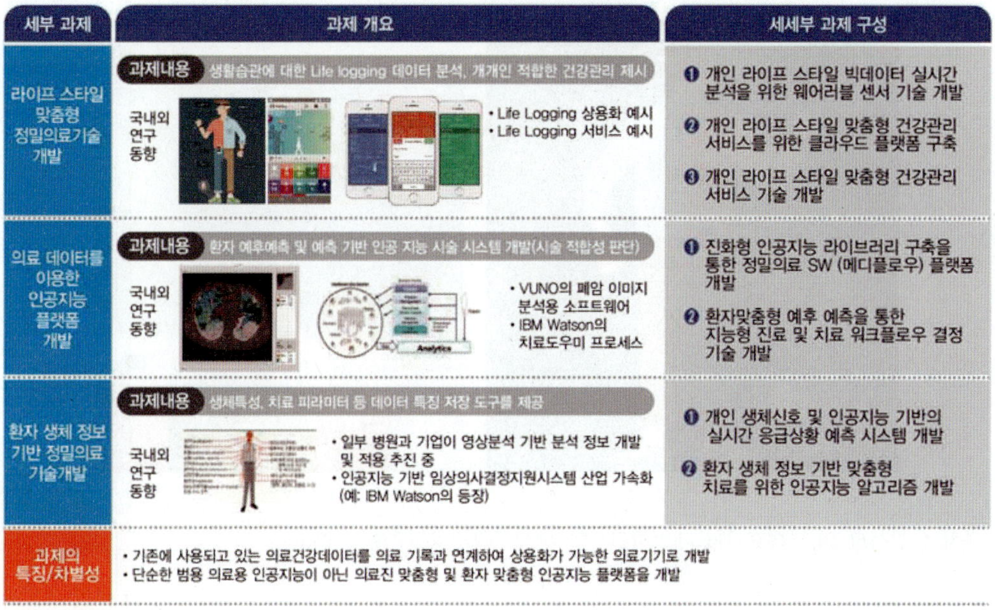

* 출처 : 김석필 외, 「의료기기 개발지원사업 상세기획」, 2017.6, p.152.

1) 라이프 스타일 맞춤형 정밀의료 기술 개발

개인이 생산하는 데이터는 임상 데이터가 0.4TB, 유전체 6TB, 생활습관과 사회·환경 데이터가 1,100TB을 차지한다. 사람의 조기사망 요인을 분석해보면 생활습관 40%, 사회적 요인 15%, 환경요인 5% 등에서 기인한다. 따라서 개인의 수면, 식사, 운동 등 라이프 스타일 데이터를 분석할 경우, 개인에 적합한 건강관리방법을 제시할 수 있다.

이러한 라이프 스타일 데이터를 수집·분석하기 위해서는 개인에게서 발생하는 일상적인 생체신호와 행동패턴 데이터를 수집·저장·분석하기 위한 기술, 개인의 식습관·수면습관·스트레스 등 생활습관을 측정할 수 있는 웨어러블 센서기술, 축적된 데이터를 기반으로 사용자의 생활습관 개선 등 서비스 지원을 위한 의사결정 지원 시스템과 부가서비스 등의 개발이 필요하다.

[그림 3-27] 라이프 스타일 맞춤형 정밀의료기기 예시

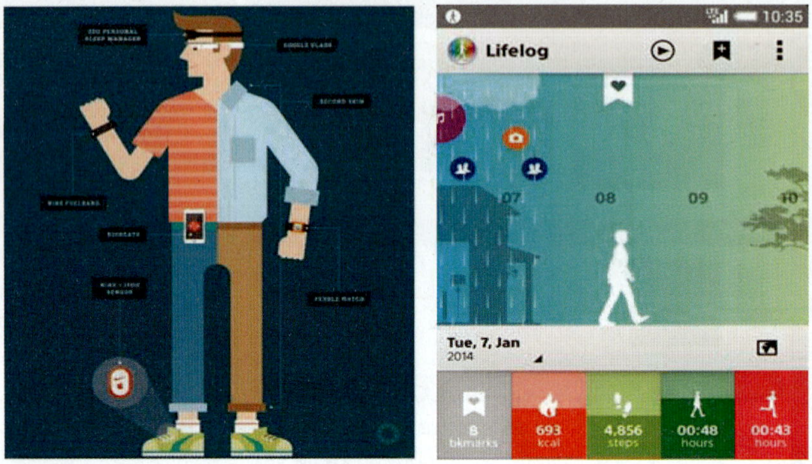

* 출처 : 김석필 외, 「의료기기 개발지원사업 상세기획」, 2017.6, p.158.

개인의 라이프 스타일 데이터를 수집·분석하기 위해서는 건강에 결정적인 역할을 하는 운동·식이·수면·스트레스·흡연·환경 등을 실시간으로 수집할 수 있는 통합형 웨어러블 센서 기술, 실시간으로 수집되는 라이프 스타일 데이터를 인공지능을 이용하여 의학적 의미를 실시간으로 해석할 수 있는 기술을 개발해야 한다. 또한, 개인의 라이프 스타일 맞춤형 건강관리 서비스를 위해 웨어러블 센서를 통하여 실시간으로 수집하고 분석할 수 있는 클라우드 기반의 플랫폼 구축, 다양한 데이터를 하나의 DB로 수집·저장·관리·분석할 수 있는 인터페이스 기술과 개인의 라이프 스타일 데이터에 대한 안전 및 보안 기술 등도 개발해야 한다. 클라우드를 통해 실시간으로 수집되는 개인 라이프 스타일 데이터 분석 등을 통한 개인 맞춤형 건강관리서비스 요소 기술과 개인 라이프 스타일 관리를 위한 2차 컨텐츠 등 혁신적 서비스 모델도 개발해야 한다[73].

2) 의료데이터를 이용한 인공지능 플랫폼 개발

데이터에 기반한 환자 맞춤형 시술정보 제공 등 우수한 의료서비스를 제공하기 위해서는 데이터 기반 의료서비스를 제공할 수 있는 인공지능 의료기기 및 환자 맞춤형 진료·치료 및 예후예측 시스템을 구축해야 한다. 이를 위해서는 사용자 데이터와 각종

73) 김석필 외, 「의료기기 개발지원사업 상세기획」, 2017.6, pp.157~160.

알고리즘을 유기적으로 연결하여 사용자가 쉽게 자신만의 소프트웨어를 구축할 수 있는 실시간 진화형 인공지능 라이브러리 소프트웨어 플랫폼을 개발해야 한다. 이때 사용자 데이터의 범위는 의료영상 정보부터 각종 임상정보와 실시간으로 추가되는 진료데이터까지 포함되어야 한다.

지속적으로 추가되는 환자의 임상정보와 치료결과 등을 기반으로 환자 맞춤형으로 최적화된 진료·치료 절차를 제시하기 위해서는 환자 맞춤형 지능형 진료 및 치료 워크플로(Work-flow)를 제시하는 소프트웨어 개발이 필요하다. 또한, 진화형 인공지능 정밀의료 SW 플랫폼을 개발하여 환자로부터 획득된 정량적인 각종 데이터를 인공지능 알고리즘에서 사용할 수 있도록 정형화하면 환자에게 맞는 예후 예측 정보를 제공할 수 있다. 데이터에 근거하여 치료 예후를 예측하면 환자 맞춤형으로 진료 및 치료정보를 제시할 수 있다[74].

3) 환자 생체정보 기반 정밀의료 기술 개발

환자에게 제공되는 의료의 질을 높이기 위해서는 정확한 진단을 통해 환자의 생체특성을 추출하고 이를 기반으로 효율적인 치료기술이 제시되어야 한다. 비침습성 치료(non-invasive therapy) 기술은 정상조직에 해를 주지 않고, 상처나 부작용을 남기지 않아 고통을 수반하지 않으므로 환자의 최상의 삶을 질을 보장하는 방법이 된다. 따라서, 비침습적 치료를 위한 정밀진단 영상 분석 및 환자의 다양한 생체특성을 추출하고, 진료 및 치료를 수행할 수 있는 융합의료기기를 개발해야 한다.

환자 생체정보 기반 정밀의료를 구현하기 위해서는 개인 생체신호 기반의 실시간 응급상황 예측시스템, 개인 생체신호를 측정하기 위한 정밀한 신호처리 기술, 다른 의료데이터 및 의료기기와 연계가 가능한 데이터 호환 모듈, 인공지능 기반의 데이터 분석 및 응급상황 예측을 위한 알고리즘, 클라우드 기반의 시스템 설계 및 실시간으로 데이터 처리를 할 수 있는 기술, 환자 생체정보 기반 맞춤형 치료를 위한 영상 및 치료 데이터 획득 모듈 및 데이터 분석 알고리즘 등을 개발해야 한다[75].

---

74) 김석필 외, 「의료기기 개발지원사업 상세기획」, 2017.6, pp.162~166.
75) 김석필 외, 위의 책, pp.168~170.

[그림 3-28] 환자 생체정보 기반 정밀의료 기술 개념도

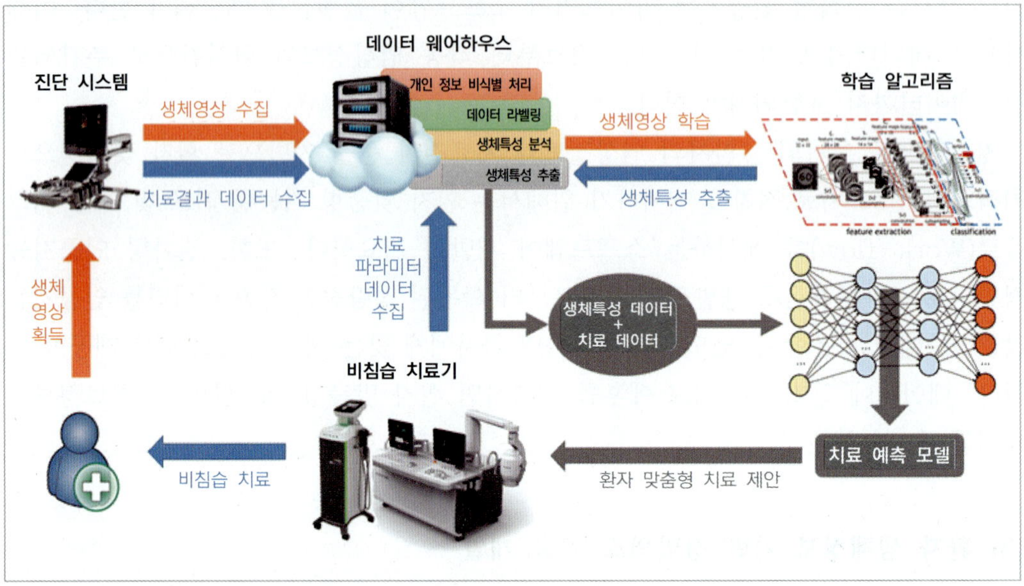

* 출처 : 김석필 외, 「의료기기 개발지원사업 상세기획」, 2017.6, p.168.

5 질환극복 진단·치료기기 개발

우리나라는 노인인구 비율이 2000년 7.2%로 고령화사회에 진입했고, 2018년 14.3%로 고령사회, 2026년 20.8%로 초고령사회에 진입하는 등 인구고령화가 심화되고 있다. 이로 인한 만성 질환도 꾸준히 증가하면서 2015년 5대 사망원인 중 암, 심장질환, 뇌혈관질환, 당뇨병과 같은 만성 질환이 대부분을 차지하고 있다. 이러한 환경 변화에 따라 국민의료비도 2011년 대비 2014년까지 연평균 6.8% 증가했으며, 이러한 증가세는 OECD국가 평균 1.6%보다 높은 수준이다. 따라서, 의료비용 절감을 위해서는 만성 질환, 중증질환 등을 목표로 하는 진단·치료기기 개발이 필요하다.

뇌질환, 암, 심장질환, 만성 질환 등 사망률 및 의료비용의 지출이 높아서 국민건강 및 사회적 비용 발생에 크게 영향을 주는 4대 질환에 대한 진단·치료기기 개발을 위해서는 분야별 핵심기술 개발이 우선되어야 한다. 뇌질환 극복을 위해서는 뇌질환 발현 및 진행에 따른 체내 분자생물학적 체외 진단기기가 개발되어야 하고, 암 질환 극복을 위해서는 고정밀 암 질환 정밀진단 및 지능형 치료 보조 시스템과 초소형 내시경형 X-선 기기가 개발되어야 한다.

심혈관 질환 극복을 위해서는 혈관의 형태적·화학적·분자적 특성을 영상화하여 심장과 혈관의 조기 정밀진단이 가능한 융합 영상 진단기기가 개발되어야 하고, 만성 질환 극복을 위해서는 적혈구 수 및 모형 확인, 생체신호 반응형 VR 서비스 플랫폼, 센서 기반 인공전정기능 및 동작분석 의료기기 개발이 필요하다[76].

[그림 3-29] 질환극복 진단·치료기기 개발

세부 과제	과제 개요	세세부 과제 구성
뇌질환 극복을 위한 의료기기 개발	과제내용: 퇴행성 뇌질환 증가 대응, 뇌질환에서 유발되는 체내 물질 등 분석 기술 등 국내외 연구 동향 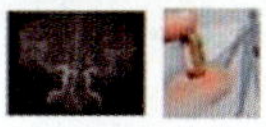 • 뇌영상 고해상도 영상기기 • 얼굴인식 기술 개발, 행동패턴 분석 연구 • 전자약 치료기술	❶ 뇌질환 정밀진단을 위한 고해상도/고민감도 뇌전용 영상기기 개발 ❷ 현상학적 근거 기반 뇌질환 조기 정밀 진단 및 치료보조 의료기기 개발 ❸ 뇌질환 극복을 위한 차세대 전자약 (Bio-Electronics medicine) 치료 기술 개발
암질환 극복을 위한 의료기기 개발	과제내용: 영상정보로 얻은 환자정보를 자동분석하는 기술 및 보조진단 시스템 개발 국내외 연구 동향 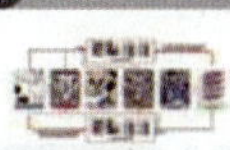 • X-ray, CT 등 의료 영상에서 암으로 의심되는 영역을 검출 및 분류하는 진단 시스템	❶ 인공지능 통합 분석 고정밀 암질환 정밀 진단 및 지능형 치료 보조 시스템 개발 ❷ 최소 침습 암 수술에 적용 가능한 초소형 내시경형 영상 기기 제작
심혈관 질환 극복을 위한 의료기기 개발	과제내용: 카테터 형태의 효과적인 수술 장비와 보조 시스템 개발 국내외 연구 동향 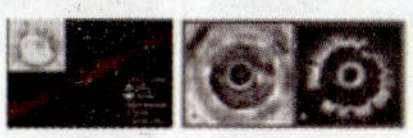 • 심장질환 조기정밀 진단(혈관내벽) 기술 개발 • 혈관 내 광단층 촬영 기술	❶ 혈관 내 융합 영상 진단 기술 시스템 개발 ❷ 심장 수술 카테터 및 보조 시스템 핵심 기술 개발
만성질환 극복을 위한 의료기기 개발	과제내용: 만성정신질환의 경우 기존의 상담치료/관리를 넘는 첨단 VR 콘텐츠 개발 국내외 연구 동향 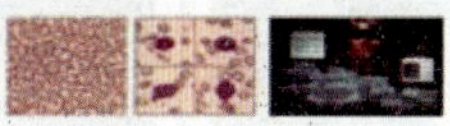 • 자동화한 혈액분석 패턴 연구 • 생체신호 반응형 VR 영상 합성	❶ 빈혈질환의 진단 및 분류를 위한 현미경 이미지 기반 체외진단 의료기기 개발 ❷ 만성 정신질환 치료 및 개선을 위한 생체신호 반응형 VR서비스 플랫폼 기술개발 ❸ 만성어지럼질환의 개인맞춤형치료기기 개발
과제의 특징/차별성	• 기술의 유용성 검증 및 핵심기술개발 자체를 목표로 하지 않고 기술 활용을 통해 산업화기술 개발을 목표로 함 • 이미 확보된 핵심기술을 적용하고 질환 별 초기 치료 대응 의료기기 개발을 주 대상으로 함	

* 출처 : 김석필 외, 「의료기기 개발지원사업 상세기획」, 2017.6, p.175.

1) 뇌질환 극복 위한 의료기기 개발

치매 등 뇌질환은 인구고령화와 심리적·사회적·생물학적 원인에 의해 발생하는 것으로 추정되며, 현재까지 뇌질환의 명확한 원인이 규명되지 않았으므로 치료에 한계가 있다. 뇌질환은 다른 질환과의 구분이 어려워서 진단이 늦은 편이고, 숙련된 전문의도 임상 증상을 토대로 진단할 경우 오진율이 20% 내외로 높은 편이다. 파킨슨병 환자의 약 70%는 치매나 노화로 오인돼 정확한 치료가 제대로 이루어지지 않고 있으나, 뇌질환에서 발현되는 체내 물질의 변화 등을 측정·분석하는 기술이 급속히 개발되고 있다. 예를 들어, 얼굴 표정의 감소는 퇴행성 뇌질환, 알츠하이머, 파킨슨병에서 흔히 나타나는 증상이므로 이를 이용할 경우 초기 검진이 가능하다.

76) 김석필 외, 「의료기기 개발지원사업 상세기획」, 2017.6, pp.172~175.

뇌질환 환자의 안면인식 변화, 눈·팔·다리 움직임 등 행동 패턴 변화를 관찰하는 정밀 진단 및 치료 보조기술 개발과 뇌질환 발현 및 진행에 따른 체내 분자생물학적 기반의 체외 진단기기 근거 기술의 개발이 필요하다. 이를 위해서는 뇌질환 정밀진단을 위한 고해상도·고민감도 뇌전용 영상기기 기술, 뇌전용 영상 재구성 알고리즘의 개발이 필요하다.

뇌질환 극복을 위한 차세대 전자약(Bio-Electronics medicine) 치료기술을 위해서는 뇌신경 자극기술 적용이 가능한 질환의 타겟 발굴, 뇌신경 자극을 위한 전기·자기·초음파 등 에너지 자극장치와 제어기술, 뇌신경 질환 치료기기의 안전성·유효성 평가 기술 등을 개발해야 한다[77].

[그림 3-30] 뇌질환 관련 뇌 영상 비교

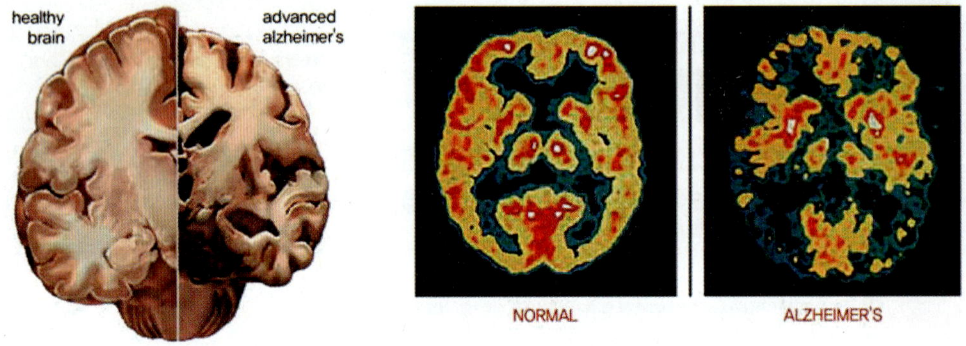

자료: (좌) www.alz.org, (우) National Institute of Aging

* 출처 : 김석필 외, 「의료기기 개발지원사업 상세기획」, 2017.6, p.181.

2) 암 질환 극복을 위한 의료기기 개발

암은 인류가 가장 치열하게 싸워온 질병이나, 표준약물로 치료했을 때 치료효과가 나타나는 환자가 25%에 불과한 난치병이다. 현재 암 질환의 진단·치료 과정에서 수많은 정보가 생산·수집되고 있으며, 이 정보들은 임상 정보와 유전학적 정보 등과 함께 암 질환의 진단·치료에 큰 기여를 하고 있다. 동일한 암 질환에서도 조직의 특성에 따라 영상·유전 정보에 차이가 나타나므로, 이를 정확하게 분석할 경우 암 질환의 정확한 진단·치료 가능성이 제고된다.

암 질환 극복을 위해서는 다양한 임상자료와 유전학적 정보 등과 연계하여 통합

77) 김석필 외, 「의료기기 개발지원사업 상세기획」, 2017.6, pp.180~183.

분석이 가능한 자동분석 기술 및 지능형 보조진단 시스템이 개발되어야 한다. 이를 통해 암 질환의 정밀진단과 치료방침 결정 및 예후 예측을 위해서는 지능형 영상 분석시스템이 기존 병원에서 사용하고 있는 PACS 시스템과 연계되어야 한다.

이를 위해서는 고정밀 암질환 정밀진단 및 지능형 치료 보조 시스템, 인공지능 학습 기반으로 의료영상·임상정보·유전학적 정보 등을 통합 분석하는 시스템, 폐암에서 최소 침습수술에 적용 가능한 초소형 내시경형 영상기기, 사용자 친화형 초소형 내시경용 이미징 하드웨어, 고해상도 영상을 얻기 위한 전용 조영제 등이 개발되어야 한다[78].

3) 심장질환 극복 의료기기 개발

세계보건기구(WHO) 통계에 따르면 심혈관질환은 세계적으로 사망률 1위의 질환이고, 급성 심장마비로 인한 환자 사망이 높게 나타난다. 심장질환은 협심증, 심근경색(관상동맥질환), 고혈압성 심질환, 부정맥, 심부전증, 심장판막질환 등 원인과 증상이 다양하지만, 정밀진단이 곤란하여 초기 치료를 하지 못하는 문제가 있다.

예를 들어, 심장질환을 가진 노인의 대부분이 부정맥의 초기증상인 어지럼증, 실신, 호흡곤란, 무력감 등을 노화 현상으로 인식하여 조기 치료를 받지 못하고 급성 심장 질환으로 사망하는 경우가 많다. 또한, 심장 혈관이 70% 이상 좁아지기 전까지 특별한 증상이 없거나 모호할 수 있고, 일반적인 심장초음파에서 진단이 안 되는 경우도 있으므로 정밀 진단을 위해서는 운동부하 심초음파 등을 시행해야 하나 현실적인 진단의 어려움이 있다.

혈관 내 영상 진단기술은 혈관의 형태적·화학적·분자적 특성을 영상화할 경우, 심장 혈관 질환의 조기 진단이 가능해진다. 혈관 내벽을 이루는 조직 성분을 분석하거나, 염증 활성도를 분석할 경우 심장질환의 원인에 대한 근원적인 정보를 획득할 수 있으므로 급성 심장마비 등을 예방할 수 있다.

현재 막힌 심장혈관을 재생시키는 혈관성형술(angioplasty)을 위한 다양한 카테터(catheter) 수술장비가 존재하고, 풍선 형태의 팁에 스텐트(stent)를 부착하여 재협착을 방지하거나 기계적인 드릴 형태로 직접 막힌 혈관을 뚫어주는 의료기술(high-frequency rotational coronary angioplasty, HFRCA)도 개발되어 있다. 따라서, 심장마비 등 급성 심장질환에 대해서 보다 다양한 카테터 형태의 수술 장비와 수술 보조 시스템 개발이 필요하다. 혈관 내 융합 영상진단 핵심기술과 효율적인 이미지 융합이 가능하도록 하고 노이즈를 최소화하는 기술 등의 개발도 필요하다[79].

---

78) 김석필 외, 「의료기기 개발지원사업 상세기획」, 2017.6, pp.185~188.

[그림 3-31] 심장질환 극복 의료기기 예시

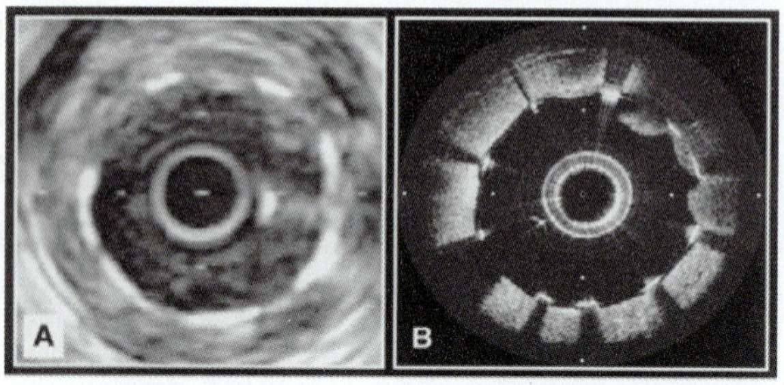

혈관 내 초음파　　　　혈관내광단층

* 출처 : 김석필 외, 「의료기기 개발지원사업 상세기획」, 2017.6, p.191.

4) 만성 질환 극복 위한 의료기기 개발

국민건강영양조사 통계에 따르면 만 10세 이상 우리나라 국민의 고혈압 유병률은 30% 수준이고, 고중성지방혈증도 20% 수준이며, 빈혈도 11.6%로 나타나고 있다. 또한, 불안 및 스트레스 관련 장애 등 만성적인 정신장애도 선진국에서 평생 유병률이 10~11.3%이고, 우리나라도 급속한 산업화·도시화로 특정 공포증 유병률이 5% 내외로 나타나고 있다.

[그림 3-32] 만성 질환 유병률

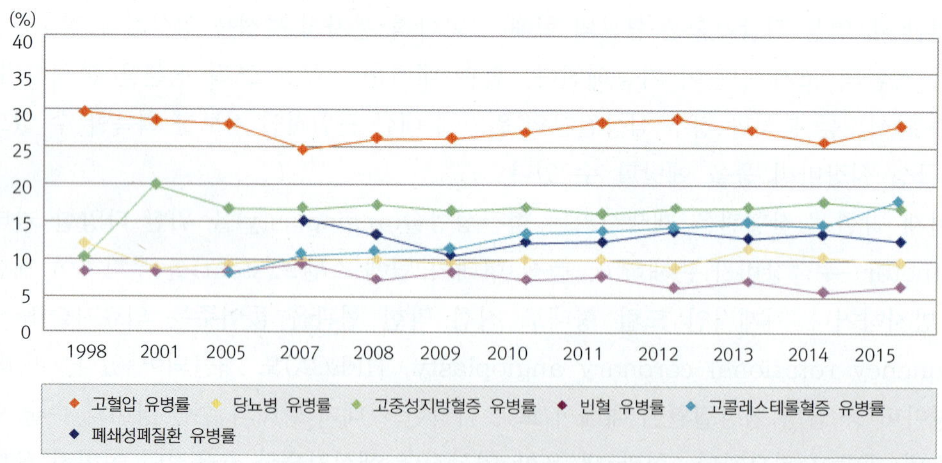

* 출처 : 보건복지부, 2015 국민건강통계: 질병관리본부(국가승인통계 제117002, 국민건강영양조사)

79) 김석필 외, 「의료기기 개발지원사업 상세기획」, 2017.6, pp.190~193.

따라서, 빈혈 등 만성 질환 진단을 위해서는 혈액 세포를 분주하는 마이크로 칩 기술과 광학기술 등의 개발과 빈혈의 진단 및 분류를 위한 현미경 이미지 기반 체외진단 의료기기 기술, 현미경 이미지 기반의 차세대 진단 의료기기 핵심기술, 빈혈 진단 S/W 원천기술 및 이미지 진단 융복합 진단의료기기 기술의 개발이 필요하다.

만성적인 정신장애 진단 및 치료를 위해서는 생체신호 반응형 VR서비스 플랫폼 기술, 머신러닝 기반 사용자 맞춤형 복합 생체신호 해석기술 등의 개발이 필요하다. 만성 어지럼증의 진단 및 치료를 위해서는 센서 기반 인공전정기능 및 동작분석 체계 기술, 자세측정 체계 및 자세·동작 감지를 통한 개인별 어지럼증 모델링 및 임상평가지표, 두위 감지용 전정기능 대체모듈 개발 및 자세 측정용 센서기술 등의 개발이 필요하다[80].

6 스마트 융복합 환자 케어 시스템

2012년 환자감시장치의 세계시장 규모는 약 29.7억 달러로 추정되며, 연평균 3.9%로 성장하여 2019년에는 38.7억 달러 규모의 시장으로 성장할 것으로 전망된다. 2012년 시장 분류별 시장규모는 고성능 환자감시장치[81]가 48%, 저성능 환자감시장치[82] 27%, 중성능 환자감시장치[83] 19%, 중앙환자감시장치 6% 순으로 나타났다.

2017년 국내 종합병원과 상급종합병원의 환자감시장치는 필립스(Philips)과 GE, 인공호흡기는 메드트로닉(Medtronic)과 마킷(Maquet) 등 글로벌 의료기기 기업의 제품이 대부분 점유하고 있다. 그 이유는 수술실 및 중환자실에서 사용하는 환자감시장치와 인공호흡기는 환자의 생명과 직결되어 있으므로 높은 신뢰도를 요구하기 때문에 오랫동안 성능이 검증된 글로벌 제품의 사용을 선호하기 때문이다. 이 때문에 글로벌 제품의 가격이 국산 제품보다 가격이 3~5배까지 높지만, 위험도가 높은 국내 대형 병원이 글로벌 제품을 구매하고 있다.

이에 비해 국산 제품은 브랜드 인지도가 낮으므로 위험도가 낮은 일반 병실이나 요양병원 등에서 주로 사용되고 있고, 가격도 낮게 형성되므로 지속적인 연구개발을 통한 품질 개선이 이루어지고 있지 못하고 있다. 또한, 위험도가 낮은 환자에게 사용하는 환자감시장치는 국내 기업 간 혹은 중국 등의 개발도상국에서 출시한 중저가 제품과 경쟁이 심화되어 제품의 가격이 하향세에 있다.

80) 김석필 외, 「의료기기 개발지원사업 상세기획」, 2017.6, pp.195~200.
81) 중성능 환자감시장치에 마취레벨 모니터링, 심장출력 등이 추가(수술실 사용)
82) 심박동, 비관혈적 혈압, 체온 등 기본적 생체신호 측정(응급차, 소형병원급)
83) 저성능 환자감시장치 기능에 관혈적 혈압, 호흡률, 혈중산소포화도 등이 추가

따라서, 고위험군 환자감시장치를 개발하여 세계시장에서 국산 환자감시장치의 인지도를 제고하고, 중앙환자감시장비(Multi-parameter Central Monitoring Station, MCMS)와 접목을 통해 활용도를 제고해야 한다. 이를 위해서 1단계로 생체신호(vital sign)를 정밀하게 수집하는 고감도 센서를 개발하여 입원실 환자감시장치와 중앙환자감시장비(MCMS), 신경근 회복 모니터링 시스템(Neuro Muscular Monitoring System, NMM)에 응용해야 한다. 2단계는 다양한 종류의 환자감시장치를 통합한 통합환자감시시스템을 개발하고, 약물주입펌프와 인공호흡기 등과 정보교환이 가능한 통신프로토콜의 개발 및 정보 표준화를 추진하고, 3단계로 스마트 융복합 환자케어시스템을 개발해야 한다.

약물주입펌프는 의료기기 의료안전 사고 중 중요이슈로 다루어지는 품목이다. 약물주입펌프는 약물주입 속도를 기기에만 의존하므로 Drop Sensor 모니터링 기술로는 약물의 점성에 따른 오차가 큰 실정이므로 이로 인해 기기 오류가 발생할 경우 곧바로 사고로 이어지게 된다. 약물주입펌프는 글로벌 기업과 국내기업의 기술 수준 차이가 크지 않으므로 사용자의 선호도와 브랜드 인지도가 높은 호스피라(Hospira), 케어퓨전(Care Fusion), 백스터(Baxter) 등 글로벌 기업의 제품 구매가 많은 실정이다.

이에 비해 국내 제품은 객관적인 임상 데이터가 부족하여 해외시장에서 저가 제품으로 인식되고 있으므로 글로벌 수준의 제품 개발과 임상 데이터 축적 등이 필요하다. 실시간 약물 주입 속도를 감시할 수 있는 고성능 센서 기술을 개발하여 약물주입펌프 시스템에 적용하여 실시간으로 약물량을 측정하여 의료사고를 사전에 방지할 수 있는 약물주입펌프를 개발할 필요성이 있다.

약물주입펌프에 유량모니터링 시스템을 탑재하여 주입된 약물의 양을 실시간으로 모니터링하고, 통신기능을 통해 약물주입 정보의 전송이 가능한 스마트 약물주입펌프를 개발하기 위해 1단계로 유량측정 센서와 무선통신기능을 탑재한 자가통증조절기기 개발하고, 2단계로 중앙환자감시장치와 표준통신프로토콜 및 정보전송 표준을 개발해야 한다.

인공호흡기는 수술 시 환자가 고통 및 정신적 충격을 인지하지 못하도록 지속적으로 흡입마취제인 세보플루란(Sevoflurane)과 데스플루란(Desflurane) 등과 산소(O_2), 질소(N_2), 공기가 혼합된 가스를 환자에게 공급하여 환자가 무의식 상태에서 호흡할 수 있도록 돕는 장치이다.

2013년 인공호흡기의 세계시장 규모는 약 10억 달러로 2019년까지 연평균 7.6% 성장하여 15.5억 달러로 성장할 것으로 추정되고 있다. 세계적으로 노인인구 증가와 중증

질환으로 인한 외래수술 건수의 증가가 인공호흡기 성장을 견인하고 있고, 환자 정보 데이터와 연동(Data Integration)되는 신기술 적용을 위한 마취기 교체수요가 증가하고, 글로벌 기업의 기술혁신을 통한 신제품 개발 등이 시장을 견인할 것으로 예상하고 있다.

따라서, 다양한 환자의 폐 상태에 최적화된 특수치료 모드를 구현할 수 있는 인공호흡기를 개발해야 한다. 호흡부전환자 인공호흡기 개발 및 환자감시장치와 융복합 통합 시스템을 개발하기 위해 1단계로 인공호흡기 중 성장 속도가 가장 빠른 고유량 호흡치료기기과 중환자용, 이동형 인공호흡기 개발을 통한 국산 의료기기 글로벌 경쟁력 강화하고, 2단계로 중환자 모니터링의 핵심 생체신호(Vital Sign) 측정기술 개발을 통해 생체신호 측정과 인공호흡장치 및 치료 알고리즘 개발을 통해 환자의 안전과 인공호흡 치료효과를 극대화시킨 융합기기를 개발해야 한다.

또한, 환자감시장치와 약물주입기, 인공호흡기가 융합된 차세대 환자 집중 관리 시스템을 개발하여 효율적 환자감시 체계를 구축하여 세계시장 경쟁력을 확보하여야 한다. 이를 위해서는 고감도 센서를 이용한 환자의 생체신호 획득 및 지능형 알고리즘을 이용한 생체신호 분석을 통해 정밀하고 정확한 진단결과를 제시할 수 있는 고감도 지능형 환자감시장치의 개발과 함께 환자감시장치, 약물주입펌프와 융합된 수술실 및 중환자실용 스마트 융복합 환자케어시스템을 개발해야 한다[84].

7 지능형 치과진단 및 보철치료 통합솔루션

치과용 방사선 영상기기 시장은 2015년 21.5억 달러에서 2020년에는 32.9억 달러로 연평균 8.9% 증가할 것으로 전망되고 있다[85]. 전 세계 치과용 영상기기 시장은 상위 5개 기업이 시장의 80%를 점유하고 있으며, 국내 기업은 글로벌 기업과 경쟁할 수 있는 기술과 가격경쟁력을 보유하고 있으나, 브랜드 인지도가 낮아서 틈새시장을 공략하고 있다.

선진국은 시장 성숙기에 접어들어 임플란트, 치아교정 등 고급 치과진료 분야에서 수요가 증가하고 있고, 아시아 등 신흥지역에서는 저급(low-end) 장비 수요가 증가하고 있으므로 중국 15.5%, 인도 13.6% 성장이 예상되고 있다. 임플란트 시장이 발달한 선진국은 콘빔CT(Cone Beam CT)[86]가 2D 영상기기를 빠르게 대체하고 있고, 임플

84) 보건복지부 외, 「범부처 전주기 의료기기 연구개발사업」, 2018, pp.346~348.
85) Markets and Markets, 2015, "Dental digital X-선 market-global forecasts to 2020"

란트 시장이 미성숙된 개발도상국은 아직까지 2D 영상기기 위주로 시장이 형성되어 있다.

2015년 디지털엑스선촬영장치 수출액은 1억 2,500만 달러, 의료용 영상처리장치 수출액은 1억 800만 달러로 2014년 기준 무역수지 흑자 규모가 약 1,020억 원이고, 흑자폭은 연평균 약 13.5%로 증가하고 있다. 과거에는 국내시장에서 수입제품이 대다수였으나, 최근에는 국내기술의 발전과 함께 점유율이 66%까지 상승했다. 향후, 선진기술의 발전 추세와 중국 등 후발주자의 도전으로 시장 경쟁이 치열해질 것으로 예견되고 있으므로 치과용 영상기기에 대한 지속적인 개발과 투자가 요구된다.

레진(resin, 樹脂)[87]을 이용한 구강 형태의 정보획득 방식은 환자에게 거부감을 주므로 X-선 등 광학장비를 이용하여 구강 정보를 획득하는 방식으로 변화하고 있다. 국내에서 개발된 구강스캐너는 글로벌 제품에 비해 정밀도와 사용자 편의성 등이 부족하여 판매가 곤란한 실정이다. 따라서, 국산 구강스캐너의 고성능화와 반사율 및 위치자동보정 기능을 갖춘 프리미엄 스마트 디지털 구강스캐너를 개발하여 글로벌 시장을 선점할 필요가 있다. 이를 위해서는 1단계로 정확도 60㎛, 정밀도 35㎛급의 구강스캐너를 보급형으로 개발하고, 2단계로 자동보정기능을 탑재한 정확도 45㎛, 정밀도 25㎛급 구강스캐너를 개발하여야 한다[88].

8 초저선량 스마트 X-선 의료영상기기

X-선 의료영상기기는 X-선을 이용하는 비침습적 영상화기기로서 일반적으로 사용하는 2차원 디지털 엑스선 촬영기기(DR), 디지털 유방촬영기기(mammography), 척추 및 정형외과 등에서 인체의 해부학적 구조를 확인하기 위한 이동형 C-arm과 심장·혈관계·림프계의 진단 시술에 사용하는 혈관조형검사(Angiography)로 구분할 수 있다. 최근에는 최소침습 수술·시술 기법의 발달로 정형외과용 C-arm 시장이 성장하고 있고, 여성 질환에 대한 관심 증가에 따라 유방촬영기기의 보급이 확대되고 있다.

C-arm X-선 의료영상기기의 세계시장은 2016~2020년까지 연평균 성장률이 4% 이상으로 확대될 전망[89]이고, 유방촬영기기 세계시장은 2017~2023년까지 연평균 15.03% 이상으로 확대될 것으로 전망되고 있다.

---

86) 콘빔CT : 촬영 부위 주위 3~4방향에서 X-선 촬영을 한 후, 각 영상을 컴퓨터 프로그램으로 합성한 영상
87) 레진(resin, 樹脂) : 치아를 메우거나 보형물을 만들 때 사용하는 수지(樹脂)로 에폭시 수지와 무발포 우레탄 수지로 크게 구분할 수 있음
88) 보건복지부 외, 「범부처 전주기 의료기기 연구개발사업」, 2018, pp.326~327.
89) Global Information, Inc.(GII)

국내에서 X-선 의료영상기기는 다른 의료기기에 비해 기술 성숙도가 높고, 시장 경쟁력이 높은 제품으로 평가받고 있다. 2015년에 국내 의료기기산업의 생산액 상위 30개 품목의 생산액은 3.4조 원으로 총 생산액의 67.1%를 차지하고 있고, 이중에서 디지털 엑스선촬영장치(CT 포함)의 2015년 생산액은 2,649억 원으로 총생산액 중 5.3%를 차지하고 있다. 2015년에 디지털 엑스선촬영장치의 수출액은 125백만 달러로 수출액 상위 30대 품목 중 3위이고, 전산화단층엑스선촬영장치(CT)는 68백만 달러로 12위를 차지하고 있다. 참고로 2015년 전산화단층엑스선촬영장치의 수입액은 57백만 달러로 7위를 차지하고 있다.

X-선 의료영상기기는 글로벌 기업의 기술 선점과 중국 등 개발도상국 기업의 저가공세 등으로 위기에 직면해 있다. 국내에는 다수의 디지털 X-선 의료영상기기 생산·판매 기업이 있으나, 글로벌 제품에 대해서는 경쟁력 부족으로 중저가 틈새시장을 공략하면서 시장으로 진출하고 있다. 그러나, 최근에는 중국 등 개발도상국 기업이 가격경쟁력을 기반으로 틈새시장으로 진출하고 있으므로 국내 기업은 생존 위협을 받고 있다.

고품질 영상기기 시장은 2015년 기준 지멘스(Siemens) 25.7%, GE 20.9%, 필립스(Philips) 18.5%로 65%를 차지하고 있으며, 기술적 진입장벽도 매우 높은 분야이다. 프리미엄급 C-arm 시장은 상위 4개 업체(GE, Philips, Siemens, Toshiba)가 세계시장의 77%를 점유하고 있고, 기술력과 브랜드 인지도 등의 차이로 국산 제품이 경쟁하기는 쉽지 않을 것으로 예상되고 있다.

국내 중형급 이상의 병원에 공급되는 C-arm은 지멘스(Siemens), GE 등 글로벌 제품이 선점하고 있으므로 국산 제품의 경쟁력 강화를 위해서 화질, 이동성, 디자인, 편의성 개선뿐만 아니라 방사선 피폭량을 획기적으로 낮추기 위해 치열한 기술경쟁이 필요하다. 세계시장에서 사용되고 있는 유방촬영기기는 약 7.5~8.0만 대 수준이고, 이중에서 디지털 촬영방식으로 전환율은 20% 수준이다. 2차원 디지털 X-선 촬영장치는 국내 제조사를 비롯해 20여 개의 관련기업들이 생산에 참여하고 있으며, 일반병의원을 비롯해 중대형 병원까지 상대적으로 국산 보급률이 높은 편이다. 참고로, 2015년 기준 중국과 인도 제품의 가격은 국산제품 대비 50~70% 수준으로 우리나라 시장을 위협하고 있다.

국내 X-선 의료영상기기의 문제점은 첫째, 핵심모듈의 국내 생산기술 부재로 2D 디지털 X-선 촬영장치와 달리 C-arm, 유방촬영기기, 혈관조형검사 관련 기술은 해외 유명기업(GE, Siemens, Phillips)과 기술 격차가 크다는 점이다. 특히, 핵심부품인 디지털 검출기 핵심모듈의 국내 생산기업이 전무하여 핵심모듈을 일본 등에서 수입하여 국내에서 조립 생산하는 수준에 머물러 있다.

둘째, 품질 및 신뢰성 부족이다. 국내 대학병원이 국내 X-선 영상기기 사용을 기피하는 원인으로 글로벌 제품 대비 낮은 제품 성능과 품질(27.4%), 낮은 브랜드 신뢰성(13.5%), 소프트웨어 유연성 부족(13.3%) 등으로 조사되었다.

이러한 문제를 극복하기 위해서는 최소침습 수술 및 시술용 프리미엄 C-arm CT를 개발할 필요성이 있다. 이를 위해서는 고출력 X-선 펄스 발생장치 및 저선량화를 위한 고속·고화질 X-선 검출기 기술, 최소침습적 수술과 중재적 시술을 위한 고출력 펄스 타입의 X-선 발생장치 기술, 고속 동영상이 촬영 및 저선량화를 위한 대면적 저잡음 X-선 검출기 기술, 저선량 투시 영상처리 및 고품질 3차원 CT 영상화 기술, 획득한 투시영상을 기반으로 노이즈 제거(denoising) 기술, 모션(motion) 보정 기술 등을 개발하여 관련 제품에 접목해야 한다.

미세침습 시술을 위한 O-arm CT 수준의 고품질 3차원 CT 영상기기를 개발하기 위해서 다임상 다기능 통합 솔루션 기술, MRI·CT·초음파·내시경 등 다른 영상기기들로부터 나오는 영상과 융합기술, 실시간적으로 위치정보를 제공할 수 있는 통합형 내비게이션(navigation) 기술, 로봇수술 기기와 연동 및 통합을 통한 임상현장 인공지능 기반의 토탈 솔루션(total solution) 기술 등을 개발해야 한다.

무압박 3차원 유방 X-선 촬영기기 개발을 위해서 3차원 영상 촬영이 가능한 고감도·저잡음·저선량 X-선 검출기 기술, 낮은 선량으로 고분해능 3차원 영상을 획득하는 유방암 진단용 고감도·저잡음 반도체 센서 기술, 하드웨어 기반 저선량 3차원 영상화 기술 및 자율 진단 소프트웨어, 암 진단에 요구되는 최소 방사선량으로 고품질 3차원 영상화 획득기술, 무압박·무고통 3차원 영상촬영 및 미세 석회화 검출이 가능한 고정밀 유방촬영기기 기술을 개발해야 한다[90].

9 지능형 인체삽입형 헬스케어 기기

지능형 인체삽입형 헬스케어 기기는 인체에 부분 또는 완전 삽입되어 손상조직이나 장기를 대체하거나, 인체 기능을 수복하는 인공지능 연계 신개념 의료기기, 인공지능 기반의 의료기술 혁신형 인체삽입 수술·치료용 의료기기를 말한다. 이는 인체 내에 완전 삽입 또는 부분 삽입되어 인체의 조직이나 기관의 기능을 치료, 보강, 대치 또는

90) 보건복지부 외, 「범부처 전주기 의료기기 연구개발사업」, 2018, pp.331~333.

회복시키는데 사용되는 의료기기로 다양한 인체 정보의 수집·분석을 토대로 인체 환경 변화에 능동적 대응이 가능한 차세대 이식형 의료기기이다.

인공지능 및 로봇기술 융합을 통해 치료 기술의 패러다임을 혁신할 수 있는 수술·치료용 의료기기를 개발하기 위해서는 인체이식용 3D 프린팅 바이오장기 등 기술적 파급력이 크지만, 기술적 난이도가 높아서 전 세계적으로 실용화에 어려움을 겪고 있는 분야의 문제를 해결할 수 있는 혁신기술을 개발해야 한다. 이로 인해, 환자의 건상상태를 일상적으로 모니터링하고 응급치료가 가능한 인체삽입형 의료기기 등 보건의료 분야 미충족 수요(Unmet Needs)를 해결할 수 있는 파급력 있는 미래기술을 확보할 수 있다.

예를 들어, 신장·심장·간·와우·뇌 등 이식형 인공장기를 개발하거나, 인지 기능을 갖춘 임플란트, 4D 프린팅 기술기반 맞춤형 인체삽입형 의료기기, 인공지능 기반 부분 삽입형 인체기능 의료기기 등이 있다. 이러한 의료기기는 단순한 인체기능 대체를 위한 이식형 의료기기가 아니라 인공지능·로봇·IoT기술을 융합한 미래 선도형 신개념 의료기기로 의료서비스의 신시장을 개척하는 목표를 추구한다. 이를 위해서 미래 의료 패러다임 변화에 대비가 가능한 예방·진단·치료·재활의 토탈 헬스케어(Total Healthcare)가 가능한 차세대 의료서비스 기술을 개발해야 한다[91].

[그림 3-33] 지능형 인체삽입형 헬스케어 기기 개념

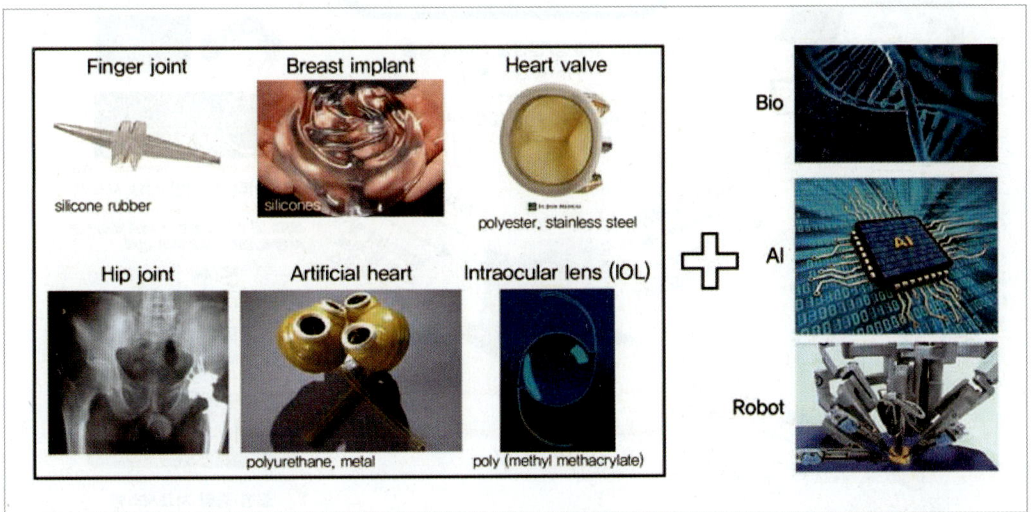

* 출처 : 보건복지부, 「인공지능 바이오 로봇 의료융합기술개발사업」, 2017, p.31.

91) 보건복지부, 「인공지능 바이오 로봇 의료융합기술개발사업」, 2017, pp.31~33.

10 스마트 진단 치료 통합 솔루션

스마트 진단 치료 통합 솔루션은 빅데이터와 인공지능(artificial intelligent, AI) 등의 4차 산업혁명 핵심기술과 의료기술의 융합을 통해 진단 치료를 스마트하게 하는 기술로서 진단 치료뿐만 아니라 건강관리 분야의 효율성, 정밀성, 확장성을 제고할 수 있는 통합 솔루션을 말한다. 기존의 진료 환경을 획기적으로 개선할 수 있는 스마트 의료-ICT 융복합 진단 치료 통합 솔루션은 스마트 의료영상 진단 치료 통합 시스템, 스마트 만성 질환 관리 또는 치료·훈련 시스템 등으로 구성된다.

이를 개발하기 위해서는 4차 산업혁명 핵심 기술을 적용한 의료영상 진단 치료 기술, 의료영상 진단 치료 기기 및 개인 맞춤형 건강관리(만성 질환, 재활훈련 등) 기기 등 스마트 진단/치료기기 기술, 빅데이터와 인공지능 기반 진단 치료 소프트웨어, 진단·치료·감시가 동시에 가능한 스마트 진단 치료 기술, 스마트 진단 치료 솔루션으로부터 제공받은 데이터를 기반으로 임상에 적용하는 기술 등을 개발해야 한다[92].

[그림 3-34] 스마트 진단 치료 통합 솔루션 개념도

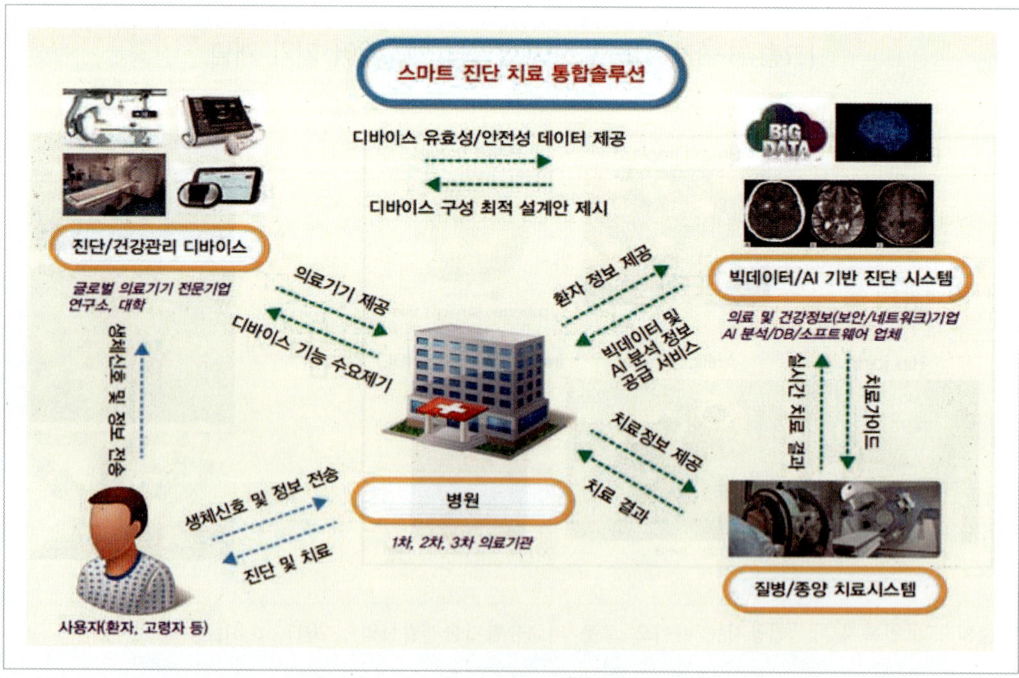

* 출처 : 보건복지부, 「인공지능 바이오 로봇 의료융합기술개발사업」, 2017, p.42.

92) 보건복지부, 「인공지능 바이오 로봇 의료융합기술개발사업」, 2017, pp.41~44.

11 인공지능 기반 로봇 융합 의료기기

인공지능 기반 로봇 융합 의료기기는 로봇 기반의 치료, 재활, 응급의료를 보조하는 목적의 의료기기로 의료 빅데이터 기반의 인공지능 융합을 통해 새로운 치료 및 의료적 효과를 제공하는 융합 의료기기를 의미한다. 인공지능 기반 로봇 융합 의료기기의 범위는 수술로봇 또는 수술훈련 시뮬레이터를 사용하는 의사의 수술 동작 빅데이터 기반으로 향상된 수술 기법을 제공하는 인공지능 엔진 융합된 로봇 시스템이 포함된다.

이를 위해서는 임상 빅데이터 기반 인공지능 엔진과 수술 및 재활, 응급치료 로봇을 융합한 인공지능 기반 의료로봇 및 신의료 기술의 개발이 필요하다. 예를 들어, AI기반 로봇 운동 재활치료기기, 뇌-기계 인터페이스 기반 인지증강 및 치료 시스템, 일상생활형 헬스케어 로봇, 수술 및 중재시술 보조 로봇, 자동삽관 후두경 로봇, 심폐소생술 로봇 등을 개발해야 한다. 또한, 재활로봇 전문의의 훈련 처방, 숙련된 치료사의 환자 상태평가 판단 등을 인공지능 엔진으로 구현하여 향상된 환자 맞춤형 재활치료 제공하는 로봇 시스템도 개발해야 한다.

우리나라 의료용 로봇 개발 기업으로 미래컴퍼니는 국내에서 최초로 개발한 복강경 수술 로봇 “레보아이(Revo-i)”를 이용해서 2016년 4월 식품의약품안전처로부터 의료기기 임상시험계획 승인을 받았고, 2016년 7월에 첫 임상시험에 성공하였으며, 2017년 초 1차 임상시험을 완료하고, 2017년 8월에 품목허가를 획득하여, 현재 본격적인 상용화를 추진하고 있다.

고영테크놀로지는 3D 기술을 접목한 신개념 뇌 수술로봇을 개발하고 있는 기업이다. 환자 두뇌 부위를 촬영한 자기공명영상(MRI) 및 컴퓨터단층촬영(CT) 영상에 3D 센서 기술과 로봇시스템 등을 결합하여 실시간으로 환부 등을 파악해 신경과 혈관 등 치명적인 부위를 피해 수술하도록 돕는 시스템을 개발하고 있다.

사이보그-랩은 노인과 장애인의 하지 근력회복 및 강화를 위한 지능형 로봇 재활 훈련 시스템과 수술을 하지 않고 치료하는 새로운 치료 방법인 중재로봇시스템을 개발하고 있다. 또한, 사용자 편의와 안전을 고려한 외관 설계, 다양한 치료 프로토콜 구현을 위한 인터페이스 등도 연구하고 있다.

큐렉소는 인공관절 수술로봇 신제품인 티-솔루션 원(T-Solution One)을 개발하고 있는 기업이다. 티-솔루션 원은 무릎관절 치환술과 엉덩관절 치환술이 가능한 제품으로 미국 식품의약국(FDA)에서 엉덩이 관절 부분은 승인받았고, 무릎 부분의 승인 절차를 진행하고 있다. EU의 CE 인증도 엉덩이 관절은 완료됐고, 무릎 부분도 승인

받을 것으로 예상하고 있다. 2017년 1분기에 국내 첫 공급 계약을 체결하였다.

피앤에스미캐닉스는 하체마비 환자들의 재활 치료를 첨단 로봇장비와 관리운영 프로그램을 통해 체계적으로 치료할 수 있는 재활 훈련 솔루션인 워크봇(WALKBOT)을 개발하고 있는 기업이다. 개인별 맞춤형 보행 패턴을 제공해 족 관절 구동을 통하여 반복적이고 집중적인 훈련이 필수적인 재활치료에 필요한 기능을 구현하고 있다.

NT Robot은 척수손상 장애인용 웨어러블 보행 로봇(ReWalk), 웨어러블 근력증강 로봇(RoboWear) 등 헬스케어 로봇을 개발하고 있는 기업이다. ReWalk는 근육 재건 및 관절 회복을 위해 사용하며, RoboWear는 생활지원용 착용형 보행로봇으로, 보행 장애자의 일상생활을 지원하거나 재활 훈련을 하는 데 사용하는 로봇이다.

[그림 3-35] 인공지능 기반 로봇 융합 의료기기 개념도

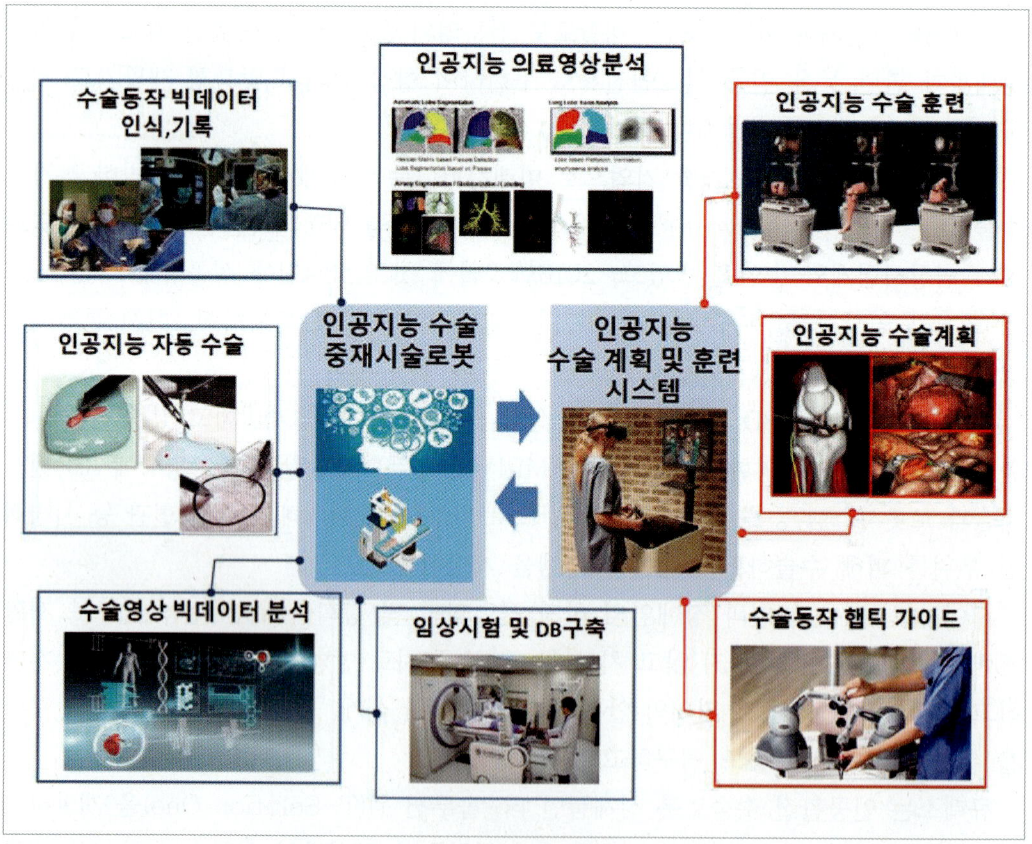

* 출처 : 보건복지부, 「인공지능 바이오 로봇 의료융합기술개발사업」, 2017, p.55.

복강경 수술로봇인 다빈치를 제조하는 미국 Intuitive Surgical社는 2004년 1억 달러 매출을 시작으로 2010년 14억 달러, 2012년에는 22억 달러, 2014년 25억 달러 매출을 달성하였고, 한국과 일본 등 아시아 시장의 성장과 함께 지속적인 성장세를 유지하고 있다. 세계적인 임플란트 제조사인 Stryker社에 2013년도 1.8조 원에 매각된 Mako Surgical社는 관절치환수술 로봇을 판매하여 2012년 1억 달러 매출을 달성하였다. 재활로봇을 개발하는 Hocoma社는 취리히 공대와 공동으로 Lokomat을 개발하여 2001년부터 상용 제품을 생산하였고, 스위스, 독일, 미국 등에 500여 대의 제품을 판매하였다.

또한, 미국 Intuitive Suroical社는 자사 수술로봇의 동작 기록을 실시간으로 전 세계 공급된 모든 장비에서 모니터링 및 수집하여 빅데이터로 축적하고 있고, 미믹테크놀러지社는 훈련시뮬레이터에 기록된 의사의 기술 향상 데이터 분석 활용을 하고 있다[93].

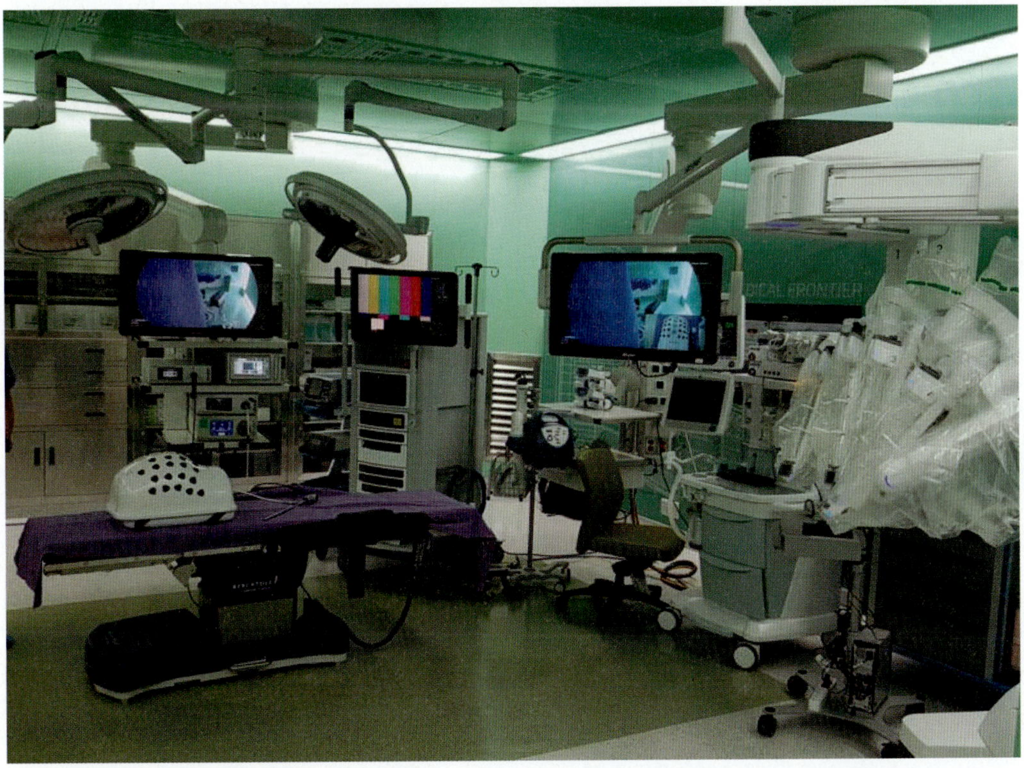

* 사진 : K대학교 D병원 로봇수술실, 2019.

93) 보건복지부, 「인공지능 바이오 로봇 의료융합기술개발사업」, 2017, pp.55~61.

제6절 의료기기 임상시험과 품목 인허가

1 의료기기 제조 및 품질관리기준 적합성 인정

의료기기를 제조 또는 수입허가를 받거나 신고하려는 자와 임상시험용 의료기기를 제조 또는 수입하려는 자, 적합성 인정 및 정기심사를 받고자 하는 의료기기 제조·수입업자는 의료기기 제조 및 품질관리기준 적합성 인정(GMP)을 받아야 한다. 다만, 1등급 의료기기와 수출만을 목적으로 제조하는 의료기기는 인정 대상에서 제외된다.

의료기기 GMP 적합성 인정을 신청할 때에는 '의료기기 적합성 인정 등 심사 신청서', '의료기기 제조(수입)업 허가증 사본' 또는 '의료기기 조건부 제조(수입)업 허가증 사본'[94], 품질관리기준 적합성 인정 평가에 필요한 자료[95]를 제출해야 한다.

[그림 3-36] 의료기기 GMP 적합성 인증 평가 절차

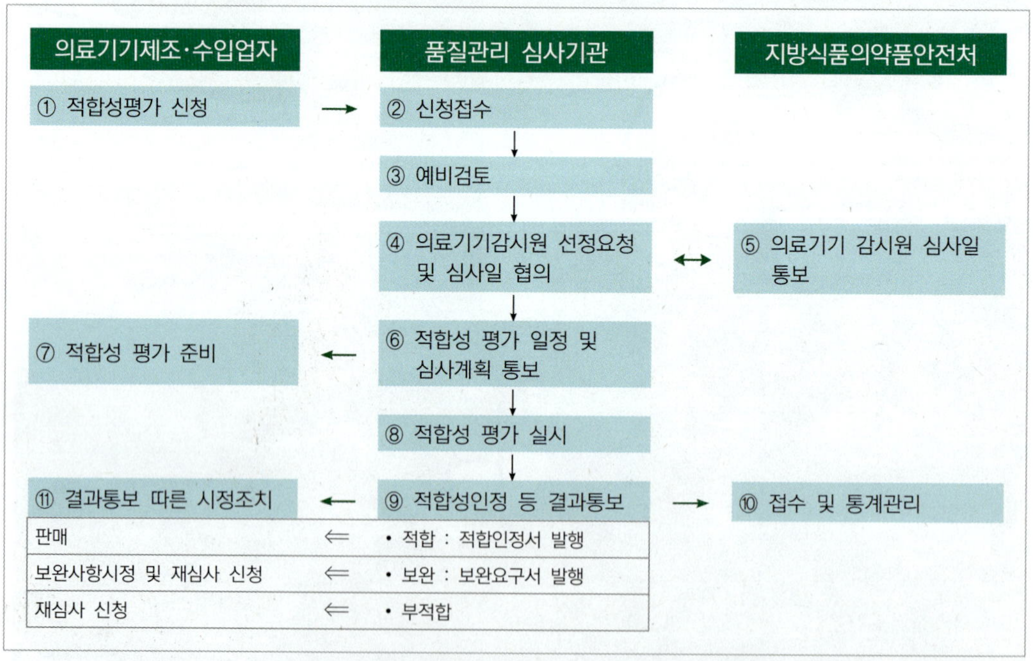

* 출처 : 동국대학교, 「의료기기 시장진출 통합 가이드라인」, 2017.12, p.12.

94) 최초심사 또는 임상시험용 의료기기의 경우에는 제외

95) 제출 자료가 영어 이외의 외국어로 작성된 경우에는 원문과 함께 한글번역본 제출

의료기기 GMP 적합성 인정 평가는 한국산업기술시험원, 한국기계전기전자시험연구원, 한국화학융합시험연구원, 한국건설생활환경시험연구원에서 신청 가능하다. 평가절차는 '① 적합성 평가 신청' 및 '② 신청 접수', 4개 품질관리심사기관이 구비서류, 기재사항 등에 대하여 검토하는 '③ 예비검토', 의료기기감시원을 정하고 신청인이 요청한 심사일을 고려하여 심사일을 정하는 '④ 의료기기감시원 선정 요청 및 심사일 협의', 식품의약품안전처(식약처)가 품질관리심사를 위한 의료기기감사원과 심사일을 품질관리심사기관에 통보하는 '⑤ 의료기기감사원 심사일 통보', 품질관리심사기관이 심사일정 및 심사계획서를 신청인과 식약처에 통보하는 '⑥ 적합성 평가 일정 및 심사계획 통보', 의료기기 제조·수입업자, 임상시험용 의료기기 제조·수입자는 적합성평가가 차질 없이 진행될 수 있도록 품질문서, 각종기록 등을 준비하는 '⑦ 적합성 평가 준비', 시작회의·GMP적합성평가·심사단 종합평가회의·종결회의로 진행되는 '⑧ 적합성평가 실시', 평가 결과에 따라 품질관리심사기관이 적합인정서 또는 보완요구서를 발행하여 식약처으로 통보하는 '⑨ 적합인정서(보완요구서) 발행', 식약처가 품질관리심사기관이 보고한 적합인정서(보완요구서)를 접수 및 관리하는 '⑩ 접수 및 통계관리', 의료기기 허가·인증을 취득하여 적합인정서가 발행된 후 의료기기 판매 실시 또는 임상시험 실시하거나, 보완요구서가 발행된 경우 보완사항을 시정 후 재심사 요청하는 '⑪ 결과통보 따른 시정조치'를 하게 된다.

참고로 의료기기 GMP 적합성 인정 평가는 30일 이내 처리되는 것이 원칙이나, 보완사항이 있을 경우 보완기간 내 보완서류 제출 등 처리기간이 늘어나게 되고, 보완서류를 제출하지 아니하면 '부적합' 판정을 받게 된다. 1차 보완은 30일까지 연장 가능하고, 2회까지 연장 요청이 가능하다.

2 의료기기 임상시험

의료기기로 임상시험을 하고자 할 때에는 반드시 식품의약품안전처장(식약처장)의 사전승인이 필요하다. 임상시험을 하고자 할 때 의료기기 업체는 ① 의료기기 임상시험 계획승인 신청서, ② 임상시험(변경)계획서, ② 기술문서(제품 안전성 및 성능 관련 자료), ③ GMP 적합인정서를 식약처장에게 제출해야 한다.

의료기기 업체가 '① 임상시험계획'을 수립하고, 임상시험실시기관(의료기관)과 협의하여 '② 의료기기 임상시험계획서'를 개발한 후, 임상시험실시기관에 설치되어 있는 기관윤리심의위원회(Institutional Review Board, IRB)[96]로 제출하여 '③ IRB 승인'

을 받아야 한다. 의료기기 업체가 IRB로부터 승인된 '임상시험계획'을 식약처에 제출하고 '④ 승인 신청'을 하여 '⑤ 임상시험계획 승인'을 받으면 임상시험실시기관에 '⑥ 승인 결과를 통보'한다. 임상시험실시기관은 의료기기 업체가 제공하는 '⑦ 임상시험용 의료기기를 인수'하고, 임상시험 '⑧ 참가자(피험자)를 모집·관리'하면서 임상시험을 실시하고, 의료기기 업체는 이 과정을 모니터링하게 된다.

[그림 3-37] 의료기기 임상시험 과정

임상시험 전					
단계	1단계	2단계	3단계	4단계	5단계
임상시험 실기시관		임상시험계획서 개발			임상시험계획 승인
의료기기 업체	임상시험 계획 수립	임상시험계획서 개발	임상시험계획 IRB 승인	임상시험계획승인 신청	임상시험계획 승인 통보
식품의약품 안전평가원				임상시험계획승인	

임상시험 전				
단계	1단계	2단계	3단계	4단계
임상시험 실기시관	임상시험용 의료기기 인수	피험자등록 및 관리	IRB중간/지속보고	임상시험 종료보고
의료기기 업체	임상시험용 의료기기 공급	모니터링	•식약처임상시험 실시상황 보고 •IRB중간/지속보고	•종료 방문 •IRB 종료보고 •식약처 종료보고
식품의약품 안전평가원			임상시험실시상황 접수	임상시험 종료보고 접수

임상시험 후						
단계	1단계	2단계	3단계	4단계	5단계	6단계
임상시험 실기시관				임상시험 결과보고		
의료기기 업체	DATA Management	통계분석	결과보고서 작성	임상시험 결과 수령	품목허가신청	품목허가증 수령
식품의약품 안전평가원					• 실태조사 • 결과통보	품목허가

* 출처 : 동국대학교, 「의료기기 시장진출 통합 가이드라인」, 2017.12, p.47.

96) 기관에 따라 임상연구심의위원회, 생명윤리심의위원회, 임상시험심의위원회 등의 다양한 명칭이 있으나, 모두 인간을 대상으로 하는 연구를 사전 심의하는 기능을 수행함

임상시험실시기관은 임상시험 중간결과 등을 '⑨ IRB에 지속적으로 보고'하고, 의료기기 업체는 그 결과 등을 '⑩ 식약처로 보고'하여야 하며, 식약처는 이러한 '⑪ 임상시험 실시상황을 접수·관리'한다. 임상시험이 종료되면 임상시험실시기관이 '⑫ 임상시험 종료 보고'를 하고, 의료기기 업체는 '⑬ IRB에 보고'한 후, 식약처에 '⑭ 종료 보고'를 한다. 의료기기 업체는 임상시험 종료 후에 '⑮ 임상시험 관련 데이터를 통계 분석'하고, 임상시험실시기관으로부터 '⑯ 임상시험 결과보고'를 수령하여 식약처에 '⑰ 품목허가'를 신청한다. 식약처는 임상시험 결과 등에 대한 '⑱실태조사'를 거쳐 '⑲ 의료기기 품목허가증'을 발급하게 된다.

이때 IRB는 임상시험 참가자(피험자)에 대한 위험(risk)과 효과(benefit)'를 평가하면서 질병분석, 시술의 평가, 연구목적 등을 검토하여 연구의 목적이 가치가 있는 것인지, 연구 방법과 피험자 수 산정방법, 결과 평가방법 등이 과학적으로 타당한지, 임상시험 동의서의 내용이 이해하기 쉬운 용어 및 구성으로 되어 있는지, 위험과 보상 및 비밀보장과 참여중지 등이 명시되어 있는지를 검토하게 된다. 또한, 위험성의 최소화, 피험자 선정의 공정성, 노인과 아동 등 취약한 피험자 포함 여부, 부작용 발생대책 및 보상규정 등 연구의 방법이 윤리적으로 타당한지를 검토한 후, 연구계획 보완 또는 변경, 중지 등의 결과를 낼 수 있다[97].

3 품목 인허가

1) 의료기기 해당 여부

의료기기 품목 인허가 이전에 해당 품목이 의료기기에 해당하는지 여부를 먼저 판단해야 한다. 의료기기는 「의료기기법」 제2조에 따라 사람 또는 동물의 단독 또는 조합사용하여 사용되는 기구, 기계, 장치, 재료 또는 이와 유사한 제품으로 의약품, 의약외품 및 의지(義肢)·보조기(補助器)가 아니어야 한다. 의료기기는 질병의 진단, 치료, 경감, 처치 또는 예방의 목적으로 사용되거나, 상해 또는 장애의 진단, 치료, 경감 또는 보정의 목적으로 사용되거나, 구조 또는 기능의 검사 및 대체 또는 변형의 목적으로 사용되거나, 임신조절의 목적으로 사용되는 제품을 말한다. 해당 품목이 「의료기기법」 시행규칙 [별표1] 의료기기 품목 및 품목별 등급에 관한 규정(식품의약품안전처 고시)에 명시되어 있을 경우에는 당연히 의료기기에 해당한다.

97) 동국대학교, 「의료기기 시장진출 통합 가이드라인」, 2017.12, p.50.

2) 의료기기 품목 분류

의료기기는 형태별, 제조공정, 품질관리체계와 기능에 따라 대분류, 중분류, 소분류로 구분된다. 대분류는 의료기기를 기구·기계, 장치 및 재료별로 구분한 것이고, 중분류는 대분류 군을 원자재, 제조공정 및 품질관리체계가 비슷한 품목군별로 구분한 것이며, 소분류는 중분류 군에서 기능이 독립적으로 발휘되는 품목별로 분류한 것이다. 의료기기는 현재 4개 대분류, 138개 중분류, 2,202개 소분류로 분류되고 있다[98].

[그림 3-38] 의료기기 품목 분류

대분류 (4개)		중분류 (138개)		소분류 (2,202개)
A. 기구기계		A01000 지료대와 수술대		A01010.01 범용수동식지료대[1]
B. 의료용품	⇨	A02000 의료용 침대	⇨	A01010.02 범용유압식지료대[1]
C. 치과재료		⋮		⋮
D. 체외진단용 시약		D09000 기타 검사용시약		D09010.02 정도관리물질[1~4]

* 출처 : 동국대학교, 「의료기기 시장진출 통합 가이드라인」, 2017.12, p.5.

3) 의료기기 등급 분류

의료기기 등급 분류를 의료기기의 사용 목적, 인체에 미치는 잠재적 위해성의 정도에 따라 4개의 등급으로 분류한다. 1등급은 인체에 거의 접촉되지 않으므로 위해성이 거의 없는 의료기기이고, 2등급은 고장이나 이상 발생 시 인체에 대한 위험성은 있으나, 잠재적 위험성과 위해성이 낮은 의료기기를 말한다.

3등급은 인체 내 일정기간 삽입되어 사용되는 등 잠재적 위험성이 높은 의료기기로 중증도의 위해성을 가진 의료기기를 말하고, 4등급은 인체 내에 영구적으로 이식되는 의료기기로 고도의 위해성을 가진 의료기기를 말한다.

98) 동국대학교, 「의료기기 시장진출 통합 가이드라인」, 2017.12, p.5.

[표 3-48] 의료기기 등급 분류

분류	설명
1등급	• 잠재적 위해성이 거의 없는 의료기기 인체에 직접 접촉되지 아니하거나 접촉하더라도 잠재적 위험성
2등급	• 잠재적 위해성이 낮은 의료기기 사용 중 고장이나 이상으로 인한 인체에 대한 위험성은 있으나 생명의 위험 또는 중대한 장애에 직면할 가능성이 적어 잠재적 위험성이 낮은 의료기기
3등급	• 중증도의 잠재적 위해성을 가진 의료기기 인체 내에 일정기간 삽입되어 사용되거나 잠재적 위험성이 높은 의료기기
4등급	• 고도의 위해성을 가진 의료기기 인체 내에 영구적으로 이식되는 의료기기 심장, 중추신경계, 중앙혈관계 등에 직접 접촉되어 사용되는 의료기기, 동물의 조직 또는 추출물을 이용하거나 안전성 등의 검증을 위한 정보가 불충분한 원재료를 사용한 의료기기

* 출처 : 동국대학교, 「의료기기 시장진출 통합 가이드라인」, 2017.12, pp.5~6.

4) 체외진단용 의료기기의 등급 분류

체외진단에 사용되는 의료기기도 개인과 공중보건에 미치는 잠재적 위해성 등의 차이에 따라 4개의 등급으로 분류한다. 1등급은 잠재적 위해성이 낮은 체외진단용 의료기기, 2등급은 중증도의 잠재적 위해성을 가지며 공중보건에 미치는 잠재적 위해성이 낮은 체외진단기기를 말한다. 3등급은 고도의 잠재적 위해성을 가지며 공중보건에 중증도의 잠재적 위해성을 가지는 체외진단기기이고, 4등급은 개인과 공중보건에 모두 고도의 위해성을 가지는 체외진단기기를 말한다.

[표 3-49] 체외진단용 의료기기 등급 분류

분류	설명
1등급	• 개인과 공중보건에 미치는 잠재적 위해성이 낮은 경우
2등급	• 개인에게 중증도의 잠재적 위해성을 가지며 공중보건에 미치는 잠재적 위해성이 낮은 경우
3등급	• 개인에게 고도의 잠재적 위해성을 가지며 공중보건에 중증도의 잠재적 위해성을 가지는 경우
4등급	• 개인과 공중보건에 고도의 위해성을 가지는 경우

* 출처 : 동국대학교, 「의료기기 시장진출 통합 가이드라인」, 2017.12, p.6.

5) 의료기기 신규 지정 또는 등급 재분류

의료기기로 신규 지정을 받고자 하거나, 등급을 재분류하고자 할 때는 식약처에 의료기기 등급 재분류 신청을 할 수 있다. 식약처장은 의료기기 등급 재분류 신청을 받거나, 재분류의 필요성이 있다고 인정되는 경우에는 의료기기위원회의 심의를 거쳐 품목별 등급을 재분류할 수 있다. 의료기기 등급 재분류를 할 때는 ① 잠재적 위해성의 정도와 ② 품목별 설명내용과 해당 의료기기의 사용목적, 용도, 원리, 특성 및 기능 등이 유사한 동일 품목에 해당되는지 여부, ③ 이미 분류되어 지정, 관리되는 품목과 비교하여 안전성 및 성능이 충분히 확보되어 있는지 여부 등에 대한 타당성을 검토하여야 한다.

의료기기 등급 재분류를 하고자 하는 자는 의료기기 재분류신청서와 기술문서 등에 관한 자료, 재분류 대상 의료기기와 유사한 다른 의료기기와의 구조, 원리, 성능, 사용목적, 사용방법 등 기술적 특성의 비교·분석에 관한 자료 등을 첨부하여 식약처장에게 제출하면 된다. 식약처장은 90일 이내에 심사 결정하고, 그 결과를 신청인에게 통보·고지해야 한다.

6) 의료기기 품목 신고와 인증 및 허가

의료기기 중 1등급은 의료기기정보기술센터에 품목 신고와 동시에 수리(受理)되며, 2등급은 동일제품, 동등공고제품, 새로운 개량 동등제품 중 어디에 해당하는지에 따라 절차가 상이하다. 동등제품은 이미 허가를 받은 의료기기의 사용목적, 작용원리, 원재료, 성능, 시험규격 및 사용방법 등이 동등한 의료기기로 식약처로부터 동일성 검토 공문을 발급받아 이를 의료기기정보기술센터로 신청하면 5일 이내에 품목 인증을 받게 된다.

동등공고제품은 식약처가 지정한 시험검사 기관으로부터 성적서를 발급받아 의료기기정보기술센터로 신청하면 5일 이내에 품목 인증을 받게 된다. 2등급 의료기기 중 새로 개발되었거나, 개량된 동등제품은 식약처가 지정한 기술문서심사기관으로부터 기술문서 결과통지서를 발급받아 의료기기정보기술센터로 신청하면 5일 이내에 품목 인증을 받게 된다.

3등급과 4등급 의료기기와 1등급 의료기기 중 본질적으로 동등하지 아니한 품목, 2등급 의료기기 중 식약처가 지정한 기술문서심사기관 심사 제외대상 품목 중에서 기술문서 심사대상은 신청 후 65일 이내에 품목허가를 받게 되고, 임상시험대상 의료기기는 80일 이내에 품목허가를 받게 된다.

[그림 3-39] 의료기기 품목 신고·인증·허가 과정

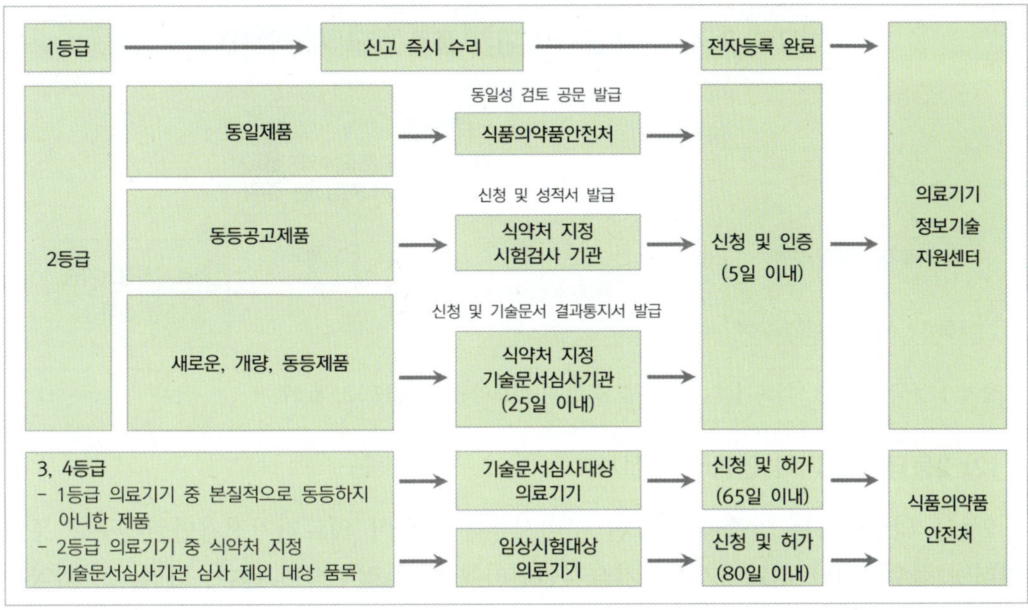

* 출처 : 동국대학교, 「의료기기 시장진출 통합 가이드라인」, 2017.12, p.16.

(1) 1등급 의료기기 품목 신고 세부절차

1등급 의료기기 중 이미 허가(신고)받은 제품과 본질적으로 동등한 제품의 경우에는 품목허가(신고)에 필요한 신청서 등 구비서류를 갖추어 의료기기전자민원창구를 통해 인터넷 접수(http://emed.mfds.go.kr)하거나 의료기기정보기술지원센터으로 직접 방문하여 접수하면 된다. 체외진단용 의료기기는 사용목적, 검사대상, 검체종류, 검사항목, 측정원리 및 정성 또는 정량 등을 구체적으로 기재해야 한다. 다만, 의약품 또는 의약외품과 조합·복합 구성된 의료기기와 1등급 중 이미 허가를 받거나 신고한 품목과 구조, 원리, 성능, 사용목적 및 사용방법 등이 본질적으로 동등하지 않은 의료기기는 별도로 허가 신청해야 한다.

여러 가지가 조합된 의료기기의 품목명은 주된 기능을 발휘하는 의료기기로 기재해야 하고, 각 조합된 의료기기의 등급이 다를 경우에는 위해도가 높은 등급의 의료기기로 기재해야 한다. 만약, 조합된 의료기기가 분리될 경우에는 각각의 의료기기에 대해 제조(수입) 신고해야 한다.

한 벌로 구성된 의료기기는 주된 사용목적 또는 기능을 발휘하는 의료기기로 기재하고, 한 벌로 구성되는 기기의 등급이 다를 경우 높은 등급을 기재해야 한다. 이때 각각의 의료기기에 대한 분류번호, 명칭(상품명, 품목류명, 모델명), 등급을 모두 기재해야 한다.

[그림 3-40] 1등급 의료기기 품목 신고 세부절차〉

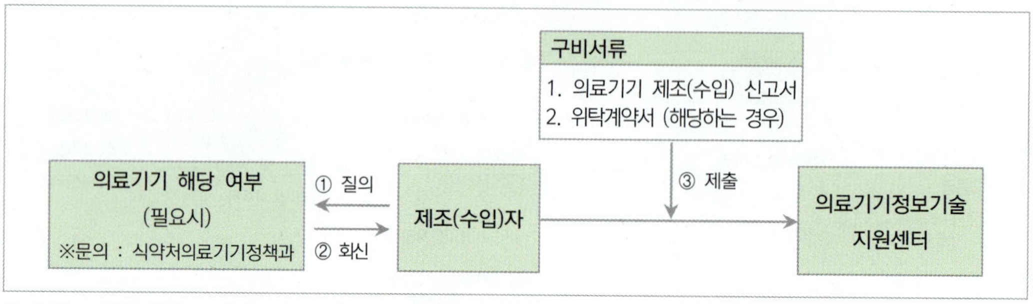

* 출처 : 동국대학교, 「의료기기 시장진출 통합 가이드라인」, 2017.12, p.17.

(2) 2등급 의료기기 인증 세부절차

2등급 의료기기는 인증에 필요한 구비서류를 갖추어 의료기기전자민원창구를 통해 인터넷 접수하거나 의료기기정보기술지원센터에 직접 접수하면 된다. 다만, ① 의약품 또는 의약외품과 조합되거나, 복합 구성된 의료기기, ② 식약처장이 '의료기기 품목 및 품목별 등급에 관한 규정'에 따라 고시한 중분류 품목 중 u헬스케어 의료기기, ③ 의료기기법 제29조에 따른 추적관리대상 의료기기 중 상시 착용하는 호흡감시기, ④ 지속적인 사용으로 인체에 생물학적 영향을 미칠 수 있는 매일 착용 하드 콘택트렌즈와 소프트 콘택트렌즈, ⑤ 의료기기 허가·신의료기술평가 통합운영 대상 의료기기는 별도로 허가 신청해야 한다.

[그림 3-41] 2등급 의료기기 인증 세부절차

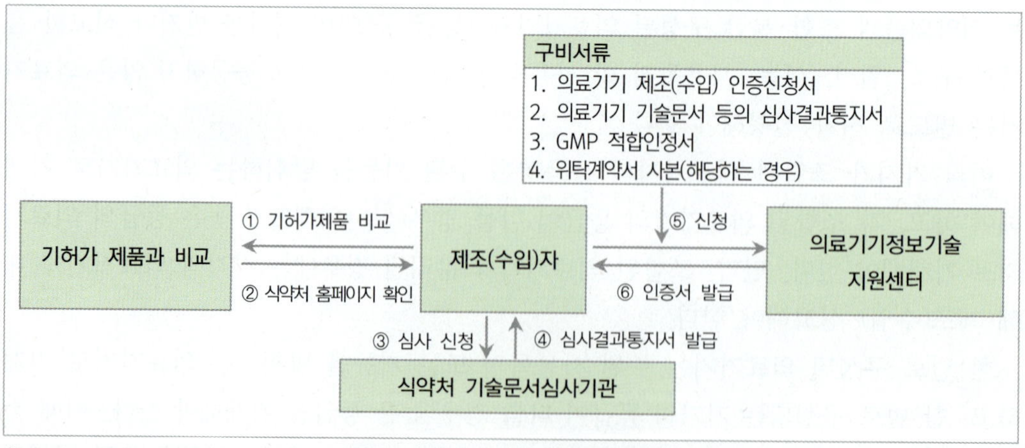

* 출처 : 동국대학교, 「의료기기 시장진출 통합 가이드라인」, 2017.12, p.23.

2등급 의료기기 중 동등공고제품은 기술문서 심사가 제외된다. 동등공급제품은 2등급 의료기기 중 3회 이상 허가 받은 제품에 한하여 사용목적, 작용원리, 원재료, 성능, 시험규격 및 사용방법 등을 식품의약품안전처장이 공고한 의료기기를 말한다.

[그림 3-42] 2등급 의료기기 중 동등공고제품 인증 세부절차

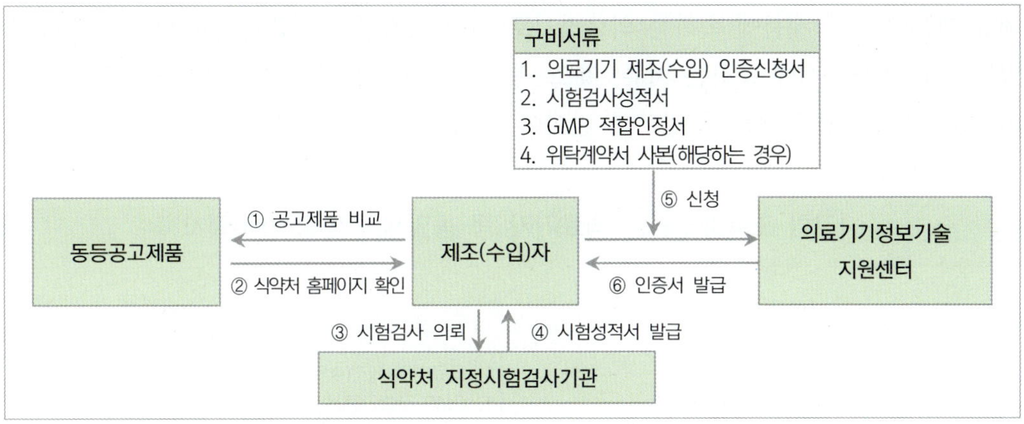

* 출처 : 동국대학교, 「의료기기 시장진출 통합 가이드라인」, 2017.12, p.21.

이때 새로운 의료기기 제품은 이미 허가·인증을 받은 의료기기와 사용목적, 작용원리 또는 원재료 등이 동등하지 아니한 새로운 의료기기를 말하고, 개량제품은 이미 허가·인증을 받은 의료기기와 사용목적, 작용원리, 원재료는 동등하나 성능, 시험규격, 사용방법 등이 동등하지 아니한 의료기기를 말한다. 동등제품은 이미 허가·인증을 받은 의료기기와 사용목적, 작용원리, 원재료, 성능, 시험규격, 사용방법 등이 동등한 의료기기를 말한다.

[표 3-50] 동등제품 판단기준

○: 같음, ●: 다름, ×: 해당없음

	구분	사용목적	작용원리	원재료	성능	시험규격	사용방법
새로운 제품	전기	○ 또는 ●	○ 또는 ●	×	●	○ 또는 ●	○ 또는 ●
	의료용품	○ 또는 ●	○ 또는 ●	○ 또는 ●	●	○ 또는 ●	○ 또는 ●
개량제품	전기	○	○	×	●	○ 또는 ●	○ 또는 ●
	의료용품	○	○	○	●	○ 또는 ●	○ 또는 ●
이미 허가·인증 받은 제품과 동등한 제품 (동등제품)	전기	○	○	×	○	○	○
	의료용품	○	○	○	○	○	○

* 출처 : 동국대학교, 「의료기기 시장진출 통합 가이드라인」, 2017.12, p.26.

2등급 의료기기 중 동일제품은 기술문서 심사가 제외된다. 동일제품은 이미 허가·인증 받은 의료기기와 사용목적, 작용원리, 원재료, 성능, 시험규격 및 사용방법 등이 동일한 의료기기로 동일제조소(수입 의료기기의 경우 제조국가, 제조회사, 제조소가 동일한 경우)에서 제조되었거나, 제조 의뢰자로부터 위탁 받은 제조자가 제품을 설계·개발·생산하는 방식으로 제조한 의료기기(국내에서 제조한 의료기기에 한함)를 말한다. 이때 해당 제품이 동일 제품에 속하는 의료기기로 이미 허가받은 제품과 동일함을 입증할 수 있는 자료(기술문서에 준하는 서류, 제조·판매증명서, 제품안내서 등)를 첨부하여 식품의약품안전처장에게 동일성 검토를 받아야 한다.

[그림 3-43] 2등급 의료기기 중 동일제품 인증 세부절차

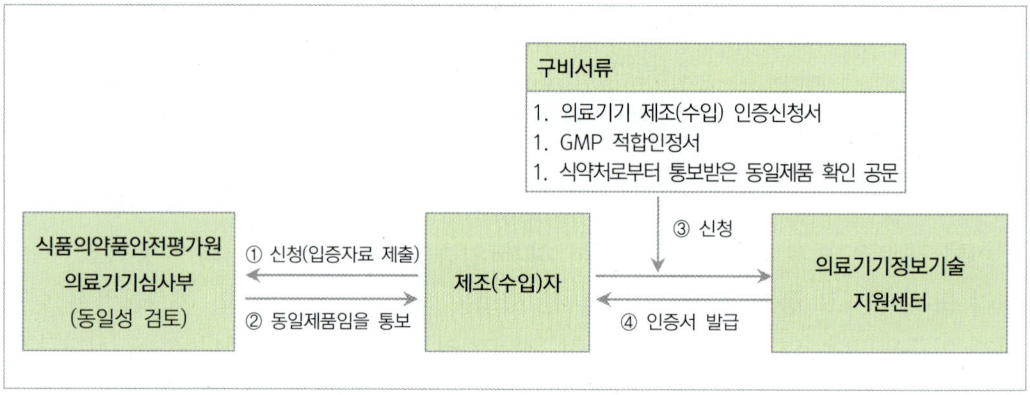

* 출처 : 동국대학교, 「의료기기 시장진출 통합 가이드라인」, 2017.12, p.22.

기술문서는 의료기기의 성능 및 안전성 등 품질에 관한 자료로 의료기기 품목의 원재료, 구조, 사용목적, 사용방법, 작용원리, 사용 시 주의사항, 시험규격 등이 포함된 문서를 말한다. 기술문서는 심사의뢰서와 심사자료로 구성되고, 2등급, 3등급, 4등급에 해당되는 의료기기와 1등급 의료기기 중 이미 신고한 의료기기와 구조·원리·성능·사용목적·사용방법 등이 본질적으로 동등하지 않은 의료기기는 기술문서 심사 대상이 된다. 다만, 국내에서는 판매하지 않고 수출만을 목적으로 하는 수출용의료기기, 2등급 의료기기 중 동등제품으로 3회 이상 허가 또는 인증을 받아 식품의약품안전처장이 공고하는 동등공고제품, 제조 또는 수입하고자 하는 품목이 이미 허가 받은 품목과 동일한 제조원의 동일제품임을 확인 받은 의료기기, 경미한 변경 대상 의료기기는 기술문서 심사 면제대상이다.

[표 3-51] 2등급 의료기기 기술문서 심사기관

심사기관	심사품목 범위
한국산업기술시험원	· 진료대 등(전기) · 방사선진료장치 등(전기) · 이학진료용기기 등(전기) · 심혈관기계기구 등(전기, 용품) · 생체현상측정기기 등(전기) · 의료용자기발생기 등(전기) · 시술기구 등(전기, 용품) · 시력보정용렌즈 등(전기, 용품) · 의약품주입기 등(전기, 용품) · 치과재료 등(용품) · 체외진단분야 등(체외진단)
티유브이슈드코리아㈜	· 진료대 등(전기) · 방사선진료장치 등(전기) · 이학진료용기기 등(전기) · 심혈관기계기구 등(전기, 용품) · 생체현상측정기기 등(전기) · 의료용자기발생기 등(전기) · 시술기구 등(전기, 용품) · 시력보정용렌즈 등(전기, 용품) · 의약품주입기 등(전기, 용품) · 치과재료 등(용품) · 체외진단분야 등(체외진단)
(재)한국기계전기전자시험연구원	· 진료대 등(전기) · 방사선진료장치 등(전기) · 이학진료용기기 등(전기) · 심혈관기계기구 등(전기, 용품) · 생체현상측정기기 등(전기) · 의료용자기발생기 등(전기) · 시술기구 등(전기, 용품) · 시력보정용렌즈 등(전기, 용품) · 의약품주입기 등(전기, 용품) · 치과재료 등(용품) · 체외진단분야 등(체외진단)
(재)한국건설생활환경시험연구원	· 방사선진료장치 등(전기) · 이학진료용기기 등(전기) · 심혈관기계기구 등(용품) · 생체현상측정기기 등(전기) · 시술기구 등(용품) · 시력보정용렌즈 등(전기, 용품) · 의약품주입기 등(용품) · 치과재료 등(용품) · 체외진단분야 등(체외진단)

(계속)

심사기관	심사품목 범위
(재)한국화학융합시험연구원	· 진료대 등(전기) · 방사선진료장치 등(전기) · 이학진료용기기 등(전기) · 심혈관기계기구 등(전기, 용품) · 생체현상측정기기 등(전기) · 의료용자기발생기 등(전기) · 시술기구 등(전기, 용품) · 시력보정용렌즈 등(전기, 용품) · 의약품주입기 등(전기, 용품) · 치과재료 등(용품) · 체외진단분야 등(체외진단)
한국에스지에스㈜	· 진료대 등(전기) · 방사선진료장치 등(전기) · 이학진료용기기 등(전기) · 심혈관기계기구 등(전기, 용품) · 생체현상측정기기 등(전기) · 시술기구 등(전기, 용품) · 시력보정용렌즈 등(전기) · 의약품주입기 등(전기, 용품) · 치과재료 등(용품) · 체외진단분야 등(체외진단)
의료기기정보기술지원센터	· 방사선진료장치 등(전기) · 이학진료용기기 등(전기) · 심혈관기계기구 등(전기, 용품) · 생체현상측정기기 등(전기) · 의료용자기발생기 등(전기) · 시술기구 등(전기, 용품) · 시력보정용렌즈 등(전기, 용품) · 의약품주입기 등(전기, 용품) · 치과재료 등(용품) · 체외진단분야 등(체외진단)

* 출처 : 동국대학교, 「의료기기 시장진출 통합 가이드라인」, 2017.12, pp.27~28.

(3) 3·4등급 의료기기 허가 세부절차

의료기기 중 3등급과 4등급, 1등급 중 이미 허가를 받거나 신고한 의료기기와 구조·원리·사용목적 및 사용방법 등이 본질적으로 동등하지 아니한 의료기기, 2등급 중 '의료기기 위탁 인증·신고의 대상 및 범위 등에 관한 지침'에서 제외대상으로 정한 의료기기는 식약처로부터 의료기기 품목허가를 받아야 한다.

의료기기 품목허가를 받기 위해서는 의료기기 제조(수입) 허가신청서, 발급받은 지

2년 이내 의료기기 기술문서 등의 심사결과통지서, 기술문서와 임상시험자료 등, GMP 적합인정서, 제조공정 또는 품질관리를 위한 시험을 위탁한 경우 위탁계약서 등을 인터넷 접수하거나, 식약처로 직접 접수해야 한다.

[표 3-52] 의료기기 품목 인허가 관련 식약처 관련 부서

구분	부서	업무
식약처 의료기기 안전국	의료기기정책과	• 의료기기 정책개발 및 종합계획의 수립 • 의료기기 관련 법령 및 고시의 제정·개정 • 의료기기 지정 및 등급분류, 의료기기 임상시험계획 승인 및 관리
	의료기기관리과	• 의료기기 감시계획의 수립·조정 • 의료기기 표시·광고에 대한 지도·단속 계획의 수립 및 조정
	의료기기안전평가과	• 의료기기 품질 관리 • 의료기기 부작용 및 안전성 정보에 관한 관리 • 의료기기 재평가 및 재심사에 관한 사항 등
식약처 식품의약품 안전평가원	첨단의료기기과	• 인공호흡기, X-선, 카테터, 의료용 전극, 인공혈관 등
	심혈관기기과	• 멸균기, 봉합사, 인공뼈, 수술용장갑, 드레이프 등
	정형재활기기과	• 충격파쇄석기, 내시경, 수액세트, 스텐트, 창상피복재, 치과용재료 등
	구강소화기기과	• MRI, 치료용 X-선조사장치, 조합자극기, 혈당측정기, 초음파진단장치 등
	체외진단기기과	• 체외진단시약, 분자진단시약 및 자동분석기기 등
지방식품의약품안전청		• 제조·수입업 허가, 지도·단속, 행정처분 및 소송 • 의료기기 제조 및 품질관리 기준 심사 • 의료기기 사후관리 업무
의료기기정보기술지원센터		• 1등급 의료기기(변경) 신고등록 • 2등급 의료기기(변경) 인증 • 제조(수입)인증서 재교부 • 국내·외의 신개발의료기기 동향 및 임상정보 등에 관한 종합적인 정보·기술의 지원 등

* 출처 : 동국대학교, 「의료기기 시장진출 통합 가이드라인」, 2017.12, p.3.

제7절 신의료기술 평가

신의료기술 평가제도는 국민의 안전과 건강을 보호하고, 의료기술의 신뢰성 있는 발전을 도모하기 위해 2007년부터 시행하고 있는 제도로 「의료법」 제53조에 근거를 두고 있다. 이 제도는 새롭게 개발된 의료기술이 인체 적용에 안전하고, 효과적인지를 객관적인 근거와 전문가 토론을 통해 평가하는 제도로 해당 기술의 안전성·유효성과 비용-효과성 외에도 그 기술로 인한 사회적, 윤리적 및 법적 영향을 모두 평가대상에 포함한다.

신의료기술 평가는 기존 연구 결과를 포괄적이고 공평하게 검색·분석·고찰하는 '체계적 문헌고찰 방법론'을 토대로 신의료기술평가위원회와 분야별 전문평가(소)위원회에서 해당 기술의 안전성·유효성을 심의한다. 여기서 의료기술이란 의료에 사용되는 의약품, 치료재료와 내·외과적 시술뿐만 아니라 의료를 제공하는 과정에서의 조직적, 지원적 체계를 모두 포함한다. 체계적 문헌고찰 방법론(systematic review)은 체계적인 방법론으로 수행된 임상연구 결과에 대해 종합적으로 분석하는 방법을 말한다.

[그림 3-44] 신의료기술 평가 흐름도

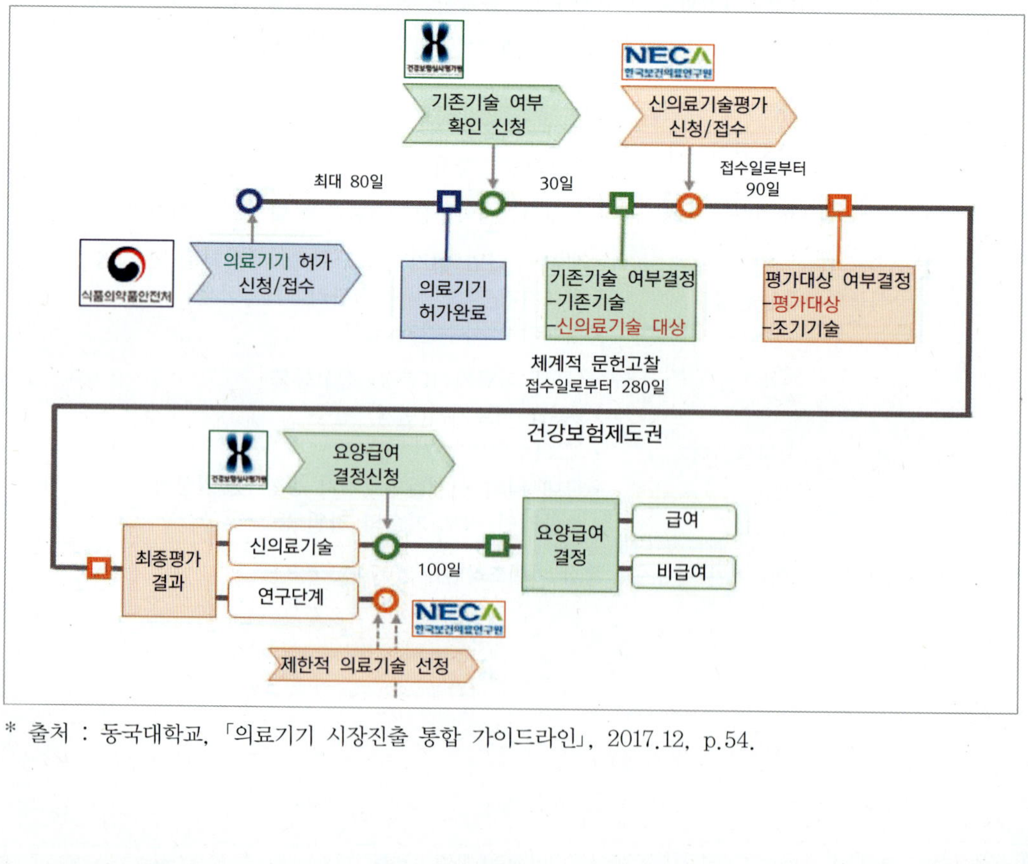

* 출처 : 동국대학교, 「의료기기 시장진출 통합 가이드라인」, 2017.12, p.54.

〈체계적 문헌고찰(systematic review)〉

1) 정의 : 기존의 문헌을 철저히 검토하기 위해 명백하고, 반복 가능하며, 최소한의 바이어스를 가진 방법론을 사용해 연구 질문에 관련된 근거를 검색하고, 식별하고, 선정하고, 평가하고, 종합하는 것을 말함
2) 가치 : 근거에 기반한 의학에서 결정적인 역할을 하고, 다른 분야에서도 높은 가치를 갖고 있음
3) 문헌 종류 : 출판된 문헌과 미출판 원고, 리포트, 학위논문, 학술대회 발표문 및 초록, 정부 보고서, 진행 중인 임상시험 자료 등 회색문헌(grey literature)까지 포함하여 리뷰에 가치를 더함
 * 회색문헌은 기존에 출판된 문헌보다 최신의 문헌이며 출판의 편향성이 적음
4) 체계적 문헌고찰의 유형
 (1) 질적(Qualitative) 고찰 : 관련 연구의 결과를 요약하되, 통계적으로 결합하지 않음
 (2) 양적(Quantitative) 고찰 : 통계방법을 통해 2개 이상의 연구 결과를 결합
 (3) 메타분석(Meta-analysis) : 통계방법을 통해 독립적이지만 유사한 관련 연구들의 영향력 추정치를 통합하고 이를 요약
5) 연구계획서(protocol) 작성
 - 연구 방법론의 투명성을 향상시키기 위해 주요 목표, 방법론, 결과, 검색 용어 포함 및 배제 기준, 분석할 데이터에 대해 먼저 정의를 내림
 - 연구계획서에 검색할 데이터베이스 및 기타 소스, 검색 전략에서 사용할 키워드, 검색에 적용될 제한사항, 검증 프로세스, 추출할 데이터, 보고할 데이터의 요약을 포함해야 함
6) 체계적 문헌고찰의 구성
 ① 제목 : 검토하는 주제를 정확하게 제시
 ② 초록 : 배경, 방법, 결과, 결론을 각각 짧은 한 단락씩 기재
 ③ 서론 : 주제를 요약하고 체계적 문헌고찰의 수행 이유, 목적, 목표를 설명
 ④ 방법 : 포함과 배제 기준, 데이터 추출 및 분석, 품질 평가 등
 ⑤ 결론 : 검색 결과를 기술하고 연구의 범위와 특징, 연구의 품질, 마지막으로 개입이 결과에 가지는 영향력을 설명
 ⑥ 고찰 : 문헌고찰을 통해 얻은 주요 결과를 요약하고, 연구의 한계 및 연구결과의 신뢰성, 문헌고찰의 강점과 개선점, 실무에 도움이 되는 방안을 제시
 ⑦ 참고문헌 : 문헌고찰의 대상이 되는 참고문헌을 제시

1 신의료기술 평가 대상 및 절차

신의료기술 평가의 대상은 제품의 안전성·유효성이 평가되지 않은 의료기술로 보건복지부 장관이 평가가 필요하다고 인정한 의료기술과 신의료기술로 평가받은 기술에서 사용목적, 사용대상, 시술방법 등의 변경이 발생했을 경우이다. 우리나라는 모든 국민을 대상으로 하는 건강보험 제도를 운영하고 있고, 모든 의료기술은 「국민건강보험법」

에 따라 요양급여 목록에 등재되어야만 환자에게 시술 비용을 청구할 수 있다. 따라서, 요양급여 목록에 등재되지 않은 의료기술은 비용 청구를 할 수 없으며, 연구 목적 등으로 환자의 동의를 받으면 비용을 받지 아니하고 시술은 가능하다. 따라서, 새롭게 개발된 의료기술을 요양급여 목록에 등재하기 위해서는 신의료기술 평가를 받아야 한다.

1) 기존기술 여부 확인

신의료기술 평가를 신청할 때 반드시 건강보험심사평가원으로부터 '요양급여대상·비급여대상 여부 확인 신청에 대한 결과통보서'를 받아서 제출해야 한다. 만약, 심사평가원에서 기존기술로 판단하는 경우 신의료기술 평가를 받지 않고 곧바로 건강보험 급여 청구 등을 통해 의료서비스로 진입 가능하나, 비용은 기존기술과 유사한 수준에서 정해진다. 2015년 9월 이후 해당 의료기술이 기존 급여·비급여 항목에 해당되는지 확인하는 절차를 개선하여 창구를 일원화하고, 회신기간을 30일 이내로 단축하였다.

2) 1단계 평가 대상 여부 결정

새로운 기술을 개발 또는 도입하려는 신청인이 신의료기술 평가신청서를 보건복지부에 제출하면, 신의료기술평가위원회는 신청된 의료기술이 의료시장에 도입될 조건을 갖춘 신의료기술인지 여부와 평가할 필요성이 있는지를 90일 이내에 우선적으로 심의한다.

〈신의료기술평가위원회〉

- 「의료법」 제54조에 따라 신의료기술평가에 관한 사항을 심의하기 위하여 보건복지부에 설치되며, 위원회 위원은 보건의료분야 전문가 20인으로 구성
  - 분야별전문평가위원회는 신의료기술평가위원회의 심의사항을 전문적으로 검토하기 위해 분야 (내과계, 외과계, 내·외과계 외, 치과 및 한방의료)로 구성

3) 2단계 신의료기술의 안전성·유효성 검토

신의료기술평가위원회에서 평가할 대상 기술로 결정되면 정해진 평가방법에 따라 10명 이내로 구성된 소위원회에서 해당 기술의 안전성 및 유효성을 검토한다. 따라서, 신의료기술 평가 신청 시 임상시험 문헌 등을 제출해야 하며, 비임상시험(동물실험), 동료심사를 거치지 않은 문헌 등은 사람(또는 사람의 검체)을 대상으로 하는 문헌이 아니어서 평가에서 배제되므로 제출할 필요는 없다.

4) 3단계 신의료기술의 안전성·유효성 심의

소위원회에서 보고된 검토 결과를 신의료기술평가위원회에서 최종 심의한 후 심의 결과를 보건복지부장관에게 보고하는 단계이다. 보건복지부장관은 신의료기술평가위원회의 최종 심의 결과에 대하여 신의료기술의 사용 목적, 사용 대상 및 시술 방법 등을 공표하고 해당 신청자에게 평가 결과를 통보한다.

5) 신의료기술 평가 기준

예를 들어 작동원리는 동일하지만 사용되는 레이저 종류가 변경되거나, 기존 기술에 시술방법이 추가되거나, 수기요법이 자동화기기를 사용하는 방법으로 변경되는 경우에는 기존 기술로 판단하여 평가대상에서 제외한다. 사용되는 에너지원이 변경된 경우와 치료재료가 변경된 경우에는 의료행위의 양태 및 침습도 등의 변경이 큰 경우와 아닌 경우가 혼용되어 있어서 빠른 심사를 위한 신속심사(fast track)를 한다.

체외진단검사에서 검사방법이 바뀐 경우에는 검사원리가 비슷한 방법을 하나로 묶어 신의료기술 평가를 시행한다. 다중검사는 안전성·유효성이 이미 입증된 검사항목의 조합에 대해서는 별도 신의료기술평가를 실시하지 않고, 안전성·유효성이 입증되지 않은 검사항목이 다중검사 항목 내에 포함되어 있을 경우에만 평가 대상이 된다. 간이검사는 간이검사의 유용성 측면에서 심장질환 등 질병특성상 긴급한 진단 필요성 또는 의료기관의 편의성을 고려하여 신의료기술 평가를 실시하며, 검사로 인한 위해나 남용 등을 폭넓게 평가한다.

유전자검사에서 평가대상 여부 심의 기준은 체외진단검사 기준과 동일하다. 다만, 선천성 희귀질환 유전자 검사는 남용 우려가 없고, 새로운 의료기술에 대한 환자 접근성 등을 고려하여 신의료기술평가 대상에서 제외한다. 희귀질환은 유병률 1/2,000 또는 발생률 1/10,000인 질환 또는 희귀난치성질환 헬프라인(helpline)에 등재된 질환을 말한다.

신의료기술 평가에서는 질병의 특성과 질병부담 정도, 현존하는 의료기술과 그 문제점, 신의료기술이 임상에 미치는 영향과 잠재적 효과, 신의료기술에 대한 현재 시점의 연구의 질과 양, 국내·외 의료기술의 평가 경험, 평가의 용이성 등 신의료기술의 일반적 사항이 고려된다.

2 신의료기술의 안전성·유효성 평가

관련 연구가 존재할 경우에는 국내·외 관련 문헌을 수집해 분석하는 "체계적 문헌고찰법"과 관련 분야의 전문가들로 구성된 (소)위원회에서 심도 있는 논의를 통해 해당 기술을 체계적이고 객관적으로 검증한다. 또한, 해당 의료기술이 생명이나 장기, 인체의 기능에 치명적인 손상을 초래할 수 있는 합병증이나 부작용 발생 여부 등 안전성을 검토한다. 해당 기술이 목적에 맞는 의료 결과에 상응하는 효과가 있는지를 판단하며, 동일한 목적으로 시행되고 있는 기술이 있는 경우에는 해당 기술과 비교해 유효성이 동등한지, 우수한지를 검증한다.

이러한 평가를 통해 안전성·유효성이 있는 신의료기술로 심의된 경우에는 평가 신청 접수일로부터 280일 이내에 보건복지부 고시[99]를 발령한다. 이 경우 의료현장에서 신의료기술을 곧바로 사용 가능하며, 환자에게 행위를 최초로 실시한 날로부터 30일 이내에 심사평가원에 요양급여 결정신청[100]을 하여야 한다. 심사평가원은 결정 신청일로부터 100일 이내[101]에 요양급여 또는 비급여를 결정하여 신청인에게 통보한다.

3 제한적 의료기술 평가제도

제한적 의료기술 평가는 2014년에 신의료기술 평가 결과, 안전성 및 유효성 근거가 부족한 의료기술에 대하여 의학적 근거를 쌓을 수 있는 기회를 제공하기 위해 도입된 제도이다. 제한적 의료기술은 연구단계 기술로 심의된 기술 중 대체기술이 없는 질환이거나, 희귀질환의 치료 및 검사를 위해 신속히 임상에 도입할 필요가 있는 의료기술로 심의를 거쳐 선정된 기술을 말하며, 보건복지부장관이 정하는 의료기관에서 3년간 비급여 진료하여 의학적 근거를 창출할 수 있는 기회가 부여된다.

4 신의료기술 평가 유예제도

신의료기술 평가 유예제도는 식품의약품안전처로부터 품목허가된 의료기기 중 신의료기술 평가 유예 요건이 충족된 의료기기를 사용하는 의료기술의 의료시장 조기 진입을

99) 신의료기술의 안전성·유효성 평가결과 고시
100) 「국민건강보험 요양급여의 기준에 관한 규칙」 제10조
101) 「국민건강보험 요양급여의 기준에 관한 규칙」 제11조

허용하고 신의료기술 평가를 1년간 유예하는 제도를 말한다. 신의료기술 평가 유예 대상은 급여·비급여 등재기술과 안전성·유효성을 비교한 임상문헌과 식약처 허가 시 제출하였던 임상자료가 있거나, 해당 의료기기의 사용목적이 특정된 경우에 해당된다.

신의료기술 평가 유예를 받고 첫 환자 시술일로부터 유예기간이 종료되기 1년 이내에 반드시 신의료기술 평가를 신청해야 한다. 또한, 평가 유예 대상 신의료기술을 시술하여 부작용이 발생하였거나 발생할 우려가 있음을 인지한 경우, 해당 의료기기의 제조·수입·수리·판매·임대업자 및 의료기관 개설자는 보건복지부장관에게 즉시 보고해야 한다. 만약 부작용이 발생하였거나, 발생할 우려가 있음을 인지하였음에도 보고하지 않을 경우에는 평가 유예가 중단되고, 해당 의료기술의 사용은 중단된다.

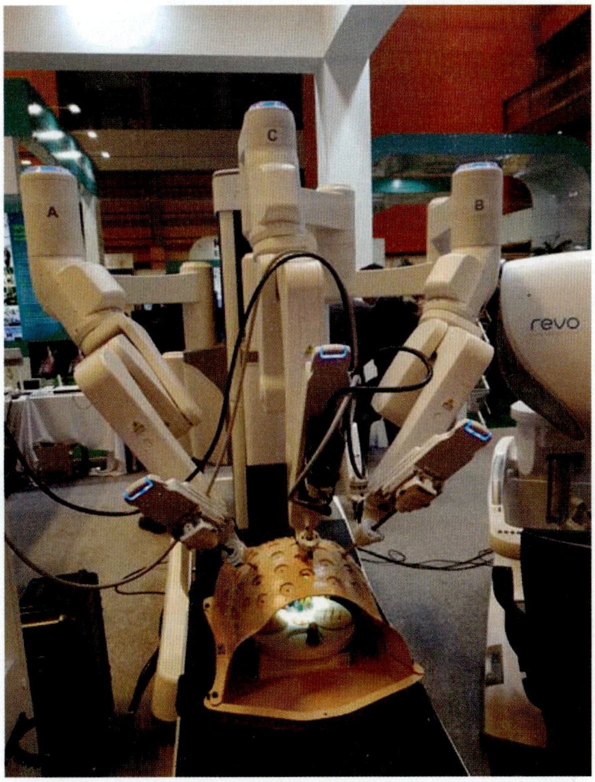

* 사진 : 국산 수술로봇, 레보, 2019.

제8절 건강보험 급여 제도

의료기기에 대한 건강보험 급여는 치료재료, 의료장비, 가정용 의료기기로 구분해서 살펴볼 수 있다. 치료재료는 행위료에 포함되어 별도 산정을 하지 않는 품목과 요양급여 또는 비급여에 해당되어 별도 가격산정을 하는 품목으로 구분된다. 의료장비는 행위수가에 포함되므로 보험급여가 별도 산정되지 아니하고 행위수가 책정 시 포함된다. 가정용 의료기기는 건강보험 요양대상에 해당하지 않는다.

[그림 3-45] 의료기기 건강보험 급여 구분

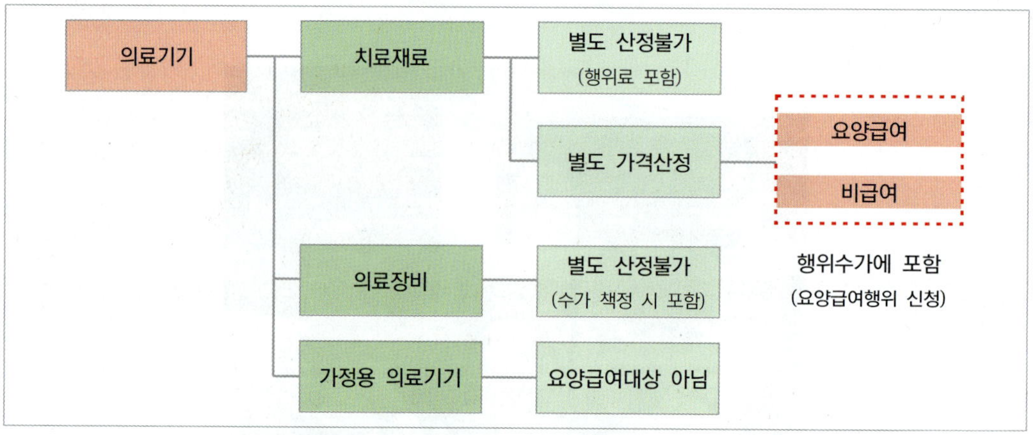

[표 3-53] 의료기기와 치료재료의 구분

구분	의료기기	치료재료
관련법	「의료기기법」 제2조	「건강보험법」 제41조
정의	• 사람 또는 동물에게 단독 또는 조합하여 사용되는 기구·기계·장치·재료 또는 이와 유사한 제품	• 명문규정 없음 • 가입자와 피부양자의 질병, 부상, 출산 등에 사용된 치료재료의 지급
관리기관	• 식품의약품안전처	• 보건복지부(심사평가원)
분류기준	• 대분류(4) : 기구, 기계, 장치 및 재료별 분류 • 중분류(136) • 소분류(2,218) : 중분류군을 기능이 독립적으로 발휘하는 품목별로 분류	• 대분류(15군, 83류) : 용도와 기능 • 중분류(2,019개) : 형태, 재질 등 • 형태, 재질, 규격 및 품목 • 제조, 수입업체
코드부여	• 품목별 분류번호 및 품목허가번호(9자리)	• 품목별 건강보험 청구용 코드(8자리)

* 출처 : 동국대학교, 「의료기기 시장진출 통합 가이드라인」, 2017.12, p.77.

1 신의료기술에 대한 건강보험 급여

신의료기술 평가 결과, 안전성·유효성이 입증된 의료기기를 통한 의료행위에 대하여 건강보험 요양기관(의료기관)이 가입자(환자) 등에게 최초로 행위를 실시한 날로부터 30일 이내 건강보험 요양기관이나 실시 요양기관으로부터 위임받은 의약 관련 단체가 새로운 행위에 대하여 평가신청서를 작성하고 구비서류를 첨부하여 심사평가원으로 평가 신청을 하여야 한다. 이러한 신의료기술의 건강보험 요양급여 적용을 위해 관련 전문가로 구성된 의료행위(한방 포함)전문평가위원회를 건강보험심사평가원 내에 설치하여 행위의 요양급여 결정신청 관련 업무를 수행[102)]하고 있다.

2 행위조정 신청과 기존 기술의 판단

이미 고시된 요양급여·비급여 대상 또는 상대가치점수의 조정이 필요한 행위에 대하여 요양기관, 의약 관련 단체, 가입자 등이 조정신청서를 작성하고 구비서류를 첨부하여 결정신청할 수 있다. 결정행위 조정을 신청할 때는 조정신청서, 상대가치점수의 산출근거 및 내역 등 관련 자료, 국내·외 연구논문 등 관련 자료 등을 제출해야 한다.

기존 기술의 판단은 요양급여 또는 비급여 대상 여부가 불분명한 행위에 대하여 보건복지부장관에 기존기술 여부 확인을 신청하는 제도이다. 예를 들어, 기존 치료재료와 비교하여 시술방법이 다른 치료재료에 대한 행위를 확인하고자 하는 경우 치료재료는 관련 행위가 필수적이므로, 관련 행위가 불분명한 경우에는 확인 요청을 해야 한다. 심사평가원이 기존기술 여부 확인 신청을 받으면 '진료심사평가위원회' 심의를 거쳐, 신청일로부터 30일 이내에 결과를 통보한다. 만약, 심층적 검토가 필요한 경우에는 신의료기술평가위원회의 심의를 거쳐 기존기술 여부를 확인한다.

3 치료재료의 수가 책정

치료재료는 건강보험 가입자(환자)의 진료에 사용되는 의료기기로 식품의약품안전처장 또는 관계 법령에 의하여 허가·신고를 완료하고, 관련 규정과 절차에 따라 보건복지부장관이 인정·고시한 소모성 재료를 말한다. 처치 및 수술에 사용된 약제와 치료재료에

102) 「국민건강보험 요양급여의 기준에 관한 규칙」 제10조부터 제14조

는 소정점수에 포함되므로 수가가 별도 산정하지 아니한다.

치료재료에는 「의료기기법」에 의한 인공관절, 스텐트(stent) 등 소모성 의료기기가 포함되고, 「약사법」에 따른 의약외품 중 거즈, 붕대 등 일부 품목, 「인체조직안전 및 관리 등에 관한 법률」에 따른 인체조직 및 일부 공산품 중 건전지, CD 등이 포함된다.

치료재료는 포괄등재(Negative List System)하므로 모든 치료재료는 요양급여 또는 비급여대상으로 구분된다. 즉, 비급여로 고시되지 않은 품목은 모두 요양급여 대상이 된다. 기존 행위 또는 기 등재된 경우 식약처 허가일로부터 30일 이내 신청하여야 하고, 결정신청서를 제출한 이후 150일 이내 수가가 고시된다.

치료재료 결정 신청이 접수되면 실무검토 후 치료재료전문평가위원회 평가와 복지부 보고가 100일 이내 이루어지며, 건강보험정책심의위원회가 50일 이내 심의한 후 요양급여 또는 비급여대상 여부를 고시하게 된다.

[그림 3-46] 치료재료 결정신청 후 평가 절차

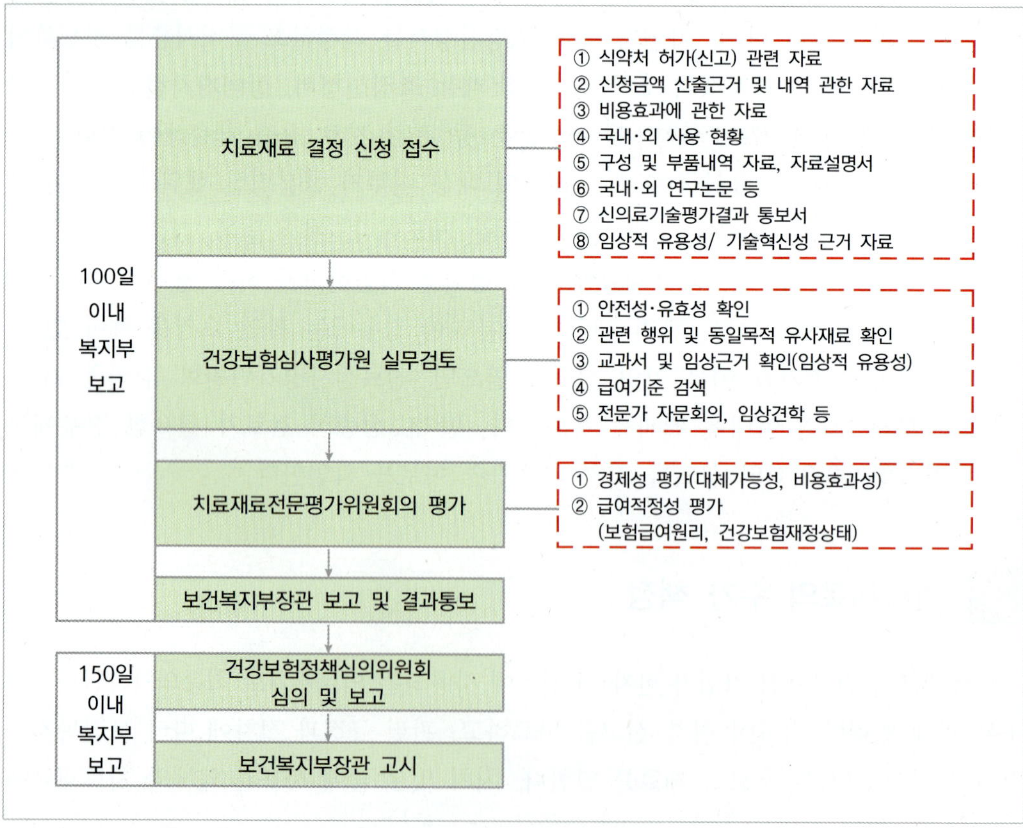

* 출처 : 동국대학교, 「의료기기 시장진출 통합 가이드라인」, 2017.12, p.85.

〈치료재료 전문평가위원회〉

- 양방, 치과, 한방, 간호, 약계 등 45개 관련 학회, 의료기기산업협회, 대한의사협회 등 13개 관련 협회, 소비자단체, 학계 및 전문기관, 심사평가원 및 건강보험공단 실장, 보건복지부, 식약처 공무원으로 구성
- 안전성·유효성 확인, 경제성 및 급여적정성 검토, 요양급여대상 여부 및 상한금액 평가

치료재료의 비용·효과 또는 기능 등이 동등·유사한 경우에는 기등재품목의 90% 또는 최저가로 수가를 산정하거나, '가치평가 기준표'에 의한 평가를 통해 기등재품목 상한금액의 10~100%를 산정하거나, 기등재 품목 90% 미만 또는 최저가 미만으로 산정한다. 이때 상한금액에 차이를 둘 필요성이 없는 품목의 경우에는 단일상한가로 한다.

신청제품이 재평가를 실시한 품목군에 해당되는 경우에는 비용·효과 또는 기능 등이 동등·유사한 경우는 동일한 상한금액으로 산정하고, 재질과 형태, 구조 등이 개선된 경우에는 기준금액의 10~100% 가산 산정(가치평가기준표에 의한 평가)하며, 비용·효과 또는 기능 등이 저하 평가된 경우에는 기준금액의 10%를 감산한다.

〈치료재료의 원가 계산〉

⇒ 원가 × 1.78배(적용배수)
※ [수입(또는 제조) 원가(100%) + 관세(8%) + 수입제비용(8.44%) + 판매관리비(45.39%)] × 부가가치세 (1.1배)

4 치료재료 가치평가제도

치료재료 가치평가 제도는 기등재된 품목에 비하여 임상적 유용성, 비용·효과성, 기술혁신 등이 입증자료를 통해 기등재품목보다 개선된 것으로 평가되는 경우 동일 목적 기등재품목 금액 범위에 가산금액을 산정할 수 있는 제도를 말한다. 이때, 임상적 유용성 등 평가항목별 개선을 객관적으로 입증할 수 있는 근거자료를 제출해야 하고, 사람 대상 및 과학적 근거로 공식적 출판된 임상문헌 및 의료기기 임상시험자료와 의료기기의 성능과 안전성 등 품질에 관한 기술문서 자료를 제출해야 한다.

가치평가는 합리적 가치 부여하는 가격체계 확립 및 양질의 의료제공 기반을 마련하기 위한 것으로 객관성·투명성 확보 및 예측 가능성이 제고되는 장점이 있다. 평가지표를 세분화하여 기존 등재된 품목과 비교하여 임상적 유용성 등 개선이 확인되는 경우 프리미엄 금액을 보상하게 된다.

[그림 3-47] 치료재료 상한금액 결정

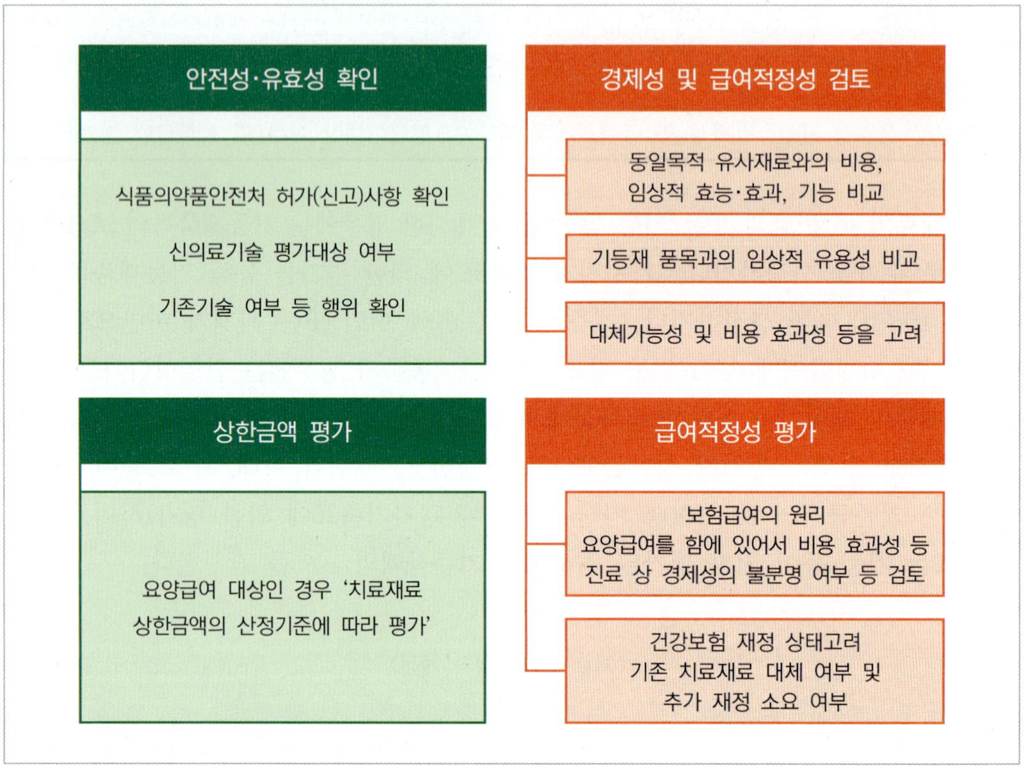

* 출처 : 동국대학교, 「의료기기 시장진출 통합 가이드라인」, 2017.12, p.87.

[표 3-54] 의료기기 건강보험 수가 질의 응답

Q1 : 식약처 품목허가 전에 건강보험 요양급여 대상 여부
☞ 동일목적 유사재료 또는 대체 가능한 치료재료로 확인 가능하고, 치료재료 목록에 없는 경우에는 행위 또는 약품으로 대체 여부를 확인 가능
Q2 : 제품 개발 시 별도 산정 가능한지 여부
☞ 치료재료는 행위에 포함하여 보상하는 것이 원칙이고, 행위에 포함되지 아니할 경우, 별도 보상을 위한 수가의 별도 산정이 가능 ☞ 동일목적 유사재료가 행위로 포함이거나, 기존행위를 대체할 경우 행위료 포함으로 검토될 확률이 높음
Q3 : 기존 재사용 품목에서 1회용으로 제품 개발 시 별도 산정 가능 여부
☞ 상대가치점수에 치료재료가 재사용 비용으로 산정되어 있는 경우, 신청품목의 대체 재료는 상대가치에 포함되어 있음 ☞ 행위 내 재사용 비용이 포함되어 있으므로 1회용 치료재료를 별도 보상할 경우 이중 보상이 되는 개념이므로 1회용만 별도 보상할 수 없음

제4장

보건의료산업 정책의 이론적 배경

제1절 산업정책론

제2절 정책론

제3절 행정론

제4절 행정법

제5절 규제론

제6절 지식재산권

제7절 국제통상론

제8절 연구개발론

제9절 경제적 정책적 타당성 분석

제4장 보건의료산업 정책의 이론적 배경

제1절 산업정책론

1 산업정책의 역사

산업정책은 산업과 정책의 합성어이다. '산업(産業, industry)'은 인간이 생계를 유지하기 위하여 일상적으로 종사하는 생산적(生産的) 활동으로 물적 재화의 생산과 서비스의 생산을 포함한다[1]. 또한, 같은 종류의 제품 또는 서비스를 공급하는 복수의 기업이 존재하고 있는 경우에 이 분야를 산업이라고 한다.

'정책(政策, policy)'은 공익(public interest)을 추구하거나, 공적 문제(public affaurs)의 해결을 위하여 장래 가장 바람직한 결과를 가져다줄 수 있다고 판단되는 정부의 행동방안을 말한다[2]. 즉, 정부와 단체 또는 집단과 개인이 그들의 목적을 실현하거나 다양한 가치를 배분하기 위해 앞으로 나아갈 노선이나 방침을 정한 것이라 할 수 있다.

따라서, 산업정책은 인간이 생계를 유지하기 위하여 행하는 물적 재화의 생산 및 서비스 등에 종사하는 생산적(生産的) 활동에 대한 정부의 행동방안이라고 할 수 있다. 경제운영의 목표를 달성하기 위하여 정부가 시행하는 하나의 정책 수단인 산업정책은 오랜 역사를 갖고 있지만, 산업정책이 체계적·본격적으로 논의되기 시작한 것은 1960년대 이후부터이다.

산업정책이란 용어는 프랑스와 일본에서 1960년대부터 사용되기 시작했고, 프랑스에서 경제정책 중 하나로 산업정책이 최초로 수립된 것은 1960년대 후반 제5차 경제개발계획(1965~70년)이었다. 이 당시 프랑스에서는 외국인 투자 자유화와 국내시장 개방으로 외국자본과 수입품이 몰려들기 시작했고, 이에 정부는 자국의 제조업을 육성

1) 네이버 지식백과, 두산백과, 농림어업 부문에 속하는 업종의 산업은 1차산업, 광공업 부문에 속하는 것은 2차산업, 기타 서비스 부문에 속하는 모든 업종은 3차산업이라고 하며, 좁은 의미에서는 주로 제조업만을, 또는 농업 이외의 모든 분야의 업종만을 산업이라고 함

2) 김중규, 「선행정학」, 도서출판 성지각, 2005.12, p.351.

하는 것이 경제정책의 시급한 과제였다. 프랑스의 제5차 경제개발계획에서 제조업 육성 필요성이 강조되었고, 이를 구현하기 위하여 산업정책이 도입된 것이다[3].

일본은 1970년에 통산성이 공식적으로 사용하기 시작하였고, 1973년 7월에 산업정책을 담당하는 산업정책국이 신설되었다. 1970년에 일본 통산성 대표가 OECD에서 '일본의 산업정책'이란 제목으로 연설을 하고 난 후, OECD가 1972년 「일본의 산업정책」과 1973년 「산업정책의 목적과 수단」이란 책을 발행하면서 세계적으로 산업정책에 관심을 갖게 되었다. 이처럼 1960년대부터 1970년대에 프랑스와 일본에서 싹트기 시작한 산업정책은 1970년대 세계경제를 동요시킨 2차례 석유파동을 거치면서 새로운 경제정책의 수단과 학문적 영역으로서 자리를 잡게 되었다.

1970년 이후 세계 각국이 산업정책에 관심을 갖게 된 것은 석유 등 세계 자원 위기가 빚어낸 새로운 경제문제에 과거의 경제정책 수단으로는 대처할 수 없었기 때문이다. 여기서 새로운 경제 문제라고 하는 것은 선진국의 철강, 조선, 섬유 분야에서 산업 구조조정 문제를 말한다. 1940년대 이후 30년 가까이 경제성장을 이끌었던 철강, 조선, 섬유 산업 등의 구조조정은 이자율 조작, 통화 공급 등의 전통적인 거시경제정책(macro economic policy)과 무역정책으로 힘들었기 때문이다.

미국과 영국 정부는 처음에는 시장경제 원리에 반하여 정부가 시장에 적극적으로 개입하여 산업을 구조조정하면서 특정산업을 육성하는 일본 등의 산업정책에 비판적인 시각을 가졌다[4]. 그러나, 일본이 효율적으로 자국의 산업구조를 조정하여 나가는 것을 보고, 자국의 산업 구조조정에 대한 한계에 직면했던 미국과 영국도 일본의 성공 사례를 연구하기 시작했다. 일본의 경제 기적을 연구하는 과정에서 일본산업의 비약적 발전이 통산성의 산업정책에 바탕을 두고 있다는 사실이 발견되었고, 영국에서는 차선의 정책대안(second best policy)으로써 산업정책 수립의 필요성이 대두되었다.

산업정책에 대해 강력한 비판적 입장을 취하던 미국도 1980년대에 의회와 경제학자들 사이에 산업정책 수립에 대한 치열한 논쟁이 있었다. 이 논쟁에서 산업정책에 반대하는 시장 자유주의자가 승리하고, 산업정책 수립을 주장하던 시장 개입주의자가 패배하면서 1980년대에는 산업정책이 수립되지 못하였다. 그러나, 당시에 산업정책 수립을 주장하던 라이시(R. Reich)와 타이슨(L. Tyson) 등 경제학자들이 1990년대 클린턴 행정부의 경제정책을 주도하면서 산업정책에 대한 관심이 다시 높아졌다. 이 중에 라이시는 노동부장관으로, 타이슨은 대통령 경제자문회의 회장이 되면서 클린턴 행정부에

3) 김세원, 「산업정책론(상)」, 내일을 여는 지식, 1996, p.19.
4) 김세원, 위의 책, p.20.

서 산업정책의 중요성을 강조하였다. 1990년대 이후 세계 각국이 산업정책에 관심을 두면서 경제학자들 사이에서 산업정책이 경제정책의 하나로 인정되기 시작했다.

2 산업정책의 정의

산업정책은 짧은 역사를 가지고 있는 특성 때문에 세계적으로 산업정책에 대하여 학문적 정의가 없고, 경제학자에 따라 다양하고 폭넓게 정의하고 있다. 용어도 산업 구조정책(structural policy), 적극적 조정정책(positive adjustment policy), 산업전략(industrial strategy) 등이 사용되고 있다[5].

OECD의 산업정책에 대한 최초의 연구보고서인 1973년 「산업정책의 목적과 수단」이란 보고서에서 "산업정책은 산업의 발전과 효율성을 증대시키기 위한 정책"이라고 정의했다[6].

프랑스의 경제학자 쟈크 드 반트(Jacque's de Bandt)는 "산업정책은 사회·경제적 목적을 달성하기 위해 생산체계(systeme productif)의 작동과 기능조건에 영향을 미치는 의도적인 정책수단의 집합"이라고 정의했다. 여기서 생산체계는 프랑스 산업경제의 독특한 용어로 국민생산기구(systeme industriel national)와 유사한 개념이다[7]. 또한, 프랑스의 마이에(P. Maillet)는 "산업정책은 산업구조의 변화에 영향을 미치는 다양한 정책의 집합"이라고 했다[8].

독일의 방게만(M. Bangemann)은 "산업정책은 산업의 국제경쟁력을 확보하기 위한 정책"이라고 정의했다[9].

일본의 이토오 모토시게(伊藤元重) 등은 "산업정책은 경쟁적 시장이 갖는 시장실패 때문에 자유경쟁에 의해서는 자원배분 또는 소득분배상 어떤 형태의 문제가 발생할 경우, 국가가 산업부문 간의 자원배분 또는 개별산업 내의 산업조직에 개입함으로써 그 나라의 경제적 후생수준을 향상시키려고 하는 정책"이라고 했다[10].

미국의 국제무역위원회(International Trade Commission)는 "산업정책은 특정 산업의 국내생산자가 보다 경쟁력을 강화할 수 있도록 생산적 자원을 배분하는 통합

---

5) 김세원, 「산업정책론(상)」, 내일을 여는 지식, 1996, p.21.
6) OECD, obj ectifs et Instruments des Politiques Industrielles(Paris, 1973), p.7.
7) ADEFI, L es R estructurations Industrielles en France (Paris: Economica, 1980), p.208.
8) P. Maillet, La Politique Industrielle (Paris: PUF, 1984), p.3.
9) M. Bangemann, "Meeting the Global Challenge"(London: Kogan Page, Ltd., 1992), p.13.
10) 이토오 모토시게 外 3명 공저, 「산업정책의 經濟分析」(동경대학 경제학부, 1989), p.8.

(조합)된 정부의 행동이다"라고 했다[11]. 미국 클린턴 행정부에서 노동부장관을 지낸 라이시와 클린토노미스트[12]인 매가지너는 "산업정책은 산업이 경쟁력 있는 생산성을 확보하도록 하기 위한 일관성 있는 공공정책의 집합"이라고 정의했다[13][14].

미국 하버드대 로드릭(Rodrik, D.)[15]은 '산업정책은 시장을 보완하고, 산업 구조를 재구성(restructuring)함으로써 경제 발전을 위한 잠재력을 최대화하고, 비용을 최소화하는 것'이라고 했다. 즉, 시장 실패의 결과를 논의의 중심에 두는 주류경제학과 다르게 시장 실패를 극복하기 위한 과정을 중시하므로 시장 실패를 극복하는 과정에서 산업정책이 경제 발전을 위한 효과적 정책 수단의 역할을 할 수 있다고 정의했다[16].

김세원은 "산업정책은 시장실패를 보완하거나, 비교우위를 확보하기 위하여 정부가 특정 산업이나 시장에 개입하여 자원 배분을 효율화하여 자국의 산업 특화를 목표하는 방향으로 유도하는 일련의 전략적 정책체계(policy mix)"라고 정의하였다[17]. 산업연구원의 이경태는 "산업정책은 경제성장, 국제경쟁력 강화를 달성하기 위하여 산업에 대한 지원, 조정, 규제를 통해 산업일반 또는 특정산업의 생산, 투자, 거래활동에 개입하는 경제정책이다."라고 정의하였다[18]. 이갑수는 "산업정책은 최선의 경제·산업구조를 유지하기 위한 일체의 공적 개입"이라고 정의하였다[19].

이러한 경제학자의 다양한 정의를 살펴보면 자국 산업의 경쟁력 강화, 시장실패(market failure)의 보완, 자원 배분과 산업 구조조정에 대한 정부의 적극적 역할, 산업의 국내 공급능력 확대, 산업발전과 생산성 향상 등을 공통적으로 언급하고 있음을 알 수 있다.

우리나라에서 산업정책은 "한계사업과 한계기업을 자유롭게 시장에서 퇴출하고 여건

11) L. Tyson, Who is bashing whom? (Washington DC: Institute for International Economics, 1992), p.288.
12) 클린토노미스트(Clintonomist) : 국가경쟁력을 옹호하는 경제학자로 "국가의 경쟁우위론"을 저술한 포터, 90년대 클린턴 대통령 시절에 각광 받았던 타이슨, 라이치, 메가지너 등이 있음(안현실의 경제특강 중 발췌)
13) Ira Magaziner & R. Reich, "Minding America s Business: the Decline and Rise of the American Economy"(N.Y.: Harcourt Publisher, 1982), p.197.
14) 김세원, 「산업정책론(상)」, 내일을 여는 지식, 1996, pp.27~29.
15) 대니 로드릭 (Dani Rodrik) : 1957년 8월 14일(터키 출신), 미국 하버드 케네디 스쿨 국제정치경제학과 교수, 2007년에 미국 사회과학연구위원회가 수여하는 제1회 앨버트 허시먼상을 수상(작성자 Leigh Bureau Asia)
16) Rodrik, D., "Normalizing Industrial Policy", John F. Kennedy School of Government, Havard University, August 2007., Hausman and Rodrik(2003), Hausman et al.(2005), Rodrik(2004, 2005a, 2005b, 2006, 2007)
17) 김세원, 「산업정책론(상)」, 내일을 여는 지식, 1996, pp.21~22.
18) 이경태, 「산업정책의 이론과 현실」(KIET 연구총서 91-07), p.5.
19) 이갑수, 「글로벌 시대의 산업정책론」, 대명출판사, 2007, p.254.

변화에 따라 수익성 있는 사업부문으로 진출하거나, 기업의 핵심역량을 핵심 사업에 집중할 수 있도록 각종 법적, 제도적 장치를 정비하는 것"을 말한다. 예를 들어, 기업 구조조정을 지원하기 위한 자산매각 시 특별부가세·지방세 등의 감면, 기업 합병 시 등록세 면제, 피병합사의 이월결손금의 승계 인정, 「상법」상 기업분할제도의 도입과 세제지원, 인수·합병 시 출자총액제한 예외 인정, 의무공개매수제도 적용 완화, 은행여신의 출자전환 확대, 정리해고제의 조기 시행 및 「상법」상 합병절차의 간소화 등이 산업정책에 포함된다[20].

고도화된 산업사회에서 '성숙한 기업'이란 이윤의 극대화라는 단일의 목표를 넘어서 기업의 존속과 지속적 성장이라는 목표를 최상위에 두고 기업의 경영전략과 비전을 수립하는 것이다. 여기서 기업의 존속과 지속적 성장을 위해서는 기업의 내부 환경 분석도 중요하지만, 외부적 환경과 관계도 중시해야 한다. 기업이 생존하고 성장하기 위해서는 외부환경 요소의 변화를 잘 예측하고 판단하여 미리 적응하고 준비해나가는 점이 기업의 성공적 경영성과를 창출하기 위한 중요한 경영전략이라는 점이다. 오늘날처럼 급변하는 환경에서는 바론(D. Baron)의 주장처럼 시장과 비시장의 환경요인의 상호관계가 기업 경영에 더욱 중요한 요인으로 작용하므로 기업의 외부 환경변화는 기업의 경영성과에 큰 변화를 가져올 수 있고, 기업의 내부 환경변화(경영전략의 변화)를 유발할 수 있는 중요한 요소로 여겨지고 있다[21].

실질적으로 '산업'은 한국표준산업분류(Korean Standard Industrial Classification, KSIC)를 통해서 정의할 수 있다. 한국표준산업분류에서 산업은 '유사한 성질을 갖는 산업 활동에 종사하는 생산단위의 집합'이라고 정의한다. 산업 활동은 '각 생산 단위가 노동과 자본, 원료 등의 자원을 투입하여 재화 또는 서비스를 생산 또는 제공하는 활동 과정'이라 정의한다. 산업 활동의 범위에는 영리적, 비영리적 활동이 모두 포함되나, 가정에서 이루어지는 가사 활동은 제외된다. 한국표준산업분류는 산업통계 자료의 정확성, 비교성을 확보하기 위하여 작성된 것으로 유엔의 국제표준산업분류(International Standard Industrial Classification, ISIC)에 기초하여 1964년 제정되었고, ISIC 개정과 국내의 산업구조 및 기술변화를 반영하기 위하여 주기적[22]으로 개정하고 있다[23].

---

20) 한국보건산업진흥원, 「2000년 보건산업 진흥 프로그램 개발 보고서」, 2000.1, p.27.
21) 편석원, 「의약품관련 정책의 효과 분석과 제약산업의 영향요인」, 경희대학교, 2012.8, p.11.
22) 1차 개정(1965년), 2차 개정(1968년), 3차 개정(1970년), 4차 개정(1975년), 5차 개정(1984년), 6차 개정(1991년), 7차 개정(1998년), 8차 개정(2000년), 9차 개정(2007년), 10차 개정(2017년)
23) 이태진 외, 「제약산업 정책의 이해」, 한국보건산업진흥원, 2014.8, p.90.

3 산업정책의 4가지 요소

산업정책의 4가지 요소는 다음과 같다.

첫째는 산업제일주의(impératif industriel)로 산업정책의 관심과 적용대상은 산업에 국한된다. 많은 학자들이 산업정책을 언급할 때 대부분 경쟁력 강화, 산업 구조조정, 공급 능력 확대, 산업 발전과 생산성 향상 등과 같이 '산업'에 국한된다. 여기서 '산업'은 협의의 의미에서 제조업(manufacturing industries)을 말하지만, 제조활동과 연관되는 정보산업, 서비스업 등도 포함될 수 있다. 이것은 산업제일주의가 역사적으로 프랑스와 일본의 산업정책에서 생성되고 발달하였기 때문이다[24].

산업제일주의 입장에서 보면 한 나라의 경제적 후생을 극대화하거나, 국민의 생활수준을 향상시킬 수 있는 최선의 방법은 '산업 발전'뿐이다. 따라서, 금융산업의 발전이나 재정과 조세 등을 다루는 거시경제정책은 산업정책의 효율적 전개를 지원하기 위한 정책수단으로 이해된다. 이러한 관점은 이자율이나 통화 공급, 조세 조정 등을 통한 총수요 관리를 주요 정책수단으로 사용하는 전통적 경제학과 큰 차이로 인식된다[25].

둘째는 개입주의(interventionism)로 산업정책은 정부가 민간경제 활동과 시장에 대한 직접적·간접적 개입을 전제로 한다. 정부가 민간경제 활동이나 시장에 개입을 해야 하는지, 자유방임에 맡겨야 하는지는 기본적으로 시장기능에 대한 신뢰도에서 출발하므로 자유방임주의(laissez-faire), 신고전학파 종합, 개입주의, 사회주의적 계획경제로 구분할 수 있다.

'자유방임주의'는 역사적으로 케인스가 등장하는 1930년 대공황 이전의 영국이나 미국의 경제정책으로 오늘날 학문적 흐름으로는 프리드만의 시카고학파로 대표된다. 자유방임주의에서는 산업활동에 대한 정부 개입이 전면 부정되므로 산업정책이 등장할 여지가 없다. 자본주의는 원칙적으로 가계, 기업 등 개별 경제주체들이 시장경제원리에 의해 자유로운 경제활동에 바탕을 두고 생산과 분배가 이루어질 때 국민경제의 후생이 극대화된다고 본다. 따라서, 가계, 기업 등의 자유로운 경제행위와 정부가 시장에 개입하지 않는 자유방임정책이 최선의 경제정책이다.

'신고전학파 종합'은 재정정책이나 금융정책을 수단으로 총수요 관리정책의 필요성은 인정하지만, 정부가 개별 산업에 직접적으로 개입하는 것을 반대하는 케인스학파의 입장이다. 대부분의 영미계 경제학자가 여기에 속하며 미국이나 영국 등의 경제정책이

24) 김세원, 「산업정책론(상)」, 내일을 여는 지식, 1996, p.22.
25) 김세원, 위의 책, p.23.

이러한 입장을 따르고 있다[26].

'개입주의'는 경제운용을 원칙적으로 시장에 맡기지만 국가적 목적 달성을 위한 한정된 범위에서 정부의 역할을 인정하는 것으로 프랑스 파리대학의 보세(P. Bauchet)는 개입주의를 '국가관리 자본주의(capitalisme dirigé parl' Etat)'라고 한다. 개입주의를 중시하는 경제학자는 현실적으로 시장이 완벽하지 못해 시장실패(market failure)가 발생하므로 정부는 시장실패를 보완하기 위해 제한적으로 산업활동에 개입해야 한다고 본다.

'중앙집권적인 계획경제'는 과거 소련이나 동구권의 경우로 시장기능을 완전히 부인하고, 정부가 시장기능을 대행하는 것으로 개입주의 경향이 강한 국가에서 산업정책이 적극적으로 실시되는 경우에 해당된다. 프랑스, 일본, 한국 등이 대표적인 국가이고, 의욕적으로 산업화를 추진하고 있는 동남아 국가나 중남미 국가도 여기에 해당한다.

셋째는 선별성(selectivity)으로 산업정책은 국민경제의 자원 배분에 인위적인 영향을 미치므로 무차별성의 특징을 갖는 재정정책, 금융정책 등과 같은 거시경제정책과 구별된다. 산업정책은 산업간 자원 배분뿐만 아니라 동일한 산업 내 자원 배분에도 개입한다. 따라서, 산업제일주의 때문에 가능하면 제조업으로 국민경제의 자원을 집중시키려고 하며, 제조업 내에서도 사양산업보다 새로운 유망산업에 자원을 재배분하고자 한다. 이와 같은 산업정책의 선별성 때문에 신고전학파 경제철학이 주류를 이루고 있는 영미계 국가에서 산업정책은 시장이 해야 할 '산업에서의 승자와 패자를 가려내는 일(picking winner and loser)'을 정부가 자의적으로 하는 것에 불과하다는 비판을 받는다. 또한, 선별성은 계층 간 소득분배에도 큰 영향을 미치므로 산업정책으로 인해 이득을 보는 쪽과 손해를 보는 쪽의 갈등과 마찰이 유발된다. 정부가 승자산업(winner)을 잘 선별해내면 국민경제에 경제적 후생 증대를 가져다 줄 수 있지만, 잘못 선별하면 산업의 과잉투자와 독과점화 등을 통해 정부 개입의 실패를 초래한다. 예를 들어, 1960년대 프랑스는 미래 승자산업으로 핵에너지, 해양개발 등으로 보고 막대한 정부 지원을 했으나 확고한 경쟁력을 확보하지 못했고, 오늘날 핵이나 해양개발에 대한 시장 수요가 크지 않은 점을 볼 때 선별을 잘 하지 못했다고 볼 수 있다. 일본은 1960년대 전자산업과 자동차산업을 미래 승자산업으로 선별하고 집중 육성한 결과, 오늘날 일본의 번영에 커다란 기여를 한 것으로 평가되고 있다[27].

넷째는 동태적 비교우위(dynamic comparative advantage)로 국제 경쟁력과 산업

---

26) 김세원, 「산업정책론(상)」, 내일을 여는 지식, 1996, p.24.
27) 김세원, 위의 책, p.25.

경쟁력과 기본적으로는 유사한 개념이나 이보다 더욱 전략적이고 사전적인 개념이다. 수출상품의 국제경쟁력 확보를 중시하는 무역정책과 달리 산업정책은 미래에 동태적 비교우위를 확보할 수 있는 유망산업(promising industries)을 전략적으로 특화하는 것을 중시한다. 따라서, 산업정책을 중시하는 우리나라와 일본 등은 산업정책의 우선 목표를 산업 육성을 위한 생산자 잉여(生産者 剩餘)[28]에 두지만, 미국과 영국 등은 소비자 잉여(消費者 剩餘)[29]와 국민 생활 수준의 향상에 정책적 우선을 두고 있으므로 한미·미일 통상마찰의 원인이 되기도 한다. 예를 들어, 미국 입장에서 볼 때 한국과 일본은 소비자 잉여를 희생시키고 정부 지원으로 자동차산업 등을 육성하여 세계시장에 수출하므로 세계무역에 구조적 불균형을 초래한다고 본다. 특히, 한국이나 일본의 소비자 잉여를 희생하는 산업정책으로 수입 수요를 인위적으로 억제하므로 미국 상품의 수출을 어렵게 하므로 통상마찰을 통해 이러한 문제를 해소하고자 한다. 그러나, 동태적 비교우위를 옹호하는 산업정책에서 볼 때는 산업발전 초기에 소비자 잉여를 약간 희생하더라도 자국 산업이 수출산업으로 성공하면 장기적으로 소비자 잉여가 더욱 커지고 국민 생활 수준의 향상도 가져올 수 있다. 또한, 세계무역 측면에서 보더라도 한 나라의 국민 소득이 높아지면 수입 수요가 증대하여 상대국으로부터 보다 많은 재화를 수입하게 되므로 동태적 비교우위가 세계무역의 구조적 불균형을 초래한다고 볼 수는 없다고 주장한다[30].

4 산업정책의 특성

산업정책의 특성을 살펴보면 크게 4가지로 구분할 수 있다.

첫째, 산업정책은 선진국을 따라잡고자(catch up) 하는 개발국의 정책철학(policy of catch up)이 반영된다는 점이다. 역사적으로 볼 때, 국제경제 질서를 결정하는 경제 원리나 이념은 세계경제의 주도권을 장악한 선진국(leader)에 의해 결정되고, 이것이 세계적인 보편적 진리로서 다른 후발자(follower)에게 직접적·간접적으로 확산되며, 이러한 보편적 진리를 맹목적으로 순종한 후발자가 선진국을 따라잡고 세계경제를 주도한 적이 없지만, 선진국을 따라잡은 개발국은 선진국이 만든 경제이념을 자국의

---

28) 생산자 잉여 : 경제 여러 생산자가 서로 다른 조건에서 같은 물건을 만들어낼 때에 상대적으로 유리한 조건에 있는 생산자가 얻게 되는 잉여 이윤(네이버 국어사전).
29) 소비자 잉여 : 경제 소비자가 얻고 싶은 재화를 낮은 가격에 살 경우, 실제 구입 가격과 최대한 지불할 수 있다고 생각했던 가격과의 차이에서 소비자가 얻는 이득 부분(네이버 국어사전).
30) 김세원, 「산업정책론(상)」, 내일을 여는 지식, 1996, p.26.

실정에 적합하게 접목·발전시킨 국가들이었다는 점에서 인정되는 점이다.

예를 들어, 15세기 이후 세계를 선도하던 스페인과 포르투갈의 중상주의를 영국이 자국의 특성에 맞추어 따라잡기에 성공해서 19세기 이후 선진국으로 도약하였다. 스페인과 포르투갈은 신대륙에서 금·은·향신료 등 자원을 확보하는 것을 최고로 여겼던 중상주의를 네덜란드 등 후발국이 맹목적으로 따랐지만, 영국은 이와 반대로 자국의 제조업 육성에 집중하였다. 스페인이 원자재인 양모(羊毛) 수출을 위해 자국의 양을 키우는 목축업자를 보호하고 모직업자는 규제할 때, 영국은 양모를 수출하지 않고 오히려 모직업자를 지원하여 모직산업을 육성하였고, 이를 산업혁명과 접목하여 19세기 이후 경제대국의 지위를 누렸다.

19세기 세계 경제를 주도하던 영국이 자유무역주의를 중시할 때, 미국과 독일, 일본 등은 자유무역주의를 맹목적으로 따르지 않고, 국내산업 보호정책을 실시하였다. 이때 국내산업 보호정책의 필요성을 최초로 체계화한 자가 미국의 2대 재무장관이었던 해밀턴(A. Hamilton)으로 그가 의회에 보고한 "미국 제조업에 관한 보고서"에서 외국과 경쟁을 극복하고, 영국이 누리는 수준의 세계시장을 확보하기 위해서는 무엇보다도 장려금, 보조금, 고율의 관세와 같은 수입제한 정책에 추진하여 국내 제조업을 적극적으로 보호해 주어야 한다고 주장하였다. 이러한 국내 산업 보호육성론은 독일에서 유치산업보호론(幼稚産業保護論)으로 발전하였다. 독일같이 후발 자본주의국가가 영국 같은 선발 자본주의국가와 자유무역을 한다면 독일은 완구나 목재, 기둥시계 등을 수출하는 2급 국가로 전락할 수 있다고 우려하였다. 일본도 독일의 입장을 수용하여 1970년대 중반까지 민간기업의 자유로운 경제활동을 보장하면서도 자원배분은 정부가 주도하는 산업정책을 중심으로 추진하였다[31].

이러한 역사에서 흥미로운 점은 미국의 태도 변화이다. 미국은 19세기 영국을 따라잡기 위해 강력한 국내산업 보호육성 정책을 추진했으나, 20세기에 세계 경제를 주도하면서 세계 자유무역을 주장해왔다. 그러나, 1970년대 원유위기 등을 거치면서 자동차, 철강 등 주요 산업분야를 일본, EU 등이 선도하기 시작하자, 1980년대 이후 산업정책에 적극적인 관심을 가지기 시작했고, 1990년대 클린턴 행정부는 산업정책의 개입주의를 적극 추진하면서 한편으로는 우루과이라운드를 통해 자유무역을 주장하면서, 자국 산업을 보호하는 슈퍼 301조를 행정명령으로 부활시키는 등 이중적 태도를 보이고 있다[32].

---

31) 김세원, 「산업정책론(상)」, 내일을 여는 지식, 1996, pp.29~31.
32) 김세원, 위의 책, p.32.

둘째, 산업정책은 산업의 생산요소 투입이나 생산함수를 변화시키는 총공급 관리에 초점을 두는 공급지향적 정책이란 점이다. 이는 이자율 변동, 통화량 공급조절 같은 재정·금융 수단을 통하여 총수요를 관리하여 단기적인 경제안정이나 경기부양을 시도하는 케인스적 총수요 관리정책과 구별된다. 총수요 관리정책은 국민경제의 실제 생산수준을 잠재적 생산수준까지 접근시켜 실업을 해소하고, 인플레이션 압력을 완화하는 것을 목표로 하지만, 총공급 관리정책은 효율적인 자원 배분이나 기술 발전을 위한 적극적인 정부 개입으로 잠재적 생산수준 자체를 확대시키는 것을 목표로 한다.

예를 들어, 경제성장은 노동 공급의 증대와 노동 생산성의 향상에 의해 결정되고, 노동 공급의 증대는 인구 증가를 통해 이루어지며, 노동 생산성의 향상은 노동자 1인당 자본비율의 증가와 기술혁신을 통하여 가능하게 되지만, 이러한 요인은 경제 외적 영향을 크게 받기 때문에 미국·영국 등의 신고전파 입장에서 볼 때 경제정책의 목표가 될 수 없다. 그러나, 산업정책에서는 정부가 시장에 개입을 하여 생산적인 투자를 위해 자원을 재배분하여 국민경제의 공급능력이나 공급잠재력을 높이는 것이 가능하므로 정부가 적극적인 역할을 해서 장기적인 성장추세를 끌어올리려고 하게 된다[33].

셋째, 산업정책은 프랑스와 일본 등에서 발달한 비영미계 정책철학이란 점이다. 영미계 경제정책[34]은 비교우위 원리에 바탕을 둔 자유무역과 시장경제 원리를 둔 자유방임주의에 의해 세계 각국이 경제적 후생을 모두 증가시킬 수 있다고 보면서 산업정책으로 어느 나라가 적극적으로 자국산업의 보호육성 정책을 쓰면 일정기간 다른 나라의 경제적 후생을 감소시킬 수 있다고 본다. 특히, 일본은 관료를 중심으로 민족주의를 중시하는 적극적인 산업정책을 추진하면서 불공정한(unfair) 정책 개입으로 경제적 고도성장을 해왔고, 이에 반해 미국은 구조적 무역수지 적자와 심각한 국내산업 구조조정으로 상당한 경제적 어려움을 겪고 있다는 강한 피해의식을 가지고 있다. 물론 산업정책을 중시하는 일본, 프랑스, 독일 등의 경제정책과 본질이 상이한 영국·미국의 경제정책으로는 본질을 파악할 수 없는 한계가 있는 것도 사실이다[35].

넷째, 산업정책이 가지는 선별성(selectivity) 때문에 정치 논리가 크게 작용한다는 점이다. 산업정책에서 정부가 선별적으로 민간 경제활동에 개입하기 때문에 여러 계층의 소득분배에 큰 영향을 끼치게 되고, 이로 인해 이익을 보는 계층과 손실을 보는 계층이 나타난다는 점이다. 예를 들어 소비자와 생산자, 기업인과 노동자, 사양산업 종사자와 유망산업 종사자, 현재 세대와 미래 세대, 보조금 등의 수혜자와 조세 부담자, 시장을

33) 김세원, 「산업정책론(상)」, 내일을 여는 지식, 1996, p.33.
34) 무역정책이론, 세제와 보조금의 분석, 전통적인 산업조직론 등
35) 김세원, 「산업정책론(상)」, 내일을 여는 지식, 1996, pp.34~35.

지배하는 대기업과 하청 등으로 지배를 받는 중소기업, 국내기업과 외국인 투자기업 등에서 그 효과는 복선적으로 나타난다. 그러므로, 산업정책으로 영향을 받은 다양한 경제적 이익집단은 가능한 모든 수단을 동원하여 산업정책 결정과정에 영향력을 행사하지만, 문제는 영향력 행사가 '시장 내에서 경제논리'보다 '시장 외 정치론리'에 의해 이루어진다는 점이다.

사양산업에 대한 구조조정 정책에서 더 많은 보조금을 받기 위해 노동조합이나 사업자 단체가 정치적 영향력을 동원하기도 하고, 지역구 내 불황산업을 가진 정치가가 자신의 선거구민을 의식해 정책결정에 영향력을 행사하기도 한다. 시장을 독점하고 있는 대기업이 자신의 기득권을 위협하는 정부의 경쟁정책, 독점금지 정책 등에 여러 가지 방법으로 저항하며 정치·사회적으로 막강한 영향력을 행사한다. 1970년대 유럽에서 조선과 철강산업으로 구조조정하면서 정치적 압력에 따라 구조적 부실기업에게 구제금융을 해 주거나, 고용을 유지하기 위해 엄청난 보조금을 지불하는 등의 문제가 발생하기도 했다[36]. 이러한 잘못된 정치논리는 시장과 산업구조를 왜곡시켜서 미래세대에 큰 부담을 주기도 한다.

5 산업정책의 수단

산업 지원정책은 해당 산업이 발전할 수 있도록 정부가 산업 분야별 특성에 따라 다양한 직접적·간접적으로 지원하는 정책을 말한다. 예를 들어 정부가 제약산업을 지원하는 것은 제약 기업이 이윤을 많이 내도록 지원한다는 의미가 아니라 제약산업이 보건의료 정책의 목표와 산업정책의 목표를 조화롭게 달성할 수 있도록 지원한다는 의미이다. 따라서, 산업 지원정책은 정부가 국민을 대신하여 입안하고 실행하므로, 그 성과가 일부 제약기업의 사익으로만 귀속되어서는 안 되고, 궁극적으로 국가경제적 발전과 사회적 공익에 기여해야 한다.

산업정책의 수단으로 경쟁정책, 경쟁제한정책, 시장보완적 정책이 있다. '경쟁정책'은 산업간 기업간 독점 또는 과점을 해소하고 경쟁을 유발하여 시장의 가격결정을 활성화하고, 자원의 효율적 배분을 촉진하는 정책으로 「독과점 규제법」으로 대표되는 정책을 말한다.

'경쟁제한정책'은 산업 합리화를 위한 경쟁제한정책으로 산업 활동의 능률 증대와

---

36) 김세원, 「산업정책론(상)」, 내일을 여는 지식, 1996, pp.35~36.

경영 합리화를 위해 산업구조 및 조직의 개편이 불가피한 경우에 추진되는 산업 구조조정 정책이다. 이는 시설투자 및 경영에 거액의 자금이 필요한 데도 통상적인 방법으로는 그 자금의 조달이 불가피하거나 공공의 이익을 위하여 필요한 경우 추진된다. 이때, 구조조정은 개별기업의 경영 합리화가 아니라 산업 전체의 합리화를 목적으로 해야 하고(국민경제적 원리), 불가피한 경우에 한하여 구조조정을 인정해야 하며(보충성의 원리), 구조조정을 통한 산업 합리화의 이익이 경쟁을 제한함으로써 발생하는 손실을 능가해야 한다(비교후생의 원리).

'시장보완적 정책'은 공기업 설립, 공개 시장조작, 정부구매 등 정부의 직접적인 시장 참여를 말한다. 예를 들어, 국유화 조치는 자연적 독점(natural monopoly)이 존재하여 어느 산업의 생산에 있어서 고정비용(투자)이 너무 높아 시장에서의 경쟁은 전 기업의 파멸을 뜻하며 최소한의 산업생산도 보장받지 못하는 경우에 시행된다. 인구가 적고 산업이 낙후된 지역에 대한 배려를 위해 소득분배적 차원에서 이루어지기도 하고, 공기업의 투자 규모와 투자 시점을 조정하여 경기를 안정화하는 등 경기를 조정하기도 한다. 이 밖에도 공급확대를 위한 재정·금융정책, 독·과점 규제, 시장참여의 제한, 행정적 법적 의무를 부여, 행정지도 등이 있다[37].

이 밖에도 산업 지원정책은 보조금 정책과 인프라 조성 정책으로 구분할 수 있다. 보조금 정책은 직접 보조금과 간접 보조금 정책으로 구분되며, 인프라 조성 정책에는 규제 완화 및 합리화 등 제도 개선과 그 밖에 산업 활동에 도움이 되는 환경조성 정책이 포함된다.

1) 보조금

보조금(subsidy)은 정부가 특정한 경제활동에 대해 재정을 통해 일정한 금액을 무상으로 지원해 주는 것이다. 보조금은 규제와 더불어 정부가 정책 문제를 해결하기 위하여 주로 사용하는 정책수단 혹은 정책도구이다. 보조금은 오랜 기간 광범위하게 국가의 주요 정책수단으로 사용되었지만, 많은 학자들은 다양한 의미로 보조금의 개념을 제시하고 있다.

OECD는 보조금을 "소비자에게 시장수준 이하의 가격을 유지시키거나 생산자에게 시장수준 이상의 가격을 유지하도록 지원하여 소비자 혹은 생산자의 비용을 감소시키는 조치"로 정의하고 있다. WTO 보조금 협정에서는 보조금을 "정부 또는 공공기관의 재정적 기여로 인하여 수혜자에게 혜택이 발생한 경우"로 보고 있다. 슈바르츠와 클레

37) 이갑수, 「글로벌 시대의 산업정책론」, 대명출판사, 2007, pp.271~293.

멘트(Schwartz & Clements, 1999)는 보조금을 "소비자로 하여금 재화와 서비스를 완전경쟁 시장에서 보다 낮은 가격에 구입할 수 있게 하며, 정부의 개입 없이 벌 수 있는 소득보다 생산자의 소득을 높일 수 있는 것"으로 정의하였다.

전통적인 의미의 보조금은 정부의 직접적인 지원만을 포함하지만, 정부는 간접적인 방법으로도 기업을 지원할 수 있다. 예를 들어, 어떤 기업이 생산과정에서 만들어진 유해물질을 정화하지 않고 방출한다면 기업은 간접적인 이득을 얻은 것이다. 이러한 유해물질을 처리하려면 비용이 들고 이 비용은 결국 생산품의 가격으로 귀착되기 때문이다. 그러므로 넓은 의미의 보조금은 "소비자와 생산자에게 직접적 혹은 간접적인 지원을 하여 그들의 비용을 줄일 수 있는 조치"로 정의할 수 있다[38].

보조금은 간접성(indirect), 자율성(automaticity), 비강제성(noncoercive), 가시성(visibility)의 특성을 갖는다. 보조금은 특정한 목표를 달성하기 위한 수단으로 정부가 직접 문제를 해결하기 위하여 정책 대상에 개입하는 것이 아니라 간접적으로 문제를 해결하기 위한 여건을 조성하기 위해 보조금을 지급하므로 보조금은 간접성을 갖는다. 예를 들어 ○○시가 직접적으로 학교 폭력 및 범죄 문제를 예방하지 않고, 학교 폭력 및 범죄 문제를 예방하기 위한 CCTV 설치비용을 지원하듯이 어떠한 목표를 달성할 수 있도록 간접적인 도움을 주는 것이므로 간접적인 정책 수단으로 볼 수 있다.

보조금은 자율성을 갖는다. 자율성은 조직이 어떠한 목표를 달성하기 위하여 별도의 행정기구를 만들지 않고 기존의 제도를 활용하는 것으로 상당히 자율성을 갖는 제도로 볼 수 있다. 만약 ○○시가 학교 폭력 및 범죄를 예방하는 목적으로 학교 내에 지구대를 신설한다면 이는 자율성의 정도가 떨어지는 것으로 볼 수 있다.

보조금은 비강제성을 갖는다. 보조금은 정부가 수혜자인 기업, 개인에게 사업 운영과 관련된 상당한 재량을 부여하는 것이다. 위의 사례에서 해당 학교는 강제적으로 사업에 참여하는 것이 아니라 자발적으로 참여를 결정할 수 있으며 제도 운영과 관련하여 ○○시가 별도의 규정을 명시하지 않은 이상 제도 운영과 관련된 재량을 부여받는다. 또한, 보조금은 가시성을 갖는다. 보조금은 정부기관의 예산에 명시되고, 직접적인 소득 이전으로 보조금을 지급하는 사업에 대하여 많은 기업, 개인이 관심을 갖기 때문에 보조금은 가시적인 성격이 강하다.

최근 들어 보조금의 개념이 확장되면서 자발성과 가시성의 개념은 다소 약해지고 있다. 상당수의 보조금은 자발적인 선택에서 나아가 강제적인 선택으로 의미가 변화하고 있으며, 많은 보조금 사업들은 기업, 가계에 알려지지 않은 채 특정 집단을 위하

38) 이태진 외, 「제약산업 정책의 이해」, 한국보건산업진흥원, 2014.8, pp.151~152.

여 수행되기도 한다. 위의 사례에서도 학교 폭력과 범죄가 심각하다면 학교보안관 보조금 제도의 참여는 강제적으로 이루어질 가능성이 크다[39].

보조금은 일종의 정책유인수단 혹은 정책순응수단으로 경제활동의 주체가 특정한 행동을 할 경우, 이에 대한 대가를 정부가 지급하는 것이다. 즉, 보조금은 경제활동 주체로 하여금 보조금이 부여되는 행위를 유인하는 제도적 장치이다. 실질적으로 보조금은 경제, 사회적 고려에 따라 어떠한 정책목표를 달성하기 위하여 활용된다. 이러한 정책목표에는 경제성장, 유치산업 발전, 고용과 투자 확대, 국내산업 보호 등이 포함되므로 보조금은 정부규제와 같이 바람직한 경제사회 질서를 달성하기 위한 수단으로 활용되고 있다.

보조금 지급은 기술개발 지원, 수출 촉진, 지역 개발, 사양산업 지원, 고용 안정 등 다양한 형태로 이루어지며, 대부분의 국가가 명분과 형태는 상이하지만 산업 활동에 대해 직접적·간접적으로 보조금을 지급하고 있다. OECD, IMF, 세계은행 등 국제기구에 따르면 1970년대 원유 위기 이후, 선진국의 산업 보조금은 꾸준히 증가해왔다. 영국은 1976년부터 1981년 사이에 산업보조금이 2배로 증가하였고, 미국의 산업보조금도 1980년 250억 달러에서 1984년 275억 달러로 증가하였다.

1980년 이후 OECD 등이 철강산업, 조선산업 등에 대한 보조금 상한선을 정하는 등 국제적인 노력에 따라 특정산업에 대한 보조금은 감소하고 있다. 그러나, 1988년 IMF의 보고서에 의하면 지역개발 대책, 조세 감면, 정부구매 형태의 덜 명료한(less trasparent) 보조금은 오히려 증가하고 있는 실정이다.

보조금 정책은 직접 보조금과 간접 보조금 정책으로 나뉜다. 직접 보조금 정책은 정부가 경제주체에게 해당 경제활동에 필요한 비용의 일부 또는 전부를 무상으로 지원하는 것이다. 예를 들어, 국가 연구개발 예산을 기업에 무상으로 지원하는 것이 대표적인 사례이다. 이에 반해 간접 보조금 정책은 간접적으로 비용을 지원하는 것이라고 할 수 있다. 예를 들어 특정 산업에 대한 조세감면이나, 국유재산 대여, 금융지원 등이 포함된다.

기초 과학에 대한 연구개발과 같이 긍정적 외부 효과가 크고, 시장에서 그 성과에 대한 보상이 적절히 이루어지지 않는 경우에 대해서는 보조금 정책을 통해 보상함으로써 사회적으로 가치 있는 재화인 연구개발의 성과물이 더 많이 생산되도록 할 수 있다. 긍정적 외부 효과가 큰 생산물을 얻는다면 그것은 사회 공동의 재산으로 편입되는 것이므로 보조금 정책의 정당성으로 작용한다.

39) 이태진 외, 「제약산업 정책의 이해」, 한국보건산업진흥원, 2014.8, pp.152~154.

물론 보조금이 투입된 기초 과학의 연구개발 성과물이 사회 전체의 재산으로 편입되지 않는 경우도 있을 수 있다. 자유로운 시장을 신봉하는 고전 경제학에서는 정부의 개입을 부정적으로 보았고, 특히 국가가 특정 산업이나 기업에 보조금을 지급하는 것은 시장의 작동을 막는다고 보았다. 그러나, 유치산업보호론[40]에서는 지식과 경험이 많이 필요한 분야나, 규모의 경제가 필요한 분야에서는 정부가 일시적으로 보호하여 경쟁력 있는 산업으로 육성할 필요가 있다고 주장하였다.

예를 들어, 제약산업은 지식과 경험이 많이 필요하고, 규모의 경제를 갖추어야 하는 산업의 특성이 있으므로 국가가 일시적으로 보조금 정책을 통하여 제약산업을 육성할 필요가 있다. 그러나, 보조금 정책을 추진한다고 해서 해당 산업의 국제적 경쟁력이 보장되지는 않는다. 그 산업이 국제적 경쟁력을 갖춘다 하더라도 그 성과를 사회 공동체가 누리는 것도 보장되지 않는다.

보조금 정책은 사회 공동체의 자금을 해당 산업이나 해당 기업에 투자하는 것과 유사한 것이다. 사적으로 투자할 때 그 투자된 돈이 실제로 투자된 목적에 맞게 효율적으로 사용되고 있는지 살피고, 투자한 원금과 대가를 회수하는 것이 중요할 것이다. 공공의 목적으로 산업정책적으로 추진되는 보조금 정책이 사기업에 대한 투자와 동일할 수는 없겠지만, 보조금 정책을 계획하고 실시할 때는 지급한 보조금 이상의 공익적 가치를 사회 공동체가 회수할 수 있도록 노력해야 한다[41].

산업정책에서 보조금을 지급하는 이유는 2가지이다. 첫째, 유망산업의 육성으로 유망산업에 대한 보조금은 생산요소 가격에 영향을 미치어 평균 생산비용을 낮춤으로써 자국 산업이 국제경쟁력을 확보할 수 있도록 기여한다. 둘째, 사양산업의 보호로 사양산업에 대한 보조금은 급격한 산업구조 조정으로 인한 기업 도산, 대량실업, 특정 지역의 침체 등 사회적 구조조정 비용(social adjustment costs)을 감소시키는 효과가 있다[42].

이러한 정책적 목표로 지급되는 보조금은 3가지 문제점을 유발한다. 첫째, 보조금은

---

40) 유치산업보호론 : 독일의 F. 리스트 등이 주장한 산업 정책으로 국가 간 동일한 조건이 아니라는 점에서 자유무역주의에는 한계가 있으며, 이를 인정하고 공업화가 뒤떨어진 국가는 먼저 유치산업을 전개하도록 배려하여 어느 정도의 발전을 이룬 후 자유무역으로 전환하는 것이 바람직하다는 한시적 보호무역 정책. 예를 들어 리스트는 경제발전의 단계를 제1단계 농업, 제2단계 개선된 농업, 상업의 증가, 공업의 발흥, 유치산업의 발생, 제3단계 공업의 발달 등으로 구분하였는데, 제1단계에 있는 나라는 공업품을 선진국에서 싸게 수입하는 한편 과잉 농산물을 수출하므로 제3단계와 같이 자유무역이 유리하다. 그러나, 제2단계에 있는 나라는 국내에 유치(幼稚)한 공업이 부흥하고 있어 이 유치산업을 보호, 육성하기 위하여 보호무역주의가 필요하다고 주장(Basic 고교생을 위한 정치경제 용어사전, 2002.9.25. ㈜신원문화사)

41) 이태진 외, 「제약산업 정책의 이해」, 한국보건산업진흥원, 2014.8, pp.446~448.

42) 김세원, 「산업정책론(상)」, 내일을 여는 지식, 1996, pp.37~38.

산업구조 조정과 기술혁신을 지연시키는 문제이다. 외국기업 또는 수입품과 경쟁에서 뒤쳐지는 한계기업은 시장에서 퇴출되어야 하지만, 정부가 생산원가의 일부를 보조금으로 지원해 줄 경우 시장에 남게 된다. 또한, 기술혁신을 통해 생산성을 향상해야 생존할 수 있는 기업에 정부가 보조금을 지급하면 자연히 기술혁신의 동기가 감퇴되게 된다.

둘째, 보조금은 기업의 경영을 경직시키고 기술혁신 활동을 둔화시키는 문제이다. 정부가 보조금을 지원할 경우, 현실적으로 반드시 정부 개입을 수반하게 된다. 기업이 공장입지를 어디에 정해야 하는지, 고용을 어떻게 감축해야 하는지, 신기술 개발에 얼마를 투자할 것인지 등에 대한 정부 개입은 필연적으로 기업의 경영을 경직시키고 기술혁신 활동을 둔화시킨다.

셋째, 보조금 지급은 기업의 독창적인 투자활동을 둔화시키고, 정부 의존적인 기업경영 문화를 만들어내는 문제이다. 보조금을 지급받는 기업은 보조금 수혜를 기득권화하므로 정부가 또 다른 보조금을 지급하지 않으면 위험이 수반되는 새로운 투자나 기술혁신을 하지 않는다. 정부도 어떤 산업이나 기업에 대해 보조금을 지급하기 시작하면 정치적 이유 등으로 사실상 이를 중단하기가 쉽지 않다. 예를 들어 1970년대 독일, 프랑스, 스웨덴 등이 자국의 조선산업을 보호하기 위해 선박 건조 보조금을 장기간 지급하였지만, 조선소가 이를 기득권화하여 기술혁신이나 생산성 향상 노력을 게을리 하였기 때문에 일본이나 우리나라의 도전을 극복하는 데 기여하지 못했다.

물론 보조금은 산업의 동태적 비교우위 측면에서 볼 때 일정기간만 보조금을 지급하면 국내기업이 학습효과(learning by doing)로 국제경쟁력을 확보할 수 있다는 장점도 있으므로 보조금은 산업정책의 유용한 정책수단이 될 수 있다[43].

최근에는 보조금에 대한 문제점이 지적되고 있다. 보조금은 보조금을 받는 경제주체와 받지 못하는 경제주체의 관계를 왜곡할 가능성이 있기 때문이다. 재정 보조는 경제주체로 하여금 손실에 대한 위험부담을 줄여 경영상 비효율성을 유발할 수 있다. 일부에서는 외부효과로 인하여 보조금이 필요하다는 주장을 하지만, 보조금을 비판하는 입장에서는 현실적으로 외부효과의 존재는 파악할 수는 있으나, 이를 계량화하는 것은 매우 어려운 일이고, 오히려 보조금은 잘못된 측정으로 인하여 자원배분의 왜곡을 가져올 수 있다고 주장하고 있다[44].

우리나라는 다양한 영역에서 보조금의 법률적 근거를 만들고 보조금을 지급하고 있다. 보조금 지급을 위한 법률적 근거는 연구개발, 기술개발, 지방재정, 환경 등과 같이

43) 김세원, 「산업정책론(상)」, 내일을 여는 지식, 1996, pp.38~39.
44) 이태진 외, 「제약산업 정책의 이해」, 한국보건산업진흥원, 2014.8, p.154.

다양한 경제활동 영역에서 발견할 수 있으며, 법적 성격에 따라 자금급여, 조세감면, 국유재산의 양여 및 대여, 공공구매제도, 금융지원으로 나눌 수 있다.

자금 급여는 행정청이 경제주체에게 해당 경제활동에 필요한 비용의 일부 또는 전부를 무상으로 교부하는 제도이다. 보조금 제도를 가장 좁은 의미로 파악하면 자금급여만이 보조금에 속한다. 이 제도는 국가가 국가재정의 일부를 특정 경제주체에게 반대급부를 요구하지 않고 직접 지급한다는 점에서 보조금 수혜자에 대한 구속을 요한다. 또한 자금급여는 직접적인 정부지출 및 소득이전으로 보조금예산의 편성, 교부 및 사용에 있어서 철저한 관리가 필요하다.

자금 급여 제도는 국가가 경제주체에 적극적으로 급여하여 보조금 수혜자를 지원하는 적극적 제도하고 한다면, 조세 감면은 국가가 경제주체에 징수해야 할 조세부담에 대하여 일부를 혹은 전부를 면제하는 소극적인 형태의 급여면제이다.

국유재산의 양여 및 대여 제도는 국가가 경제주체에 일정한 자금을 지원하지는 않지만, 국·공유재산을 경제주체에 무상으로 양여하거나 대여해 주는 제도이다. 이를 통해 국가는 보조금 수혜자의 특정 경제활동을 지원하거나 촉진할 수 있다. 국·공유재산의 무상양여는 그 비용이나 사용료에 해당하는 만큼의 보조금 지급과 동일한 결과를 가져온다.

공공구매 제도는 정부가 특정 재화와 서비스의 수요자로서 특정한 국가 목적에 합당하는 재화와 서비스를 우선적으로 구매하여 수요를 창출하는 경제지원 제도이다. 공공구매제도는 국가가 행정주체로서 가지고 있는 강력한 구매력을 활용하여 특정 경제활동을 촉진하기 위한 방안으로 활용되고 있다.

금융지원 제도는 국가가 기금, 준비금, 자금 등의 형식으로 조성된 자금을 경제주체에게 장기저리 등 시장금리보다 유리한 조건으로 융자해 주는 제도이다. 금융지원 제도는 지원된 자금의 상환을 전제로 하는 것으로 「보조금의 관리에 관한 법률」에서 규정하는 보조금에 해당하지 않는다.

연구개발 보조금 제도는 사기업의 연구개발 활동이 촉진되기를 기대하는 제도이다. 기업이 연구개발 비용을 늘리고자 하는 의도가 있다하더라도 자본시장의 유동성 부족과 금융시장의 미비로 투자자금을 조달하지 못했다면 연구개발 보조금은 기업의 투자를 촉진할 수 있다. 이 때문에 우리나라는 과학기술 분야에 대한 투자를 지속적으로 확대하고 있다. GDP 대비 연구개발비의 비중도 1990년 1.68%에서 2017년 4.55%로 세계 1위를 차지하고 있다. 그러나 정부가 기업의 사적 수익을 위한 연구개발 투자에 보조금을 지급하는 것이 정당한지, 연구개발 보조금이 적정한 사업 분야 혹은 대상기업에 분배되고 있는지, 기업의 연구개발을 장려하기 위한 수단으로써 연구개발 보조금의 유효성의 문제가 제기되고 있다[45].

2) 환율

환율은 국민경제의 이자율과 통화공급, 국제수지, 인플레 등 거시경제지표에 따라 외환시장에서 수요와 공급에 의해 결정되므로 산업정책의 범주에 속하지 않는다. 그러나 대부분의 국가가 자유변동 환율제를 채택하고 있기는 하지만, 중앙통화당국이 일정한 개입을 하기 때문에 산업정책의 수단으로 활용될 수도 있다. 자국 통화 가치가 실제 가격 이하로 과소평가(depreciation)되거나, 과대평가(appreciation)되면 국제경쟁과 수출에 영향을 미치게 되므로 결과적으로 산업에 영향을 미치는 효과가 나타난다.

자국의 통화가치가 과소평가되면 자국의 수출이 촉진되고, 수입이 감소하는 효과가 나타난다. 따라서, 자국산업을 위해 의도적으로 자국 통화가치를 저평가한다면 제품의 가격경쟁력이 상승하여 수출기업의 생산과 고용을 확대시킬 수 있지만, 수입가격이 상승하고, 국내 인플레를 유발하게 되므로 기업의 채산성을 악화시킬 수 있다[46]. 이 밖에도 산업구조 조정, 기술혁신, 생산성 향상 노력이 지연되는 악영향이 나타난다. 따라서, 환율 저평가정책은 수요의 가격탄력성이 큰 노동집약적인 상품을 수출하는 초기 산업화 단계에서 일시적으로 효과가 있는 정책수단이 된다.

이와 반대로 자국의 통화가치가 과대평가되어 자국 통화가 강세를 유지하게 되면 수출이 감소하고, 수입이 증대되는 효과가 나타난다. 자국 통화가치를 의도적으로 고평가하게 되면 자국 통화의 대외구매력이 높아져 수입 가격을 낮춤으로써 국내 물가안정에 기여하고, 대외 채무부담 상환을 경감시키는 장점이 생기지만, 수출의 가격경쟁력을 감소시키므로 수출에 부정적 영향을 미치게 된다. 1980년대 멕시코가 낮은 국내 저축률로 부족한 투자 재원을 외국인 투자를 유치하여 해소하기 위해 의도적으로 페소 가치를 고평가한 결과, 외국으로부터 투자를 유치하는 효과가 있었으나 멕시코의 수출 경쟁력을 약화시켜 경상수지 적자를 초래하였고, 결국 1994년 12월에 페소 위기사태가 유발되었다[47].

환율은 단기적으로 볼 때 외환시장에서 외환수급에 따라 결정되지만, 장기적으로 볼 때는 1인당 국민소득으로 대표되는 자국 경제력에 의해 결정된다. 1인당 국민소득이

45) 이태진 외, 「제약산업 정책의 이해」, 한국보건산업진흥원, 2014.8, pp.154~157.
46) 김세원, 「산업정책론(상)」, 내일을 여는 지식, 1996, p.40.
47) 김세원, 위의 책, p.41.

낮은 저개발국가 단계에서는 통화가치가 저평가되지만, 개발도상국 단계에 들어서면 경쟁력이 상승하며 통화가치가 강세를 보이기 시작한다. 1인당 국민소득이 세계 최고 수준이 되면 통화가치도 매우 고평가되다가 경제력 침체와 함께 통화가치가 약세 또는 불안정 추세를 보이게 된다. 따라서, 수요의 탄력성이 커서 가격경쟁력에 의존하는 노동집약적 상품을 수출하는 저개발국가 단계에서는 환율정책이 수출 촉진이나 국내 산업을 보호하는 산업정책 수단으로 활용할 수 있다. 그러나, 중진국 수준의 개발도상국 단계에 이르면 경제 자율화와 국제화에 따라 정부가 환율결정에 개입할 수 있는 여지가 축소되며, 무역상대국의 압력 때문에 낮은 통화가치를 유지할 수 없게 된다. 이때에는 국내 산업보호 수단이 환율 정책에서 산업구조 고도화로 변경되는 계기를 맞는다.

선진국 수준의 단계에 이르면 환율은 산업구조 조정을 촉진하는 요인으로 작용한다. 통화가치가 절상되면서 가격경쟁에서 불리하게 된 기업은 공장 자동화, 제품 고급화 등을 위해 산업구조를 고도화하게 되고, 더 이상 경쟁력을 유지할 수 없게 되는 산업은 사양산업으로 퇴출되게 된다[48].

3) 수요관리

산업정책에서 수요관리 수단은 크게 2가지로 구분된다.

첫째, 정부 구매(government procurement)로 정부 또는 공공기관이 수요관리 측면에서 제품을 구매하면서 산업정책을 실시하는 것이다. 예를 들어, 행정기관이 기술혁신을 활성화하기 위해 사무자동화 신제품을 구매한다거나 국영항공사가 국산항공기를 구매하는 사례이다. 정부 구매는 신기술개발 촉진, 국내기업 육성 등을 위해 대부분의 나라에서 산업정책의 주요 수단으로서 사용하고 있지만, 부작용도 있다. 기존 기업이 정부 구매를 '보장된 시장' (guaranteed market)으로 간주하여 독과점 공급자로서 불공정거래 행위를 할 가능성이 높다. 예를 들어, 기존 기업이 로비활동을 통해 정부 구매에 특수한 규격을 추가하여 다른 경쟁자의 참여를 부당하게 제한하는 문제가 발생할 수 있다. 따라서, 정부는 정부 구매에서 신제품에 대한 조기수요를 제공하여 기업의 기술개발을 유도하는 조기구매 원칙(early demand), 정부구매는 공급하는 생산자가 다수가 되도록 상호경쟁 체계로 유도하여 제품의 규격향상, 품질개선 등을 이끌어내는 경쟁의 원칙(competition), 구매자인 정부가 공급자가 내세우는 규격이 아니라 신기술개발을 촉진할 수 있는 엄격한 규격을 설정하여 공급자에게 요구하는 구매자 원칙(demanding

48) 김세원, 「산업정책론(상)」, 내일을 여는 지식, 1996, pp.42~43.

and sophisticated buyers), 기업의 기술 혁신을 유도하는 원칙(procurement processes that faciliate innovation), 정부 구매는 국제적으로 통용될 수 있는 요구를 반영해야 하는 국제적 요구 반영의 원칙(procurement reflecting international needs)이 준수되어야 한다[49].

둘째, 가격 프리미엄 제도(price premiums)이다. 정부가 시제품을 구매할 때 기술집약적 상품의 개발을 지원하기 위해 실제원가 이상의 높은 가격인 프리미엄을 지불하고 구매하는 것을 말한다. 예를 들어, 미국 국방부가 신형 무기를 구입할 때 신제품 개발 초기에 부담해야 하는 자금 부담이나 위험 부담을 경감시켜 주기 위해 높은 프리미엄을 지불하는 것이다. 현재, 정부 구매와 관련하여 우루과이라운드를 통해 국제협정이 체결되면서 산업정책적 수단으로 의미가 크게 약화되었다[50].

4) 입법

산업정책에서 특정산업을 육성하거나, 산업구조 조정을 효율적으로 추진하기 위해 육성법 또는 임시조치법 등의 특별입법 조치를 할 수 있다. 우리나라는 「섬유산업 육성법」, 「조선공업 육성법」, 「제약산업 육성 및 지원에 관한 특별법」 등을 제정하여 특정산업을 육성해왔지만, 입법적 수단을 산업정책으로 효율적으로 사용한 국가는 일본이다.

일본은 석유파동 이전에 특정산업 육성을 위한 「산업별 임시조치법」, 석유파동 이후의 산업구조 조정 촉진을 위한 「기능별 임시조치법」을 추진했다. 국가적 전략산업이나 유망산업을 육성하기 위해 일본은 미래 동태적 비교우위를 확보할 수 있다고 예상되는 특정산업의 국제경쟁력 강화를 위해 특별입법을 추진하였고, 석유파동 이후에는 엔고 등으로 인한 사양산업이나 불황업종의 구조 조정, 불황지역 대책 및 고용대책 등을 목적으로 대개 5년 기한의 한시법을 제정하여 산업정책적 수단으로 활용한 후 폐지하였다. 예를 들어, 2차 석유파동 후 기초소재 산업의 과잉설비와 장기불황 문제를 극복하기 위해 알루미늄 제련과 조선산업, 화학비료 등을 특정불황산업으로 지정하여 설비 감축을 시도한 「특정불황산업안정 임시조치법(1978. 5.~1983. 4.)」, 중소기업 구조조정을 촉진하고 도산 방지를 위한 「특정불황지역 중소기업대책 임시조치법(1978. 10.~1983. 6.)」, 근로자의 고용 활성화를 위한 「특정불황업종 이직자 임시조치법(1978. 1.~1983. 6.)」 등이 있다. 이러한 입법 수단의 활용으로 석유파동 등 외부적 충격요인에 적절히 대응한 일본의 산업정책은 산업 효율성을 제고한 성공사례로 평가

---

49) 김세원, 「산업정책론(상)」, 내일을 여는 지식, 1996, pp.44~45.
50) 김세원, 위의 책, p.45.

되고 있다. 다만, 임시조치법은 강력한 효과가 있으므로 이를 남발할 경우, 사양산업 종사자가 그들의 경제적 이익을 옹호하기 위한 잘못된 수단으로 악용할 수 있다는 점도 간과해서는 안 된다[51].

5) 비전 제시

정부가 산업이 나아가야 할 미래의 비전(vision)을 제시하여 기업의 투자나 생산활동을 산업정책이 목표하는 방향으로 유도할 수 있다. 예를 들어, 섬유기계 제조업자가 섬유산업의 미래에 대한 정확한 비전을 가지지 못하면 투자나 기술개발 방향을 결정할 수 없다. 만약 정부가 섬유산업을 사양산업으로 간주하여 구조조정 등의 비전을 제시한다면 섬유기계 제조업자는 생산시설을 해외로 이전하게 될 것이고, 반대로 섬유산업을 정책적으로 고부가가치 산업으로 육성하겠다는 비전을 제시하면 섬유기계 제조업자는 신기술 개발을 위한 투자를 확대하게 된다.

정부의 비전 제시는 투자와 수요가 밀접하게 결합되어 있는 산업군에 큰 영향을 주게 된다. 예를 들어 섬유산업과 섬유기계산업, 철강산업과 조선·자동차산업, 반도체산업과 정보통신산업 등이다. 따라서, 정부가 특정 산업을 직접 지원하지 않더라도, 특정 산업의 육성을 지원하겠다는 비전을 제시하는 그 자체로도 기업의 투자를 이끌어내는 효과를 가져올 수 있다. 특정 산업의 미래 비전으로 제시되는 정책목표에 세제, 연구개발 등 다른 정책 수단이 체계적으로 결합되면 비전의 효과와 역할을 더욱 커질 수 있다.

일본의 통산성은 1970년대 초 기존의 철강, 화학, 비철금속 등 자원집약적이고 에너지 다소비형 산업을 축소하고, 정밀기계, 반도체, 전자 등 지식집약적 산업의 육성을 주요 내용으로 하는 '산업구조의 지식집약화'라는 비전을 제시하였다. 그 결과, 일본이 정보산업, 신소재, 생물공학 등을 중심으로 재편되는 데 큰 기여를 하였다.

프랑스는 1960년대 후반에 외국기업과 경쟁에서 승리하기 위해 프랑스 제조업의 확보하는 것이 시급했으므로 '산업지상주의의 비전'을 제시하였다. '산업지상주의의 비전'은 농업 등 1차 산업이나 서비스 산업에서 제조업으로 자원을 집중 배분하고, 인수합병 등을 통해 제조업의 기업 규모를 확대하며, 조세감면과 임금통제 등을 통해 기업의 경쟁 여건을 개선하는 것으로 프랑스 제조업의 경쟁력 확보에 큰 기여를 하였다. 1970년대 경쟁력이 약해진 조선, 철강 등 사양산업을 축소하고, 이에 따른 실업대책, 불황지역대책 등을 포함하는 비전을 제시하여 산업구조조정에 성공하였다. 1980년대

51) 김세원, 「산업정책론(상)」, 내일을 여는 지식, 1996, pp.46~47.

에는 서비스 산업의 팽창으로 위축된 제조업의 활력을 되찾기 위한 '재산업화' 비전과 외국자본 진출에 대응해서 국내생산과 국내기업의 경쟁력을 확보하기 위한 '국내시장 재탈환' 비전을 제시하였다. 이와 같은 산업 비전 제시는 시장에 정부가 개입하지 않고, 산업부문간 자원배분의 왜곡 등을 초래하지 않고 산업정책의 목적을 달성하는 수단으로 성공한 사례로 여겨진다[52].

6) 행정지도

정부는 산업정책의 목적을 달성하는 수단으로 정부의 조정, 권고, 지침 등의 다양하게 표현되는 행정지도(informal administrative guidance)를 이용할 수 있다. 행정지도는 미국처럼 정부와 산업계가 상호 불신하고 견제하는 사회에서는 사용할 수 없는 정책수단이지만, 일본과 프랑스처럼 정부와 산업계가 밀접한 관계를 유지하고 있는 국가에서 흔한 정책수단이다.

일본의 통산성은 1950~60년대 고도성장기와 1970년대 구조조정기에 불황산업이나 과잉설비 산업의 합리화나 생산조정의 유효한 수단으로 행정지도를 사용하였다. 예를 들어 통산성의 소관부서가 행정지도 대상 산업의 미래 수급을 예측하여 생산량 지표를 제시하면, 기업이 이를 기준으로 각각 생산계획을 작성하여 관공서에 제출하는 방식으로 행정지도가 이루어졌다. 이러한 행정지도는 법적 근거나 구속력이 없이 통산성의 소관부서(제철산업의 경우 제철과)에서 비공식적으로 외부에 공표되지 않고 시행되어 왔으므로 미국 등의 경제학자들은 행정지도의 존재를 인식하지 못하고 있었다. 이러한 행정지도가 효과를 발휘한 이유는 첫째, 통산성의 행정지도가 자신들의 이익을 위해 이루어지고 있다는 사실을 기업들이 알고 있기 때문이고, 둘째, 통산성이 기업이 확보할 수 없는 우월한 정보와 분석을 제공하였기 때문이며, 셋째, 통산성 관료와 기업 관계자가 공식·비공식으로 자주 만나서 상호 이해도가 높았기 때문이다. 넷째, 기업이 인·허가, 면허, 조세 등에 관한 애로사항을 말하면 통산성이 항상 협조적으로 대해 주었기 때문이고, 다섯째, 통산성에 협조하면 그에 해당하는 보답을 받지만, 협조하지 않을 경우 '숨은 벌'을 받게 된다는 것을 기업 관계자가 알고 있었기 때문이다.

예를 들어 1960년대 일본 정부는 과잉투자된 해운기업 합리화를 위하여 기존의 해운회사 통·폐합을 주된 내용으로 하는 해운산업 합리화 조치를 단행하였을 때, 대형 해운회사 중의 하나인 산코해운이 반발하여 합리화 조치에 참가하지 않았다. 1980년대 세계해운시장을 잘못 예측해 불황기에 선박을 대량 취항한 산코해운이 심각한 재정난

52) 김세원, 「산업정책론(상)」, 내일을 여는 지식, 1996, pp.48~50.

에 빠졌을 때 일본정부는 산코해운의 지원 요청을 거절하여 '숨은 벌'을 내린 사례가 있다. 이 밖에도 일본 정부가 자동차산업을 도요타, 닛산, 미츠미스 3사를 중심으로 육성하기 위해 오토바이 제조업체인 혼다가 자동차 사업으로 진출하는 것을 행정지도로 막으려 했으나, 혼다는 이를 거부하고 자동차산업으로 진출하였다. 그러나, 결국 혼다는 일본 정부의 '숨은 벌'로 인해 산업 기반을 확보하지 못하고 주된 시장을 미국시장으로 이동해야 했다[53].

그러나 행정지도는 산업 집중도가 높고, 이러한 산업이 사양산업화 되었을 때 산업구조 조정이나 합리화를 할 때는 효과가 있으나, 컴퓨터·소프트웨어산업 등 하이테크산업처럼 수천 개의 기업이 분산된 시장구조를 가지고 있거나, 시장주도자나 강력한 산업별 단체가 존재하지 않거나, 수시로 신규기업이 시장에 진입하고 퇴출하는 산업 성장기에는 기업 간 공감대 확보 및 공동목적을 추구할 수 없기 때문에 효과가 없을 수 있다. 다만, 행정지도는 국제무역에서는 계속 유효한 정책수단으로서 활용될 수 있다. 예를 들어, 미국의 통상압력에 대응해 일본정부가 산업계 수출자율규제(voluntary export restraints)와 덤핑방지를 위한 최소가격제 유지 등의 행정지도를 통해 효과를 볼 수 있다. 왜냐하면 외국으로부터 통상압력에 대응하기 위해 정부와 기업이 비교적 쉽게 공감대를 형성할 수 있기 때문이다[54].

7) 정책금융

정부가 특정산업에 대하여 재정예산 등을 통해 정책적으로 보조금 등 금융지원을 해 주는 것도 효과적이다. 정부가 정책금융을 지원하는 것은 기술개발 촉진, 수출 확대 때문이며, 이를 위해 보조금을 낮은 이자율로 지원하거나 각종 기금을 조성하여 지원하게 된다. 우리나라도 1980년대 이전에 이중 금리제를 활용해왔고, 1980년대 이후에는 용도별 기금을 정책금융의 주요 수단으로 활용해왔다. 예를 들어, 우리나라의 기술개발을 위한 공업발전기금, 중소기업의 구조조정과 창업지원을 위한 중소기업 구조조정기금, 일본의 일본개발은행에서 지원하는 각종 정책금융, 중소기업 육성을 위한 중소기업 금융공고(工庫) 등이 있다.

이러한 정책금융은 세계무역기구(WTO) 출범 이후에 보조금에 관한 협정에 의한 규제와 금리 자유화와 자본 자유화 등의 금융시장 개방으로 제약을 받고 있다. 금리가 시장기능에 의해 변동되고, 각종 기금조성을 통한 산업지원이 금융시장 자율화와 국제

---

53) 김세원, 「산업정책론(상)」, 내일을 여는 지식, 1996, pp.50~53.
54) 김세원, 위의 책, pp.53~55.

화 추세에 상반되기 때문이다. 따라서, 미국과 독일처럼 민간 중심으로 금융산업이 발달한 국가는 은행 등에 영향력을 행사하지 못하므로 정책금융 활용이 제한되고, 일본과 프랑스처럼 정부가 직접 또는 간접적으로 금융산업을 통제하고 있는 국가는 기술개발 정책과 산업 구조조정 정책 등에 정책금융을 적극 활용하고 있다[55].

8) 자금흐름 조정

산업정책 중 자금흐름 조정은 보조금, 정책금융과 달리 정부가 특정산업 등에 유리한 금융지원을 하는 것이 아니라 자금의 흐름을 조정하여 특정 산업을 육성하는 것으로 의미한다. 예를 들어, 제조업이 침체되어 산업 공동화 현상 등이 나타날 때 정부는 금융기관을 통해 서비스업에 대한 대출을 억제하고, 제조업 의무대출 비율을 높이거나, 유상증자와 회사채 발행 등 직접 금융조달을 할 때 제조업을 우대하여 자금을 비-제조업에서 제조업으로 집중하는 것을 의미한다.

프랑스는 1970년대 '경쟁경제'(economie concurrencielle)에 따라 5차 경제계획에서 제조업에 금융자금을 우선적으로 지원해왔다. 우리나라도 1980년대 중반 이후 경제발전 단계에 비해 급속히 진행되는 제조업 위축을 방지하기 위해 제조업 의무대출 비율제도 등을 실시하기도 했다. 이 같은 산업의 자금흐름을 조정하는 정책이 가능하기 위해서는 금융에 대한 정부의 직접적 통제나 간접적인 영향력이 가능해야 한다. 그러나 금융시장이 점차 자율화·국제화되어 정부 통제력이 약화되고 있어서 자금 흐름에 개입할 역량이 작아지므로 효과가 약해지고 있다[56].

9) 세제

산업정책 중 세제 수단은 정부가 산업구조 조정을 위해 특정설비 투자에 세액을 감면해 주거나, 특정산업의 공장이나 기계설비에 대해 특별 감가상각 또는 가속감가상각 등을 인정하여 특정산업을 지원하는 것을 의미한다. 이는 기업이 투자에 필요한 여유자금을 쉽게 마련할 수 있도록 하여 정부가 원하는 분야에 투자를 활성화시킬 수 있다. 예를 들어, 공장 자동화를 촉진하고자 한다면 자동화설비 투자에 대해 세액을 감면해 주고, 신기술 개발을 촉진하고자 한다면 기업의 연구개발 비용에 대해 세액 감면을 해 주는 것이다.

또한, 정부가 육성하고자 하는 유망산업에 대한 기업 진출을 장려하기 위해서 일정

55) 김세원, 「산업정책론(상)」, 내일을 여는 지식, 1996, pp.55~56.
56) 김세원, 위의 책, pp.56~57.

기간 법인세를 감면해 줄 수 있고, 외국인투자 장려업종으로 지정하여 각종 조세를 감면해 주는 등 자본이나 생산 활동의 흐름을 조정할 수 있다. 이러한 세제적 지원도 보조금과 비슷하게 정부 조세수입의 감소와 정부 의존적 기업경영 문화를 유발하는 등 부작용을 초래하기 쉬우므로 대부분 한시적 또는 일몰기간을 정해서 시행하는 특징이 있다. 그러나, 대부분 세액 감면 등은 해당 산업계의 반발 등을 고려하여 일몰이 연장되고 있는 실정이므로 한시적 특성이 약한 것도 사실이다[57].

10) 규제

규제(regulation)는 원래 무질서한 것에 일정한 질서를 부여하는 것을 말한다. 정부 규제는 자유로운 시장경쟁 속에서 개인이나 기업의 행위가 바람직하지 못한 방향으로 나가고 있다고 판단될 때 이것에 일정한 방향을 주기 위하여 이루어진다. 따라서 정부 규제는 바람직한 경제사회 질서(desirable socio-economic order)의 구현을 위하여 정부가 시장에 개입하여 기업과 개인의 행위를 제약하는 것을 말한다. 이와 반대로 민간에 대한 정부의 제약과 간섭을 시장의 자율에 맡기는 것을 규제완화(deregulation)이라 한다. 산업정책에서 규제의 역할 등은 '규제론'에서 자세히 다루기로 한다.

11) 인프라 조성

인프라(infrastructure)는 생산이나 생활의 기반을 형성하는 중요한 구조물을 의미한다. 예를 들어, 제약산업은 여러 가치사슬이 서로 연결되어 있는 커다란 생태계와 같아서 그 기반을 형성하는 여러 가지 구조 및 환경이 중요하다. 특히, 품목 인허가와 건강보험 약가 제도 등은 그 산업의 기본적인 틀을 이루므로 제약산업의 발전을 위해서는 합리적인 제도가 매우 중요하다. 제약산업의 틀을 이루는 인프라 조성정책으로는 규제 완화 및 합리화 같은 제도가 대표적이다.

바람직한 경쟁질서를 형성·유지하거나 혁신의 유인을 제공하면서도 혁신의 이익을 공동체가 향유할 수 있도록 지식재산권 제도를 운영하거나, 불필요한 거래비용이 발생하지 않도록 하는 등 제도를 개선하는 것도 인프라 조성정책에 포함된다. 또한, 전문인력을 충분히 양성한다거나, 수출 판로를 찾기 용이하도록 다른 국가와의 협력적 관계를 형성하는 등 기업들의 원활한 사업 환경을 조성하는 것도 인프라 조성정책의 일종이다.

---

57) 김세원, 「산업정책론(상)」, 내일을 여는 지식, 1996, p.57.

사업자가 속해 있는 산업적 구조(Structure)는 사업자의 행동(Conduct)을 결정짓고, 사업자의 행동(Conduct)은 사업자의 성과(Performance)를 결정짓는 측면이 있으므로 이를 SCP라고 부르기도 한다. 즉, 올바르고 효율적인 제도나 인적·물적 환경으로 산업의 구조가 올바르게 형성할 때, 산업의 성과가 향상되므로 인프라 조성정책은 이 같은 원리를 전제로 하고 있다.

일본의 제약산업은 국가적인 보호정책과 적극적인 외국기술의 도입, 왕성한 설비투자, 비약적인 의약품 수요의 증가 등으로 세계적으로도 전례가 없는 고도성장을 달성하였다. 의약품 생산액은 1965년 이래 미국에 이어 세계 2위의 규모를 유지하고 있었다. 그러나 국가적 보호 정책은 영세한 제약기업의 난립을 야기하였고, 국가 전체의 제약산업 역량 저하의 부작용을 유발하였다.

이에 일본 정부는 1980년대부터 지속적으로 건강보험 약가를 인하하는 정책을 추진하였다. 일본 제약기업은 내수시장의 정체 위기를 극복하기 위해 연구개발 투자를 늘려 적극적으로 신약을 개발했고, 이러한 추세는 1985년부터 2000년도 사이에 특히 높아졌다. 그 결과, 다수의 연매출 1조 원 이상의 블록버스터급 신약을 개발하여 해외진출에 성공하였으며, 선도 제약기업인 타케다(Takeda), 다이치산쿄(Daiichi Sankyo), 아스텔라스(Astellas) 등을 통해 미국·유럽 등지에서 발생하는 해외매출액이 전체 매출의 40% 이상을 차지했다. 이러한 매출구조가 가능했던 이유는 실효성이 높은 연구개발을 통해 성공적인 신약 개발이 이루어졌기 때문이다.

물론, 지속적인 약가 인하로 제약기업들이 수익을 남기기 어려워지면서 소형 제약사들에게는 영업환경이 어려운 상황이 벌어져서 빈익빈 부익부 현상이 심화되었다. 상위 제약사들은 신약개발로 높은 약가를 보장받을 수 있는 독점적인 의약품을 개발하여 수익이 높아졌으나, 영세한 제약기업들은 지속적인 약가 인하로 어려움이 가중되는 상황이 벌어졌기 때문이다. 결국, 영세한 제약기업들이 자연스럽게 도태되면서 1990년대 1,500개에 이르렀던 일본 제약기업은 2000년대 말 40여 개로 감소하면서 산업 구조조정에 성공하였다.

연구개발 파이프라인(신약후보물질 개발 라인) 확보와 규모의 경제효과를 거두기 위하여 선도 제약기업 간의 인수합병도 활발히 진행되었다. 1990년대 말부터 2000년대 초반까지는 산업 구조조정에 따른 일본 내 제약기업 간 인수합병이 활발하게 이루어졌고, 최근에는 신약 연구개발 파이프라인 확보 및 해외 대형 제너릭 업체인수 등 해외부문에서의 인수합병도 적극적으로 이루어지고 있으면서 산업적 활기를 불어넣고 있다[58].

이렇게 일본이 제약산업을 발전시킬 때 사용했던 약가 인하 정책이 영세한 업체를 감소시키고, 신약개발을 위한 연구개발과 기업 간 인수합병(M&A)를 촉진하여 국제적 경쟁력을 갖춘 기업을 육성하는 데 기여했다고 볼 수 있다. 물론 약가 인하정책 만으로 일본의 제약기업이 성공했다고 볼 수는 없고, 일본의 제약기업들이 약가 인하라는 제도적 인프라 속에서 신약 개발을 가속화하기 위해 실효성 있는 연구개발과 생산적 인수합병(M&A)에 집중한 것이 성공비결이었다고 할 수 있다. 물론 실효성 있는 연구개발과 생산적 인수합병이 가능했던 것은 그에 필요한 인적 자원과 자본, 합리적인 제도 등이 갖추어져 있었기 때문이다.

지식재산권 제도도 인프라 조성정책 중 하나다. 선진국은 지식재산권 보호를 강화하는 것이 산업을 지원하는 장기적이고 효과적인 방법이라고 주장하고 있다. 지식재산권을 보호하면 그만큼 혁신에 유인이 부여된다는 점에서 그러한 주장은 타당성이 있다. 지식재산에 기반하여 사업을 하는 선진적 제약기업들은 지식재산권 보호가 잘 되는 나라에서 더 왕성하게 사업을 하려고 할 것이므로 지식재산권을 강하게 보호하는 제도를 갖추고 있으면 기술 도입의 기회도 늘어날 수 있다.

그러나, 지식재산권 보호 강화가 산업 지원 정책이라고만 할 수는 없다. 인도의 사례를 보면 국가가 의도적으로 의약품 지식재산권 보호를 약하게 하는 입장을 취하였고, 그 결과 인도의 제너릭 산업이 성장하였다. 여기서도 주의해야 하는 것은 지식재산권 보호를 약하게 한다고 하여 그것만으로 제너릭 산업이 성장하는 것은 아니라는 것이다. 인적·물적 환경 등 다른 인프라가 뒷받침되었으므로 산업의 성장은 결실을 맺기 때문이다[59].

6 우리나라 제약산업 지원정책

우리나라는 선진국들과 비교해보면 양적·질적으로 보완할 부분이 많이 있지만, 정부의 꾸준한 지원정책과 업계의 자생적인 노력으로 지속적인 성장세를 보이고 있다. 선진국에 비해 짧은 신약개발 역사에서 2개 신약(펙티브, 시벡스트로)을 미국 FDA 승인을 받았고, 바이오시밀러 분야에서는 세계적 강국으로 도약했다. 또한, 의약품 수입국가에서 벗어나기 위해 동남아·중국·남미뿐만 아니라 미국·유럽·중동 등 세계 시장으로 수출이 점차 늘어나는 등의 성과는 정부의 지원정책이 큰 영향을 주었다고 볼 수 있다.

58) 이태진 외, 「제약산업 정책의 이해」, 한국보건산업진흥원, 2014.8, p.449.
59) 이태진 외, 위의 책, pp.448~449.

예를 들어, 제약산업은 국민의 생명과 건강과 직결되는 산업으로 안전성·유효성이 중시되는 산업이다. 따라서, 제약산업에는 경제적 규제인 품목 인허가 등을 통한 진입 제한과 건강보험 약가 규제의 가격규제가 이루어지고 있다. 경제적 규제는 기업의 본질적인 활동에 대한 규제로 시장 실패를 해결하기도 하지만, 반대로 시장 질서를 더욱 왜곡할 가능성도 있다. 또한, 경제적 규제는 특정 이익집단을 위해서나, 정부의 자의적인 시장 해석으로 만들어지는 경우도 있기 때문에 불합리한 경우가 있다. 최근에는 이러한 불합리한 규제를 합리화하고 완화하는 방향으로 정책을 추진하고 있고, 산업적 우대 정책으로 규제를 완화해 주기도 한다.

제약산업에 대한 인프라 조성 지원정책은 「제약산업 육성 및 지원에 관한 특별법」 제4조에 따라 수립하는 '제약산업 5개년 종합계획'에 모든 내용이 포함되어 있다. 2013년 7월에 수립된 제1차 제약산업 육성지원 5개년 종합계획은 중소기업, 제너릭, 내수위주의 국내 산업구조를 탈피하기 위한 전략 위주로 구성되었다.

첫째, 연구개발 확대를 통한 개방형 혁신, 둘째, 제약-금융의 결합, 셋째, 우수 전문인력 양성, 넷째, 전략적 수출 지원, 다섯째, 선진화된 인프라 구축으로 구성되어 있다. 이 중에서 연구개발 확대와 제약-금융의 결합은 보조금 정책에 속하고, 인력양성·수출지원·인프라 구축은 인프라 조성정책에 속한다[60].

이에 비해 2017년 12월에 발표된 제2차 제약산업 육성지원 5개년 종합계획은 강소기업, 혁신·바이오 신약, 수출 중심으로 제약산업을 혁신성장 선도산업으로 도약하기 위한 4대 목표, 12대 추진전략, 37대 실천과제로 구성되어 있다. 물론 이러한 변화는 지난 5년간 지원 정책을 추진한 결과, 글로벌 신약의 출시, 기술수출 성과 등 질적 성장, 연매출액 1조 원 돌파 기업 등장 등 국내 제약산업의 양적 성장에 따른 결과이다.

제2차 종합계획은 "국민에게 건강과 일자리를 드리는 제약 강국으로 도약"이라는 비전에 따라, 연구개발(R&D), 일자리, 수출지원, 제도 개선 등 4개 부문의 부문별 세부과제로 구성되어 있다.

첫째, 신약 개발 역량 제고를 위한 연구개발 강화 방안은 4차 산업혁명을 주도하는 차세대 미래 유망 분야를 육성하고, 신약 개발 성공률 제고를 위한 지원체계를 고도화하는 동시에 공익 목적의 제약분야에 연구개발 투자를 추진하는 것이다.

둘째, 제약산업 성장동력 확보를 위한 전문인력 양성 및 창업 지원 방안은 다양한 제약산업 전문인력을 양성하고, 양질의 일자리를 창출하며, 제약바이오 성장동력 확충을 위한 창업 활성화 기반을 조성하는 것이다.

---

60) 이태진 외, 「제약산업 정책의 이해」, 한국보건산업진흥원, 2014.8, pp.452~455.

셋째, 현장 수요 중심의 수출 지원체계 강화 방안은 국내 의약품의 해외 진출을 위한 기반을 마련하고, 국내 제약기업 수출 역량 향상을 지원하며, 현지 제약시장 진입 활성화를 지원하는 것이다.

넷째, 선진 제약 강국 도약을 위한 제약산업 육성 기반 조성은 정책금융 지원, 세제지원 등을 통한 민간투자를 활성화하고, 신약 개발 활성화를 위한 제도적 기반을 강화하는 동시에 제약산업 생태계 변화 반영을 위한 제도를 마련하는 것이다.

2차 종합계획에서 연구개발 지원체계 고도화와 정책금융·세제지원 등 민간투자 활성화는 보조금 정책에 속하고, 전문인력 양성과 제약산업 제도적 생태계 구축은 인프라 정책에 속한다.

인프라 정책에서 규제는 대부분 산업계 요구에 따라 규제를 합리화하거나 완화하는 것이 보편적이다. 그러나 오히려 규제를 강화하는 것도 있는데, 시장경제를 교란시키는 리베이트와 의약품 품질안전 및 유통관리 규제 등이 사례이다.

예를 들어, 세계적으로 의약품 도매업소의 기능이 영업·물류에서 정보서비스 및 종합 유통 솔루션 제공 기능으로 진화하고 있다. 또한 미국, 유럽 등 제약 선진국들은 의약품 유통·물류 과정의 품질관리를 위해 각종 규제나 가이드라인을 발간·운용하고 있다. 그러나, 우리나라는 '우수의약품 유통관리기준(KGSP)'를 통해 의약품 도매업소가 의약품 취급 과정에서 준수해야 할 기준을 정하고 있으나, 최근 의약품 유통·물류기술의 발전과 국제적인 규제 흐름, 소비자 안전 의식 등을 반영하지 못하고 있는 실정이다.

이에 따라, 2차 종합계획에서는 의약품 일련번호 제도를 활용한 의약품 유통경로 추적 시스템 마련, 바이오의약품 유통·물류 관리기준 강화 등 의약품 유통 공급망 안전 강화를 위한 국내 의약품 유통관리기준 개정을 통해 글로벌 수준의 의약품 유통체계를 구축하여 한국형 의약품 유통관리 기준(Good Distribution Practice, GDP)과 FDA, EU EMA 등의 국제 규제와의 조화를 추진하는 과제가 포함되어 있다. 또한, 한국의약품유통협회가 MS(Marketing Supporter) 자격인증제 도입 및 (가칭)의약품 도매유통 교육원 설치·운영방안을 검토하는 등 민간 자율적인 내실 강화 노력도 있으므로 의약품 유통구조 실태조사 실시 및 그 결과에 따른 의약품 도매업체 내실 강화 및 유통질서 확립 방안을 논의하여 의약품 유통구조 선진화를 위한 제도 개선방안을 마련하고, 의약품 일련번호 제도 안착 등 유통구조 투명화 방안을 추진하는 과제도 포함되어 있다.

7 의료기기산업 지원정책

의료기기는 2003년까지 제약산업의 범주에 속하는 의약품, 의약외품과 함께 「약사법」으로 관리되다가, 2004년 「의료기기법」이 제정되면서 별도의 산업으로 분리되었다. 비교적 짧은 역사에도 의료기기산업은 2013년 시장 규모가 4.22조 원에서 2017년 5.82조 원으로 연평균 4% 이상 성장하였고, 수출액은 2013년 2.58조 원에서 2017년 3.58조 원으로 연평균 5~7%씩 증가하는 등 큰 발전을 이루었다. 특히, 영상진단 분야 중 초음파 영상기기는 세계 산부인과 시장에서 점유율 1위를 차지하고 있고, 의료영상저장전송시스템(PACS)은 국산이 국내시장의 90%를 점유하고 있으며, 치과영상진단기기도 국내시장의 80%, 세계시장의 10%를 점유하는 등 글로벌 경쟁력을 보유하고 있다. 이러한 성과는 2014년 의료기기산업 중장기 발전계획, 2017년 의료기기 5개년 종합발전계획, 2018년 혁신성장 확산을 위한 의료기기 분야 규제혁신 및 산업 육성방안 등 정부의 지원정책이 긍정적 영향을 주었다고 볼 수 있다.

의료기기 산업은 질병의 진단, 예방, 감시, 치료, 완화와 부상에 대한 감시, 보상 등 인간의 생명과 건강과 직결되는 의료기기와 관련되는 산업이므로 안전성·유효성 규제가 강하게 적용된다. 또한, 의료기기는 일반 소비자가 아니라 주로 의료기관이 주요 수요처이므로 가정용 의료기기를 제외하고는 시장에서 수요가 한정된 특징이 있다. 의료기관은 환자의 생명과 직결되는 의료행위에 의료기기를 활용하므로 제품의 안전성과 신뢰성이 입증된 기존 유명제품을 계속 사용하려는 보수적인 경향이 강하고, 브랜드 인지도가 높은 제품에 대한 충성도가 높은 편이다.

새로 개발되는 의료기기는 품목 인허가와 신의료기술 평가, 건강보험 급여 등의 제도가 진입 규제로 작용하기도 한다. 그러나, 시장에 성공적으로 진입했을 경우에는 의료행위에 필수적으로 활용되므로 경기 민감도와 가격 탄력성이 상대적으로 낮은 장점도 있다. 따라서, 정부는 새로 개발되는 의료기기 인·허가와 신의료기술 평가, 보험등재 절차를 동시에 진행하거나, 신의료기술 평가를 유예하는 등 규제 개선을 추진하고 있고, 행위 수가에 포함되던 치료재료 품목에 별도 보상을 단계적으로 시행하고 있다.

의료기기산업에 대한 지원 정책은 2018년까지 산업적 지원 근거법률이 부재하여 주로 2~3년마다 수립해서 발표한 종합계획 등에 근거하고 있다. 예를 들어, 2017년 12월에 발표된 '의료기산업 5개년 종합발전계획'에 따르면 의료기기산업 육성을 위해 미래 유망 의료기기 기술개발 연구개발 확대, 의료기기 사업화 성공률 제고를 위한 임상지원 강화, 의료기기 기업의 글로벌 역량 강화 및 해외시장 진입 활성화 등 국내·외 시장진출 지원 확대, 신개발 의료기기의 시장진입을 위한 제도 개선 등 의료기기 산업 육성 및 시장 진입을 위한 제도 개선 등을 추진하고 있다.

4차 산업혁명을 주도하는 융합 의료기기 핵심기술 개발을 위해 예방·진단·치료·재활·관리를 동시에 할 수 있는 융합 의료기기 개발, 인체 내 삽입하는 마이크로 의료로봇과 원격제어 등을 통해 의료 프로세스 효율화를 위한 환자 맞춤형 융합의료기기 개발 등에 대한 정부 연구개발 지원을 확대하고 있다. 기존에 개발된 의료기기 기술에 대한 부분적 변형으로도 부가가치 창출이 가능한 가치창출 의료기기 제품을 발굴하여 틈새시장을 개척하기 위한 플러스 알파형 의료기기 개발 지원도 확대하고 있다. 임상수요에 기반한 차세대 의료기기와 국민의료비 부담이 큰 암·심장·뇌혈관·만성 질환 등 4대 중증질환 극복을 위한 패키지형 의료기기 개발도 추진하고 있다.

기술력을 가진 벤처와 중소기업 등의 신의료기술 평가 부담을 경감하기 위해 '신의료기술수반 의료기기 시장진출 지원 사업'을 지원하고 있다.

첨단 의료기기 등의 사업화 제고를 위해서는 의료기기 임상시험 지원을 고도화하고, 연관사업과 연계를 통한 연구개발 지원을 효율화하여야 한다. 의료기기 임상시험 목적에 따라 품목 인허가용 또는 허가 후 임상데이터 확보용 의뢰자 주도 임상시험과 연구자 주도 임상연구로 분리하여 각각 지원해야 하고, 의료기기 연구개발 성과 연계 및 촉진을 위해 보건복지부(미래 융복합 의료기기개발 사업 등), 산업통상자원부, 과학기술정보통신부 등 부처별 의료기기 기술개발 종료과제를 대상으로 임상시험 지원을 확대하여야 한다. 또한, 5개 내외 병원을 1개의 연합체로 구성하고, 연합체 내 병원 간 임상시험 협업체계를 구축하여 신개념 의료기기를 대상으로 연합체 병원이 동시에 임상적 근거를 확보할 수 있도록 지원하는 프로그램을 도입해야 한다.

국내·외 연구단계에 있는 유망 의료기술에 대한 임상적 근거 창출을 위해 '신의료기술수반 의료기기 시장진출 지원 사업'을 확대하여 새로 개발되는 의료기기 중 의료현장 도입이 시급한 제품에 대하여 신속한 시장 진입을 지원해야 한다. 임상 적용이 시급하거나 국민건강 측면에서 중요도가 높은 의료기술을 우선 선정하여 연구개발 성과에 대한 가치평가를 통해 시장에 조기 진출해야 하는 우수제품에 대한 맞춤형 지원을 확대해야 한다. 또한, 건강보험 적용이 확대되고 있는 치료재료 중 국산으로 개발 가능한 치료재료의 과학적 임상근거 및 기술결과 확보를 위한 가치평가 기술도 함께 지원해야 한다.

상급종합병원의 낮은 국산 의료기기 사용률을 제고하기 위해서 의료인의 신뢰를 확보하기 위한 다양한 임상연구 지원의 확대가 필요하다. 국산 의료기기의 신뢰성 제고를 위하여 국산 의료기기의 병원 테스트 및 성능 개선을 지원하여 신뢰성이 확보된 우수 제품이 시장으로 진입할 수 있도록 하고 있다.

또한, 부족한 내수시장을 보완하기 위해 동남아와 중동, 독립국가연합(Common-wealth of Independent States, CIS) 등으로 진출을 활성화해야 한다. 이를 위해 보건복지부뿐만 아니라 중소벤처기업부 등이 수출성공 패키지 등 수출 준비·마케팅 맞춤형 지원, 산업통상자원부도 코트라(KOTRA)를 통해 무역사절단 등 현지 바이어 수출 상담 및 해외 전시회 지원 등을 하고 있다. 국산 의료기기 해외 진출을 위해 정부는 2017년에 베트남·인도네시아·몽골·라오스 등 8개국에 24개 공적개발원조(ODA) 사업을 통해 5억 2,700만 달러 규모의 병원 건립 및 의료기기 공급을 하였다. 향후, 카메룬·방글라데시 등 9개국에 총 7억 1,000만 달러 규모의 15개 공적개발원조(ODA) 사업을 추진하여 국산 의료기기 시장 확대를 도모할 계획이다.

영세한 중소 의료기기 기업의 해외 수출을 지원하기 위해 수출대상 국가별 의료기기 시장 및 인·허가, 유통 정보 등 '의료기기 해외시장 정보시스템'을 구축하여 수출 지원 체계를 구축하고 있다. 또한, 부족한 수출 전문인력을 해소하기 위해서는 미국, EU, 동남아시아, 중국, 중동 지역 등 해외 주요국 진출을 위한 현지 전문가 및 관계자 등 현지 전문 인력의 지식과 경험을 활용할 수 있는 네트워크도 구축하고 있다.

로봇기술, 가상현실기술(virtual reality, VR), 인공지능 등 기존 의료기기와 비교할 때 높은 치료효과와 성능, 안전성 등을 기대할 수 있는 첨단 의료기기에 대해서는 임상적 유용성, 비용 효과성, 기술혁신 등에 대하여 별도의 가치평가기준 및 가산율 인정 등 적절한 보상 제도를 검토하고 있다. 예를 들어, 로봇 등 첨단기술 적용 의료기기에 대해서는 별도로 행위분류를 하여 단순자동화와 차이를 인정하거나, 하나의 검사 시약으로 여러 검사가 가능한 다중 검사에 대해서는 별도로 수가를 책정하여 첨단 의료기기의 합리적 수가체계 및 기술 발전 트렌드를 반영한 평가 제도를 도입하는 것이다. 또한 인공지능, 3D 프린팅, 가상 및 증강 현실을 활용한 모의수술 등 첨단의료기기를 활용한 미래 유망기술을 임상 현장에 신속하게 도입하기 위하여 신의료기술 평가 시 안전성·유효성 문헌근거 외에 가치성을 반영한 신의료기술 평가체계도 도입될 예정이다.

이러한 첨단 의료기기 개발을 위한 기초연구부터 비임상·임상시험, 신의료기술 평가까지 보건복지부, 과학기술정보통신부, 산업자원통상부가 전주기 연구개발 지원체계를 구축하여 의료기기 개발자·수요자 중심으로 전환된다. 또한, 연구개발 이후 제품화와 기술창업으로 연결될 수 있도록 첨단의료복합단지와 연구중심병원 등과 연계체계가 강화되고, 의사(병원)의 아이디어가 의료기기 개발자로 끊임없이 유입될 수 있는 산·

학·연·병 협력체계도 구축될 예정이다. EU 등의 의료기기 규제 변화에 대해 의료기기 기업이 능동적으로 대응할 수 있도록 의료기기 개발부터 품목 인허가, 신의료기술 평가, 건강보험, 시장 진출까지 기업이 필요한 실무중심 전주기 컨설팅 서비스를 제공하는 '의료기기산업 종합지원센터' 기능도 강화된다.

의료기기산업은 임상의학, 전기, 전자, 기계, 재료, 광학, 소재, 디자인 등 다양한 기술이 융합·응용되는 특성이 있다. 따라서, 연구개발 단계에서부터 다양한 분야의 전문지식을 보유한 인력이 있어야 하고, 연구개발 후 시장 진출 단계에서는 품목 인허가, 신의료기술 평가, 건강보험 수가 책정 등 다양한 전문인력의 지원이 필요하다. 따라서, 정기적으로 의료기기 산업에서 요구하는 분야별 전문인력을 수요를 조사하여 과학기술대학, 대학, 대학원 등과 연계하는 계약제 학과 운영 등 체계적인 인력양성 지원 프로그램이 도입될 예정이고, 논문보다 기업이 요구하는 전문기술을 개발 공급할 수 있는 산학 연계프로그램 및 인턴십을 운영할 수 있는 체계도 구축될 것이다.

2019년 4월 국회를 통과한「의료기기산업 육성 및 혁신의료기기 지원법」은 2020년 4월 본격 시행된다. 이 법률의 주요 내용은 의료기기산업 발전 기반 조성 및 국제경쟁력 강화를 위해 5년마다 의료기기산업 육성 및 지원을 위한 종합계획이 수립되고, 보건복지부장관을 위원장으로 하는 의료기기산업 육성·지원 위원회가 운영된다. 의료기기 연구개발을 왕성하게 하는 의료기기 기업을 혁신형 의료기기 기업으로 인증하여 국가연구개발사업 우대, 조세 특례, 연구시설 건축 특례, 부담금 면제 등의 지원을 한다.

보건복지부장관은 의료기기 기술 개발을 촉진하고 치료법의 획기적인 개선, 희귀·난치성 질환의 치료 등을 통한 국민 삶의 질 향상을 위하여 혁신의료기기군(群)을 지정할 수 있다. 식품의약품안전처장은 기술집약도가 높고, 기술혁신 속도가 빠른 기술이 적용되었거나, 기존의 의료기기나 치료법과 비교하여 안전성·유효성이 현저히 개선되었거나 개선될 것으로 예상되거나, 희귀·난치성 질환의 진단과 치료 등에 사용되는 것으로서 경제적·사회적·기술적 파급효과가 있는 등의 의료기기를 혁신형 의료기기로 지정하여 신속 인·허가 심사 등의 지원을 하게 된다.

이 밖에도 의료기기산업의 발전을 위해 의료기기 기업에 대하여 포상하거나, 임상시험 지원, 혁신형 의료기기 안전관리 기반 구축 및 표준화 지원, 사용 활성화 지원, 홍보·전시·훈련센터 지원, 수출 지원, 국제협력 지원 등을 하게 된다. 이러한 의료기기 산업 정책이 실효성을 거두기 위해서는 개발자(연구자), 공급자(의료기기기업), 수요자(국민), 사용자(의료인), 지불자(건강보험공단) 등이 긴밀한 소통과 협조를 해야 한다. 이러한 의료기기산업 육성 정책은 산업적 효율성 제고 및 내적·외적·경제적 안정 등을 통해 국가 경제성장 및 일자리 확대를 통한 고용 증가, 합리적 가격의 의료기기 공급을 통한 물가안정, 국제수지 균형 등의 효과를 위해 추진된다.

8 산업정책의 유형

산업정책은 산업구조 조정정책, 산업구조 유지정책, 산업구조 형성정책으로 구분할 수 있다. '산업구조 조정정책'은 경제주체의 시장적응능력을 제고하고, 급격한 구조변동의 완화 또는 회피하며, 성장지향적 조정을 촉진하고, 공급애로를 해소하며, 구조적 과잉시설을 축소하기 위한 정책을 말한다.

'산업구조 유지정책'은 소득안정 및 균형을 위한 생산자 보호와 고용안정 및 노동소득 유지를 촉진하기 위한 고용 확보, 시장점유율 유지에 필요한 일정생산량 유지 등을 위한 정책을 말한다.

'산업구조 형성정책'은 산업의 하부구조인 인프라를 구축하고, 성장잠재력을 개발하며, 기술혁신을 통해 수요탄력이 높은 산업, 산업의 전후방효과가 큰 산업, 기술파급효과가 크고 기술집약적인 산업, 내부경제(규모의 경제, 학습효과)가 큰 산업 등 성장잠재력이 높은 산업을 개발하는 정책을 말한다. 이를 위해서는 기술혁신과 기술적 잠재력과 수요탄력성을 링크하는 전략적 사고가 요구된다[61].

1) 적용대상에 따른 분류

산업정책 중 '선별적 산업정책(selective industrial policy)'은 산업 간 또는 산업 내 기업 간의 자원 배분에 영향을 미치는 정책을 말한다. 특정산업에 대해 우선적으로 정책지원을 해 주거나, 동일산업 내에서 특정기업에 대해 다른 기업을 지원하지 않는 혜택을 부여하는 정책으로 산업목표 설정(industrial targeting), 선별적 개입정책(selective industrial intervention), 산업별 정책(industry specific policy)이라고 한다. 우리나라의 경우 1986년 「공업발전법」이 제정되기 전까지 있었던 「기계공업육성법(1967년)」, 「조선공업진흥법(1967년)」, 「전자공업진흥법(1969년」), 「철강공업육성법(1970년)」 등이 개별산업 육성을 위한 선별적 산업정책의 사례이다[62]. 이와 같은 선별적 산업정책을 추진하기 위해서 정부는 전략산업 또는 핵심산업 등 승자(勝者)산업을 선택하게 된다.

---

61) 이갑수, 「글로벌 시대의 산업정책론」, 대명출판사, 2007, pp.255~269.
62) 김세원, 「산업정책론(상)」, 내일을 여는 지식, 1996, pp.58~59.

이와 달리 산업 전반 또는 해당 산업 내 모든 기업에 무차별적으로 적용되는 산업정책은 '일반적 산업정책(general industrial policy)', '비선별적 산업정책', '수평적 산업정책'이라고 한다. 이러한 정책은 특정산업이나 특정기업을 육성 또는 억제하는 차별적 효과를 의도하지 않고, 모든 산업 또는 특정산업의 모든 기업에 대해 무차별적이고 일반적인 효과를 주기 위해 추진하는 정책이다. 예를 들어 산업 육성을 위해 도로, 항만, 정보통신 등 사회간접자본(infrastructure)의 투자를 확대하거나, 산업 인력의 원활한 공급을 위한 직업교육 훈련제도를 확대하거나, 환율의 저평가 또는 고평가, 공업용지의 원활한 공급을 위한 부동산 투기 억제 정책 등이다. 이러한 일반적 산업정책은 특정 산업의 집중 육성을 의도하지 않지만, 투입재(input), 에너지 가격안정, 물류 유통비용 절감, 노동 생산성의 향상 등을 통해 결과적으로 산업 활동의 전반적인 효율을 증대시키고, 선별적 산업정책의 성공적 추진에 필수적인 역할을 하기도 한다[63].

2) 승자기업의 유형에 따른 분류

정부가 '선별적 산업정책'을 실시할 때 어떤 기업을 승자(勝者)기업으로 할 것인지에 따른 분류이다. '대기업 승자형 산업정책'의 대상은 대기업으로 우리나라처럼 재벌 위주의 산업화 정책을 추진하는 국가에서 이루어진다. 국가적으로 투입할 수 있는 자원을 대기업에 집중하여 규모의 경제를 이루고, 대기업 주도로 소품종 대량생산 체제를 구축하여 세계시장을 공략하는 선별적 산업정책을 말한다.

이와 달리, 대만처럼 중소기업을 승자기업으로 선정하고, 국가 자원을 중소기업에 분산 투입하여 다품종 소량생산 체제에 의해 수출을 육성하는 것을 '중소기업 승자형 산업정책'이라고 한다.

브라질, 아르헨티나, 멕시코 등 중남미국가처럼 외국인 투자기업(현지 자회사)을 승자기업으로 선정하고, 이를 통해 국가 산업을 육성하는 것을 '외국인 투자기업 승자형 산업정책'이라고 한다. 예를 들어 브라질에서는 폭스바겐, 포드 등 외국인투자기업이 자동차 산업의 100%를 차지하고 있고, 아르헨티나에서는 97.3%를 차지하고 있다. 또한, 브라질의 전자통신기기 산업생산의 90%, 석유화학 생산의 80%, 농업용 기계생산의 80% 이상을 외국인투자기업이 차지하고 있다. 이는 우리나라와 대만처럼 선별적 산업정책 때문이 아니라 1950년대 국가적으로 육성해야 하는 승자기업을 잘못 선정하고 성급하게 추진한 국내시장 개방과 투자 자유화 정책, 보호주의적 수입대체산업 육성 때문에

63) 김세원, 「산업정책론(상)」, 내일을 여는 지식, 1996, p.59.

발생한 부작용으로 볼 수 있다.

이와 달리, 국영기업 또는 공기업을 정부가 승자기업으로 선택하는 것을 '공기업 승자형 산업정책'이라고 한다. 예를 들어, 1970년대 영국이나 1980년대 프랑스가 철강, 석유화학 등 기간산업을 국유화한 것이 사례이다. 1982년 프랑스 미테랑 대통령은 제약산업과 석유화학, 전자, 은행 등 기간산업을 국유화한 결과, 1980년대 중반에 공기업이 프랑스 전체 투자의 50%, 수출과 부가가치 창출의 30%, 총 고용의 20%를 차지하게 되었다[64].

3) 시장 기능에 따른 분류

정부가 시장기능을 인정하면서 시장 불완전 등 시장실패가 발생할 경우, 이를 제한적(marginal)으로 보완하여 정책 목적을 달성하고자 하는 것을 '순(順) 시장기능적 산업정책', '시장 보정적 산업정책(market-augmenting industrial policy)'이라고 한다. 민간기업의 자발적 행동을 우선하고, 시장기능을 개선하고자 하는 점에서 순 시장기능적 산업정책은 '유인형(誘因型) 산업정책'과 유사하나, 특정산업에 과다하게 산업보조금을 지급하여 사회적 자원의 낭비를 수반하는 유인정책은 오히려 역(逆)시장 기능적 산업정책으로 볼 수 있다.

'역 시장기능적 산업정책'은 시장역행적 산업정책이라고도 하며, 시장 기능에 따른 가격 형성과 시장의 수요·공급에 반하여 정부가 민간기업의 행위에 개입하는 것을 말한다. 예를 들어 사양산업에 대한 과도한 보조금 지급, 1980년대 프랑스가 시행하였던 해고 사전허가제, 정부의 가격통제, 시장 진입·퇴출에 대한 인·허가제, 시장 수요를 정책적으로 억제 또는 확대하는 것을 말한다. 이러한 역 시장기능적 산업정책은 사회적 자원 배분을 왜곡하고, 사양산업이나 한계기업을 승자로 선택하여 큰 사회적 비용 손실을 초래하게 하므로 경제학자 등의 비판을 받는다[65].

4) 적극성에 따른 분류

정부가 사전적, 전략적, 문제예방적으로 추진하는 산업정책을 '적극적 산업정책(positive industrial policy)', '전략적 산업정책(strategic industrial policy)', '공격적 산업정책(offen sive industrial policy)'이라고 한다. 이는 급변하는 동태적 국제경

64) 김세원, 「산업정책론(상)」, 내일을 여는 지식, 1996, pp.60~61.
65) 김세원, 위의 책, pp.61~62.

제 여건 속에서 정부가 산업 특화방향에 대한 명확한 비전을 갖고, 자국 산업 중에서 동태적 비교우위를 확보할 수 있다고 기대되는 산업에 한정된 자원을 전략적으로 사전에 배분하는 것을 말한다. 전략산업에 대한 사전적 자원 배분은 사양산업으로부터 사후적으로 자원 퇴출을 유도하는 데 그치지 않고, 정부가 산업 합리화 조치 등 적극적 조치를 통해 비교우위를 상실해 가는 사양산업을 사전에 축소 조정하여 산업 구조조정에 따르는 고용, 지역불황 등의 사회적 비용 발생을 최소화하게 된다.

'적극적 산업정책'이란 용어는 OECD가 1970년 후반부터 사용하기 시작하였고, 이를 잘 활용한 국가가 일본이다. 프랑스와 영국 등이 방어적 산업정책에 의존하다가 1980년대 철강과 조선산업 분야의 구조 조정에 몸살을 앓았지만, 일본은 1970년대 석유위기 이후, 조선산업 합리화 조치 등 적극적인 산업구조 조정정책을 미리 추진하여 미래의 사양산업을 전략적으로 축소하였다. 이에 따라 일본은 막대한 사회적 구조조정 비용을 절감했고, 사회적 자원을 신속하게 지식집약산업으로 이전할 수 있었다.

적극적 산업정책과 반대로 사후적, 임기응변적(ad-hoc), 문제해결적(trouble-shooting)인 산업정책을 방어적 산업정책(defensive industrial policy)이라고 한다. 이는 동태적 국제경제 변화 속에서 자국의 산업이 비교우위를 상실하여 실업, 기업 도산, 지역 불황 등이 발생한 이후에 정부가 개입하는 것을 말한다. 즉, 산업정책이 체계적·전략적이지 못하고, 특정 사양산업에서 실업자 등 사회문제가 야기될 때 이를 해결하기 위하여 보조금이나 조세 감면 등에 의해 임기응변적인 대응조치를 하는 것을 의미한다. 1980년대 철강, 섬유, 조선 등 재래산업에서 영국, 미국, 프랑스 등이 추진했던 정책으로 임기응변적이고 산만한 방어적 산업정책 때문에 사회적 자원의 낭비가 초래되었다고 경제학자들의 비판을 받은 산업정책이다[66].

5) 정부개입 유형에 따른 분류

정부가 법률에 의해 보장된 인·허가 또는 행정지도 등을 통해 산업이나 민간기업의 행위를 직접적으로 제한 또는 금지하는 것을 '규제적 산업정책'이라고 한다. 이는 정책효과가 직접적으로 강력하게 나타나고, 정부가 손쉽게 정책결정을 할 수 있으므로 산업육성의 경험이 부족한 개발도상국에서 선호하는 산업정책이다. 주로, 기술 도입과 해외투자, 공장 설립 등에 대한 각종 인·허가와 카르텔의 허용 또는 금지, 불공정 거래행위나 독과점 행위의 제한, 임금이나 가격통제 등이 규제적 산업정책에 해당한다. 규제적 산업정책의 장점은 정부가 의도하는 대로 강력하게 자원을 배분하거나, 독과점 행위

66) 김세원, 「산업정책론(상)」, 내일을 여는 지식, 1996, pp.62~64.

등을 직접적으로 제한할 수 있다는 점이다. 그러나, 효과가 강력한 만큼 정부의 자의성이 개입할 여지가 크므로 '정부 개입의 실패'가 발생할 우려도 크다는 단점이 있다.

이와 반대로 민간에 대해 적절한 경제적 유인(incentive)을 제공하거나, 동기부여(motivation)를 통해 특정 산업이나 기업의 자발적 활동이 궁극적으로 산업정책의 목적에 부합되도록 유도하는 정책을 '유인형 산업정책' 또는 '동기부여 산업정책'이라고 한다. 예를 들어, 연구개발 활동에 대해 조세 감면이나 금융 혜택 등 각종 유인을 제공하여 기업의 기술개발 활동을 촉진하면 해당 산업의 비용 또는 수익률의 상대적 크기를 변화시켜서 기업의 이윤추구 방향과 구성에 영향을 미치는 것을 말한다[67].

6) 명시성에 따른 분류

정부가 일관성 있는 전략목표를 갖고, 보다 체계적으로 산업정책을 추진해나가는 것을 '명시적 산업정책(explicit industrial policy)', '합리적 산업정책(rational industrial policy)'이라고 한다. 이렇게 명시적인 산업 정책을 추진하는 국가는 프랑스, 일본, 한국 등으로 정부와 산업계 간에 역사적 공감대가 형성되어 있는 것이 특징이다.

이와 반대로 산업에 대한 정부 정책이 묵시적·산발적으로 추진되는 것을 '묵시적 산업정책(implicit industrial policy)', '숨겨진 산업정책(concealed industrial policy)'이라고 한다. 예를 들어, 미국처럼 자유주의적이고 비개입주의적(non-interventionist)인 산업정책을 고수하는 국가의 정부 관료와 경제학자들은 산업정책이 가지는 선별성과 승자판별 등에 대한 불신감이 있기 때문에 자신들은 산업정책을 추진하지 않고 있다고 여긴다. 따라서 고용정책, 지역정책, 구조정책 같이 애매하고 다양한 이름으로 고용보호, 특정불황지역 대책, 관세와 쿼터 등의 산발적인 정부 지원이 일괄된 체계 없이 행해지는 특징이 있다[68].

9 산업정책과 무역정책의 차이점

수출주도형 경제정책을 오랫동안 실시해왔던 우리나라는 산업정책과 유사한 용어로 무역정책을 많이 써왔다. 산업정책은 '산업'에 대한 정책적 개입을 말하고, 무역정책은 '수출입'에 대한 정책적 개입을 의미하지만, 현실에서는 그 정의가 명확하게 정립되지 않은 상태에서 혼돈되게 사용되고 있다. 특히, 국제경쟁력을 말할 때 무역정책에서 '수출

67) 김세원, 「산업정책론(상)」, 내일을 여는 지식, 1996, pp.64~65.
68) 김세원, 위의 책, p.65.

경쟁력'이란 용어를 쓰고, 산업정책에서는 '산업경쟁력'이란 용어를 쓰는 등 유사하게 사용되어 왔다. 그러나, 산업정책과 무역정책은 다음과 같은 차이점이 있다.

[표 4-1] OECD가 분석한 산업정책과 무역정책의 차이

구분	산업정책	무역정책
목적	산업경쟁력 향상	무역의 흐름에 대한 영향
방법	산업 육성을 용이하게 함	수출촉진, 수입제한
수단	보조금, 기술개발, 조세, 정부구매	관세, 쿼터 및 수출지원 등 비관세정책
정책수단의 다양성	수단이 광범위함	전통적으로 수입 규제로 제한
정책효과	느리고 덜 유연함	대부분 즉각적이고 유연함
예산부담	높음	낮음
소비자부담	높은 조세 부담	낮은 조세 부담
효과	장기효과 기대	비교적 단기효과

* 출처 : OECD, Globalization of Industrial A ctivities(1992), p.21.

무역정책은 상품의 수출입이 주요 정책대상이지만, 산업정책은 산업과 관계된 모든 분야를 정책대상으로 다루므로 폭이 더 넓고 다양하다. 수출정책은 수출경쟁력 향상 등의 주요 관심 대상이지만, 산업정책은 산업 특화를 위한 산업구조 고도화, 사양산업을 퇴출하기 위한 산업구조 조정, 노동인력의 재배치와 직업훈련, 새로운 기술의 개발, 해외투자 등 외국인 투자유치와 다국적기업의 관리 등이 산업정책의 주된 관심 대상이다.

무역정책은 주로 영국과 미국에서 외국으로부터 수입에 대응하여 국내산업을 보호하기 위한 관세 등 '방어적' 제한정책에 큰 비중을 둔다. 그러나, 산업정책은 자국 산업을 육성하여 세계시장으로 진출하는 것을 의미하므로 '적극적이고 공격적'인 정책에 비중을 둔다. 따라서, 무역정책의 주된 수단은 관세이고, 수출보조금과 수입할당, 수출규제, 반덤핑 및 상계관세 등 비관세 수단이 활용된다. 산업정책은 비전 제시, 행정지도, 보조금, 정책금융, 세제지원 등과 같은 다양한 정책수단이 사용된다.

또한, 무역정책이 수출입에 관계된 것을 주로 다루므로 국제거래에서 상품의 이동과 국제무역을 다룬다. 그러나, 산업정책은 산업 환경, 산업입지, 지역산업 육성 및 산업구조조정 등 국내산업 그 자체의 문제를 모두 다루므로 무역 이외의 국제자금 이동과 해외투자, 국제생산 등에 관심을 갖는다. 앞으로도 경제의 세계화(globalization)에 따라 국제거래에서 무역보다는 국제생산 등에 따른 산업정책의 중요성이 더욱 커질

것이다[69].

10 산업정책의 목표

정책은 한 가지 목표를 추구하기보다는 다양하고 개별적인 목표를 추구하듯이 산업정책도 명시적인 한 가지 목표만을 추구하지 않고 다양한 사안에 대하여 개별적인 목표를 추구한다. 예를 들어 제약산업정책은 의약품 연구개발, 의약품 안전관리, 의약품의 생산과 유통 등 다양한 부분에서 개별적 정책목표를 제시하고 있다. 다양한 정책 사이에는 상하·종속관계가 존재하므로 어떤 정책은 다른 정책의 하위개념이 될 수 있고, 다른 정책을 달성하기 위한 수단이 될 수도 있듯이 정책 사이에는 목표와 수단의 관계도 성립할 수 있다.

예를 들어 사회정책은 자유, 정의, 안정, 평화와 같은 '공동선 추구'를 목적으로 하고, 이를 위해서는 국민복지의 향상이 필요하다. 국민복지의 향상은 경제안정과 경제성장을 통해 달성 가능하고, 국민복지 향상과 경제안정, 경제성장은 경제정책의 목표이므로 사회정책과 경제정책 사이에는 '목표와 수단의 관계'가 성립한다. 경제정책의 목표인 경제성장과 경제안정은 산업의 구조개선을 통해서 달성 가능하고, 산업의 구조개선은 산업정책의 목표이므로 산업정책은 경제정책의 목표 달성하기 위한 수단으로 볼 수 있다. 산업정책의 구조적 개선은 산업구조와 지역구조, 하부구조, 시장구조, 무역구조, 소득분배구조 등을 개선하여 국제수지 균형, 물가 및 고용 안정 등을 성취할 수 있다. 따라서, 산업정책은 경제정책의 목표인 경제성장을 달성하기 위한 수단으로써 구조적 경제개선을 목표로 하며, 이를 통해 국제수지와 물가, 고용 안정 등의 부수적 효과를 얻을 수 있다.

다양한 산업정책의 목표 간에 충돌과 갈등이 존재하기도 한다. 예를 들어 완전고용과 물가안정은 양립하기 어려운 정책목표이고, 산업구조의 개선은 산업 발전을 위해서 필수적이지만, 대량의 실업자를 양산하고 소득분배 구조를 악화시킬 수 있다. 따라서, 이러한 산업정책 목표 간의 충돌과 갈등은 정부 내에서 해결되기는 어렵고, 정치체제에서 해결될 수밖에 없다[70].

따라서, 산업정책의 목표는 고도 경제성장, 기술혁신, 국제경쟁력 강화, 고용증대, 물가안정, 국가적 신성장동력 확보 등으로 정할 수 있다. 보건의료 산업정책의 목표는

---

69) 김세원, 「산업정책론(상)」, 내일을 여는 지식, 1996, pp.66~68.
70) 이태진 외, 「제약산업 정책의 이해」, 한국보건산업진흥원, 2014.8, pp.93~94.

저렴하고 효율이 높은 의약품·의료기기 등 보건의료제품의 개발과 서비스 제공, 품질이 우수하고 가격이 저렴한 보건의료제품 생산·보급과 의료서비스 제공체계 구축, 고가 수입제품의 대체상품 개발 촉진, 보건의료제품 간의 정당한 경쟁체계 구축 등으로 볼 수 있다[71].

11 산업정책에서 정부개입의 근거

정부가 산업정책을 통하여 시장에 개입하려는 근거는 경제적 효율성(economic efficiency)과 형평성(equity), 경제의 불안정성(economic unstability) 때문이다. 시장은 완전 경쟁시장과 불완전 경쟁시장으로 구분되는데, 완전 경쟁시장은 수요와 공급이 균형을 이루고, 소비자 잉여와 생산자 잉여가 극대화되며, 소비자 잉여와 생산자 잉여의 합인 사회적 잉여도 극대화되는 시장으로 자원이 효율적으로 배분되고, 경제적 효율성이 달성되는 시장을 말한다.

완전경쟁시장은 첫째, 시장에 수많은 공급자와 소비자가 있어 공급자와 수요자 중 그 누구도 공급량과 구매량을 통하여 제품 가격에 영향을 줄 수 없는 가격 수용자가 되는 시장이다. 둘째, 시장에서 거래되는 모든 상품은 질적으로 동일한 제품으로 모든 제품의 대체가 가능한 시장이다. 셋째, 생산요소를 포함한 자원의 완전한 이동성이 보장되어 노동과 자본 등이 아무런 장애 없이 다른 생산 활동에 전용될 수 있고, 장기적으로는 기업의 시장 진입과 퇴출이 자유로운 시장이다. 넷째, 시장의 모든 공급자와 수요자는 의사결정에 필요한 정보를 완전하게 갖추고 있는 시장이다. 이때 완전한 정보(perfect information)를 갖추고 있다는 의미는 공급자와 수요자가 필요한 모든 정보를 가지고 있고, 이러한 정보를 습득하는 데 추가 비용이 들지 않는다는 것을 의미한다. 다섯째, 생산과 소비로 인한 외부효과가 발생하지 않는 시장이다. 이는 생산과 소비의 행위가 시장을 통하지 않고 다른 생산자나 소비자에게 영향을 주지 않는다는 것을 의미한다[72].

그러나, 대부분의 시장은 완전경쟁시장이 아니라 불완전한 경쟁시장으로 경제적 비효율성을 가진다. 불완전 경쟁시장은 3가지 종류가 있다.

첫째, 독점시장은 완전경쟁시장과 반대되는 시장으로 생산자가 하나밖에 없는 시장을 말한다. 따라서, 독점시장에서 생산자는 이윤 극대화를 위하여 한계수입과 한계비용이 일치하는 생산을 하게 된다. 이러한 독점시장이 완전경쟁시장에 비하여 비효율적인

71) 이갑수, 「글로벌 시대의 산업정책론」, 대명출판사, 2007, pp.251~255.
72) 이태진 외, 「제약산업 정책의 이해」, 한국보건산업진흥원, 2014.8, pp.97~98.

이유는 독점시장에서 공급 독점자가 이윤을 극대화하기 위해 사회적으로 최적 상태인 완전경쟁시장일 때보다 적게 생산하여 시장에 공급하므로 사회적 효율성인 후생이 감소하게 되기 때문이다.

둘째, 독점적 경쟁시장은 완전경쟁시장의 특징과 독점시장의 특징을 함께 가진 중간적인 시장을 말한다. 독점적 경쟁시장에서 개별기업은 종류는 같지만, 품질이 다른 차별화된 제품을 생산한다. 독점적 경쟁시장에서 개별기업은 완전한 독점력을 발휘하지는 못하지만, 어느 수준의 독점력을 발휘할 수 있고, 독점적 경쟁시장은 독점시장과 달리 새로운 기업이 시장에 진출하거나, 기존 기업이 이탈할 수 있으므로 독점적 경쟁시장의 개별기업은 장기적으로 초과 이윤을 얻을 수 없다. 따라서, 독점적 경쟁시장에서는 독점시장과 비슷한 과소생산으로 인하여 시장가격이 한계비용보다 높기 때문에 경제적 비효율이 발생한다. 그러나, 독점시장과 달리 제품 차별화로 다양한 품질의 제품이 공급될 수 있기 때문에 소비자의 선택 범위와 소비자 후생이 증가될 가능성이 있다.

셋째, 과점시장은 시장에 두 개 이상의 소수 생산자가 존재하는 시장이다. 생산기업의 수가 소수이기 때문에 과점시장에 속한 개별 기업의 결정은 다른 기업의 의사결정에 영향을 준다. 과점시장은 매우 다양하므로 과점시장에서 경제적 효율성을 일률적으로 평가하기는 어렵지만, 과점시장은 독점시장과 유사하게 과소생산으로 인한 초과이윤을 얻을 수 있으므로 과소생산에 의한 경제적 효율성 상실이 발생한다. 그러나, 과점시장은 독점시장과 같이 장기이윤이 존재하기 때문에 완전경쟁시장이나 독점시장보다 활발한 연구개발이 이루어질 가능성이 높고, 기술의 진보는 생산성 향상을 가능하게 하며, 이로 인한 경제 성장도 가능하기 때문에 과점시장에서 기술개발은 중요성을 갖는다[73].

이러한 불완전한 경쟁시장은 완전경쟁시장의 요건을 갖추지 못하기 때문에 시장실패[74]가 발생하고, 이로 인하여 경제적 효율성(economic efficiency)이 저하되므로 정부 개입의 근거가 된다.

정부가 정책을 통해 시장에 개입하는 근거로 형평성(equity)이 있다. 완전경쟁 시장에서 자원이 효율적으로 배분되었다고 하더라도 사회적으로 바람직하지 않은 결과를 초래할 수 있다. 예를 들어, 소득분배의 불평등은 형평성 문제를 야기하므로 정부는 소득재분배 정책 등을 통하여 시장에 개입하게 된다. 그러나, 모두가 형평성 문제를 중요하게 생각하지만, 어떤 기준에 의하여 형평성 문제를 해결해야 하는지 합의에 도달하는 것은 윤리적, 철학적 문제를 동반한다. 한 부분에서 형평의 문제가 개선되더라도,

73) 이태진 외, 「제약산업 정책의 이해」, 한국보건산업진흥원, 2014.8, pp.99~101.
74) 시장 실패 : 독과점, 정보의 불완전성, 외부효과, 공공재 등

또 다른 부분에서 새로운 형평의 문제가 제기될 수 있기 때문에 바람직한 경제 상태를 이루기 위해서는 자원의 효율적 배분과 함께 산출물의 공평한 분배가 이루어져야 한다는 점이 중요하다.

형평성은 다차원적이며 가치판단을 내포하므로 어떠한 가치판단 혹은 신념을 가지고 있는지에 따라 다르게 해석될 수 있다. 평등성(equality)은 경제활동의 산출물이 골고루 나누어지는 것을 의미하며, 모든 사회 구성원이 경제활동의 산출물에 대하여 동등한 권리를 갖고 이에 따라 분배되는 것이므로 형평성의 한 요건으로 볼 수 있다. 예를 들어, 의약품에 있어서 평등성은 '동등한 필요에 따라 동등한 접근(equal access for equal need)'으로 표현된다. 이때 '의약품의 동등한 접근'은 의약품의 실질적인 이용과 상이한 개념으로 개인의 선호 등을 고려한 실제 이용의 차이를 의미한다. 또한, '동등한 필요'는 의약품이 필요에 무관하게 분배되어서는 안 되고, 동일한 필요를 가진 사람에게 동일한 접근성이 보장되어야 한다는 것을 의미한다. 공정성(fairness)은 결과의 의미보다 과정의 의미를 포함하는 개념으로 분배가 정해진 원칙 및 규칙에 따라 이루어지는 과정에서 그 누구도 차별적인 대우를 받지 않는 형평성을 의미한다. 정당한 권리(right)는 모든 사회 구성원의 정당한 권리가 보장되고, 정당하게 소유할 권리 또는 정당하게 받을만한 자격이 있는 만큼 경제활동의 결과물을 소유해야 함을 의미한다. 정당한 권리는 행위자의 노력과 성과뿐만 아니라 필요도 포함될 수 있다. 따라서, 형평성은 평등성, 공정성, 정당한 권리를 모두 충족하여야 한다. 그러나, 과정을 강조하는 공정성은 결과를 강조하는 평등성과 충돌할 수 있고, 평등은 정당한 권리와 충돌하기도 한다. 따라서, 형평성의 문제는 어느 요건을 중요하게 생각하는지에 따라 다른 결과로 나타날 수 있다.

경제의 불안정성(economic unstability)도 정부의 시장 개입 근거가 된다. 예를 들어, 국가의 거시경제는 경기변동이나 경기불황처럼 늘 불안정성에 노출되어 있어서 1929년 대공황처럼 한 국가의 경기침체가 다른 국가에 심각한 영향을 줄 수 있다는 것을 보여주었다. 20세기 후반에는 투기자본을 포함한 자본 이동이 세계적으로 증가하면서 국가경제가 더 큰 불안전성에 노출되고 있다. 자본의 급속한 유입 또는 유출로 인한 경제불황이나 인플레이션은 시장 스스로 해결하기 어렵고, 경제적 문제뿐만 아니라 사회적인 문제도 야기하기 때문에 정부 개입의 근거가 된다. 이 밖에도 경제성장, 산업구조 합리화 등의 목적으로 정부가 시장에 개입하기도 한다[75].

75) 이태진 외, 「제약산업 정책의 이해」, 한국보건산업진흥원, 2014.8, pp.101~104.

12 산업정책과 국제통상 규범

기업들의 신기술 및 신상품 개발 경쟁이 치열해지면서 세계 각국 정부들도 보조금 및 기타 지원수단을 통해 자국 산업 및 기업 육성을 위해 노력하고 있다. 이와 같이 정부 정책당국이 특정한 정책목표를 달성하기 위해 산업 및 기업 활동에 제공하는 지원 조치의 사용은 원칙적으로 각국 정부의 고유 권한에 속하는 사항이다. 그러나, 어떤 경우에는 이러한 지원 조치가 특정 산업이나 기업의 경쟁력을 인위적으로 변화시키고, 그 결과 수출 촉진이나 수입 억제 등의 무역왜곡 효과를 초래하기도 한다.

이를 방지하기 위해 국제무역기구 협정(WTO협정)과 자유무역협정(FTA)에서 비관세 장벽으로서 자유무역을 저해하는 보조금을 규제하는 장치를 마련하고 있다. 또한, 각국은 자체적으로 상계관세를 부과하는 등의 조치를 통해 무역상대국의 보조금 지급을 통한 산업 지원을 최대한 통제하려는 노력을 강화하고 있다. 국제통상에 관한 자세한 내용은 '국제통상론'에서 다룬다.

13 4차 산업혁명과 일자리

4차 산업혁명은 1970년대 인터넷으로 대표되는 3차 산업혁명[76]을 기반으로 디지털 기술(Digital Technology)과 인공지능(Artificial Intelligence), 로봇기술(Robot Technology), 생명과학(Bio Technology) 등이 경계를 허무는 융합의 기술혁명을 말한다. 인공지능과 사물인터넷, 빅데이터, 모바일 등 첨단 정보통신기술이 경제·사회 전반에 융합되면서 혁신적인 변화가 나타나는 차세대 산업혁명으로 초연결(hyperconnectivity), 초지능(superintelligence)을 특징으로 하기 때문에 그간의 산업혁명에 비해 더 넓은 범위(scope), 더 빠른 속도(velocity), 더 크게 영향(impact)을 끼친다. 4차 산업혁명이란 용어는 2016년 세계경제포럼(World Economic Forum, WEF)에서 클라우스 슈밥[77]이 최초로 언급했으며, 정보통신기술(Information Communication Technology, ICT) 기반의 새로운 산업 시대를 대표하는 용어가 되었다.

---

76) 1차 산업혁명은 1784년 영국에서 시작된 증기기관과 기계화로 대표되는 산업혁명, 2차 산업혁명은 1870년 전기를 이용한 대량생산이 본격화된 산업혁명, 3차 산업혁명은 1969년 인터넷이 이끈 컴퓨터 정보화 및 자동화 생산시스템이 주도한 산업혁명을 말함

77) 클라우스 슈바프(Klaus Schwab, 1938년 3월 30일~) : 독일 태생의 스위스 경제학자로 취리히 연방공과대학교 공학박사, 프리부르 대학교 대학원 경제학박사, 1971년부터 세계경제포럼 회장, 이스라엘 벤구리온대학 명예교수

[그림 4-1] 4차 산업혁명 시대의 보건의료산업 주요 분야

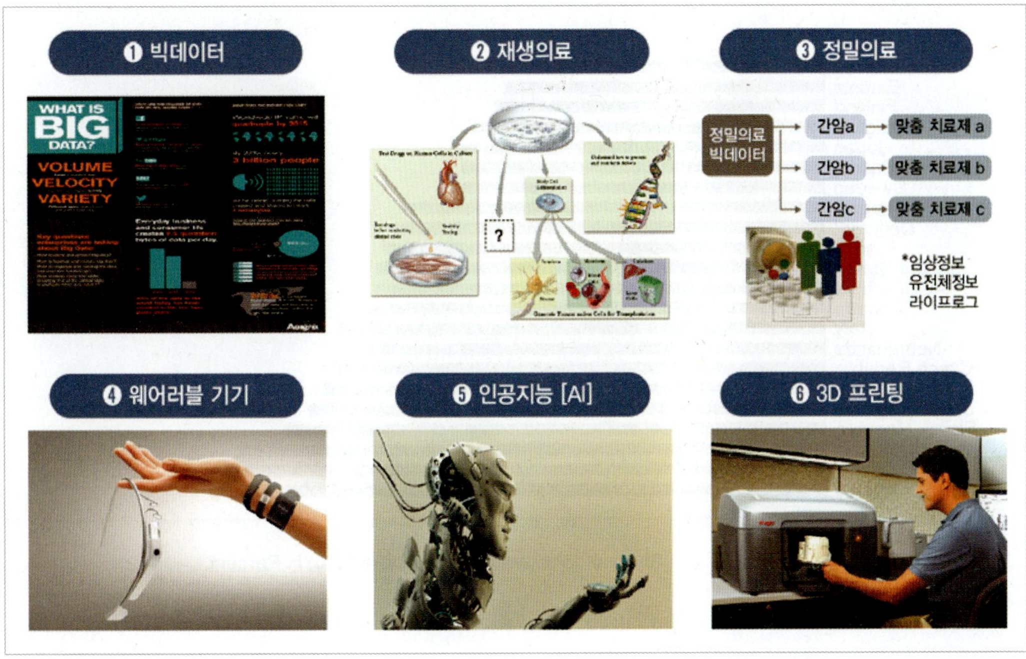

4차 산업혁명은 제조업 혁신을 목표로 스마트 제조 시스템의 도입한 독일의 인더스트리4.0과 같은 관점에서 언급되기 시작했다. 최근에는 4차 산업혁명의 핵심기술 및 적용 범위를 폭넓게 보고 있으며, 개념도 계속 확장하고 있다. 4차 산업혁명은 정보통신기술의 발달을 기반으로 하는 3차 산업혁명을 넘어서 다양한 산업과 기술이 융합(convergence)하고, 연결(connect)되며, 빅데이터와 인공지능, 로봇, 사물인터넷, 3D 프린팅, 자율형자동차, 바이오 기술 등의 파괴적 기술(disruptive technology)을 중심으로 기존 산업들의 효율과 생산성을 비약적으로 높일 수 있다. 그러나, 4차 산업혁명으로 많은 산업에서 자동화되면서 일자리가 감소될 것으로 보고 있다.

[그림 4-2] 국가별 일자리 감소 확률이 70% 이상인 직업의 비중

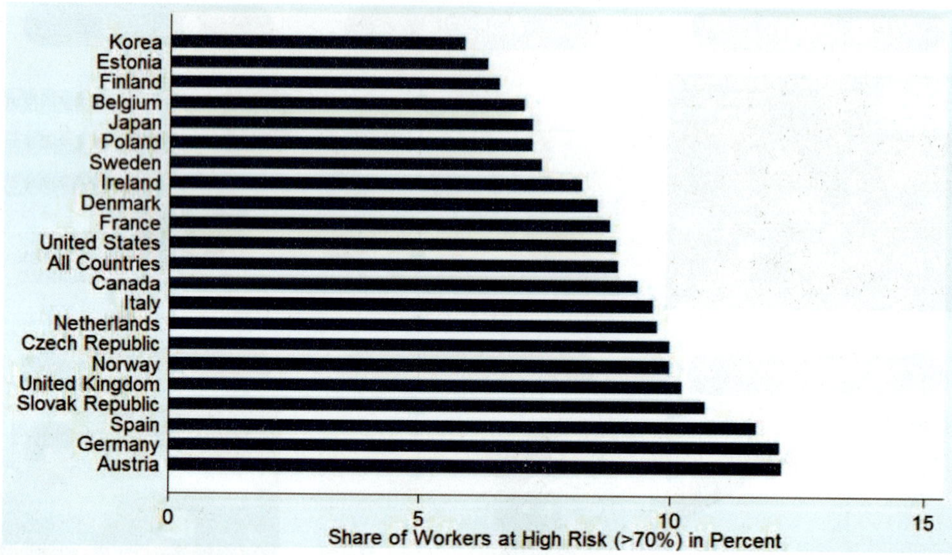

* 출처 : 신민수, 「제4차 산업혁명 대응기술에 대한 고용 창출 효과 분석 모델 개발」, 한양대학교, 2018.1, p.1

영국 옥스퍼드대학의 칼 프레이(Frey)와 마이클 오스본(Osborne)은 10~20년 후에 미국의 직업 중 47%가 자동화되는 고위험에 직면해 있고, 교육수준과 임금이 높지 않을수록 자동화에 의해 대체될 확률이 높다고 분석했다. 세계경제포럼에서는 4차 산업혁명에 따른 자동화와 기술변화로 2015~2020년에 엔지니어링과 컴퓨터, 경영 직종 등에서 200만 개의 일자리가 증가하지만, 사무행정직과 제조업 등을 중심으로 710만 개의 일자리가 감소되어 결과적으로 510만 개의 일자리가 순 감소될 것으로 예측하였다.

예를 들어, 미국에서 셔츠 한 벌을 만들면 13.22달러가 들지만, 방글라데시에서 만들면 3.72달러로 4배의 차이가 나는데, 이러한 차이는 미국은 셔츠 한 벌 당 인건비가 7.47달러이고 방글라데시는 0.22달러에 불과하므로 미국의 제조업 일자리는 감소하고, 개발도상국인 방글라데시의 일자리는 증가하는 현상이 나타났다. 그러나, 2015년에 셔츠를 자동으로 만드는 재봉 로봇이 등장하면서 재봉 로봇 1대가 8시간 동안 1,142개의 셔츠를 만들 수 있지만, 10명이 배치된 생산라인에서는 8시간 동안 669개를 만들 수 있으므로 생산공정을 자동화할 경우 인건비는 한 벌 당 0.33달러로 낮출 수 있으므로 일자리는 그만큼 감소하게 된다[78].

[그림 4-3] 자동 봉제 로봇

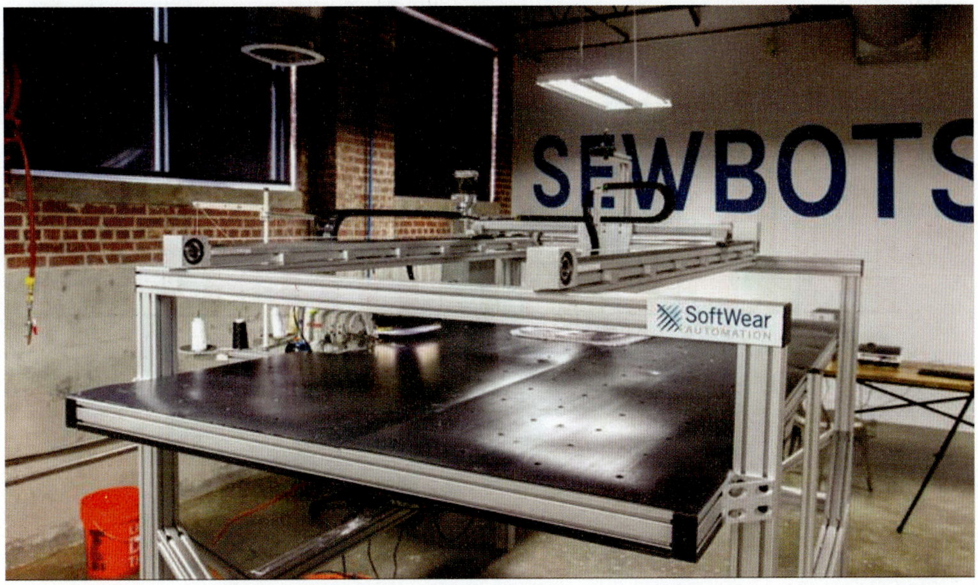

* 출처 : https://qz.com/1064679/a-new-t-shirt-sewing-robot-can-make-as-many-shirts-per-hour-as-17-factory-workers/

이와 비슷한 사례로 독일의 스포츠용품기업 아디다스가 생산공장을 인건비가 저렴한 해외로 생산공장을 이전한 지 23년 만에 2015년 독일 안스바흐로 복귀했다. 연간 운동화 50만 켤레를 생산하는 이 공장은 과거에 아시아에서 500~600명 근로자가 생산에 60일, 운송에 60일이 걸렸지만, 독일 공장은 개인 맞춤형 상품을 3D 프린터로 대규모 생산할 수 있는 '스마트 팩토리'로 100% 로봇 자동화 공정을 갖추었기 때문에 근로자는 기계 기술자 위주의 160여 명에 불과하고, 상품 생산에서 판매까지 며칠 만에 가능해졌다[79].

국제로봇협회(International Federation of Robotics, IFR)의 연구에 따르면 근로자 1만 명당 제조업의 로봇 도입 대수는 독일 305대, 일본 398대, 싱가포르 398대, 한국 531대로 우리나라가 근로자 대비 로봇 도입비율이 높은 것으로 파악되었다.

78) Santacroce, '로봇의 공격에 취약한 아세안 국가들'
79) 경향비즈, 2018.10.20. "로봇 사용률 1위 한국"

[그림 4-4] 근로자 1만 명당 국가별 제조업의 로봇 도입 대수

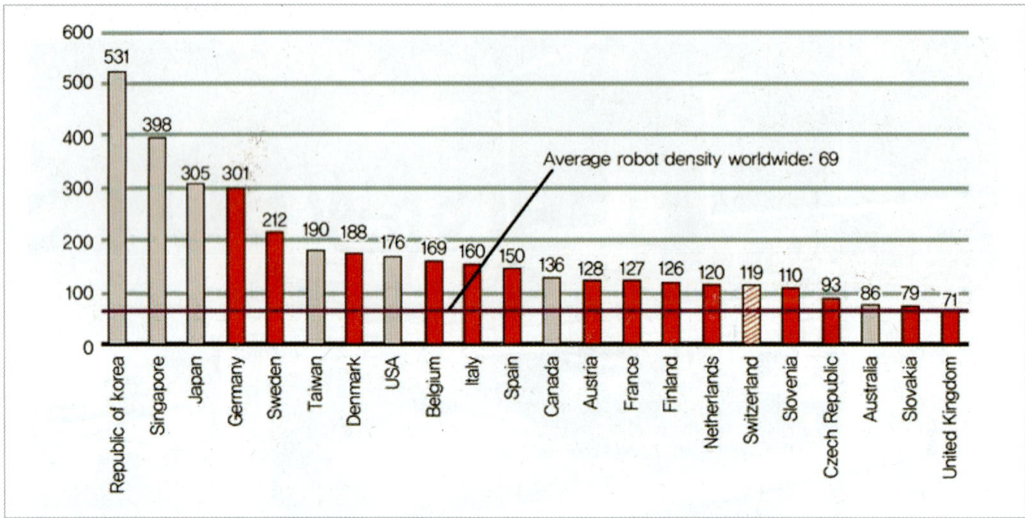

* 출처 : 신민수, 「제4차 산업혁명 대응기술에 대한 고용 창출 효과 분석 모델 개발」, 한양대학교, 2018.1, p.2.

산업 혁명에 따른 일자리 감소는 기술의 진보가 노동을 대체할 것이라는 우려가 지속적으로 제기되어온 문제였다. 증기기관을 이용한 기계화 혁명과 전기에너지를 활용한 대량생산, 컴퓨터와 인터넷 기반의 지식정보 혁명이 많은 일자리를 감소시킬 것이라고 예상했지만, 기술의 진보는 생산 비용의 절감과 노동방식의 변화를 통해 오히려 새로운 일자리를 창출해냈다[80].

미국의 오바마 정부는 첨단 제조기술 중심의 제조업 혁신을 통해 경제 활성화 및 미국 제조업의 경쟁력 회복을 지향하는 정책을 추진하였다. 이는 기업·공공·대학의 역량을 집중하여 국가경쟁력 향상에 이바지하는 신기술[81] R&D 투자와 질 높은 제조업 고용 창출에 목적을 두고, 5억 달러 이상의 예산을 제조공정, 로봇공학, 첨단소재, 안보 분야에 투입하기로 했다. 2012년에는 국가과학기술위원회(NSTC)가 국가첨단제조전략계획(National Strategic Plan for Advanced Manufacturing)을 발표하였다. 이는 첨단제조 R&D 지원에 관한 연방정부의 지침 및 활동 조정의 전략 계획으로 국가제조혁신네트워크(NNMI) 구축과 첨단제조기업 세제지원 확대 및 제조혁신기구를 설치 등이 주요 내용이다. 오바마 정부는 15개 혁신기구를 설립하는 것을 목표로 오하이오주 영스

80) 신민수, 「제4차 산업혁명 대응기술에 대한 고용 창출 효과 분석 모델 개발」, 한양대학교, 2018.1, pp.1~2.
81) 제조기업의 품질 향상, 비용 절감, 제품 개발 활성화를 꾀하는 ICT, 나노기술, 바이오기술 등

타운 지역에 시험사업 기관으로서 3D프린팅회의 국가제조기술혁신협회(NAMII)를 설치하였다. 실시간으로 생성되는 산업 관련 데이터를 모아 클라우드에 저장·분석하며 효율성을 제고하는 산업인터넷은 데이터가 기반이 되는 플랫폼을 통해 확산 속도가 더욱 빨라지고 효용가치가 증대될 것으로 예상된다[82].

독일의 인더스트리 4.0은 '차세대 제조업 발전전략'으로 스마트 공장(smart factory)의 사이버-물리시스템(CPS)의 탑재를 목표로 하고 있어서 전 세계 여러 국가의 제조업계에서 주목받고 있다. 독일은 하이테크 전략을 과학혁신정책의 기본계획으로 수립하고 있으며, 2011년 '하이테크 2020' 중 하나의 핵심 프로젝트로 인더스트리 4.0이 채택되어 꾸준히 추진되어 오고 있다. 인더스트리 4.0은 정보통신기술을 제조업에 접목해 모든 생산 공정, 서비스, 물류 및 조달까지 올인원(allin one)으로 관리하는 스마트 공장 구축을 목표로 하고 있으며, 이를 위한 생태계 구축·확산과 기반기술 개발을 지원한다. 인더스트리 4.0의 성공을 위해서는 복잡한 시스템 관리와 표준화, 안전구조 및 작업환경 설계, 산업용 차세대 이더넷 인프라 등이 제기되었고, 인더스트리 4.0 추진 중에 전문인력 부족, 중소기업 참여 부족, 데이터 보안정책 부재 표준화 지연 등의 문제점이 지적되었다. 이를 해결하기 위해 2015년에 민간기업뿐만 아니라 연방경제에너지부(Bundesministerium für wirtschaftliche Zusammenarbeit und Entwicklung, BMZ)와 교육연구부(Bundesministerium fur Bildung und Forschung, BMBF)가 참여하는 플랫폼 인더스트리 4.0을 설립하고, 법적 프레임워크와 업무 및 교육, 연구 및 혁신 레퍼런스 구조 및 표준화, 네트워크 시스템 보안 등의 워킹그룹 역할을 맡고 있다.

독일은 세계시장을 선도하기 위해 단순한 공장 자동화를 넘어서 새로운 산업혁신의 플랫폼을 선도적으로 공급하기 위해 인더스트리 4.0을 추진하고 있다. 독일의 장비산업이 인더스트리 4.0 솔루션과 접목하게 되면 세계 제조생산 시스템이 독일을 중심으로 재편될 확률이 높아질 것으로 예상된다. 즉, 독일은 시장 선도자로서 솔루션 시장 전략을 이끄는 동시에 경쟁력 있는 제품을 공급하는 이중 전략(dual strategy)을 실행하고 있다[83].

중국은 독일의 인더스트리 4.0을 기본모델로 삼고 2016년부터 시작된 제13차 5개년 계획의 하나로 '중국 제조 2025' 전략을 추진하고 있으며, 중국의 제조업 경쟁력 확보를 목표로 하고 있다. 그간 중국은 저렴한 노동력을 토대로 세계의 공장 역할을 담당하

82) 신민수, 「제4차 산업혁명 대응기술에 대한 고용 창출 효과 분석 모델 개발」, 한양대학교, 2018.1, pp.3~4.
83) 신민수, 위의 책, pp.4~6.

며 제조 강국으로 성장해왔으나, 단순제조 중심의 양적 성장과 선진국의 제조업 회귀, 지속적인 중국의 인건비 상승에 따라 위기를 직면할 수밖에 없는 구조였다. '중국 제조 2025'는 이러한 문제를 극복하기 위해 고품질 제품을 설계·제조하는 역량을 제고하여 제조업 대국으로 변모하려는 거시적 시도로 볼 수 있다. 향후 30년간 3단계로 정책을 추진하여 중국의 산업구조를 고도화하고, 3단계 이후에는 세계 제조업 강국 1위가 되는 것을 최종 목표로 삼고 있다. 예를 들어 2015~2025년까지는 세계 제조업 강국의 대열에 진입하고, 2026~2035년까지 세계적 제조 강국 중간 수준을 확립하며, 2036~2045년까지 제조업에서의 선도국가 지위를 확립하는 것을 1, 2, 3단계 목표로 보고 있다. 이를 위해서 중국 제조업의 주요과제로 품질제고, ICT와 제조업의 융합, 녹색성장과 혁신역량을 설정하고, 이를 달성하기 위해 대외 시장개방, 시장역할 확대, 정부의 간섭 축소 등을 추진하기로 했다. 산업 중에서는 해양 엔지니어링 설비, 최첨단 디지털 제어장치와 로봇, 신세대 정보기술 및 첨단선박 등 10대 핵심산업을 전략산업으로 육성하고, 제조업 혁신센터 설립, 고급장비 혁신, 녹색 제조, 공업기반 강화, 스마트 제조를 5대 중점 프로젝트로 제시하였다. 제조업 혁신센터는 2025년까지 적층 제조(Additive Manufacturing), 지능형 생산시스템(IMS), 신소재, 바이오 의약 분야, 차세대 정보기술 등에 40개의 센터를 설립하고, 학계·기업·정부가 상호 협력하는 미국의 국가제조혁신 네트워크와 유사한 산업혁신 연맹을 구축할 예정이다[84].

일본은 2011년 동일본 대지진 이후 기존의 재생전략을 재검토하고 발전시킨 '일본재흥전략'을 2013년에 발표하였다. 일본재흥전략은 일본의 경제부흥 의지에 대한 실천 노력으로 경제 전반에 걸친 구체적인 개별전략과 정책추진의 방향성을 제시하였다. 일본은 미국과 독일처럼 정부 주도의 제조혁신 드라이브 전략을 실행하지는 않았지만, 일본재흥전략 중 '일본 산업재흥플랜'에서 과학기술 혁신 추진, 첨단 설비투자 촉진 등 제조업의 부흥을 을 핵심 과제로 채택하였다. 특히, '로봇 혁명'을 일본재흥전략의 10대 과제 중 하나로 선정하고, 2015년 '로봇 신전략' 계획을 실천 계획으로서 발표하며 산업부문의 로봇활용 확대를 중요시하고 있다.

2015년 6월에 일본재흥전략이 개정되면서 4차 산업혁명을 대비하여 인공지능, IoT, 빅데이터 등을 강조하면서 산업 및 취업 구조를 4차 산업혁명을 대비하여 개혁하고자 하고 있다. 미래에 당면하게 될 사회문제를 인공지능 등을 활용하여 해결 또는 예방하고자 하는 활동을 전개하는 것이 핵심 내용이다. 일본은 사회 전반과 사업의 근본적인

84) 신민수, 「제4차 산업혁명 대응기술에 대한 고용 창출 효과 분석 모델 개발」, 한양대학교, 2018.1, pp.6~7.

변화가 4차 산업혁명을 중심으로 일어날 것으로 예상하고, 이러한 미래사회 변화를 대비하여 민간과 공공부문이 공유하고 협력하고자 하였다. 예를 들어 빅데이터와 인공지능의 활용을 높여서 생산의 최적화를 성취하고, 지방인구 감소와 고령화 심화, 미래의 노동인구 감소 등 취업 구조와 산업에 큰 변화를 가져올 위기상황에 대한 해결방안을 찾을 수 있을 것이라고 기대하고 있다. 일본 정부는 2016년 4월 '산업경쟁력 회의'에서 4차 산업혁명 시장을 로봇, 빅데이터, IoT, 인공지능을 중심으로 주도하겠다고 발표하는 등 4차 산업혁명의 중요성을 강조했다.

로봇은 일본이 고려하고 있는 제4차 산업혁명의 중심 기술인 인공지능, IoT, 빅데이터 등을 상호 연계하여 발전시킬 수 있는 중점 분야이다. 비 제조분야에서 2020년까지 20배 규모, 5년간 제조 분야에서 2배의 규모로 로봇 시장을 확대하며 2020년 목표로 (가칭)로봇올림픽 개최를 제안하는 등 공격적인 추진 의사를 나타내고 있다. 그리고, 정부와 산업협회가 로봇혁명 이니셔티브협의회(RRI)를 2015년 5월 설립하였는데, 여기에는 미국과 EU의 핵심기업 등 1,000개 이상 기관이 참여하는 협의체로 알려져 있다. 또한, 국제적 협력 확대를 위해 독일 정부와 2016년 하노버 박람회에서 인더스트리 4.0 협력에 합의하기도 하였다.

우리나라도 4차 산업혁명을 위해 2015년 3월 미래창조과학부(현 과학기술정보통신부)와 산업통상자원부가 공동으로 '미래성장동력–산업엔진 종합실천계획'을 발표하였다. 이 계획은 2020년까지 약 5.6조 원을 투자하여 수직이착륙무인기, 착용형 스마트기기, 지능형로봇, 실감콘텐츠, 가상훈련시스템, 스마트자동차, 5G 이동통신 등 '19대 미래 성장 동력'을 육성하는 것을 주 내용으로 한다. 2015년 6월 산업통상자원부는 '제조업 혁신 3.0 전략'을 발표하였다. 이 전략은 우리나라 제조업의 경쟁우위를 확보를 위해 IT·SW 융합신산업을 창출하고, 선도산업 전략을 추진하는 것이 목적이다. 8대 스마트 제조기술[85] 육성, 스마트공장 보급·확산, 제조업 소프트파워 강화 등이 주요 내용이며, 이를 추진하기 위해 민관 합동의 제조혁신위원회를 구성하는 것을 주요 내용으로 하고 있다[86].

2017년 9월에 대통령 직속 '4차 산업혁명위원회'를 구성하고 융합신산업 창출, 사회문제 해결, 일자리 창출, 삶의 질 제고 등을 주요 추진과제로 채택하였다. 지능화 기반 전 산업의 혁신을 통해 산업 경쟁력을 제고하고, 신산업·일자리를 창출하여 고르게 지속 발전하고 더불어 잘 사는 경제를 실현한다.

85) 빅데이터·클라우드·홀로그램·CPS·에너지절감·스마트센서·IoT·3D프린팅
86) 신민수, 「제4차 산업혁명 대응기술에 대한 고용 창출 효과 분석 모델 개발」, 한양대학교, 2018.1, pp.8~9.

[그림 4-5] 4차 산업혁명 대응역량

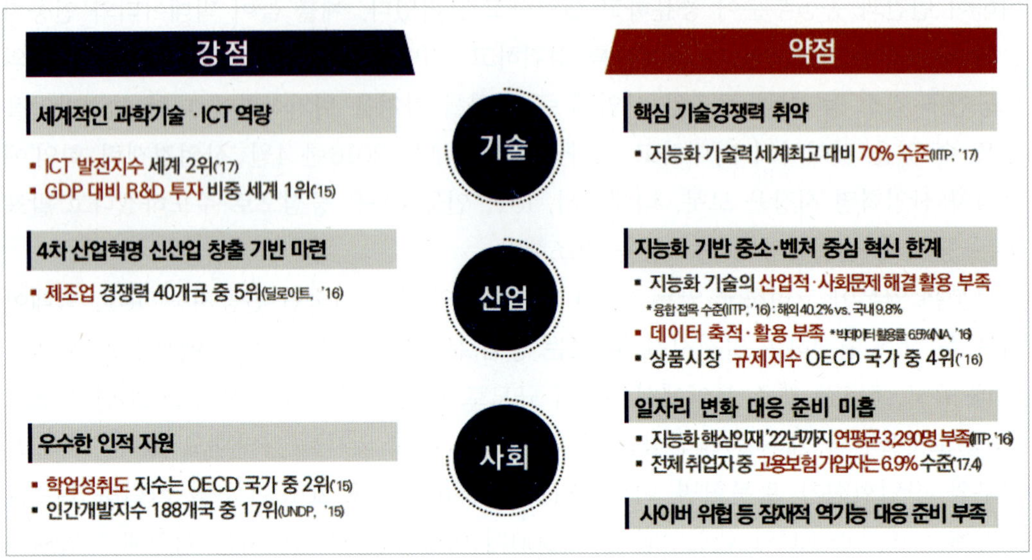

* 출처 : 4차 산업혁명위원회, 「사람 중심의 4차 산업혁명 대응계획」, 2017.10.

예를 들어, 의료 분야는 예방부터 치료까지 스마트 의료 산업 창출 및 바이오경제 시대를 선도하고, 제조업은 디지털 제조업으로 탈바꿈하여 제조업의 서비스화 및 리쇼어링 전기를 마련한다. 자율차·자율운항선박·드론 등 스마트이동체의 선도국가로 도약하고, 스마트그리드와 온실가스 저감 등 미래형 에너지 신산업 혁신을 도모하며, 지능형 금융·물류 체계를 구축하고, 인공지능 기반 무인화·과학화로 친환경 정밀 농수산업을 실현한다.

또한, 스마트시티 확산으로 삶의 질 향상 및 신성장동력으로 육성하고, 빠르고 안전한 지능형 교통체계로 전면 전환하며, 사회적 약자의 일상생활 불편 해소 및 스마트 생활복지 산업을 육성한다. 쾌적한 청정국가 실현 및 환경오염·기후변화에 대응하는 신산업을 창출하고, 범죄·사고 예방 스마트 안전사회 구현 및 지능형 안전산업을 선도한다. 이를 통해 2022년까지 신규매출 증대 10.5~24.1조 원, 비용 절감 20.7~55.4조 원, 소비자 후생 증대 19.6~48.6조 원 등 최대 128조 원의 경제적 효과를 창출하고, 신규 일자리 36.6만 명[87]을 창출할 예정이다[88].

2017년 4차 산업혁명 시장 규모는 39조 9,417억 원으로 추정된다. 시장규모 순서로 보면 스마트시티가 30조, 스마트팜 3조 6,000억 원, 정밀의료 2조 2,500억 원, 지능

87) 신규 매출증대 10.5~24.1조 원, 10억 원당 취업계수 15.2명 기준
88) 4차 산업혁명위원회, 「사람 중심의 4차 산업혁명 대응계획」, 2017.10.

형로봇 2조 2,132억 원, 스마트그리드 1조 2,628억 원, 미세먼지 5,000억 원, 자율형 자동차 1,258억 원, 고기능 무인기는 704억 원이다. 스마트시티는 산업의 자동화와 전력 감소, 보안, 하수처리시설 등 도시 관련 사업 부문에 많은 투입·산출이 있는 것으로 분석되었다. 반면에 고기능무인기(드론)는 사용에 있어서 입법적·정책적 규제가 강한 상황이고, 그 사용 또한 제한되어 있으므로 투입·산출이 작은 것으로 분석되었다[89].

14 기술 혁신과 산업 고용효과

연구개발 활동이 연구개발 인력의 수요 증대에는 긍정적 영향을 주지만, 기술 혁신이 고용 창출에는 산업별로 상이하게 나타난다는 연구 결과가 다수 존재한다. 예를 들어, Levy(1984)는 고용 창출에 관한 미국 내 중요 산업을 분석한 결과, 1960년부터 1980년까지 알루미늄 제련 분야나 철광업 등의 산업에서 기술 혁신이 원인이 된 산출량의 증대가 노동 수요 감소보다 커서 고용이 증가하는 것을 발견하였다. 그러나, 자동차산업 등에서는 기술 혁신에 의해 고용이 감소하는 것도 발견하였다.

또한, 공공 R&D 자금이 기업 성과와 R&D 투자를 증가시키는 데 긍정적인 효과가 있는 것으로 분석하였다. Lerner(1999)는 미국의 SBIR(The Small Business Innovation Research)를 지원하지 않은 기업과 지원된 기업을 비교 분석한 결과, 공공R&D를 지원한 기업이 상대적으로 빠른 성장을 보인다는 것을 발견하였다. 그러나, Davide 등(2000)은 민간 R&D 투자와 공공 R&D 투자를 분석한 결과, 상황에 따라서 정부의 R&D 지원이 민간 투자를 대신하는 효과가 있으며, 민간기업의 R&D를 정부 R&D 지원이 이끄는 효과는 미미하다는 것을 알아냈다. Gonzales와 Pazo(2005)는 기업의 R&D 활성화에 정부 R&D 지원이 제한적 효과가 있지만, 기업의 R&D 활동을 촉진시키는 효과가 있다는 것을 스페인 기업 대상 연구에서 발견하였다[90].

강종구·정형권(2006)이 중소기업에 관한 정책금융 지원 영향을 분석한 결과, 정책적인 금융지원을 혁신적인 중소기업에 했을 때는 성장성과 수익성 관점에서 둘 다 효과가 나타났지만, 상대적으로 일반적인 중소기업 중 혁신성이 떨어지는 기업에 대해서는 그 효과가 미진한 것으로 나타났다.

한국기술거래소는 2001년에 신기술 보육사업 지원금 1억 원당 직접 고용효과가

89) 신민수, 「제4차 산업혁명 대응기술에 대한 고용 창출 효과 분석 모델 개발」, 한양대학교, 2018.1, p.78.
90) 신민수, 위의 책, pp.10~12.

1.171명인 것으로 분석(2006년)하였고, 산업기술평가원이 추진한 중소기업 기술 혁신 개발 사업에서 지원받은 기업에 정부 지원금 1억 원당 연평균 매출이 611백만 원 상승하였고, 신규 고용 2.2명이 창출된 것으로 분석(2008년)하였다. 그러나, 이러한 분석은 기업 자체의 투자 효과와 기업의 고용과 매출에 영향을 주는 정부 R&D 지원에 의한 성숙 효과 등이 적절한 통제가 쉽지 않아서 정부의 지원성과가 과대평가될 수도 있다[91].

우리나라의 연구개발 투자가 연구개발 연관된 고용 창출에 끼치는 영향을 분석한 연구결과에 따르면 1991년부터 2006년까지 정부 R&D 투자부문에서 연구개발 인력 고용 간의 상관계수 값이 0.945로 나타났다. 이러한 결과는 미국의 0.971보다 미약하지만, 프랑스의 0.781, 일본 0.796, 독일 0.672에 비해 더 높은 결과이다. 이러한 연구결과가 엄격히 분석되었다고 가정할 경우, 연구개발 부문에서 우리나라의 연구개발 투자가 주요 선진국에 비해 고용창출 효과가 상대적으로 좋다는 것을 나타낸다. 특히, 정부 연구개발 투자는 연구개발 인력 중 박사급 고용 창출의 상관관계가 0.99로 전임 교원 고용 증가를 위한 대학 연구개발 투자의 상관계수인 0.79보다 높게 나타났다. 과학기술정책연구원의 연구결과(2010년)에 따르면 국내기업 연구개발 부문의 고용 창출이 대학보다 높은 것으로 나타나고 있다. 과학기술 관련 일자리는 94만 개로 1997년 국내 총 고용 중 4.4%의 비중을 차지했으나, 2008년까지 163만 개로 꾸준히 증가하여 총 고용 중 6.9%의 비중을 차지했다[92].

기술혁신으로 일어나는 고용창출 효과 중 하나인 간접적 고용창출 효과는 제품 혁신에서 발생되는 새로운 인력의 수요 증가에 의한 효과와 제조공정 과정의 진보와 혁신에 따라 제고된 소득 증대에 따른 효과로 구분된다. 제품 혁신에 의해서 생겨나는 새로운 일자리 수요 창출은 기업이 제품의 혁신을 위해 신제품 생산 라인을 새로 짓거나, 신제품 생산이 매출을 증가시켜 나타나는 고용창출 효과이다. 공정 혁신에 의해 발생되는 소득 증대효과는 기업의 제품 생산과정 중 공정과정의 혁신으로 생산성이 증가하고, 원가는 하락하는 것에서 발생하고, 이로 인해 제품 가격이 인하되어 상품 판매가 증가하고, 매출이 증가하면서 발생하는 고용 인력 창출을 말한다. 이러한 효과는 장기적 관점에서 매출 증가가 직원의 임금 상승을 발생시키고, 소비 증가로 연결되어 산업 성장을 가속화시키며 새로운 고용 창출로 연계되는 구조를 가진다.

이처럼 수요 증가가 발생시키는 인력 고용 창출효과는 다양한 방식으로 산업에 발생

91) 신민수, 「제4차 산업혁명 대응기술에 대한 고용 창출 효과 분석 모델 개발」, 한양대학교, 2018.1, pp.13~14.
92) 신민수, 위의 책, pp.14~15.

되는 것으로 보고되고 있다. Sakurai(1995)는 OECD 국가 중 8개 국가와 10개 산업의 수요 증대가 유발하는 고용창출 효과를 연구했고, 산업의 수요 증가로 고용 창출도 늘어나지만, 고용창출 효과는 산업별로 상이하다고 주장하였다. 이는 각 산업의 생산성 증대효과로 인한 소득의 증가가 산업별로 상이하기 때문인 것으로 추정된다.

기술 혁신이 생산성을 증가시킨다는 것은 보편적인 견해다. 그러나, 기술 혁신이 단기적인 고용의 감소를 가져오는 경우도 있다. 따라서, 기술 혁신을 통해 고용 증가가 일어나기 위해서는 생산성 증대가 발생시키는 소득의 증가가 고용 감소의 효과를 능가해야 한다. 소득 증대의 크기와 생산성 증대의 크기의 차이는 산업별 고용창출 효과에 4가지의 상황으로 나타날 수 있다. Antonucci와 Pianta(2002)는 제조업 분야에서 기술의 혁신이 고용창출 효과의 감소를 가져오지만, Evangelista(2000)는 서비스산업의 기술 혁신은 고용창출 효과의 증가를 가져온다는 점을 발견하였다.

[표 4-2] 기술 혁신과 고용창출의 관계

구 분		소득 탄력성	
		큼	작음
생산성 증대	작음	고용 증가 (예: 서비스 산업)	고용 정체 (예: 전통 수공업)
	큼	고용 감소 (예: 음식료 산업, 의류 산업)	고용은 변하지 않거나 증대 (예: 제조업)

* 출처 : 신민수, 「제4차 산업혁명 대응기술에 대한 고용 창출 효과 분석 모델 개발」, 한양대학교, 2018.1, p.18.

예를 들어, 정밀의료 산업의 생산유발계수는 3.481로 산업 전체의 평균 2.783보다 높게 분석되었다. 반대로 부가가치계수는 평균 0.978에 미치지 못하는 0.183로 이는 평균 부가가치계수의 18%밖에 미치지 못하는 것을 나타낸다. 고용유발계수는 1.87로 분석되었고, 감응도계수는 0.401로 평균 감응도계수인 1.008보다 낮은 것으로 분석되었다. 이는 정밀의료 산업이 타 산업의 확장과 축소에 영향을 적게 받는다는 것을 의미한다. 반면에 영향력계수는 1.247로서 평균 영향력 계수인 0.997을 상회하는 것으로 분석되었다[93].

93) 신민수, 「제4차 산업혁명 대응기술에 대한 고용 창출 효과 분석 모델 개발」, 한양대학교, 2018.1, pp.86~87.

[표 4-3] 정밀의료 산업 통합계수 표

상품 상품		(열합) 생산유발 계수	(행합) 부가가치 유발계수	(마지막열) 감응도 계수	(마지막행) 영향력 계수	(행합) 취업유발 계수	(행합) 고용유발 계수
001	작물	1.914	1.615	0.860	0.686	105.101	5.825
002	축산물	2.773	0.732	0.640	0.994	19.236	1.273
003	임산물	1.497	1.219	0.553	0.536	48.449	4.964
081	사회단체	2.315	0.528	0.419	0.829	88.491	86.764
082	수리 및 개인 서비스	2.546	0.866	0.629	0.912	123.394	53.328
100	정밀의료	3.481	0.183	0.401	1.247	2.087	1.873
083	열합	228.172	80.209	82.599	81.753	4169.071	3090.191
	평균	2.783	0.978	1.007	0.997	50.842	37.685
단위		백만 원당	백만 원당	백만 원당	백만 원당	십억 원당	십억 원당

* 출처 : 신민수, 「제4차 산업혁명 대응기술에 대한 고용 창출 효과 분석 모델 개발」, 한양대학교, 2018.1, p.86.

15 산업 혁신

'혁신(Innovation)'은 기존의 제품 또는 서비스와 다른 제품 또는 서비스를 제공함으로써 시장에서 수요자가 기존 제품 또는 서비스 대신에 새로운 제품 또는 서비스를 선택하도록 하는 것을 말한다. 슘페터(Joseph Schumpeter)94)는 기존에 형성되어 있는 경제적 지형을 파괴(rupture)하고, 시장구조를 변화시키는 새로운 결합(new combination)에 성공한 기업이 경제 발전의 원동력이라고 하며, 5가지 혁신 활동에 따라 혁신 기업이 불연속적으로(discontinuously) 나타난다고 했다95).

첫째, 소비자들에게 친숙하지 않은 새로운 재화 또는 서비스를 개발해서 보급하는 것이다. 슘페터는 철도와 자동차를 예로 들었고, 1970년 3M社의 연구원이던 스펜서 실버(Spencer Silver)가 개발한 포스트잇과 2007년 애플社의 스티브 잡스(Steve Jobs)가 개발한 아이폰(스마트폰)과 같은 혁신적 제품을 예로 들 수 있다. 기술 혁신은 자본 투자가 반드시 병행되지 않아도 일어나는 특징이 있다.

94) 슘페터(Joseph Alois Schumpeter) : 1883년 오스트리아 출신의 미국 이론경제학자로 경기순환에 관한 이론과 역사·통계의 종합적 성과인 《경기순환론》을 저술하였으며 케인스와 더불어 20세기 전반의 대표적 경제학자로 평가되며 1950년 사망함(네이버 백과사전, 두산백과)

95) 조지프 슘페터 지음, 박영호 역, 「경제발전의 이론」, 지만지, 2012, pp.35~86.

둘째, 기존의 생산자들이 알지 못한 새로운 생산 공정 또는 새로운 생산방식을 도입하는 것으로 오랫동안 가내수공업으로 옷을 만들다가, 산업혁명을 통해 증기 에너지를 활용하는 방직기를 도입하는 것을 예로 들 수 있다.

셋째, 기존의 기업이 진입하지 않았던 새로운 시장으로 진입 또는 새로운 시장을 개척하는 것으로 국산 화장품이 2010년 이후 중국과 동남아 시장으로 진출해서 시장을 확장한 것을 예로 들 수 있다.

넷째, 원료나 반제품의 새로운 공급원을 확보하는 것으로 아스피린의 원료를 버드나무에서 추출하다가, 화합물질을 이용하여 합성한 것을 예로 들 수 있다.

다섯째, 산업에서 새로운 조직이 혜성처럼 출연하여 독점적 지위를 확보하거나, 기존의 독점 구조를 파괴하는 것으로 요즘의 구글이나 아마존 같은 기업을 예로 들 수 있다.

이러한 기업의 혁신활동으로 등장하는 새롭고 유의미하게 개선된 상품 또는 서비스와 공정, 새로운 마케팅, 새로운 업무 조직, 외부와 관계 설정 등을 실행함으로써 기업은 혁신을 이룰 수 있게 된다.

혁신 활동은 혁신을 실행하도록 이끌거나, 그것을 실질적으로 의도하는 모든 과학적, 기술적, 조직적, 회계적, 상업적 단계를 포함한다. 혁신 대상에 따라 제품혁신(product innovation), 공정혁신(process innovation), 조직혁신(organisational innovation), 마케팅혁신(marketing innovation)의 4가지 유형으로 구분할 수 있다. 제품혁신과 공정혁신은 기술혁신 측면이 강하고, 조직혁신과 마케팅혁신은 경영혁신이 보다 강조된 것으로 볼 수 있다.

혁신 활동은 혁신을 일으키는 지식의 원천에 따라 내부, 외부, 협력적 혁신활동으로 나눌 수도 있다. 내부 혁신 활동은 기업의 연구인력 등 내부 자원을 이용하여 혁신을 달성하는 것이고, 외부 혁신 활동은 라이선싱, 아웃소싱, 인수합병 등의 활동을 통해 혁신을 위한 지식을 확보하는 것으로 기업은 대부분 내부와 외부를 적절히 혼합하는 협력적 혁신활동을 하게 된다.

슘페터는 혁신을 근본적인 혁신(radical innovation, 큰 변화를 일으킴)과 점진적 혁신(incremental innovation, 연속성이 있는 변화 과정을 만듦)으로 분류하기도 하였다. 혁신은 산업별, 규모별, 유형별로 기업의 혁신과 혁신 활동에 차이가 있을 수 있고, 산업별로 혁신의 구체적인 내용과 혁신 활동도 다를 수 있다. 혁신을 추진하는 패턴에 따라 산업의 유형을 구분할 수 있고, 그 유형에 따라 기업이 취하는 혁신 활동의 적극성, 혁신의 활용도, 외부 협업기관의 유형, 외부와의 협업 정도 등이 달라질 수 있다. 또한, 산업 내 그리고 산업 간 혁신의 확산 패턴이 서로 다르며, 산업 간 상호

의존성이 강한 관계도 존재할 수 있고, 기업의 규모에 따라서도 혁신의 내용이나 혁신 활동에 차이가 있을 수 있다.

기업의 혁신 활동에 영향을 미치는 내부 요인 중에서 기업의 규모는 관련 연구에서 가장 중요하게 다루어지는 변수 중 하나이며, 기업의 규모는 외부와의 협업 정도나 수준 등 혁신 활동과 밀접한 관련이 있다. 혁신은 기존 제품 등과 다른 제품 등으로 기존 제품 등과 다른 가치를 제공함으로써 달성할 수 있는데, 산업별, 규모별, 유형별로 기존 제품 등이 제공하는 가치가 다를 수 있고, 기존 제품 등과 다른 제품 등으로 제공할 수 있는 가치도 다를 수 있기 때문에 산업별, 규모별, 유형별로 기업의 혁신과 혁신 활동에 차이가 있는 것이 당연하다[96].

예를 들어, 우리나라 제약산업에서 혁신은 기존의 의약품이나 그에 부수되어 있는 서비스와 다른 의약품이나 그에 부수되어 있는 서비스를 수요자들에게 제공함으로써 시장에서 기존 의약품이나 서비스 대신에 혁신적 의약품 또는 서비스를 선택하도록 하는 것이 된다. 여기서 '기존 의약품과 서비스'와 '혁신적 의약품 또는 서비스'는 완제의약품이나 원료의약품뿐만 아니라 임상시험 단계에 있는 물질과 비임상시험 단계의 후보 물질이나 연구개발 단계에서의 기술 등도 포함한다. 또한, '기존 의약품과 서비스와 혁신적 의약품 또는 서비스를 선택하는 수요자'에는 우리나라와 외국의 의약품 도매상이나 의료기관, 약국, 환자 등과 연구개발 과정에 있는 후보물질과 각종 기술 등을 라이선스 받거나 구매하는 것도 모두 포함된다.

'혁신적 의약품 또는 서비스가 제공하는 기존 의약품과 서비스와 다른 가치'는 첫째, 새로 개발된 의약품(new drug)을 통해 환자 등에게 제공되는 새로운 효능과 부작용 감소 등의 효과적 편익, 둘째, 새로운 의약품 등의 개발 과정에서 도출되는 개발 성공률을 제고하는 새로운 기술적 가치, 셋째, 새로 개발된 의약품은 아니지만 기존 제품보다 품질이 우수하거나, 가격이 저렴하여 생기는 비용효과성이 있거나, 우리나라 또는 외국의 시장에서 경쟁 후발 의약품들보다 먼저 출시하여 의약품 접근성을 제고하는 가치도 포함할 수 있다.

따라서, 우리나라 제약산업에서 혁신활동은 혁신적 의약품 또는 서비스가 제공하는 기존 의약품과 서비스와 다른 가치에 따라 3가지로 분류할 수 있다. 첫째, 새로운 의약품이나 개량신약 등을 개발하여 국내 또는 외국 시장에 출시하여 환자에게 새로운 효능이나 부작용 감소 등의 편익을 제공하는 것, 둘째, 개발 과정에 있는 후보 물질이나 기술 등을 다른 기업에 기술 이전하거나 양도하여 새로운 의약품 개발 성공 가능성을 제고

96) 이상원 외, 「혁신형 제약기업 인증제도 중장기 발전방향」, 2018.12, pp.2~3.

하는 것, 셋째, 새로운 의약품 등은 아니지만 기존 의약품보다 우수한 품질 등을 갖추거나, 가격이 저렴한 의약품을 국내 시장 또는 해외시장에 판매하거나, 다른 경쟁 의약품보다 조기에 출시하여 비용효과성 또는 의약품의 접근성을 제고하는 것으로 구분할 수 있다.

16 기업 인수합병과 전략적 제휴

산업에서 기업의 인수합병(Merger and Acquisition, M&A)은 조직이 환경에 대한 의존도를 감소시키기 위해 선택하는 주요한 전략 중 하나이다. 조직이 환경으로부터 필수 자원을 안정적으로 확보하고, 자율성을 높이기 위해 의사 결정을 한다는 관점에서 인수합병의 필요성을 설명할 수 있다[97]. 조직이 인수합병을 통해 다른 조직을 내재화하는 방법과 그 목적은 크게 세 가지로 구분할 수 있다.

첫째, 수직적 통합(vertical integration)은 조직이 속한 산업의 가치사슬 내에서 상호 간 자원교환 조직(exchange partners)인 투입물 공급자(sources of input) 또는 산출물 구매자(purchasers of output)를 조직에 내재화하여 의존도를 감소시키는 것이다.

둘째, 수평적 통합(horizontal integration)은 산업에서 외부 조직 중 조직의 자율성을 위협하는 경쟁자(competitors)를 내부로 흡수하여 시장경쟁을 완화하고 이를 통해 의존도를 감소시키는 것이다.

셋째, 다각화(diversification)는 자원교환 조직 또는 경쟁자가 아니라 현재 조직이 영위하고 있는 산업 외의 전혀 다른 영역(domain)에 존재하는 타 조직의 내재화를 통해 의존도를 감소시키는 것으로 사업 영역의 다양화를 통해 환경에 대한 의존도를 감소하려는 조직의 노력으로 해석할 수 있다.

Pfeffer와 Salancik(1978)은 각각의 조직 통합에 대해 수직적 통합은 조직이 운영에 필수적인 자원을 확보·교환하는 데 있어 가치사슬 내에서 통제력을 넓히기 위한 방법이고, 수평적 통합은 자원 확보 및 교환이 이뤄지는 환경 속에서 경쟁으로 인한 불확실성을 감소하고 타 조직과의 교섭력을 증가시키기 위함이며, 다각화는 조직이 속한 산업에서 이미 우세한 다른 조직에 대한 의존도를 감소시키기 위한 방법으로 설명하고 있다[98].

97) Hillman, Withers and Collins, 2009.
98) 주하영, 「정부 '약가제도 개편 및 제약산업 선진화 방안' 정책의 효과성 고찰」, 서울대학교, 2015.2, pp.7~8.

인수합병은 조직의 자율성을 저해하고 의존성을 높이면서 외부 조직을 흡수하는 방법이지만, 조인트 벤처(Joint Venture)는 상호 의존관계에 있는 외부 조직과 공통의 목표를 가진 새로운 조직을 형성하는 방법이다. 조인트 벤처는 상호 의존관계에 있는 조직이 서로의 필요에 의해 선택하는 방법으로, 조직의 특성과 맞지 않아서 직접 실행이 어려운 전략을 수행해야 할 때 유용한 방법이며, 조인트 벤처를 설립하면 조직 특성과 상이한 역량을 관리하는 데 소요되는 비용도 낮출 수 있는 장점이 있다.

상호 의존성이 있는 조직 간에 관계성을 형성하는 방법으로 조인트 벤처 설립, 전략적 제휴, 공동 연구개발을 위한 협약, 컨소시엄(consortium) 구성, 공동 제조 또는 공동 마케팅, 프랜차이즈, 지분 확보 및 주식 양도 등이 존재(Hillman et al., 2009; Davis & Cobb, 2010)한다. 이는 제한된 자원과 조직의 자율성의 손실을 최소화하면서 신규 사업 또는 신규 제품의 창출, 신(新) 시장의 진출처럼 조직이 활동하는 환경 영역을 재구성하기 위한 노력의 일환이 된다. 예를 들어, 기업이 해외시장으로 진출할 때 현지 기업과 관계를 형성하는 것을 볼 수 있다. 이는 해당 기업이 해외시장으로 진출하면서 현지 기업과 관계 형성을 통해 현지 시장의 메커니즘(mechanism)을 이해하고, 현지에서 사업을 운영하는 데 소요되는 비용을 절감하고 인력을 효율적으로 운영(Barringer & Harrison, 2000)하는데 도움이 된다[99].

이 밖에 이사회 구성도 조직 내부에 변화를 주는 방법 중 하나이다. 기업이 이사회를 구성할 때 규모와 구성을 무작위로 하지 않고, 조직의 운영과 독립적이지 않으므로, 이사회의 규모와 구성은 조직에 필수적인 자원을 제공하는 이사회의 능력과 밀접한 관련이 있다. 이사회는 첫째, 필수 자원을 확보하기 위해 필요한 정보와 조언, 둘째, 만약의 사태(environmental contingency)에 대응하기 위한 정보 획득의 창구, 셋째, 필수 자원에 접근할 우선권, 넷째, 이러한 행위들에 대한 정당성을 부여(Hillman et al., 2009)해 준다. 따라서, 이사회 구성에 변화를 준다는 것은 이사회가 회사의 필수 자원 확보 차원에 얼마나 많은 도움과 조언을 주는 존재인지를 파악하는 데 초점을 두고 있다.

또 다른 전략으로 정치적 행동과 경영권 이동이 있다. 기업 조직이 제도적 환경에 대응하기 위해서 일반적인 대응 전략만으로는 정부와 같은 거대한 사회적 시스템과 상호 의존성을 형성하거나, 불확실성을 감소시키는 것이 쉽지 않다. 따라서, 기업은 정치적 행동을 통해 조직이 생존 또는 성장하는 데 있어 더 유리한 정책이 실현되도록 노력하

99) 주하영, 「정부 '약가제도 개편 및 제약산업 선진화 방안' 정책의 효과성 고찰」, 서울대학교, 2015.2, pp.8~10.

기도 한다. 경영권 이동은 조직 내 권력과 통제력의 분배에 영향을 미치고, 최종적으로 의사 결정자에 의한 조직 내 활동과 결과물에 영향을 주기 때문에 조직 내부의 변화를 유도하는 방법에 속한다[100].

제약기업의 인수합병 사례를 보면 2009년부터 2011년까지 1개 제약기업이 인수합병을 완료하였고, 2012년부터 2014년까지는 3개 제약기업이 인수합병을 완료하였다. 2010년 A제약기업에 의해 추진된 인수합병은 원료공장 확보를 통한 규모의 경제를 달성하기 위한 목적으로 볼 수 있다. 2014년 인수합병한 B제약기업은 영양수액제 전문기업을 인수합병하여 새로운 사업 영역으로 진출하여 포트폴리오를 확대하기 위함이었다. C제약기업은 2012년에 면역세포 치료제에 대한 기술과 역량을 지닌 바이오 기업을 인수합병한 것은 특허 만료로 인한 신약개발 파이프라인의 공백을 최소화하고, 바이오 신약 개발에 대한 시너지 효과를 위한 것으로 스위스 글로벌 제약기업인 로슈(Roche)가 바이오 기업인 제넨텍(Genentech)을 인수한 것과 유사한 사례로 볼 수 있다. E제약기업은 국내 제약기업이 아니라 중국 현지에 생산 시설을 갖춘 원료의약품 기업을 인수합병하여 2013년 현지 진출에 성공하였다.

이러한 사례를 볼 때 제약기업의 인수합병은 규모의 경제성 효과를 추구하는 전형적인 수평적 통합을 추진하다가, 후에는 새로운 영역으로 진출, 제품 파이프라인 확보, 해외시장 진출 등 사업 다각화를 위해 추진되었음을 알 수 있다.

물론 대형 제약기업이 중소 제약기업을 인수합병할 경우, 동일한 사업 영역 내에서 대형 제약기업이 훨씬 더 큰 역량을 보유하고 있으므로 수평적 통합의 대표적인 효과성 중 하나인 규모의 경제성을 상실할 우려가 있고, 무리한 인수합병으로 자원과 자율성을 잃을 수도 있는 위험요인이 생길 수도 있다. 그러나, 인수합병을 통한 사업 다각화와 새로운 시장 진출은 상호 윈(Win)−윈(Win)을 통한 시너지를 창출할 수 있는 기회요인이 되므로 국내 대형 제약기업이 사업 다각화 등을 위해 인수합병을 추진할 의사가 잠재되어 있음을 알 수 있다[101].

제약기업은 자원과 자율성의 손실을 최소화하면서 사업 영역을 다각화하기 위해 조인트 벤처 설립을 시도하기도 한다. 예를 들어, 국내 대형 제약기업이 바이오 기업을 대상으로 투자를 지속하거나, 조인트 벤처를 설립하는 것은 의약품 생산, 제조, 영업, 마케팅 등의 역량이 부족한 바이오 기업과 생명공학이라는 새로운 부문의 기술력이 필요한 제약기업이 생명공학 기술을 바탕으로 하는 바이오 신약의 개발과 세계시장

100) 주하영, 「정부 '약가제도 개편 및 제약산업 선진화 방안' 정책의 효과성 고찰」, 서울대학교, 2015.2, pp.10~11.

101) 주하영, 위의 책, pp.29~32.

선도라는 공통의 목표를 가졌기 때문이다. 즉, 국내 대형 제약기업과 바이오 기업은 권력 불균형(Power Imbalance)이 아니라 상호 협력(Mutual Dependence) 관계에서 인수합병 또는 조인트 벤처 등을 추진하였음을 알 수 있다[102].

인수합병, 조인트 벤처, 투자 등의 효과는 장시간이 지나야 나타나지만, 라이선스-인, 판매권 또는 유통권의 공유, 공동 마케팅을 중심으로 한 전략적 제휴는 상품 판매를 중심으로 하므로 단기적으로 매출 성장을 도모할 수 있는 장점이 있다. 따라서, 국내 제약기업과 다국적 제약기업 간의 제휴는 제약기업이 단기적인 매출 성장을 추구하기 위한 전략으로 '전략적 제휴'를 채택했다는 것을 보여준다[103].

17 산업정책의 성과평가

산업은 생물처럼 탄생하여 성장하다가 쇠퇴하는 발전 패턴을 갖고 있다. 모든 산업은 도입기, 성장기, 포화기, 쇠퇴기를 거쳐 소멸되는 과정을 거친다. 따라서, 산업정책에서 무엇보다 중요한 것은 기초과학 발전을 기반으로 신제품을 생산하는 신산업을 창출하는 것이다. 신산업이 될 수 있는 조건은 기술적 성장잠재성이 크고, 수요의 획기적 증대가 예측되며, 생산성 증가가 가능한 산업이어야 한다[104].

산업의 쇠퇴 사례로 제조업을 살펴보면 통화가 고평가되어 가격경쟁력이 저하되고, 임금이 상승하여 가격 합리화가 곤란하며, 인건비 절감을 위해 비숙련공 등 저품질 인력이 투입됨에 따른 품질관리 실패 등으로 제품의 품질이 저하되고, 이로 인해 조직의 사기가 떨어지며, 근로의욕 상실과 노동시간 단축, 소비성향 증가 등 사회적 모럴 헤저드가 만연해지는 것을 들 수 있다. 이로 인해 여행과 유흥, 오락 등 개인서비스 수요가 급증하면 제조업에서 서비스 산업으로 투자가 이전하게 되고, 수출산업의 투자는 위축되어, 결과적으로 제조업의 경쟁력은 상실되고 탈공업화가 이루어지게 된다[105].

산업정책의 성과 평가는 7가지 요소를 종합적으로 평가하여 이루어진다. 생산의 기술적 발전이 이루어지고, 기업 규모가 성장하며, 장기 평균 및 한계비용이 감소하면서 이윤이 증가하고, 산업 전체의 생산 규모의 증가하며, 생산비 중 판매촉진비가 감소하고, 제품의 품질향상이 이루어지며, 국제경쟁력이 향상되면 산업정책적 성과가 있다

102) 주하영, 「정부 '약가제도 개편 및 제약산업 선진화 방안' 정책의 효과성 고찰」, 서울대학교, 2015.2, pp.32~35.
103) 주하영, 위의 책, pp.36~38.
104) 이갑수, 「글로벌 시대의 산업정책론」, 대명출판사, 2007, p.99
105) 이갑수, 위의 책, pp.111~113.

는 것을 알 수 있다[106]. 산업정책 성과평가의 방법은 제9절 '경제적 정책적 타당성 분석'에서 자세히 다룬다.

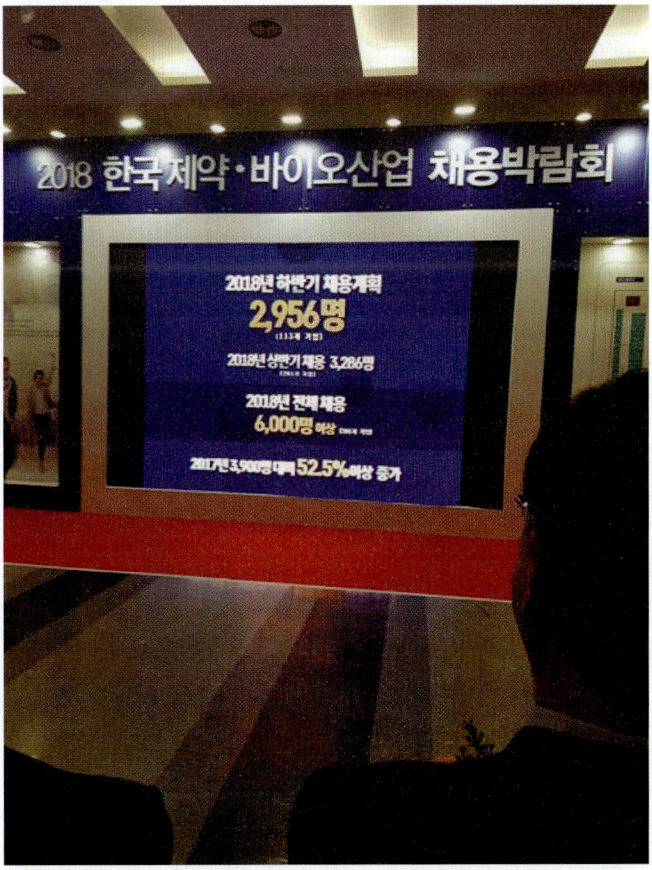
2018 한국제약·바이오산업 채용박람회
2018년 하반기 채용계획
2,956명
2018년 상반기 채용 3,286명
2018년 전체 채용
6,000명 이상
2017년 3,900명 대비 52.5%이상 증가

* 사진 : 2018년 한국제약바이오산업 채용박람회

106) 이갑수, 「글로벌 시대의 산업정책론」, 대명출판사, 2007, pp.70~71

제2절 정책론

1 정책의 정의

정책(政策, policy)은 공익(public interest)을 추구하거나, 공적 문제(public affaurs)의 해결을 위하여 장래 가장 바람직한 결과를 가져다 줄 수 있다고 판단되는 정부의 행동방안을 말한다[107]. 따라서, 정부, 단체 또는 집단, 개인이 그들의 목적을 실현하거나, 다양한 가치를 배분하기 위해 앞으로 나아갈 노선이나 방침을 정한 것이라 할 수 있다. 정책 중에 정부가 수립하는 정책을 공공정책(公共政策)이라고 하며, 공적 목표(公的目標) 또는 공익(公益)을 달성하기 위한 행동지침이 된다.

오늘날 사회가 복잡해지고 이해관계자가 다양해지면서 정책의 개념과 정의도 다양해지고 있다. 이종수·윤영진(2006)은 정책을 "공공문제를 해결하거나, 목표 달성을 위해 정부에 의해 결정된 행동방침"으로 정의하였고, 최창호·하미승(2006)은 "정책이란 국가목표의 달성이 공공문제의 해결을 위하여 정부가 정하는 유효적절한 활동지침"으로 정의하였다. 이원희 등은 "정책이란 바람직한 사회 상태를 이룩하려는 정책목표와 이를 달성하기 위해 필요한 정책수단에 대하여 권위 있는 정부기관이 공식적으로 결정한 기본방침"이라고 정의하였다. 이처럼 정책이 무엇인가에 대해서 학자들마다 제시하는 의견이 상이하지만, 궁극적으로 바람직한 사회 상태를 이루기 위해 공공문제의 해결 또는 목표달성을 추구한다는 측면에서 "정책이란 바람직한 사회 상태를 이룩하기 위해 공공문제의 해결 또는 목표달성을 위한 활동지침 또는 활동"으로 볼 수 있다[108].

정책은 5가지 성격을 갖고 있다.

첫째, 정책은 마땅히 있어야 하거나, 당연히 바람직한 것을 구현하려는 당위성(當爲性)을 갖고 있다. 예를 들어 법률로 특정 산업을 육성하기 위한 정책을 수립하여야 할 경우, 달성해야 하는 미래 비전과 목표를 설정하고 다양한 추진과제를 설정하는 것이 여기에 속한다.

둘째, 정책은 그 행동의 주체가 정부와 공공기관 등이므로 정치성(政治性)과 권력성(權力性)을 갖고 있다. 예를 들어, 국가가 수립하는 정책은 다양한 의견을 바탕으로 나라를 다스리는 과정에서 지방자치단체 등 수많은 기관이나 민간에 권력적 영향을

107) 김중규, 「선행정학」, 도서출판 성지각, 2005.12, p.351.
108) 안광현, 「현대행정학」, 한국학술정보㈜, 2010, p.211.

미치게 된다.

셋째, 정책은 당면한 현재의 문제를 해결하는 것만이 아니라 미래의 바람직한 모습을 목표로 수립하는 미래지향성이 있다.

넷째, 정책은 미래의 바람직한 모습을 이룩하기 위한 의도적인 행동이므로 행동지향성이 있다. 이러한 행동에는 무엇인가를 해야 하는 작위(作爲)와 아무것도 하지 않는 부작위(不作爲)[109]가 포함된다.

다섯째, 정책은 국민에게 서로 반대되는 영향을 끼치는 경우가 많으므로 영향의 양면성을 갖고 있다. 예를 들어 국가가 투입할 수 있는 재원은 한계가 있으므로 특정 산업에 재원을 집중 투입하는 정책을 시행할 경우, 해당 산업에 종사하는 국민은 혜택을 보지만, 나머지 산업에 종사하는 국민에게는 투입되는 재원이 감소하게 되는 불이익이 의도치 않게 발생하게 된다[110].

이종수·윤영진(2006)은 정책의 특성을 5가지로 설명하였다. 첫째, 정책의 결정과 집행의 주체는 '정부'라는 점이다. 여기서 '정부'는 행정부만 가리키는 것이 아니라 국민들로부터 어떠한 형태로든 일정한 권한을 위임받은 모든 기관을 말한다. 예를 들어, 정부로부터 권한을 위임받은 민간기관 중 준정부기관, 민간법인, 시민단체, 자발적 조직 등이 여기에 해당한다. 둘째, 정책은 '권위 있는 결정'의 산물이라는 점이다. 여기서 '권위'는 법이나 투표 또는 묵시적 승인에 의해 주권자들에 의해 부여되므로 개인이나 민간조직이 갖지 못하는 합법적 강제력이 수반된다. 셋째, '행동방침'이다. '행동방침'은 정부나 기관이 '어떤 일을 어떻게 하겠다' 또는 '하지 않겠다'는 의사표명으로 정책방향, 사업 또는 사업계획, 정부방침 등과 같이 여러 가지로 표현된다. 넷째, 정책은 '공공문제 해결이나 목표달성'과 관련이 깊다. 정부의 역할은 개인이나 집단이 해결하기 힘든 공공문제를 해결하기 때문이다. 다섯째, 정책은 '미래지향성'을 띤다. 국가 등이 수립하는 정책은 앞으로 정부 등이 취할 행동방침으로 의도적인 미래 변화를 추구하기 때문이다.

이원희 등(2006)도 정책의 특성을 7가지로 설명하였다. 첫째, 정책은 바람직한 상태(목표)로 설정해놓은 사회를 이룩하려는 목표지향성을 갖고 있다. 둘째, 정책은 달성하고자 하는 정책목표를 실현할 구체적인 수단과 방법 등 수단지향성을 갖고 있다. 셋째, 정책은 어떠한 원인에 의해 야기된 바람직하지 않은 상태를 바람직한 상태로 바꾸겠다고 하는 변동대응성을 갖고 있다. 넷째, 정책은 결정과 집행에 의해 사회구성원들 가운데 혜택을 보는 사람 또는 집단과 손해를 보는 사람 또는 집단으로 구분되는

---

109) 부작위는 의도적으로 어떠한 정책을 수행하지 않겠다는 의사결정이므로 이를 무의사결정(nondecision making)이라고도 한다.

110) 네이버 지식백과, 행정학사전(2009.1.15.), 대영문화사.

가치배분성이 있다. 다섯째, 정책은 사회가 당면하고 있는 공공의 문제를 해결하려는 문제해결 지향성을 갖고 있다. 여섯째, 정책은 사회가 직면하고 있는 문제를 해결하기 위한 수단이므로 정책의 시행으로 개선되거나 해결되는 정책결과성이 있다. 일곱째, 정책은 어떠한 사회를 만들겠다는 정부의 공식적 결정된 정책이고 권위 있는 정부기관에 의해 수립·집행되므로 공식성, 강제성, 제약성을 갖고 있다[111].

2 정책의 4가지 구성요소

정책의 구성요소는 4가지로 정책목표, 정책수단, 정책대상자, 정책결정자를 말한다[112].

1) 정책목표

정책목표는 '정책을 통하여 달성하고자 하는 바람직한 상태(desirable state)'를 말한다. 여기서 '바람직한 상태'란 일반적으로 정치체제가 아니라 사회의 상태에 관한 것을 말하므로 정책목표는 미래성과 방향성을 가지며, 주관적·규범적인 가치판단의 성격을 가진다. 예를 들어 국방정책은 타국으로부터의 국가와 국민의 안전을 지키는 것이 정책목표가 되고, 보건의료산업정책은 국민의 건강과 생명에 직결되는 제약, 의료기기 산업 등을 육성하여 국민이 이용하는 데 불편함이 없도록 하는 것이 정책목표가 된다.

정책목표는 성격에 따라 적극적 목표와 소극적인 목표로 나눌 수 있다[113]. 적극적 목표란 '창조적 목표'라고 하며 새로운 상태를 창조하려는 정책의 목표를 말한다. 예를 들어 2015년 건강수명 73.2세에서 2022년 76세로 연장하겠다던가, 2017년 글로벌 제약산업 13위에서 2022년 10위를 달성하겠다는 것이 적극적, 창조적 목표이다.

소극적 목표란 '치유적 목표'라고 하며 대부분 문제발생 이전의 상태를 정책목표로 삼는다. 예를 들어 환경오염 정책은 대부분 환경오염의 원인을 제거하여 환경을 오염되기 이전으로 되돌아가는 것이므로 소극적, 치유적 정책목표라고 한다. 이러한 정책목표는 정책 상호 관계에 따라서 상호 모순, 상호 충돌, 상호 보완, 상호 독립적인 관계로 구분하기도 한다.

정책목표는 최선의 정책수단을 선정하거나, 정책집행에 대한 지침, 정책평가의 기준으로서 특징을 가지고 있다[114]. 정책목표는 최선의 정책수단 선정기준이 되므로 정책

111) 안광현, 「현대행정학」, 한국학술정보㈜, 2010, p.212~214.
112) 안광현, 위의 책 p.212.
113) 정정길·최종원·이시원·정준금, 「정책학원론」, 대명출판사, 2006, pp.58~60.
114) 정정길·최종원·이시원·정준금, 위의 책, pp.58~60.

목표는 정책수단을 선정하는 데 있어서 최선의 것을 선택하는 기준이 된다. 다만, 최선의 정책수단은 정책목표 외에도 효율성, 민주성과 같은 다른 기준에 의해 선정되기도 한다. 정책목표는 정책집행에 대한 지침이 되므로 정책을 결정할 때 집행과정에 필요한 정책수단이나 대안의 활동지침이 된다. 또한, 정책목표는 정책평가의 기준이 되므로 정책이 바람직한 상태를 실현하였는지를 평가하는 정책평가에 있어서 달성도 등이 평가기준이 된다.

2) 정책수단

정책수단은 정책목표를 달성하기 위한 수단을 말한다. 예를 들어 제약산업을 육성하기 위해 신약 연구개발 투자를 확대하거나, 수출을 지원하기 위해 다양한 수출입 정보를 기업에 제공하는 것 등을 말한다. 정책수단은 국민에게 직접적 영향을 미치기 때문에 이해관계자들의 갈등이 첨예하게 대립한다. 따라서, 정책을 둘러싸고 일어나는 갈등에서는 정책수단을 어떤 것으로 하느냐에 관한 것이 핵심이 된다[115].

정책수단은 정책목표를 실현하기 위하여 정부가 선택하는 수단이므로 실질적 정책수단과 실행적 정책수단으로 구분할 수 있다. 실질적 정책수단은 도구적 정책수단이라고도 하며, 상위 목표에 대해서는 정책수단으로서, 하위 수단에 대해서는 정책목표로서 역할을 한다. 예를 들어 건강보험 재정 안정을 위하여 건강보험 의약품 가격을 인하하고, 국가가 비축한 백신 등을 방출하거나 고가의 첨단의약품 건강보험 적용을 유예하는 것이다.

실행적 정책수단은 보조적 정책수단이라고도 하며, 정책목표를 현실로 실현시키기 위하여 동원하는 수단들을 말한다. 예를 들어 건강보험 약가를 일괄 인하하기 위해서는 이해당사자의 순응을 확보하기 위하여 강제하거나 설득 또는 유인하는 수단이 강구되어야 하고, 신약 연구개발을 활성화하기 위해 지원을 확대할 경우에는 집행기구와 담당자, 연구개발 예산 확보 등이 필요하므로 이를 실행적 정책수단이라고 한다[116].

3) 정책대상자

정책대상자는 정책대상 집단이라고도 하며, 정책의 적용을 받는 집단이나 사람들을 말한다. 이러한 정책대상은 정책의 집행을 통하여 질서, 구조, 가치관, 문화, 규범, 행태 등을 바꾸고자 하는 개인이나 집단 또는 사회적·경제적·물리적 조건 등이다. 이때 정책

115) 정정길·최종원·이시원·정준금, 「정책학원론」, 대명출판사, 2006, pp.64~65.
116) 안광현, 「현대행정학」, 한국학술정보㈜, 2010, p.215~217.

대상자는 정책의 혜택을 받는 수혜자와 정책 때문에 희생을 당하는 정책비용 부담자로 구분할 수 있다[117].

정책의 수혜자 또는 정책의 수혜집단은 정책에서 제공하는 서비스나 재화를 받는 자들을 말한다. 예를 들어 면역항체 신약 개발에 국가연구개발 예산을 우선 지원할 경우, 면역항체를 연구하는 대학 교수, 병원 의사 등은 수월하게 연구비를 확보하여 제품 개발 등에 박차를 가할 수 있게 된다. 반대로 정책의 희생자 또는 비용부담자는 정책 때문에 희생을 당해야 하는 사람으로 정책수단의 실행과정에서 피해를 입게 된다. 예를 들어 면역항체 신약 개발에 국가연구개발 예산이 우선 지원되면서 의료기기 개발 예산이 정체되거나 삭감될 경우, 의료기기를 연구하는 대학교수 등은 과제 경쟁률이 상승하여 연구비 확보가 힘들어지거나, 과제 감소에 따라 연구보조원을 해고하는 등의 문제가 발생할 수 있다.

4) 정책결정자

정책결정자는 정책목표와 정책수단을 결정하는 사람 또는 집단을 말하며 주로 권위 있는 정부기관이 여기에 속한다. 정부기관에는 대통령을 포함하여 삼권 분립에 따른 국회, 각 부처 장관 등도 정책결정자에 포함된다[118]. 다만, 여당과 야당 등 정당은 정책을 결정하는 데 실질적으로 강력한 영향력을 행사하지만, 정책을 결정할 권위 있는 정부기관은 아니며 공식적인 정책결정권도 없다.

3 정책의 분류

정책은 다양한 기준에 따라 다양하게 분류할 수 있다[119].

첫째, 정책의 역할에 따라 실체적 정책과 절차적 정책으로 나눌 수 있다. 실체적 정책이란 바이오 생산 전문인력 양성 교육체계 수립 등 실질적인 그 무엇(what)이 이루어지는 정책이고, 절차적 정책은 국가연구개발 투자 확대, 약가 인하 등과 같이 그 무엇이 이루어지기 위한 방법(how)에 관한 정책이다.

둘째, 정책의 분야에 따른 분류로 사회정책, 교육정책, 국방정책, 외교정책, 통일정책, 환경정책 등으로 나눌 수 있다.

117) 안광현, 「현대행정학」, 한국학술정보㈜, 2010, p.215.
118) 정정길·최종원·이시원·정준금, 「정책학원론」, 대명출판사, 2006, p.70.
119) 최창호·하미승, 「새 행정학」, 삼영사, 2006, pp.192~193.

셋째, 정책의 영향에 따른 분류로 정책이 정책대상자에게 주는 영향에 따라 분배정책, 재분배정책, 규제정책 등으로 나눌 수 있다.

넷째, 정책의 효과에 따라 실질적 정책과 상징적 정책으로 나눌 수 있다. 실질적 정책은 정책대상자들에게 가시적이고 구체적인 이익과 불이익을 주지만, 상징적 정책은 가시적이고 구체적인 효과를 거두지 못하고, 상징적 의미만을 가지는 인구정책, 묘지정책 등이다.

다섯째, 정책의 분할 가능성에 따라 통일적 정책과 별분적 정책으로 나눌 수 있다. 통일적 정책은 건강보험 정책처럼 어떤 혜택이나 편익이 특정인에게만 제공되는 것이 아니라 다수에게 제공되므로 특정인에게 많이 제공되었다는 것을 산출할 수 없는 정책을 말한다. 별분적 정책은 극빈층을 보호하는 의료보호, 여성연구자 우대 정책처럼 각각 다른 단위로 분할하여 혜택이나 편익의 제공이 가능한 정책을 말한다.

이러한 정책의 유형과 관련하여 많은 학자들이 이론을 제시하였는데, 로위(Lowi), 알몬드(Almond)와 파월(Powell) 등이 대표적이다.

1) 로위의 정책 분류

로위는 정책이 그 사회에 미치는 영향의 특성에 따라 분배정책, 규제정책, 재분배정책, 구성정책으로 구분하였다[120].

(1) 분배정책

분배정책(distributive policy)은 정부가 특수한 대상 집단이 필요로 하는 서비스와 이익, 기회, 지위나 서비스를 분배하는 정책을 말한다. 예를 들어, 저소득층에 대한 의료비 감면, 어린이에 대한 백신 무료접종 등이 있다.

이러한 분배정책의 특징은 다음과 같다. 첫째, 여러 가지 사업으로 구성되고 이 사업들은 상호 커다란 연계 없이 독립적으로 집행될 수 있기 때문에 세부 사업들의 집합이 하나의 정책을 구성하는 특징이 있다. 둘째, 분배정책은 정책의 결정과정이 나눠먹기와 같은 특징이 나타나며, 수출보조금이나 정부융자금 등이 여기에 해당한다. 셋째, 나눠먹기로 인한 다툼이 있더라도 서로 간의 타협과 담합을 통해 각종 서비스 및 이익을 교환하며 서로 정면대결을 벌이지 않는 특징이 있다.

(2) 규제정책

규제정책(regulatory policy)은 공공목적의 달성을 위해 특정한 개인, 기업, 조직 등에

120) 정정길·최종원·이시원·정준금, 「정책학원론」, 대명출판사, 2006, pp.74~77.

제재나 통제, 제한을 가하는 정책을 말한다. 개인이나 일부 집단에 대해 재산권 행사나 행동의 자유를 구속하여 반사적으로 다른 개인이나 집단을 보호하려는 정책이다. 이러한 규제정책의 예로는 첨단의료기기에 대한 신의료기술 평가, 건강보험 등재 절차 등이 있다. 이러한 규제정책을 규제하는 장치로는 활동기준 설정, 인가·허가, 재정통제, 검열·감사, 가격·생산량 통제, 지시·명령, 조직·인사 관여 등이 있다.

리플리(Ripley)와 프랭클린(Franklin)은 규제정책을 사적인 활동을 제약하는 조건을 설정함으로써 일반대중을 보호하려는 '보호적 규제정책'과 많은 수의 경쟁자들 중에서 몇몇 개인이나 집단에 일정한 재화나 용역을 공급할 수 있도록 제한하려는 '경쟁적 규제정책'으로 구분하였다. 보호적 규제정책은 소비자나 사회적 약자, 일반대중들을 보호하기 위하여 개인이나 집단의 권리행사 또는 행동의 자유를 구속 또는 통제하는 정책을 말하고, 경쟁적 규제정책은 경쟁에서 승리한 경쟁자에게 공급권을 주는 대신에 공공이익을 위해서 서비스 제공의 일정한 측면을 규제하는 정책이다[121].

이 밖에도 규제정책은 다수의 경쟁자 중에서 특정한 개인이나 집단에 이권이 걸려 있는 서비스나 물품을 제공하면서 이들에게 특별한 규제장치를 부여하는 '경쟁적 규제정책'과 다수의 일반국민을 보호하기 위해 일부 사람들의 행동을 규제하는 '보호적 규제정책', 그리고 규제대상자 또는 집단에 그 소속의 활동에 대해 스스로 규제기준을 설정하도록 하고 그 집행까지도 위임하는 '자율 규제정책'으로 구분하기도 한다.

(3) 재분배정책

재분배정책(redistributive policy)은 부(富)·소득·재산·권리 등을 집단 간에 이전시키는 정책을 말한다. 즉, 고소득층으로부터 저소득층으로의 소득이전을 목적으로 한다. 따라서 소득과 부를 많이 소유한 집단으로부터 세금 등을 징수하여 저소득 집단으로 이전시키는 복지정책들이 이러한 재분배정책에 속하며, 누진세 제도와 영세민 보호정책 등이 여기에 속한다.

이러한 재분배정책은 다음과 같은 특징을 가지고 있다. 첫째, 재분배정책은 가진 자와 못 가진 자, 노동자계급과 자본가계급의 대립을 정책결정을 통해 관여하는 것으로 계급적 대립의 성격을 지닌다. 둘째, 재분배정책은 규제정책과 배분정책과는 달리, 평등한 대우를 목표로 삼는 것이 아니라 평등한 소유를 목표로 삼고 있다.

(4) 구성정책

구성정책은 행정 부처와 법원의 관할구역 설정, 예산기관·인사정책기관의 설치 등과

121) 안광현, 「현대행정학」, 한국학술정보㈜, 2010, p.220.

같이 권력에 대한 규칙(rules about powers)을 설정하는 정책으로 헌정수행에 필요한 운영규칙에 관련된 정책이다. 정치적으로 안정된 상황에서는 대체로 헌정질서에 대한 변동이 미약하므로 새로운 정책이 거의 없다는 특징이 있으므로 정책의 중요성은 다른 정책에 비해 상대적으로 낮다[122]. 예를 들어 국회의원 선거구의 조정, 정부의 새로운 기구나 조직의 설립뿐만 아니라 공무원 보수와 퇴직연금에 관한 정책이 포함된다.

2) 알몬드와 파월의 정책 분류

알몬드와 파월은 자신들의 비교정치론 정책의 유형을 분배·규제·추출·상징정책 등의 4가지로 분류하였다[123]. 분배정책은 국가가 소유하고 있는 자원을 국민에게 나누어 주는 정책으로 사회보장정책 등이 해당된다. 규제정책은 특정 집단을 보호하기 위하여 다른 집단을 통제하는 정책을 말한다. 추출정책(extractive policy)은 조세·병역·물자 수용·노력의 동원 등 국가목표의 달성을 위해 일반국민들로부터 인적·물적 자원을 추출하는 정책을 말하며 조세와 국채 발행이 여기에 해당한다. 상징정책(symbolic performance)은 정부나 정치지도자들이 역사, 용기, 과감성, 지혜 등이나 평등, 자유, 민주주의, 공산주의 등의 이념에 대해 호소를 하거나 미래의 업적 또는 보상을 약속하는 정책 등을 말한다. 예를 들어 공공건물, 동상, 광장 등의 상징적 물체뿐만 아니라 정치체제 및 정부의 정통성을 제고하고 국가권력에 대한 순응을 확보하기 위해 애국가를 제창하고, 국기를 게양하며, 군대 사열식을 거행하는 등 국가적 상징물을 동원하는 것도 상징정책에 해당gks다[124].

4 6단계 정책결정 과정

정책결정은 정부, 단체 또는 집단, 개인이 미래의 목표를 설정하고, 그것을 달성하기 위한 다양한 대안을 작성해서 그 결과를 예측·분석하고 올바른 대안을 채택하기 위한 과정을 말한다. 따라서, 정책이 추구하는 미래의 바람직한 목표 상태를 정하고, 정책목표 달성의 수단인 정책대안을 개발·분석·채택하는 일련의 과정이 모두 포함된다. 이러한 정책결정은 정책문제의 정의, 정책목표의 설정, 정책대안의 탐색 및 개발, 정책대안의 결과 예측, 정책대안의 비교 및 평가, 최적대안의 선택의 과정을 거친다.

122) 안광현, 「현대행정학」, 한국학술정보㈜, 2010, p.221.
123) 정정길·최종원·이시원·정준금, 「정책학원론」, 대명출판사, 2006, pp.78~79.
124) 안광현, 「현대행정학」, 한국학술정보㈜, 2010, p.222.

정책결정은 4가지 특징을 갖고 있다. 첫째, 정책결정은 공공성·정치성·규범성과 복잡성을 띠는 동태적 과정이다. 둘째, 공식적·비공식적 성격을 가진 다원적 과정이다. 셋째, 공익을 추구하며, 불확실한 미래를 예측하고 행동 대안을 탐색한다. 넷째, 의사결정의 한 형태로서 가능한 한 최선의 수단을 선택한다[125].

1) 정책문제의 정의

정책문제의 정의는 정책문제의 구성요소, 원인 또는 결과 등을 분석하여 '무엇인 문제'인지를 밝히는 것을 말한다. 여기서 정책문제는 '바람직하지 못한 상황', '바람직한 상태와 현재 상태와의 차이', '차이 중 극복 가능한 차이', '극복 가능한 차이 중 개선을 위한 기회가 가미된 것' 등을 말한다.

정책문제를 파악할 때는 첫째, 문제의 제반 측면을 개략적으로 파악해야 하고, 둘째, 문제의 결과로 인해 발생하는 피해계층이나 피해집단을 파악하여 문제의 범위, 크기, 강도 등 문제의 심각성을 파악해야 한다. 셋째, 문제의 발생 원인을 파악하고, 문제의 발생원인과 결과 사이의 인과관계를 파악해야 하고, 넷째, 이 정책문제가 미래에 어떻게 될 것인가를 파악해야 한다[126].

정책문제는 문제의 실체를 어떻게 보느냐, 문제를 어떻게 정의할 것이냐에 따라서 객관론적 관점 또는 주관론적 관점에서 볼 수 있다[127]. 객관론적 관점은 정책문제를 문제시되는 상황 그 자체로서 경험하는 객관적 관점에서 실체를 규명하는 것이 문제분석의 핵심이라고 보는 것이다. 따라서, 객관론적 관점은 문제 상황을 '있는 그대로' 정확히 묘사하는 문제분석이 강조된다.

주관론적 관점에서의 정책문제는 문제의 주관성을 강조하는 관점으로 그 자체가 관찰 가능한 객관적인 실체가 아니라 문제를 인식하는 사람들의 마음속에 있는 '분석적 축조물'이라고 본다. 따라서, 주관론적 관점에서 볼 때 문제는 모든 사람에게 같은 모습으로 나타나는 것이 아니라 사람에 따라 다르게 나타난다고 본다.

정책문제는 다음과 같은 특징을 지니고 있다[128].

첫째, 정책문제는 하나의 문제가 다른 정책문제와 영향을 미치는 등 긴밀하게 관련을 맺고 있다는 상호 의존성이다. 따라서, 하나의 정책문제는 다른 분야의 정책문제에 영향을 미치고, 또 영향을 받는다[129]. 예를 들어 합성의약품 원료가 되는 석유 가격 인상

125) 안광현, 「현대행정학」, 한국학술정보㈜, 2010, p.248.
126) 안광현, 위의 책, p.249.
127) 강근복, 「정책분석론」, 대영문화사, 2000, pp.55~56.
128) 강근복, 위의 책, p.58~61.

은 건강보험 수가 인상의 요인이 되고, 건강보험료 인상에 영향을 미칠 수 있다.

둘째, 정책문제는 조건 또는 상황에 따라 정의되고 해석되는 과정이므로 문제 상황은 객관적일 수 있지만 정의되는 주관적이 되는 주관성이다. 따라서, 문제 상황은 동일하지만, 정책 담당자가 변경될 경우 정의되는 정책문제의 성격이 달라질 수 있다.

셋째, 정책문제는 조건이나 상황으로부터 사회적으로 정의되는 것으로 인간이 창조하는 인공성이다.

넷째, 사회환경은 계속 변화하므로 정책문제의 발생과 해결방법도 수시로 끊임없이 변화해야 하는 역동성이다.

다섯째, 정책문제는 피해의 정도와 다른 문제에 파급 효과에 따라 중요성과 심각성을 달리 갖는다.

여섯째, 정책문제는 여러 집단에 동일한 문제로 영향을 미칠 때 어떤 집단에는 더 큰 이익 또는 손해가 나타나지만, 어떤 집단에는 더 작은 이익 또는 손해를 배분하는 차별적 이해관계성을 지닌다.

일곱째, 정책문제는 문제인지 자체에 따라 문제의 정의가 달라지고, 문제를 어떻게 정의하느냐에 따라 정책의 목표 설정이나 문제해결방식이 달라지는 정치성을 갖고 있다. 따라서, 이해관계를 가지고 있는 집단들은 특정 문제에 대하여 자기들에게 유리한 방향으로 문제정의가 이루어지도록 정치적 활동을 벌인다.

정책문제의 분석과정은 예비분석, 본분석으로 나누어 볼 수 있다[130].

예비분석은 문제에 대해 본격적으로 분석하기 이전에 하는 예비적 분석으로 문제분석의 효용성을 평가하고 문제분석을 좀 더 효율적으로 하기 위해서 실행한다[131]. 예비분석에는 요소별 점검법, 나뭇가지 모양 분석법, 우선순위 행렬표를 이용하는 분석법 등이 사용되며, 정책문제를 정밀하게 분석하기 위해서는 많은 노력과 시간 및 비용이 투입되어야 하는 한계를 지니고 있다.

본분석은 예비분석을 통해 정해진 정책문제를 분류하고 여과하여 개별적으로 분석하는 것으로 정책결정자나 문제 관련 집단들이 추구하는 가치 또는 문제의 원인과 결과, 문제와 관련된 집단과 문제의 변화 가능성을 분석한다. 따라서 본분석은 문제시되는 상황의 배경, 정책문제의 원인분석, 정책문제의 결과적 측면과 중요성 및 심각성 파악, 정책문제 관련 집단의 파악, 정책결정자 및 문제해결 요구집단이 추구하는 가치의 분석, 정책문제의 변화 가능성과 새로운 문제발생의 예측을 중심으로 한다.

129) 안광현, 「현대행정학」, 한국학술정보㈜, 2010, p.250.
130) 강근복, 「정책분석론」, 대영문화사, 2000, pp.66~76.
131) 안광현, 「현대행정학」, 한국학술정보㈜, 2010, p.251.

정책문제 분석방법으로 계층분석, 유추분석, 가정분석, 분류분석, 주관적·직관적 분석이 있다[132].

첫째, 계층분석(hierarchy analysis)은 문제시되는 상황을 야기하였을 것으로 여겨지는 원인을 발견하기 위한 방법으로 계서분석이라고도 한다. 따라서, 계층분석은 원인들을 여러 차원으로 구분하여 세밀하게 분석하여 문제를 발생시킨 근본적인 원인을 파악하고, 문제의 해결방안을 모색할 수 있는 방법이다[133].

둘째, 유추분석(synectics analysis)은 과거에 등장하였거나 다루어 본 적이 있는 유사한 문제에 대한 분석을 말하며, 기본적으로 새로운 문제인 것처럼 여겨지는 것들도 단지 과거에 등장하였던 문제를 새롭게 인식하는 것에 불과한 것으로 본다. 따라서 유추분석은 현재의 문제해결을 위해서 과거에 유사한 문제의 이해를 통해 현재의 문제해결에 도움을 얻고자 하며, 인적 유추(personal analogies), 직접적 유추(direct analogies), 상징적 유추(symbolic analogies), 가상적 유추(fantastic analogies) 등이 포함된다.

셋째, 가정분석(假定分析, assumptional analysis)으로 문제 상황의 인식을 토대로 여러 대립적인 가정들을 드러내고, 이를 창조적으로 통합하는 것을 목표로 하는 분석방법이다. 이러한 가정분석은 정책 관련 집단의 확인, 가정의 노출 및 가정간 비교 및 평가, 가정 간 타협과 종합 및 통합과정을 통해 이루어진다.

넷째, 분류분석(classificational analysis)으로 문제시되는 상황을 정의하고 분류하기 위해 사용되는 개념들을 명확히 하는 분석이다. 이러한 분류분석은 중요한 두 가지 절차를 가지는데, 전자는 논리적 분할로 어떤 하나의 부류를 선택하여 그것을 구성요소로 나누는 것을 말한다. 후자는 논리적 분류로 여러 상황, 물적 대상 또는 사람 등을 더 큰 집단 또는 부류로 결합시키는 것을 말한다. 하지만 분류분석은 무엇보다 실체적 적실성, 포괄성, 상호 배타성, 일관성, 계층적인 명백한 구분 등의 규칙을 반드시 준수해야 한다.

다섯째, 주관적 또는 직관적 방법으로 주관적 또는 직관적 분석방법으로 개인의 통찰력과 창의력 및 직관적 판단에 의해 문제를 분석하는 개인적인 분석과 회의방법이나 집단자유토론 그리고 정책델파이 등의 집단적 분석이 있다[134].

2) 정책목표의 설정

정책목표는 사전적 의미로 정책을 통해 달성하려는 미래의 바람직한 상태(desirable

132) 강근복, 「정책분석론」, 대영문화사, 2000, pp.76~84.
133) 안광현, 「현대행정학」, 한국학술정보㈜, 2010, p.252.
134) 안광현, 위의 책, p.253.

future state)를 말하므로 정책목표는 정책수단 선택의 기준이 되고, 정책집행과정에서 의사결정 지침이 되며, 정책평가의 기준이 된다. 이처럼 정책목표는 정책을 통해서 달성하고자 하는 바람직한 상태, 즉 정책이 달성하고자 하는 최종상태로 행정이 지향하는 궁극적인 상태를 말한다. 따라서, 바람직한 정책목표는 그 실질적 내용에서 적합성과 적정성을 지녀야 한다. 적합성은 달성할 가치가 있는 여러 가지 목표들 중에서 가장 바람직한 것들을 목표로 채택하였는지의 여부를 파악하는 것이고, 적정성은 정책목표의 설정수준이 지나치게 높거나 낮지 않고 적당한 수준인지를 파악하는 것이다.

바람직한 상태를 달성하고자 하는 정책목표는 다음과 같은 기능을 가지고 있다[135].

첫째, 정책목표는 다양한 정책수단 중에서 최선의 것을 선택하는 기준으로 이용된다.

둘째, 정책목표는 정책집행과정에서 무수히 나타나는 일련의 결정들의 지침으로서 역할을 한다.

셋째, 정책목표는 정책집행 후에 그 정책의 성과를 평가하는 정책평가의 기준이 된다.

정책의 목표는 공식적 목표와 실질적 목표, 계층제의 기준에 따라 상위목표와 하위목표, 무형적 목표와 유형적 목표 등 다양한 유형이 존재한다. 이러한 정책의 목표를 페로우(Perrow)는 목표의 유형에 따라 다음과 같이 정리하였다[136].

첫째, 사회적 목표로 사회가 요구하는 경제적 목표, 질서목표, 문화적 목표 등이 여기에 해당한다. 이러한 사회적 목표의 대상 집단은 주로 사회 전체이다. 둘째, 산출목표로 소비자들의 선호나 요구를 충족시켜 주는 것을 말한다. 이러한 산출목표의 대상 집단은 주로 고객이다. 셋째, 체제목표로 최고관리자가 관심을 가지는 조직의 유지, 생존, 적응 및 성장이 여기에 해당한다. 이러한 체제목표의 대상 집단은 주로 최고관리자이다. 넷째, 생산목표로 투자자가 원하는 것을 조직목표로 한다. 따라서 생산목표의 대상 집단은 주로 투자자이다. 다섯째, 파생적 목표로 조직이 본래에 추구하던 목표 이외의 다른 목표를 추구하는 경우를 말한다.

정책목표는 정책과정에서 판단의 기준 또는 행동의 지침으로서의 기능을 수행하기 위해서 가능한 한 구체적이고 명확하게 설정되어야 한다. 즉, 달성해야 할 목표가 무엇인지를 분명하게 하지 않으면 목표를 달성하기 위한 수단을 찾기란 더욱 어려워진다. 따라서, 목표를 더욱더 구체적이고 조작적인 형태로 표현함으로써 정책수단을 더 쉽게 찾을 수 있게 해야 한다.

정책목표가 정해지면 정책결정에 필요한 정보를 모집·분석하는 일련의 행동이 필요

135) 이종수·윤영진, 「새 행정학」, 2016, pp.279~280.
136) 안광현, 「현대행정학」, 한국학술정보㈜, 2010, p.254.

한데, 이때 경영정보시스템(Management Information System, MIS)[137]이 적용된다[138]. 문제해결에 도달하는 과정이 알려져 있고, 그 과정을 따라가면 반드시 목표상태에 도달하는 것을 알고리즘(algorithm)이라고 하고, 그 반대적인 상황은 휴리스틱(heuristic)이라고 한다. 알고리즘은 합리모형에 의해 최적의 대답의 해답을 구해 가는 것이고, 휴리스틱은 만족모형에 의해 목표를 지속적으로 탐색해 가는 것을 말한다.

3) 정책대안의 탐색 및 개발

정책대안의 탐색과 개발은 다양한 정책대안을 탐색하는 것과 창출하는 것을 모두 포함하는 것으로 정책목표의 설정 이후에 이를 잘 달성할 것으로 예상되는 정책수단들을 개발하고 탐색하는 과정을 말한다. 이때 '대안'이란 어떤 목표를 달성하기 위해 선택할 수 있는 행동 노선이나 선택 가능한 정책수단을 말한다. 정책결정자가 그것을 사용함으로써 원하는 목표를 달성할 수 있다고 믿는 수단이나 방법을 대안이라고 한다. '정책대안'은 정책결정자들이 정책문제의 해결과 정책목표의 달성을 위해 채택 가능한 여러 가지 수단들을 말한다[139].

바람직한 정책대안을 선택하기 위해서는 우선 다양한 정책대안을 광범위하게 탐색하고 개발해야 한다. 이러한 정책대안의 구체적인 탐색 및 개발방법은 과학적인 지식과 모형에 의한 개발과 주관적 판단에 의한 개발이 있다[140]. 과학적인 지식과 기술 및 모형에 의한 대안개발은 과학적 지식이나 기술을 통해 정책목표와 정책수단 간의 인과관계를 파악하여 가장 합리적인 정책대안을 탐색 및 개발하는 것이다. 이러한 모형은 정책문제를 발생시킨 모형을 찾아내고 그 원인을 제거하는 정책대안을 찾아내는 데 매우 중요한 역할을 한다.

주관적 판단에 의한 대안의 탐색 및 개발은 주로 개인 또는 집단의 판단력·직관력·통찰력을 기초로 하는 것으로 대면적 토론법, 집단자유토론법, 기술식 집단자유토론법, 정책델파이 등이 대표적이다. 대면적 토론법은 한 사람의 지혜보다는 여러 사람의 지혜가 더 다양하며 정확하고 합리적일 것이라는 원칙에 입각하여 다수의 사람들이 대면적으로 상호 의견을 교환함으로써 다양하고 창의적인 의견을 제시하는 주관적 판단기법

---

137) 경영정보시스템 : 조직의 계획·운영 및 통제를 위한정보를 수집, 저장·검색·처리하여 적절한 시기에 적절한 형태로 적절한 구성원에게 제공함으로써 조직의 목표를 효율적이고 효과적으로 달성할 수 있도록 조직화한 통합적 인간·기계 시스템을 말한다. MIS가 없는 조직도 없고, MIS가 완벽히 갖춰진 조직도 있을 수 없음(네이버 지식백과, 한경 경제용어사전, 한국경제신문/한경닷컴)

138) 안광현, 「현대행정학」, 한국학술정보㈜, 2010, p.255.

139) 안광현, 위의 책, p.256.

140) 강근복, 「정책분석론」, 대영문화사, 2000, pp.100~117.

이다. 따라서 집단 내의 압력이나 토론의 분위기, 인간관계나 체면 때문에 의견 표명에 제한을 받거나, 공격적인 사람 또는 연장자 등에 의해 결론이 크게 좌우되기도 하는 단점이 있다[141]. 대면적 토론법의 유형으로는 세미나, 패널, 심포지엄, 포럼, 분임토의 등이 있다.

집단자유토론법은 기발하고 다양한 아이디어를 자유롭게 제안할 수 있도록 함으로써 가능한 한 많은 아이디어를 얻기 위해 활용되는 방법이다. 미래 상황이 어떻게 전개될 것인가에 대한 예측뿐만 아니라 문제를 해결할 수 있는 여러 가지 방안을 고안하고 그러한 방안이 어떠한 결과를 초래할지를 예측하는 데 이용하는 방법으로 미리 정해진 절차에 따라 조직적으로 행해지기도 하지만, 정책분석가의 의도나 현실적인 상황적 제약에 따라 상대적으로 치밀하게 조직화되어 진행될 수도 있고 느슨한 형태로 진행될 수도 있다.

기술식(記述式) 집단자유토론법은 앞서 말한 집단자유토론법과 매우 유사한 방법이지만, 아이디어를 제시하거나 토론이 끝난 후에 제시된 아이디어를 점수로 평가할 때 구두로 하는 것이 아니라 종이로 한다는 점에서 집단자유토론법과 차이가 있다.

정책델파이는 델파이방법의 기본논리를 이용하여 정책문제의 해결을 위한 정책대안을 개발하기 위한 방법이다. 델파이 방법은 미래의 사건 변화에 대해 전문가 간의 합의 도출을 위해 개발되었지만, 정책델파이는 정책문제의 잠재적인 해결의 개발을 위해 델파이의 방법을 응용한 것이다. 즉, 델파이가 어떤 이해관계나 입장과는 상관없이 객관적인 입장에서 주관적 판단에 따라 아이디어를 모으는 것과는 달리, 정책델파이는 상이한 관점과 의견을 노출시킴으로써 좀 더 바람직한 대안을 개발하는 데 목적이 있다[142].

4) 정책대안의 결과 예측

정책대안의 결과 예측은 정책대안이 실현되었을 경우에 나타나게 될 결과들을 미리 예측해 보는 것을 말한다. 즉 정책대안의 결과 예측은 대안 분석에서 가장 어려운 단계 중의 하나로, 전문적인 능력과 시간이 부족한 정책결정자들에게 정책분석이 기여할 수 있는 가장 중요한 단계이기도 하다[143]. 이러한 정책대안의 예측이 대상으로 하는 미래는 세 가지 형태가 있다.

141) 안광현, 「현대행정학」, 한국학술정보㈜, 2010, p.257.
142) 안광현, 위의 책, p.258.
143) 강근복, 「정책분석론」, 대영문화사, 2000, pp.123~125.

첫째, 가능한 미래 또는 잠재적 미래로 실제로 발생하게 될 미래의 상태가 아니라 단순히 발생 가능한 또는 나타날 수도 있는 미래의 상태를 말한다. 둘째, 개연적 미래 또는 확률적 미래로 정책 활동을 통해 방향 전환을 시도하지 않는다면 자연이나 사회의 인과관계에 따라 자연스럽게 나타나게 될 가능성이 큰 미래 상태를 말한다. 셋째, 규범적 미래 또는 바람직한 미래로 정책분석가가 바람직하다고 여기는 미래의 상태, 그렇게 나타나기를 기대하는 미래를 말한다[144].

정책대안의 결과를 예측하는 방법에는 경향치의 투사(trend extrapolation), 이론적 가정(theoretical assumptions), 주관적 판단(subjective judgement)이 있다[145]. 첫째, 경향치의 투사는 과거부터 현재에 이르기까지 관찰된 역사적 경향을 미래의 시점까지 확장시켜 정책대안의 결과를 예측하는 방법으로 귀납적 논리에 기초를 두고 있어서, 특정한 관찰 결과로부터 일반적인 결론이나 주장을 이끌어낸다. 경향치의 투사에 활용되는 방법으로는 시계열분석과 선형경향추정 방법이 있다.

시계열분석은 시간을 독립변수로 하여 과거로부터 현재에 이르는 변화를 분석함으로써 미래를 예측하는 동태적인 분석방법이다. 수많은 양상을 띠며 나타나는 시계열자료를 잘 적합될 수 있도록 여러 모형을 통해 분석하는 것으로 최근에는 Box-Jenkins에 의해서 개발된 ARIMA[146]모형 등이 많이 사용되고 있으며, 이 외에도 회귀분석방법, 이동평균법, 지수평활법(exponential smoothing method), 요소분석법(decomposition method) 등이 사용된다.

선형경향추정방법은 선형회귀방법을 이용하여 시계열의 관측치를 기초로 미래 상태의 정확한 추정치를 수학적으로 얻는 절차이다. 이론적 가정은 한 사건의 발생을 예측할 수 있게 체계적인 구조를 가지고 있으면서 경험적으로 검증 가능한 일단의 법칙과 명제를 말한다. 즉, 이론적 가정은 대개 변수와 변수 사이의 인과관계를 기초로 연역적 논리과정을 통해 예측한다[147].

둘째, 이론적 가정의 미래예측방법으로는 모형, 모의분석법, 회귀분석 등이 있다. '모형'은 현실에서 분석에 필요하고도 중요한 측면만을 선별하여 단순화시킨 것으로 어떤 적극적인 정책을 추진하지 않고 현재의 추세가 지속될 경우에 나타날 상황을 예측

144) 안광현, 「현대행정학」, 한국학술정보㈜, 2010, p.259.
145) 강근복, 「정책분석론」, 대영문화사, 2000, pp.136~148.
146) ARIMA : 경제가 사람들의 과거지식과 경험에 기초한 행동에 따라 움직이고 있음을 중시한 시계열분석의 사고방식을 기초로 한 모델로 계량경제모델이 대형화됨에 따라 경제의 본질적인 부문을 설명할 수 없게 됐다는 반성에서 최근 들어 소수의 시계열 데이터를 이용한 단순한 모델로 경제분석과 예측을 시도하는 움직임이 활발해지고 있음(네이버 지식백과 매일경제, 매경닷컴)
147) 안광현, 「현대행정학」, 한국학술정보㈜, 2010, p.260.

할 수 있다. 또한 예측 결과를 토대로 상황의 긍정적인 측면과 부정적인 측면을 구분할 수 있다.

'모의분석법'은 시뮬레이션이라고 불리는 것으로 어떤 실제 체제의 성질, 행태 및 특성들을 이해하기 위하여 그 체제를 모방한 어떤 고안물을 활용하는 것이다. 즉 모의분석법은 비교적 적은 비용으로 정책대안의 실현으로 인해 어떠한 변화가 일어나는가 하는 것을 알아낼 수 있다.

'회귀분석'은 변수들의 관계를 이용하여 미래를 예측하는 기법으로 경제 분야의 변인들 간의 관계를 분석하여 수리모형을 개발하고 종속변인의 미래예측치를 산출하는 데 많이 사용된다.

셋째, 주관적 판단은 주로 내적 통찰력에 의해 정책대안의 결과를 예측하는 것이다. 이러한 주관적 판단은 보통 예측하고자 하는 대상에 대한 전문가나 지식인들에 의해 이루어지게 되며, 앞서 설명한 경향치의 투사나, 이론적 가정을 활용하기가 어려운 경우에 사용된다. 주관적 판단에는 역사적 유추법, 미래예측 델파이, 교차영향분석 등이 있다[148].

역사적 유추법은 예측하고자 하는 대상과 유사한 과거의 사례를 비교 및 분석하여 미래를 예측하는 방법이다. 하지만 역사가 반드시 되풀이되는 것은 아니기 때문에 이러한 방법에 의한 예측이 빗나가는 경우도 많다.

미래예측 델파이는 전문가들로부터 미래의 사건들에 대한 판단(informed judgment)을 체계적으로 얻어 내고 교환하며 개발하는 직관적 예방방법이다. 하지만 델파이를 통한 예측도 다음과 같은 문제가 발생할 수 있다.

첫째, 예측하고자 하는 문제에 대해 정통한 전문가들을 확보하였더라도 전문가들의 능력문제 때문에 예측의 결과가 반드시 옳다는 보장은 없다는 점이다. 둘째, 조사방법의 문제로 델파이방법도 조사연구방법의 한 유형이기 때문에 표본 추출, 설문지 설계, 응답의 신뢰성 등에서 문제가 있을 경우 대안의 예측도 큰 영향을 받아 대안의 결과 예측 자체가 잘못될 수 있는 등 조사방법의 문제점을 가지고 있다. 셋째, 교차영향분석으로 정책문제와 관련된 선행사건의 발생 여부에 따라 특정 사건의 발생 가능성을 주관적 판단에 입각해서 예측하는 방법이다. 이러한 교차영향분석은 본래 델파이방법과 같은 직관적 예측방법을 보완하기 위해 미국 랜드연구소 연구진들에 의해 고안되었다[149].

148) 안광현, 「현대행정학」, 한국학술정보㈜, 2010, p.261.
149) 안광현, 위의 책 p.262.

5) 정책대안의 비교 및 평가

정책대안의 비교 및 평가는 정책결과를 예측한 후에 대안의 선택기준을 명확히 하고 이를 기준으로 비교 및 평가하는 단계로 대안들 간의 우선순위를 정하는 단계이다. 정책대안을 비교 및 평가하는 기준은 정책대안의 당위성, 실현성, 능률성 이상의 3가지 측면에서 살펴볼 수 있다. 모든 정책대안은 우선적으로 당위성 차원의 타당성을 지녀야 하며, 그 다음으로 당위성을 지닌 정책대안은 실현성을 가질 수 있고, 실현성을 가진 정책대안이 능률성을 가질 수 있다[150].

당위성 차원의 비교 및 평가는 인간의 존엄성 구현을 담보해야 하고, 인간의 기본적 권리가 보장받을 수 있어야 하며, 형평성의 기준을 충족시켜야 한다. 이러한 당위성 차원의 대표적인 가치는 형평성이다. 형평성이란 법적 또는 사회적 합리성과 밀접하게 관련되어 있고, 사회 내의 여러 집단 사이에 효과와 비용을 배분하는 것을 말하며, 단순히 사전적인 기회균등이나 절차적인 측면의 형식적 평등뿐만 아니라 결과적인 측면에서의 평등인 실질적 평등을 동시에 고려해야 한다.

실현성 차원의 비교 및 평가는 정책대안이 실제로 채택되고 그 내용이 집행될 가능성을 말한다. 이러한 실현 가능성으로 기술적 실현 가능성, 재정적 또는 경제적 실현 가능성, 행정적 실현 가능성, 법적 실현 가능성, 정치적 실현 가능성이 있다.

기술적 실현 가능성은 현재 이용 가능한 기술로 그 실현이 가능한 정도를 말한다. 재정적 또는 경제적 실현 가능성은 정책대안의 집행을 위해서 필요한 재원의 확보가 가능한지의 여부이다. 행정적 실현 가능성은 정책대안의 집행을 위하여 필요한 집행조직, 집행요원 및 전문인력 등의 이용 가능성을 의미한다. 법적 실현 가능성은 정책대안이나 정책의 내용이 다른 법률의 내용과 모순되지 않을 가능성을 말한다. 정치적 실현 가능성은 정치체제에 의하여 정책대안이 채택되고 이것이 집행될 가능성을 말한다[151].

능률성 차원의 비교 및 평가는 효과성과 능률성을 통해 설명할 수 있다. 효과성은 일반적으로 목표달성도를 말하며 효과성이 큰 정책 대안일수록 바람직한 정책이지만, 효과성 기준은 목표달성을 위해 지불해야 할 정책비용을 고려하지 않는 단점이 있다. 능률성은 투입과 산출 간의 비율을 나타내는 것으로 투입과 산출의 계량화를 전제로 정의된다. 이러한 능률성 기준은 정책의 효과를 평가하는 데 있어 정책효과만이 아니라 정책비용까지도 고려하여 대안을 선택할 수 있게 하는 장점이 있다. 이처럼 효과성과 능률성은 정책대안을 비교 및 평가하는 데 있어 정책의 목표달성도와 비용을 측정할 수

150) 강근복, 「정책분석론」, 대영문화사, 2000, pp.150~177.
151) 안광현, 「현대행정학」, 한국학술정보㈜, 2010, p.263.

있다는 장점이 있다. 하지만 정책효과가 누구에게 얼마만큼 배분되는가 하는 문제가 고려되지 않는다는 단점이 있다[152].

6) 최적대안의 선택

정책의 최적대안의 선택은 수많은 정책대안이 탐색 및 검토되고 이를 집행할 경우에 나타나는 결과를 예측하는 과정을 지나 비교 및 평가하는 기준까지 정해진 상태에서 실행되는 단계이다. 따라서, 최적대안의 선택 단계에서 정책대안들의 실현 가능성과 소망성 기준에 따라 바람직한 대안을 선택해야 한다.

5 정책결정 모형

정책결정 모형에서 '모형'이란 실제 생활의 어떠한 국면을 단순화시켜 구현한 것이다. 정책 분석을 위한 개념적 모형은 다음과 같은 논의의 중점을 두어야 한다. 공공정책에 대한 우리의 사고를 단순화하고 체계화해야 하고, 정책문제의 중요 문제들을 확인해야 하며, 정치적 핵심 양상에 초점을 맞추므로 서로 간의 의사전달을 도와야 하고, 공공정책의 중요한 점을 제시함으로써 이에 대한 이해의 증진을 도모해야 하며, 공공정책에 대한 설명과 그 결과를 예측해야 한다.

정책결정 모형 이론의 전개에 있어서는 처음에는 인간의 완전한 합리성을 전제로 하는 합리모형으로부터 출발하였다. 그러나 현실적으로 인간의 완전한 합리성이란 이상에 불과하기 때문에 합리모형 이후의 대부분의 모형들은 합리모형을 비판하고 수정하는 형태로 발전하였다. 의사결정은 본질적 특성이 사회적, 정치적 과정이며, 그 정책이 미치는 영향도 다양하므로 학문적 접근방법과 다양한 차원의 관점을 통합해서 접근할 필요가 있다[153].

정책결정 모형의 유형은 다음과 같다. 첫째, 합리모형은 의사결정이 인간의 이성과 합리성에 근거하여 합리적으로 이루어진다고 가정하는 이론이다. 의사결정자는 문제와 관련된 모든 대안에 대한 고려를 할 수 있는 전능의 능력이 있으며 주어진 목적달성을 극대화하기 위해서 최대한 합리적으로 노력한다는 합리적 인간을 전제한다. 합리모형은 정책결정이 실제로 어떻게 이루어지고 있느냐보다는 가장 바람직한 결정이 어떻게 이루어져야 하는가를 설명하는 규범적 성격을 지니고 있다.

---

152) 안광현, 「현대행정학」, 한국학술정보㈜, 2010, p.264.
153) 안광현, 위의 책, p.265.

따라서, 합리모형에 따르면 정책결정자가 정책문제를 해결하기 위한 가장 바람직한 정책을 결정하려면 다음의 다섯 가지 단계를 의식적으로 밟아야 한다. 1단계는 해결해야 할 문제나 달성하고자 하는 목표를 명확히 정의하고, 2단계는 문제를 해결할 수 있는 또는 목표를 달성할 수 있는 모든 대안들을 탐색하고, 3단계는 대안들이 추진되었을 때 나타날 모든 결과들을 예측하고, 4단계는 대안의 모든 결과들을 평가 비교하며, 5단계는 대안에 대한 평가결과에 근거하여 목표달성을 극대화하는 최선의 대안을 선택하는 것이다. 이러한 합리모형도 인간이 여러 가지 이유와 여건상 반드시 합리적으로 행동하는 것은 아니기 때문에 완전한 합리적 결정은 비현실적이라는 비판을 받고 있다. 따라서, 제한적 합리성(bounded rationality)은 이상적인 합리성에 입각해 현실을 외면하기보다는 만족할 만한 수준의 제한된 범위에서 합리성을 추구한다[154].

둘째, 만족모형은 합리모형이 지닌 완전한 합리성에 있어서 인간의 한계를 지적하고 그 대신 보다 현실성 있는 인간의 제한된 합리성(bounded rationality)을 전제하고 있다. 인간은 합리성이 제한되기 때문에 완전무결한 최적의 대안을 탐색하기보다는 현실적으로 만족할 만한 수준의 대안선택을 한다는 것이다. 이 모형은 인간의 인지적, 정서적 요소를 많이 고려함으로써 보다 실제에 적합한 이론모형을 개발했다는 점과 의사결정이 실제로 일어나는 상황에 대한 실증적 연구에 공헌했다는 점에서 큰 의의를 찾을 수 있다.

만족모형의 주요 내용은 다음과 같다.

첫째, 정책결정자는 대안을 탐색하고 그 결과를 예측하는 데 있어서 사실판단과 인지(cognition)의 제약을 받는다. 따라서 이미 관심을 가지고 있는 것에 대해서만 선별적으로 인식(perception)한다.

둘째, 정책결정자는 이러한 인지적으로 제한된 합리성 때문에 모든 가능한 대안 중에서 최적의 대안을 선택하는 것이 아니라 만족할 만하거나 그 정도면 괜찮다고 생각되는 대안을 찾으면 그 대안을 선택하고 더 이상의 대안탐색은 중지한다.

셋째, 따라서 대안을 탐색하는 경우도 모든 대안을 탐색하지 않고 주위에서 쉽게 찾을 수 있는 대안들 가운데에서 무작위적이고 순차적으로 몇 개의 대안만을 탐색한다. 탐색된 대안의 결과에 만족하지 못하면 이러한 탐색을 반복하지만 탐색된 대안의 결과가 만족할 만한 수준에 이르면 대안탐색을 중지한다.

넷째, 정책결정자는 인지상의 한계를 알고 있기 때문에 외부의 복잡한 상황을 단순화시켜 인식하며 자기와 관련된다고 느껴지는 일부분만을 관심의 대상으로 삼는다.

---

154) 안광현, 「현대행정학」, 한국학술정보㈜, 2010, pp.266~267.

이러한 만족모형은 다음과 같은 비판을 받고 있다. 어느 정도 심리적으로 만족할만한 수준의 대안이 발견되면 대안탐색을 중지한다고 하는데 그 만족의 정도를 결정할 객관적인 기준이 없다. 또한, 최선의 대안이 아니라 만족할 만한 대안을 찾은 후에 대안탐색을 중단하게 되면 미처 탐색되지 않은 대안 중에서 훨씬 더 중요한 대안이 있어도 이것은 검토되지 않고 포기된다. 일반적이고 가벼운 의사결정인 경우에는 무작위적이고 순차적으로 탐색하겠지만 이례적이고 중대한 의사결정에서는 보다 분석적인 결정이 이루어질 가능성이 크다[155].

점증주의(incrementalism)는 합리모형이 현실의 정책결정에 적용되기 어렵다는 점을 지적하고 현실에서 실제로 이루어지고 있는 정책결정을 설명하기 위하여 개발되었다. 인간의 인지상의 제약과 현실에서 이루어지고 있는 정책결정 자체의 정치적 성격 및 그것으로 인한 제약이 있으므로 완전한 합리적 분석은 불가능하며 실제로 정책은 점증적으로 결정된다는 것이다. 점증모형의 정책개념은 과거로부터의 약간의 변이로 과거의 정부활동에 약간의 수정만을 가한 연속적인 활동이다. 즉 시간, 정보, 비용 등의 여러 가지 제약 조건으로 인해 합리적이고 포괄적인 정책형성이 불가능함을 알기에 다소 보수적인 과정을 통해 정책을 결정한다는 것이다. 기초(base)라고 여겨지는 기존 프로그램, 정책, 지출 등에 대해서는 보수성을 띠고 있으며, 주요 관심은 새로운 프로그램과 정책 및 현행 프로그램들의 증감과 변형에 집중하며, 정책결정자들은 기존의 정책에 대해 정당성을 부여하고 이전의 정책을 관습적으로 수용한다는 점이 점증모형의 핵심이라 할 것이다[156].

점증주의적 모형은 다음과 같이 이루어진다. 첫째, 대안분석에 있어서 기존의 정책과 크게 다르지 않는 몇 개만을 추출하여 달라지는 부분을 토대로 선택한다. 둘째, 대안을 분석 평가할 경우 정보가 충분한 몇 개의 대안에 국한시킨다. 셋째, 각 대안에 대하여 예상되는 결과도 몇 가지에 한정시켜 분석한다. 넷째, 일단 정립된 목표도 수단적 대안의 탐색과 선택과정 중에서 재조정 내지 수정된다. 다섯째, 대안의 탐색평가과정에서 나타나는 새로운 정보와 자료들을 처리, 재구성하여 활용한다. 여섯째, 목표 설정에서부터 최종선택에 이르는 분석평가 작업은 반복해서 연속적으로 행한다. 일곱째, 분석과 평가는 다분히 치료 지향적이다. 여덟째, 정책은 행정부나 정부가 독자적으로 만드는 것이 아니라 사회를 구성하고 있는 여러 구성단위에 의해서 분석되고 평가된다[157].

이러한 점증주의도 다음과 같은 비판을 받고 있다. 점증주의는 기준이 되는 과거의 정책이 바람직한 것이고 정책결정이 사회 각 계층의 이익을 반영한다는 정치적 다원론

155) 안광현, 「현대행정학」, 한국학술정보㈜, 2010, p.268
156) 안광현, 위의 책, p.269
157) 안광현, 위의 책, p.270

의 주장을 전제로 하고 있지만, 이 전제가 충족되지 않는 상황, 예를 들어 과거의 정책이 바람직하지 않거나, 사회 각 계층의 이익이 정책결정에 고루 반영되지 않는 사회의 경우 적합성이 상실된다. 또한, 현존하는 정책에서 소폭의 변화만을 고려할 때, 얼마만큼을 소폭이라고 해야 하는지 판단기준이 없다. 그리고, 점증주의는 반개혁적이고 보수주의적 성격을 지닌다. 그러나 급격한 사회변동의 경우와 같이 정책이 실제로 점증적으로 이루어지지 않는 경우도 많다[158].

혼합주사모형(mixed scanning model)은 합리모형과 점증주의 모형의 단점을 제거하고 장점만을 취한 변증법적 통합모형으로 제시한 것이다. 합리모형은 전제하고 있는 완전한 합리적 분석적 결정이 비현실적이고, 점증모형은 근시안적이고 방향감각이 없으며 보수적인 경향을 지니고 있기 때문이다. 따라서, 혼합주사모형은 정책결정을 크게 근본적 결정과 세부적 결정으로 나누는 것이다[159].

최적모형(optimal model)은 개인적 차원이나 합리적 선택이라는 의사결정 국면에 초점을 두고 있는 다른 모형과 달리 질적으로 보다 나은 정책을 산출하기 위한 정책결정체제의 운영에 초점을 두고 있다. 최적모형에서 최적화는 정책체제의 산물인 정책결과가 투입보다 큰 상태를 말하므로 경제적 합리성에 기초하고 있다. 물론 최적치가 동원 가능한 투입물과 예상되는 산출물과의 관계를 의미하고 이러한 투입물의 각 단계에 대한 효율적인 배분, 특히 정책결정체제 자체의 개선을 위한 투입도 경제적 합리성에 포함시키고 있다. 따라서 최적치란 양적인 것만을 의미하는 것이 아니라 질적인 개념을 포함하고 있다. 또한, 최적모형은 동태적인 정책과정의 질적 최적화를 달성하기 위해서 합리성뿐만 아니라 직관, 판단, 창의성과 같은 초합리적 요인도 중요시한다[160].

회사모형(firm model)은 연합모형(coalition model)이라고도 하는데, 이 모형은 개인적 차원의 의사결정에 초점을 두는 만족모형을 발전시켜서 조직의 집단적 차원에 적용시킨 것이다. 회사모형은 회사조직의 의사결정행태를 조직의 구조 및 목표의 변화, 기대의 형성과 욕구수준, 갈등의 준해결, 불확실성의 회피, 조직체의 학습 등 여러 측면에서 설명하고 있다. 따라서, 회사모형은 갈등의 준해결, 문제 중심의 탐색, 불확실성의 회피, 조직의 학습과 표준운영절차 등의 개념으로 기업의 의사결정행태를 설명하고 있다[161].

쓰레기통모형(garbage can model)은 조직이나 집단의 응집성이 아주 약한 상태,

158) 안광현, 「현대행정학」, 한국학술정보㈜, 2010, p.271
159) 안광현, 위의 책, p.272.
160) 안광현, 위의 책, p.273.
161) 안광현, 위의 책, p.274.

즉 조직화된 혼란상태 또는 무정부상태(organized anarchies)에서 이루어지는 비합리적인 의사결정의 측면을 강조하는 모형이다. 이러한 혼란상태에서는 의사결정들이 어떤 규칙에 따라 일어나는 것이 아니라 쓰레기통에 마구 집어넣은 쓰레기처럼 뒤엉켜 있다가 우연하게 일어난다는 것이다[162]. 쓰레기통모형은 다음과 같다.

첫째, 조직화된 혼란 상태는 참여자들 간에 합의된 선호가 없거나 또는 참여자 개인이 자신의 선호를 정확히 모르는 경우(확정적 선호), 목표와 수단의 인과관계가 명확하지 않은 경우(불명확한 기술), 의사결정과정에 참여자들이 일시적으로 참여하는 경우(일시적 참여자)를 전제로 한다.

둘째, 의사결정에는 해결해야 할 문제, 문제의 해결책, 참여자 그리고 의사결정의 기회 등 네 가지 요소가 있다. 이들 네 가지 요소는 서로 아무런 관계없이 독자적으로 움직인다. 이들 요소들(쓰레기에 비유)이 서로 다른 시간에 쓰레기통에 들어와서 우연히 한곳에서 동시에 만날 때 의사결정이 이루어진다는 것이다.

셋째, 실제로 의사결정이 이루어지는 경우란 네 가지 요소의 흐름과 관계있다. 쓰레기통모형이 전제하고 있는 조직화된 혼란 상태에서는 우연히 발생하는 두 가지의 계기, 즉 극적인 사건이나 정치적 사건이 발생하였을 때 네 가지 요소가 합쳐진다. 이 경우 의사결정방식은 진빼기 결정(choice by flight), 날치기 통과(choice by oversight)라는 두 가지 유형이 전형적으로 나타난다. 이러한 모형에 해당하는 예로서 조직의 계층적 관계가 분명치 않은 대학조직이나 친목단체를 들 수 있다[163].

게임이론모형은 경쟁상황에서 합리적인 선택이 일어나며, 둘 이상의 상대방이 각자의 선택에 따라 서로 영향을 주고받는 상황에서 합리적 의사결정을 말한다. 합리모형의 의사결정이 어떤 개인이나 단체의 독립적 의사가 중심이라면 게임이론에서는 그러한 결정이 언제나 상대방의 결정과 관련하여 상대적인 것으로 파악한다. 게임이론모형의 중요한 개념은 '전략(strategy)'과 '결말(payoff)'이다. 정책결정자들의 선택과 관련된 모든 상황을 파악할 수 있다는 전제에서 최대손실의 극소화 또는 최저이익의 극대화를 위한 정책대안의 선택이 곧 합리적 전략이라는 것이다. 최대의 이익을 초래할 가능성은 높으나 최대손실을 가져올 우려도 높은 대안은 최종선택 가능성에서 배제된다[164].

162) 안광현, 「현대행정학」, 한국학술정보㈜, 2010, p.275.
163) 안광현, 위의 책, p.276.
164) 안광현, 위의 책, p.277.

6 정책 집행

정책집행(policy implementation)은 정책의 내용을 실현시키는 과정으로 정책수단들을 동원해 정책을 실질적으로 집행하는 것을 말한다. 실제로 정책 속에 포함되어 있는 수많은 정책수단과 계획들은 집행 작업을 거쳐 현실로 나타나야만 원하는 목표를 달성할 수 있고 정책문제를 해결할 수 있게 된다. 이러한 정책집행은 오랜 시간, 여러 장소, 복합적인 상황 속에서 발생하는 일련의 행정적·정치적 결정과 활동으로 이루어진다. 정책집행에 영향을 미치는 요인은 정책의 내용, 정책문제의 성격, 집행환경과 맥락, 집행기관의 성격 등으로 나누어 볼 수 있다[165].

여기서 주의할 점은 정책수단이 단순히 실현되었다고 해서 정책목표가 반드시 달성되는 것은 아니다. 즉 정책집행이 있었더라도 정책내용상의 이론이 잘못되었거나, 효과적이지 못한 정책집행 때문에 정책집행이 실패할 수도 있기 때문이다.

1) 정책집행의 단계

정책집행의 단계는 정책지침 개발단계, 자원확보 단계, 조직화 단계, 실현활동 단계, 감독통제 단계로 구성된다. 정책지침 및 개발단계는 결정된 정책이 추상적이기 때문에 현실적으로 집행이 가능하도록 정책내용을 구체화시켜 무엇을 어떻게 하는가를 집행자에게 밝혀 주는 단계이다. 이러한 정책지침 및 개발단계에서 일반적으로 SOP(표준운영절차)를 개발하고 작성하게 된다. 자원확보 단계는 집행담당기간이나 집행대상자에 대한 예산·인력·시설·정보 등 필요한 자원을 확보하는 단계이다.

조직화 단계는 정책을 집행할 정책집행기구를 설치하고 집행절차를 마련하는 단계이다. 실현활동 단계는 확보된 자원을 이용하여 정책지침에 따라 정책대상자에게 서비스를 제공하거나 행동을 규제하는 단계이다. 감독통제 단계는 정책집행의 마지막 단계로서 실현활동이 지침에 따라 충실하게 수행되었는가를 감독 및 통제하는 단계이다[166].

2) 정책집행의 유형

정책집행자의 유형은 정책결정자와 집행자의 관계에 중점을 두고 고전적 기술자형, 지시적 위임형, 협상형, 재량적 실험, 관료적 기업가형으로 구분할 수 있다. 고전적 기술자형(classical technocrats)의 정책결정자는 명백한 목표를 기술하고, 정책집행

165) 안광현, 「현대행정학」, 한국학술정보㈜, 2010, p.279.
166) 안광현, 위의 책, p.280.

자는 이러한 목표를 지지하며, 정책결정자는 계층적 명령구조를 수립하여 목표를 달성할 수 있는 기술적 권한을 특정한 집행자에게 위임한다. 또한, 정책집행자들은 결정자들이 결정한 정책목표를 달성할 수 있는 기술적 능력을 소유하고 있다.

지시적 위임형(instructed delegate)에서 정책결정자는 구체적인 목표를 제시하고 정책집행자는 목표의 바람직성에 대해 동의한다. 그리고 정책결정자는 하나 또는 그 이상의 집행자 집단에 목표를 달성할 것을 지시하며, 집행자들에게 재량적인 행정적 권한을 위임한다. 또한, 정책집행자들은 정책결정자들이 정한 목표를 달성하기 위해서 기술적, 행정적으로 협상을 할 수 있는 능력을 소유하고 있다.

협상형(bargainers)에서 정책결정자는 정책목표를 제시하는 역할을 하고, 정책결정자와 정책집행자 사이에 목표의 바람직성에 대해 필연적으로 합의를 하지는 않지만, 정책집행자는 정책결정자와 정책의 목표와 수단에 대해서는 협상을 한다.

재량적 실험형에서 정책결정자는 추상적이고 일반적인 목표를 지지하지만, 지식이나 다른 확실성의 결여로 인해서 이를 확실하게 표현할 수 없으므로 정책결정자는 집행자에게 목표를 명확히 하고 이를 달성할 수 있는 수단을 개발할 수 있도록 광범위한 재량권을 준다. 또한, 정책집행자는 정책결정자들이 정한 업무를 수행할 능력을 가지고 있으며 이를 기꺼이 수행할 의사도 가지고 있다.

관료적 기업가형에서 정책결정자는 정책집행자와 목표를 달성하는 수단을 협상하는 존재이다. 정책집행자는 자신의 정책목표를 결정하여 정책결정자가 이 목표를 채택하도록 확신시키기 위해서 충분한 힘을 정비하고 정책목표를 달성할 능력과 의지를 가지고 있어야 한다[167].

3) 정책집행의 순응과 불응

정책집행에서 순응(compliance)은 정책이나 법규에서 요구하는 행동에 따르는 행위를 말한다. 반대로 불응은 정책이나 법규에서 요구하는 행동에 따르지 않는 행위를 말한다. 따라서, 규제정책에서 성공적인 정책집행을 위해서는 정책대상 집단과 정책집행자들의 순응이 매우 중요하다.

정책집행과정에서 대상 집단이 순응하기 위해서는 권위와 합리성이 필요하다. 정책에 관련된 사람들이 권위적이고 그 정책이 합리적일수록 정책의 순응을 확보하기가 쉬워진다. 정책을 집행하는 정부의 경우 「헌법」에 근거한 합당한 정통성을 갖고 있으며, 이러한 정부의 정통성은 순응을 확보하는 데 큰 도움이 된다. 또한, 정책을 집행하는 데 있

167) 안광현, 「현대행정학」, 한국학술정보㈜, 2010, p.285.

어 정책대상이 이익을 얻는 경우에는 정책에 순응하는 정도가 커진다. 예를 들어 혁신형 제약기업 인증을 받기 위해 정부가 제약기업에 자료를 요구할 경우 제약기업은 대부분 순응하여 자료를 제출한다.

이와 반대로 정책집행과정에 있어 불용이 발생하는 경우는 정책의 목표 및 집행수단이 모호하고 불명확하면 정책 집행에 있어서 불응이 발생할 수 있다. 정부가 추진하는 정책이나 정책의 집행이 일반대상이나 그 집행대상의 가치와 대립할 경우 불응이 발생할 수 있다. 또한, 정책의 집행에 있어서 관련 기관이 많을수록 정책집행의 어려움이 커지고, 의사전달이 부족할수록 정책대상 및 정책집행자 모두의 불응이 커질 수 있다. 이 밖에 집행자의 소극적 성향이나 재량권의 남용 또는 정책집행자의 형식적 집행태도와 집행자의 불신도 불응을 야기하게 된다[168].

4) 정책의 순응 확보 전략

정책집행과정에 있어서 순응을 확보하기 위해서는 교육과 설득이 필요하다. 정책대상 집단과 집행자에게 정책을 이해시키고 동의를 구할 경우 자발적인 순응을 확보할 수 있다. 정책을 집행하는 과정에서 정책이 많은 갈등을 유발한다면 무조건적으로 순응시키기보다는 정책을 수정하는 것이 더 효과적이다. 또한, 기존의 가치와 대립하거나 집행에 있어서 불확실성이 커지면 기존의 관습을 채택하는 것이 효과적이다.

정책을 집행하는 집행자와 정책의 대상인 정책대상자들에게 실제적인 편익을 제공하면 정책집행의 순응을 확보하기 위해 효과적이 된다. 반대로 정책의 순응을 얻기 위해서 모든 수단을 사용하였음에도 불구하고 순응이 확보되지 않았을 경우에는 행정기관이나 법원에 의하여 부과되는 제재의 수단을 사용해서 순응을 확보하기도 한다[169].

7 정책 평가와 변동

1) 정책 평가의 의미

정책 평가(policy evaluation)는 정책의 내용과 집행, 영향 등을 평가하는 것을 말한다. 즉, 정책이 제대로 집행되고 있는지, 정책의 개입에 따른 효과가 있는가를 연구하는 것을 정책 평가라고 한다. 이러한 정책평가는 정책과정 중에 최후의 단계가 정책평가이나

168) 안광현, 「현대행정학」, 한국학술정보㈜, 2010, p.286.
169) 안광현, 위의 책, p.287.

단순히 마지막 단계에만 나타나는 것이 아니라 정책 모든 과정을 통해서 발생하는 기능적 활동이라고 정의하기도 하였다.

정책평가는 정책의 정당성 확인을 위하여 필요하다. 정책은 바람직한 사회 상태를 이룩하려는 정책목표와 이를 달성하기 위한 정책수단으로 구성되고, 이러한 정책의 목표달성도과 정책수단의 적절성을 확인하는 것은 정책 평가를 통해 가능하다. 또한, 정책 평가는 설득력 있는 정책의 평가는 복잡하고 다양한 정책의 참여자들을 설득하고 그들의 지지를 확보하는 데 큰 도움이 된다.

정책담당자의 책임성을 확보하기 위해서도 정책 평가는 중요하다. 정책이나 사업을 결정하고 집행하는 담당자의 책임은 단순한 회계책임을 넘어 관리책임까지 요구되므로 정책 평가를 통해 정책이나 사업에 대한 실증적인 검토를 바탕으로 정책담당자에게 책임을 물을 수 있다[170].

2) 정책평가의 유형

정책평가의 유형은 평가시기에 따라 사전평가, 사후평가, 형성평가, 총괄평가로 구분되고, 평가의 목적에 따라 과정평가, 영향평가, 메타평가로 구분할 수 있다. 사전평가는 정책집행이 이루어지기 이전에 하는 평가로 평가의 대상이 될 결과가 발생하기 전에 이루어지는 평가를 말한다. 사후평가는 집행이 이루어진 후에 실시되는 평가를 말한다.

형성평가는 프로그램의 문제를 발견하고 이의 개선을 위해서 정책결정 또는 집행 중에 수행하는 평가를 말한다. 따라서 형성평가는 사업계획의 개발과정이나 그것의 개선과정에서 수행되므로 보다 나은 사업계획을 구성하고 이미 확정 및 실시되고 있는 사업을 개선하기 위한 목적으로 수행된다.

총괄평가는 정책이나 사업의 완료 후에 실시되며, 주로 고위정책 결정자 혹은 정책자금제공자와 같은 외부의 고객의 요구를 충족시키기 위하여 수행된다. 따라서, 총괄평가는 정책의 추진 여부, 정책 내용의 수정에 필요한 정보를 제공하는 기능을 하므로 평가의 대상과 목적에 따라 효과성 평가, 능률성 평가, 공정성 평가로 나눌 수 있다[171].

과정평가는 정책집행 및 활동을 분석하여 보다 효율적 집행전략을 수립하거나, 정책내용을 수정 또는 변경하며 정책의 중단·축소·유지·확대 여부의 결정에 도움을 주는 평가이다. 이러한 과정평가는 정책 활동으로부터 목표에 이르는 도중에 개입되어 있는 중간목표를 포함한 변수들 간의 인과관계경로를 확인하는 좁은 의미의 과정평가와

170) 안광현, 「현대행정학」, 한국학술정보㈜, 2010, p.289.
171) 안광현, 위의 책, p.290.

정책분석이 의도했던 대로 집행이 되었는가를 점검하는 집행평가로 구분할 수 있다.

영향평가는 어떤 정책이 의도한 방향으로 어떤 변화를 야기했는지를 평가하는 정책평가이다. 메타평가는 상위평가로 평가에 대한 평가로 정책평가의 결과를 다시 평가하는 평가이다. 이러한 메타평가는 평가계획이나 진행 중인 평가, 그리고 이미 완료된 평가를 다른 평가자로 하여금 평가할 것을 요구한다.

정책평가는 정책목표의 불확실성 때문에 어려움을 겪을 수 있다. 정책목표의 채택을 둘러싸고 수많은 이해관계인이 각자 자기들의 주장을 펼치므로 정책결정자는 갈등을 완화하기 위해서 정책목표를 애매모호하게 설정하기도 한다. 그러나, 애매모호하게 설정된 정책목표에는 앞서 설명한 것처럼 정책의 집행을 어렵게 할 뿐 아니라 정책의 효과성을 평가할 때 혼란을 초래한다.

정책결정자와 정책집행자들은 정책평가의 부정적인 결과를 방지하기 위하여 정보를 제대로 제공하지 않거나, 자신들에게 유리한 정보만을 제공하는 등 부정적 평가에 대해서는 순응하지 않으므로 평가에 저항하기도 하므로 평가에 어려움을 겪을 수 있다.

정책평가는 돈·시간·인력 등의 많은 자원이 요구되고, 전문적인 지식과 기술이 요구되지만, 이를 지원받지 못할 경우에는 한계에 부딪힌다. 또한, 정책평가는 정책의 효과를 측정해야 하나, 공익이나 만족, 행복 등의 무형적 가치를 평가하는 것은 매우 어려운 일이다. 따라서 정책평가는 어떻게 측정을 할 것인지 또한 평가의 신뢰도와 타당성을 어떻게 확보할 것인가 매우 중요하다[172].

3) 정책 변동과 유형

정책 변동(policy change)은 정책목표, 수단 등이 변하는 것을 말한다. 이러한 정책변동은 정책목표·수단·대상 집단 등 정책의 내용이 변하는 것뿐만 아니라 정책집행방법의 변화까지도 포함한다. 정책변동은 정책유지, 정책승계, 정책종결, 정책혁신 이상의 네 가지로 구분할 수 있다.

정책유지는 현재의 정책을 그대로 지속시키는 것으로, 정책의 기본적 특성을 그대로 유지시키는 것을 말한다. 따라서, 정책의 기본내용을 대폭 수정하거나 아니면 정책의 종결을 하기 위해 노력하다가 반대세력의 저항 또는 합리적인 판단에 따라 정책을 그대로 유지하는 경우에 사용된다.

정책승계는 정책변동 중 가장 중요한 것으로 기존 정책의 목표는 변경시키지 않고

172) 안광현, 「현대행정학」, 한국학술정보㈜, 2010, p.291.

내용의 일부 또는 전부를 변경시키는 것을 말한다. 이러한 정책승계는 기존의 정책수단이나 사업을 완전히 종결하고 종전과 동일한 목표를 달성하기 위해 새로운 사업계획을 수립하는 것을 의미하는 선형적 승계(linear succession), 두 개 이상의 정책이나 사업계획이 완전히 또는 부분적 으로 종결되고 이와 유사한 정책목표를 추구하기 위해 새로운 단일의 정책이 제도화되는 것을 의미하는 정책통합(policy consolidation), 정책통합에 반대되는 개념으로 기존 정책이 두 개 또는 그 이상의 정책으로 분할되는 것을 의미하는 정책분할(policy splitting), 기존의 정책 중 일부는 계속적으로 유지하면서 일부는 완전히 종결시키는 부분종결(partial termination), 정책유지·대체·종결 또는 추가 등 정책승계의 여러 유형들이 복합적으로 나타나는 복합적 정책승계(complex patterns of policy succession) 등으로 구분할 수 있다[173].

정책종결은 현존하는 정책을 완전히 소멸시키는 것으로 특정 정책목표와 이를 실현하기 위한 정책수단 등을 완전히 폐지·소멸시키는 것을 말한다. 이러한 정책종결은 특정한 정책을 의도적으로 종결시키거나 중지시키는 것으로 여기에는 특정 부문의 기능·사업·정책 및 조직의 중지 또는 종식 등이 포함된다[174].

정책혁신은 정부가 관여하지 않고 있던 분야에 개입하기 위하여 새로운 정책을 결정하는 것을 의미한다. 즉, 정책변화가 아니라 새로운 정책결정이라고 볼 수 있다[175].

8 정책 형성과 정책 과정

정책 형성(policy formulation, policy formation)은 정책목표를 설정하고, 정책대안을 개발·선택하는 다음과 같은 과정을 거쳐 형성된다[176]. 정책은 정책문제와 국민이 바라는 욕구가 무엇인가를 파악함으로써 형성되기 시작한다. 그 다음으로 문제를 해결하거나, 국민들이 원하는 가치를 실현하기 위한 목표를 설정하는 것이다. 그 다음은 정책대안의 수립 및 분석을 통해 목표를 달성하기 위한 정책대안을 찾아내고, 대안별 장·단점과 제약요인, 실현 가능성 등을 비교하게 된다. 마지막으로 대안들에 대한 각각의 분석결과를 놓고 정책결정권자가 최종 결정을 하면서 정책이 형성된다[177].

정책과정(policy process)은 정책 문제를 인지하고, 정책목표의 설정과 대안의 검토

173) 안광현, 「현대행정학」, 한국학술정보㈜, 2010, p.292.
174) 안광현, 위의 책, p.293.
175) 안광현, 위의 책, p.294.
176) 이종수·윤영진, 「새 행정학」, 대영문화사, 2008, p.273.
177) 안광현, 「현대행정학」, 한국학술정보㈜, 2010, p.242.

와 결정, 집행, 평가의 과정을 거쳐 정책이 종결되기까지의 일련의 과정을 말한다[178]. 정책과정은 정책의제설정, 정책결정, 정책집행, 정책평가, 정책변동, 종결과정단계 등 6단계로 구성된다[179].

1) 정책의제 설정

정책과정 중 첫 번째 단계는 정책의제 설정(policy agenda setting)이다. '정책의제'란 다양한 문제 중에서 정책결정자가 해결해야 하는 대상을 말한다. 따라서, 정책의제 설정은 정부가 정책적으로 해결해야 하는 사회문제 또는 공공문제를 공식적인 정책의제로 채택하는 일련의 과정을 말한다. 이 단계에서는 입법부와 행정부 등 공식적인 정책결정자가 정책적 해결을 위하여 검토하기로 문제를 결정하게 되므로 정책결정 과정뿐 아니라 정책 집행 및 평가과정의 출발점이 되는 정책과정의 첫 단계로서 매우 중요하다. 또한, 정책의제로 채택되지 못하면 정책이 형성되어 집행될 수 없다는 점에서 매우 중요한 의미를 갖는다.

정책의제의 특징은 참여하는 집단의 이해관계나 주관이 개입되므로 복잡성과 다양성을 띠는 것이고, 정책결정자의 주관적 판단에 의해 채택되기 때문에 자의적 또는 주관적으로 인지되는 경우가 많으며, 정책과정 중 많은 갈등이 수반된다는 점이다[180].

정책문제의 특성도 정책의제 설정에 영향을 미치며, 다음과 같은 특징을 지닐 때 정책의제 설정 가능성이 높아진다. 첫째, 사회적 유의성으로 문제로 인한 피해자의 숫자가 많거나, 피해의 강도가 크거나, 피해의 사회적 의미가 중대할수록 채택될 가능성이 높아진다. 둘째, 기간의 적절성으로 사회문제가 오랫동안 누적되어 온 것일수록, 장기적으로 고통을 가중될수록 채택될 가능성이 높아진다. 셋째, 문제가 단순하고, 기술적으로 이해하기 쉬울수록 정책의제로 설정될 가능성이 높다. 넷째, 문제가 구체적일수록 채택될 가능성이 높지만, 이념 또는 사상과 관련된 정책은 포괄적일수록, 추상적일수록 지지 세력이 많아져서 채택될 가능성이 높아지기도 한다. 다섯째, 관련 집단들에 의해 예민하게 쟁점화될 것일수록 의제설정으로 채택될 가능성 높다. 여섯째, 선례가 있는 문제일수록 의제설정으로 채택될 가능성이 높아진다.

또한, 관계집단의 크기가 클수록, 응집력이 강할수록 정책의제가 되기 쉽다. 관계집단의 종류는 확인집단, 관심집단, 관심대중, 일반대중으로 구분할 수 있다. 확인집단

178) 안광현, 「현대행정학」, 한국학술정보㈜, 2010, p.230.
179) 김인 외, 「신행정학원론」, 2000, pp.76~80.
180) 안광현, 「현대행정학」, 한국학술정보㈜, 2010, p.243.

은 동일집단이라고도 하며, 문제를 제기하는 집단과 강한 유대감을 느끼고 자기들의 이해가 문제를 제기하는 집단의 이해와 일치한다고 생각하는 집단이다.

관심집단은 주의집단이라고도 하며, 특정 문제가 자기들의 이해관계와 밀접한 관계가 있는 집단을 말한다. 관심대중은 주의공중이라고 하며, 공중문제를 잘 알고 관심이 있는 계층의 사람들로 여론지지층이 여기에 해당된다. 일반대중은 비활동적이며, 문제에 대한 관심이 적고 지식이 부족한 사람을 말한다. 따라서, 사회적 문제의 확산은 일반적으로 확인집단에서 관심집단으로, 관심집단에서 관심대중으로, 관심대중에서 일반대중으로 퍼져나가게 된다[181].

2) 정책결정

정책과정 중 두 번째 단계는 정책결정 단계이다. 정책의제로 설정된 문제의 본질을 파악하고, 문제해결을 통해서 달성해야 할 목표를 설정하며, 이러한 목표를 달성하는데 필요한 여러 가지 방안을 검토·탐색하여 바람직한 대안을 선택하는 단계를 말한다. 이러한 정책결정 단계는 정책형성 단계와 정책채택 단계로 구성되는데, 정책형성 단계는 불만을 느끼는 주민의 정책적 수요를 충족시키고, 정책문제를 해결하기 위해 각종 대안을 개발하는 과정을 말한다. 정책채택 단계는 정책결정 권한을 가진 기관이 정책대안을 선택하는 과정을 말한다.

3) 정책집행

세 번째 단계는 정책집행 단계로 결정된 정책을 실현하는 단계로 정책수단들을 동원하여 정책을 실질적으로 집행하는 것을 말한다. 정책 속에 포함되어 있는 수많은 정책수단과 계획들은 집행 작업을 거쳐 현실로 나타나야만 목표를 달성할 수 있고, 정책문제를 해결할 수 있다. 따라서 정책집행은 오랜 시간, 여러 장소, 복합적인 상황 속에서 발생하는 일련의 행정적·정치적 결정과 활동으로 이루어진다. 이러한 정책집행에 영향을 미치는 요인은 정책의 내용, 정책문제의 성격, 집행환경과 집행기관의 성격 등으로 나누어 볼 수 있다.

네 번째 단계는 정책평가 단계로 정책목표 달성을 위해 정책수단을 구체적으로 실현하는 집행이 개시된 후에 그 과정과 결과를 점검하는 단계이다. 따라서, 정책의 내용과 집행 및 그 영향 등을 추정하거나 평정하는 것이 정책평가에 포함된다. 정책평가는

181) 안광현, 「현대행정학」, 한국학술정보㈜, 2010, pp.247~248.

정책집행과정에서 등장하는 여러 가지 문제점을 해결하기 위해 더 나은 집행전략과 방법을 모색하기 위해서 실시되는 형성적 평가(formative evaluation)와 정책집행 후 목표했던 효과를 성취했는지 여부를 판단하는 총괄적 평가(summative evaluation)로 구분될 수 있다.

다섯 번째는 정책변동 단계로 최초의 정책목표, 수단 등이 변하는 것을 말한다. 정책변동은 정책목표·수단·대상 집단 등 정책의 내용이 변하는 것뿐만 아니라 정책집행 방법의 변화까지도 포함되며, 정책의 수정·쇄신·승계·유지 및 종결도 포괄된다. 정책변동은 정책을 종결하는 경우와 기본 정책목표는 그대로 두고 새로이 정책수단을 보완하여 정책이 새로운 정책으로 승계되는 경우와 정책을 약간 수정하여 유지되는 경우로 구분될 수 있다.

여섯 번째 단계는 정책종결단계로 정책목표와 이를 실현하기 위한 정책수단 등을 완전히 폐지·소멸시키는 것을 말한다. 따라서, 특정한 정책을 의도적으로 종결·중지시키거나 특정 부문의 기능·사업·정책 및 조직의 중지 또는 종식 등이 모두 포함된다.

9 정책의 분석

정책분석은 정책결정자들이 보다 나은 판단을 할 수 있도록 각종 정보를 창출하고 제시하는 일체의 분석형태를 의미하며, 정책결정자들에게 조언을 주기 위한 각종 활동도 포함된다. 랜드연구소 퀘이드(E. S. Quade)는 정책결정자에 의해 만들어질 정책과 그 정책을 통해 달성 가능한 결과의 연계성에 대하여 분석하여 사회적 가치에 관련된 정보를 제공하거나, 공적 결정에 도움을 주기 위한 고객 지향적 활동이라고 했다.

정책분석은 정책문제에 관한 지식 및 정보를 창출하고, 그에 대한 해결방안을 처방하여 정책결정자에게 제공하거나 자문하는 것을 의미하며, 사후 기술적 분석과 사전 처방적 분석으로 대별한다. 정책을 분석하는 정책분석가는 정책문제를 설명하고 그 해결방안을 처방함으로써 정책과정에 지대한 영향력을 행사한다. 정책분석가들은 다양한 분석기법을 활용하여 정책문제의 원인과 실태를 과학적으로 분석하고 합리적 해결방안을 창출하여 정책결정자에게 자문함으로써 사회변화 및 개혁에 중심적 역할을 수행하게 된다. 정책분석가의 가치·이해관계 등 규범적 요인이 정책분석의 기본방향을 좌우하기 때문에 정책분석가의 윤리와 개인적 양심, 사명의식, 가치 등 주관적 문제와 그의 역할에 따른 책임의식에 관한 문제가 늘 제기될 수 있다.

정책분석을 구성하는 요소는 정책문제(policy problems), 사전에 미래의 결과를 예측해보는 대안의 결과(policy futures), 실제 정책이 집행되는 정책행위(policy actions), 정책집행 후 결과의 산출(policy outcomes), 정책집행 종료 후 전반적인 성과(policy performance)가 있다.

정책분석의 방법은 정책문제가 무엇인지 구체화하는 정책문제 구조화(problem structuring), 정책문제와 산출·성과에 대한 관찰과 탐색(monitoring), 정책 대안의 결과 예측(forecasting), 정책 결과물인 산출·성과에 대한 평가(evaluation), 마지막은 정책을 제안(recommendation)하는 것이다.

정책의 사전 분석은 주제를 설정하고, 대안을 검토하며, 정책 영향을 분석하며, 정책 기준과 모형을 설정하는 것이다.

정책을 분석하는 과정은 첫째, 정책문제를 구체적으로 진단, 규명하여 목표를 도출하는 공식화 과정이고, 둘째, 다양한 대안과 관련되는 자료를 찾고, 대안을 취사선택하여 디자인 하는 대안 탐색 과정이다. 셋째는 미래 환경을 예측하거나, 대안의 결과를 예측하는 과정이고, 예측하기 위해 실제 모형을 설계, 이용하는 모델링 과정이다. 마지막은 대안들을 비교하고 순위를 매기는 평가하는 과정이다[182].

10 정책 참여자

정책과정에는 다양한 자가 참여한다. 따라서, 다양한 정책참여자들 간의 복잡한 일련의 상호 조정을 거치면서 정책과정은 전개된다고 할 수 있다. 정책참여자는 공식적 참여자와 비공식적 참여자로 구분할 수 있다[183].

1) 공식적 참여자

(1) 중앙정부의 참여자

① 대통령

대통령은 정책과정 전반에 대한 주도적 역할과 기능을 수행할 수 있도록 헌법에서 보장하고 있다. 따라서, 대통령은 국회에 법률안 제출권을 가지고 있고, 의회가 제정 또는 개정한 법률에 대한 거부권을 행사할 수 있으며, 행정부의 수반으로서 총리를 비롯한 각 부처 장관과 고위공무원의 임명과 해임에 대한 권한을 갖고 있다. 따라서,

182) 안광현, 「현대행정학」, 한국학술정보㈜, 2010, pp.235~236.
183) 이종수·윤영진, 「새 행정학」, 대영문화사, 2008, pp.268~272.

대통령은 정책과정에 영향을 미치는 형식적 권한과 실질적 권한을 모두 가지고 있다고 볼 수 있다.

② 입법부(국회)

입법부는 자유민주주의 정치체제에서 정치적 기능의 수행을 위하여 입법을 담당하는 국민의 대표기관인 국회를 말한다. 국회는 정책의제설정 단계에서는 국회를 구성하는 정치지도자들의 적극적인 참여를 통해 정책과정에 큰 영향을 준다. 그러나, 국회는 정책과정에서 정책결정과 정책집행단계에 큰 역할을 하는데, 정책이 결정되고 집행하기 위해 반드시 필요한 법적 근거와 예산을 마련해 주는 기관이 국회이기 때문이다.

③ 행정기관과 공무원

기존의 행정기관과 관료는 의회가 법률의 형태로 결정한 정책과 대통령이 결정한 주요 정책을 충실하게 집행하는 것이었다. 그러나, 지금의 행정기관과 관료는 새로운 책임을 지닌 공식적 권한자로 변화되고 있다. 페슬러(Fesler)는 사회가 발전함에 따라 입법활동의 기술적 복잡성이 제고되고, 정책의 주도자인 행정수반의 역할이 증대되고, 법률이 제정된 이후에 하위법률 규정의 모호성과 비정밀성으로 인해 실질적으로 정책을 집행하는 행정기관과 관료의 권한이 더욱 확대되고 있다고 하였다.

④ 사법부

사법부는 신분보장을 받는 법관들로 구성되므로 미국에서는 판결을 통해서 정책과정에 큰 영향을 미치지만, 우리나라는 사법부의 판결에 정책이 큰 영향을 받지 아니하므로 실질적인 권한이 미약하여 정책과정에 큰 영향을 미치지 않는다고 볼 수 있다.

(2) 지방정부의 참여자

① 지방자치단체장

지방자치단체장은 국가 영토의 일부에 속하는 해당 지역을 법률이 정한 범위 안에서 지배할 수 있는 권한을 가진 자를 말한다. 이러한 지방자치단체장은 지방정부에 대한 조직권과 인사권을 가지고 있어서 지방자치단체의 실질적인 정책과정의 공식적 참여자이다. 지방자치단체장은 지방의회가 제정 또는 개정한 조례에 대한 거부권을 가지고 있는데, 이때의 거부 사유는 법령 또는 공익을 현저히 저해했을 때로 규정하고 있으며, 정책과정에 있어 지방정부에서 가장 큰 권한을 가진 참여자이다.

② 지방의회

지방의회는 지역주민에 의해 선출된 지방의원으로 구성되는 지방자치단체의 대의기구를 말한다. 이러한 지방의회는 지방행정과정의 정책결정과 과정에서 어느 정도의 통제기능을 행사하고 있다.

③ 지방공무원

지방공무원은 지방자치단체에서 근무하는 공무원을 말한다. 이러한 지방공무원은 모든 국가정책을 지방자치단체에서 행하는 실질적인 집행자라 할 수 있다. 따라서 지방공무원의 현장에서의 업무수행은 정책과정에 있어서 가장 기초적인 단위로서 의미를 지닌다.

2) 비공식적 참여자

(1) 이익집단

이익집단은 특정 문제에 대하여 직·간접적인 이해관계 또는 관심을 공유하고 있는 사람들의 집단을 말하며, 압력단체라고도 한다. 이러한 이익집단은 구성원들의 공통이익을 증진시키기 위해 정책과정에 일정한 영향력을 행사하며, 정책결정과정에서 자신들의 제안을 성공시키기 위해 다양한 방법을 동원한다. 예를 들어, 시간과 능력이 부족한 국회의원이나 고위 정책결정자들에게 문제의 해결에 필요한 전문지식 또는 문제 상황과 문제 원인·결과에 관한 정보와 자료를 제공하면서 자신들에게 유리하게 정보를 조작하여 제공하기도 한다. 또한, 정치적인 것으로 정책결정자들을 유인하기도 한다. 선거 때 많은 표를 주거나, 정치후원금을 내거나, 자기를 지지해 주는 행정관료가 승진하도록 상급자에게 청탁을 해 주는 것 등이 모두 포함된다.

(2) 정당

정당은 정권 획득을 목적으로 결성된 조직을 말한다. 정당은 정치적 쟁점을 형성하고, 이것을 정책으로 공약화하여 유권자의 지지를 획득한다. 이러한 정당은 정책의제설정과정에서 각종 이익집단의 요구를 행정 및 정치체제를 통해 정책대안으로 전환시키는 이익결집 기능을 수행하게 된다.

(3) 전문가 집단

전문가 집단은 정책과정에 있어 정책 아이디어와 정책 자문에서 큰 영향을 미친다.

전문가들은 사회구성원들이 생각하지 못하는 사회문제를 분석하여 그 사회문제가 정책의제화 되도록 영향을 미친다. 이러한 전문가 집단은 무엇보다 정책의 대안을 제시하는 지적·분석적 작업에 가장 큰 영향을 미친다.

(4) 시민단체

시민단체는 정책과정에서 가장 참여가 활발한 참여자라 할 수 있으며, 공익을 지향하는 시민단체의 참여가 비약적으로 증가하고 있다. 이러한 시민단체는 시민여론을 형성하여 정책의제설정에 영향을 미칠 뿐 아니라 정책대안의 제시, 집행활동의 감시·감독 등을 통해 정책과정의 전반에 큰 영향을 미치고 있다.

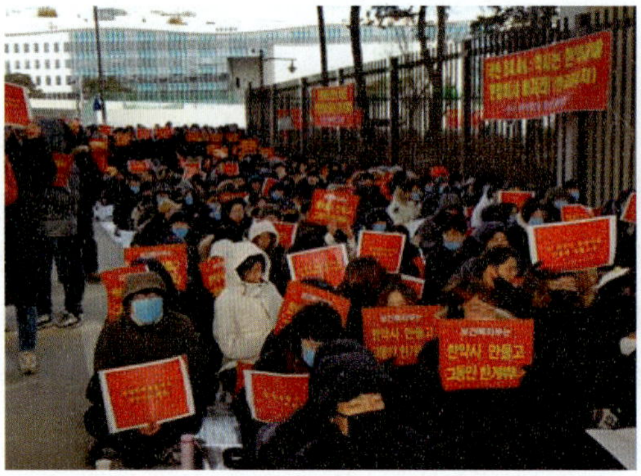

* 왼쪽 사진 : 보건복지부 앞 시위 모습, 2018.

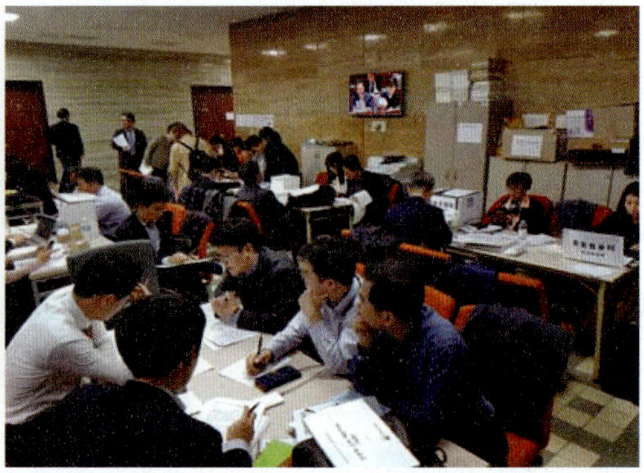

* 오른쪽 사진 : 국회 보건복지위원회 대기실, 2018.

제3절 행정론

1 행정의 정의

행정이 무엇인가에 대해서는 엘리넥(Walter Jellinek)[184]의 소극설과 마이어(O. Mayer)의 적극설로 구분할 수 있다. 소극설은 국가의 권력작용 중 입법과 사법을 제외한 나머지의 작용을 행정이라고 보는 견해로 공제설이라고도 한다. 군주의 통치권으로부터 입법권과 사법권을 분리·독립시키고 난 후, 남은 권력을 행정(권)이라고 하는 것으로 잡다한 행정작용을 하나의 공통된 원리를 가진 독립적인 과학으로 볼 수 있느냐에 대한 비판이 있지만, 오늘날 복잡하고 다양한 행정의 내용을 포함시킬 수 있는 이론으로써 장점이 있다[185].

행정의 적극설은 목적설, 양태설, 개념징표설 등을 포함하는 개념으로 보는 것이다. 목적설은 행정이란 법질서 아래서 국가목적 또는 공익의 실현을 위한 작용이라고 보는 것이다. 그러나, 국가목적이나 공익의 실현이 구체적으로 무엇을 의미하는지 불분명하며, 국가의 모든 작용이 국가목적 또는 공익의 실현을 위한 것이므로 부당하다는 비판도 있다. 양태설은 결과실현설이라고도 하며 현대국가에 있어서 행정을 적극적 내지 형성적 모습을 염두에 두고 정의하려는 견해이다.

즉, 행정은 법질서 아래서 국가목적을 실현하기 위하여 구체적으로 행하여지는 계속적·형성적 국가활동이라고 보는 견해이다. 개념징표설은 행정을 정의할 수 없고, 다만 묘사할 수밖에 없다는 것이다. 따라서, 행정을 적극적인 국가의 작용(활동)으로 정의한다는 것은 사실상 어렵다고 본다. 이 외에도 부정설도 있는데, 입법·사법·행정의 실질적인 구별이 불가능하고, 다만 실정법의 질서에서 단계적 구조와 기관양태의 차이로 구별할 수밖에 없으므로 행정을 단순한 법의 집행이라고 보는 것이다. 현재 행정의 개념은 양태설을 타당한 학설로 보고 있다[186].

이러한 학설로 볼 때 행정의 개념은 국가기관의 작용 중 입법, 사법과 구별되는 것으로 3가지로 요약할 수 있다.

첫째, 법(질서) 아래서 법의 규제를 받는 법 집행작용이다. 행정은 법의 집행 또는

184) 엘리넥(Walter Jellinek) : 1855~1955년, 독일 출생으로 법학적 방법에 의한 실증주의적인 행정법학을 현대적 행정현상에 대응하여 집대성함

185) 황근수, 「사회복지사를 위한 행정법론」, 내일을 여는 지식, 2009.8, p.35.

186) 황근수, 위의 책, pp.36~37.

법의 실현작용이라고 할 수 있으며, 여기서 '법'이란 성문법규뿐만 아니라 헌법상의 일반원칙과 불문법을 포함한다.

둘째, 국가목적 또는 공익목적의 실현을 위하여 행하는 구체적 작용이다. 행정은 국가자신의 존립과 활동을 위한 국가목적(국가조직, 외교, 재정, 사법 등)과 사회공공의 이익을 위한 사회목적(질서행정, 복지행정 등)을 실현하기 위한 작용이다.

셋째, 전체로서 통일성을 지닌 계속적 내지 능동적인 형성적 국가활동이다. 행정작용으로서 국가행위는 전체적인 입장에서 볼 때, 횡적 통일성과 종적 계속성을 가지는 형성적 국가활동이다. 따라서 사회의 공동생활을 능동적 또는 미래지향적으로 형성해 가는 국가활동이다[187].

황윤원(1999: 102)은 행정을 정부를 운영하는 것이라고 했다. 정부의 일상 업무는 국민 일상생활의 한 요소이므로 행정은 일반 국민 생활의 일부라고 볼 수 있다. 이종수·윤영진은 행정이란 적용범위와 관련하여 넓은 의미의 행정과 좁은 의미의 행정으로 정의하였다. 전자인 넓은 의미의 행정은 고도의 합리성을 수반한 협동적 인간노력의 한 형태를 말하고, 합리적인 행동이란 주어진 공공목표를 달성하기 위해 기회비용을 최소화하면서 그 목표와 관련된 적정수단을 정확히 선택하는 계산된 행동을 말한다.

따라서, 넓은 의미의 행정은 공공단체, 기업체, 민간단체 등 모든 조직활동에서 찾아 볼 수 있다. 좁은 의미의 행정은 정부관료제를 중심으로 이루어지는 활동을 의미하며, 행정부의 구조와 공무원의 활동을 포함하는 개념을 말한다[188].

요즘 행정에 대한 최신 견해는 거버넌스(governance)로서의 행정이다. 정부의 일과 민간의 일이 엄격하게 구분되는 것으로 보지 않고, 공공(public)이라는 개념을 통해 양자 모두를 포함하려고 한다[189]. 따라서, 행정이란 공공문제의 해결 및 공공서비스의 제공과 관련된 정부의 제반 활동과 상호작용으로서 궁극적으로 공익을 달성하기 위한 노력이라고 정의할 수 있다.

2 행정의 특성

행정은 국민의 삶에 직·간접적으로 중대한 영향을 미치고 있으므로 행정국가 시대에 살고 있다고 표현하기도 한다. 행정은 공공성, 공익성, 정치성, 권력성, 관리성, 체제성의 특징을 갖고 있다.

---

187) 황근수, 「사회복지사를 위한 행정법론」, 내일을 여는 지식, 2009.8, p.37.
188) 안광현, 「현대행정학」, 한국학술정보㈜, 2010, p.28.
189) 정용덕, 「현대국가의 행정학」, 법문사, 2001, p.10.

1) 공공성

공공성은 한 개인이나 단체가 아닌 일반 사회구성원 전체에 모두 관련되는 것을 의미한다. 공공성에 대하여 프레데릭슨[190]은 다섯 가지로 설명하고 있다.

첫째, 이익집단으로서의 공공성으로 집단 상호 작용의 순결과가 공익이라고 보는 관점이다.

둘째, 합리적 선택으로서의 공공성으로 개개인으로 구성되는 공동체의 합리적 선택이라고 보는 관점이다.

셋째, 대표자로서의 공공성으로 오늘날 민주주의 정부가 직접민주주의가 아닌 대의민주주의를 채택하고 있으므로 입법자들이 제정한 법에 기초해서 설치된 행정기관의 운영과 입법자들이 통과시킨 법에 따라서 법을 집행하는 역할을 수행한다는 관점이다[191].

넷째, 고객으로서의 공공성으로 행정서비스의 고객인 국민들에게 서비스를 제공하는 것이라는 관점이다.

다섯째, 시민으로서의 공공성으로 시민들이 모든 정책의 결정 및 집행에 참여할 뿐만 아니라 행정가·입법가 및 이익집단 등 다양한 주체들의 적극적인 참여를 촉구하는 관점이다[192].

2) 공익성

행정의 공익성은 영리를 목적으로 하지 않고 공공의 이익을 도모하는 것을 의미한다. 따라서, 공익성은 행정에서 공공성을 가진 이익을 말하며 학교, 교통·통신기관, 언론기관, 병원 등이 공익성이 강조되는 주요 분야이다. 행정에서 중요한 결정을 내리는 경우에 공익성은 우선시되는 가치이며, 반드시 준수해야 할 행정가치이다[193].

3) 정치성

행정의 정치성은 민주주의 사회에서 주권은 국민에게 있고 국민은 대의제기관인 입법부를 통해 국민주권을 행사하므로 정책결정은 국민의 대의기관인 입법부를 통해서 이루어지고, 행정은 이를 집행하는 것으로 보는 관점이다. 그러나, 요즘 행정은 정책의

---

190) 프레데릭슨(Horace George Frederickson) : 1934년生, 신행정학(new public administration)의 주창자로 널리 알려진 미국의 행정학자(행정학사전, 2009.1.15, 대영문화사)
191) 안광현, 「현대행정학」, 한국학술정보㈜, 2010, p.38.
192) 안광현, 위의 책, p.39.
193) 안광현, 위의 책, p.39.

집행과 현실화 기능뿐만 아니라 정책 형성과정에 있어서 현실적으로 실질적인 영향력을 행사하고 있다. 따라서, 국민의 대표기관인 의회에서 법률의 형식으로 정책결정이 국회의원에 의해 이루어지더라도 행정부가 정책의 내용을 실질적으로 결정해서 이를 의회에 제안하고 의회는 이를 받아들이고 있다[194].

4) 권력성

민주주의 국가에서 행정작용은 헌법과 국민의 대표기관인 의회에서 제정되는 법률에 의거해서 행해진다. 따라서, 행정이 법률에 근거하여 행사될 때 대상자들에 대해 우월한 지위에서 권력을 행사할 수 있는 권한을 부여받으므로 이를 권력성이라고 한다. 예를 들어 국가 또는 공공단체 등은 국민에게 일방적으로 명령하거나, 강제할 수 있는 권한을 가지고 있으므로 법률을 위반하여 행사된 경우에도 그 위법성이 중대하고 명백한 위법이 아닌 한, 권한 있는 기관에 의해 취소될 때까지는 그 행정작용의 효력을 인정하는 경우가 많다.

5) 관리성

행정은 경영과 조직의 목표를 달성하기 위한 관리적 성격을 갖고 있다. 즉, 행정은 정부활동을 합리적·능률적으로 집행하는 사무의 관리라는 측면에서 관리적 성격을 지니고 있으므로 정치가가 아닌 행정 전문가가 담당함으로써 정치적으로 중립적인 입장에서 서비스를 제공하는 것이다[195].

6) 체제성

행정현상은 행정을 담당하는 사람들과 관련된 인적 변수[196]와 구조적·환경적 변수[197] 간의 상호작용의 결과이므로 이러한 변수의 차이에 따라 행정행위가 다르게 나타날 수 있다. 따라서, 행정은 구성요소, 상호작용 및 환경의 관계를 중요시하는 체제성을 가지고 있다고 볼 수 있다. 다만 행정체제를 구성하고 있는 구성요소와 그들 간의 상호관계, 행정을 둘러싼 사회·경제·문화·정치적 환경에 따라 다르게 나타난다.

---

194) 안광현, 「현대행정학」, 한국학술정보㈜, 2010, pp.39~40.
195) 안광현, 위의 책, p.40.
196) 인적 변수 : 가치관, 태도, 성분, 지식, 기술, 정보 등
197) 구조적·환경적 변수 : 사회, 경제, 문화, 정치 등

3 현 시대에서 행정의 특징

현 시대에서 행정의 특징은 양적 측면과 질적 측면으로 나누어 설명할 수 있다[198]. 양적 측면은 행정기능의 증가, 정부 및 행정기구의 팽창, 공무원 수의 증가, 재정규모의 팽창 등의 특징이 있다. 행정기능의 증가는 정부기능의 확대에 기인하는 것으로 행정부가 현대 국가기능의 실질적 담당자이기 때문이다. 이러한 행정기능의 증가는 경제활동에 대한 지도 및 규제, 복지 등 사회보장의 실시, 주택·교통·지역개발·도시개발 등 국가 영역의 모든 범위에서 행정행위가 일어나고 있다[199].

정부 및 행정기구의 팽창은 세계 각국에서 정부 및 행정기구의 계속적인 팽창을 보면 알 수 있다. 미국의 중앙정부는 독립 후 3개 성으로 출발하였으나, 현 시대에는 15개 성으로 늘어났고, 우리나라는 1948년 12부 4처로 중앙정부가 출발했으나, 현재에는 15부 2처 18청으로 늘어났다. 지방자치단체에 있어서도 지방행정기능의 양적 증가현상이 나타나고 있다.

공무원 수의 증가는 행정기구의 팽창이 주요 원인이다. 우리나라는 1953년부터 1998년까지 45년간 공무원 수가 5.7배로 증가하였고, 단순한 수의 증가뿐만 아니라 경제체제와 사회계층, 기술의 발달 등에 강한 영향을 미쳤다. 이러한 공무원 수의 증가와 관련하여 공무원 수의 증가는 업무의 증가와 관계없이 나타나는 파킨슨의 법칙(Parkinson's Law)[200]과 관련이 있다.

재정규모의 팽창은 행정기능이 확대됨에 따라 행정기구의 팽창 및 공무원 수의 증가

---

198) 최창호·하미승, 「새 행정학」, 삼영사, 2006, pp.15~18.
199) 안광현, 「현대행정학」, 한국학술정보㈜, 2010, p.41.
200) 파킨슨의 법칙(Parkinson's law) : 업무량 증가와 공무원 수의 증가는 서로 아무런 관련이 없다는 것을 통계학적으로 증명한 것으로 영국의 역사학자, 경영연구자인 노스코트 파킨슨(C. Northcote Parkinson)이 1958년에 발표한 이론이다. 파킨슨이 제2차 세계대전 당시 영국 해군 사무원으로 근무한 경험과 영국 식민성 행정 직원의 수를 파악한 실제 통계를 바탕으로 조사한 결과, 1914년부터 1928년까지 영국 해군장병과 군함의 수는 줄어든 반면, 같은 기간 동안 해군 부대에 근무하는 공무원의 수는 80% 가까이 증가했다. 또한, 제2차 세계대전 이후에 영국 식민지들이 자치정부를 수립하면서 식민성(植民省)이 관리해야 할 지역은 계속 줄어들었으나, 행정 직원은 평균 5.89%씩 증가하여 1935년에 372명이었던 직원이 1954년에는 1,661명으로 늘어났다. 이렇게 업무량과 상관없이 공무원의 수가 늘어나는 요인으로 공무원이 과중한 업무를 처리해야 할 때 동료에게 도움을 받아 경쟁자를 늘리는 방법보다 자신의 부하직원을 늘리기를 원하는 부하배증(部下倍增)의 법칙과 조직이 커지면서 사람이 늘어난 만큼 일자리가 필요해지는 업무배증(業務倍增)의 법칙 때문이라고 하였다. 예를 들어 1996년 폴란드의 소방대원 그레고리 C는 자신의 일거리를 만들기 위해 10차례에 걸쳐 여러 건물에 방화를 저지르다가 붙잡혔는데, 파킨슨의 법칙을 극단적으로 보여주는 예라고 할 수 있다. 공무원이 늘어나면 퇴직 후를 생각하여 산하기관을 신설하는 등 새로운 자리를 만들려는 욕구가 생기며, 재단이나 연구소 같은 정체불명의 공공기관들을 양성하고, 민간기업으로부터 출연 요청을 받거나 보유자금을 일부 투자하기도 한다.(네이버 지식백과, 상식으로 보는 세상의 법칙 : 심리편, ㈜북이십일 21세기북스)

와 함께 발생한다. 미국의 정부세출액이 지난 70년간 약 30배로 증가했고, 우리나라의 정부 일반재정 세출액이 1959년에 9천만 원이었던 것이 2000년에는 98조 원으로 늘어나 50년 동안 약 109만 배로 팽창한 것을 알 수 있다[201].

행정의 질적 측면에서의 특징으로 전문화 및 기술화, 계량화 및 정보화, 광역행정화 등이 있다. 전문화 및 기술화는 기존의 치안유지의 기능뿐만 아니라 적극적으로 사회발전을 유도해 나가고 있기 때문에 그 업무내용이 복잡 다양하다. 따라서 현 시대의 행정은 복잡한 환경 속에서 다양한 이해관계의 조정, 사회·경제·문화·정치적 발전을 위해 정책결정 등 행정에 있어서 전문성 및 기술성이 특히 강조되고 있다. 공무원도 일반 행정뿐만 아니라 전문지식과 기술을 갖춘 훈련된 직업공무원단이 국가 및 사회의 중추적 역할을 하고 있다.

계량화 및 정보화는 복잡한 사회실태에 정확하게 대응하기 위한 계량화된 정보의 필요성 때문이다. 최근에는 정보관리 및 체제분석 등의 관리과학의 활용이 촉진되고 있다.

광역행정화는 교통 및 통신수단의 발달, 인간의 생활권역의 확대, 국민경제의 발달과 국제관계의 긴밀화 등으로 인해 광역적으로 행정을 수행하는 경향이 나타나고 있다. 광역행정화를 통해서 소규모 지방자치단체의 통·폐합과 지방자치단체 간의 협조 등과 같은 현상이 나타나고 있다.

4 행정의 기술성과 과학성

행정의 기술성(art)은 행정의 활동 자체 또는 문제를 처방·치료하는 행위, 정해진 목표를 어떻게 하면 효율적으로 성취하는 등의 방법을 말한다. 따라서, 행정의 기술성은 실제 적용과정에 초점을 두고 현실문제 해결이나 목표달성을 위한 실용성, 실천성, 처방성 등의 기법을 중시하는 것을 말한다[202].

자연현상은 이론을 통해 현상을 기술(describe)하고, 설명(explain)하여 미래를 예측(predict)하거나 목적달성을 위해서 현상을 통제하기도 한다. 그러나, 사회과학은 이론과 실제 간의 차이가 크게 발생하므로 실제 적용과정에 초점을 두고 현실 문제를 해결하거나 목표를 달성한다.

행정에 있어서 과학성은 검증에 의해 증명된 원칙의 체계화된 지식을 중시하는 것

201) 안광현, 「현대행정학」, 한국학술정보㈜, 2010, p.42.
202) 안광현, 위의 책, p.43.

으로 원인과 결과의 인과관계를 밝히는 이론을 정립하는 것을 말한다. 이때 연역적 접근법은 일반이론으로부터 논리적 추론의 과정을 통해 개별이론을 도출하는 것을 말하고, 귀납적 접근법은 개별 사실에 대한 규칙성을 탐색함으로써 일반이론을 도출하는 것을 말한다[203].

5 7가지 행정이념

행정이념은 행정의 방향이나 지침을 제시하는 기준이 된다[204]. 박연호(2001: 137)는 "행정이념이란 행정이 업무를 처리하는 데 의존하는 기준으로 바람직한 행정은 어떤 것이고 어떻게 해야 할 것인가의 지침이 되는 것이다."라고 정의하였고, 이원희·위계점(2006: 286)은 "행정이념이란 행정과정에서 따라야 할 일반적 지도정신 혹은 지침, 기준 원칙으로서 행정철학이나 행정의 이상적인 미래상 등 규범과 관련된 내용이다."라고 정의하였다.

행정의 본질적 가치(intrinsic value)는 행정을 통해 달성하고자 하는 궁극적 가치로 공익, 정의, 형평 등의 개념이 여기에 해당된다. 비본질적 가치(extrinsic value)는 도구적 또는 수단적 가치(instrumental value)라고도 불리는 것으로 궁극적 목표 가치를 실현 가능하게 하는 가치를 의미한다. 행정이념에는 민주성, 능률성·효과성·효율성, 합리성, 합법성 등이 있다[205].

1) 공익

공익(public interest)은 공공의 이익, 사회구성원 전체의 이익을 말하며 행정이 궁극적으로 추구해야 본질적 가치로서 행정행위의 최고의 가치 준거이다. 다만, 공익의 의미에 대해서는 학자마다 다양하게 해석하고 있으나, 공익의 대표적인 접근시각은 실체설, 과정설 그리고 절충설 이상의 3가지이다[206].

공익 실체설은 공익이 사익(私益)을 초월한 실체적·규범적·도덕적 개념으로 파악하며, 공익과 사익과의 갈등이란 있을 수 없다고 보는 공익이론을 말한다. 이에 따르면 공익이란 사익의 단순한 총화가 아니고, 사익과는 구별되는 실체적·적극적 개념이라고

203) 안광현, 「현대행정학」, 한국학술정보㈜, 2010, p.44.
204) 안광현, 위의 책, p.46.
205) 안광현, 위의 책, p.47.
206) 이종수·윤영진, 「새 행정학」, 대영문화사, 2008, pp.184~185

보고 공익의 존재성을 인정하고 있다[207].

공익 과정설은 현실주의적이고 개인주의적인 공익개념을 주장하는 것으로 공익이란 선험적인 개념으로 존재할 수 없는 것이며, 사익의 총합이거나 사익 간의 타협 또는 집단 과정의 상호 작용의 결과적 산물로 파악한다. 따라서, 공익 과정설에 따르면 공익은 실질적으로 과정적·제도적·절차적 국면을 통해서 형성되며, 여러 사회집단이 대립·투쟁·협상·타협을 벌이는 과정에서 결과적으로 다수 이익에 일치되도록 도출되는 것이다[208].

공익 절충설은 공익을 공익 과정설의 주장처럼 사익의 단순한 집합체도 아니고, 사익 간의 타협의 소산도 아니며, 공익 실체설의 주장처럼 사익과 별개의 차원이 아닌 소비자의 이익으로 보는 시각을 말한다. 공익 절충설에 따르면 공익을 결정하는 변수로 사회구성원의 가치관, 정치이념 및 체제, 경제이념 및 체제, 정책유형 등이 있다[209].

공익은 행정의 규범적 또는 윤리적 기준을 제시한다. 공익은 행정인에게 규범적 또는 윤리적 기준을 제시함으로써 책임성 확보와 함께 정책결정 및 프로그램을 평가해 주는 기준이 된다. 또한, 공익은 행정활동의 정당성 확보의 근거가 된다. 공익은 국가의 행위를 정당화시켜 국민생활에 큰 영향을 미치는 행정활동이나 정책이 국민의 호응과 지지를 얻는 데 도움이 된다. 또한 공익은 대립적인 사회집단의 공존체제를 확립시켜 주는데, 다원적 사회에서 공존체제를 구축하여 다양한 이해관계에 기반을 둔 경쟁과 대립이 공익을 통해 조정·타협·해소될 수 있다[210].

2) 정의

정의(justice)는 옳음(righteousness)과 공정(公正, just)의 의미를 지닌 가치개념을 말한다. 아리스토텔레스(Aristoteles)는 정의를 '동등한 사람이 똑같은 배당을 받는 것'이라고 하며 '불공정(unjust)이 불평등을 의미한다면, 공정(just)은 평등(equal)을 의미하는 것'이라고 하여 정의를 평등의 개념으로 환원하였다.

롤스(John Rawls)[211]는 정의론에서 제1원칙인 '평등한 자유의 원칙'과 제2원칙인 정당한 불평등의 조건인 '기회균등의 원칙', '차등의 원칙'을 제시하였다. 평등한 자유의 원칙(principle of equal liberty)은 모든 사람에게는 정치적 또는 경제적 활동에서

207) 안광현, 「현대행정학」, 한국학술정보㈜, 2010, p.48.
208) 안광현, 위의 책, p.49.
209) 안광현, 위의 책, p.49.
210) 박수영, 「도시행정론」, 박영사, 2006, p.51.
211) 존 롤즈(John Rawls) : 미국의 철학자로 공리주의를 대신하는 실질적인 사회정의 원리를 '공정으로서의 정의론'으로 전개함(네이버 지식백과, 두산백과)

자유를 보장해 주어야 하고, 모든 사람들은 다른 사람들의 유사한 자유와 상충되지 않는 한도 내에서 평등한 기본적 자유에 대해 동등한 권리를 갖는다고 하였다. 이러한 기본적 자유에 해당하는 권리로는 투표권, 피선거권, 언론 및 집회의 자유, 양심과 사상의 자유, 재산소유의 자유 등이 있다.

기회균등의 원칙은 불평등의 모체가 되는 직위 등은 모든 사람에게 균등하게 공개되어야 한다는 것으로, 정당한 사회적 또는 경제적 가치의 기회의 균등을 주장한다. 차등의 원칙은 기회균등의 원칙이 전제된 상황에서 사회적 또는 경제적 불평등이 가장 심한 사람들의 편익을 최대화해야 한다는 원칙이다. 이때 제1원칙이 제2원칙에 우선하고, 제2원칙에서 기회균등의 원칙이 차등의 원칙에 우선되므로 기본적 자유가 평등하게 배분되고, 다음으로 기회가 평등하게 분배되어야 한다는 점이 중요하다[212].

3) 형평성

형평성(equity)은 동등한 자를 동등하게, 동등하지 않은 자를 동등하지 않게 취급하는 것을 의미한다. 아리스토텔레스는 형평성을 '여러 개인들 간의 관계에서 사물의 적절하고 마땅한 분배로 이루어진 공정한 평등'이라고 정의하였고, 돌바크(P. H. d'Holbach)는 '각자의 재능과 업적에 따라 대우하는 것'이라고 정의하면서, 기계적 평등은 사회정의에 어긋날 뿐만 아니라 사회 공동선과 양립하지 않는다고 주장하였다[213].

형평성은 같은 입장에 있는 사람은 동등하게 취급해야 한다는 수평적 형평성과 다른 입장에 있는 사람은 다르게 취급해야 한다는 수직적 형평성으로 구분할 수 있다. 예를 들어 정치적 평등인 1인 1투표권, 동일한 소득의 경우 동일한 세금을 납부하는 것은 수평적 형평성에 해당되고, 가난한 사람들에게는 세금을 감면해 주고, 생활보호대상자들에게 각종 의료서비스를 무료로 제공하는 것은 수직적 형평성에 해당한다[214].

4) 민주성

민주성(democracy)은 자유와 평등을 근본으로 하는 민주주의 원리를 행정에 적용한 것으로 행정이 1인이나 일부 또는 특권계층을 위한 것이 아니라 국민 전체를 위한 것을 말한다. 민주성은 정부와 국민 간의 관계에 초점을 두는 정치적 민주주의(political democracy)와 조직 내의 민주적 관리를 의미하는 조직 내적 민주성(organizational

212) 안광현, 「현대행정학」, 한국학술정보㈜, 2010, p.51.
213) 이종수·윤영진, 「새 행정학」, 대영문화사, 2008, p.188~190.
214) 안광현, 「현대행정학」, 한국학술정보㈜, 2010, p.52.

democracy)의 두 측면으로 나누어 볼 수 있다.

정부와 국민과의 관계에서의 민주성은 국민의 요구를 수렴해 행정에 반영시키는 대응성(responsiveness)의 확보 및 책임행정의 구현을 의미한다. 조직 내적 민주성은 조직구성원의 사회심리적 욕구 및 정서적 요인을 중시하는 관리를 지향하므로 하의상달(下意上達)·분권화·자아실현욕구의 충족을 위한 조직의 관리가 이루어질 것이 요구된다[215].

또한, 민주성은 대외적 민주성과 대내적 민주성으로도 구분할 수 있다. 대외적 민주성은 국민에게 책임을 지는 행정, 정치적 민주주의에서의 대응성을 보장하는 행정을 말하므로 참여, 공개, 대표관료제, 행정절차법 등을 강조하였다.

대내적 민주성은 조직 내적 민주성과 유사한 것으로 조직관리의 민주화를 강조하므로 민주형 리더십, 권한위임, 분권화 등을 강조한다. 민주성은 이념적 차이, 방법론의 차이, 인사 분야의 차이 등으로 능률성과 상충되는 특징이 있으므로 민주성과 능률성은 상호 대칭적인 것이 아닌, 상호 보완적인 관계로 바라보고, 나아가 민주성과 능률성의 조화를 모색해야 한다[216].

5) 효과성·효율성

행정에 있어서 효과성(effectiveness)은 목표달성의 정도(degree of goal achievement)를 말한다. 따라서, 효과성은 투입의 개념을 포함하지 않으므로 비용이 얼마가 드느냐 하는 투입의 문제에 관심을 갖는 것이 아니라 정해진 목표를 얼마나 달성했느냐 하는 데에 관심을 갖는다.

효율성(efficiency)은 능률성과 생산성을 합한 복합개념으로 넓은 의미의 능률성으로 이해하기도 하고, 생산성과 같은 의미로 사용되기도 한다. 따라서, 효율성은 목표를 달성하는 데 있어 보다 적은 비용으로 달성하는 데 의미가 있다. 효율성(능률성)은 일반적으로 투입(input)에 대한 산출(output)의 비율을 말하고, 효율성을 평가하는 기준에는 파레토 효율이 있다.

파레토 효율(Pareto efficiency)은 파레토 최적(Pareto optimum)이라고도 불리는 것으로 배분상태가 실현 가능하고 다른 모든 실현 가능한 배분상태와 비교해 볼 때 이보다 파레토 우위인 배분상태가 없으면 이 배분상태를 파레토 최적이라 한다. 즉, 사회 내의 어떤 사람의 후생을 감소시키지 않고서는 다른 사람의 후생을 증대시킬 수 없

215) 안광현, 「현대행정학」, 한국학술정보㈜, 2010, p.53.
216) 안광현, 위의 책, p.54.

는 실현 가능한 배분상태를 파레토 효율성이라고 한다[217].

6) 합리성

합리성(rationality)은 사회현실을 인식하고 대처하는 과정에서 제기되는 정신작용으로 의식적이고 체계적인 사고 작용을 의미한다. 합리성은 일반적으로 논리(論理, logic) 또는 이성(理性, reason)에의 적합성을 가리키는 개념이나, 행정에서는 어떤 행위가 궁극적 목표달성의 최적수단이 되느냐의 여부를 가리키는 개념으로 사용되고 있다[218].

실질적 합리성(substantiverationality)은 목표에 비추어 적합한 행동이 선택되는 정도를 의미하고, 절차적 합리성(procedural rationality)은 결정과정이 이성적인 사유(reasoning)에 따라 이루어졌을 때 존재한다고 말한다[219].

7) 합법성

합법성(legality)은 행정행위 및 과정이 법률적합성을 지녀야 한다는 행정이념을 말한다. 이는 시민권의 신장과 자유권의 옹호에 관심의 초점을 두었던 입법국가시대에 대두된 행정이념으로[220], 행정이 법에 근거를 두고 법에 의하여 규제됨으로써, 행정의 자의적인 행동을 제한하는 이념으로 법적 안전성과 예측 가능성을 강조한다.

이러한 합법성의 주요 내용은 법률의 법규창조력, 법률의 우위, 법률의 유보이다. 법률의 법규창조력은 국민의 권리를 제한하거나 의무를 부과하는 규율은 법률의 위임에 의해서만 가능하다는 것이다. 법률의 우위는 헌법과 법률 등을 포함하여 모든 법규는 행정에 우선하고 행정은 그 법규에 위반되는 행위를 해서는 안 된다는 것이다. 법률의 유보는 행정작용이 행해지기 위해서는 반드시 법률이나 법률의 위임 등의 법적 근거를 필요로 한다는 것이다[221].

217) 안광현, 「현대행정학」, 한국학술정보㈜, 2010, p.55.
218) 이종수·윤영진, 「새 행정학」, 대영문화사, 2008, pp.193~194.
219) 안광현, 「현대행정학」, 한국학술정보㈜, 2010, p.56.
220) 이종수·윤영진, 「새 행정학」, 대영문화사, 2008, p.198.
221) 안광현, 「현대행정학」, 한국학술정보㈜, 2010, p.57.

6 행정의 내부적 외부적 환경

행정이 국민의 삶의 질 향상을 위해 제 역할을 하기 위해서는 여러 가지 환경과 바람직한 상호 작용이 필요하다. 정보화, 세계화 등의 시대적 변화에 따라 행정도 상당 부분 변화할 수밖에 없으므로 행정은 지속적으로 변화하는 내부적 환경과 외부적 환경에 영향을 받고 있는 것이다.

행정 환경에는 내부적 환경과 외부적 환경이 있다. 내부적 환경은 공익을 달성하고자 하는 목표를 달성하기 위하여 행정조직을 통해 여러 가지 정책 활동을 하게 될 때 1차적 환경이 되는 국민, 입법부, 이익집단, 정당 등을 내부적 환경이라고 한다[222].

행정의 목적은 궁극적으로 국민을 위한 공익의 달성이므로 국가의 주인이자 행정의 고객인 국민은 선거를 통해 행정에 가장 큰 영향을 미친다. 대의민주주의 사회에서 국민이 선출하는 대통령, 국회의원, 지방자치단체장 등에 따라 정책이나 사업의 성격이 달라지기 때문이다. 그러나, 국민이 정치에 대한 무기력과 무관심으로 선거를 통한 참여가 감소할 때 행정환경도 어려워진다고 볼 수 있다.

입법부는 법률을 제정·수정·폐기하고 예산을 심의하는 국회를 말한다. 입법부는 근대 민주주의 정치에서 권력의 독점을 막기 위해 입법권, 행정권, 사법권으로 구분되는 삼권 중 입법 권한을 가진 기관이다. 따라서, 입법부는 행정부에 대하여 법률과 예산 심의 등을 통해서 인적·물적 자원을 통제하여 행정부와 상호 견제와 균형을 유지하고 있다. 예를 들어 국무총리와 각부 장관의 임명은 입법부의 동의 또는 심의를 통해 이루어지며, 예산안의 심의와 결산은 입법부의 고유한 권한을 통해 행정부와 상호 대등한 관계를 유지하고 있다.

이익집단은 특정한 이해·관심·욕구에 따라 조직화된 집단을 말한다. 기업, 노동자, 농민 등을 대표하는 이익집단은 공무원에 대하여 정책행위를 요구하는 주요 수요처가 된다. 특히 사회가 복잡해지면서 이익집단의 수도 다양해지고 있으나, 사회의 모든 이익이 집단들에 의하여 충분하게 대표된다고 볼 수는 없다. 따라서 정부의 정책에 영향을 미치는 이익집단은 집단구성원의 규모, 자원의 크기, 응집력, 리더십의 기술, 사회적 지위에 따라 영향력이 다르다[223].

정당은 정치권력의 획득을 목표로 정견을 같이하는 사람들이 공통된 정책에 입각하여 일반적 이익을 증진시키고자 결합한 정치결사체를 말한다. 정당은 국민의 삶에 중

222) 안광현, 「현대행정학」, 한국학술정보㈜, 2010, p.58.
223) 안광현, 위의 책, p.59.

대한 영향을 미치는 정책보다는 권력에 더 많은 관심을 갖는 집단이므로 선거경쟁에 주된 관심을 갖는다. 우리나라의 정당은 미국처럼 주된 관심[224]으로 차별화되지 않지만, 미래에 정당정치가 더욱 발전할 경우 차별화가 나타날 것으로 예상된다.

행정에 있어 정치, 경제, 사회, 경영 등도 행정을 규율하는 특성이 있으므로 외부적 환경으로 본다. 정치는 행정과 함께 현대 민주주의를 이끌어 가는 두 개의 수레바퀴라고 할 수 있다. 정치와 행정의 상호작용을 통해 국가들은 각각의 행정의 정치적 맥락이 형성되고, 이에 따라 행정의 실체와 역할도 변하기 때문이다. 또한, 정치문화도 정부가 무엇을 해야 하고, 국가를 어떻게 운영해야 하는가에 대한 가치, 신념, 태도 등에 중대한 영향을 주면서 궁극적으로 국민의 삶의 질을 결정하므로 행정에 중대한 영향을 미친다[225].

정치는 민주성을 확보하는 데 중점을 두며, 행정은 능률성 또는 효과성·효율성을 확보하는 데 중점을 두므로 정치와 행정의 관계를 명백하게 구분하는 입장을 정치·행정이원론이라고 한다[226]. 이에 비해 정치와 행정을 연속된 과정으로 보고 행정의 정치적 기능을 중시하는 것을 정치·행정일원론이라고 한다[227].

경제도 행정에 영향을 미치는 중요한 변수이다[228]. 예를 들어 행정의 기능과 규모는 경제적 여건의 변화에 따라서 그 기능과 규모를 달리한다. 19세기에는 작은 정부가 강조되었으므로 행정기능이 축소되었으나, 20세기에는 경제가 중시되면서 행정의 적극적인 역할이 강조되었으므로 행정의 기능과 규모는 확대되었다. 21세기에는 행정의 기능과 규모가 단순한 축소나 확대가 아니라 시장경쟁의 원리에 기반을 둔 기능과 규모가 중시되고 있다[229].

사회는 "일정한 경계가 설정된 영토에서 종교·가치관·규범·언어·문화 등을 상호 공유하고 특정한 제도와 조직을 형성하여 질서를 유지하고 성적 관계를 통하여 성원을 재생산하면서 존속하는 인간집단"을 말한다. 이러한 사회는 존재양식에 따라 다양한 형태로 행정에 영향을 미치며, 행정의 체제 및 운영을 결정짓는 중요한 요인이 된다. 행정을 수행하는 행정 관료의 사회적 배경도 행정조직 내부에서 행동양식으로 나타나듯이 사회는 행정에 많은 영향을 미친다. 또한, 사회와 행정은 상호작용을 통해 공익달

224) 미국의 민주당은 대도시, 노동자 및 소수민족 유권자에 관심을 가지며, 공화당은 농촌, 소도시, 도시 근교, 신교도, 기업인 및 전문가 유권자에 관심을 가짐
225) 안광현, 「현대행정학」, 한국학술정보㈜, 2010, p.60.
226) 안광현, 위의 책, p.62.
227) 안광현, 위의 책, p.63.
228) 박수영, 「도시행정론」, 박영사, 2006, pp.65~67.
229) 안광현, 「현대행정학」, 한국학술정보㈜, 2010, pp.65~66.

성에 한 걸음 더 다가가는 협동적 관계라고 할 수 있다[230].

경영도 행정에 많은 영향력을 미치고 있다. 19세기에 정치·행정이원론이 강조되는 시기에 행정은 '근검절약(economy)과 효율성(efficiency)'을 강조하였고, 이는 행정이 민간기업의 경영기법을 활용하여 발전하는 데 큰 도움이 되었다. 최근에는 신자유주의에 바탕을 둔 정부개혁을 추진하는 과정에서 '행정의 경영화' 또는 '기업형 행정'이라는 용어가 보편적으로 사용되고 있다. 행정 개혁 분야에서도 정부 부문에 시장원리와 경쟁원리를 도입하여 비효율을 제거하고, 성과 지향적이며 고객 지향적인 공공서비스를 제공하는 경영기법을 활용한 행정이 나타나고 있다[231].

행정(public administration)과 경영(business administration)은 목적달성을 위한 수단이란 점, 행정과 경영은 모두 분업과 전문화, 계층제, 분업과 조정 등을 가지고 있다는 점, 둘 다 관리기술적 성격이 있고, 최적대안을 선택하고 결정한다는 점에서 행정과 경영은 유사한 측면이 있다[232]. 그러나 경영은 민간기업 단체를 주체로 하고, 행정은 정부 또는 공공단체를 주체로 하므로 그 주체가 상이하다.

경영은 이윤성을 본질로 하지만, 행정은 공익성을 본질적 가치로 하므로 그 본질도 상이하며, 경영에서 조직개편 등은 정관이나 사규에 근거하지만, 행정은 조직체계나 공무원의 정원 등을 법령에 따라 엄격해 통제받으므로 법적 규제 측면에서도 차이가 있다. 또한, 경영은 계약 관계가 파기될 경우 민사소송 등을 통해 변제를 받을 수 있으나, 행정은 권력수단을 갖고 있으므로 재산 압류처분 등을 통해 변제를 받을 수 있다. 또한, 경영은 고객에 따라 대우와 취급을 달리할 수 있으나, 행정은 모든 국민에 대하여 평등원칙을 반드시 준수해야 하는 등 차이가 있다[233]. 따라서 경영과 행정은 각각의 실패가 보완되도록 상호 협조가 필요하다.

---

230) 안광현, 「현대행정학」, 한국학술정보㈜, 2010, p.66.
231) 안광현, 위의 책, p.67.
232) 안광현, 위의 책, p.68.
233) 안광현, 위의 책, p.70.

제4절 행정법

1 행정법의 정의

행정법은 행정을 실현하는 과정에서 준수되어야 하는 법을 말한다. 행정은 법치국가의 성립에 따라 출발하였고, 법치국가는 '인(人)의 지배' 또는 '자의(恣意)의 지배'가 아니라 법에 의한 지배를 의미하는 것으로 국민주권주의와 자유주의의 사상을 근본으로 한다[234].

독일은 공권력을 중심으로 사인(私人)에게 적용되는 법과는 다른 행정에 특수하고 고유한 법제정 및 행정재판소의 설치로 성립·발전하였다. 영국과 미국은 보통법(Common law)과 법의 지배(rule of law)의 전통 때문에 행정법이 성립하지 않았다가, 20세기에 들어와 복리국가의 발전으로 국가기능이 확대되고 국가작용의 전문화 및 기술화로 각종 행정위원회가 설치되었고, 이러한 행정기관에 관한 법을 중심으로 행정법이 발달하였다. 프랑스는 공공역무를 중심으로 앙시앙 레짐(ancient regime) 아래 국왕고문회의(Conseil du Roi) 제도가 혁명 후 행정재판소인 국참사원(Conseil d'Etat)으로 창설되었고, 이로부터 판례를 통하여 행정법이 성립·발전하였다[235].

행정법은 형식적으로 볼 때 내용이 명확하고 예측가능성이 있으며, 법적 안정성을 갖춘 성문법적 특색을 갖고 있으며, 기술성과 능률성을 제고하기 위하여 규칙, 고시, 조례, 집행명령 등으로 형식이 다양하다. 또한, 다수의 국민을 대상으로 하는 국가목적의 실현하기 위하여 획일적·강행적 특징을 갖고 있고, 행정목적을 합목적적으로 공정하게 실현하기 위한 기술적·수단적 성격도 갖고 있다. 또한, 국민에게 의무를 명하는 명령성도 갖고 있고, 국가와 국민 사이 권리의무를 설정하는 행위규범성도 갖고 있다.

행정법은 내용적으로 볼 때 지배권자인 국가와 복종하는 국민 사이의 법률관계로 인하여 행정주체의 우월성이 있고, 공공복리와 사익 사이의 조화를 추구하면서도 공익실현을 우선하는 특성이 있고, 다수인을 대상으로 하므로 집단성·평등성도 갖고 있다[236].

234) 황근수, 「사회복지사를 위한 행정법론」, 내일을 여는 지식, 2009.8, p.50.
235) 황근수, 위의 책, p.51.
236) 황근수, 위의 책, p.52.

2 법치주의와 법치행정

행정은 법치주의에서 행해지며 법치주의에는 2가지가 있다. 형식적 법치주의(대륙법계)는 국가목적 실현의 형식만을 중시하고, 법의 실질적 내용을 등한시하는 이론으로 독일 등 대륙을 중심으로 형성되었다. 어떠한 국가형태와도 결합할 수 있는 가능성을 내포하면서 법률을 절대적인 것으로 생각함으로써 이를 빙자한 국가권력에 무조건 복종을 강요하는 특성이 있다[237].

실질적 법치주의(영미법계)는 형식적 법치주의를 당연한 전제로 생각하면서 더 나아가 인권보장을 이념으로 하여 법의 실질적 내용도 인권침해가 없도록 보장하는 원리로써 '법의 지배'를 실현하고자 하는 것이다. 19세기 후반 '다이시(A. V. Dicey)'에 의해 이론적으로 체계화되면서 절차적 보장에 의한 재판기능을 강조하게 되었다.

법치주의의 기본적 가치와 목적은 정의, 자유 및 인간의 존엄을 포괄하는 기본권의 보장에 있다. 기본권의 보장은 국가작용의 헌법구속성의 근거가 되며, 모든 국가작용의 목표설정과 한계로서의 기능을 한다. 입법 또한 헌법질서에 기속되며 헌법의 최고원리인 기본권의 보장에 합치하지 아니하면 위헌법률심사제에 의하여 효력이 상실된다[238].

법치주의에 있어서 법적 안정성은 법 자체의 안정성과 사회질서의 안정성을 요구한다. 법적 안정성은 법의 명확성과 확실성, 공권력행사의 예측가능성을 확보할 수 있다. 법적 안정성은 현행법을 적용하여 그 준수할 필요에 응하여 강제적으로 관철시키는 것을 전제로 한다. 이처럼 법적 안정성은 법의 규정에 따라 엄격하게 적용할 것을 요구하기 때문에 개별적 사정에 따라 공평과 타당성을 요구하는 정의와 모순되는 경우도 있으므로 비교형량을 통해 해결해야 한다[239].

법치행정이란 국가작용 중 국민의 권리와 의무에 관한 새로운 규율을 정하는 것은 모두 의회가 정립하는 법률에 의해야 하며, 의회가 정립하는 법률만이 법규로서의 구속력을 가진다는 것을 의미한다. 따라서, 행정권은 법률의 수권이 없는 한 스스로 법규를 창조할 수 없다는 것을 의미한다. 이 원칙은 현대국가에서 예외적인 긴급명령 또는 헌법상 인정되는 경우가 아니면 허용되지 않으며, 행정입법은 법률의 법규창조력을 다치지 않는 범위 내에서 제한적으로만 허용된다.

법치행정의 핵심은 법률 유보와 법률 우위이다. 법률 유보는 행정권의 발동에는

237) 황근수, 「사회복지사를 위한 행정법론」, 내일을 여는 지식, 2009.8, p.53.
238) 황근수, 위의 책, p.54.
239) 황근수, 위의 책, pp.55~56.

반드시 개별적인 법률의 근거가 필요로 한다는 것을 말한다. 이는 국민의 권리와 의무에 관한 규율은 모두 의회의 입법인 법률의 권한에 유보되고, 행정은 법률에 의해서만 행하여야 하며 스스로 새로운 규율을 행사할 수 없다는 것을 의미한다. 법률 우위는 법률이 국가의사 중에서 최상의 것으로서 다른 국가의사가 법률의 형식으로 표시된 국가의사에 저촉될 수 없다는 것으로 행정의 법률에 종속성을 의미한다.

즉, 법률우위의 원칙은 행정 및 사법에 대하여 법률의 적용을 강요하고 법률로부터의 일탈을 금지한다는 것이며, 동일한 사안에 대하여 의회의 입법이 규율하는 바와 정부의 행정이 규율하는 바가 서로 충돌되는 경우에는 의회의 입법이 우선한다는 것이다.

따라서, 법률우위의 원칙이 소극적 법률을 위반하는 행정작용을 금지하는 것이고, 법률유보의 원칙은 적극적으로 행정권의 발동에 법적 근거를 필요로 하는 것이다[240].

3 행정의 성문법적 법원

행정은 법원(法源, rechtsquelle)을 근본으로 행해진다. 여기서 법원이란 행정의 조직과 작용 및 그 구제에 관한 법의 존재형식을 말하며, 법 실천적 의미에서 볼 때, 법의 적용에 있어서 행정법으로서 원용할 수 있는 형식, 특히 법관이 판결의 근거로 할 수 있는 법 형식을 의미한다.

행정은 성문법주의가 원칙이다. 이는 '법률에 의한 행정'의 원리를 표현한 것으로 국민의 자유와 재산에 관계되는 행정권의 발동은 예측가능성과 법적 안정성을 위하여 그 한계와 조건을 미리 명백히 할 필요가 있다는 것으로 의미한다. 이는 행정법이 일반적으로 획일적, 평등적, 강행적, 기술적 성질을 가지며, 행정사무의 공정성을 기하고, 국가적 지도와 보호의 목적, 수단을 명백히 하기 위해서이다[241].

헌법은 법원 중 최상위로 국가의 근본법으로서 행정조직과 작용에 관한 기본원칙을 정하고 있고, 그 범위에서 가장 기본적이고 다른 법 형식에 우선한다. 헌법과 행정법과의 관계에 대해 과거에는 '헌법은 변해도 행정법은 존속한다'고 하여 행정법의 기술성을 강조했으나, 오늘날은 '구체화된 헌법으로서의 행정법'이라는 헌법 구체화법 또는 헌법 집행법이라는 말이 더 강조되고 있으므로 행정법은 헌법조항에 규정된 국가이념을 구체화하여 실현하는 것이어야 한다.

법률은 국민으로부터 권한을 부여받은 의회가 헌법의 입법절차에 따라 제정한 일반적

240) 황근수, 「사회복지사를 위한 행정법론」, 내일을 여는 지식, 2009.8, pp.57~58.
241) 황근수, 위의 책, p.63.

내지 추상적인 법형식을 말한다. 이는 국회입법의 원칙과 법률에 의한 행정의 원칙의 결과로서 헌법 다음의 가장 중요한 행정법의 법원이 된다. 법률은 법원으로서 형식적으로 우월한 효력을 갖기 때문에 명령이나 조례·규칙은 법률에 저촉될 수 없으며, 법률 상호 간에는 신법(新法) 우선의 원칙과 특별법 우선의 원칙에 의하여 법체계가 유지된다[242].

조약(protocol, treaty, convention, agreement)은 그 명칭의 여하에 불구하고 국가 간의 법적 효력이 있는 문서에 의한 합의(조약)를 말한다. 국제법규란 한국이 체약국이 아닌 조약으로서 국제사회에서 일반적으로 그 규범성이 승인된 것(국제연합헌장) 및 국제관습법(영해범위, 외교관의 특권 등에 관한 관습법)을 말한다. 이들과 국내법과의 효력에 관해서는 「헌법」 제6조제1항에 따라 국내법률과 동일한 효력이 있다고 보지만, 규율하는 내용에 따라 명령과 같은 효력을 가질 수도 있다. 결국 조약 및 국제법규와 법률 또는 명령이 상호 충돌할 때에는 신법 우선의 원칙 및 특별법우선의 원칙에 의하여 그 효력의 우열을 정한다.

명령도 중요한 법원으로 행정권에 의하여 정립되는 법규를 총칭한다. 현대국가에서 행정능률의 요청과 행정내용의 고도의 복잡·전문기술성·임기성으로 법률은 총론만을 정하고, 세부적인 규정은 명령에 위임하는 경우가 많다. 따라서 명령은 2차적 법원임에도 불구하고 행정법관계에 있어서 명령의 법원성은 그 중요성이 계속 커지고 있다.

명령의 법원성에 대하여, 대통령의 긴급명령(「헌법」 제76조), 법령에 의한 위임명령(「헌법」 제75조, 제95조) 및 법집행을 위한 집행명령 등 법규명령은 문제가 없다. 그러나, 명령 중 행정규칙(行政規則)의 법원성에 관하여 견해가 대립된다. 종래 행정규칙은 행정조직의 내부관계를 규율하는 데 그치고 법규적 성질을 갖지 않는다는 이유로 법원성을 부정하였으나, 행정규칙도 행정사무처리의 준칙이 된다는 점에서 행정법의 법원성을 가진다고 할 것이다.

지방자치단체가 자치입법권에 의하여 법령의 범위 내에서 제정하는 자치에 관한 법규로서, 지방의회가 제정하는 조례, 지방자치단체의 장이 제정하는 규칙 및 교육위원회·교육장이 제정하는 교육규칙 등이 있다[243].

---

242) 황근수, 「사회복지사를 위한 행정법론」, 내일을 여는 지식, 2009.8, pp.64~65.
243) 황근수, 위의 책, p.65~66.

4 행정의 불문법적 법원

1) 관습법(慣習法)

관습법은 국민의 전부 또는 일부 사이에 같은 사실이 수년간 계속하여 관행으로서 반복되고, 이 관행을 준수함이 국민 일반의 법적 확신을 얻음으로써 성립하는 법규범이다(법적 확신설). 관습법의 성립요건은 관행, 계속적 반복, 법적 확신의 결합이다[244].

관습법의 법원성을 인정하는 명문의 규정이 없는 경우에는 그 법원성에 대하여 문제가 된다. 행정의 복잡, 다양성으로 인하여 모든 영역에 성문법규가 완비될 수 없는 한계로 행정관습법의 성립을 인정하는 견해가 통설이다. 그러나, 법치행정의 원칙상 성문법 우위가 강조되어야 하기 때문에 행정관습법은 성문법이 없는 경우에 보충적 효력만을 가지는 보충적 효력설을 따르는 것이 원칙이다.

관습법으로 종류는 첫째, 행정청이 취급한 선례가 반복됨으로써 성립되는 사무처리상의 관행으로서 훈령, 통첩, 고시 등 사무처리에 관한 관행 등을 말하는 행정선례법이 있고, 둘째, 공물사용관계에 어업권, 관습상 유수사용권 등 사회적으로 수년간 관행에 의해 성립되는 민중적 관습법이 있다[245].

2) 법원 판례(判例)

행정사건에 관한 법원의 판결은 추상적인 행정법규를 구체화하고, 그 내용을 명확히 한다. 따라서 판례가 장래의 동일한 종류의 사건에 재판의 준거가 될 때 판례법이 성립되므로 행정법의 법원이 될 수 있다.

영국과 미국 등 판례법 국가는 '판례구속성의 원칙'이 확립되어 있어서 판례의 법적 구속력은 극히 엄격하다. 그러나, 우리나라와 프랑스, 독일 등 성문법 국가에서는 법률상의 판례구속성은 원칙적으로 인정되지 않는다. 다만, 법원 상급심판결은 하급심을 기속하고(「법원조직법」 제8조), 대법원 판례의 변경을 까다롭게 하는 등 하급법원도 대법원의 판결을 사실상 존중하게 되므로 판례의 법원성이 인정될 수 있다.

3) 조리(條理)

조리는 일반사회의 정의감에 비추어 반드시 그러하여야 할 것이라고 인정되는 사물

---

244) 황근수, 「사회복지사를 위한 행정법론」, 내일을 여는 지식, 2009.8, p.66.
245) 황근수, 위의 책, p.67.

의 법칙 또는 법의 일반원리를 말한다. 조리는 법해석의 기본원리로 성문법, 관습법 및 판례법이 모두 없는 경우에 최후의 보충적 법원으로서 중요성을 가진다[246].

조리의 내용은 그 시대와 사회의 변화에 따라 변할 수 있으나, 일반적으로 볼 때 평등원칙, 비례원칙, 신의성실의 원칙, 신뢰보호의 원칙, 기득권 존중의 원칙, 보충성의 원칙, 과잉급부금지의 원칙, 부당결부금지의 원칙 등이 이에 해당된다. 최근에는 이러한 것을 헌법상의 원칙 또는 행정법의 일반원칙으로 재인식되면서 행정법의 일반원칙으로 인정하는 경향에 있다. 행정법의 일반원칙은 행정법의 모든 분야에 적용되고 지배되는 일반적 원리를 말한다. 행정법의 일반원칙은 학설 및 판례에 의해 구체화되고 완성된 규율이다[247].

(1) 평등의 원칙

평등의 원칙은 국민에 대한 행정작용은 공평하게 처우해야 한다는 원칙으로 특별한 합리적인 사유가 없는 한 자의적인 차별의 금지를 의미한다. 행정에서 평등원칙은 주로 행정재량의 한계, 행정규칙의 외부적 효과 및 행정의 자기구속의 법리에서 나타난다.

평등의 원칙은 행정에 대한 신뢰를 보호하고, 예측가능성을 확보함으로써 행정법 관계의 안정에 기여하는 구실을 한다. 평등원칙은 기본적인 법원칙이므로 이를 위반할 경우, 위헌 또는 위법의 문제가 발생한다.

(2) 비례의 원칙

비례의 원칙은 행정주체가 행정목적을 실현하기 위해서 선택한 조치 또는 수단은 그 의도하는 목적을 달성하기 위해 합리적인 비례관계가 유지되어야 한다는 것으로 과잉금지의 원칙이라고도 한다. 또한, 행정조치는 설정된 목적을 실현하기 위하여 필요한 이상으로 행해져서는 안 되므로 최소 침해의 원칙이라고도 한다. 이 원칙은 헌법의 법치국가 원리에서 나온 법의 일반원칙으로서 헌법에 근거를 둔 규정이다[248]. 예를 들어, 일정한 목적을 달성할 수 있는 수단이 여러 가지 있는 경우에 그 중에서 행정대상자에게 가장 적은 부담을 주는 수단을 선택해야 한다는 것이다.

또한, 행정조치가 설정된 목적 실현을 위하여 필요한 경우라도 그 행정조치의 정도는 공익상 필요의 정도와 상당한 균형을 유지해야 하므로 상당성의 원칙이라고도 한다. 즉, 적합성과 필요성의 원칙을 충족하더라도 그 행정조치로 인해 얻을 수 있는 이익보

246) 황근수, 「사회복지사를 위한 행정법론」, 내일을 여는 지식, 2009.8, p.68.
247) 황근수, 위의 책, p.69.
248) 황근수, 위의 책, p.70.

다 행정대상자의 침해가 큰 경우에는 행정조치의 당위성을 유지할 수 없다는 것을 말한다. 따라서, 비례원칙을 위반할 경우, 조리를 위반한 것이므로 위법한 것이고, 헌법 원칙을 위반한 것이므로 위헌이 되며, 비례원칙에 위반한 행정작용에 대해서는 행정쟁송 및 행정상 손해배상의 청구방법에 의하여 권리구제를 받을 수 있다[249].

(3) 신뢰보호의 원칙

신뢰보호의 원칙은 행정기관이 국민에게 정당성·존속성이 있는 언어와 행동을 했을 경우, 이에 대한 신뢰를 보호하여야 한다는 원칙으로 금반언(禁反言, estoppel) 원칙이라고도 한다.

신뢰보호의 법률적 근거는 사법원리에 속하는 「민법」 제2조 신의성실의 원칙에 있다. 행정기관은 신의에 따라 합법적인 행정작용을 주로 하므로 개인이 행정기관의 언어와 행동이 비록 위법하다고 하더라도 이를 신뢰하였다면 이를 보호해야 한다는 것이다. 이를 통해 법적 관계의 존속 및 법률적 안정을 확보할 수 있다는 헌법 원리로 파악하는 것이 다수설이다.

신뢰보호의 원칙이 성립되기 위해서는 상대방이 신뢰 또는 기대를 가져오게 한 행정기관의 언행이 있어야 한다. 따라서, 행정기관이 법령, 규칙, 계획, 처분, 합의, 행정적 약속 및 행정지도, 기타 적극적 또는 소극적 언동을 포함하여 신뢰의 대상이 되는 행정기관의 선행조치가 있어야 성립한다.

그리고, 관계자가 선행조치에 대하여 그 정당성 또는 존속성을 신뢰해야 하고, 그 신뢰가 보호받을 가치가 있어야 한다. 관계인이 선행조치를 인식하지 못하였거나, 선행조치인 행정행위가 철회 또는 유보되었거나, 공식적으로 변경된 경우에는 상대방이 신뢰보호를 주장할 수 없다. 또한, 선행조치에 대한 신뢰와 관계자의 처리 사이에 인과관계가 있어야 하고, 선행조치에 반하는 행정기관의 처분이 존재하여야 한다[250]. 행정에서 신뢰보호의 원칙은 수익적 행정행위의 취소·철회, 공법상의 확약[251], 실권[252], 행정계획의 변경, 행정법규의 소급효 등에 주로 적용된다.

예를 들어, 신뢰보호의 입장에서 이미 종료된 사실관계 또는 법률관계를 규율하여 상대방에게 불이익을 주는 진정소급효는 원칙적으로 금지되지만, 과거부터 현재까지

---

249) 황근수, 「사회복지사를 위한 행정법론」, 내일을 여는 지식, 2009.8, pp.71~72.
250) 황근수, 위의 책, pp.73~74.
251) 확약 : 행정기관이 국민에 대하여 자기구속을 할 의도로서 일정한 행위 또는 불행위를 약속하는 의사표시
252) 실권 : 행정기관이 위법한 상태를 장기간 묵인·방치함으로써 개인이 그 상태의 존속을 신뢰한 경우에는 당해 행정기관도 후에 위법성을 주장하지 못하고 그 취소권이 소멸하는 것

진행 중인 것을 규율하게 되는 부진정소급효의 경우에는 입법형성권이 우선한다. 또한, 행정기관이 오류를 발견하여 합리적인 방법으로 변경하는 것은 신뢰보호의 원칙에 위배되지 아니한다[253].

(4) 자기구속의 원칙

자기구속의 원칙은 재량의 영역에서 「헌법」상의 원리인 평등원칙에 속하는 것으로 행정에서 자의금지(自意禁止)의 원리으로 형성된 개념이다. 행정기관이 상대방에 대하여 같은 사안에 대하여 제3자에게 행한 결정과 동일한 결정을 하도록 스스로 구속당하는 것을 말한다. 따라서, 자기구속의 원칙은 평등 원칙을 통하여 행정조직의 내부규범인 행정규칙에 대하여 사법적 통제를 가능하게 하는 법규로 전환시키는 전환규범으로서의 기능을 한다[254].

자기구속의 원칙은 행정의 동등한 재량권의 행사라는 평등원칙, 행정실무의 존속에 대한 상대방의 신뢰보호에서 근거한다. 헌법재판소는 "재량행사의 준칙인 규칙이 그 정한 바에 따라 반복적으로 시행되어 행정 관행이 이루어지게 되면 평등원칙이나 신뢰보호의 원칙에 따라 행정기관은 그 상대방에 대한 관계에서 그 규칙에 따라야 할 자기구속을 당하게 되고, 이는 대외적 구속력을 가지게 된다."고 판시하여 평등원칙과 신뢰보호 원칙을 모두 인정하였다. 다만, 과거의 행정실무가 위법인 경우에 행정의 자기구속을 평등원칙에 기초하면 그 위법을 계속 인정해야 하는 문제가 발생하므로 행정기관과 상대방의 이익의 합리적인 비교형량을 통해서 법적 안정성을 기초로 한 신뢰보호의 원칙에 근거할 여지도 있다[255].

(5) 부당결부 금지의 원칙

부당결부 금지의 원칙은 행정기관의 행정활동에 있어서 실질적인 관련이 없는 반대급부와 결부시켜서는 안 된다는 것을 말한다. 예를 들어, 혁신형 제약기업 인증이 취소되었다고 해서 「약사법」의 의약품 제조업 허가를 취소하거나, A의약품에 대한 불법행위에 대하여 불법성이 없는 B의약품의 품목허가를 취소하는 등이 행정처분은 부당결부 금지의 원칙에 반한다는 것이다. 따라서, 행정권한의 결부는 행정목적 또는 권한행사와 그 수단 사이에 실질적인 관련이 있는 한도 내에서만 허용된다.

---

253) 황근수, 「사회복지사를 위한 행정법론」, 내일을 여는 지식, 2009.8, p.76.
254) 황근수, 위의 책, p.79.
255) 황근수, 위의 책, p.80.

부당결부 금지의 원칙은 헌법에 있어서 법치국가의 원리와 자의금지, 권한남용 금지의 원칙에서 도출된 것이라고 할 수 있다. 따라서 이 원칙을 위반하면 위헌 또는 위법이 된다[256].

부당결부 금지의 원칙은 행정행위의 부관[257]의 한계, 공급거부과 허가사업의 제한 등 행정의 실효성 확보수단, 공법상 계약 등과 관련하여 관련성이 있다. 법령에 의한 주된 행정권한의 행사와 반대급부의 결부가 있고, 이들 사이 실질적 관련이 없을 경우, 주된 권한행사와 반대급부의 결부 사이에 직접적 또는 원인적인 인과관계와 상호 간의 목적적 관련성의 유무로 판단할 수 있다[258].

(6) 불소급의 원칙

불소급(不遡及)의 원칙은 행정법에서 효력 발생 이전에 종결된 사실에 대해서는 적용되지 않는다는 원칙이다. 이는 기득권 존중을 중심으로 하는 법적 안정성, 예측가능성이라는 법치주의 요청에 기인한 것이다. 행정법은 그 강행성 때문에 일반국민에게 주지시키기 위하여 공포와 효력 발생과 사이에 일정한 시간적 간격을 두는 것이 원칙이다.

만약 법령과 조례 또는 규칙 등에 그 시행일에 관하여 특별한 규정이 없으면 「헌법」 제53조, 「법령 등 공포에 관한 법률」 제13조, 「지방자치법」 제19조 등에 따라 공포한 날로부터 20일 후에 효력이 발생한다. 다만, 행정법 효력 발생 당시 진행 중이거나(이 경우 부칙에 경과규정을 둔다), 국민의 기득권을 침해하지 않거나, 국민에게 권리·이익을 주는 경우에는 소급효가 인정되기도 한다[259].

(7) 효력의 원칙

법률·조례 중에서 일정한 유효기간이 규정되어 있는 한시법은 그 기간이 만료되면 효력이 상실된다. 그러나, 시행시기에 유효기간이 없는 경우에는 동위 내지 상위의 법령에 의한 명시적 개정·폐지가 있거나, 당해 법령과 저촉되는 동위 내지 상위의 신법(新法)의 제정으로 효력이 상실된다.

법률·조례 등 행정법규는 이를 제정한 기관의 권한이 미치는 지역 내에서만 효력을 가지는 것이 원칙이다. 법률, 대통령령, 총리령, 부령은 영토 전체에 효력이 나타나지만, 지방자치단체 조례(지방의회), 규칙(단체장)은 당해 지방자치단체의 구역 내에서만

256) 황근수, 「사회복지사를 위한 행정법론」, 내일을 여는 지식, 2009.8, p.84.
257) 부관(附款) : 행정행위의 효과를 제한하거나 보충하기 위하여 주된 행정행위
258) 황근수, 「사회복지사를 위한 행정법론」, 내일을 여는 지식, 2009.8, p.85.
259) 황근수, 위의 책, p.86.

효력을 가지는 것이 원칙이다. 예외적으로 법률에서 수도권 등 특정 지역에서만 효력이 발생하는 경우도 있다.

우리나라 행정법규는 속지주의(屬地主義)에 따라 영토 내에 있는 자연인, 법인, 내국인, 외국인 등 모든 사람을 일률적으로 적용되는 것이 원칙이다. 다만, 예외적으로 국제법상 치외법권을 가지는 외국원수 및 외교관, 외국군대 등은 우리나라의 행정법규 적용이 배제하는 특별규정을 두고 있다[260].

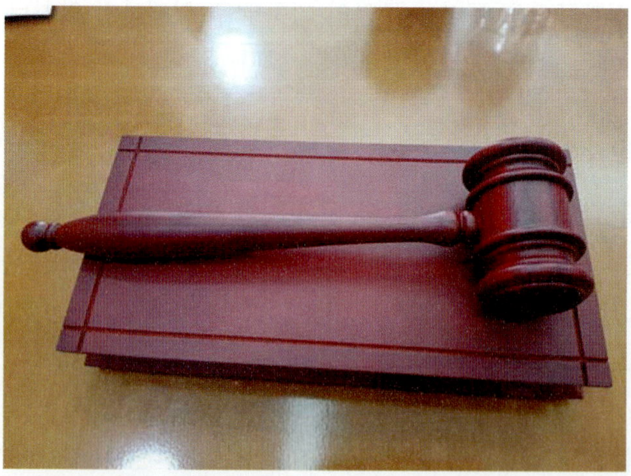

* 사진 : 회의 의사봉

260) 황근수, 「사회복지사를 위한 행정법론」, 내일을 여는 지식, 2009.8, pp.87~88.

제5절 규제론

1 규제의 정의

규제(regulation)는 원래 무질서한 것에 일정한 질서를 부여하는 것을 말한다. 정부규제는 자유로운 시장경쟁 속에서 개인이나 기업의 행위가 바람직하지 못한 방향으로 나가고 있다고 판단될 때 이것에 일정한 방향을 주기 위하여 이루어진다. 따라서 정부규제(regulation)는 바람직한 경제사회 질서(desirable socio-economic order)의 구현을 위하여 정부가 시장에 개입하여 기업과 개인의 행위를 제약하는 것을 말한다. 이와 반대로 민간에 대한 정부의 제약과 간섭을 시장의 자율에 맡기는 것을 규제완화(deregulation)라 한다.

규제행위는 민간의 행위에 영향을 미치기 위한 광의의 노력(attempt to change the behavior of private sector)으로 정의할 수 있다. 정부규제의 본질은 국민의 기본권, 재산권의 사회적 배분(allocation of right, income, and wealth in a society)에 있다. 따라서, 정부규제는 사회구성원(개인과 기업) 사이에 존재하던 다양한 권리관계를 변경시키고, 국민의 기본권·재산권과 민간의 의사결정과 행위를 을 침해 또는 제약하거나, 별도의 의무를 부과하는 속성이 있으므로 정부규제는 국가의 강제력(coercive power)에 의존해야 할 수밖에 없다.

정부가 민간(개인이나 기업)의 행위를 제약함에 있어 공권력에 의한 강제력(coercive power)에 의존하여 기업과 개인이 정부의 요구에 응하지 않을 경우, 불이익을 주고 처벌하는 등 소극적 유인과 보상(negative incentives and rewards)을 부여하는 방법으로 정부규제가 이루어진다.

규제 중 진입규제는 인가·허가·면허 등 일정한 요건을 정하여 요건에 부합되지 않는 특정행위를 하지 못하게 하는 것이다. 진입규제는 가격 및 이익에 대한 규제, 기타 품질, 생산량, 공급대상·조건·방법 등에 대한 규제로 나눌 수 있다.

감시단속 규제는 어떤 기준을 설정하고 이 기준의 위반 여부를 감시, 단속하고 처벌하는 교통규제, 식품규제, 환경규제 등을 말한다. 공공요금 규제, 독과점 가격규제, 아파트 분양가격 규제, 금리규제, 최저임금제도, 남녀고용평등제도 등은 정부의 결정에 의한 제도적 규제로 이러한 정부의 결정과 제도에 대한 위반행위는 처벌대상이 된다.

행정지도(administrative guidance)적 규제는 공권력에 의한 강제력이 아니라 정부가 갖고 있는 권위 또는 도덕적 설득(moral suasion)에 따라 민간의 행위를 유도하는 방법으로 정부규제가 이루어지기도 하는 것을 말하며 공기업과 사기업에 임금상승률을 제시한다거나 서비스업체의 가격상승을 자제하도록 유도하는 것도 행정지도적 규제에 해당한다.

정부규제는 간혹 적극적 유인과 보상(positive incentives and rewards)을 부여하는 방법으로 이루어질 수도 있다. 예를 들어 특허와 보조금(subsidy)의 지급을 통한 규제로, 특허는 기술개발을 목적으로 지적 발명을 다른 사람이 모방하지 못하도록 규제하여 지적 발명자를 보호하는 제도이고, 중소기업체에 환경오염 처리시설 보조금를 지원하는 환경정책도 규제에 속하고, 농작물의 과잉생산을 방지하기 위해 경작을 하지 않을 때 일정한 보상금을 주는 휴경보상 제도도 정부규제에 속한다.

정부규제는 경제사회학적 영역에 국한되지 않고 정치인의 정치활동 규제, 노동조합의 정치활동 규제, 언론방송의 윤리관련 규제, 민간인의 집회와 시위에 관한 규제 등과 같이 정치·경제·사회의 모든 분야에 걸쳐 다양한 유형을 갖고 있으므로 유형에 따라 다른 새로운 분석틀이 필요하다. 그러나, 산업사회의 발달에 따라 불가피하게 야기되는 경제사회적 문제를 해결하기 위해 바람직한 경제사회 질서를 구축하려고 살인·강도·절도·폭행·사기·주가조작 등 죄악으로 인정하는 행위를 금지하는 것은 정부규제에 속하지 않는다. 또한, 중앙정부가 지방정부에 대하여 내리는 지시나 명령도 정부규제에 포함되지 않는다.

정부규제는 편익이나 제재를 가하는 모든 정부활동(governmental activities)으로 사기업의 경영이나 국민생활에 어떤 식으로든 영향을 미치는 행위이다[261]. 또한, 특정 집단의 경제활동에 대해 경제적·물리적 제재를 통해 그 활동을 억제하는 정부의 행위이다[262]. 정부가 시장에 직접·간접으로 개입하여 경제행위자들에게 비용이나 편익을 제공하므로 의무를 부과하거나 행동을 제한하는 것은 경제적 규제이고, 부수적이기는 하지만 노동·보건·위생·공해 등과 같이 간접적으로 경제활동과 관련 있는 것은 사회적 규제로 이 양자를 포함하는 것이 정부규제이고[263], 민간의 행위를 통제하려는 정부의 노력이기도 하다[264].

---

261) 정용덕, 자유시장경제와 정부규제 : 연구문제의 선정, 「한국행정학보」 제18권2호(1983년), pp.597~619.

262) 안문석, 「우리나라에서의 정부규제강화요인에 관한 연구」, 전국경제인연합회, 1987, pp.3~5.

263) 이종범, "다원화 시대에 있어서 행정의식의 문제점", 전경련(펌), 「제6공화국과 정부규제 합리화 추진방향」, 1988, p.75.

264) 유훈, 「정부기업관계론」, 법문사, 1991, p.61.

1) 경제적 규제

경제적 규제(economic regulation)는 기업의 본원적 활동에 대한 정부규제로 기업의 본원적 활동은 기업의 설립 혹은 개인사업의 개시, 제품 또는 서비스의 가격, 생산량, 품질, 거래상대방과 거래방법 및 조건 등에 대한 의사결정 및 행위를 말한다. 자유기업주의(free enterprise system)에서 능력과 의사가 있는 한 누구나 자유경쟁을 통해 어떤 사업에서든 응당 참여할 수 있고, 그가 생산하는 재화나 서비스의 가격, 품질, 거래대상, 조건, 방법 등을 임의로 결정할 수 있어야 함이 원칙이다. 경제적 규제는 이들의 의사결정의 자유와 각각의 자유로운 의사결정에 기초한 기업활동 과정에서 야기되는 시장경쟁에 대해 일정한 제약을 가한다. 다만, 독과점 및 불공정 거래에 대한 규제는 경제적 규제에 속하나, 시장경쟁을 제약하는 방향으로 이루어지는 것이 아니고, 시장경쟁을 창달하거나 시장경쟁 하에서와 비슷한 시장성과(market performance)를 확보하는 방향으로 이루어지므로 일반적인 경제적 규제와 속성이 다르다.

경제적 규제는 소비자 보호(consumer protection)와 산업 또는 생산자 보호(industry or producer protection)를 목적으로 한다. 소비자 보호목적의 규제로 독과점적 횡포의 방지가 있다. 독과점적 횡포는 자연독점(natural monopoly) 산업에서 현저하게 나타나며 이러한 산업의 속성상 규모경제 효과(scale effect)가 대단히 높고, 시장 크기에 비해 최소효율 생산규모(minimun efficient scale)가 크기 때문에 장기적으로 하나의 사업자에 의하여 산업이 지배되기 쉬운 특징이 있다. 이러한 자연독점산업에는 전력, 상하수도, 가스, 철도 등 공익서비스산업이 많고, 우리나라에서는 대부분 공기업 형태로 운영되고 있다. 이러한 자연독점산업에 대한 규제로 진입규제 이외에도 공익성 확보와 소비자 보호를 위하여 가격규제, 서비스공급의 의무화 및 서비스 질의 유지를 위한 규제가 이루어지고 있고, 이러한 자연독점산업 이외의 독과점산업에 대한 규제는 가격규제와 품질규제를 통해 소비자의 이익을 보호하고 있다.

소비자 보호목적에서 특정산업의 부당이익 방지도 있다. 공급이 지극히 비탄력적인 특정산업의 경우 수요의 증가가 곧 초과이윤 또는 경제적 지대를 발생시키는 경우가 있다. 이런 산업에서 생산자는 수요의 증가에 따라 아무런 노력없이 초과이윤을 남길 수 있으며, 이는 소비자 입장에서 볼 때 지극히 불공평한 일이 된다. 예를 들어 석유나 천연가스 등 유한한 천연자원의 개발과 토지와 같이 공급이 단기적으로 고정되어 있거나, 주택처럼 공급탄력성이 낮은 경우 발생하므로 정부는 최고가격 지정 등의 가격규제를 통해 소비자의 이익을 보호하고 있다.

소비자 보호목적에서 부당한 가격차별의 방지란 독과점적 지위에 있는 사업자는 수요자 사이에서 존재하는 수요의 가격탄력성의 차이 때문에 나타나는 가격차별화를 통해 이익의 극대화를 추구하고자 함에 기인한다. 예를 들어 대규모 수요자와 여러 공급자 중에서 공급자를 선택할 수 있는 수요자가 있는 반면, 유일한 공급자에 의존할 수밖에 없는 수요의 탄력성이 낮은 소비자에게 공급자가 높은 가격 등을 요구할 경우, 정부는 가격수준보다는 가격구조(price structure) 또는 요율구조를 규율하는 등 경제적으로 합리화할 수 없는 부당한 이유에서의 가격차별을 금지하는 규제를 가함으로써 취약한 입장에 있는 소비자를 보호하게 된다.

소비자 보호를 위해 교차보조를 통한 서비스 공급의 확대 등도 있다. 정부는 소득재분배(hidden redistribution) 기능의 수행 등을 위하여 대도시를 왕래하는 소비자로부터 높은 운임을 받을 수 있도록 공급자에게 허용하는 대신, 교통량이 지극히 낮은 주민에게 값싼 교통서비스를 제공하도록 하여 공익서비스의 이용을 확대하는 경우가 있다. 이 경우 정부는 진입규제와 동시에 가격규제를 통해 소비자를 보호하게 된다.

생산자 보호목적의 규제도 있다. 과당경쟁의 방지규제는 공급의 탄력성이 낮아서 산업 전체로 볼 때 과잉시설의 문제를 안기 쉬운 산업분야에 대해서 경기 후퇴 시 파괴적인 가격경쟁을 야기함으로써 생산자에게 돌이킬 수 없는 피해를 야기할 수 있으므로 수요감퇴에 따른 파괴적 가격경쟁을 막기 위한 최저가격(nimimum price)을 설정하는 등의 가격규제와 진입규제가 이루어진다. 이러한 과당경쟁 방지 규제는 특정산업의 생산기반을 안정적으로 유지화고, 경기변화에 대응하기 위한 규제로 라디오나 TV의 전파주파수, 오일지대 등 공유자원(common property resources)에 대한 규제에서 흔히 볼 수 있으며, 공유자원은 개발활용이 무제한 이루어질 경우 상호간섭현상에 의해 자산의 가치를 파괴하거나, 자원의 무절제한 낭비를 초래할 가능성이 높기 때문에 규제의 대상이 된다.

개발도상국에서 산업 육성을 목적으로 시행되는 산업 육성 규제도 있다. 개발도상국은 자본시장(capital market)의 미발달로 인해 육성이 필요한 산업에 대한 투자가 미흡한 경우, 자본시장의 결함을 시정하기 위해 정부가 개입하게 된다. 외국의 경쟁관계 산업으로부터 자국 산업을 보호하기 위하여 수입규제, 규모의 경제효과가 비교적 크다고 생각되는 특정산업분야에 대한 투자기업수의 제한 및 기술도입선 제한, 중소기업 보호를 위한 중소기업 고유업종 지정 등이 대표적인 사례이다.

불공정한 기업간 경쟁의 방지하는 규제도 있다. 공익서비스 공급의 확대를 위한 교차보조를 가능하게 하기 위하여 과도한 경쟁을 방지하고, 수익성이 높은 특정분야에만 전문화하는 업체의 참여를 배제해야 할 필요성이 생긴다. 예를 들어 수익률이 낮은 지방소도시간 운송서비스를 제공하기 위해서는 수익률이 좋은 대도시 간 운송서비스 비용을 높게 측정하고, 여기에서 얻어진 수익으로 지방 소도시 간 운송을 유지할 수 있도록 하는 교차보조가 좋은 사례이다.

수익률이 좋은 대도시 간 운송에 참여하는 기업이 많을수록 가격이 낮아지므로 수익이 창출되지 않게 되고, 이로 인해 지방 소도시 간 운송이 곤란해지는 부작용이 발생한다. 이와 같이, 수익성이 높은 특정서비스 분야로만 특화하는 경우를 탈지행위(cream skimming)라고 부르며, 이러한 행위를 불공정 경쟁으로 본다. 교차보조를 위한 규제로 교통, 전화 등 서비스 공급형태가 다양한 공익서비스 산업에 속하는 경우에 흔히 볼 수 있고, 이 경우에는 진입 제한과 동시에 교차보조를 위한 서비스공급 확대 및 균형을 위한 노선(route) 규제, 업무영역(business boundary) 규제가 적용된다[265].

2) 사회적 규제

사회적 규제(social regulation)는 기업의 사회적 행동(social conduct)에 대한 규제로 기업의 사회적 책임을 강제하기 위한 규제 또는 기업의 사회적 횡포(social abuses panies)를 막기 위한 규제를 말한다. 기업의 사회적 행동이란 환경오염, 근로자의 보건 및 안전에 대한 위협, 소비자 권익의 침해, 근로자에 대한 차별대우 등 기업 내부에 국한되지 않고, 사회적 영향을 야기하는 기업행동을 말한다. 그러나, 사회적 규제가 반드시 기업만을 대상으로 하지는 않는다. 예를 들어, 환경오염은 기업이 대상일 수 있으나 개인이나 가정도 환경오염의 원인자가 될 수 있다. 예를 들어 공공장소에서의 흡연금지와 낙태는 개인을 대상으로 하는 대표적 규제이고, 음란물에 대한 규제도 음란물의 제작이나 배포기업뿐만 아니라 판매한 개인을 대상으로 이루어진다.

사회적 규제는 미국의 경우 1960년대 중반부터 1970년대 중반까지 크게 유행하였으며, 이를 새로운 규제(new regulation), 새로운 사회적 규제(new social regulation)라고 했다. 사회적 규제의 목적은 삶의 질 확보, 인간의 기본적 권리신장, 경제적 약자에 대한 보호와 사회적 형평 확보를 위해 이루어진다.

사회적 규제는 소득 및 생활수준의 향상, 산업사회의 진화와 밀접한 연관이 있다. 특히 대량생산, 생산기술의 복잡화, 유통단계의 복잡다기화 등 대량생산-대량소비의 산업사회에서는 소비자는 정보의 부족, 정보처리능력의 부족, 집단행동의 딜레마(collective action dilemma)로 인해 생산자의 횡포가 심해지게 되고, 이로 인해 소비자 문제가 광범위하게 심각하게 야기된다. 따라서, 사회적 규제는 생활수준의 향상과 삶의 질

265) 이태진 외, 「제약 산업 정책의 이해」, 한국보건산업진흥원, 2014.8, pp.129~132.

(quality of life)의 욕구가 상승함에 따라 강화되는 경향이 나타나는데, 이는 소득수준 및 생활수준의 향상으로 국민의 건강과 안전에 대한 관심이 증가되고 여가, 쾌적한 자연환경 등에 대한 인식이 제고되기 때문이다.

생활수준의 향상은 평가를 통해 이전에는 비경제적으로 인식되었던 분야를 경제적으로 타당하고 실현가능한 정책요구로 변화하게 된다. 예를 들어, 안전하면서 효과가 높은 의약품의 개발은 엄청난 개발비용과 비싼 약값으로 인해 경제성이 없다고 판단될 수 있지만, 소득수준의 향상으로 경제성을 갖게 될 때 사회적 규제가 이루어지게 된다[266].

산업 육성을 위한 규제는 끊임없이 새로운 규제를 요구하는 특성이 있다. 예를 들어 산업 육성에 필요한 자원의 동원과 배분을 위해 예금은행을 비롯하여 특수은행, 단기금융회사, 보험, 증권 등 광범위한 금융부분에 대한 규제가 필요하고, 이러한 금융규제는 이자율에 대한 규제, 정책자금의 조성과 배분에 대한 규제 및 금융회사의 업무영역 규제, 점포의 신증설에 대한 규제, 금융기관의 인사·예산 등에 대한 규제 등을 요구하게 되어 규제의 피라미드(pyramiding regulation) 현상이 나타나게 된다. 불공정한 기업간 경쟁방지를 통해 교차보조를 위한 규제는 여건이 불리한 지역이나 소비자에 대한 서비스 공급에 대한 찬반논란이 발생을 유발할 가능성도 있다.

산업정책 중 규제적 수단은 정부가 민간의 경제활동에 직접 개입하여 특정행위를 금지하거나, 자원을 강제적으로 배분하고, 특정행위에 대해서는 허가를 받도록 하는 것을 말한다. 이는 정부가 시장에 직접 개입하고, 심한 경우 시장의 기능을 정지 또는 왜곡한다는 점에서 강력하고 직접적이며 큰 효과를 기대할 수 있다. 그러나, 효과가 큰 만큼 부작용도 크므로 '정부 개입의 실패(failure of intervention)'를 초래할 우려도 큰 정책수단이다. 규제적 수단은 선진국보다 산업화 초기에 있는 개발도상국에서 많이 사용하는 정책수단으로 공장 설립 등 신규 진입, 기술 도입 등에 대한 정부의 각종 인·허가와 신고제도, 공산품 가격과 임금 인상 통제 등 각종 가격 통제, 독과점 금지와 불공정 거래행위의 규제, 수입 또는 기술 도입을 제한하기 위한 외화할당 등이 사례이다[267].

266) 이태진 외, 「제약 산업 정책의 이해」, 한국보건산업진흥원, 2014.8, pp.140~142.
267) 김세원, 「산업정책론(상)」, 내일을 여는 지식, 1996, p.58.

2 정부규제의 개념과 효과

1) 정부규제의 개념

정부규제는 광의의 개념으로 "민간 경제에 편익이나 제재를 가하는 모든 정부활동", "사기업의 경영이나 국민생활에 영향을 미치는 정부활동"으로 볼 수 있다. 또한 협의의 개념으로 규제대상, 규제기관, 규제기능으로 정의되기도 한다. 최병선(1992)은 정부규제를 "바람직한 경제사회 질서의 구현을 위해 정부가 시장에 개입하여 기업과 개인의 행위를 제약하는 것"으로 정의한다. 스트릭(J. Strick, 1994)은 정부규제를 "개인이나 기업의 경제활동을 지도, 제한, 변화시키기 위한 정부 활동 중 미준수로 인한 처벌을 수반하는 정부의 규정과 통제"로 정의한다. 이상의 정의를 근거로 볼 때 정부규제는 다음과 같은 특성을 갖는다.

첫째, 정부규제는 정부가 민간의 경제활동을 제약하는 것이다. 즉 정부규제는 민간의 사회적, 도덕적 행위에 대한 개입이 아니라 재화의 생산, 분배, 소비와 관련된 경제적 행위에 대한 개입으로 재화의 가격, 생산량, 질, 분배에 영향을 준다.

둘째, 정부규제는 바람직한 경제사회 질서(desirable socio-economic order)의 구현을 목적으로 한다. 하지만 바람직한 경제사회 질서라는 목적은 대단히 추상적이며 상당부분 그 의미가 불분명한 경우가 많다. 또한 정부가 바람직하다고 생각하는 경제사회적 질서에는 경제성장, 물가안정, 공정사회, 동반성장 등과 같이 여러 가지가 있을 수 있고, 각각의 목적은 상충될 수도 있다. 이로 인하여 정부규제가 어떤 목적을 갖고 있는지를 파악하기는 매우 어렵다.

셋째, 정부규제는 미준수로 인한 처벌을 수반한다. 처벌의 종류는 벌금, 면허 취소, 구속 등과 같이 다양하다. 미준수로 인한 처벌은 규제의 강제적 속성을 보여주며 보상, 유인책과 상반된다[268].

2) 정부규제의 효과

정치경제학적 관점에서 사회를 지배하고 통제하는 가장 기본적인 원리와 방법은 정부와 시장이다. 정부는 권력관계 또는 권한관계를 의미하고, 시장은 민간의 자유로운 교환관계를 의미한다. 사회를 지배하는 조직 원리인 정부와 시장은 바람직한 경제사회 질서의 형성, 자원의 효율적 배분과 같은 주요 경제사회적 목적을 추구하는 데 사용되

268) 이태진 외, 「제약산업 정책의 이해」, 한국보건산업진흥원, 2014.8, pp.127~128.

며, 현실 세계에서 두 조직 원리는 우월성을 다투고 있다. 그러므로 정부규제의 주요 이론적 근거는 시장실패 혹은 시장의 결함에서 찾을 수 있고, 이는 시장에 대한 정부 개입을 정당화한다.

정부규제의 또 다른 이론적 근거는 윤리적, 도덕적 측면이다. 시장에서 이루어지는 소득분배에 대하여 윤리적, 도덕적 문제가 제기되고 이에 부정적 견해가 지배적이라면 시장은 그 기능을 충분히 수행할 수 없다. 또한 사회적 가치를 포함하는 인간의 자유나 기본권 문제는 시장에서 해결되기 어렵고, 시장에서 해결되는 것이 정당하지 않다. 이럴 경우 정부가 문제 해결을 위하여 시장에 개입할 수 있다.

정부규제의 본질은 "사회 내의 권리, 소득, 그리고 부의 배분(allocation of rights, income, and wealth in a society)"에 있다. 정부규제는 개인과 기업 사이에 존재하는 권리관계를 변화시킨다. 그러므로 우리는 정부규제를 통하여 누가 새로운 권리를 부여받고, 누구에게 새로운 의무가 부과되는지를 파악해야 한다. 정부규제가 개인, 기업의 권리, 소득, 그리고 부에 간섭을 하는 이상, 정부규제를 둘러싼 이해관계의 대립과 갈등은 불가피하다[269].

3 정부규제의 적용원칙

정부규제는 크게 경제규제와 사회규제로 나눌 수 있다. 경제규제는 주로 기업의 본원적 경제활동이라고 할 수 있는 산업분야에 대한 진입, 생산제품 또는 서비스의 가격 또는 이윤 등을 규제하는 것을 말한다. 시장경제에서 본원적인 기업 활동은 기업의 자유로운 판단에 맡겨져야 함이 원칙이지만, 자유로운 시장경쟁에 의해서 산출되는 자원배분이나 소득분배가 사회적으로 바람직하지 않다고 여겨질 때 경제규제가 가해진다.

사회규제는 기업의 사회적 책임을 강조하기 위한 것으로 시장원리에 맡겨두어서는 해결될 수 없는 문제에 대하여 정부가 개입하는 것을 말한다. 현대사회에서 기업은 각종 사회적 역할과 기능을 수행하고 있다. 또한 기업 활동의 부산물을 다양한 형태로 우리 삶에 영향을 준다. 그러므로 기업의 경제 활동은 경제 부분에 국한되지 않고 직접적 혹은 간접적으로 사회에 영향을 준다. 최근 들어 기업의 사회적 책임 문제가 대두된 것은 바로 이런 이유 때문이다[270].

269) 이태진 외, 「제약산업 정책의 이해」, 한국보건산업진흥원, 2014.8, pp.128~129.
270) 이태진 외, 위의 책, p.129.

4 경제규제

경제규제는 시장경쟁에 직접적으로 영향을 미치는 기업의 본원적 활동에 대한 규제라고 볼 수 있으므로 경제규제의 목적은 소비자 보호, 특정 산업의 보호로 나누어볼 수 있다. 예를 들어, 독과점 횡포로부터 소비자를 보호하기 위하여 경제규제가 이루어질 수 있고, 경제의 구조적 불황기의 과다경쟁 방지, 개발도상국에서 산업발전을 위하여 경제규제가 활용될 수도 있다. 그러나 규제에 따라 두 가지 목적이 혼재되어 있거나 어느 것이 우선하는지를 구분하기가 어려운 경우가 많으며 목적이 분명하지 않을 수도 있다.

경제규제는 경제주체 간의 자원 배분이나 소득 분배에 직접적인 영향을 미친다. 이로 인하여 경제규제를 둘러싼 이익집단이 형성되고 이익집단의 영향력에 따라 경제규제는 독특한 형태와 성향을 보인다. 우리나라에서 경제규제는 건국 초기부터 모든 산업 부문에 걸쳐 광범위하게 이루어졌다. 또한 고도경제성장을 위한 산업정책을 추구하는 과정에서 경제규제는 지속적으로 확대 심화되었다. 최근에도 성장동력 확충 및 산업 선진화를 목표로 경제규제가 활용되고 있다.

1940년대에는 공공서비스산업, 공기업뿐만 아니라 민간의 기업 활동도 규제 대상이었다. 물자가 부족했던 당시에는 가격, 생산량, 거래대상 등에 대한 경제규제가 당연한 것으로 받아들여졌다. 또한, 금융에 대한 규제와 희소하거나 해외에 의존하고 있는 에너지 및 자원에 대한 규제가 활발히 이루어졌다. 1960년대 이후에는 개별산업을 대상으로 하는 육성법과 진흥법이 제정되면서 사업의 인·허가, 등록 등을 통한 진입규제가 확대되었다. 이는 협소한 국내시장에서 규모의 경제를 추구하기 위해서는 사업자 수를 제한하는 것이 불가피하다는 이유 때문이었다. 이러한 규제는 유치산업의 보호라는 명목으로 1970년대까지 확대 강화되었다.

1980년대에는 독과점 및 불공정거래에 대한 법률(공정거래법)이 제정되고 관련 기관이 설립되었다. 또한 당시는 일부 재벌의 경제력 집중이 사회적으로 문제가 되었고, 경제력 집중의 완화가 중요한 이슈가 됨에 따라 중소기업 지원을 위한 노력이 기울여지기도 하였다. 1990년대는 세계적 추세에 따라 경제규제의 완화 및 민영화가 빠른 속도로 진행되었다. 1998년대에는 정부의 규제정책을 심의, 조정하고, 규제의 심사, 정비 등에 관한 사항을 종합적으로 추진하기 위하여 대통령 직속기구로 규제개혁위원회가 설립되었다[271].

경제규제는 시장 진입, 가격, 품질 등과 같이 규제 대상에 따라 크게 진입규제, 가격

규제, 독과점 및 불공정거래에 대한 규제로 나눌 수 있다. 진입규제는 시장에 참여하는 개인과 기업의 수를 제한하는 것을 말한다. 정부가 특정 산업, 직업에 대한 진입을 제한하는 목적은 자연독점 산업 분야에서 중복투자와 이로 인한 자원의 낭비를 막기 위해 진입을 규제하는 것이다. 또한, 산업정책 목적에서 특정 산업군을 보호하고 육성하기 위해서도 진입을 규제한다.

정부는 규제를 통하여 규모의 경제를 확보하거나, 과다경쟁으로 인한 폐해를 막을 수 있고, 비대칭적 정보로 야기될 수 있는 소비자 피해를 줄이기 위해서도 사업자의 자격을 제한할 필요가 있다. 따라서, 진입규제는 시장진입에 따른 경쟁을 제한하기 때문에 바람직하지 않은 결과를 초래할 수도 있으므로 진입규제를 도입하기 전에는 누구의 이익을 유지, 확보하기 위하여 규제를 하는 것이며, 규제의 궁극적인 효과는 누구에게 귀속되는지를 사전 검토를 해야 한다. 또한, 진입규제는 시장경쟁을 직접적으로 제한하는 것이기 때문에 진입규제로 인해 제한된 시장의 성과와 그것이 도입되기 전 시장의 성과를 비교하여 진입규제의 타당성도 검토해야 한다. 진입규제의 대표적인 방법은 인·허가, 특허, 가격규제 등을 통해 이루어진다.

인·허가는 법 규정 또는 이에 근거한 행정명령 등을 통하여 개인이나 기업이 어떤 경제활동을 영위할 수 있는 권리를 제한하고 특정한 요건을 충족시키는 경우에 한해 경제활동을 제한적으로 허용하는 것이다. 개인이나 기업이 특정한 경제활동을 하는 것은 자유에 속한다. 그러나, 개인이나 기업의 무분별한 시장 진입으로 정책목적의 달성이 어려운 경우, 정부는 경제주체의 시장 진입을 제한할 수 있다. 정부가 특정 사업에 진입을 제한해야 할 필요는 다양하나 주로 공익서비스 사업과 산업정책적 목적으로 인·허가를 시행하고 있다.

제약산업 정책에서의 인·허가는 생산·제조·수입 규제, 임상시험 등의 안전규제와 함께 유통·판매 등 전 과정에서 엄격히 이루어지고 있다. 제약산업 전반을 규제하기 위한 기본법으로 「약사법」 및 「국민건강보험법」과 동법의 하위 법령 및 고시가 운영되고 있다. 「약사법」 제31조, 제42조, 제45조는 각각 의약품 등의 제조업 허가, 의약품 등의 수입허가, 의약품 판매업의 허가에 대하여 규율하고 있다.

「약사법」에서 약품 등의 제조업 허가, 의약품 등의 수입허가, 의약품 판매업의 허가 규정을 두고 있는 것은 공신력(public confidence) 확보를 위한 진입규제로 볼 수 있다. 의약품은 개인의 건강과 밀접한 관계가 있으므로 정부는 의약품의 제조와 수입, 유통, 판매에 최소한의 기준을 설정하고, 이 기준을 충족해야 사업을 허가하고 있다.

---

271) 이태진 외, 「제약산업 정책의 이해」, 한국보건산업진흥원, 2014.8, pp.129~130.

의약품 허가과정뿐만 아니라 의약품의 건강보험 등재 및 급여에 있어서도 진입제한이 활용되고 있다. 현행 체계에서 신규 의약품은 건강보험심사평가원의 약제급여평가위원회에서 평가한 이후 급여기준 및 경제성 평가 등을 참고하여 국민건강보험공단과 제약사 간 협상을 통해 가격이 결정된다. 만약 협상이 결렬되고, 해당 의약품이 필수 의약품이 아니라면 그 의약품은 급여 목록에 등재될 수 없다. 등재 및 급여에 있어서 진입제한은 허가와 다르게 공신력 확보를 위한 규제가 아닌 공유자원의 보호를 위한 규제로 볼 수 있다.

특허는 개인이나 기업의 발명, 발명품을 보호하기 위한 목적에서 이루어지는 특수한 형태의 규제로 다른 정부규제와 달리 특허는 적극적 유인과 보상에 속한다. 다른 정부규제들이 개별 경제주체의 경제활동을 제한하지만, 특허는 특허권자에게 그 사업을 독점적으로 영위하고 이로 인한 이윤을 추구할 수 있도록 적극적으로 보호해 주는 장치이기 때문이다.

특허의 당위성은 독특한 유형의 시장 실패와 관련된다. 발명을 포함한 넓은 의미의 기술개발 활동을 통한 경제적 결실이 개발자에게 귀속되지 않는다면 개인이나 기업의 기술개발은 위축될 수 있으므로 비귀속성(inappropriability)의 문제가 발생한다. 그러나, 특허권을 개발자에게 무한정으로 독점시키는 것은 사회적으로 바람직하지 않다. 기술개발은 대단히 높은 외부경제 효과를 가지고 있기 때문이고, 새로운 기술개발이 다른 기술개발에 충분히 응용될 때, 최대의 사회적 이익을 가져다줄 수 있기 때문이다.

따라서, 정부는 기술개발을 장려하기 위하여 발명으로 인한 경제적 이득이 개발자에게 귀속되게 함과 동시에 특허의 사회적 가치를 극대화하기 위하여 다른 사람들이 특허를 합법적으로 이용할 수 있도록 해야 한다. 결국 특허는 특허로 인한 개인의 이익과 사회적 이익의 조화가 필요한 영역이며 두 이익의 조화는 특허의 적용범위, 특허기간의 설정에 의하여 이루어질 수 있다[272].

가격규제는 독과점 상황에서 공급자가 공급 조절을 통해 높은 가격을 형성하지 못하게 하는 목적에서 이루어진다. 독과점 상황에서 공급자는 이윤극대화를 위하여 공급량을 완전경쟁시장에서보다 줄이고 가격을 높이는 전략을 사용하기 때문이다. 독과점산업은 생산량이 증가할수록 비용이 감소하는 수확체증산업으로서의 속성을 가지고 있기 때문에 시장에서 과소공급 될 가능성이 높다.

독과점 시장에서의 가격은 경쟁시장 가격보다 높고 이로 인하여 소비자 후생은 감소한다. 또한 공급자의 독점이익은 소비자로부터 공급자로의 소득이전을 유발시킨다.

---

272) 이태진 외, 「제약산업 정책의 이해」, 한국보건산업진흥원, 2014.8, pp.131~136.

이런 근거로 정부는 독과점 산업에 대하여 규제를 할 필요가 있다. 그러나, 현실적으로 가격규제는 급격한 인플레이션이 존재할 때 물가안정을 위한 정책목적에서 주로 시행된다.

가격규제의 주된 대상은 각종 공공적 재화나 서비스(공공요금) 가격이다. 공공적 재화나 서비스는 국민생활에 중대한 영향을 미치는 재화나 서비스로 자연독점산업에 의하여 공급되는 것과 다수의 경쟁적 사업자에 의하여 공급되는 것으로 나눌 수 있다. 전자는 전기, 전화, 상하수도, 지하철 등이 속하고, 후자는 보험, 의료, 택시 등이 속한다. 공공적 재화나 서비스는 아니지만 독과점 사업자로 지정된 업체에 의하여 생산되는 재화나 서비스도 가격 규제 대상이 될 수 있다.

제약산업 정책에서 가격규제는 의약품의 보험가격 규제로 나타난다. 정부가 의약품의 가격을 규제하는 이유는 의약품이 가지고 있는 공공적 속성에 기인한다. 또한 상당수의 처방의약품은 보험에 등재되어 있어 일정 부분 건강보험공단에서 약제비 지출을 분담하고 있다. 건강보험의 재원을 고려할 때, 의약품은 더욱 공공적 속성을 띤다. 「국민건강보험법」에 의해 건강보험 의약품 가격을 정부가 보험으로 상환할 수 있는 상한 가격을 고시함으로써 사실상 가격을 통제하고 있다. 또한 건강보험공단과 건강보험심사평가원은 실거래가 조사, 약가재평가, 가격-사용량 연동제 등을 활용하여 의약품의 가격을 결정하거나 조정하고 있다.

일부 국가에서는 가격규제의 변형된 형태로 이윤규제를 활용하고 있다. 영국의 의약품가격규제계획(Pharmaceutical Price Regulation Scheme, PPRS)에서는 국가보건서비스(National Health Service, NHS)에서 처방되는 모든 브랜드 의약품의 가격과 이윤을 규제하고 있다. 의약품가격 규제계획은 영국제약협회(Association of the British Pharmaceutical Industry, ABPI)와 보건부가 5년마다 합의하여 갱신한다. 이러한 합의는 1957년 처음 이루어졌고, 2009년에 새로운 의약품가격 규제계획이 발표되었다. 의약품가격 규제계획의 주요목적은 의약품의 금전적 가치 달성(value for money), 의약품의 혁신 달성, 신약의 접근성 증가 등이다. 의약품가격 규제계획에는 가격 인상 여부 및 제약사의 이윤을 판단하는 요건이 규정되어 있다. 이때, 처방된 브랜드 의약품의 판매액, NHS가 부담 가능한 제약사 비용에 대한 평가, NHS에 의약품을 공급하기 위하여 제약기업이 사용한 자본금 등이 고려대상이 된다. 예를 들어 제약사는 자본이윤율(Return On Capital employed, ROC)이 목표치의 40% 미만이 될 것으로 예상되지 아니하면 가격인상을 받을 수 없고, 자본이윤율이 140%를 초과할 경우에는 140%가 초과된 이윤을 보건부에 반납하거나 해당 의약품의 가격을 인하하여야 한다[273].

경제규제는 독과점 및 불공정거래에 대한 규제를 통해 시장경쟁을 촉진하는 목적에서 이루어지기도 한다. 이 때문에 독과점 및 불공정거래에 대한 규제를 경제규제로 볼 것인지에 대한 논란이 있지만, 시장 및 시장경쟁과 분리해서 논의할 수 없기 때문에 경제규제의 특수한 형태로 분류할 수 있다.

시장경쟁을 촉진하기 위하여 정부가 시장에 개입하여 규제한다는 것은 매우 역설적이다. 그러나 독과점 사업자 및 기업결합이 존재할 경우 정부의 개입 없이 시장경쟁이 원만하게 이루어질 수 없다. 시장경쟁이 원활하게 이루어지는 상태에서는 독과점 및 불공정거래에 대한 규제가 필요한지에 대해서 이견이 있을 수밖에 없다. 일반적으로 시장에 대한 정부개입이 활발한 국가에서는 독과점 및 기업 결합에 대한 규제가 미약하다. 반면에 미국과 같이 정부 개입이 드문 국가에서는 독과점 및 기업결합에 대한 규제가 강력히 이루어지고 있다. 독과점 및 불공정거래에 대한 규제는 크게 독과점규제, 기업결합의 규제, 카르텔에 대한 규제가 있다.

기업결합은 한 기업이 다른 기업의 주식을 전액 현금으로 매수하거나 한 기업이 다른 기업에 출자함으로써 합병하는 것을 말한다. 기업결합의 형태는 3가지가 있다. 첫째, 수평적 결합(horizontal merger)으로 동일 업종의 기업들이 결합하는 것으로 시장경쟁을 제약할 위험이 가장 큰 결합 형태이다. 둘째, 수직적 결합(vertical merger)으로 연관되는 산업에서 수요-공급의 관계를 맺고 있는 두 기업이 결합하는 형태이다. 구체적으로 제조업체가 그것의 판매자인 유통업체와 결합하는 것과 제조업체가 원료제공업체와 결합하는 형태가 있다. 전자는 전방산업결합(forward integration)이라고 하고, 후자는 후방산업결합(backward integration)이라고 한다. 셋째, 혼합결합(conglomerate merger)으로 재벌과 같이 전혀 다른 업종의 기업끼리 결합하여 기업집단을 이루는 것이다.

카르텔은 동일한 산업의 기업들이 각자 독립성을 유지하면서 서로 담합하여 다른 사업자와 공동으로 제품의 가격, 생산량을 조절하거나 판매조건이나 방법을 확정하는 것을 말한다. 카르텔의 형성과 운용은 사업자 단체를 통하여 주로 이루어진다. 이러한 사업자 단체를 통한 카르텔 행위는 명시적인 계약이나 합의로 이루어지지만, 보통 묵시적으로 은밀한 방법으로 이루어진다. 이러한 방법으로 이루어지는 담합행위는 동종 산업의 기업들이 시장경쟁을 제한함으로써 공동의 이익을 확대하려는 명백한 불공정 행위이다.

카르텔에 대한 규제는 기업결합에 대한 규제보다 빈번히 나타난다. 이는 카르텔은

273) 이태진 외, 「제약산업 정책의 이해」, 한국보건산업진흥원, 2014.8, pp.136~138.

결합보다 기업에서 취할 수 있는 실용적인 전략수단이기 때문이다. GSK－동아제약 담합 사건[274]은 카르텔에 대한 대표적인 규제로 볼 수 있다[275].

5 사회규제

사회규제는 기업의 경제활동에 부수적으로 야기되는 사회적 문제를 해결하기 위하여 정부가 기업의 경제활동에 개입하는 것이다. 사회규제는 기업의 경제활동 그 자체만이 아니라 기업의 경제활동을 통해 야기되는 부수적인 결과에 대한 인식이 있을 때 비로소 도입 가능하다. 하지만 사회규제는 개별 기업의 경제활동에 추가적인 부담을 초래하므로 사회규제에 대하여 기업과 사회는 대립적인 입장에 서게 된다. 기업은 사회규제로 인해 기업의 경제활동이 위축되는 것을 막아야 한다고 주장하고, 사회는 기업의 경제활동으로 인해 사회적 가치가 손상되어서는 안 된다고 주장한다.

사회규제는 기업의 사회적 책임을 강조하기 위한 것으로 기업의 경제활동 과정에서 나타나는 환경오염이나, 근로자·소비자의 안전 보호 등의 문제가 기업의 자율과 시장원리로 해결될 수 없을 때, 이를 해결하기 위하여 정부가 기업에 새로운 의무를 부과하는 것이다. 그러므로 사회규제 도입의 정당성은 시장실패에서 찾을 수 있다.

사회규제는 인간의 기본권, 형평성과 같이 사회적으로 바람직하다고 여겨지는 가치를 추구한다. 그러나, 사회적으로 바람직하다고 여겨지는 가치는 기본권, 형평성에 한정된 것이 아니라 부당한 차별에 대한 거부, 인간다운 생활을 영위할 권리, 삶의 질 보장 등도 사회적 가치에 포함될 수 있다. 사회적으로 바람직하다고 여겨지는 가치는 사회의 발전 단계에 따라 달라질 수 있으며, 사회규제는 소득 및 생활수준의 향상, 산업사회의 발전과 밀접한 관계를 갖고 있으므로 생활수준이 향상됨에 따라 강화되는 경향이 있다.

소득 및 생활수준의 향상으로 건강과 환경에 대한 관심이 높아지고, 소득수준의 향상은 구매력 증가로도 이어져 사회적 가치에 대한 평가를 높일 수 있다. 한 시대에는 경제적이지 못한 것으로 여겨졌던 사회규제는 소득수준의 향상으로 경제적 타당성을 갖게 된다. 사회규제의 다양한 목적들은 결국 기업의 경제활동에 대한 소비자 보호로

274) 2011.10.21. 신약 특허권자인 GSK가 복제약을 생산하는 동아제약에게 이미 출시된 복제약을 시장에서 철수하고 향후 경쟁 의약품을 제조·판매하지 않는 대가로 신약 판매권 등 경제적 이익을 지급하기로 한 담합행위를 말함

275) 이태진 외, 「제약산업 정책의 이해」, 한국보건산업진흥원, 2014.8, pp.138~139.

귀결된다. 사회규제의 본질은 기업의 경제활동으로 수반되는 부수적인 문제로 인한 소비자 피해를 최소화하기 위하여 정부가 개입하는 것이기 때문이다. 물론 경제규제도 소비자 보호를 목적으로 하지만, 경제규제는 기업의 본원적인 경제활동으로 인한 소비자 피해를 보호하는 것이므로 엄밀한 의미에서 사회규제와 다르다[276].

우리나라에서 소비자보호를 위한 법률이 처음으로 제정된 것은 1980년으로 소비자보호제도의 모법이라고 할 수 있는 소비자보호법이 제정되었다. 우리나라의 소비자운동은 1950년대 한국부인회 등의 여성단체와 기독교단체 등이 소비자 교육과 계몽에 관심을 가지면서 시작되었다. 최초의 소비자 운동 단체는 한국소비자연맹으로 1970년대에 출범하여 불량상품 불매운동을 전개하였다.

1970년대 상당한 영향력을 가지게 된 소비자단체들의 요구에 의하여 만들어진 소비자보호법은 소비자보호에 대한 선언적 의미 이상을 갖지는 못하였다. 1986년 말 법률개정을 통하여 소비자보호원 설치 근거가 마련되었고, 1987년 한국소비자보호원이 발족되었다. 소비자보호법을 근거로 우리 정부는 소비자 피해에 따른 분쟁의 조정 및 피해구제에 관한 포괄적인 규정을 마련하였다. 당시 보건사회부 소관의 식품위생법, 「약사법」, 「공중위생법」, 「마약법」에 소비자 보호와 관련된 법령들이 포함되었다[277].

사회규제는 기업의 부수적 경제활동에 대한 규제로 기업의 경제활동으로 인한 사회적 행동에 대한 규제이다. 기업의 사회적 행동이란 환경오염, 근로자의 보건 및 안전에 대한 위협, 소비자 권익의 침해에 국한되는 것이 아니라 사회적 영향을 야기하는 기업의 모든 경제활동을 의미한다. 그러므로 사회규제는 기업의 사회적 책임을 강제하기 위한 규제로 볼 수 있다.

모든 정부규제는 넓은 의미에서 소비자 보호를 목적으로 한다. 그러나, 소비자보호를 소비자를 기만과 허위, 위해제품으로부터 보호하는 것과 같이 좁은 의미로 본다면 식품 안전 및 위생제재, 의약품 안전 규제, 허위 과장광고 및 기만적인 판매에 대한 규제가 소비자안전 및 보호규제에 해당된다.

소비자 문제에 접근하는 방법에는 크게 소비자 주권론과 소비자 보호론이 있다. 소비자 주권론은 시장이 완전하게 기능할 때 생산자가 무엇을 얼마나 생산할지 결정하는 권리는 소비자에게 있다고 본다. 시장이 완전하다면 소비자 문제는 발생하지 않으나 각종 시장실패의 요인으로 시장이 불완전하기 때문에 소비자 문제가 발생하는 것으로 본다.

276) 이태진 외, 「제약산업 정책의 이해」, 한국보건산업진흥원, 2014.8, pp.140~141.
277) 이태진 외, 위의 책, p.141.

시장실패 요인 중 소비자 주권과 관련 있는 것은 비대칭적 정보이다. 소비자에게 제공되는 정보가 완전하다면 소비자 주권이 실현될 수 있으나, 정보가 부족하거나 편중된다면 소비자 주권이 충분히 실현되기 어렵다. 따라서, 소비자 문제를 해결할 수 있는 최선의 방법은 소비자에게 최대한의 정보를 제공하여 소비자 스스로 합리적인 판단을 내릴 수 있도록 하는 것이다.

소비자 보호론은 소비자 주권론이 가정하는 합리적 인간모형을 부정한다. 이 관점에서는 소비자에게 제공되는 정보는 기업이 가지고 있는 정보와 동등하지 않으며, 기업은 이윤에 따라 행동하려는 동기를 가지고 있기 때문에 정부는 소비자를 보호해야 한다고 본다. 즉, 정부가 적극적으로 위험한 물건, 품질이 낮은 물건의 생산·판매를 적극적으로 제한해야 한다고 본다.

소비자보호론에서 소비자 문제의 원인을 소비자 정보의 불완전성과 비윤리적인 기업 활동으로 본다. 그러나, 소비자 주권론에서는 소비자문제를 소비자 정보의 불완전성과 소비자의 비합리적 성향이 복합적으로 작용하여 나타난 문제로 본다. 따라서, 소비자 정보의 불완전성을 소비자 문제가 나타나는 주요 원인으로 볼 수 있다.

소비자 정보는 시장에서 과소 공급된다. 소비자는 공급자가 가지고 있는 정보를 정확하게 파악할 수 없기 때문에 공급자는 자신에게 불리한 정보를 충분히 제공하지 않으려고 한다. 또한, 소비자 정보의 수요 측면에서 소비자 정보는 공공재적 특성을 가지고 있다. 이런 특성으로 소비자 문제에는 무임승차의 문제가 야기된다. 모든 소비자가 소비자 정보를 필요로 하지만, 개별 소비자는 자신의 시간과 비용을 들여 정보를 획득하려 하지 않는다. 그러므로, 공공재인 소비자 정보는 집단행동의 딜레마에 빠지게 된다.

소비자 정보가 시장에서 완전히 제공된다 하더라도 소비자의 비합리적 성향이 문제가 될 수 있다. 인간이 가지고 있는 제한된 합리성 때문에 소비자 문제는 불가피하며, 소비자가 위험의 존재를 충분히 인지하고 있다하더라도 이에 대한 주의를 소홀히 한다면 소비자 문제가 발생할 수 있다. 따라서, 소비자의 비합리적인 성향으로 소비자 안전 문제를 완벽하게 해결하는 것은 불가능하다고 본다. 소비자 안전을 위한 주요 규제로는 안전기준 설정, 허위·과장 광고의 규제, 정보공개, 품질인증제도, 등급사정, 제품표준화 등이 있다[278].

278) 이태진 외, 「제약산업 정책의 이해」, 한국보건산업진흥원, 2014.8, pp.142~145.

6 사법규제

사법규제는 정부규제로 인하여 발생하는 분쟁을 행정적인 절차가 아닌 사법적인 절차로 처리하는 것이다. 정부규제 영역에서 제기되는 사법적 규제는 개별 사안에 대하여 법원이 수동적, 사후적으로 권위 있는 법적 판결을 내림으로써 분쟁을 해결하는 의미만을 갖는 것은 아니다. 개별적인 사안에 대한 판결은 사후적으로 개별적 권리분쟁의 해결을 넘어 법적 선례로 작용될 수 있다. 또한, 법적 선례는 미래에 피규제자와 규제자의 행동과 의사결정에 영향을 미칠 수 있다.

각종 소비자 안전 및 보호를 위한 정부규제에도 불구하고 실제로 소비자에게 재산상, 신체상 피해가 발생한 경우, 소비자는 피해를 해결하기 위하여 민사소송 절차를 활용할 수 있다. 소비자 안전 및 보호와 관련된 사법적 구제는 법학에서 제조물 책임(product liability)으로 다뤄지고 있다. 제조물 책임이란 물품의 생산, 판매 과정에 참여한 자가 물품의 결함으로 인해 야기된 제3자의 생명, 신체, 재산상 손해를 배상할 의무가 있음을 의미한다. 여기서 물품은 완성품 및 자연산물을 구분하지 않는다.

제조물 책임에 대한 법률 이론에는 계약이론(contract principle)과 불법행위 이론(tort principle)이 있다. 계약이론에 따르면 피해자는 제조자와 직접적인 계약관계에 있을 때, 자신이 입은 피해의 배상을 제조자에게 청구할 수 있다. 계약이론에서 피해자는 제조자와 직접적인 계약관계에 있지 않으면 자신이 입은 피해에 대하여 제조자에게 청구할 수 없다. 그러나, 현대사회에서 계약은 여러 단계의 거래 속에서 복잡하게 이루어지고 있기 때문에 직접적인 계약관계 만으로는 제3자를 충분히 보호할 수 없는 경우가 많다. 이러한 문제점을 해소하기 위하여 등장한 이론이 불법행위 이론이다. 불법행위 이론은 계약의 존재를 근거로 제조자의 책임을 추궁할 수 있는 계약이론과는 다르게 계약관계의 유무에 관계없이 결함이 있는 물건을 만든 자는 이로 인하여 피해를 입은 자의 손해를 배상해야 할 책임을 진다는 불법행위 책임을 규정하였다.

오늘날 제조물 책임의 법리는 불법행위 이론에 입각하고 있다. 이는 현대 사회에서 거래가 다단계로 복잡하게 이루어지고 있는 현실을 고려한 것이다. 불법행위 이론에 입각한 제조물 책임은 다시 과실책임(negligence liability)과 무과실책임(strict liability)으로 나눌 수 있다.

과실책임은 물품의 제조자가 고의 또는 과실로 제조물의 하자를 유발하고 제3자에게 신체적, 재산적 손해를 미친 경우, 이를 배상할 책임을 지도록 요구하는 것이다. 과실책임이 성립하려면 첫째, 불합리한 위험으로부터 제3자를 보호하기 위한 물품제조자의 행동기준과 이를 준수할 의무에 관한 법규정이 있어야 한다. 둘째, 제조자가 이 법 규정 준수를 태만히 하였다는 증거가 있어야 한다. 셋째, 의무위반과 피해 사이에 인과관계가 성립되어야 하고, 넷째, 제3자의 피해는 실제적인 손해여야 한다.

과실책임에서 기업은 "고의 또는 과실이 없는 한 책임이 없다."는 법리에 따라 자유롭게 기업활동을 할 수 있다. 하지만 소비자 입장에서는 기업의 과실을 입증하기가 어려워 충분히 배상을 받지 못하는 문제가 발생하였다. 이러한 문제들은 산업기술이 발전하면서 더욱 심화되었다.

신제품이 가지고 있는 기술적 복잡성으로 인해 제품의 결함을 입증하고 이를 제조사의 과실과 연결시키기가 어렵기 때문이다. 또한 과실로 인정해야 할지를 결정하기가 어려운 사례들이 많이 등장하였는데 이로 인하여 무과실 책임원칙이 대두되었다. 무과실 책임원칙은 위험한 사업의 불가피성을 인정하되 사업자가 무과실 책임을 지는 것을 조건으로 위험한 사업행위를 허용하는 것이다.

무과실 책임원칙에서 보상은 사업자가 일차적으로 부담하지만, 사업자는 이러한 부담을 제품가격에 반영하고 최종적으로 최종 소비자에게 부담을 전가할 수 있다. 그러므로 무과실 책임 원칙은 잠재적 위험을 지닌 제품의 생산을 가능하게 하면서, 이로 야기되는 피해를 그것의 소비로 편익을 얻는 자가 부담하도록 하는 제도적 장치로 볼 수 있다.

무과실 책임원칙은 과실 책임원칙과 비교해 볼 때, 위험한 사업의 추진에 따른 사회적 비용(일종의 외부효과)을 내부화할 수 있다는 경제적 효율성도 가지고 있다. 그러나, 무과실 책임원칙은 주의의무 이행 여부와 관계없이 피해가 발생하면 무조건 보상을 해야 하기 때문에 사업자의 예방적 행동에 부정적 영향을 줄 수 있는 우려도 있지만, 산업 사회의 발전에 따라 꾸준히 확대되고 있다. 주요 국가들은 무과실 책임원칙을 위험한 물건이나 이를 생산하는 행위에 대해서만 적용하고 있다. 이는 이러한 물품의 경우 소비자가 제품을 완전히 이해하기 어렵고, 사업자의 과실을 입증하기 어렵다는 인식에 기초한다. 우리나라에서 제조물 책임이 문제가 된 사례로는 페닐프로판올아민(Phenylpropanolamine, PPA) 함유 의약품 사건[279]이 있다.

집단소송제도는 동일한 사건의 피해자가 개별적으로 소송을 제기하는 것이 아니라 집단적으로 소송을 제기할 수 있게 허용하는 제도로 개인이 아닌 집단을 소송의 원고

---

279) 피해자(41세)가 저녁에 감기로 PPA 함유 의약품을 복용하고, 새벽에 술을 마시다가 뇌출혈로 쓰러져 사망한 사건이다. 사망자 가족이 설계상 결함이 있는 의약품을 제조, 공급하였다는 이유로 제약회사와 국가를 상대로 손해배상을 청구하였으나, 설계상의 결함이 있다고 보기 어렵고, 사용설명서에 부작용이 기재되어 있으므로 의약품 표시에 결함이 없으며, 식품의약품안전청이 그 위험을 배제하기 위하여 관계 법령에서 정한 조치를 취하지 아니한 과실이 있다고 보기 어렵다고 판시한 사건

적격으로 인정하는 제도이다. 집단에 대하여 원고적격을 인정해 줄 필요성은 첫째, 집단소송은 분쟁의 신속한 해결을 기하고 개별소송으로 인한 소송비용의 중복과 낭비를 줄일 수 있다. 둘째, 개인적으로 입은 피해가 미미한 경우 개별적인 소송을 제기하면 피해사실을 입증하기가 어렵고, 그 피해가 개인적으로는 미미할지라도 이로 인한 집단과 사회의 피해는 커질 수 있으므로 집단소송을 인정하면 사회적으로 광범위하지만 개인적으로는 미미한 피해를 구제하거나 예방할 수 있다.

집단소송제도는 복잡한 법 해석과 절차상의 문제를 수반한다. 민사소송의 대상이 되는 분쟁은 소송당사자 사이의 권리와 의무가 중심이 되고 이는 당사자에게만 국한된다. 그러나, 집단소송은 쟁점 자체가 당사자에 국한되지 않고 사회일반에 영향을 미쳐 소송에서 다투고 있는 사안이 사회적 이슈로 확대될 수 있다. 이럴 경우 사법부가 이러한 문제를 판단할 수 있는 자격이 있는지, 혹은 판단하는 것이 정당한지의 논란이 있을 수 있다. 또한 쟁점의 사회적 성격으로 인하여 개개인의 의사가 소송과정에 대변될 수 있는지에 대해서도 문제가 제기될 수 있다.

현재 독일, 일본 등 대륙법 체계를 따르고 있는 국가에서는 집단소송제도를 예외적으로 인정하고 있다. 그러나, 영국과 미국의 법체계에서는 집단 소송이 비교적 넓게 활용되고 있다. 우리나라는 대륙법 체계를 이어받고 있으므로 집단소송제도가 활발히 활용되지 못하고 있는 실정이다[280].

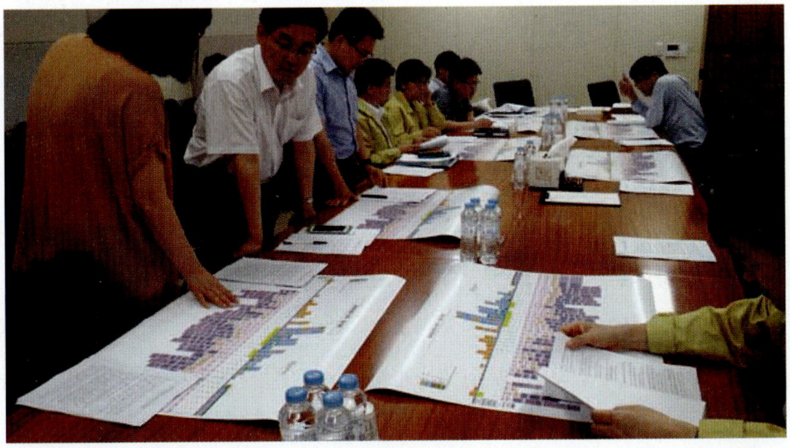

* 사진 : 메르스 대응 상황실 내부, 2015.

280) 이태진 외, 「제약산업 정책의 이해」, 한국보건산업진흥원, 2014.8, pp.146~151.

제6절 지식재산권

1 지식재산권의 종류

지식재산(intellectual property, IP)은 지적 활동으로 인하여 발생하는 모든 재산을 말한다. 물질의 질병 치료 용도나 물질을 합성하는 방법과 같은 기술적 사상, 음악·영화·논문 같은 창작적 표현, 많은 사람들이 특정 상품이나 서비스의 이름으로 인식하고 있어서 고객 흡입력이 있는 표시, 심미감이 있는 디자인, 기업이 비밀로 관리하는 경제적 가치가 있는 정보 등이 모두 대상에 포함된다.

과거에는 지식재산이 중요한 재산으로 인정되지 않았다. 그러나, 기술과 문화가 발달하면서 지식재산이 높은 부가가치를 생산하는 경우가 많아지면서 세계의 많은 나라들은 지식재산 중 일정한 경우에 대하여 그 지식재산을 생산한 자에게 독점적, 배타적 권리를 부여하고 있는데 이를 지식재산권(Intellectual Property Right, IPR)이라고 한다[281].

지식재산권은 법에 의하여 성립된다. 우리나라는 지식재산권과 관련해서 「특허법」(실용신안법), 「저작권법」, 「상표법」, 「디자인보호법」, 「부정경쟁방지 및 영업비밀보호에 관한 법률」 등을 갖고 있다. 「특허법」은 자연법칙을 이용한 기술적 사상의 창작으로서 고도한 발명을 보호하고, 「실용신안법」은 특허를 받을 만큼 고도하지는 못하지만, 인간생활에 유용한 새로운 고안을 보호한다. 예를 들어 어떤 물질에 백혈병 치료 효과가 있음을 밝혀내거나, 어떤 물질을 합성하는 방법과 같이 발명하기 어려운 기술 사상을 새로이 발명한 경우 「특허법」은 특허권을 부여한다. 이렇게 특허가 부여된 기술을 특허권자의 허락없이 사용하는 것은 법률로 금지된다.

「저작권법」은 음악, 영화, 논문 같은 인간의 사상 또는 감정의 창작적 표현을 보호한다. 음악, 영화, 논문 등을 무단 복제하면 그것은 저작권 침해 행위이다. 「상표법」은 상품이나 서비스의 출처를 표시하는 식별표지 중 상표로 등록된 것을 보호한다. 예를 들어 'ㅇ잘'이라는 상표를 등록하게 되면 제3자는 'ㅇ잘'이라는 상표를 의약품 이름으로 사용할 수 없다.

「디자인보호법」은 물품의 형상, 모양, 색체 또는 이들을 결합한 것으로서 시각을 통해 미감을 일으키는 것을 보호한다. 「부정경쟁방지 및 영업비밀보호에 관한 법률」은 널리

281) 이태진 외, 「제약산업 정책의 이해」, 한국보건산업진흥원, 2014.8, p.188.

알려진 상품이나 서비스의 식별 표지와 비밀로 유지되고 있는 경제적 가치있는 영업비밀을 보호한다[282].

2 지식재산권의 특성

지식재산은 일반적인 재산과는 다른 특성이 있다. 우선 지식재산은 무형의(intangible) 재산으로 그 정확한 보호대상의 범위를 정하는 것이 쉽지 않다. 유형의 재산은 눈에 보이는 물건 그 자체가 보호대상의 범위를 이루지만 무형의 재산은 관념에 의하여 재산으로 인정되는 것이기 때문이다. 결국 보호되는 지식재산의 범위를 정하기 위해서는 그 관념을 언어로 표현하여 그 언어로 보호 대상의 범위를 정해야 한다. 그러나, 언어는 진의(眞意)의 표현이므로 언어에 담긴 진의는 해석을 통하여 이해될 수밖에 없고, 언어의 불완전성로 인해 여러 가지 해석이 가능한 경우가 있을 수 있으므로 보호되는 지식재산의 범위에 대한 다툼이 생길 수 있다[283].

지식재산은 일단 만들어지고 나면, 다른 사람이 그 지식재산을 사용하는 데에 비용이 거의 들지 않는다. 아무리 많은 비용을 들여서 개발한 지식재산이라고 하더라도 제3자가 사용하는 것은 무척 쉽다. 그래서 지식재산에는 긍정적인 외부효과가 있다고 본다. 예를 들어 한 사람이 10이라는 비용을 들여서 100이라는 효과를 내는 지식재산을 만들어내면 다른 사람은 거의 공짜로 그 지식재산을 사용하여 쉽게 100이라는 효과를 얻을 수 있다. 그러므로 지식재산은 사회에서 단순히 90(100−10)만큼의 효용만 주는 것이 아니라 90+n(해당 지식재산을 사용하는 경우의 숫자)×100만큼의 효용을 준다. 오늘날 여러 국가에서 국가가 연구, 개발에 투자하는 것은 연구, 개발의 결과 생산되는 지식재산이 사회에 긍정적인 외부효과를 끼치기 때문이다[284].

또한, 지식재산은 비배제성(non−excludability)과 비경합성(non−rivalry)이 있다. 예를 들어 유형의 재산인 건물이나 물건에는 소비에 경합성이 있을 뿐만 아니라 대가를 지불하지 않는 사람을 배제할 수도 있다. 그러나, 어떤 사람이 대가를 치르지 않고 지식재산을 소비(사용)하여도 그 사람을 그 사용에서 배제할 수 없다. 그리고 어떤 사람이 지식재산을 사용하여도 그 가치가 줄어들지 않기 때문에 다른 사람이 그 지식재산을 사용하는 것에 어떠한 제한도 가해지지 않는다.

282) 이태진 외, 「제약산업 정책의 이해」, 한국보건산업진흥원, 2014.8, p.189.
283) 이태진 외, 위의 책, p.189.
284) 이태진 외, 위의 책, p.190.

특허권이 존속하고 있는 신약과 동일한 의약품을 제3자가 제너릭의약품으로 생산하여 판매하여도 기술적으로 배제할 수 없고, 제3자가 특허발명을 허락없이 사용해도 특허권자가 그 특허발명을 사용할 수 있는 기회도 줄어들지 않는다. 대가를 지불하지 않는 사람을 소비에서 배제할 수 있는 배제성과 한 사람의 소비가 다른 사람의 소비를 제한하는 경합성이 없는 재화를 공공재라고 하는데, 지식재산에는 공공재로서의 성격이 있다고 볼 수 있다[285].

따라서, 지식재산의 비배제성과 비경합성으로 인하여 지식재산은 다른 유형의 재산과 다르게 법적으로만 보호될 수 있다. 유형의 재산의 경우 그 재산을 보호하기 위해 그것을 금고에 넣어두거나, 재산권자가 사용하면서 잘 보관하는 등 사실적인 방법으로 보호할 수 있다. 그러나, 지식재산은 비배제성과 비경합성으로 인하여 공개된 이상 누구나 그 지식재산을 사용할 수 있다. 그러므로 제3자가 지식재산을 무단으로 사용하면 지식재산권자가 그것을 찾아내서 그 제3자에 대하여 경고를 하거나, 소송을 제기하는 등 법적인 대응을 하는 방법으로 지식재산을 보호할 수밖에 없다. 이때 제3자는 자신이 지식재산권자의 지식재산을 사용하는 것이 아니라 다른 지식재산을 사용하고 있다거나, 지식재산권자의 지식재산권은 독점될 수 없는 지식재산이라는 등의 항변을 하므로 그 판단은 최종적으로 법원이 한다. 그래서 지식재산권 정책은 법원의 판단에서 그 구체적인 내용이 드러나게 된다[286].

3 지식재산권의 보호

지식재산권을 보호하는 이유는 첫째, 지식재산권은 그 발명자 또는 창작자 등에게 주어지는 자연권(natural right)이라고 보는 관점과 둘째, 지식재산권은 정책적 목적이 있어서 인정해 주는 수단적 권리(right for utility)라고 보는 관점으로 구분된다. 자연권으로 보는 견해로 로크(Loke)는 지식재산권을 일종의 노동(labor)에 대한 보상(compensation)이라고 하였고, 헤겔(Hegel)은 개인의 의지의 확장, 개인 정체성(self-identity, personality)의 전달체(vehicle)의 의미로서 보호하는 것이라고 하였다.

지식재산권을 정책적으로 인정해주는 권리로 보는 입장은 공리주의적인 입장(utilitarianism)으로서 사회적 부의 극대화를 추구하는 수단으로 지식재산권을 보호한다고 본다. 현재 미국이나 우리나라 등 대부분의 나라는 주로 공리주의적 입장에서 지

285) 이태진 외, 「제약산업 정책의 이해」, 한국보건산업진흥원, 2014.8, p.190.
286) 이태진 외, 위의 책, p.191.

식재산권을 보고 있다.

지식재산은 만드는데 상당한 노력과 재능, 비용이 필요하지만, 일단 만들어지면 다른 사람이 비교적 쉽게 사용할 수 있고, 다른 사람이 소비하여도 그 가치가 줄어들지 않으므로 긍정적인 외부효과가 있다. 지식재산을 공유하면 할수록 그 사회가 누릴 수 있는 자원의 양이 늘어난다. 그러므로 지식재산에 대해서 누군가에게 독점적 배타적 권리를 주는 것보다 모두가 사용할 수 있도록 하는 것이 사회 전체의 부를 증진시켜 준다고 볼 수도 있다.

공공재에는 비배제성과 비경합성이 있으므로 사람들로 하여금 아무 대가도 내지 않고 자유로이 소비하게 만드는 것이 바람직하다. 그러나, 이는 지식재산이 충분히 생산될 때를 전제로 하며, 지식재산이 충분히 생산되지 않으면 지식재산을 공유한다는 것이 별 의미가 없다. 공공재인 지식재산에 대하여 생산자에게 독점적, 배타적 권리를 인정하지 않으면, 사람들은 이 사실을 인식하고 공공재 생산에 드는 비용을 부담하지 않으면서 소비에 참여하고 싶은 무임승차자 문제(free-rider problem)를 보이게 될 것이다. 또한 지식재산을 생산하더라도 할 수 있는 한 그것을 숨기고 자기만 사용하려고 할 수도 있다. 공공재의 공급을 시장 기능에 맡기면 공공재의 생산이 사회적으로 적절한 수준에 훨씬 못 미치는 결과가 발생한다. 이는 공유지의 비극과 같은 맥락에서 이해할 수 있다.

이러한 문제를 해결하기 위해 국가가 개입하여 가치 있는 지식재산을 생산한 자에게 보상을 하는 것이 지식재산권이라고 할 수 있다. 지식재산을 생산한 자에게 일정 기간 독점적, 배타적 권리를 부여하여 지식재산을 생산할 유인을 제공하고, 그 기간이 종료되면 지식재산을 공개하도록 함으로써 사회적 이익을 극대화하는 것이다. 이것은 혁신의 유인을 제공하기 위하여 국가가 혁신적인 지식재산에 대한 보상으로 지식재산권을 부여하고 이를 보호함으로써 지식재산 생산의 외부효과를 내부화하는 것이라고 설명할 수도 있다.

우리나라를 비롯하여 여러 나라에서 지식재산권을 보호하는 제도를 택하고 있는 것은 단순히 지식재산권자의 사익을 보호하려는 것이 아니라 지식재산의 생산을 촉진하여 사회적 부를 증진시키기 위한 것이다. 지식재산을 생산한 자에 대하여 그 지식재산에 대한 독점적 권리를 부여하지 않으면 지식재산을 생산할 유인이 적어질 수 있다. 또, 지식재산을 생산한 후에 그 지식재산을 공개하지 않고 숨길 유인이 커지므로 지식재산의 생산과 공개를 장려하고 촉진하기 위하여 지식재산권을 보호하는 것이다.

이러한 입장은 우리나라 「특허법」이나 「저작권법」의 목적 조항들을 보아도 잘 나타난다. 「특허법」 제1조에서 "이 법은 발명을 보호·장려하고 그 이용을 도모함으로써 기술의 발전을 촉진하여 산업발전에 이바지함을 목적으로 한다."라고 규정되어 있고, 「저작권법」 제1조에서 "이 법은 저작자의 권리와 이에 인접하는 권리를 보호하고 저작물의 공정한 이용을 도모함으로써 문화 및 관련 산업의 향상 발전에 이바지함을 목적으로 한다"라고 규정하고 있다.

이러한 지식재산권 제도의 정책적 의미를 고려한다면, 결국 지식재산권 정책의 핵심적인 문제는 발명, 창작 등 지식재산에 대한 보상을 통하여 더 많은 지식재산(혁신)을 생산하도록 한다는 목표와 생산된 지식재산이 사회에서 더 효율적으로 활용될 수 있도록 해야 한다는 목표 사이의 갈등 또는 조화의 문제임을 알 수 있다. 그러므로 지식재산권 정책을 올바르게 시행해 혁신적인 지식재산이 아님에도 불구하고 독점적, 배타적 권리를 부여하여 그로 인하여 이익을 얻는 것을 허용해서는 안 될 것이다. 또한, 혁신적인 지식재산을 생산하였는데도 그에 대한 권리를 인정하지 않아서 지식재산 생산 의욕을 좌절시키는 일도 없어야 할 것이다[287].

4 지식재산권의 제한

지식재산권은 주로 정책적인 목적에서 보호되는 권리일 뿐 절대적으로 보호되어야 하는 권리라고 보기는 어렵다. 그러므로, 지식재산권을 보호하는 법률에서는 지식재산권에 대해 일정한 제한을 하고 있다. 특허발명의 실시가 공공의 이익을 위하여 특히 필요한 때와 같은 예외적인 경우, 그 특허권자의 의사와 무관하게 강제로 그 특허발명을 실시하게 할 수 있는 "특허권 강제 실시 제도"가 있고, 예외적인 경우 저작물을 정당한 범위 안에서 공정한 관행에 합치되게 인용하는 것을 허용하는 "공정이용 제도" 등이 대표적인 예이다.

예를 들어, 의약품은 사람의 생명과 건강에 직결되어 있으므로, 비용을 내고 구입할 수 없는 사람에게 공공의 이익을 위하여 특허권 강제실시가 넓게 인정되어야 한다는 견해도 있다. 다만, 우리나라에서 특허권의 강제실시가 허용된 적은 아직 한 번도 없다.

지식재산권법 자체에서 지식재산권을 제한하지 않는다고 해도, 부당한 지식재산권의 행사에 대해서는 공정거래법에 의한 제한이 가능하다. 공정거래위원회는 지식재산권의 부당한 행사를 규제하기 위하여 2000년 8월에 지식재산권의 부당한 행사에 대한 심사지침을 예규로 제정하였지만, 사실상 집행하지 않았다. 그러나, 2009년 8월과 2010년 3월에 지식재산권의 부당한 행사에 대한 심사지침을 개정하였고, 제약산업에서 일어나

287) 이태진 외, 「제약산업 정책의 이해」, 한국보건산업진흥원, 2014.8. pp.191~193.

는 지식재산권의 부당한 행사를 적극적으로 규제하겠다는 입장을 밝혔다[288].

5 의약품 특허

의약품 특허는 의약품 발명에 대한 특허이다. 의약품 특허는 그 발명의 내용이 물질인지, 방법인지 여부에 따라서 물질특허와 제법특허로 나뉜다. 물질특허는 발명의 내용이 화학물질, 조성물과 같은 물질인 특허이고, 제법특허는 그 물질을 생산하는 방법을 발명의 내용으로 하는 특허이다. 물질특허를 받으면 그 물질을 다른 사람이 사용하지 못하게 할 수 있기 때문에 일반적으로 물질특허가 제법특허보다 강력한 특허이다. 제법특허의 경우 제3자가 다른 제법을 개발하면 그것을 막을 수가 없다.

우리나라는 1987년 이전까지는 물질특허를 인정하지 않다가, 1987년 이후부터 물질특허를 인정하고 있다. 1987년 이전에는 의약품을 만드는 방법에 대한 특허(제법특허)가 중요하였으나, 1987년 물질특허가 인정된 이후부터는 의약품 물질에 대한 특허가 중요해지고 상대적으로 의약품을 만드는 방법에 대한 특허의 중요성이 낮아진 측면이 있다.

또 다른 의약품 특허로 용도발명에 대한 특허로 용도특허가 있다. 용도발명은 물질의 새로운 속성을 발견한 것을 말한다. 예를 들어, 원래 염료로 개발된 DDT가 나중에 살충효과가 있음이 밝혀졌는데, 이때 DDT의 살충효과를 발견한 것을 용도발명이라고 한다. 용도발명은 엄밀히 말해서 발명이 아니라 발견이기 때문에 특허를 받을 수 없지만, 발명으로서 보호할 가치가 인정되는 경우에 한하여 특허로 인정하고 있다. 의약품의 경우 처음에 개발될 때는 고혈압 약으로 개발되었는데, 나중에 발기부전 치료효과가 발견되었을 때 용도발명이 이루어질 수 있다.

이 밖에도 개량특허도 있다. 이미 나와 있는 의약품에서 염을 바꾸거나(염화합물 특허), 물(H_2O)과의 결합상태를 조절하거나(수화물 특허), 결정형을 달리하거나(결정형 특허), 분리된 광학이성질체만으로 구성하거나(광학이성질체 특허), 신체에 투여되는 형태나 제제에 변경을 가하는(제형 특허) 등으로 기존 의약품을 개량하는 발명에 대한 특허이다. 개량특허는 이미 존재하는 본 발명을 기초로 그것을 변경한 발명이므로 그 발명이 특허를 받을 만큼 가치 있는 발명인지 여부에 대한 논란이 다른 특허보다 더 많다[289].

---

288) 이태진 외, 「제약산업 정책의 이해」, 한국보건산업진흥원, 2014.8, pp.194~195.
289) 이태진 외, 위의 책, pp.197~198.

1) 의약품 특허 절차

의약품 특허를 받기 위해서는 첫째, 산업적으로 이용 가능한 발명이고, 둘째, 신규성이 부정되지 않고, 셋째, 진보성이 부정되지 않으며, 넷째, 특허 출원 시 명세서 등에 기재하여 출원하면 특허를 받을 수 있다. 이 요건들은 특허를 받을 만큼 가치 있는 발명에 대해서 특허권을 부여하여 그 가치 있는 발명을 한 자에게 보상을 하고 혁신을 유도하려는 지식재산권 정책의 요구를 충족시키기 위한 요건들이다. 미국, 유럽, 일본 등 다른 나라에서도 위와 같은 요건들을 특허를 받기 위한 요건으로 하고 있다.

산업적으로 이용 가능한 발명이어야 하는 이유는 특허 제도의 목적이 고도한 발명을 보호·장려하고 그 이용을 도모함으로써 기술의 발전을 촉진하여 산업발전에 이바지하도록 함에 있기 때문이다. 신규성이 부정되지 않아야 한다는 것은 특허 출원 전에 이미 공지되었거나, 공연히 실시되는 등으로 새로운 발명이라고 할 수 없는 발명은 제외된다는 것을 의미한다. 진보성이 부정되지 않아야 한다는 것은 특허 출원 전에 그 발명이 속하는 기술 분야에서 통상의 지식을 가진 사람이 용이하게 발명할 수 있는 발명은 제외된다는 의미이다. 이는 특허 제도가 이미 존재하는 발명이나, 쉽게 발명할 수 있는 발명에 대해서는 특허권을 부여하지 않는 것이 합리적이라고 보기 때문이다.

이때 발명의 신규성과 진보성을 판단하는 시점은 그 특허 출원 시점임에 주의해야 한다. 그 특허를 출원할 당시의 기술 수준을 고려하여 새로운 발명이었는지, 통상의 기술자가 용이하게 발명할 수 없는 발명이었는지를 판단하는 것이다. 특허 출원 시점에서는 발명이 용이하지 않았으나, 심사 과정을 거치면서 시간이 흘러 사후적으로 고찰하면 발명이 용이하게 보이는 경우가 있기 때문이다.

특허 출원 시 명세서 등에 기재하여 출원해야 한다는 것은 발명이 무엇인지 제대로 적어 내지도 않으면 그에 대하여 특허를 부여할 수는 없다는 것으로 이를 기재불비라고 한다. 따라서, 산업성·신규성·진보성에 충족되는 발명을 하였더라도 기재불비로 특허 출원을 하면 특허가 거절되거나 특허 등록이 되더라도 무효가 된다. 특허권의 대상이 되는 발명은 무형의 것이고 관념상으로 존재하기 때문에 그것을 권리로 보호하려면 필수적으로 언어로 표현해야 하기 때문이다.

어떤 발명을 했을 때 특허를 받으려면 특허청에 이 발명에 대해 특허를 받고 싶으니 특허를 받을 수 있는지 심사를 해달라고 신청해야 하는데, 이를 특허 출원이라고 한다. 특허 출원을 하면서 명세서 등에 발명의 내용을 기재하여 제출한다. 그러면 특허청의 심사관이 그 발명의 내용을 보고 특허를 받을 수 있는지 심사한다. 기재불비는 없는지, 산업상 이용 가능한 발명인지, 신규성이나 진보성이 부정되는지 등에 대해 검토하는 것이다. 그래서 특허청 심사관이 그 발명은 특허를 받기 어려운 발명이라고 판단하면 특허 거절 결정을 하고, 특허를 받을 수 있는 발명이라고 판단하면 특허 등록 결정을 한다.

특허청 심사관의 판단이 잘못되었다고 판단될 경우, 특허 거절 결정을 받은 발명자는 특허심판원에서 그 거절 결정이 잘못되었는지 여부를 판단 받을 수 있다. 또한, 특허가 등록된 이후라도 제3자가 그 특허는 등록될 수 없는 사유가 있는데도 특허청 심사관이 그런 사유를 간과하여 등록되었다고 주장하면서 그 특허의 무효를 구하는 심판을 특허심판원에 청구하여 특허를 무효로 만들 수도 있다.

특허심판원의 판단에 대해서 당사자가 불복할 경우, 특허법원에서 다시 판단을 받을 수 있고, 특허법원 판단에 불복할 경우, 대법원에서 다시 판단을 받을 수 있다. 특허가 등록되어도 특허심판원이나 법원 판단에 의하여 무효임이 확인될 수도 있고, 특허가 거절되어도 특허심판원이나 법원 판단에 의하여 특허가 등록될 수도 있다[290].

의약품 특허와 관련해서 많은 사회적 논란이 있다. 새로운 의약품 개발은 실패 확률이 너무나 크고, 개발 비용이 막대하게 투입되므로 의약품을 개발한 제약회사에게 충분한 보상을 해 주어야 할 필요성이 있다고 볼 수 있다. 그러나, 그 의약품을 사용하지 못하면 어려움을 겪는 환자들이 있는 현실에서 제약회사에게 독점권을 부여하면 결국 돈이 없는 환자는 그 의약품을 활용하지 못하게 되는 문제가 있다. 이는 의약품 접근성과 의약품 연구개발에 대한 보상 또는 유인 사이의 갈등이라고 할 수 있다.

예를 들어, 의약품 특허권자의 연구개발 결과물 속에는 특허권자가 기여한 부분도 있지만, 인류가 지금까지 발견하고 발명한 축적된 공동의 지식재산이 기여하는 부분이 더 많고 더 중요할 수 있다. 또한, 의약품 특허권자에게 연구개발에 대하여 보상을 해 주는 것이 목적이라면 그 원가를 공개하고 특허권으로 독점력을 보유하는 기간 동안의 해당 의약품 판매 수익을 고려하여 그에 합당한 가격을 책정해야지, 무조건적으로 특허권자에게 독점적·배타적 권리를 부여하면 결국 특허권자는 자신의 이익을 최대화할 수 있는 전략을 세울 것이고, 그것이 의약품 접근성의 요구를 심히 해칠 수도 있다. 또한, 대부분의 의약품 특허권자가 특허 대상 발명을 하는 과정에서 정부 등으로부터 지원받기도 하는데, 공공으로부터 지원을 받아서 나온 결과물에 대한 이익은 사인인 특허권자가 모두 차지하도록 하는 것은 부당하다는 입장도 있다.

최근에서는 생명공학이 발전하면서 생명공학의 성과물에 대해 특허를 부여하는 것이 타당한지에 대한 논란도 제기되고 있다. 2013년 6월 미국 연방대법원은 인체 유전자가 특허법상 발명이 될 수 있는지에 대해서 인체 내부로부터 분리되었을 뿐인 DNA는 미

290) 이태진 외, 「제약산업 정책의 이해」, 한국보건산업진흥원, 2014.8, pp.198~200.

국 특허법상 발명에 해당하지 않는다고 판단하였다[291].

특허권 외에도 의약품 관련 지식재산권으로 저작권, 상표권, 디자인권, 영업비밀 등이 있으나, 저작권, 상표권, 디자인권은 의약품 자체에 대한 지식재산권이 아니다. 그리고, 영업비밀은 공지되지 않은 경제적 가치가 있는 정보 중 비밀로 관리하고 있는 정보를 보호하는 것으로 의약품 자체에 대한 정보는 대부분 공지되고 비밀로 관리되기 어려워서 의약품 자체에 대한 정보를 영업비밀로서 보호받는 일은 드물다.

다만, 실제의 경우에는 저작권 등이 특허권보다 오히려 더 자주 문제가 될 수도 있다. 의약품 등 카탈로그에 들어가는 사진이나 그림을 다른 데서 차용해온 경우라든지, 의약품 정보 전달을 위해 논문을 사용한다든지 할 때 저작권 침해 문제가 생긴다. 실제로 식약처에 제출하는 제품 판매 허가 신청 서류에 논문을 허락 없이 복제하여 첨부한 경우 「저작권법」 위반이어서 벌금형(200만 원)을 받아야 한다고 판단한 대법원 판결도 있다(대법원 선고 2011도5835 판결).

영업비밀 관련해서도 제약회사의 핵심 연구 인력이 다른 회사로 전직할 때 영업비밀 유출 문제가 생길 수 있고, 영업비밀 보호 또는 근로 계약상 전직금지 약정에 따른 전직금지 문제가 생길 수도 있다. 상표권의 경우에는 유사한 상품에 유사한 상표를 사용하지 못하도록 하는데, 의약품에 대해서는 다른 분야에 비하여 유사한 상품의 범위를 넓게 보는 경향이 있다. 왜냐하면 일반인이 의약품에 대하여 전문지식이 부족하기 때문에 상표를 보고 혼동할 가능성이 높다는 생각이 전제되어 있기 때문이다.

상표를 국내에서 정당한 이유 없이 3년 이상 사용하지 않으면 그 상표 등록을 취소할 수 있는데, 특허심판원과 특허법원은 상표를 등록한 후 의약품 품목허가에 필요한 절차를 진행하고 있었을 경우 그로 인하여 상표를 사용하지 않은 것은 정당한 이유가 있다고 판단하여 상표등록을 취소할 수 없다고 하였다(특허법원 선고 2012허10136 판결).

최근 비아그라의 알약 모양에 대해서 「상표법」, 「디자인보호법」, 「부정경쟁방지 및 영업비밀보호에 관한 법률」에 따라 보호가 가능한지 다툼이 있었다. 푸른색 다이아몬드 형태의 의약품 모양이 지식재산의 문제가 된 것이다. 일반적인 경우 알약의 모양이 그 의약품 판매에 미치는 중요성은 그리 높지 않으나, 비아그라의 경우 일반적인 의약품과는 달리 기호품과 같은 성격이 있고, 그 알약 모양이 워낙 유명했기 때문에 알약모양을 사용할 수 있는 권리가 독점적인지 여부가 다투어진 것이다[292].

291) 이태진 외, 「제약산업 정책의 이해」, 한국보건산업진흥원, 2014.8, pp.200~202.
292) 이태진 외, 위의 책, pp.223~225.

2) 의약품 허가 관련 자료독점

의약품 관련 지식재산권 중 특허권이 가장 핵심적인 지식재산권으로 논의되는 것은 특허권이 부여되면 그 특허권 존속기간 동안 관련 의약품 시장에서 특허권자가 독점력을 얻을 수 있기 때문이다. 저작물, 상표나 디자인은 원래의 의약품에서 사용되는 것을 그대로 사용하지 않아도 의약품 생산, 판매에 큰 지장이 없는 경우가 많으나, 특허발명의 경우 그 특허발명을 사용하지 않으면 의약품을 생산할 수 없는 경우가 많다. 물론 일부 제법발명이나 제형 관련 발명과 같이 그 특허발명을 회피하여도 의약품을 생산할 수 있는 경우도 있다.

이런 점에서 특허 제도와 유사한 제도로 자료독점(data exclusivity)이라는 제도가 있다. 자료독점은 의약품을 개발한 자가 허가를 받기 위하여 의약품 허가 당국에 제출한 시험자료에 대하여 일정기간 동안 '독점'할 수 있도록 하고 다른 사람은 그 시험자료를 활용할 수 없게 하는 제도이다. 자료독점에 의한 보호는 어떤 면에서는 특허에 의한 보호보다 강력한 측면도 있다.

특허권 침해는 원천적으로 봉쇄되지는 않는다. 누군가 특허권을 침해하면 특허권자가 그 침해 사실을 파악한 후 소를 제기해서 재판을 통하여 침해 행위를 금지시키거나 손해배상을 청구하는 것이지 처음부터 특허권 침해를 막을 수는 없다. 그러나, 의약품을 개발한 자가 제3자가 임상시험 등 시험 자료를 원용하지 못하게 하는 자료독점 제도는 자료독점 기간동안 제3자 제약기업 등의 허가를 원천적으로 봉쇄할 수 있다. 다만, 자료독점 기간이 특허권 만료 시점(특허출원일 후 20년이 되는 날까지)보다 먼저 끝나는 경우가 대부분이므로 자료독점 제도가 특허만큼 자주 문제되지는 않는다.

자료독점 제도는 의약품에 대한 연구개발을 촉진하려는 취지에서 만들어진 제도로 미국·유럽과 같은 신약개발 선진국에서는 대부분 자료독점 제도를 실시하고 있다. 미국은 1984년 Hatch-Waxman Amendments(= Drug Price Competition and Patent Term Restoration Act)에서 자료독점 제도를 처음 도입하였고, 유럽(European Union, EU)은 1987년에 처음 도입하였다. 세계무역기구(WTO) 협정의 일부인 지식재산권의 무역 관련 협정(The Trade-Related Aspects of Intellectual Property Rights, TRIPs 협정)에도 자료 보호(protection)에 대한 조항이 있다. 우리나라는 1995년 세계무역기구에 가입하면서 이 제도를 도입하였다.

미국에서 자료독점 제도를 도입할 당시에는 특허를 받을 수 없는 의약품에 대해서도 투자할 수 있도록 인센티브를 제공하여 시장 진입을 유도해야 한다는 목소리도 있었다.

특허권을 부여받을 수 없는 의약품의 대표적인 사례로 택솔(Taxol)이 있다. 택솔은 특허요건을 충족하지 못하였으나, 1994년 항암제로 허가를 받아 자료독점을 통해 시장독점을 유지하였다고 한다. 희귀의약품(orphan drug)에 대해서도 자료 독점의 필요성이 있을 수 있다. 희귀의약품은 환자의 수가 매우 적은 의약품으로 대개의 경우 치료제를 개발해도 연구개발비 비용을 회수할 것을 기대하기 어렵다. 따라서, 희귀의약품을 개발한 자에 대해서 자료독점 제도를 통하여 독점 기간을 보장해주면 그만큼 희귀의약품 개발 유인이 커질 것이라고 기대할 수 있다.

연구개발에 대한 합당한 가치를 인정해야 한다는 측면에서 자료독점 제도의 필요성을 찾을 수 있다. 실제 제도의 설계와 운영에 있어서는 연구개발에 대한 '합당한 가치'가 무엇인지, 지식재산 보호를 통한 '혁신의 유도'와 '의약품 접근성' 사이의 균형을 어떻게 이룰 수 있는 것인지 고려하면서 어떠한 경우에 어느 정도의 자료독점을 허용하여야 할지에 대하여 고민할 필요가 있다.

2010년 3월 미국은 바이오의약품 가격경쟁과 개혁법(Biologics Price Competition and Innovation Act of 2009, BPCIA)을 입법하였다. 바이오의약품에 대해서는 특허와 별개로 자료독점 기간을 12년까지 인정할 수 있다는 내용을 담고 있다. 이는 바이오의약품의 특성을 고려하여 특허와 별개로 장기간의 자료독점 기간이 필요하다고 판단한 것으로 보인다. 미국의 바이오의약품 시장에 진출하려는 제약회사가 고려해야 할 매우 중요한 제도이다.

우리나라는 1995년 세계무역기구에 가입하면서 자료독점 제도를 1995년 1월 1일부터 도입하였다. 「약사법」에 신약 등에 대한 재심사 제도를 정하고 있으며, 신약 등의 경우 그 품목허가를 받은 날부터 품목에 따라 4년에서 6년이 지난 날부터 3개월 이내에 식품의약품안전처장의 재심사를 받도록 하고 있다. 시판 후 안전관리 제도는 신약 허가를 내줄 당시에는 미처 발견하지 못한 유효성·안전성 문제가 있을 수 있기 때문이다.

이미 오래 사용한 의약품과 달리 신약 등에 대해서는 시판 후 조사를 의무화하여 품목허가를 받은 날로부터 4년에서 6년 지난 후에 재심사를 받아 그 안전성·유효성을 더 심사하도록 하는 것이다. 신약 등에 대한 재심사 제도는 기본적으로 의약품 안전관리를 위한 제도이다. 이때 의약품의 품목허가·신고·심사 규정이라는 식품의약품안전처 고시에서는 어떤 의약품에 대한 허가 신청을 할 때 그 의약품이 재심사 대상 의약품과 같은 의약품인 경우에는 그 의약품에 대한 최초 허가 시 제출된 자료가 아닌 것으로서 이와 동등범위 이상의 자료를 제출하여야 한다고 정하고 있다.

즉, 신약 등의 후발 의약품으로 허가를 받으려면 신약 등을 처음에 허가받은 자가 제출한 자료를 사용할 수 없고, 후발 의약품으로 허가를 받으려는 자가 그 자료와 같은 자료를 별도로 만들어 와서 제출해야 한다는 것이다. 의약품 안전관리를 위한 신약 등의 재심사 제도에 자료독점 제도를 결합시킨 것이다. 이런 식으로 재심사 제도와 자료독점 제도를 연계시켜 운영하는 것은 일본이 취하였던 방식으로 우리나라가 그 방식을 따랐다. 따라서, 우리나라가 자료독점 제도를 도입할 당시에 그 필요성이나 내용, 효과에 대한 충분한 검토 없이, 일본 법을 모델로 기존의 신약 등 재심사 제도를 활용하여 간접적으로 자료독점을 허용하는 방식을 채택하였다는 비판이 있다.

재심사 제도에 의하여 신약 등의 품목허가를 받은 제약회사는 재심사를 받기 위하여 시판 후 조사를 해야 하는데 자료독점은 바로 그러한 시판 후 조사에 대한 대가라는 생각을 해볼 수 있다. 그러나, 엄밀한 의미에서 자료독점은 품목허가를 받기 전에 품목허가를 받기 위해 수행한 임상시험 등 자료에 대한 독점에 그 초점이 있는 것으로 재심사 제도에 의한 시판 후 조사 결과 자료에 대한 독점을 주된 내용으로 하지 않는다. 그러므로, 현재의 우리나라 자료독점 제도는 보다 명확해지고 구체적으로 정리될 필요가 있다[293].

3) 에버그리닝

에버그리닝(Evergreening)은 특허로 인한 독점 기간을 연장하려는 행위를 의미한다. 에버그리닝은 원래 특허발명에서 파생되는 특허발명을 활용하거나, 허가-특허 연계 제도를 이용하여 이루어진다. 에버그리닝이라는 용어는 부실 특허를 활용하거나, 허가-특허 연계 제도의 허점을 이용한 것이라는 부정적인 의미가 담겨 있을 때가 많다. 따라서, 에버그리닝 문제는 지식재산권 제도가 존재하는 이유와 지식재산권 제도에 내재되어 있는 필연적인 갈등과 맞닿아 있다. 발명·창작 등 지식재산에 대한 보상을 통하여 더 많은 지식재산(혁신)을 생산하도록 한다는 목표와 생산된 지식재산이 사회에서 더 효율적으로 활용될 수 있도록 한다는 목표 사이에서의 갈등과 조화의 문제인 것이다.

의약품은 원래 특허가 만료된 후에 원래 특허발명을 조금 개량(원래 특허를 받을만한 가치가 없는 발명)하여 다시 특허를 연장하는 등 독점을 유지하려고 한다면 그것은 부정적일 수밖에 없다. 특허를 심사하는 과정을 강화하여 이러한 부정적인 에버그리닝은 성공할 수 없도록 하는 조치가 필요하다. 만약 현실적 한계 등으로 특허가 등록되더

293) 이태진 외, 「제약산업 정책의 이해」, 한국보건산업진흥원, 2014.8, pp.225~232.

라도 그 특허는 가능한 한 속히 무효가 되어야 할 것이다. 2015년부터 시행하고 있는 허가-특허 연계 제도를 악용하여 특허와 별개의 제도인 허가를 활용해서 원래 누리게 되어 있는 특허로 인한 독점 기간을 사실상 연장하거나, 무효가 되어야 하는 특허를 이용해서 사실상의 독점 기간을 누리도록 허용해서는 안 될 것이다[294].

6 무역 관련 지적재산권 협정

지식재산권 정책과 관련하여 국제법적으로 의미가 있는 '무역 관련 지적재산권 협정'(Agreement on Trade-Related Aspects of Intellectual Property Rights, TRIPS 협정)이 있다. 세계무역기구 회원국들은 TRIPS 협정을 하여 최소한 그 협정에서 정한 수준 이상으로 지식재산권을 보호하기로 하였고, 1995년 1월 1일 TRIPS 협정이 발효되었다. TRIPS 협정이 만들어질 당시 지식재산권 선진국인 미국 등은 국제적으로 지식재산권 보호를 강화하려는 목적을 가지고 있었다. TRIPS 협정의 내용을 정할 때 미국 등 지식재산권 선진국과 그렇지 못한 개발국 사이에 의견 대립이 있었으나, TRIPS 협정은 그 협상의 결과라고 볼 수 있다.

TRIPS 협정이 발효됨으로써 많은 세계무역기구 회원국은 지식재산권 보호를 강화해야 했다. 그 중에는 의약품에 대한 특허와 임상시험 자료 등 시험자료 보호의무 등의 내용도 있었다. 우리나라의 「지식재산권법」은 TRIPS 협정에서 정하고 있는 지식재산권 보호 수준보다 더 높은 수준으로 지식재산권을 보호하기 때문에 우리나라에서는 TRIPS 협정이 문제되지는 않는다.

미국 등은 자유무역협정(Free Trade Agreement, FTA)를 통하여 개발국 등에게 TRIPS 협정에서 요구하는 지식재산권 보호 수준보다 더 높은 수준으로 지식재산권을 보호할 것을 요구하기도 하였다. 그런 요구는 주로 의약품 관련 지식재산권에 대한 것이었다. 이렇게 TRIPS 협정보다 더 높은 수준으로 지식재산권을 보호하는 협정이나 협정 조항을 TRIPS-Plus 협정 또는 TRIPS-Plus 조항이라고 한다. 한미 FTA를 체결할 때 허가-특허 연계 제도나 자료독점 제도, 특허기간 연장 제도 등과 관련하여 TRIPS-Plus 논란이 있었고, 이는 모두 의약품 지식재산권과 관련되는 내용이었다. TRIPS-Plus 협정의 확산은 개발도상국에서 제너릭의약품의 생산을 지연시키거나 제너릭의약품으로 인한 경쟁을 제한하는 측면이 있다. 이 때문에 의약품 특허보호와

294) 이태진 외, 「제약산업 정책의 이해」, 한국보건산업진흥원, 2014.8, pp.232~233.

관련된 TRIPS-Plus 협정들은 TRIPS 협정 하에서 보장되는 의약품에 대한 접근을 제한한다는 점에서 비판을 받기도 한다[295].

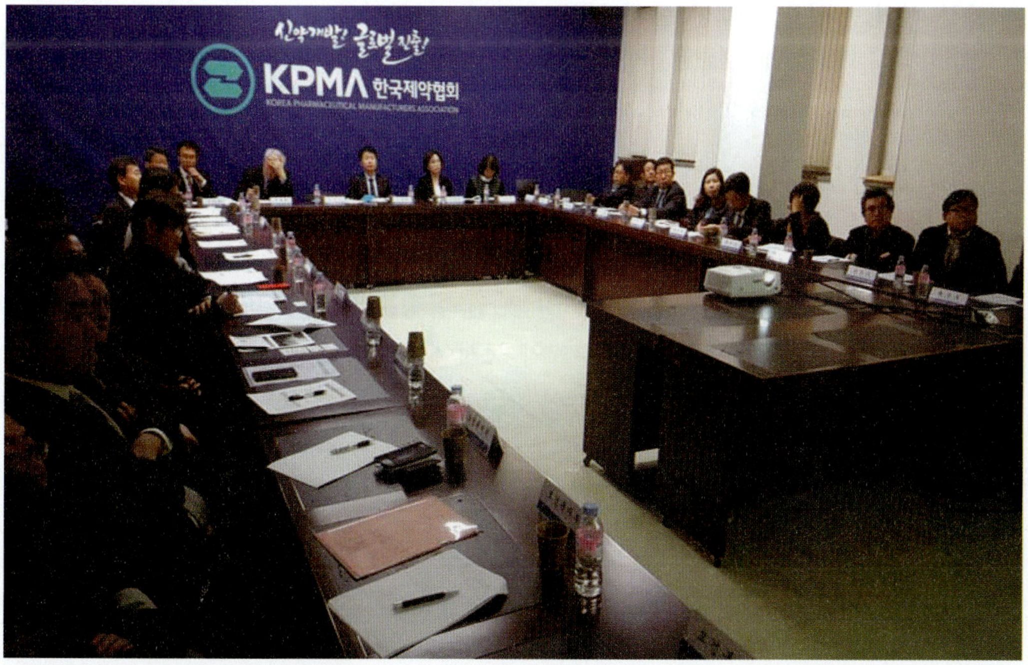

* 사진 : 보건복지부와 한국제약바이오협회 관계자 간담회, 2017.

295) 이태진 외, 위의 책, pp.233~236.

제7절 국제통상론

1 산업정책과 국제통상의 연관성

기업들의 신기술 및 신상품 개발 경쟁이 치열해지면서 세계 각국 정부들도 보조금 및 기타 지원수단을 통해 자국 산업 및 기업 육성을 위해 노력하고 있다. 이와 같이 정부 정책당국이 특정한 정책목표를 달성하기 위해 산업 및 기업 활동에 제공하는 지원 조치의 사용은 원칙적으로 각국 정부의 고유 권한에 속하는 사항이다. 그러나, 어떤 경우에는 이러한 지원 조치가 특정 산업이나 기업의 경쟁력을 인위적으로 변화시키고, 그 결과 수출 촉진이나 수입 억제 등의 무역왜곡 효과를 초래하기도 한다.

이를 방지하기 위해 세계무역기구 협정(WTO협정)과 자유무역협정(FTA)에서 비관세 장벽으로서 자유무역을 저해하는 보조금을 규제하는 장치를 마련하고 있다. 또한, 각국은 자체적으로 상계관세를 부과하는 등의 조치를 통해 무역상대국의 보조금 지급을 통한 산업 지원을 최대한 통제하려는 노력을 강화하고 있다.

우리나라는 1990년대 말부터 FTA를 추진하기 시작하여, 칠레, 싱가포르, 유럽자유무역연합(European Free Trade Association, EFTA), 아세안(Association of South East Asian Nations, ASEAN)과의 FTA 체결 이후, 한-미 FTA를 다섯 번째로 체결하였다.

2004년 한미 양국 통상장관회담을 시작으로 2007년 4월 2일 최종적으로 협상 타결을 선언, 추가협의가 개최된 후 2007년 6월 30일 협정문에 양국이 서명하였고, 2012년 3월 15일 한미 FTA는 발효되었다. 발효와 동시에 한-미 FTA 의약품 분야에서 규정하는 의약품허가-특허연계제도가 시행되었고, 2015년 3월 15일부터 시판허가절차에서의 조치 등이 본격 시행되었다[296].

정부가 국고를 이용하여 민간에 재정적 지원을 하는 행위를 일반적으로 보조금 교부라고 한다. 취약산업을 보호하고, 유치산업을 육성하거나 국제교역시장에서 경쟁력을 확보하는 등 산업 정책적 목적으로 각국 정부는 보조금을 활용하고 있다. 하지만 보조금을 통해 일부 기업이 인위적으로 경쟁력을 확보한 경우 보조금을 교부받지 못한 기업은 시장에서의 경쟁력을 상실하게 되어 국제교역시장이 왜곡될 수 있다. 이는 각국 정부의

296) 신미리내, 「의약품허가-특허연계제도가 국내 제약산업에 미치는 영향」, 중앙대학교, 2016.2, pp.3~6.

연쇄적인 보조금 교부 정책을 야기시켜 시장의 왜곡 정도는 더욱 심해지는 결과를 초래할 것이다.

이러한 현상을 방지하기 위해서 WTO 체제는 WTO 보조금 및 상계조치 협정(Agreement on Subsidies and Countervailing Measures, 보조금 협정)을 통해, 보조금 교부로 인한 피해국에게 상계조치를 통해 문제가 된 보조금의 효과를 희석시키거나 WTO 분쟁해결기구에 회부하여 문제가 되는 보조금 교부 정책을 철폐시킬 수 있는 권한을 부여하고 있다.

과거에는 생산 단계에 직접적인 보조금이 교부되는 경우가 많았으나, 산업이 고도화되고 기술 진입 장벽이 높아진 근래에는 연구개발 단계에도 막대한 보조금이 투입되는 경우가 많다. 대표적인 분야가 항공기 산업으로, 기술 장벽이 높아 기존의 기업과 경쟁하기 위해서 산업 초기에 정부 차원의 막대한 연구개발 지원이 이루어지는 경우가 많다. 그런데 개발된 제품은 대부분이 수출되어 국제교역시장에서 기존 기업과 경쟁을 하게 되는 까닭에 보조금 분쟁이 발발할 가능성이 높다. 캐나다-브라질 항공기 연구개발 보조금 사건과 미국-EU간 항공기 연구개발 보조금 사건 모두 WTO 분쟁해결기구에 회부되어 분쟁화된 바 있다.

우리나라도 보조금과 관련된 분쟁이 적지 않다. 우리나라는 오랜 정부 주도의 경제개발 역사를 가지고 있어, 상당수의 산업이 정부 지원을 통해 성장해왔다. 이러한 정부의 지원정책이 상당한 성과를 거두어 1990년대 이후 중공업·전자 등의 분야에서 강력한 경쟁력을 가지기 시작했다. 이에 각 산업에서 기존 강국과의 보조금 분쟁이 발생했는데, 대표적으로 한국-EU 조선 보조금 분쟁, 한국-미국 하이닉스 보조금 분쟁 사건이 있다. 그밖에도 미국에 의해 철강분야 기술개발 지원 프로그램이 보조금으로 지목되어 상계관세가 도출된 바 있는 등 우리나라 역시 보조금과 관련된 분쟁에서 자유롭지 못한 상황이다.

제약산업은 부가가치가 높고, 인구의 고령화·성인병 증가로 인하여 꾸준한 성장이 예상되는 경제적으로 중요한 산업이면서, 질병의 예방과 치료의 수단을 제공한다는 점에서 사회적으로도 중요한 산업이다. 그러나, 의약품 개발은 수천억 원에 달하는 재원이 투자되고, 10여 년에 걸친 시간이 소요되는데다가 성공확률이 매우 낮은 관계로, 제약산업은 대표적인 고위험 고수익 산업으로 여겨진다. 각국 정부는 이러한 산업적 특성을 고려하여 가치사슬 곳곳에서 산업에 대한 지원정책을 시행하는 방식으로 기업·연구소와 역할을 분담하고 있다.

우리나라도 「생명공학육성법」, 「제약산업 육성 및 지원에 관한 특별법」 등 지원 법령을 중심으로 제약산업에 각종 법적·정책적 지원을 실시하고 있다. 아직까지는 선진국의 다국적 기업들에 비해 산업 경쟁력이 낮은 관계로 보조금 분쟁은 발생하고 있지 않다. 하지만 한국-EU 조선 보조금 분쟁과 한국-미국 하이닉스 보조금 분쟁 사건에서 보듯, 우리 제약산업이 국제적인 경쟁력을 갖춰 국제교역시장에서 상당한 성과를 거둔다면 기존 제약 강국들과 보조금 분쟁이 발생할 가능성이 있다[297].

산업에 대한 정부의 지원정책이 국제 통상규범을 충분히 고려하지 않고 이루어질 경우, 통상 분쟁의 대상이 될 수 있고, 타의에 의해 정부의 지원제도 자체를 변경하거나, 포기해야 할 뿐 아니라 그동안 지원된 규모를 상쇄할 정도의 강력한 상계조치(countervailing measure)의 대상이 될 수도 있다. 또한, 외교 차원에서도 심각한 손상을 입게 되는 등 전체적인 국익을 해하게 될 우려가 있다.

물론 국제통상 규범에 위반될 소지가 있다고 해서 반드시 지원 정책을 모두 포기해야 한다고 할 수는 없다. 지원 정책을 마련하기 전에 국제통상 규범의 내용과 위반했을 때 받을 수 있는 제재 내용과 수준 등을 면밀히 분석하는 것은 국제통상 분쟁의 소지를 최소화하려는 의미가 있다. 또한, 상당한 정도의 지원 효과를 거둘 수 있으면서도 국제통상 규범에 위반될 가능성이 낮은 방안을 모색하는 작업을 수반할 때 더욱 큰 의미가 있을 수 있다.

어느 나라의 정부가 지원 조치를 취하는 경우, 그러한 조치가 국제통상 규범에 저촉될 가능성이 있는지 여부는 모든 국제통상 규범을 대상으로 검토해야 함이 원칙이다. 예를 들어 WTO 정부조달협정에서 우리나라가 양허한 정부기관에서 양허범위에 해당하는 의약품을 조달하면서 국내 의약품에 유리한 조건으로 구매를 하는 내용이 제약산업 육성정책에 포함될 가능성이 있다면, WTO 정부조달협정도 검토해야 한다. 여기서는 일반적인 산업에 대한 지원정책을 규율할 가능성이 상대적으로 높을 것으로 판단되는 WTO 보조금 협정(Agreement on Subsidies and Countervailing Measures, SCM)을 분석해본다. 또한, 정부의 산업 지원 정책과 관련한 기본적인 국제통상 규범이라 할 수 있는 관세 및 무역에 관한 일반협정(General Agreement on Tariffs and Trade 1994, GATT 1994)도 분석한다. 다만, 어떠한 산업을 육성하고자 하는 정책이 국제통상 규범에 저촉될 것인지 여부에 대한 판단은 그 정책이 구체적으로 실현되어 그 지원 결과가 국제무역에 미치는 영향이 가시화되는 단계에서 가늠할 수 있는 경우가 많으므로 보다 충분히 의미 있는 결과를 얻기 위해서는 개별 지원정책이 구체화되는

297) 박대웅, 「제약산업 연구개발 지원정책의 WTO 보조금 협정 합치성 검토」, 아시아기술혁신학회, 2014, pp.170~171.

단계에서 별도의 심층적 분석이 필요하다.

2 WTO 보조금 협정 위반 판단기준

정부의 산업 지원정책이 보조금 협정에 위반되는지 여부를 판단하기 위해서는 크게 3가지 요소를 분석해야 한다. 첫째, 가장 먼저 통상법상 '보조금'에 해당하는지 여부이다. 어떤 지원조치가 통상법에서 금지하는 대상인 보조금에 해당하지 않는다면 보조금 협정의 규율 대상에 포함되지 않으므로 위반 여부 자체를 논할 이유가 없다.

'보조금'에 해당하는지 여부에 대한 판단을 위해서는 1차로 지원정책이 보조금 협정상 '정부의 재정적 기여'인지 여부를 살펴보고, 만약 이에 해당한다면 2차로 특정기업이나 산업에 협정에서 지적한 '혜택'이 주어지는 것인지를 살펴야 한다. '정부의 재정적 기여'에 의해 '혜택'이 부여되었다면 일단 보조금에 해당되는 것이다.

'보조금'이라고 판단이 되면 둘째, 그 보조금(정부의 재정적 기여를 통한 혜택)을 받는 기업이나 산업에 '특정성'이 있는지 여부를 살펴야 한다. 보조금이라 할지라도 만일 특정성이 없다고 판단되면 이 보조금은 보조금 협정상 '금지 보조금' 또는 '조치가능 보조금'에 대해 적용되는 규율을 받지 않게 된다.

이러한 검토를 통해 '보조금'으로 인정되고, '특정성'이 있는 것으로 판정이 되면, 이러한 보조금은 '금지보조금'에 해당되거나 '조치가능 보조금'에 해당되어 철폐, 보조금 환수, 상계조치 등의 처리(Remedy) 대상이 된다. 보조금 협정에서 수입국 정부가 어떤 보조금이 금지 보조금이나 조치가능 보조금이라고 판단하면, WTO에 제소하여 그 보조금 조치의 철회 또는 지급된 보조금의 환수 등을 추구할 수도 있지만, WTO를 거치지 않고 일단 상계관세를 부과하는 것을 허용하고 있다.

셋째, 이러한 상계관세가 부당하다고 여기는 수출국 정부로서는 이상계조치가 보조금 협정에 위반됨을 이유로 상계조치를 철회할 것을 WTO에 제소하여 승소하는 것 외에는 부당함을 해소할 방법이 없다. 일단 상계관세를 부과당하면 그 상계관세가 부당한 것이었다고 하더라도 상계관세를 부과한 수입국의 국내 이의절차 등을 통해 상계관세가 철폐되지 않는 한 WTO에 제소하는 절차를 거쳐 상계관세를 철폐하는 것이 유일한 해소 방안이므로 그 기간동안의 상계관세로 인해 수출국의 기업들은 수출에 타격을 받게 된다는 점에서 보조금 협정에 위반될 소지를 최소화하는 것은 매우 중요하다[298].

---

298) 이태진 외, 「제약산업 정책의 이해」, 한국보건산업진흥원, 2014.8, pp.457~460.

1) 정부의 재정적 기여 여부

보조금 협정 제1.1조(a)는 '보조금'을 정의하면서, (1) 회원국의 영토 내에서 정부 또는 공공기관의 재정적인 기여(financial contribution by a government)가 있거나, (2) 1994년도 GATT 제XVI조의 의미에 따른 소득 또는 가격지지(income or price support)가 어떤 형태로든 존재해야 한다고 규정하고 있다.

보조금 협정이 규율하는 보조금은 '정부'에 의한 조치여야 한다. 정부의 범위에는 '공공기관(public body)'도 포함되며, 공공기관은 정부가 직·간접적으로 개입이 가능한 정부대행기관과 정부의 통제를 받거나 공권력을 가지고 활동하는 특수기관을 포함한다. 민간기관의 경우에는 원칙적으로 WTO 보조금 협정상의 보조금 지원주체에 해당하지 않으나, 만약 정부가 민간기관에게 보조금 공여에 관한 권한을 직·간접적으로 지시(direction) 또는 위임(entrustment)하거나, 그 활동이 정부가 하는 것과 동일한 재정적 지원을 하는 경우에는 정부의 범위에 포함하게 된다. 또한, 보조금 협정에서 정부의 범위에는 중앙정부 외에 지방정부도 포함될 가능성이 높다.

'재정적 기여'는 일반적으로 정부의 재정부담 행위를 말한다. 예를 들어, 정부가 재정지출을 부담하지 않는 어떤 '지도행위'를 하였고, 그 '지도행위'의 대상이 되었던 기업 등이 이를 통하여 혜택을 향유하더라도 이는 협정의 보조금에 해당하지 않는다. 즉, 정부의 공공계정에 부담을 발생시키지 않고, 정부가 민간활동에 개입하는 것은 보조금에 해당하지 않는다는 것이다.

보조금 협정 제1.1조는 "정부 또는 공공기관의 재정적 기여"는 첫째, 정부의 관행이 무상지원, 대출 및 지분참여 등 자금의 직접이전이나 잠재적인 자금 또는 대출보증처럼 채무부담의 직접이전을 수반하는 경우, 둘째, 세액공제 등을 통해 정부가 받아야 할 세입을 포기하거나, 징수하지 아니하는 경우, 셋째, 정부가 일반적인 사회간접자본 이외의 상품 또는 서비스를 제공하거나, 상품을 구매하는 경우, 넷째, 정부가 자금공여 기관에 대하여 지불하거나, 일반적으로 정부에 귀속되는 첫째부터 셋째까지 유형 중 하나 또는 둘 이상을 민간기관으로 하여금 행하도록 위임하거나 지시하며, 이러한 관행이 일반적으로 정부가 행하는 관행과 실질적으로 상이하지 아니한 경우 등을 열거하고 있다. 그러나, 정부의 재정적 기여의 형태는 매우 다양하기 때문에 위에서 열거된 것에 한정되지 않으며, 정부의 특정 프로그램이 재정적 기여에 해당하는지 여부는 사안별로 판단하여야 한다.

[표 4-4] 기재정적 기여의 기본적 유형

구분		기본 유형
1) 정부 등의 재정적 기여	직접적 자금이전	정부의 무상지원(grants), 대출(loans), 지분참여(equity infusion) 등
	잠재적인 자금이전 또는 채무부담	대출보증(loan liabilities) 등
2) 정부가 징수해야 할 세입의 포기 또는 미징수	직접세	세액감면, 소득공제, 특별감가상각, 준비금제도 등과 같은 세금의 면제·환급·유예
	간접세	부가가치세·소비세·전단계(prior-stage) 누적간접세의 면제·환급·유예, 관세 감면·환급 등
3) 사회간접자본 이외의 상품 또는 서비스의 제공 및 상품의 구매		우선 구매제도 등
4) 정부가 1)~3) 중 하나 또는 둘 이상을 민간으로 위임 또는 지시한 경우		

2) 혜택 부여 여부

보조금 협정 제1.1조(b)는 '이로 인해 혜택(benefit)이 부여되는 경우'라고 보조금 정의를 규정하고 있다. 따라서 과연 그 지원을 통하여 '혜택'을 받고 있는지 여부가 협정의 보조금인지 여부를 판단하는 두 번째 기준이 된다.

보조금 협정 제1.1조(b)의 '혜택'은 보조금 협정 제14조에 규정된 정부의 지분참여, 대출, 대출보증, 상품 및 서비스의 제공 또는 상품을 구매하는 경우에 있어서 수혜자가 시장에서 이용 가능하였을 조건보다 더욱 유리한(more favourable) 조건으로 수혜자가 재정적 기여를 받은 경우에 발생하는 것이다.

보조금 협정 제1.1조(b)항에 사용된 '혜택'이란 용어는 비교(comparison)의 개념을 필요로 한다. 즉, 시장(market place)이 '특혜의 부여' 여부에 관한 결정에서 적절한 비교 기준이 된다. '혜택'이 되기 위해서는 정부의 지분참여, 대출, 대출보증, 상품 및 서비스의 제공 또는 상품의 구매의 경우에 있어서 만약 수혜자가 시장에서 이용 가능한 조건보다 더욱 유리한 조건으로 재정적 기여를 받은 경우에 발생하는 것으로 볼 수 있다.

미국과 영국의 철강 분쟁에서 '재정적 기여'가 '혜택'을 부여했는지 여부는 잠재적 수혜자가 시장에서 이용 가능한 조건보다도 더욱 유리한 조건으로 '재정적 기여'를 받았는지 여부에 달려 있다'라고 하였다. 따라서, 정부 재정에 부담을 주는 정부 융자 등이 가해지더라도 그 정부 융자가 민간융자 등과 비교하여 혜택을 공여하는 것이 아니라면 보조금 협정의 규율대상이 되지 않을 수 있다[299].

3) 특정성 여부

보조금 협정 제1.2조는 '제1항에 정의된 보조금은 제2조의 규정에 따라 특정성(Specificity)이 있는 경우에 한하여 제2부(금지보조금)의 규정에 따르거나, 제3부(조치가능 보조금) 또는 제5부(상계조치)의 규정의 적용을 받는다'라고 규정하고 있다. 그러므로, 보조금이 '특정성'을 갖게 되어야 자유로운 무역과 시장질서를 왜곡하는 혐의가 있는 보조금에 해당하게 된다. 협정 제2.1조는 '제1조제1항에 정의된 보조금이 공여당국의 관할 내에 있는 특정 기업이나 산업 또는 기업군이나 산업군(특정 기업)에 대해 특정적인지 여부를 결정함에 있어 아래의 원칙이 적용된다'고 규정하고 있으며, '법률상 특정성(de jure specificity)' , '사실상 특정성(de facto specificity)', '지역보조금의 특정성'으로 나누어 규정하고 있다.

'법률상 특정성'은 보조금 혜택의 이용 가능성에 대한 법률상의 제한에 관한 것이다. 보조금 협정 제2.1조(a)는 보조금 공여당국 또는 당해 공여당국이 따르는 법률이 보조금에 대한 접근을 특정기업으로 명백하게 한정하는 경우에 특정성을 인정하고 있다. 다만, 법률이 보조금의 수혜요건 및 금액을 규율하는 객관적인 기준 또는 조건을 설정하고, 수혜요건이 자동적이며, 이러한 기준과 조건이 엄격히 준수되는 경우에는 법률상 특정성이 존재하지 않는 것으로 인정된다(제2.1조(b)).

'사실상 특정성'은 법률상 특정성이 외견상으로는 없음에도 불구하고 당해 보조금이 실질적으로는 특정적일 수 있다고 믿을 만한 이유가 있는 경우에 존재한다. 사실상 특정성이 있는지 여부를 판단하기 위한 기준으로 협정 제2.1조(c)는 ① 제한된 숫자의 특정 기업에 의한 보조금 계획의 사용, ② 특정 기업에 의한 지배적인 사용, ③ 특정 기업에 대해 불균형적으로 많은 금액의 보조금 지급, ④ 보조금 지급 결정에 있어서 공여기관의 재량권 행사방식을 규정하고 있다. 따라서, 특정성을 판정함에 있어서 보조금 수혜자의 전체 숫자가 아주 많은 경우에는 특정 기업이나 산업이 보조금 혜택을 얼마나 지배적으로 또는 불균형적으로 이용하는가를 판단해야 한다.

보조금 협정 제2조는 어떠한 보조금이 공여당국의 관할 내에 있는 기업이나 산업 또는 기업군이나 산업군에 대하여 특정한 혜택을 제공하는 것인지 여부를 판정하는 조건을 규정하고 있다. 산업이나 산업군의 범위가 어느 정도로 제한되는 경우에 '특정성'이 있는 것인지에 대해서는 아직까지 산업분류체계 등을 이용한 객관적인 기준이 설정되

299) 이태진 외, 「제약산업 정책의 이해」, 한국보건산업진흥원, 2014.8, pp.462~464.

어 있지는 않으며, 이에 대해서는 특정성에 영향을 줄 수 있는 모든 요인을 동시에 고려하여 종합적으로 판단해야 한다. 다만, 수혜대상을 산업별로 지정하지 않고, 객관적이고 중립적인 기준에 의거하여 첨단산업 또는 중소기업 부문 등으로 지정하면 '특정성' 문제가 발생하지 않는다는 것이 미국 국제무역위원회(International Trade Committee, USITC)의 입장이다. 그러나, 중소기업을 대상으로 한 보조금 지원이라 할지라도 일부의 중소기업에만 국한하면 특정성이 존재하는 것으로 판단되고 있다.

이와 관련하여 정부가 특정 기업이나 특정 산업을 대상으로 하여 세제 지원을 하거나, 사실상 제한된 범위의 기업을 수혜대상으로 하여 제도를 선별적으로 운용하게 되면 특정성을 갖게 되지만, 모든 기업이나 제조업자에게 평등하게 적용하면 특정성이 존재하지 않는다. 그러나, 특정한 상품에 대하여 정부의 추가적인 세액공제가 부여되는 경우에는 특정성이 인정될 가능성은 높을 것이다. 그러나, 관할지역의 정부에 의해 일반적으로 적용되는 세율의 결정이나 변경은 특정성을 가지지 않지만(제2.2조), 가격 및 소득지지는 특정기업(군)이나 산업(군)을 대상으로 하기 때문에 조치 자체가 특정성을 내포하고 있다.

거시경제 정책의 일부인 '가격 및 소득안정정책'은 일반적으로 특정성이 존재하지 않으므로 가격 및 소득지지에는 해당되지 않는다. 다수의 보조금 공여제도가 상호 연계된 상태에서 개별 기업이나 개별 산업을 지원하는 경우에는 그 각 지원 제도들 간의 상호 연계성까지 검토하여 특정성의 유무를 판단하여야만 한다. 그러나, 사회간접시설의 경우 정부가 사회간접자본 설치지역으로의 기업진출을 제한하지 않을 경우, 특정성이 존재하지 않는다. 이 경우 사회간접자본의 사용 가능성이 정부의 조치에 의해 제한되지 않고 사회간접자본의 입지와 그 독특한 특성 때문에 제한된다면 특정성은 존재하지 않는 것으로 평가될 것이다[300].

3 금지 보조금과 허용 보조금의 유형

보조금 협정은 '교통신호등 접근법(traffic light framework)'를 채택하여 보조금을 크게 금지보조금, 상계조치가능 보조금, 허용보조금으로 구분하고 있다. 신호등의 빨간불에 해당하는 '금지보조금'은 사전적으로 사용할 수 없고, 노란불에 해당하는 '조치가능 보조금'은 사용할 수는 있으나, 다른 회원국에 불리한 효과를 주면 상계관세부과 등의 조치대상이 된다. 파란불에 해당하는 '허용보조금'은 대응조치에 구애됨이 없이

300) 이태진 외, 「제약산업 정책의 이해」, 한국보건산업진흥원, 2014.8, pp.464~467.

사용할 수 있다. 보조금은 각 유형별로 구제절차도 달리하고 있다. 계속 증가하는 간접 보조금 또는 위장 보조금의 효과적 규율방안, 협정 운용을 둘러싼 선진국과 개발도상국 간 차등 대우 범위 조정, 보조금 교부조치 규율과 상계조치 규율의 적절한 균형 달성 방안 등이 논의되고 있다. 이러한 현실을 반영하여 보조금 협정도 개정 필요성이 꾸준히 제기되고 있는 상황이다[301].

1) 금지보조금

보조금 협정 제3조는 회원국이 (a) 법률상 또는 사실상, 수출실적에 따라 지급되는 보조금(수출보조금), (b) 수입품 대신 국내 상품의 사용을 조건으로 지급되는 보조금(수입대체보조금)을 지급하거나 유지하지 않도록 규정하고 있다. WTO 회원국은 이러한 유형의 보조금을 공여하거나 유지하여서는 안 되며, 이러한 의무를 준수하지 않을 때는 다른 국가의 보복성 대응조치를 받게 되므로 회원국은 이러한 보조금의 사용을 중단할 의무가 있다.

첫째, '수출보조금'은 법률상 또는 사실상 수출실적에 따라 공여되는 보조금을 말한다. 이때 '사실상'이라는 조건이 충족되려면 보조금이 법률적으로는 수출실적을 조건으로 지급되지 않지만, 사실상 실제 또는 예상되는 수출이나 수출수입(export earnings)과 결부되어 지급된다는 것이 사실에 의해 증명되어야 한다.

여기서 '수출실적'은 기본적으로 수출에 근거한 활동을 의미하는 것으로서 수출에 약간이라도 관계가 되는 모든 활동을 의미하는 것은 아니다. 단순히 수출기업에 대하여 보조금이 제공된다는 사실이 존재하는 것만으로 본 규정이 의미하는 수출보조금으로 간주되지는 않으며, 수출실적에 기초하거나 수출의무를 이행하는 조건으로 지급되어야 한다.

여기서 '수출의무'는 법률상 명시적으로 규정화되어 있는 것을 포함하여 사실상 수출의무와 연결되는 모든 관계를 포함한다고 해석된다. 다만, 내수와 수출에 대하여 공평하게 적용되는 제도는 수출실적에 해당하지 않는다. 그러므로, 수출보조금 규모와 수출실적이 반드시 비례해야 하는 것은 아니고, 수출활동을 전제로 하여 보조금을 공여하면 수출보조금에 해당하게 된다.

일반적으로 수출업체에 대한 지원은 수출보조금으로 연결될 가능성이 높다. 그러나 수출보조금 규정의 남용을 방지하기 위해 WTO 보조금 협정 주석에서 '단순히 수출하

301) 박대웅, 「제약산업 연구개발 지원정책의 WTO 보조금 협정 합치성 검토」, 아시아기술혁신학회(2014년 춘계학술대회 논문집), p.171

는 기업에게 보조금이 지급된다는 사실만으로는 이러한 보조금이 수출보조금으로 간주되지 아니한다'고 규정하여 적극적으로 수출과 연계된 보조금이라는 사실의 입증을 요구하고 있는 것이다.

둘째, '수입대체 보조금'으로 수입품을 대신하여 국산품의 사용을 조건으로 공여되는 보조금을 말한다. 국산품 사용의무를 부과하거나, 국산품 사용을 촉진하거나, 수입대체 등을 조건부로 하여 보조금을 제공하면 금지보조금에 해당한다. 이처럼 수입대체효과를 가지는 보조금을 직접적으로 규제하는 규범은 우루과이라운드를 통해 최초로 도입된 규범으로 기존에 보조금 관련 국제통상규범이 주로 수출보조금에 초점을 맞추던 점과 크게 대비되는 점이라 할 수 있다. 실제로 수입대체보조금을 금지보조금 범주에 명시적으로 포함시킨 것은 우루과이라운드를 통해 재구성된 보조금 협정의 중요한 특징 중 하나이다.

금지보조금은 무역을 왜곡하는 효과가 높은 보조금이기 때문에 사용 자체가 금지되어 있으므로 이를 사용할 수 없도록 방지하는 것이 중요하다. 보조금 협정은 분쟁해결기구가 권고한 철폐 기간 이내에 해당 보조금 철폐 조치를 보조금 공여 국가가 이행하지 않을 경우, 상대방 회원국은 대응조치의 권한을 부여하도록 규정하고 있다. 금지보조금에 대한 구제조치의 가장 큰 특징은 조치가능 보조금과는 달리 국내산업의 피해, GATT상의 이익의 무효화 또는 침해 및 심각한 손상 등의 존재와는 관계없이 회원국이 협의요청, 분쟁해결 절차에의 제소 및 상계관세 부과 등과 같은 대응조치를 취할 수 있다는 점이다[302].

2) 조치가능 보조금

보조금 협정은 '조치가능 보조금'의 개념과 기준을 구체적으로 정의하고 있지는 않으나, 협정 제5조에 의하면 어떤 회원국이 제1.1조 및 제1.2조에 규정된 보조금을 사용함으로써 다른 회원국내 산업에 대한 피해(injury), 1994년도 GATT에 따라 다른 회원국이 직접적 또는 간접적으로 향유하는 혜택으로 협정 제2조에 따른 양허 혜택의 무효화 또는 침해, 다른 회원국의 이익에 대한 심각한 손상(serious prejudice)과 같은 부정적 효과(adverse effects)를 발생시키는 경우를 의미하는 것으로 본다. 따라서, 보조금 협정은 조치가능 보조금에 해당하는지 여부를 판단하는 위와 같은 기준으로 특히 심각한 손상이 발생하는 경우와 그에 대한 예외를 인정받는 조건을 구체적으로 규정하고 있다.

302) 이태진 외, 「제약산업 정책의 이해」, 한국보건산업진흥원, 2014.8, pp.467~469.

심각한 손상 등과 같은 부정적 효과가 발생하였는지 여부 및 그에 따라 조치 가능성이 있는 보조금인지 여부는 궁극적으로는 사후적·결과론적으로 어느 정도 그 보조금으로 인하여 다른 회원국의 이익에 부정적인 영향을 주었는지가 드러나야만 판단할 수 있다. 지원 정책을 입안하고 세부 실행 방안을 고안하는 단계에서 이를 미리 예측하기란 매우 어렵고 어떤 면에서는 사전 분석이 무의미할 수 있다.

3) 허용 보조금

보조금 협정 제8조는 상계조치의 대상이 되지 않는 허용 보조금을 두 가지로 규정한다.

첫째, 보조금 협정 제2조에서 규정하고 있는 '특정성'이 없는 보조금으로 특정성이 결여되어 일반적으로 이용 가능한 보조금은 '허용 보조금'이다. 이는 원칙적으로 특정 상품의 무역을 왜곡하는 효과는 없다고 생각되기 때문에 상계조치의 대상이 되지 않는다. 보조금 협정 제8조가 아니더라도 보조금 협정 제1.2조에 의하여 특정성이 없는 보조금은 보조금 협정에 따른 규제를 받지 않는다. 따라서 회원국은 어떠한 의무도 부담하지 않으며 상대국도 어떠한 대응조치를 취할 수 없다.

둘째, 보조금의 공여가 특정성이 있지만, 그것이 연구개발, 지역개발, 환경보호 등을 목적으로 지급하는 보조금인 경우에는 허용 보조금에 해당한다. 즉, 특정성이 있기 때문에 무역을 왜곡하는 효과를 발생시킬 가능성이 있는 보조금이지만, 무역 이외의 경제적·사회적 관점에서 공여되는 것이 유용하다고 인정될 수 있다는 관점에서 허용하였던 것이다. 다만, 엄격하게 정해진 일정한 요건을 충족하는 것을 조건으로 상계조치의 대상으로부터 제외하였다.

허용 보조금에 해당하는 보조금을 공여하는 국가는 보조금위원회에 이를 통보하여야 한다. 또한, 이들 보조금이 공여된 후에 다른 회원국의 경제적 이익에 심각하게 불리한 영향을 주게 되면 상계조치가 취해질 수 있다. 그러나, 보조금 협정 제8조 및 이에 대한 구제조치에 관한 조항인 제9조는 보조금 협정 제31조에 따라 1999년 12월 31일까지만 효력이 있었으며, 그 이후 현재까지 WTO 회원국들은 그 효력 연장 등 여부에 대해 아무런 결정을 내리지 않고 있으므로 제8조와 제9조는 현재 적용되지 않는다. 이에 따라 법적으로는 허용 보조금이란 개념 자체가 현재는 없는 상태라고 할 수 있으며, 특정성이 없는 보조금은 엄밀히 말해 허용 보조금은 아니나, 보조금 협정 제1.2조에 따라 보조금 협정상 허용되는 보조금으로서 법적 지위가 부여되고 있다.

비록 현재 효력은 없으며, 미국은 허용 보조금 관련 조항의 부활에 강력히 반대하는 입장을 표명한 바 있다. 그러나 그 효력의 부활이나 조항의 수정 등에 대한 논의가

DDA협상이나 기타 WTO 내에서 이루어진 바 있고, 캐나다와 EU는 환경보조금 등을 중심으로 한 부활에 동조하는 입장이다. 개발도상국들도 대체로 개발수요를 반영하여 허용 보조금의 폭을 넓히자는 인도 및 아르헨티나의 주장에 동조하고 있는 것으로 알려져 있다. 또한, 2000년 1월 1일 이후 허용 보조금 조항의 효력이 정지된 후에도 아직 종래의 허용 보조금에 대한 상계조치나 철폐를 위한 WTO 제소 등이 없었던 점에 비추어 보면 법적으로는 효력이 없는 규정이기는 하지만, 사실상 허용 보조금 조항의 효력을 대부분의 회원국들이 묵인하고 있다는 견해도 성립될 수 있다. 이에 이하에서는 보조금 협정 제8.1조(b)항에서 규정한 세 가지 유형의 허용 보조금 중 연구개발과 관련한 보조금(제8.2조(a)항)은 다음과 같다.

4) 연구개발 활동지원 보조금

허용 보조금 중 연구개발 활동지원 보조금(R&D 보조금)은 '기업 또는 기업과 계약을 체결한 고등교육기관이나 연구기관이 행하는 연구활동에 대한 지원으로서의 보조금'을 말한다. 산업적 연구(industrial research)의 경우 소요경비의 75%, 경쟁 전 개발활동(precompetitive development activity)의 경우 50%까지만 인정된다. 이와 같이 허용되는 보조율에 차이를 두고 있는 이유는 경쟁 전 단계의 개발활동 쪽이 산업적 연구활동 쪽보다도 공업 또는 상업의 목적과 더욱 관련이 크기 때문이다. 따라서, 연구개발 활동 지원 보조금의 용도는 일정한 경우로 한정된다. 여기서 규정되고 있는 지원의 허용 수준은 개별 계획의 존속기간에 걸쳐 발생된 모든 적격비용의 합에 따라 설정된다(보조금 협정 주석27).

'산업적 연구'는 새로운 지식이 신상품·공정 또는 서비스를 개발하거나, 기존의 상품·공정 또는 서비스를 현저하게 개선하는 데 유용할 수 있을 것이라는 목적으로 새로운 지식의 발견을 위한 계획적인 탐구 또는 중요한 조사를 의미한다.

'경쟁 전 개발활동'이란 상업적 사용이 불가능한 최초의 원형의 제조를 포함하여 판매 또는 사용목적 여부에 관계없이 상품·공정 또는 서비스를 새롭게 하거나, 수정하거나, 개선하기 위하여 산업적 연구결과를 계획 설계 또는 도안으로 전환시키는 것을 의미한다. 상품의 개념적인 구성과 도안, 공정 또는 대체 서비스 및 시초의 시범 또는 시험적 계획을 포함하나, 이러한 동일 계획이 산업적 응용이나, 상업적 개발을 위해 전환되거나, 사용될 수 없다. 기존 상품, 생산라인, 제조공정, 서비스 및 다른 계속적인 작업을 일상적 또는 정기적으로 변경하는 것은 이러한 변경이 개선을 의미한 경우에도 경쟁 전 개발활동에는 포함되지 않는다.

산업적 연구와 경쟁 전 개발활동을 포함하는 계획에서 허용되는 지원의 수준은 모든 대상이 되는 비용을 기준으로 하여 적용 가능한, 허용되는 지원의 허용 수준의 단순평균(즉, 총 비용의 62.5%)을 초과하지 않는다.

연구개발활동 지원 보조금에 관한 보조금 협정의 규정은 고등교육기관이나 연구기관에 의해 독립적으로 수행된 기초연구 활동에는 적용되지 않는다. '기초연구'는 산업적 또는 상업적 목적과 관련되지 않은 일반적인 과학적 또는 기술적 지식의 확대를 의미한다(보조금 협정 주석26).

연구개발 활동지원 보조금은 성격에 따라 지원상한액의 규모가 결정되지만, 당초 지원의 목표나 의도에 따라 연구개발활동 지원 보조금의 성격이 규정되는 것은 아니기 때문에 어떤 보조금의 성격이 사전에 미리 판단되기란 매우 어렵다. 그리고, 기초연구 단계로부터 산업적 연구와 경쟁 전 개발활동을 거쳐 상용화 과정에 이르는 각 연구개발 단계가 그 시기나 성질상 명확하게 구별하기도 쉽지 않은 것이어서 어느 단계에서 보조금 협정의 적용을 받는 지원으로 간주될 것인지를 미리 판단하기가 쉽지 않다.

이러한 측면에 더하여 대부분의 선진국들이 다양한 형태의 연구개발 보조금을 활용하고 있다는 점은 그 동안 연구개발 보조금 등 허용 보조금과 관련하여 공식적인 통상분쟁으로 비화한 사례가 없었다는 점을 뒷받침하기도 한다. 일각에서는 그동안 회원국들 간에는 대체로 허용 보조금은 암묵적으로 묵인해 주는 것이고, 보조금 협정의 규정이 정한 잣대를 엄밀하게 적용하는 것은 무리라는 공감대가 있었다고 평가하는 견해도 있다.

보조금 협정 제Ⅳ부의 규정에 따라 허용 가능한 것으로 고려되는 보조금에 대해서는 보조금 협정 제Ⅲ부 및 제Ⅴ부의 규정이 적용되지 않으므로 상계조치가 금지된다. 그러나, 보조금 협정 제Ⅳ부를 구성하는 제8조와 제9조는 형식상으로는 이미 실효되었으므로 WTO에서 그 효력을 부활시키지 않는 한 연구개발 지원 보조금이라는 이유만으로 허용보조금에 해당된다고 볼 수는 없다. 또한, 종래 허용 보조금 관련 조항이 그대로 되살아난다고 가정하더라도 어떤 보조금이 보조금 협정상의 허용 보조금에 해당될 요건을 충족하는지 여부를 단언하기란 매우 어렵다. 또한, 허용 보조금이 그 자체로 보조금 협정 제8.2조에 의거하여 상계관세를 부과받지 않는 보조금이 되는 것은 아니며, 반드시 제8.3조에 의한 통보절차를 거쳐야 한다. 제8.3조에 의거한 통보가 이루어지지 않은 보조금은 상계조치의 대상이 될 수 있는 것이다. 물론 상계조치를 당한 경우에 보조금을 지급한 국가가 상계조치를 제소하여 당해 보조금이 제8조의 요건을 충족한다는 판정이 내려지는 경우에는 제8.3조에 의한 통보를 하지 않은 보조금이라도 허용 보조금으로 인정받을 수는 있다. 그러나 적어도 제8.3조에 의한 통보를 하지 않은 보조금은 그 내용이 아무리 허용 보조금에 해당될 가능성이 있는 보조금이라 하더라도 일단 상계조치를 당할 가능성은 존재한다[303].

4 상계조치

보조금 협정은 특정성 있는 보조금의 지급에 대하여 WTO가 직접적으로 철회를 권고할 수 있도록 하면서, 보조금에 의하여 영향을 받는 수입국들에게 보조금의 효과를 상쇄할 수 있는 상계조치(Countervailing measures)를 부과할 수 있도록 하고 있다. 양자는 동시에 개시될 수 있지만, 최종적인 대응조치는 양자 중 하나만 취할 수 있다(보조금 협정 주석 35). 그러나, 무역 상대국이 우리나라 정부가 특정 산업에 지급한 보조금이 상계조치가능 보조금이라고 판단하는 경우, WTO에 제소하기보다는 상계관세 부과 절차를 먼저 이용할 가능성이 훨씬 높다는 점을 유의할 필요가 있다.

금지 보조금이나, 조치가능 보조금이나, 회원국은 당사자 국가의 보조금 지급으로 인하여 자국의 국내 산업에 '피해'가 있어야만 상계관세를 부과할 수 있는데, 보조금이 수입국의 기존 국내 산업에 '실질적인 피해(material injury)'나 '실질적인 피해의 우려(threat to a material injury)'를 야기할 때 또는 '새로운 국내 산업의 확립에 대해 실질적인 지연(material retardation of the establishment of a new domestic industry)'을 초래하는 경우 보조금 협정의 '피해'가 존재하는 것으로 인정된다(GATT 제VI:6(a)조, 보조금 협정 주석45).

피해의 판정은 명확한 증거에 기초해야 하며, (a) 보조금을 받은 수입 물량과 보조금을 받은 수입품이 국내 시장의 동종상품 가격에 미치는 효과 및 (b) 이 수입품이 이러한 상품의 국내 생산자에게 미치는 결과적인 영향에 대한 객관적인 검토를 포함한다(제15.1조). 보조금을 받은 수입품이 국내 산업에 미치는 영향에 대한 검토는 생산량, 판매량, 시장점유율, 이윤, 생산성, 투자수익 또는 설비가동률의 실제적·잠재적 감소, 국내 가격에 영향을 미치는 요소, 자금순환, 재고, 고용, 임금, 성장, 자본조달능력 또는 투자에 대한 실제적·잠재적인 부정적 효과 등 산업의 상태에 영향을 미치는 모든 관련 경제적 요소 및 지표에 대한 평가를 포함한다(제15.4조). 또한, 보조금을 받은 수입품이 보조금의 효과를 통하여 피해를 초래하고 있다는 보조금과 피해 간의 인과관계도 입증

303) 이태진 외, 「제약산업 정책의 이해」, 한국보건산업진흥원, 2014.8, pp.469~473.

되어야 한다(제15.5조).

조사 결과, 보조금액이 최소 허용수준(de minimis)인 가격대비 1% 미만이거나, 보조금을 받는 수입품의 실제적 또는 잠재적 수량이나 피해가 무시할 만한 수준인 경우 사안은 즉시 종료(제11.9조)되며, 회원국은 조사 개시 이전부터 조사기간 전 과정에 걸쳐 상호 합의된 해결책에 도달할 목적으로 협의를 할 기회를 부여받는다(제13조). 상계조치의 대상이 되는 보조금액은 협정 제1.1조에 따라 수혜자에게 주어진 혜택을 기준으로 계산된다. 협정 제14조에서는 협정 제1.1조(a)(1)에 예시되어 있는 정부의 '재정적 기여'의 몇 가지 형태에 대하여 '혜택'을 계산하는 보다 구체적인 지침을 제시하고 있다.

보조금을 받은 수입품으로 인하여 국내 산업에 피해가 존재한다는 긍정적 예비판정이 내려지고, 또한 관계 당국이 조사기간 중에 초래되는 피해를 방지하기 위하여 이러한 조치가 필요하다고 판단하는 경우에는 잠정조치를 채택할 수 있다(제17.1조). 잠정조치 적용은 가능한 한 단기간에 한정되며, 최대한 4개월을 초과할 수 없다(제17.4조). 조사절차는 자발적인 약속(undertakings)을 수용하는 경우, 잠정조치나 상계관세의 부과 없이 정지 또는 종료될 수 있다(제18.1조). 자발적 약속은 수입 회원국의 관련 당국이 보조금 지급 사실 및 이러한 보조금 지급으로 인해 야기된 피해에 대하여 긍정적 예비판정을 내리고, 수출국 정부의 동의를 얻은 경우에만 추구되거나 수락될 수 있다(제18.2조). 협의의 종결을 위한 합리적인 노력이 이루어진 후에 회원국이 보조금의 존재 및 금액, 보조금의 효과를 통해 피해가 초래되었다고 최종 판정한 경우, 동 회원국은 보조금이 철회되지 않는 한 상계관세를 부과할 수 있게 된다(제19.1조).

상계관세는 보조금을 지급받은 수출상품의 단위당 보조금 지급액을 기준으로 계산된 보조금 액수를 초과하여 수입품에 부과될 수 없으며(제19.4조), 특정 상품에 대하여 상계관세가 부과되는 경우, 이러한 상계관세는 보조금을 받고 피해를 야기하는 것으로 판정이 내려진 모든 출처로부터의 수입품에 대하여 무차별적으로 부과되어야 한다(제19.3조). 상계관세는 피해를 초래하는 보조금 지급을 상쇄하기 위하여 필요한 기간과 범위 내에서만 유효하다(제21.1조). 특히, 모든 최종 상계관세는 해당 일자 이전에 개시된 재심에서 관세의 종료가 보조금 지급과 피해의 계속 또는 재발을 초래할 가능성이 있다고 조사당국이 판정하는 경우 이외에는 부과일로부터 5년 이내에 자동적으로 종료된다(제21.3조)[304].

304) 이태진 외, 「제약산업 정책의 이해」, 한국보건산업진흥원, 2014.8, pp.473~475.

5 GATT의 내국민 대우 의무

기술개발을 지원하는 재정지원 조치가 보조금에 해당하지 않는 상황이라고 전제하더라도 수입품과 국내 상품을 차별적으로 대우하는 조치로 인정되어 관세 및 무역에 관한 일반 협정(GATT 1994) 제Ⅲ조 내국민 대우 의무에 저촉될 가능성이 있다. GATT 제Ⅲ:1조는 '국내 생산에 대한 보호를 부여하기 위해 내국세 및 기타 국내 부과금, 그리고 국내 판매·판촉활동·구매·운송·유통 또는 상품의 사용에 영향을 미치는 법령·규정·요건, 상품의 배합·공정·사용에 있어서 일정한 수량 및 비율을 의무화하는 국내 수량 규제 조치들이, 수입 상품 또는 내국 상품에 적용되는 것은 바람직하지 않음(should not be appilied)을 GATT 체약국들이 인식(recognize)한다'고 내국민 대우 의무를 규정하고 있다.

이 규정의 목적은 국내 생산을 보호하기 위해 수입품이나 국내 생산품에 대하여 차별적인 국내 조치가 적용되지 않도록 하려는 데 있다. 이러한 원칙에서 GATT 제Ⅲ조에 의한 내국민 대우 의무를 직접적으로 규정한 핵심 조항은 결국 내국세 및 부과금과 관련한 제Ⅲ:2조 및 법령과 규제 조치 등과 관련한 제Ⅲ:4조가 된다.

내국민 대우 의무와 관련하여 1959년 이탈리아의 농기구에 대하여 영국이 제소한 사건이 있다. 이탈리아 정부가 기금을 조성하여 이탈리아 내에서 생산된 트랙터 등 농기구를 구매하는 이탈리아 농업인 및 농업조합들에게는 저리로 융자를 제공하지만, 수입 농기구를 구매하는 농업인들에게는 불리한 조건의 융자 조건을 적용토록 한 법률(Law No. 949)을 제정하여 시행하였다. 이탈리아는 GATT가 무역에 영향을 주는 조치를 규율하는 것으로 제Ⅲ:4조는 수입품의 판매나 운송 등에 실제로 부과되는 조건들에 관한 법령이나 규제에만 적용되는 것이고, 수입품과 경쟁하는 국내 상품을 구매하는 소비자들에 대한 융자조건과 같이 수입품 자체 또는 국내 상품 자체에 대한 규제로 볼 수 없다는 주장을 했다. 또한, Law No. 949는 GATT 제Ⅲ조에서 규정한 수입품 또는 국내 생산품의 판매·구매 또는 운송의 문제와 무관하고, 이탈리아 경제 발전과 고용 창출을 위한 대책과 관련되는 것으로서 국내 정책적 목적을 달성할 조치를 취할 회원국의 권리는 보장되어야 하므로 GATT가 체약국들이 이를 위한 대책을 수립하여 시행할 권리를 제약할 수 없으며, 이탈리아가 취한 조치가 수입품과 국내 생산품 간의 경쟁 조건에 미치는 영향도 매우 미미하다는 주장을 폈다.

이에 대하여 GATT는 'GATT 입안자들의 명백한 의도는 관세를 거쳐 통관된 수입품은 국내에서 생산된 동일한 상품과 동일한 취급을 받아야 한다는 것이었음'이라는 판단을 바탕으로 이탈리아의 주장을 배척하였다. 물론 'GATT는 관세나 기타 방식들을 통해 회원국들이 경제발전이나 고용 확대를 위한 각종 정책적 조치들을 취할 있도록 허용하고 있으나, 위 사안은 이탈리아가 융자 제도를 통해 국산 농기구 사용을 촉진하기 위한 것'이라고 판정하였다.

이후에 1989년 일본의 주세에 대한 쟁점에 대해서도 GATT 제Ⅲ조의 목적은 '국내 생산을 보호하기 위해 수입품이나 국내 생산품에 대하여 차별적인 국내 조치가 적용되지 않도록 하려는 것임'을 다시 한번 강조하면서, 제Ⅲ조는 회원국들로 하여금 국내 생산품과 관련하여 수입품에게 평등한 경쟁조건을 제공할 의무를 부과하고 있는 것이라고 단언하였다. 또한, 제Ⅲ조는 수출국에게 특정한 무역량(volumes, 수출액)을 보장해 주기 위한 조항이 아니라 국내 상품과 수입상품 간의 균등한 경쟁관계를 보장하기 위한 조항임을 재확인하면서 수입품에게 불리한 경쟁조건을 부과하는 조치라면 그 조치의 결과로 실제 수입액이 감소하지 않았더라도 동 조항의 위반이 된다는 것을 명확하게 했다. 즉, WTO 회원국들은 자유롭게 내국세와 국내 규제들을 통해 국내 정책적 목표를 추구할 수 있으나, GATT 제Ⅲ조와 다른 협정에 의한 약속(양허)을 위배해서는 안 된다는 한계 내에서 국내 정책적 목표를 추구하는 조치를 취할 수 있는 것이라는 취지로 판정하였다[305].

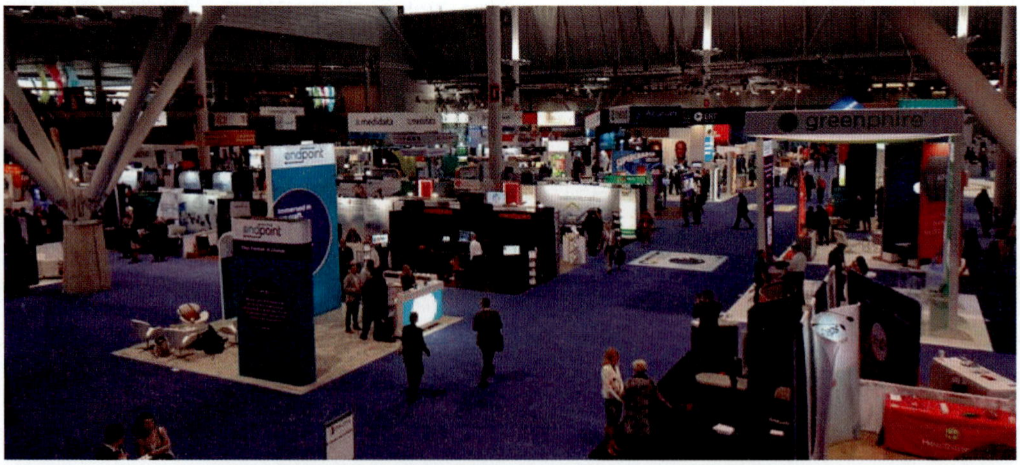

* 사진 : 미국 DIA 학회, 보스턴, 2018.

305) 이태진 외, 「제약산업 정책의 이해」, 한국보건산업진흥원, 2014.8, pp.475~477.

제8절 연구개발론

1 연구개발의 범위

연구개발(Research and Development, R&D)은 연구와 개발을 합친 것이다. 이 중에서 연구(research)는 어떤 이치나 사실을 밝히기 위해 과학적인 체계적·구체적·논리적 방법으로 증거를 규명하는 탐구과정을 말하고, 주로 대학 등에서 학문적(Academic)으로 논문을 통해 이루어진다. 개발(development)은 연구과정에서 밝혀진 사실을 토대로 하여 상품이나 서비스 등으로 개발하는 것을 말하고, 주로 기업 등에서 특허 등을 통해 실용화된다. 따라서, 연구는 제품 개발을 전제로 하지 않는 순수 학문적 기초 원천 연구를 말하고, 개발 연구는 제품 개발 등을 목적으로 하는 응용 개발 연구를 말한다. 우리나라에서 기초 원천 연구는 주로 대학과 정부출연 연구기관에서 추진되고, 응용 개발 연구는 기업, 병원, 첨단의료복합단지(첨단의료산업진흥재단) 등에서 추진된다.

이러한 연구개발(R&D)은 사물·현상·기능에 대한 새로운 지식을 얻거나, 이미 얻은 지식을 이용해 응용하는 체계적이고 창조적인 과학기술 활동이다.

[그림 4-6] 연구개발 정책의 분야

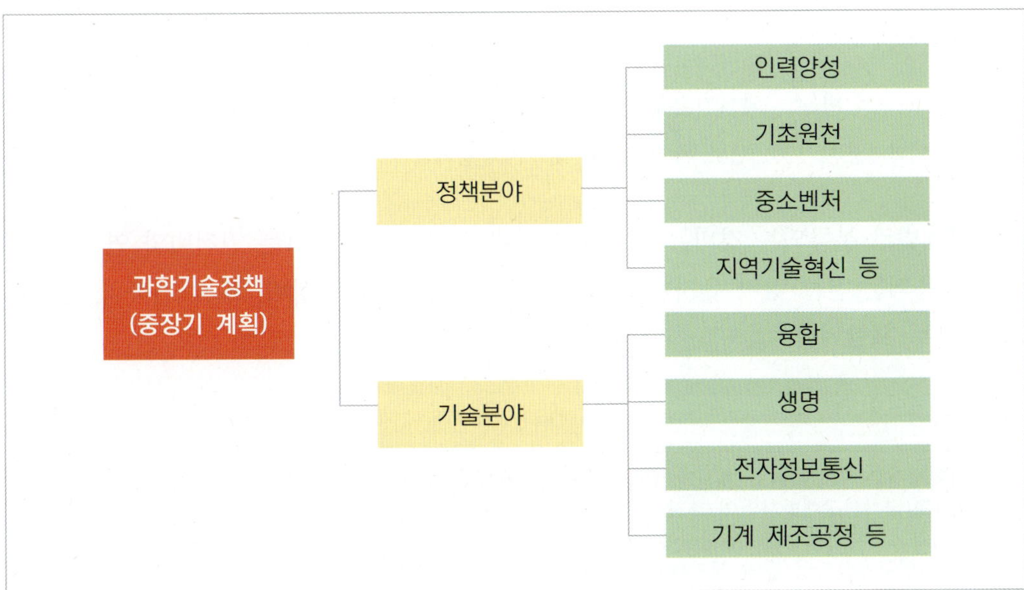

* 출처 : 류영수, 한국과학기술기획평가원, 「연구개발 정책의 효과성 분석에 관한 연구」, 2013.12, p.26.

예를 들어, 연구개발 과제 지원, 연구기관 지원, 연구인력 양성, 연구시설·장비 구축 등의 사업이 모두 연구개발 사업에 포함된다. 다만, 이공계 장학사업 등 과학기술과 관련한 단순 교육훈련·연수 활동 등 과학기술 교육훈련과 연구개발과 직접적인 관련이 없는 과학기술 활동을 지원하는 과학기술 서비스 활동 등은 연구개발 범위에서 제외된다[306].

국가연구개발사업은 중앙행정기관이 과학기술 분야 연구개발을 위하여 예산 또는 기금으로 지원하는 사업으로서 「과학기술기본법」 제11조[307]의 규정에 따른 국가연구개발사업을 말한다[308]. 연구개발과제는 연구개발사업을 추진하기 위하여 소관 중앙행정기관의 장이 선정한 과제를 말한다[309]. 연구 성과는 연구개발을 통하여 창출되는 특허·논문 등 과학기술적 성과와 그 밖에 유·무형의 경제·사회·문화적 성과를 말한다[310].

[표 4-5] R&D 통계분류 기준

대분류	소분류	내용	예시 사업
과학기술 활 동	연구개발 (R&D)	사물·현상·기능에 대한 새로운 지식을 얻거나, 이미 얻은 지식을 이용해 응용하는 체계적이고 창조적인 활동	·연구개발 과제 지원 ·연구기관 지원 ·고급인력양성 ·연구시설·장비 구축 등
	과학기술 교육훈련	과학기술 관련한 단순 교육훈련·연수 활동 (고급인력 양성사업 제외)	·이공계 장학사업 ·교육과정개발 ·강의·연수지원 ·초중등교육지원
	과학기술 서 비 스	연구개발과 직접적인 관련이 없으나 과학기술활동을 지원하는 서비스 활동	·엔지니어링기술자 경력관리 서비스

* 출처 : 기획재정부, 「2019년도 예산안 편성 및 기금운용계획안 작성 세부지침」, 2018.4, p.35.

연구개발로 분류되는 경비는 연구개발 참여 인력에게 지급하는 인건비와 연구개발을 위해 사용되는 건물·장비 유지비, 재료비, 운영비 등 기타 경상비, 토지·건축비, 장비비 등이 모두 포함된다.

306) 기획재정부, 「2019년도 예산안 편성 및 기금운용계획안 작성 세부지침」, 2018.4, p.35.
307) 제11조(국가연구개발사업의 추진) ① 중앙행정기관의 장은 기본계획에 따라 맡은 분야의 국가연구개발사업과 그 시책을 세워 추진해야 한다. (이하 생략)
308) 「국가연구개발사업 등의 성과평가 및 성과관리에 관한 법률」 제2조제1호
309) 「국가연구개발사업 등의 성과평가 및 성과관리에 관한 법률」 제2조제2호
310) 「국가연구개발사업 등의 성과평가 및 성과관리에 관한 법률」 제2조제8호

[표 4-6] 연구개발비로 분류되는 경비

대분류	소분류	내용
경상비	인건비	연구개발 참여 인력에게 지급되는 인건비
	기 타 경상비	연구개발을 위해 사용되는 기타 지출 (건물·장비 유지비, 재료비, 소규모 장비비, 운영 경비, 간접지원비 등)
자본적 지 출	토지·건물	연구개발을 위한 토지·건물, 대규모 보수·수리비
	기기·장비	연구개발을 위한 고가의 기기와 장비비, 대규모 보수·수리비, 기기·장비용 소프트웨어 구입비 등

* 출처 : 기획재정부, 「2019년도 예산안 편성 및 기금운용계획안 작성 세부지침」, 2018.4, p.35.

연구개발 활동과 산업 활동은 다음과 같이 구분된다. 시제품을 설계 시험 제작하는 것은 연구개발에 속하지만, 개발된 시제품을 단순히 복사, 제조하는 것은 산업 활동에 속한다. 생산품이나 생산 공정에 대한 기술 자료와 경험 획득이 주목적이면 연구개발이고, 상업적 생산단계의 활동은 산업 활동에 속한다. 시험생산 중 추가적인 새로운 설계 및 기술적 활동은 연구개발이고, 대량생산을 위한 목적이라면 산업 활동에 속한다. 개량을 위한 기술개발 활동은 연구개발이고, 단순히 제품 결함을 색출하거나, 표준화된 장비를 사소하게 개선하는 것은 산업 활동에 속한다.

[표 4-7] 산업활동과 연구개발의 비교

구분	산업활동에 포함	연구개발에 포함
시제품	개발된 시제품을 단순하게 복사 제조하는 활동	시제품의 설계 시험 제작
실증플랜트	시험단계가 끝나고 상업적 생산단계로 전환	생산품이나 생산공정에 대한 기술자료, 경험 획득이 주목적
시험생산	대량생산을 위한 목적	추가적인 새로운 설계 및 엔지니어링 활동 포함
개량연구개발	단순 제품결함 색출, 표준화된 장비를 사소하게 개선	개량을 위한 기술개발활동
엔지니어링 및 설비의 설치	대량생산을 위한 생산설비의 설치, 증설 등	새로운 표준 개발, 현저한 생산성 증대 및 품질향상을 위한 변화
설계업무	일상적인 설계업무	신제품 신공정을 위한 기획, 설계 및 기술적 사양 작성

* 출처 : 기획재정부, 「2019년도 예산안 편성 및 기금운용계획안 작성 세부지침」, 2018.4, p.36.

2 연구개발의 단계 구분

연구개발은 아이디어 도출에서부터 기초단계, 실험단계, 시제품 단계, 실용화 단계, 사업화 단계 등으로 구분된다. 1단계인 아이디어 도출 단계는 시장요구사항(market requirement spec, MRS)을 구축하여 기술개발 로드맵을 작성하는 단계를 말한다. 기술성숙도[311] 중에서 TRL-1은 아이디어 단계를 지나서 기초이론을 정립하는 단계로 기술로드맵(technology road map, TRM)을 구현하는 단계이다.

TRL-2는 기술개발 개념을 정리하면서 특허 등을 출원하고, 성능·기능 등 상세한 기능적 요구스펙(functional requirement spec, FRS)을 작성하는 시기이다. TRL-3는 시험샘플을 제작하여 소재·부품·시스템 등 핵심성능에 대한 평가를 완료하고, 그 결과를 토대로 최적화하는 단계를 말한다. TRL-5는 1개 또는 여러 개의 실험실용 시제품(prototype)을 제작하여 소재·부품·시스템 등의 성능을 평가하는 단계이고, TRL-6은 파일럿 규모의 시제품을 여러 개 또는 본격 생산물량의 1/10 정도를 생산하여 수요 환경에 유사하게 자체 평가를 하는 단계로 공인인증 기관의 성적서를 확보하는 단계이다.

TRL-7은 실제 사용 환경에서 임상시험 등 성능을 검증하면서 신뢰성에 대해 평가하는 단계이고, TRL-8은 시제품에 대한 인증과 표준화, 인·허가 등을 취득하는 단계이다. TRL-9는 사업화를 위한 본격 생산 및 사업화를 위한 6시그마(6-sigma) 등 품질관리 단계이고, TRL-10는 마케팅 및 영업을 하는 단계를 말한다. 이 중에서 아이디어부터 TRL-2까지를 기초단계, TRL-3부터 TRL-4까지를 실험단계, TRL-5부터 TRL-6까지 시제품 단계, TRL-7부터 TRL-8까지 실용화 단계, TRL-9부터 TRL-10까지를 사업화 단계로 구분한다.

[표 4-8] 기술성숙도(TRL)

단계	단계	주제	설명	비고
기초 단계	Idea 도출	아이디어 도출	MRS[312]를 구축하여 기술개발 로드맵 작성	TRM[313] 작성
	TRL-1	기초이론/실험	기초이론 정립 단계	TRM 구현
	TRL-2	실용 목적 Idea 특허 개념정리	기술개발 개념 정리 및 특허 출원, 성능·기능 등 상세스펙 작성	FRS[314] 작성

(계속)

311) 기술성숙도 : Technology Readiness Levels, TRL

단계	단계	주제	설명	비고
실험 단계	TRL-3	실험실 수준 기본 성능 점검	실험실 실험, 시뮬레이션을 통한 성능 점검, 부품·시스템 기본설계 확보	설계
	TRL-4	소재·부품·시스템 핵심성능 평가	시험샘플 제작, 핵심성능 평가 완료 최적 결과를 선택, 최적화 완료	Working sample
시제품 단계	TRL-5	소재·부품·시스템 시제품 제작 및 성능 평가	확정된 소재·부품·시스템의 실험실 시작품 제작(1~수 개) 및 성능평가 완료	prototype
	TRL-6	파일롯 규모 시작품 제작 및 성능 평가	파일럿 규모의 시작품 제작(수 개~양산 시 1/10) 및 평가 완료 수요 환경과 유사하게 자체테스트, 공인인증 기관의 성적서 확보	EPP[315]/System Verification
실용화 단계	TRL-7	신뢰성 평가 및 수요기업 평가	실제 사용 환경에서 성능 검증(임상시험) 수요업체에서 파일럿 시작품에 대한 성능 및 신뢰성에 대한 현장 평가	LPP[316]/ Validation/ 임상시험
	TRL-8	시제품 인증 및 표준화	표준화 및 인·허가 취득 단계	제품 인증
사업화 단계	TRL-9	사업화	본격적인 양산 및 사업화 단계 6-sigma[317] 등 품질관리 단계	제조, 인력, 자금
	TRL-10	마케팅	마케팅 및 영업	영업망 마케팅

3 연구개발 현황

우리나라는 2017년에 연구개발비로 전년 대비 9조 3,837억 원(13.5%) 증가한 78조 7,892억 원을 투입하였다. 연구개발비 규모는 2008년 이후 연평균 9.6%씩 증가하였고, 미국과 중국, 일본, 독일 다음의 세계 5위 연구개발비 투자국이다.

312) MRS : Market Requirement Spec (시장요구사항)
313) TRM : Technology Road Map (기술 로드맵)
314) FRS : Functional Requirement Spec (기능적 요구 스펙)
315) EPP : Engineering Pilot Product (공학적인 파일럿 생산)
316) LPP : Line Pilot Product (공장에서 처음으로 물량 생산)
317) 6시그마(6-sigma) : 1백만분의 3.4를 의미하는 통계척도인 6시그마(6-sigma)를 사용하여 품질혁신과 고객만족을 달성하고자 하는 업무 프로세스 혁신 전략으로서 결함 발생률을 6시그마 수준으로 줄이는 것이 궁극적인 목표(네이버 지식백과, 지식경제용어사전)

[그림 4-7] 연도별 총 연구개발비

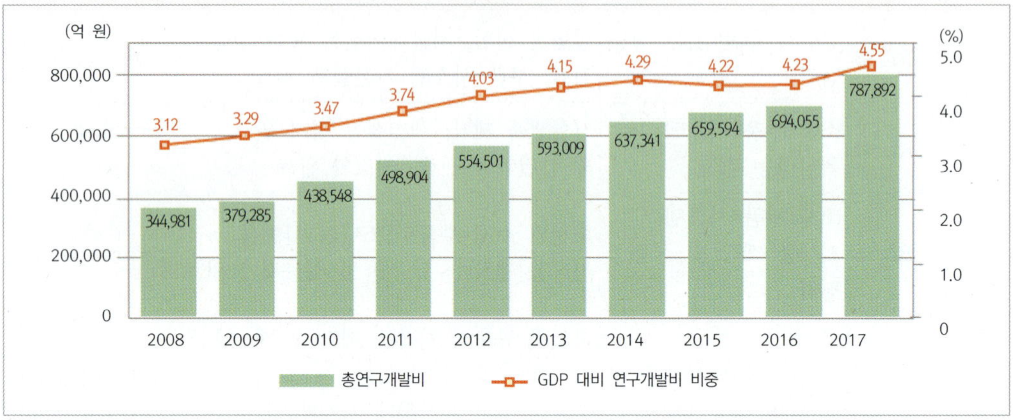

* 출처 : 과학기술정보통신부, 「2018년 과학기술통계백서」, 2019.1, p.8.

이러한 연구개발비 투자 규모는 국민총생산(GDP) 대비 연구개발비 비중이 2008년 이후 3~4% 증가하여 2017년에는 2016년 대비 0.33%p 증가한 4.55%로 세계 1위를 차지하고 있다. 이는 2016년 미국의 2.74%, 일본의 3.14%, 중국의 2.11%보다 1.5~2.2배 높은 수준이다.

[표 4-9] 주요 국가별 연구개발비 비교

단위 : 백만 US달러, %

구분		2008	2009	2010	2011	2012	2013	2014	2015	2016	2017
한국	연구개발투자	31,304	29,703	29,935	45,016	49,225	54,163	60,528	58,311	59,810	69,699
	GDP 대비	3.12	3.29	3.47	3.74	4.03	4.15	4.29	4.22	4.23	4.55
미국	연구개발투자	407,238	406,405	410,093	429,792	434,348	454,821	476,460	496,460	511,089	
	GDP 대비	2.77	2.82	2.74	2.77	2.69	2.72	2.73	2.74	2.74	
일본	연구개발투자	168,124	169,047	178,816	199,795	199,066	170,910	164,925	144,047	155,447	
	GDP 대비	3.34	3.23	3.14	3.24	3.21	3.31	3.40	3.28	3.14	
독일	연구개발투자	97,457	93,184	92,729	105,051	101,646	105,860	111,773	98,465	101,958	
	GDP 대비	2.60	2.73	2.71	2.80	2.87	2.82	2.87	2.92	293	
프랑스	연구개발투자	60,155	59,506	57,571	62,711	59,771	62,885	64,913	55,275	55,417	
	GDP 대비	2.06	2.21	2.18	2.19	2.23	2.24	2.28	2.27	2.25	
영국	연구개발투자	47,138	40,291	40,734	43,868	42,660	45,141	50,351	48,317	44,759	
	GDP 대비	1.63	1.69	1.67	1.67	1.60	1.65	1.67	1.67	1.69	
중국	연구개발투자	66,430	84,933	104,318	134,443	163,147	191,205	211,862	227,538	235,936	
	GDP 대비	1.44	1.66	1.71	1.78	1.91	1.99	2.02	2.06	2.11	

* 출처 : 과학기술정보통신부, 「2018년 과학기술통계백서」, 2019.1, p.9.

2017년 우리나라 인구 1인당 평균 연구개발비는 2016년 대비 13.1% 증가한 153.1만 원으로 2008년 70.3만 원에서 연평균 9.0% 증가하였다. 또한, 주요 국가의 인구 1인당 연구개발비는 미국(1,580.4달러, 2016년), 우리나라(1,354.8달러, 2017년), 독일(1,238.1달러, 2016년)로 미국 다음으로 연구개발비 투자가 높은 국가이다.

[표 4-10] 주요국가별 인구 1인당 연구개발비 비교

단위 : US 달러

구분	2008	2009	2010	2011	2012	2013	2014	2015	2016	2017
한국	638.1	602.4	765.5	901.4	980.6	1,074.1	1,192.8	1,143.0	1,167.1	1,354.8
미국	1,337.2	1,322.8	1,323.7	1,377.0	1,381.6	1,436.7	1,494.1	1,546.2	1,580.4	
일본	1,313.0	1,320.3	1,396.5	1,563.0	1,560.7	1,342.2	1,295.9	1,133.2	1,224.4	
독일	1,206.7	1,157.8	1,155.0	1,308.6	1,263.8	1,312.7	1,380.2	1,205.4	1,238.1	
프랑스	934.7	919.8	885.6	959.9	910.4	952.9	978.9	830.0	828.9	
영국	762.4	647.1	649.0	693.2	669.7	704.2	779.5	742.1	681.8	
중국	50.0	63.6	77.8	99.8	120.5	140.5	154.9	165.5	170.6	

* 출처 : 과학기술정보통신부, 「2018년 과학기술통계백서」, 2019.1, p.11.

2017년 우리나라 연구원 1인당 연구개발비는 2016년 대비 8.3% 증가한 163.2백만 원이다. 연구개발비 총액은 2008년 이후 연평균 9.6% 증가하고 있으나, 연구원 1인당 연구개발비는 연평균 4.0% 수준에 불과하다. 2017년 우리나라의 연구원[318] 1인당 연구개발비는 181,933달러로 미국의 연구원 1인당 359,850달러(2015년), 독일 254,373달러(2016년), 일본 233,556달러(2016년)보다 낮은 수준이다. 중국의 연구원 1인당 연구개발비는 139,428달러(2016년)로 주요국 중에 낮지만, 2007년부터 2016년까지 연평균 증가율이 16.9%로 매우 빠르게 증가하고 있다.

318) 실제 연구에 투입되는 인력 기준(Full time equivalent, FTE)

[그림 4-8] 연도별 연구원 1명당 연구개발비

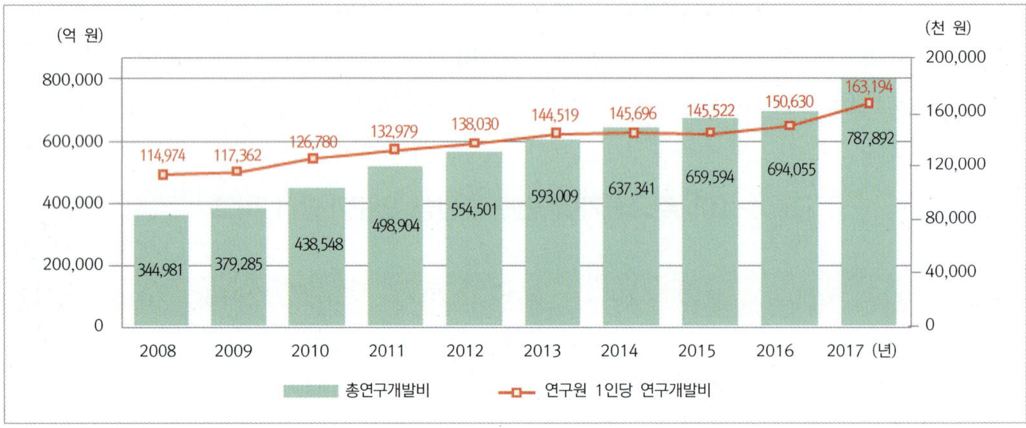

* 출처 : 과학기술정보통신부, 「2018년 과학기술통계백서」, 2019.1, p.12.

2017년 연구개발비 총액 78조 7,892억 원 중에서 국가·공공재원은 2016년 대비 1조 3,271억 원(8.1%) 증가한 17조 7,371억 원으로 연구개발비 총액 중 22.5%를 차지하고 있다. 기업 등 민간이 투입한 연구개발비는 60조 643억 원으로 76.2%이고, 외국 재원은 9,878억 원으로 1.3%이다.

[그림 4-9] 연구개발비 재원별 구성

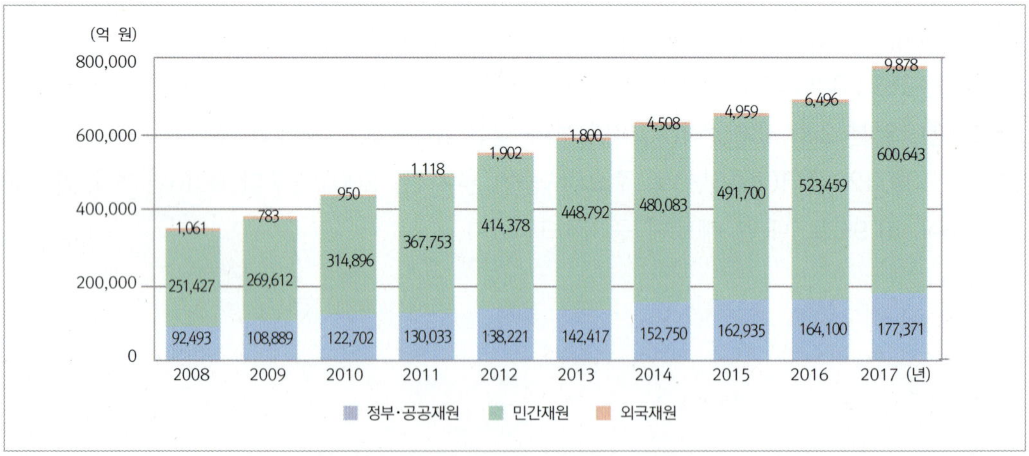

* 출처 : 과학기술정보통신부, 「2018년 과학기술통계백서」, 2019.1, p.15.

연구개발비 중 정부·공공재원의 비중은 22.5%로 프랑스의 38.3%(2015년), 영국의 33.9%(2015년), 미국의 32.5%(2016년), 독일의 28.8%(2016년)보다 낮은 수준이다.

[그림 4-10] 주요 국가별 연구개발비 재원별 구성

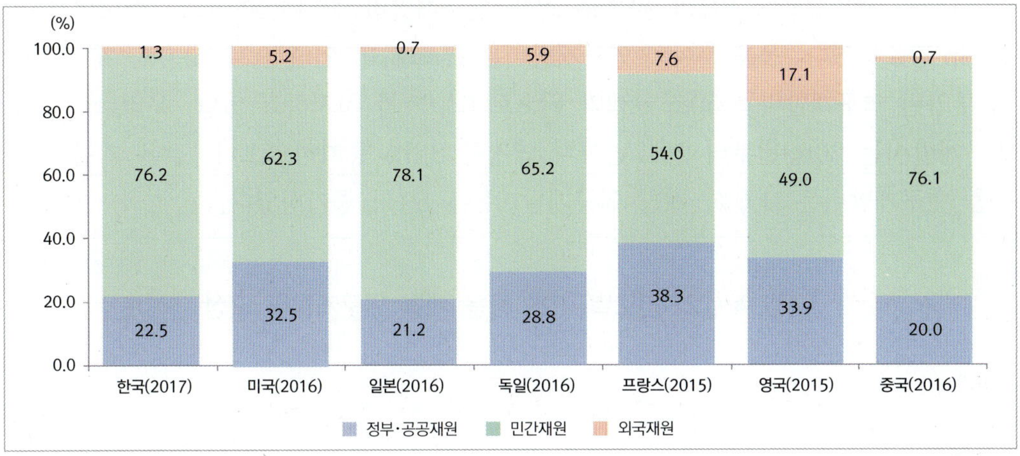

* 출처 : 과학기술정보통신부, 「2018년 과학기술통계백서」, 2019.1, p.16.

2017년 우리나라 연구개발비 78조 7,892억 원 중에서 기업체가 사용한 연구개발비는 62조 5,634억 원으로 전체 연구개발비의 79.4%를 차지하고 있으며, 2016년 대비 8조 6,110억 원(16.0%) 증가하였다. 국가 출연연구기관 등 공공연구기관은 9조 5,432억 원으로 12.1%, 대학은 6조 6,825억 원으로 8.5% 사용하였다. 우리나라의 기업체 사용 연구개발비 79.4%는 미국 71.2%, 일본 78.8%, 중국 77.5% 등 주요국 중에서 가장 높은 수준이고, 대학이 사용하는 연구개발비 비중은 8.5%로 중국 6.8%(2016년) 다음으로 낮다.

[그림 4-11] 국가별 연구수행주체 연구개발비 비교

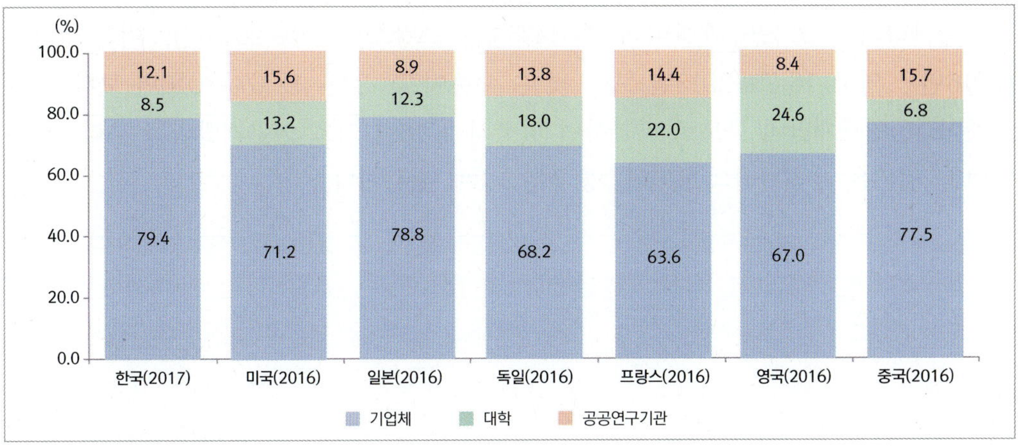

* 출처 : 과학기술정보통신부, 「2018년 과학기술통계백서」, 2019.1, p.14.

2017년 연구개발비 중 기초 분야에 투입된 연구개발비는 2016년 대비 3,045억 원(2.7%) 증가한 11조 3,911억 원으로 전체 연구개발비 중 14.5%이고, 2016년 대비 1.5%p 감소하였다. 응용 분야의 연구개발비는 17조 3,159억 원으로 22.0%, 개발 분야에 투입된 연구개발비는 50조 822억 원으로 63.6%를 차지하고 있다. 우리나라 기초 연구개발비는 2008년부터 2017년까지 연평균 8.3% 증가하였으나, 같은 기간 동안 응용 연구개발비는 11.0%, 개발 연구개발비는 9.5%가 증가하였다.

[그림 4-12] 연도별 기초 응용 개발 연구개발비 구성

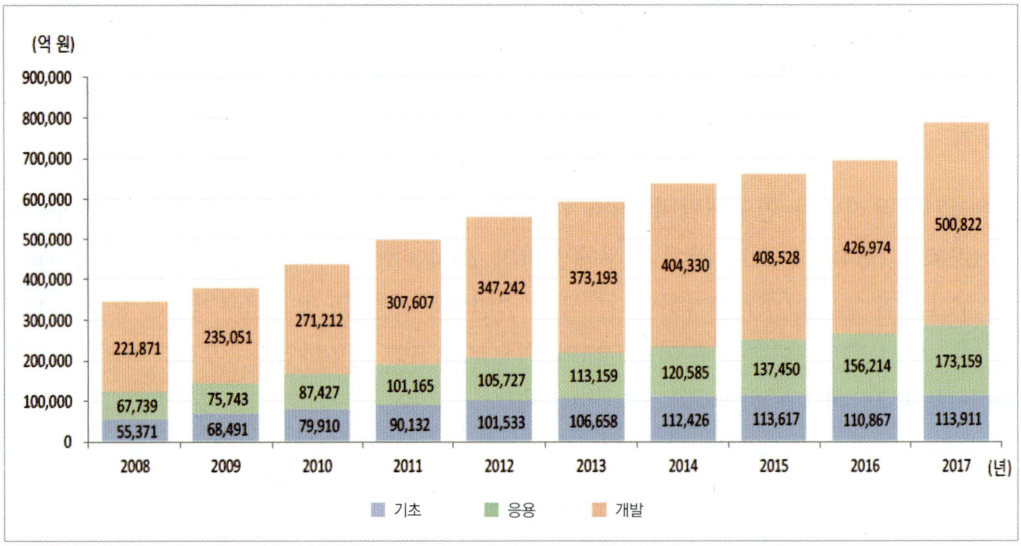

* 출처 : 과학기술정보통신부, 「2018년 과학기술통계백서」, 2019.1, p.18.

우리나라의 기초 연구개발비 비중 14.5%는 프랑스 23.8%(2015년), 미국 16.9%(2016년), 영국 16.7%(2015년)보다 낮은 수준이고, 일본 12.6%(2016년)보다 높은 수준이다. 연구개발비 규모로 비교하면 미국의 2016년 기초 연구개발비는 우리나라의 9.0배, 일본은 우리나라의 2.0배, 중국은 1.3배 수준이다.

[그림 4-13] 주요국 연구개발 단계별 연구비 비교

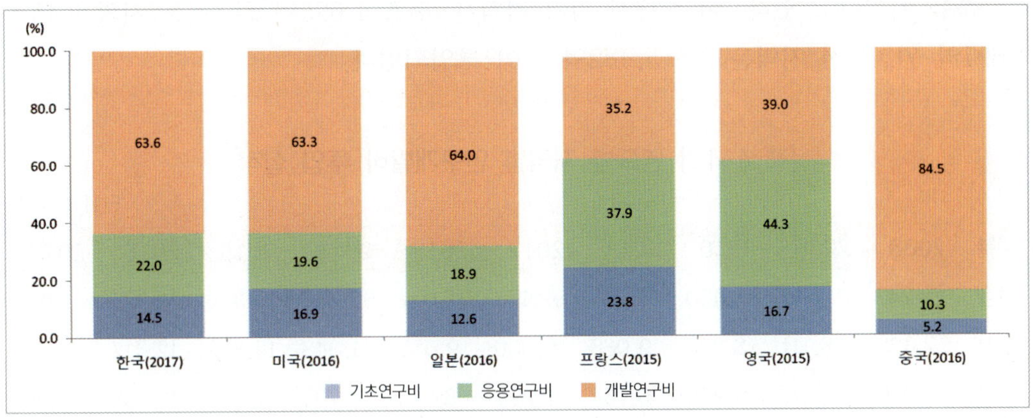

* 출처 : 과학기술정보통신부, 「2018년 과학기술통계백서」, 2019.1, p.19.

2017년 연구개발비의 사용 분야를 살펴보면 산업생산 및 기술 분야에 47조 4,797억 원이 투입되었고(60.3%), 교통·전기통신이 9조 2,761억 원(11.8%), 건강 5조 4,079억 원(6.9%), 에너지 4조 2,544억 원(5.4%)이 투입되었다.

[표 4-9] 연도별 연구개발비 사용 분야

단위 : 억 원

구분	2013	2014	2015	2016	2017
지구개발 및 탐사	5,995	6,134	7,729	7,114	4,614
환경	19,516	19,640	17,923	18,390	18,475
우주개발 및 탐사	4,835	5,481	7,931	9,228	7,930
교통·전기통신	38,021	49,378	56,272	51,656	92,761
에너지	36,327	39,738	39,190	40,199	42,544
산업생산 및 기술	376,250	401,059	403,936	439,060	474,797
건강	38,896	41,755	50,364	51,496	54,079
농업	12,753	14,642	14,018	14,883	16,122
교육	6,862	5,472	5,859	6,412	7,289
문화, 휴양, 종교	7,812	7,912	8,036	8,717	8,979
정치, 사회시스템	6,306	6,826	6,765	7,141	6,889
지식진보	13,790	15,175	18,377	17,655	20,478
국방	25,647	24,130	23,193	22,104	32,934
합계	593,009	637,341	659,594	694,055	787,891

* 출처 : 과학기술정보통신부, 「2018년 과학기술통계백서」, 2019.1, p.22.

2017년 연구개발비 중 수도권 지역으로 투입된 연구개발비는 54조 1,803억 원으로 68.8%를 차지하고 있다. 이 중에서 경기 지역은 38조 4,625억 원, 서울 지역은 13조 1,697억 원, 인천 지역은 2조 5,482억 원이 투입되었다.

[표 4-12] 연도별 지역별 연구개발비 투입 실적

단위 : 억 원

구분	2008	2009	2010	2011	2012	2013	2014	2015	2016	2017
서울	71,747	73,042	82,430	92,313	99,167	107,027	96,356	100,306	104,839	131,697
부산	7,423	8,111	8,395	9,068	10,306	9,655	11,048	12,862	12,417	14,033
대구	5,080	5,308	5,900	6,784	8,394	8,212	9,705	11,040	11,958	12,380
인천	14,062	14,407	16,624	19,832	21,319	21,328	22,829	24,996	23,895	25,482
광주	5,004	5,269	5,209	6,901	6,728	5,937	6,798	7,332	8,353	7,933
대전	39,476	43,567	50,122	55,700	55,709	59,401	63,330	66,551	72,741	76,985
울산	4,114	3,945	4,522	7,475	7,214	7,405	8,153	9,723	8,015	7,299
세종						1,881	3,925	4,887	4,685	4,837
경기	135,505	155,632	183,129	208,469	251,818	273,095	310,330	318,390	330,506	384,625
강원	2,576	2,772	2,847	3,400	3,514	3,565	3,705	4,142	3,921	4,503
충북	6,434	6,256	7,829	8,813	9,548	10,598	12,539	13,797	21,054	22,129
충남	17,255	21,261	26,866	29,427	25,428	26,282	23,238	22,837	29,801	25,614
전북	3,869	4,934	5,308	6,560	7,969	8,751	8,705	8,043	9,003	10,322
전남	3,287	3,898	4,823	5,329	5,640	6,456	7,485	5,739	5,739	5,491
경북	14,106	15,748	18,286	20,988	21,367	21,355	26,966	26,680	24,177	28,468
경남	14,240	14,039	15,137	16,492	19,171	20,749	20,620	20,948	21,937	24,537
제주	803	1,095	1,118	1,354	1,209	1,313	1,609	1,320	1,555	1,560
합계	344,981	379,285	438,548	498,904	554,501	593,009	637,341	659,594	694,055	787,895

* 출처 : 과학기술정보통신부, 「2018년 과학기술통계백서」, 2019.1, p.25.

2017년 연구개발비 중에서 대기업이 사용한 연구개발비는 기업 전체 연구개발비 중 63.6%인 39조 8,038억 원이고, 중견기업은 9조 687억 원(14.5%), 중소기업은 7조 69억 원(11.2%), 벤처기업은 6조 6,840억 원(10.7%)이다.

[그림 4-14] 연도별 기업 유형별 연구개발비 투입 실적

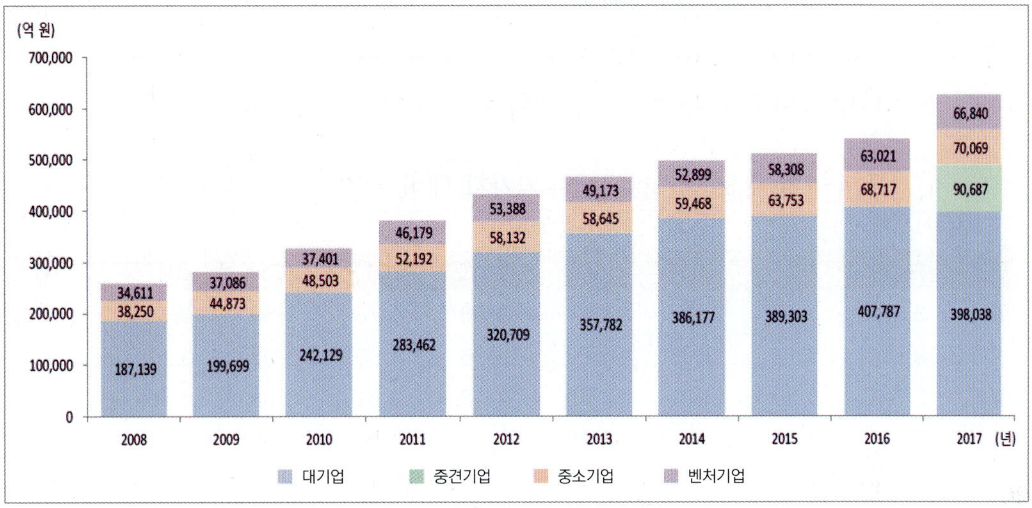

* 출처 : 과학기술정보통신부, 「2018년 과학기술통계백서」, 2019.1, p.27.
* 2017년(조사대상년도)부터 기업유형별 구분에 중견기업이 포함되었으므로 시계열 분석 시 주의를 요함

2017년 연구개발비 중에 신제품 개발에 투자된 연구개발비가 총액의 45.4%인 28조 4,281억 원이고, 기존 제품 개선에는 13조 7,291억 원(21.9%), 신공정 개발에는 10조 6,065억 원(17.0%), 기존공정 개선에는 9조 7,999억 원(15.7%)가 투입되었다.

[그림 4-15] 연도별 기업 용도별 연구개발비 추이

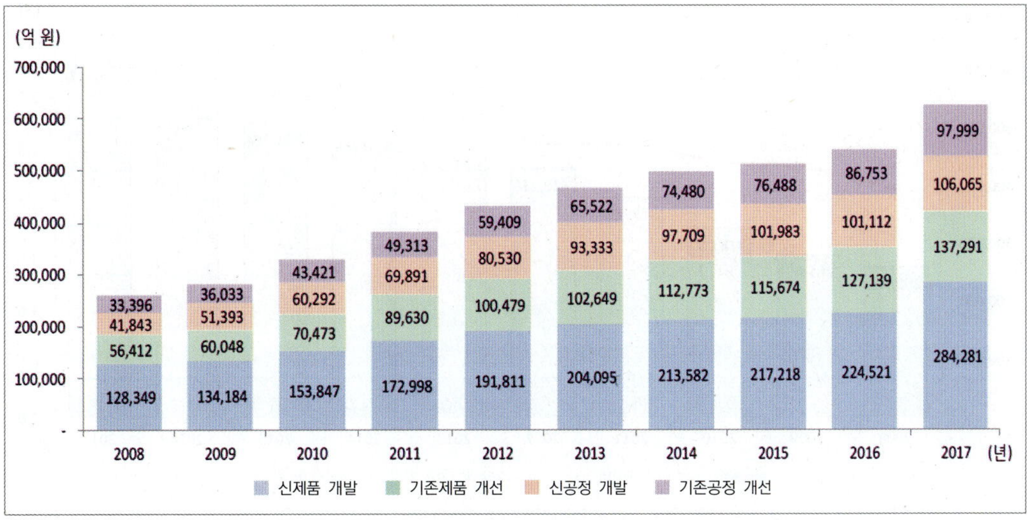

* 출처 : 과학기술정보통신부, 「2018년 과학기술통계백서」, 2019.1, p.32.

2017년 기업의 매출액 대비 연구개발비 비중은 3.32%로 2008년 이후 지속적으로 증가하고 있다. 우리나라의 산업부가가치 대비 기업 연구개발비 비중은 2008년 3.48% 이후 꾸준히 증가하여 2016년 4.83%로 주요국 중에서 가장 높은 수준이고, 일본 3.42%(2016년), 독일 3.14%(2016년), 미국 3.09%(2016년) 등의 순서이다.

[표 4-13] 주요 국가별 산업부가가치 대비 기업 연구개발비 비중

단위 : %

구분	2008	2009	2010	2011	2012	2013	2014	2015	2016
한국	3.48	3.61	3.77	4.14	4.56	4.73	4.89	4.77	4.83
미국	3.09	3.14	2.98	3.02	2.96	3.05	3.08	3.10	3.09
일본	3.54	3.39	3.31	3.49	3.43	3.51	3.68	3.56	3.42
독일	2.80	2.95	2.87	2.99	3.07	3.00	3.06	3.14	3.14
프랑스	2.20	2.35	2.37	2.42	2.50	2.52	2.53	2.52	2.49
영국	1.66	1.67	1.68	1.77	1.70	1.74	1.79	1.84	1.87
중국	1.32	1.54	1.59	1.70	1.85	1.96	2.03	2.09	2.16

• R&D와 관련성 낮은 산업군(부동산, 공공 행정, 국방 및 사회보장 행정, 교육 서비스업, 보건업 및 사회복지 서비스업, 가구 내 고용활동 및 달리 분류되지 않은 자가 소비 생산활동)을 제외한 부문의 부가가치 대비 기업 연구개발비 비중을 의미

• 자료원 : OECD, Main Science & Technology Indicators 2018-1

* 출처 : 과학기술정보통신부, 「2018년 과학기술통계백서」, 2019.1, p.33.

[그림 4-15] 우리나라 기업 매출액 대비 연구개발비 투자 비중

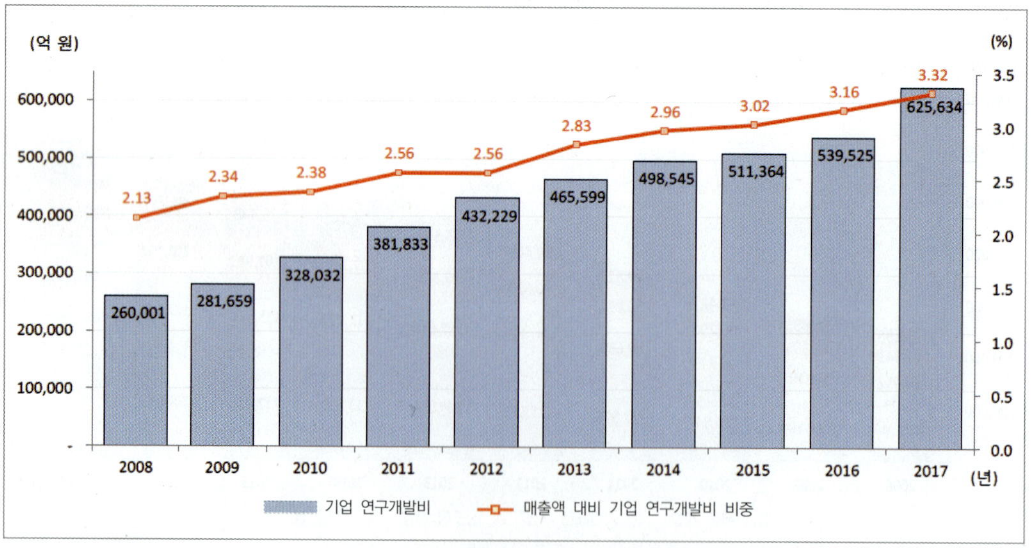

* 출처 : 과학기술정보통신부, 「2018년 과학기술통계백서」, 2019.1, p.33.

2017년 국가·공공이 투입한 연구개발비 17조 7,371억 원 중에서 국공립연구소와 출연연구소 등 연구소가 집행한 금액은 2016년 대비 665억 원(0.8%) 증가한 8조 8,853억 원으로 45.8%를 차지하고 있다. 대학의 정부연구개발사업 집행액은 1,325억 원(3.1%) 증가한 4조 4,052억 원으로 22.7%, 기업체는 4,096억 원(9.9%) 증가한 4조 5,382억 원으로 23.4%를 차지하고 있다.

[그림 4-17] 연구개발 수행주체별 정부연구개발비 집행액 추이

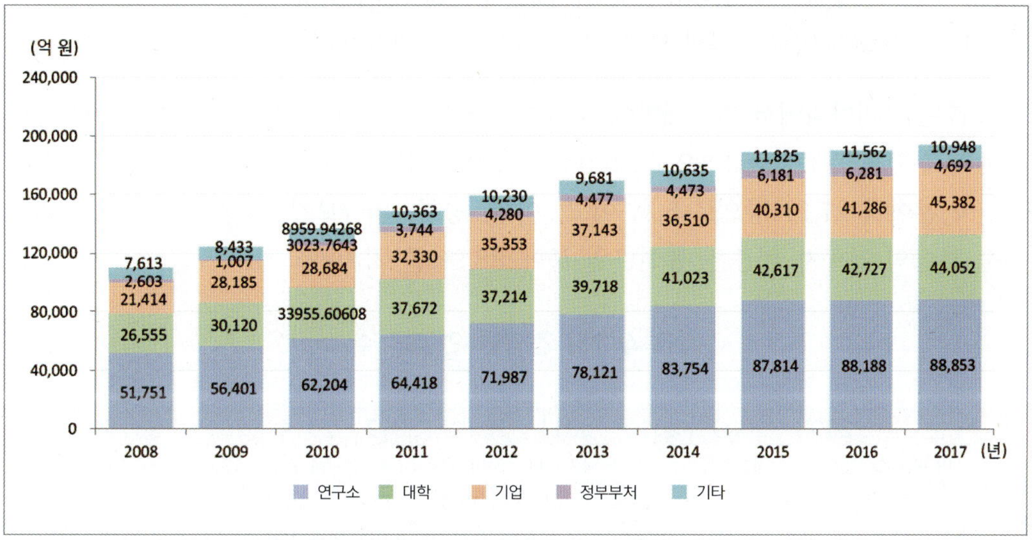

* 출처 : 과학기술정보통신부, 「2018년 과학기술통계백서」, 2019.1, p.39.

2017년 우리나라에서 연구개발에 종사하고 있는 총 연구원(headcount) 수는 전년 대비 22,027명(4.8%) 증가한 482,796명으로 2008년 이후 연평균 5.4%씩 증가했다. 이 중에서 2017년 상근 연구원(FTE)은 383,100명으로 중국의 1,692,176명(2016년), 미국 1,379,977명(2015년), 일본 665,566명(2016년), 러시아 428,884명(2016년), 독일 400,821명(2016년) 다음으로 세계 6위권이다. 상근 연구원의 증가 추세는 우리나라 연평균 1.4% 증가하고 있으나, 프랑스는 3.3%, 중국은 2.4%, 영국은 2.2% 수준으로 증가하고 있다.

[표 4-14] 주요 국가별 연구개발 연구원 수

단위 : 명, FTE 기준

구분	2008	2009	2010	2011	2012	2013	2014	2015	2016	2017
한국	236,137	244,077	264,118	288,901	315,589	321,842	345,563	356,447	361,292	383,100
미국	1,190,957	1,251,410	1,198,777	1,253,100	1,264,199	1,305,862	1,352,903	1,379,977		
일본	656,676	655,530	656,032	656,651	646,347	660,489	682,935	662,071	665,566	
독일	302,641	317,307	327,996	338,689	352,419	354,463	351,923	387,982	400,821	
프랑스	227,679	234,366	243,533	249,247	258,913	265,466	271,772	277,631		
영국	251,932	256,124	256,585	251,358	256,156	267,699	276,584	284,483	291,416	
중국	1,592,420	1,152,311	1,210,841	1,318,086	1,404,017	1,484,040	1,524,280	1,619,028	1,692,176	

* 출처 : 과학기술정보통신부, 「2018년 과학기술통계백서」, 2019.1, p.52.

2017년 우리나라에서 연구개발에 종사하고 있는 총 연구원 482,796명 중에서 공학 분야의 전공자가 322,952명으로 66.9%이고, 이학 분야가 67,736명으로 14.0%, 의약보건학 분야가 27,911명으로 5.8%이고, 이학, 공학, 의약보건학, 농림수산학 등 과학기술 분야의 전공자 비중은 총연구원 중에 88.9%를 차지하고 있다.

[표 4-15] 전공별 연구원 수

단위 : 명, %

구분		2008	2009	2010	2011	2012	2013	2014	2015	2016	2017
이학	연구원 수	35,760	41,687	46,023	48,544	53,654	51,494	54,772	57,976	56,710	67,736
	비중	11.9	12.9	13.3	12.9	13.4	12.5	12.5	12.8	12.3	14.0
공학	연구원 수	205,478	217,911	231,913	253,445	273,839	279,388	298,436	308,230	312,987	322,952
	비중	68.5	67.4	67.0	67.6	68.2	68.1	68.2	68.0	67.9	66.9
의약보건학	연구원 수	17,247	17,227	18,926	20,473	19,945	23,292	23,522	24,066	26,347	27,911
	비중	5.7	5.3	5.5	5.5	5.0	5.7	5.4	5.3	5.7	5.8
농림수산학	연구원 수	6,853	8,713	9,202	9,841	9,912	10,102	10,662	11,045	11,378	10,423
	비중	2.3	2.7	2.7	2.6	2.5	2.5	2.4	2.4	2.5	2.2
인문학	연구원 수	15,457	16,372	17,568	19,633	20,413	20,834	22,870	23,996	24,734	26,576
	비중	5.2	5.1	5.1	5.2	5.1	5.1	5.2	5.3	5.4	5.5
사회과학	연구원 수	19,255	21,265	22,280	23,240	23,961	25,223	27,185	27,949	28,613	27,198
	비중	6.4	6.6	6.4	6.2	6.0	6.1	6.2	6.2	6.2	5.6
통계	연구원 수	300,050	323,175	345,912	375,176	401,724	410,333	437,447	453,262	460,769	482,796
	비중	100.0	100.0	100.0	100.0	100.0	100.0	100.0	100.0	100.0	100.0

* 출처 : 과학기술정보통신부, 「2018년 과학기술통계백서」, 2019.1, p.66.

2017년 국내 특허출원 건수는 2016년 대비 4,055건(1.9%) 감소한 204,775건이고, 특허등록 건수는 11,787건(10.8%) 증가한 120,662건이다. 중국은 2017년에 1,381,594건을 특허출원했고, 420,144건의 특허를 등록하였다.

[표 4-16] 주요국 자국 내 특허출원 및 특허등록 건수

단위 : 건

구분		2008	2009	2010	2011	2012	2013	2014	2015	2016	2017
한국	출원	170,632	163,523	170,101	178,924	188,915	204,589	210,292	213,694	208,830	204,775
	등록	83,523	56,732	68,843	94,720	113,467	127,330	129,786	101,873	108,875	120,662
미국	출원	456,321	456,106	490,226	503,582	542,815	571,612	578,802	589,410	605,571	606,956
	등록	157,772	167,349	219,614	224,505	253,155	277,835	300,678	298,407	303,049	318,829
일본	출원	391,002	348,596	344,598	342,610	342,796	328,436	325,989	318,721	318,381	318,479
	등록	176,950	193,349	222,693	238,323	274,791	277,079	227,142	189,358	203,087	199,577
독일	출원	62,417	59,583	59,245	59,444	61,340	63,167	65,965	66,893	67,899	67,712
	등록	17,308	14,435	13,678	11,719	11,332	13,858	15,030	14,795	15,652	15,653
프랑스	출원	16,419	15,693	16,580	16,754	16,632	16,886	16,533	16,300	16,218	16,247
	등록	10,811	10,529	9,899	10,213	12,913	11,405	11,889	12,699	12,374	11,865
영국	출원	23,379	22,465	21,929	22,259	23,235	22,938	23,040	22,801	22,059	22,072
	등록	5,360	5,428	5,594	7,173	6,864	5,235	4,986	5,464	5,602	6,311
중국	출원	289,838	314,604	391,177	526,412	652,777	825,136	928,177	1,101,864	1,338,503	1,381,594
	등록	93,706	128,389	135,110	172,113	217,105	207,688	233,228	359,316	404,208	420,144

* 출처 : 과학기술정보통신부, 「2018년 과학기술통계백서」, 2019.1, p.127.

2017년 보건의료산업에 속하는 의료용 물질 및 의약품 제조업 분야에서 특허 등록은 6,507건이고, 의료기기 제조업 분야는 5,322건이며, 화장품 제조업 등은 1,186건으로 전체 특허등록 건수 중 10.8%를 차지하고 있다.

[표 4-17] 보건의료산업별 특허 등록 건수

구분	2013년	2014년	2015년	2016년	2017년
의료용 물질 및 의약품 제조업	4,834	5,825	4,900	5,174	6,507
의료용 기기 제조업	4,059	4,264	3,798	4,774	5,322
세제, 화장품 및 광택제 제조업	807	817	775	797	1,186
총계	127,321	129,782	101,873	108,869	120,662

* 출처 : 과학기술정보통신부, 「2018년 과학기술통계백서」, 2019.1, pp.128~130.

2017년 우리나라 기술수출액은 11,798백만 달러로 2016년 대비 1,111백만 달러(10.4%) 증가하였다. 이는 미국의 기술수출액 130,834백만 달러(2015년), 독일의 71,836백만

달러(2015년), 영국의 41,061백만 달러(2015년), 일본의 32,631백만 달러(2015년)보다 낮은 편이다.

[표 4-18] 주요국 기술수출액 추이

단위 : 백만 US달러

구분	2008	2009	2010	2011	2012	2013	2014	2015	2016	2017
한국	2,530	3,582	3,345	4,032	5,311	6,846	9,765	10,408	10,687	11,798
미국	94,453	93,949	100,569	119,936	122,658	125,519	134,325	130,834		
일본	21,531	21,538	27,759	29,887	34,102	34,788	34,549	32,631		
독일	49,614	48,566	58,246	69,604	71,206	68,357	75,810	71,836		
영국	33,796	29,527	31,120	35,654	39,559	41,547	45,790	41,061		

* 출처 : 과학기술정보통신부, 「2018년 과학기술통계백서」, 2019.1, p.148.

2017년 우리나라의 기술수입액은 2016년 대비 1,634백만 달러 증가한 16,476백만 달러이다. 이는 미국의 88,891백만 달러(2015년), 독일의 53,734백만 달러(2015년), 영국의 21,280백만 달러(2015년)보다 낮은 편이지만, 일본의 4,979백만 달러(2015년)보다 높은 수준이다.

[표 4-19] 주요국 기술수입액 추이

단위 : 백만 US달러

구분	2008	2009	2010	2011	2012	2013	2014	2015	2016	2017
한국	5,670	8,438	10,234	9,900	11,052	12,038	15,540	16,409	14,842	16,476
미국	57,509	61,884	69,577	81,826	84,168	87,920	90,459	88,891		
일본	5,805	5,717	6,039	5,197	5,623	5,920	4,843	4,979		
독일	41,529	40,078	45,208	53,847	55,773	55,233	57,026	53,734		
영국	18,205	17,208	18,435	17,826	18,599	21,788	22,995	21,280		

* 출처 : 과학기술정보통신부, 「2018년 과학기술통계백서」, 2019.1, p.149.

이에 따라 2017년 우리나라의 기술무역수지는 4,678백만 달러 적자를 기록하고 있고, 2016년 대비 기술무역수지 적자 폭은 1,846백만 달러 감소하였다. 이는 미국의 41,943백만 달러의 기술무역수지 흑자(2015년), 일본의 27,653백만 달러(2015년), 영국은 19,780백만 달러(2015년), 독일은 18,102백만 달러(2015년)의 기술무역수지 흑자보다 매우 낮은 편이다.

[표 4-20] 주요국 기술무역수지 추이

단위 : 백만 US달러

구분	2008	2009	2010	2011	2012	2013	2014	2015	2016	2017
한국	-3,140	-4,856	-6,889	-5,868	-5,741	-5,193	-5,775	-6,001	-4,155	-4,678
미국	36,944	32,065	30,992	38,110	38,490	37,599	43,866	41,943		
일본	15,726	15,822	21,720	24,690	28,480	28,868	29,707	27,653		
독일	8,084	8,488	13,038	15,757	15,432	13,125	18,784	18,102		
영국	15,591	12,319	12,684	17,828	20,961	19,759	22,795	19,780		

* 출처 : 과학기술정보통신부, 「2018년 과학기술통계백서」, 2019.1, p.150.

4 연구개발의 역사

우리나라 연구개발은 1963년 12억 원에 불과했으나, 2017년에는 78조 7,892억 원을 투입하여 연구개발비 규모면에서는 세계 5위, 국내총생산(GDP)[319] 대비 연구개발비 비중은 4.55%로 세계 1위를 차지하고 있다. 우리나라는 1960년대부터 과학기술 기반을 강화하기 위해 국가 주도로 연구개발 투자를 체계적으로 추진하기 시작했고, 1970년대 전반까지 완만하게 증가하다가, 1970년대 후반부터 가속화되어 1980년대까지 급속하게 증가하는 추세를 보였다. 1980년에 2,117억 원이었던 연구개발 투자는 1985년에 1조 2,371억 원, 1990년에 3조 3,499억 원으로 증가하여, 국민총생산(GNP)[320]에서 차지하는 비중은 1980년에 0.58%에서 1985년에는 1.56%, 1990년에 1.88%로 증가하였다.

이렇게 연구개발비가 급속히 증가한 이유는 국가와 민간의 연구개발 투자 확대로 인한 것으로 1980년대부터 민간 부문의 연구개발 투자가 크게 증가했기 때문이다. 총 연구개발비 중에서 민간이 차지하는 비중은 1980년에 36.1%이었으나, 1982년 50.0%, 1985년 75.2%, 1988년 78.7%, 1990년 80.6%를 차지하였고, 이후 국가의 연구개발 투자 확대에 따라 민간 부문의 비중은 70% 내외를 유지하고 있다.

319) GDP(Gross Domestic Product) : 우리나라 국경 내에서 이루어진 모든 생산 활동을 말함
320) GNP(Gross National Product) : 우리 국민이 국내·외에서 생산한 총생산을 말함

[그림 4-18] 우리나라 연구개발비 및 GDP대비 연구개발비 비중 추이

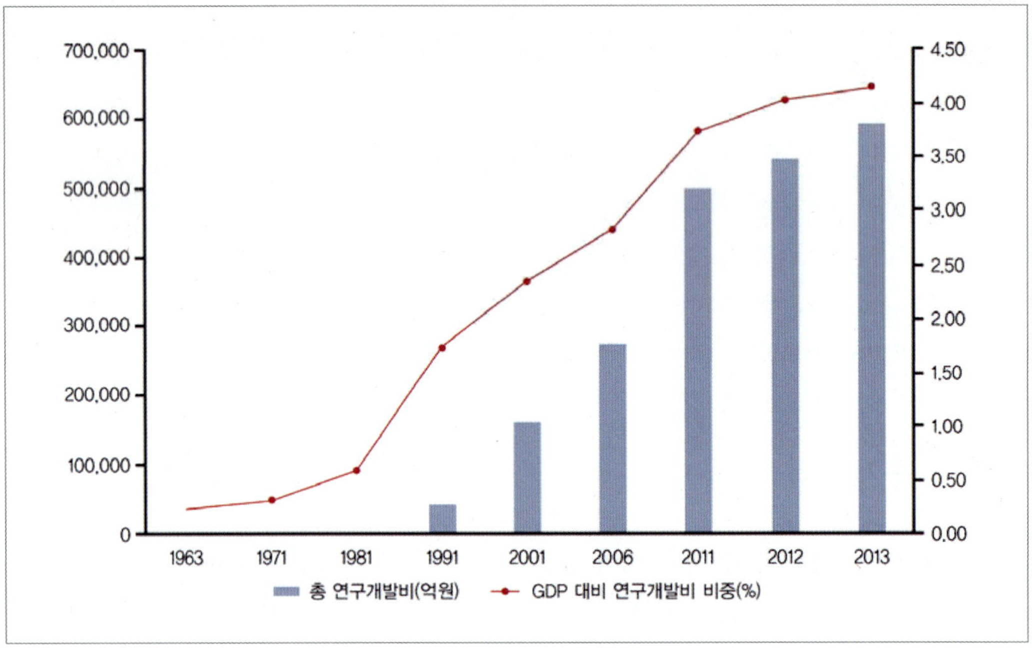

* 출처 : 미래창조과학부·한국과학기술기획평가원, 「연구개발 활동 조사」, 각 년도 자료 참고.

국가 연구개발 사업은 1980년대부터 체계적으로 추진되기 시작했다. 물론 1960년부터 1970년대에도 국가 연구개발 사업은 추진되었으나, 주로 국공립 연구소와 정부 출연 연구소를 중심으로 산발적으로 투자되었다. 따라서, 국가와 민간을 모두 포함하는 연구개발 사업의 시작은 1980년대부터 추진되었고, 1990년대 고도성장기와 2000년대 도약기, 2010년대 재도약기를 거치면서 경제 발전의 동력을 제공하기 위해 국가 연구개발 사업은 발전을 거듭해왔다.

1960년부터 1970년대까지 연구개발 활동은 국공립 연구소와 정부 출연 연구소를 중심으로 선진국 기술을 도입하여 개량함으로써 낙후된 기술 수준을 조기에 향상하기 위한 활동이 주로 이루어졌다. 1970년 중반에는 산업 구조가 중화학공업 중심으로 변환되면서 이와 관련된 기술 수요가 급증하기 시작하였다. 당시 우리 기업들은 중화학공업에 필요한 기술을 개발할 역량을 보유하지 못한 상태였으므로 정부가 연구개발 사업을 주도하게 되었다. 정부는 전문 연구기관을 설립하여 기업에 필요한 기술을 선진국으로부터 도입하여 우리나라 여건에 맞도록 소화·개량하여 기업에 이식·보급하는 역할을 하도록 했다. 당시에는 국가로부터 재정 지원을 받지만, 연구의 자율성은 최대한 보장받아서 모범적인 산업기술 연구기관으로 도약한 한국과학기술연구소(KIST)를 모델로

분야별 정부 출연 연구기관을 설립하기 위해 1973년 「특정 연구기관 육성법」을 제정하였다. 이 법률에 따라 한국표준연구소 등 다수의 정부 출연 연구소가 설립되어 산업기술의 취약성을 극복하면서 선진 외국 기술의 수입 대체와 기업의 경쟁력 강화, 수출 증대에 기여하였다.

1980년대는 국가의 연구개발 사업이 체계적으로 추진된 시기이다. 당시 제2차 석유파동과 선진국의 기술 패권주의 확대 등에 따라 선진 기술 진입 장벽이 높아지면서 우리에게 필요한 과학기술을 자체적으로 개발할 필요성을 절감하던 시기였다. 이에 따라 1982년 '특정 연구개발 사업'을 출발점으로 다수의 부처에서 국가 연구개발 사업이 본격적으로 추진되기 시작하였다. 1980년대 중반부터는 민간기업의 연구개발 활동이 활성화되기 시작했고, 이에 따라 연구개발 주체 간의 역할 분담에 대한 논의가 시작되었다.

[그림 4-19] 우리나라 경제발전과 과학기술의 역할

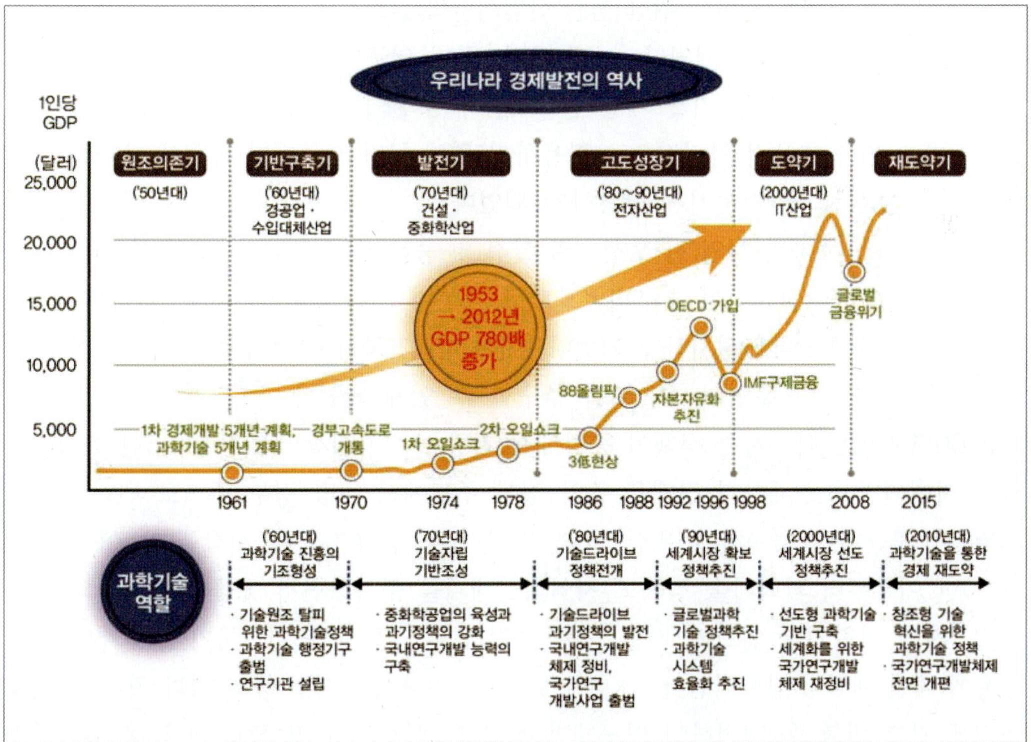

* 출처 : 한국과학기술기획평가원, 「국가 과학기술 성과 50년, 미래 50년」, 2016, p.127.

국가는 산업계의 기술 개발을 지원하기 위해 금융·세제 지원책과 신기술 제품의 수요 촉진을 위한 공공구매 제도의 개선, 연구요원의 병역 특례 제도 등을 추진하였다. 또한, 1987년에 '공업 기반기술 개발 사업' 등을 통해 기업에 대한 연구개발을 직접 지원하여 기업의 기술개발 활성화를 유도하였다. 그 결과, 1980년에 54개였던 기업 부설 연구소가 1989년 말에는 749개로 증가하였고, 1982년부터 설립되기 시작한 산업기술 연구조합도 1989년 말에 36개로 증가하였다. 이에 따라 기업의 연구개발 투자와 연구 인력도 급속히 증가하였다.

1990년대는 세계무역기구(WTO) 체제가 본격 출범하면서 기술을 둘러싼 경쟁이 더욱 심화되었으므로 국가 연구개발 사업도 목적 지향적으로 개편되기 시작했다. 국가 간의 과학기술 경쟁이 심화되면서 우리나라도 경쟁 우위를 점하고, 산업 경쟁력 강화에 필요한 독창적 기술과 상품 등을 확보하기 위한 연구개발 추진이 필요하게 되었다. 이에 따라 1990년 7월에 「과학 및 산업기술 발전 기본 계획」에 따라 과학기술처는 원천·핵심 첨단기술과 복합 기술 개발 등 국가 기술 개발의 주축을 담당하고, 통상산업부 등 산업 관련 부처는 글로벌 경쟁력 강화를 위한 첨단 산업기술과 중소기업 현장 애로기술, 품질 향상 관련 기술 등을 담당하게 되었다. 이에 따라, 국가 연구개발 사업은 분산형 기술 개발에서 수요와 공급 중심의 기술 개발이 조화롭게 추진되는 계기가 마련되었다. 한정된 연구개발 자원을 효율적 합리적으로 활용하기 위해 국가 연구개발 사업에 대한 기획과 종합평가 업무를 과학기술처가 담당하게 되었다.

또한, 국가 연구개발 사업 간 우선순위 설정 및 중복 투자의 방지, 부처 간 역할 분담 등 종합적 조정의 필요성이 요구되었으므로 대통령을 위원장으로 하는 국가과학기술위원회를 1999년 1월에 설치하게 되었다. 이에 따라, 국가 연구개발 사업은 더욱 체계적인 모습을 갖추고 운영의 효율화를 추구할 수 있게 되었다.

2000년대에는 과학기술 정책이 중앙에서 지방으로의 확장되었다. 1995년 지방자치제가 시행되면서 경제사회 정책은 중앙 정부 주도에서 지방 정부 주도로 변화되었고, 지역 간 불균형을 극복하기 위한 균형 발전 정책이 추진되기 시작했다. 이에 따라 2000년 이후부터 과학기술 정책도 지역혁신체계를 구축하면서 공공 연구기관의 지방 이전, 지역 과학기술 인프라 지원 등을 추진하게 되었다. 또한, 국가 연구개발 예산 사용에 대한 책임이 강화되면서 2006년에 「국가 연구개발 사업 등의 성과 평가 및 성과 관리에 관한 법률」을 제정하여 연구개발 성과에 대한 평가 및 성과 활용 촉진을 강화하였다.

2010년대에는 신산업 육성과 일자리 창출, 삶의 질 향상 등을 위해 과학기술 분야에서 변화를 모색하였다. '과학기술 기본계획'과 '신성장동력 비전 및 발전 전략' 등 과학기술 중장기 계획을 추진하여 기초·원천연구를 확대하고, 국가중점육성기술을 확보하기 위한 연구개발에 우선 투자하기 시작했다. 아울러, 국가 연구개발 예산을 '선택과 집중'의 원칙에 따라 전략적으로 투자하기 위해 중점투자 분야를 제시하였다. 중점투자 분야는 미래 신성장동력 창출을 위한 핵심기술 개발, 산업경쟁력 제고를 위한 기술혁신 역량 강화, 기초·원천연구에 대한 지원 확대, 현안 대응 및 공공부문 연구개발 지원 확대를 통해 정부 연구개발 투자의 사회적 역할 제고, 과학기술 국제협력 활성화, 다자간 국제공동연구사업 참여 등을 통해 개방형 연구체제 구축 등이다.

1960년대부터 2010년대까지 50년간 국가 연구개발 사업의 특징은 크게 4가지로 요약할 수 있다.

첫째, 국가 연구개발 사업이 범부처로 확산된 점이다. 1990년대에 보건복지부 등 다양한 부처에서 국가 연구개발 사업을 추진하면서 분산형 국가 연구개발 사업 추진체제가 형성되었다. 1993년 체신부의 '정보통신 연구개발 사업', 환경부의 '환경기술개발 사업'이 추진되었고, 1994년 건설교통부의 '건설기술 연구개발 사업', 농림수산부의 '농림수산 기술개발 사업'이 추진되었다. 1995년에는 보건복지부의 '보건의료 기술개발 사업'이 시작되었고, 1996년에는 해양수산부의 '해양과학 기술개발 사업'이 시작되었다.

또한, 1990년대에는 여러 부처가 공동 참여하는 연구개발 사업도 시작되었다. 1992년에는 특정 제품 또는 기술 분야에서 세계 일류 수준의 기술을 확보하여 2000년대 과학기술 선진 7개국 수준에 진입하는 것을 목표로 과학기술처를 포함한 7개 부처가 공동으로 참여하는 '선도기술 개발 사업(G7 사업)'이 시작되었다. 1999년에는 민간과 국방 분야의 연구개발 자원을 활용하여 과학기술의 경쟁력과 국가 안보 역량을 동시에 강화하기 위해 국방부, 과학기술부, 산업자원부, 정보통신부 등 관계 부처가 공동으로 '민·군 겸용 기술 개발 사업'을 시작하였다. 이러한 부처 공동 사업을 통해 각 부처와 산하 연구개발 관련 기관이 보유한 연구개발 관련 지식과 정보를 부처가 공동으로 학습하는 계기가 되었다.

둘째, 국가 연구개발 사업의 목표 지향성과 전략성이 강한 대형 연구개발 사업이 추진된 점이다. 1980년 중반부터 컴퓨터, 반도체, 통신 등 첨단기술 분야에서 전략적 연구개발 사업이 추진되었다. 그러나, 당시에는 국내 기술혁신에 초점을 맞추고, 기술혁신 주체들의 기본적인 기술 역량을 양성하기 위해 관련 사업 시 추진되었으므로 전략성은 상대적으로 약했다고 볼 수 있다. 1990년대에는 대형 연구개발 사업이 다수 추진되어 목표 지향성이 매우 뚜렷해졌다. 이러한 변화는 선진국의 기술 보호를 극복하기 위해 국내의 한정된 과학기술 자원을 전략기술 분야에 집중해야 했기 때문이다. 예를 들어 '선도기술 개발 사업(G7 사업, 1992년)', '창의적 연구 진흥 사업(1997년)', '21C 프론티어 연구개발 사업(1999년)' 등은 연구 책임자에게 상당한 권한을 부여하고, 사업단 체제로 운영하는 등 기존의 연구관리 관행과 다른 관리체계로 운영되었다.

셋째, 기초·원천 연구에 대한 투자 확대이다. 연구개발 사업을 추격형 기술혁신 체제에서 미래 산업을 선도하고 국민 삶의 질 향상에 기여하기 위한 탈추격형으로 전환하면서 타 산업 및 제품으로 파급 효과가 크고, 신산업 창출 가능성이 높은 기초·원천 분야에 대한 연구개발 투자를 확대했다. 특히, 선진국의 기술 보호주의가 만연하면서 핵심기술의 도입이 어려워지고, 모방 기술만으로는 기술 혁신에 한계가 있으므로 다양한 기술 원천이 될 수 있는 기초·원천 연구에 대한 연구개발 투자를 확대하였다.

참여정부는 2007년까지 연구개발 예산의 25%까지 기초연구 비중을 확대한다는 목표를 설정하고, 2003년 전체 연구개발 예산 대비 18.4%를 차지하였던 기초·원천 연구 예산을 2004년 20.3%, 2005년 21.5%, 2006년 23.7%로 비중을 확대하였다. 2005년 8월에 '기초연구 진흥 종합계획(2006~2010)'을 수립하고, 기초과학 연구진흥 협의회를 신설하였다. 또한, 창의적 기초연구 육성을 위해 개인 및 소규모 연구팀의 창의적 연구 활동과 우수 집단 등 학제간 연구를 중점 추진하고, 나노펩 등 미래 첨단 원천기술 연구에 필수적인 연구시설·장비 등 연구 인프라 구축도 추진했다.

넷째, 신성장 동력 사업의 발굴·추진을 위한 연구개발 투자가 확대된 점이다. 1990년대 중반 이후부터 새로운 성장 동력 발굴이 부진해지고, 1997년 외환위기 등으로 총 생산 요소 투입의 성장 기여도가 2%대로 둔화되었으며, 국민소득이 10년간 1만여 달러 수준에 머무르는 등 지속적인 성장 동력 창출에 한계가 나타났다. 이러한 문제는 모방형 기술의 한계, 창조적 과학기술 인력의 부족, 원천기술 개발 능력의 부족, 연구개발 성과의 산업화 부진, 성숙기술의 후발국 추격 등에서 비롯되었다. 이러한 여건 속에서 국민소득 2만 달러를 달성하고, 선진국에 진입하기 위해서는 전반적인 기술 혁신 전략의 수정 및 새로운 성장 동력을 발굴, 창조형 기술혁신체제로의 전환 등의 필요성이 제기되었다.

국가 차원에서 신성장 동력에 대한 논의는 1990년 중반부터 시작되어 2001년에 '과학기술 기본계획(2001~2006년)'에서 정보기술(IT), 생명기술(BT), 나노기술(NT), 우주항공기술(ST), 환경기술(ET), 문화콘텐츠기술(CT) 등 6개 미래유망 신기술 분야가 선정되었다. 2003년 5월 '과학기술 기본계획'이 수정되면서 과학기술부, 정보통신부, 산업자원부 등 주요 부처가 중점 육성해야 할 성장 동력사업을 선정하였다. 그 결과,

지능형 로봇과 미래형 자동차, 차세대 반도체, 디지털 TV 및 방송, 차세대 이동통신, 디스플레이, 지능형 홈네트워크, 디지털 콘텐츠, SW 솔루션, 차세대 전지, 바이오 신약 및 장기 등 10대 차세대 성장 동력 사업이 확정되고, 사업별 주관 부처가 정해졌다. 또한, 차세대 성장 동력 육성을 위해 대기업의 출자 총액 제한 적용 대상에서 차세대 성장 동력 사업을 제외하고, 수도권 내 성장 관리 지역에서 외국인 투자 기업과 국내 대기업에 대해 첨단 업종 증설을 일부 허용하였다[321].

5 연구개발의 성과

우리나라의 연구개발은 1960년대부터 1970년대까지 선진국에서 기술을 도입하여 개발 보급하는 데 중점을 두었고, 1980년대 이후부터 적극적인 투자를 통해 우리나라에서 필요한 기술을 스스로 개발하는 단계로 진입하였다. 1980년대 연구개발 사업의 주요 성과는 D램 반도체와 행정전산망 주전산기, TDX(전전자교환기), 반도체 리드프레임용 소재, VTR 헤드드럼, B형 간염백신, 핵자기공명 단층촬영장치, 핵원료 개발 등을 들 수 있다.

1990년대에는 세계 최고기술 수준 대비 71.1%로 약 2.6년의 기술 격차가 있었던 전자·정보·통신 기술 분야를 중심으로 연구개발이 집중되었다. 특히, 반도체·통신 등 첨단기술 분야에서 기술 자립 기반을 구축하려는 다양한 노력의 결과로 자립적인 연구개발 활동을 수행할 수 있는 능력을 축적하여 세계를 선도하는 수준으로 도약하기 위한 수준까지 도달하였다.

2000년대에는 특허 등록 분야에서 괄목할만한 성과가 나왔다. 미국에 등록된 특허 건수가 2000년 3,314건에서 2006년에는 5,908건으로 56.1% 증가하여 세계 5위 수준으로 올라섰고, 국내 특허등록 건수도 2000년 34,956건에서 2006년 120,790건으로 크게 증가하였다. 특히, 미국·일본·유럽 특허청에 등록하는 삼극 특허(Triad Patent Families)는 2000년 820건에서 2005년에는 3,158건으로 약 3.9배 증가하였다. 이를 연구비 10억 원당으로 환산해보면 2000년 삼극 특허 건수가 0.06건에서 2005년 0.13건으로 증가하였다.

국제과학논문색인(SCI)[322]도 크게 증가하였다. 국제과학논문색인(SCI)에 개재된

321) 한국과학기술기획평가원, 「국가 과학기술 성과 50년, 미래 50년」, 2016, pp.109~157.
322) 국제과학논문색인(Science Citation Index, SCI) : 국가의 과학기술력을 나타내는 척도 중 하나로 미국의 과학정보연구소가 1960년대부터 사용

논문 수를 살펴보면 2000년 12,475편에서 2003년 18,830편, 2006년에는 23,286건으로 꾸준히 증가하였고, 세계 점유율도 2000년 1.39%에서 2003년 1.86%, 2006년 2.05%로 상승하였다. 국제과학논문색인(SCI)에 게재된 논문의 피인용 횟수도 2000년 2회에서 2003년 2.63회, 2006년 3.22회로 꾸준히 증가하였고, 세계 순위도 2000년 35위에서 2003년 30위, 2006년 28위로 상승하였다. 연구개발 활동의 효율성을 나타내는 지표인 연구원 100명당 논문 수도 2000년 7.8건에서 2006년 9.07건으로 지속해서 향상되었다.

이러한 국제과학논문색인(SCI)에 개재된 논문의 양적 증가에 비해 피인용 횟수 등 논문의 질적 수준은 미흡한 것으로 나타났다. 2006년 과학기술 분야 국제과학논문색인(SCI) 게재 논문의 피인용 횟수는 우리나라 3.22회(28위), 미국은 6.46회(3위), 영국 5.93(6위), 독일 5.65(8위), 일본 4.38회(20위)에 비해 낮게 나타났다. 과학기술 분야의 세계적 잡지인 네이처(Nature), 사이언스(Science), 셀(Cell)에 2006년에 게재된 논문 수도 우리나라 29편으로 미국 1,454편, 일본 176편, 독일 278편, 영국 324편, 중국 48편보다 낮은 실정이다.

2000년대에는 과학기술 경쟁력이 꾸준히 상승하였다. 2007년 국제경영개발원(International Institute for Management Development, IMD) 발표에 따르면 우리나라 과학기술 분야의 국가경쟁력은 29위, 과학경쟁력은 7위, 기술경쟁력은 6위로 나타났다. 과학경쟁력 부문은 2004년 17위에서 2005년 13위, 2007년 7위로 상승하였고, 기술경쟁력도 2003년 24위에서, 2004년 8위, 2007년 6위로 상승하였다. 이러한 과학기술 경쟁력의 상승으로 반도체, 디스플레이, 휴대폰 등 신산업과 조선, 철강, 자동차 등 전통산업 분야에서 세계적인 성과를 창출하면서 경쟁력을 확보하였다.

디스플레이 분야는 2001년 일본을 제치고 10인치 이상 대형 TFT-LCD 분야에서 세계 최대 생산국으로 부상하였고, 기술력을 바탕으로 제5세대 투자를 선도적으로 추진함으로써 국제경쟁력과 시장 확보 경쟁에서 우위를 점유하였다. 반도체 분야에서는 2006년 삼성전자가 세계 최초 첨단 40 나노급 공정을 적용한 32기가 낸드플래시 메모리 개발에 성공하여 나노 전자소자 분야에서 세계적 경쟁력을 보유하게 되었다. 우리나라는 2002년 12월 초고속 인터넷 보급 세계 1위를 기록하는 등 인터넷 왕국으로 불릴 만큼 앞선 인프라를 구축하여 IT 기술 분야의 세계적 테스트베드로 도약하였다.

2003년 DMB 핵심기술을 개발하여 세계 최초 지상파 DMB 실험방송을 실시하였고, 2005년 11월 부산에서 열린 아시아태평양경제협력체(APEC) 정상회의에서 휴대용 무선인터넷인 Wibro를 세계 최초로 시연한 후, 2006년 6월에 KT와 SKT 등 통신

사업자를 통해 상용화 서비스를 개시하였다. 2011년 1월에는 4세대 이동통신시스템 LTE-advanced 시스템 개발에 성공하였고, 2월에는 LTE 단말기 모뎀 칩셋 시제품을 개발하는 등 차세대 이동통신 원천 기술을 확보했다. 2018년 2월에 개막된 평창 동계올림픽에서는 세계 최초로 5G 기술을 시연하기도 하였다.

의약 분야는 1999년 SK케미칼이 국내 최초 신약인 선플라주를 개발 성공하였고, 이후 2018년까지 총 30개 신약을 개발하였다. 이 중에 세계 최초 신약은 2002년 항균제인 펙티브(LG생명과학), 2014년 슈퍼항생제인 시벡스트로(동아ST), 2015년 개발되어 2016년 5월에 유럽 EMA, 2017년 1월에 미국 FDA 품목허가를 받은 혈우병 치료제 엡스틸라, 2019년 3월 SK바이오팜이 미국 FDA 품목허가를 받은 수면장애 치료제 수시노(성분명 솔리암페톨) 등 모두 4개 품목이다. 또한, 우리나라는 세계 세포치료제 45개 품목 중 15개를 개발하였고, 유전자치료제 8개 중 1개를 개발하였다.

철강 분야는 포항제철이 2007년 연간 생산량 150만 톤 규모의 파이넥스 공장을 세계 최초로 건설하여 상용화하였다. 이 공장은 원료의 사전 가공공정인 소결공장과 코크스 공장을 생략하여 동일 규모의 용광로 대비 설비 투자비를 80% 수준으로 낮추고, SOx와 NOx 등 공해물질 배출량도 용광로 대비 각각 3%와 1% 미만인 환경 친화적 파이넥스 용융환원 신제철 기술을 상용화하였다.

조선 분야는 세계 최초로 육상건조공법을 개발하였고, 재기화 LNG선과 쇄빙유조선도 개발하였다. 현대중공업이 개발한 육상건조공법은 지금까지 배를 건조하던 도크가 아니라 육상에서 선박을 건조하는 공법으로 시간 단축 등 효율성을 제고할 수 있는 기법이다.

우주 분야는 2002년 우리 과학기술로 만든 액체추진로켓(KSR-Ⅲ) 발사에 성공하였고, 2004년 세계 최초 DMB 전용위성인 한별위성(MBSAT) 발사에 성공하였다. 2006년 러시아에서 성공적으로 발사된 다목적 실용위성 2호는 우리나라가 개발을 주도한 실용위성으로 세계 7번째 1m급 고해상도 위성을 보유하게 되었다. 또한, 러시아와 합작한 유인우주인 배출 사업을 통해 2008년 4월 한국 우주인이 국제우주정거장에 탑승하여 과학실험을 하였고, 우리나라 최초의 우주발사체 나로호가 2013년 1월 나로 과학위성을 탑재하고 발사에 성공하여 세계 11번째 우주국으로 도약하였다.

해양 분야는 2006년 한국해양연구원이 세계 4번째로 6,000m급 심해무인잠수정 해미래를 개발하고 실해역 실험에 성공하여 심해 탐사연구를 가능하게 했다.

국방 분야는 2000년대 초 탄도미사일 현무 1, 2 개발에 성공하였고, 세계 최정상급 전차인 XK-2 차기전차인 흑표를 개발하여 공격력, 방어력, 화력 및 기동 성능에서 선진국 전차와 비슷하거나 우수하다는 평가를 받았다. 2001년에는 국내 자체 모델로 초음속 고등훈련기 T-50 골든이글 개발에 성공하였고, 2003년에는 함대함 미사일 혜성의 군 운용시험평가에 성공하였으며, 2003년에는 5,000톤급 KDX-2 한국형 구축함을 취역하였다. 2007년에는 기동 성능이 선진국 수준인 차기 보병 전투장갑차 개발에 성공하였고, 이지스함 1호 세종대왕함 KDX-3를 진수시켜 세계 5번째 이지스함 보유국이 되었다.

2010년 이후에는 과학기술의 질적 확산을 도모하려는 노력을 하고 있다. 2012년 국제경영개발원(International Institute for Management Development, IMD)에서 발표한 행복지수(quality of life) 평가 결과에 따르면 우리나라는 59개국 중 22위 수준에 불과하였다. 국민은 복지·환경·안전 등 국민 삶의 질을 향상할 수 있는 과학기술 개발을 요구하고 있다. 이에 따라 정부는 과학기술 분야에서 삶의 질 향상을 위한 투자를 확대하고, 사회문제 해결형 프로젝트를 추진 중이다. 「제3차 과학기술 기본계획」에서 삶의 질 향상에 기여하기 위해 건강장수시대 구현, 깨끗하고 편리한 환경 조성, 걱정 없는 안전사회 구축을 위한 국가전략 기술 개발할 지원할 계획을 수립하였다. 특히 노인과 장애인 등 사회적 약자의 편익 증진을 위한 연구개발 투자를 강화하고 있고, 항노화·웰니스 등 고령친화산업 육성에도 관심을 두고 있다.

미래의 연구개발 성과를 제고하기 위해서는 원천기술 확보와 성과의 질적 수준 향상에 중점을 두는 혁신형 연구개발 시스템을 도입해야 한다. 혁신형 연구개발 시스템이 성공하기 위해서는 연구개발의 도전성 강화가 중요하며, 이를 위해 연구자의 자율성과 책임성을 통해 창의적 아이디어가 창출될 수 있도록 해야 한다. 2014년부터 추진되고 있는 국가 연구개발 시스템 혁신방안을 통해 성실 실패를 용인하고, 무빙타깃 제도 등을 통해 신뢰를 토대로 하는 한국형 연구 환경 조성을 지속적으로 추진해야 한다.

혁신형 연구개발 시스템은 연구자가 신명나게 연구에 몰두할 수 있도록 연구자 친화적인 연구 환경이 조성되어야 하고, 연구 지원도 기술과 과제 중심에서 연구자 중심으로 전환하여야 한다. 연구 관리도 연구비 관리 방식을 탈피하여 연구 내용에 맞춤형으로 지원하는 방식으로 전환해서 연구자가 연구 자율성을 보장받고, 마음껏 연구할 수 있는 여건이 마련되어야 한다. 또한, 연구자 사기 진작을 통해 우수 연구자들의 흥을 돋우는 것이 필요하다.

혁신형 연구개발을 위해서는 시장을 선도할 수 있는 연구개발에 중점을 두어야 한다. 또한, 기술 간 융합을 통한 새로운 가치를 창출하는 시대적 변화에 따라 다양한 연구자 간의 공동연구를 확대하고, 외국과 연구개발 공조 체계를 강화해야 한다. 다양한 연구자

간 협동, 소통, 공유의 문화를 형성하기 위해서는 P2P(Peer to Peer) 네트워크를 통한 개방형 플랫폼이 구축되어야 한다. 유럽은 Horizon 2020 프로그램을 통해 국제 협력을 강조하고 있으므로 우리나라도 국제적 공동연구에 적극적으로 참여해야 한다[323].

6 국가연구개발사업의 기획·평가·관리

1) 국가연구개발사업의 기획

한정된 재원으로 연구개발의 효율성과 성과를 제고하기 위해서는 무엇보다 국가연구개발사업의 기획이 강화되어야 한다. 최근 과학기술의 빠른 변화와 기술융합 등으로 연구개발 사업의 불확실성이 높아지고 있고, 효율적·전략적 연구개발 사업 투자가 힘들어지고 있다. 연구개발 사업의 장기화·대형화·복합화되고, 투자 효율성을 높이기 위해서는 사전에 정밀하게 기획하고, 이에 대한 타당성을 검증하는 것이 매우 중요하다.

국가연구개발사업을 기획할 때는 과학기술 예측 조사 결과와 미래 국가 유망기술 발굴 결과 등을 토대로 체계적·전략적으로 접근해야 한다. 1980년대 중반 이전에는 연구자가 제안한 과제 중에서 사업 목적에 부합된 과제들을 단위 과제로 선정하여 국가가 지원하는 상향식으로 이루어졌다. 1980년대 중반 이후부터 1990년대 초반까지는 기존의 상향식과 더불어 국책 연구개발과 같은 목표 중심적 대형 과제가 추진되면서 전략 개념을 도입한 과제 지정 방식이 병행하여 추진되기 시작했다.

선도 기술개발 사업 이전의 국가연구개발 사업은 대부분 정부 출연 연구기관의 연구자들로부터 제출된 과제를 토대로 사업 기획이 이루어지는 상향식(bottom-up) 지원을 했으므로 사업의 다양성을 확보할 수 있었지만, 전략성이 부족하여 목적 지향적으로 연구개발 사업을 추진하는 데 어려움이 있었다. 그러나, 선도 기술개발 사업에서는 모든 연구과제가 10년 전후의 연구 프로그램으로 기획되는 등 중장기 사업의 형태로 추진되었고, 모든 과제가 하향식(top-down)으로 기획되어 추진되었다. 즉, 기획 단계에서부터 연구개발사업의 목표를 설정하고, 목표를 달성하기 위한 추진과제 구성 등 추진 체계를 갖추게 되었다. 연구개발 프로그램의 테마가 결정되면, 그에 따라 상세한 중장기 연구계획을 기획하도록 하여 최초로 체계적인 기획 활동이 이루어졌다. 이 과정에서 다양한 전공 분야의 전문가들이 참여하여 기획의 전문성도 강화되었다.

21세기 프론티어 연구개발 사업에서는 21세기 환경 분석과 시장 예측을 전문 연구기관

323) 한국과학기술기획평가원, 「국가 과학기술 성과 50년, 미래 50년」, 2016, pp.14~52.

에 위탁하여 연구개발의 공급자(연구자)가 아니라 미래 전문가와 민간 경제연구소 등 연구개발 사업의 수요자(산업계) 집단이 참여하도록 기획되었다. 이러한 사업 기획방식은 후보과제 도출을 위해 다양한 전문가 집단을 활용한 최초의 사례이다. 이러한 변화는 우리나라 국가 연구개발사업의 기획이 체계화되고 목표 지향적으로 전환하는 계기로 작용하였다.

창의적 연구진흥사업에서는 첫째, 미래 신산업 창출이 가능한 독자적 핵심 원천기술을 확보하고, 둘째, 창의적인 연구문화 창출 및 차세대 세계적인 연구 리더를 육성하여 미래사회의 국가경쟁력 확보와 삶의 질 향상을 위한 선도적인 임무를 수행하는 것을 기본 목적으로 기획되었다. 이 사업은 연구 책임자가 창의적 연구 사업의 특성에 부합하는 연구 과제를 스스로 발굴·기획하여 신청하는 상향식 방식으로 운영되었고, 연구 책임자의 자격도 차세대 연구 리더로 성장할 수 있는 잠재력을 소유하고, 미래 10년 이상 연구에 몰입할 수 있는 연구자로 제한하였다. 이러한 사업 추진 체계는 추격형 연구에서 탈피하여 선도형 연구를 수행하기 위한 연구개발의 창조성 발현을 위해 차별적으로 기획된 것으로 국가연구개발 사업의 혁신 사례라고 볼 수 있다.

2007년 이후부터 총사업비 500억 원(국비 300억 원) 이상의 신규 연구개발사업에 대해서는 예비 타당성 조사 제도를 시행하고 있다. 이 제도는 연구개발사업의 기술적·정책적 타당성, 경제성, 파급 효과 등 각 항목에 대한 계량화된 결과를 산출하고, 다양한 대안과 비교하여 사업의 추진 여부를 결정하는 방식으로 운용되고 있다. 이 제도는 대형 국가 연구개발 사업을 신규로 추진할 때, 예산 요구 이전에 사업의 타당성, 사업계획의 충실성, 예측되는 사업성과 등을 국가과학기술자문회의 등이 전문성을 바탕으로 치밀하게 사전 점검하는 일종의 사전 평가제도라고 볼 수 있다. 이에 따라, 신규로 추진되는 모든 국가 연구개발 사업은 사업 추진의 타당성과 경제성, 연구 성과의 파급 효과 등을 기획 단계부터 빠짐없이 검토한 후 예비 타당성 조사를 의뢰해야 한다.

2) 국가연구개발사업의 평가

국가연구개발사업의 성과 평가제도는 1980년대까지 연구 과제를 대상으로 평가하였으나, 1990년 이후 연구개발 활동이 여러 부처로 확대되고 다양화되면서 국가연구개발사업과 수행기관인 출연 연구기관에 대한 평가로 전환[324]되었다. 1997년에 제정된 「과학기술 혁신을 위한 특별법」에서는 국방 분야를 제외한 모든 국가연구개발사업

---

324) 이태근, 국가연구개발 성과평가계획 수립을 위한 평가체계 분석 및 발전전방안 연구, 한국과학기술기획평가원, 2014, pp.9~13.

에 대하여 과학기술처 장관이 조사·분석 및 평가를 매년 실시한 후, 그 결과를 과학기술 관계장관 회의에 보고하도록 규정되었다.

이에 따라 1998년 4월에 국가연구개발사업 조사·분석·평가가 시범적으로 시행되었고, 1999년 국가과학기술위원회 설립과 함께 과학기술부 주관으로 이루어지던 평가 업무를 국가과학기술위원회로 이관된 후 국가 연구개발 사업에 대한 조사·분석·평가가 본격 추진[325]되었다. 2001년 1월에는 「과학기술 기본법」이 제정되면서 국가 연구개발 사업에 대한 조사·분석·평가의 법적 근거가 마련되었다[326]. 당시 연구개발 사업에 대한 평가는 부처 별로 수행되던 국가 연구개발 사업을 대상으로 시행되었다.

[그림 4-20] 국가 연구개발 사업 평가의 변화

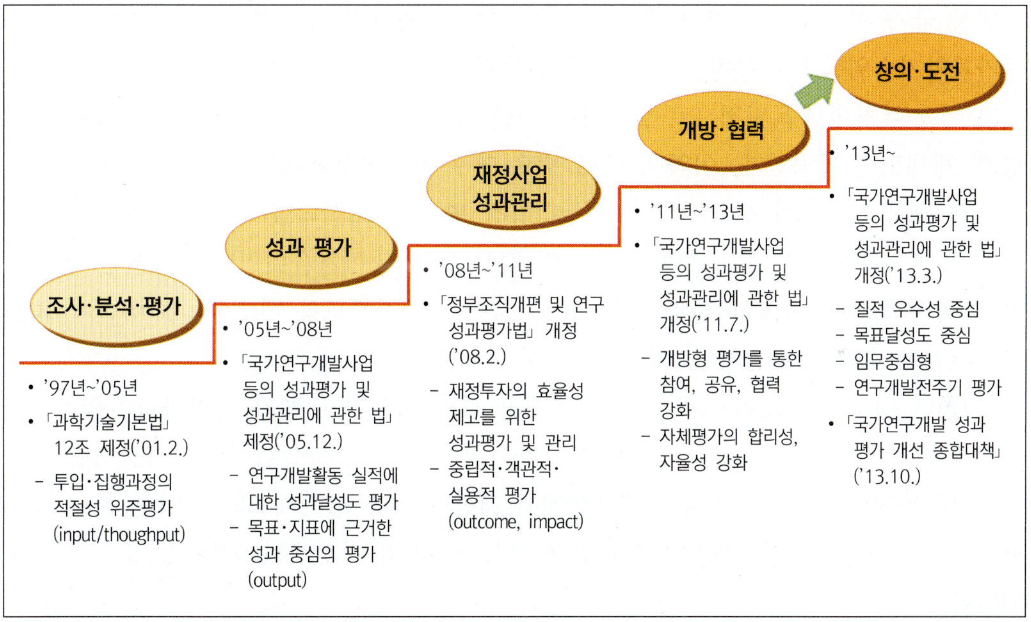

* 출처 : 이태근, 「국가 연구개발 성과평가계획 수립을 위한 평가체계 분석 및 발전방안 연구」, 한국과학기술기획평가원, 2014, p.11.

연구기관에 대한 평가는 1991년 3월 「제조업 경쟁력 강화대책」 보고 시 대통령 지시로 국무총리실 주재로 관련 부처 합동 평가단을 구성하여 당시 22개 과학기술계 출연연구기관에 대한 정밀 점검 및 합동 평가를 한 것이 연구기관 평가의 시초라고 할 수

325) 배정회 외, 「2014년 국가 과학기술혁신역량 평가」, 한국과학기술기획평가원, 2014, pp.2~3.
326) 제12조(국가연구개발사업에 대한 조사·분석·평가) ① 과학기술정보통신부장관은 매년 국가연구개발사업에 대한 조사·분석 및 평가(이하 "평가등"이라 한다)를 하여야 한다. 이 경우 평가에 관한 사항은 「국가연구개발사업 등의 성과평가 및 성과관리에 관한 법률」에서 정하는 바에 따른다.

있다. 이후에 과학기술처가 매년 출연기관에 대한 기관 평가를 실시하였으나, 1991년부터 1995년까지는 출연 연구기관의 특성을 반영할 수 있는 차별화된 평가 항목 및 지표가 없었으므로 1년 단위로 기관 운영 및 정량적 성과 위주의 평가에 치우쳐서 중장기적 관점에서 출연기관의 임무와 발전 전략을 평가하기에는 미흡하다는 지적이 있었다. 이에 따라 1996년부터는 1년 단위의 기관 자체 평가를 점검하는 정기평가와 3년 단위의 종합평가로 구분되어 시행되었다. 1999년에는 「정부 출연 연구기관 등의 설립 운영 및 육성에 관한 법률」에 따라 출연기관을 연구회[327]로 배속시켰고, 연구회는 소관 연구기관들의 지원·육성 및 관리를 위하여 독자적인 평가 체제를 구축하여 소관 출연 연구기관에 대한 평가를 하였다.

2005년 12월 「국가연구개발사업 등의 성과 평가 및 성과 관리에 관한 법률」이 제정되면서 국가 연구개발 사업에 대한 평가는 부처가 자체적으로 평가하는 '자체 평가'와 국가과학기술위원회를 통한 '상위 평가'의 이원화 체계로 개편되었다. 이에 따라, 연구회와 해당 부처에서 독자적으로 실시하던 출연 연구기관에 대한 평가도 '자체 평가, 상위 평가' 체계로 통합되었다. 이와 별도로 주요 연구개발사업에 대해서는 국가과학기술위원회가 직접 심층적인 성과 평가를 하는 '특정 평가'도 도입되었다. 또한, 각 부처에서 독자적으로 운영하고 있던 과제평가에 대해서도 국가과학기술위원회가 개발한 연구개발 과제의 특성을 반영한 성과 평가 표준 지침을 제공하도록 하였고, 2015년에 표준평가지침이 최초로 수립[328]되었다.

2008년 정부조직 개편으로 국가 연구개발 사업의 평가 주체가 국가과학기술위원회에서 기획재정부로 변경되었다가, 2011년 다시 평가 주체가 상설위원회로 재출범한 국가과학기술위원회로 변경되었다. 이 과정에서 개방형 심층 평가제도와 사업군 심층 평가제도 시행 등이 포함된 「제2차 국가 연구개발 성과평가 기본계획(2011~2015)」이 수립되었다.

2013년 정부 조직 개편으로 평가 주체가 미래창조과학부로 변경되었고, 「국가 연구개발 성과 평가 개선 종합대책」이 수립되었다. 이 대책에는 국가연구개발사업 평가에 앞서 성과 목표·지표를 사전 점검하고, 종료되거나, 종료된 사업을 대상으로 종료·추적 평가를 하도록 하였다. 또한, 연구기관 평가도 기관장 임기에 평가 주기를 맞추고, 경영계획과 연구 계획을 포함하는 경영성과 계획서를 수립하도록 하였다. 이에 따라, 연구기관 평가는 기관장 취임에 맞춰 경영성과 계획서를 수립하고, 임기 중반에 중간 컨설팅

327) 1999년에는 기초기술연구회, 공공기술연구회, 산업기술연구회의 3개 연구회 체제로 출범하였고, 2008년에 기초기술연구회와 산업기술연구회로 개편되었으며, 2014년에 국가과학기술연구회로 통합됨
328) 「국가 연구개발 과제 평가 표준지침」은 2015년 3월에 처음 수립되었음

평가를 하며, 임기 종료 시점에 종합평가를 하는 방식으로 정착되었다[329].

이러한 연구개발사업의 평가제도는 연구개발 분야에서 성과를 중요시하는 풍토가 조성되는 데 기여하였다. 국가연구개발 평가가 최초로 시행된 1999년부터 현재까지 모든 부처의 국가연구개발사업에 대한 성과 평가 제도는 지속적으로 개선되어 오면서 국가연구개발 관리체계를 성과 중심으로 정착시키는 데 큰 역할을 하였다[330].

그러나, 국가연구개발사업에 대한 평가 제도가 급변하는 과학기술 환경 등을 잘 반영하지 못한다는 한계가 있는 것도 사실이다. 1980년대 국가연구개발에 대한 평가가 처음 도입된 시기에 비해 우리나라의 과학기술력은 국제과학논문색인(SCI)에 등록된 논문 수가 세계 10위권 수준인 만큼 크게 신장하였으나, 2007년부터 2012년까지 5년 동안 우리나라의 국제과학논문색인(SCI)에 등록된 논문 1편당 피인용 횟수는 4.31회로 상위 50개국 중 32위 수준에 그치고 있다. 이는 연구개발 성과 평가의 평가 지표로 논문의 수, 특허의 수가 활용되면서 결과적으로 양적 팽창이 이루어졌지만, 질적 수준을 등한시하는 풍조가 만연되었다고 볼 수 있다. 미래 연구개발사업의 혁신을 위해서는 연구자가 도전적 연구를 신명나게 하면서, 원천기술 확보와 성과의 질적 수준이 향상될 수 있도록 평가시스템을 선진화해야 한다.

3) 국가연구개발사업의 관리

국가연구개발사업의 관리는 기업과 같이 명확한 목표를 가지고 연구개발(R&D)시스템을 프로젝트 관리에 초점을 맞추는 것이 필요하다. 혁신 프로세스 관점에서 볼 때, 정보수집이나 연구기획을 통해 아이디어를 창출하고, 이를 토대로 연구개발 계획서가 작성된다. 이 계획서를 근거로 문제해결을 위한 연구개발 활동이 진행되며, 이 과정에서 연구개발 목표의 관리, 핵심기술 획득 방안, 자원 관리 등의 과제 관리 활동이 이루어진다.

연구개발 활동을 통해 기술혁신이 발생하고, 기술습득이 이루어지면 연구개발 결과에 대한 평가가 이루어진다. 이를 실용화하고 확산하기 위한 활동이 요구되며, 궁극적으로는 이러한 혁신과 기술습득이 경제적으로 어떠한 파급효과를 유발할 것인지에 대한 분석이 이루어진다. 이러한 것을 관리 프로세스에서 보면 연구개발 기획, 연구개발 과제 선정, 연구개발 과제관리, 연구개발 결과평가, 기술이전 및 사업화, 산업화를 통한

329) 2013년 하반기에 기관장이 취임한 출연(연)부터 경영성과 계획서를 수립하였고, 2015년 상반기에 중간 컨설팅 평가가 처음 실시되었으며, 2016년 상반기부터 종합평가가 실시되고 있음

330) 이상엽, 「R&D 분석 평가 조정 및 성과관리 가이드라인 작성 연구」, 한국과학기술기획평가원, 2008년, pp.47~76.

이윤창출 등으로 연계되는 것을 알 수 있다.

연구개발 사업의 관리에서 핵심요소는 사업 전략, 과제·사업 관리, 인력·조직 관리에 있다. 이를 지원하기 위해서 아이디어 창출, 기술정보 관리, 연구개발 예산배분, 연구 네트워킹, 핵심역량 관리, 지적재산권 관리, 기타 연구지원 시스템 구축 등의 실질적 활동이 필요하다. 이러한 관리체계에 영향을 주는 변수로 국가발전 전략과 과학기술 정책, 기술 예측과 탐색, 기술발전 동향 등이 있고, 산업과 시장의 수요와 경쟁분석을 통한 동향 파악 등이 필요하다. 물론 산업 인프라와 과학기술 행정체계, 사회문화 여건 등도 함께 고려되어야 한다.

우리나라 연구개발 사업의 관리체계는 지난 50여 년간 선진기술을 도입하여 이를 우리나라 실정에 맞도록 개량하여 적용하는 추격형(catch-up) 기술 개발 전략과 함께 형성되었다. 1980년대까지 선진국 제품을 보고 베껴서 빠르고 싸게 제품을 만들어내는 기술 개발이 연구개발의 주된 방향이었다. 1990년대에는 기 습득된 기술을 개량하여 기존 제품의 성능을 향상하는 응용·개발 중심의 연구개발이 주를 이루었다. 선진국 기술을 추격하는 기술 개발은 자국의 기술 역량이 증대되지 않을 경우, 종속과 낙후라는 결과가 나오므로 1997년부터 우리 고유의 기초원천 기술을 확보하기 위한 창의적 연구진흥 사업을 추진하게 되었다. 2000년대에는 국가지정 연구실 사업과 21세기 프론티어 연구개발 사업 등 창조적·독창적 기술혁신을 통해 핵심원천기반기술을 개발하여 경쟁력을 강화하는 연구개발을 추진하게 되었다.

우리나라 연구개발 사업은 초기에 정부 출연연구기관을 중심으로 추진되었고, 이후에는 정부 출연연구기관을 중심으로 산업계·학계와 협동연구체제가 강화되었다. 1994년부터 연구 성과 확산사업 등으로 실질적인 산·학·연 협동연구가 촉진되었고, 2005년에는 대형 국가연구개발 실용화사업이 추진되면서 성과 중심의 사업 관리가 이루어졌다.

연구개발 과제의 측면에서 보면 특정 연구개발 사업 초기에는 대부분 소규모 단위 과제 중심이었으나, 이후에는 목표지향적인 대형과제로 변화하였다. 1989년에는 국책 연구개발 사업 중장기 발전계획을 수립하여 600여 개의 단위 과제로 추진되던 연구개발 사업을 61개 국책 중점과제로 대형화하는 시도가 이루어졌고, 1992년에는 선도기술 개발 사업, 1999년에는 21세기 프론티어 연구개발 사업 등과 같은 장기 대형복합과제 중심으로 변화하였다. 이러한 연구개발 사업의 변화에 따라 사업 관리도 과제 위주에서 사업 관리 중심으로 변화하였다.

1980년 이후 민간 주도의 과학기술 투자가 확대된 것은 정부의 적극적인 기술 개발

지원 제도가 중요한 역할을 하였다. 여기에는 조세지원과 금융지원, 정부 구매, 연구인력 병역특례 제도 등이 포함된다.

연구개발에 대한 조세지원 제도는 1981년 세제 개편을 계기로 정비되기 시작하였다. 1981년에 기술개발 준비금의 적립과 관계없이 연구개발과 인력 개발에 대한 세액공제 제도가 신설되었고, 기업의 연구소용 부동산에 대한 지방세 감면, 기술 개발 선도물품에 대한 특별소비세 잠정세율 적용, 외국인 기술자에 대한 소득세 면제 등이 이루어졌다. 1982년에 민간연구소에 대한 기술 개발 지원을 더욱 강화하기 위해 연구개발용품에 대한 관세 감면, 연구용 견본품에 대한 특별소비세 면제 등도 이루어졌다. 이후에는 기술 개발 준비금 제도의 사용 범위가 확대되고 절차도 간소화되었으며, 기술 및 인력 개발비에 대한 세액공제 대상 범위와 연구개발용품에 대한 관세 경감이 확대되었고, 연구시험용 시설투자에 대한 세액공제 대상 범위가 현실화되었다. 또한, 기술 개발준비금 적립한도를 크게 확대하고, 기술 및 인력 개발비의 증가투자분에 대한 세액공제 및 이월공제 허용 제도를 도입하여 우리나라 연구개발 관련 세제 지원이 크게 향상되었다. 1988년에는 조세 지원 한도 적용대상에서 기술 개발준비금과 기술·인력 개발비 세액공제를 제외하였고, 연구시험용 시설 투자와 신기술기업화 투자의 경우 세액공제 또는 특별상각을 선택할 수 있게 하였다.

2010년대는 선진국을 추격하던 단계에서 벗어나 새로운 과학기술을 창출하는 기술 혁신 전략을 추진하고 있다. 혁신형 연구개발 전략은 불확실하고 복잡한 현실에서 해결책을 알 수 없거나, 모호한 문제를 대상으로 연구개발이 추진되므로 수요자 중심과 절차적 정당성이 효율성보다 강조된다. 연구개발이 경로 탐색과 경로 창출로 구분되면서 전자는 새로운 혁신문제 정의, 후자는 새로운 혁신문제 풀기로 문제의식이 달라졌다. 혁신형 연구개발 전략에서는 새로운 지식과 기술의 창출능력이 필요하고, 독창적·기초적인 분야의 지식과 기술이 연구 성과의 핵심을 이루므로 지식과 지식, 지식과 기술 간에 고도의 통합 능력이 요구된다. 정부가 연구개발 관리를 혁신형으로 전환하기 위한 정책적 노력은 2004년부터 추진된 국가기술혁신체계(NIS) 구축을 사례로 들 수 있다.

21세기 지식기반 경제시대에 들어서면서 세계 각국은 과학기술력을 기반으로 하는 국가경쟁력 강화에 부심하고 있고, 기술 혁신은 노동·자본 등 요소 투입의 양적 증대에 의한 성장전략의 한계를 극복할 새로운 성장엔진으로 주목받고 있다. 연구개발 관리 체계를 혁신하여 연구개발을 통해 가치를 창조할 수 있는 기술을 확보하는 방식으로 전환해야 한다.

7 연구개발사업과 연구윤리

연구윤리는 연구자가 연구를 수행하면서 지켜야 할 원칙이나 행동양식을 말한다. 연구윤리는 연구자가 정직하고 정확하며 성실한 태도로 바람직하고 책임 있는 연구(desirable and responsible conduct of research, RCR)를 수행하기 위해 지켜야 할 윤리적 원칙과 행동양식을 말한다. 연구윤리가 다루어야 할 범위에 대해서는 논자에 따라 차이를 보이고 있다. 미국의 경우 연구진실성에 초점을 두어 책임 있는 연구(responsible conduct of research, RCR) 연구윤리 범위를 설정하고 있다. 따라서, 본인은 물론 다른 연구자들의 연구 활동에 피해를 주지 않는 책임 있는 행위를 강조한다. 따라서 책임성과의 연관관계가 비교적 분명한 위조(fabrication), 변조(falsification), 표절(plagiarism)만을 연구부정행위(research misconduct)로 정의한다. 이것은 사법체계를 통한 문제해결이 발달한 미국의 공판주의의 산물이다.

반면에 유럽에서는 좋은 과학연구(good scientific practice, GSP)로 연구윤리를 설명하고 있다. 즉 정직하고 합리적이며 자율적인 연구풍토의 조성을 이상향으로 간주하며 바람직한 연구활동의 실천을 강조한다. 바람직한 연구활동의 시각과 기준이 다양할 수 있기 때문에 미국에 비해 포괄적이라고 할 수 있다. 즉, 미국은 연구의 내용과 결과의 진실성에 초점을 두는 반면에 유럽에서는 아이디어 도출 및 지원서 작성부터 최종 연구결과가 도출되는 연구의 전 과정에서 윤리적인 원칙을 적용해야 한다는 것으로 볼 수 있다.

따라서, 연구윤리에서 다루어야 할 범위를 연구진실성 확보를 위한 위조, 변조, 표절 문제로 국한한다면 범위가 너무 좁아진다. 따라서, 연구윤리의 범위를 ① 연구의 진실성 ② 논문 저자 표시 등 공로배분의 공정성, ③ 연구실 문화의 민주성, ④ 특정 연구대상이나 연구방법에서의 윤리성, ⑤ 과학자의 사회적 책임성 등과 같은 5가지로 종합하는 것이 무난하다고 할 수 있다[331].

연구윤리 중에서 연구비 부정은 연구 부정행위(research misconduct)와 연구비 부정집행(Research grant fraud)으로 나눌 수 있다. 미국에서는 두 행위에 대해 "부정청구방지법"을 적용시켜 강한 법집행을 하고 있다[332].

---

331) 김길수, 「연구윤리 정착을 위한 정책방향에 관한 연구」, 2014, pp.2~3.
332) 이효빈·김해도, 「연구비 부정 처리 사례 비교 연구」, 2017, p.1.

〈연구비 부정 사례①〉

[단독] 줄줄 샌 국책연구비… 4년여간 1900억원

'불량연구' 교수 무려 1243명…회수된 돈 고작 29억원 불과

불량연구자 제재 인원별 대학 순위

(단위: 명, 건, 원)

순위	대 학	인원	건수	금 액
1	서울대	49	44	30억0021만6000
2	연세대	33	35	41억1370만2273
3	고려대	26	30	11억1856만6000
4	인하대	20	10	11억6718만2000
5	경희대	19	17	7억0681만9000
6	부산대	17	19	5억6880만4000
7	성균관대	16	18	5억5606만7000
8	한국외대	15	16	4억5378만6000
9	한양대	14	15	73억3604만9000
10	이화여대	13	14	193억7527만7750

*이화여대·한양대는 각각 180억원·69억원 프로젝트가 1건씩으로 금액의 대부분을 차지

〈자료: 한국연구재단, 새정치민주연합 박홍근 의원〉

교육부와 미래창조과학부로부터 국책연구를 따낸 뒤 과제를 제대로 이행하지 않은 불량 연구교수가 지난 4년여간 1243명에 달하는 것으로 나타났다. 교육부와 미래부는 이들에게 정부예산 1933억원을 지급했으나 '연구과제불량' 판단을 내리고도 연구비 29억여원(1.5%)만 회수했다. 교육부와 미래부는 이들을 불량 연구자로 지정하고도 대부분 1~3년 간 국책과제 참여 제한이라는 솜방망이 제재를 내렸을 뿐이다.

국민일보는 한국연구재단이 관리하고 있는 '국가 연구개발 참여 제한자 현황'을 입수해 12일 불량연구자 실태를 분석했다. 참여 제한자 현황은 교육부와 미래부가 불량 연구를 이유로 2010년 이후 국가 연구개발 사업에서 배제한 전력이 있는 대학교수 등 연구자 1243명 명단을 포함하고 있다. 자료는 새정치민주연합 박홍근 의원의 협조를 받아 입수했다.

이들 '불량 연구자들'에게 투입된 예산은 1933억2123만원이었다. 문제가 드러난 뒤 회수된 연구비는 29억4685만원에 그쳤다. 이는 연구재단이 관리하는 국책과제만 따진 금액이다.
산업통상자원부 등 연구개발 과제를 수행하는 다른 부처까지 합할 경우 불량 연구자 리스트와 부실연구 지원금액은 대폭 늘어날 것으로 예측된다.

현재 국책과제 참여제한 조치가 만료되지 않아 블랙리스트에 올라 있는 교수는 서울대가 49명으로 가장 많았다. 연세대(33명) 고려대(26명) 등이 뒤를 이었고 주요 10개 대학에 220명이 몰려있었다(표 참조).

연구재단은 불량연구 유형을 △연구결과불량 △연구개발비 용도 외 사용 △연구개발 과제수행포기 △부정한 방법으로 연구수행 △그 외 법령 및 협약 위반 등 6가지로 분류했다. 연구결과불량을 이유로 제재를 받은 연구자가 930명(투입 예산 1007억원)으로 가장 많았다. 연구개발비 일부를 다른 용도로 썼다가 적발된 경우가 53명(275억원)이었다. 과제를 중도에 포기한 연구자들은 6명(20억원)이었다. 부정한 방법으로 연구를 수행했다 적발된 연구자도 1명(7억6000만원) 있었다. 그 외 법령이나 협약 위반으로 적발된 연구자는 272명(621억원)이었다. 연구결과불량으로 분류된 연구자는 나쁜 성과를 낸 경우도 있지만 기한 내 연구 결과물을 내지 않은 경우가 대다수다. 연구결과불량으로 분류된 교수들은 1~3년 동안 연구개발 과제에 참여하지 못한 게 불이익의 전부다.

출처 : 국민일보(2014.10.13.)

〈연구비 부정 사례②〉

보도자료 남윤인순 국회의원 (민주당·보건복지위)	ㅇ 제공일 : 2013년 10월 17일 (목) ㅇ 내 용 : 질병관리본부 국정감사 자료 ㅇ 담 당 : 김봉겸 보좌관, 홍준택 비서관 의원회관 748호 ☎ 784-5981, 788-2202 www.nisoon.co.kr
"치유와 대안의 새로운 정치를 펴겠습니다"	

"질병관리본부 국가연구비 줄줄샌다"

'09~'10 시험연구비 80여억원 내부과제 편성 않고 무단지출

'09~'12 내부연구과제 예산집행 '주먹구구' … 연구계획서와 관련 없는 예산지출 부지기수, 연구 미참여자에 인건비 지급, 연구비로 농협상품권도 구매 … 계약직에 예산배정업무 맡겨

남윤인순의원 "복지부는 감사 요청 '묵살', 특별감사 필요"

"내부연구 감시체계 마련, 연구비카드제·외부회계감사 의무화해야"

질병관리본부가 국가연구비를 주먹구구식으로 집행하여 예산을 낭비하고 있으나, 보건복지부는 관리감독을 태만히 하고 있다는 주장이 제기됐다. 질병관리본부는 연구원들이 가짜 시약을 납품받은 뒤 대금을 지급하는 방식으로 거액을 챙긴 혐의로 지난달 실형을 선고받은 바 있는 곳이다.

민주당 남윤인순 의원(보건복지위·비례대표)은 17일 국회보건복지위원회의 보건복지부와 질병관리본부에 대한 국정감사 질의에서 "질병관리본부의 2009년 이후 국가연구비 집행실태를 집중적으로 조사한 결과 내부연구에 전액 투입해야 할 내부연구비를 연구와 관련 없는 용도로 무단으로 배분해 집행하였으며, 정상 배분된 내부연구비 또한 참여연구자가 아닌 자에게 인건비와 여비 등을 지급하고, 내부연구과제와 직접 관련성이 없는 국내와 학회 참석비로 지급하며, 심지어 내부 연구비로 배정받은 후 외부연구기관에 하청을 주기도 하고 상품권을 구매하는 데 사용하는 등 주먹구구식으로 집행하는 사례가 적지 않았다"면서 "보건복지부와 감사원은 질병관리본부의 국가연구비 집행실태에 대해 특별감사를 실시해 책임자를 문책하고, 부당하게 사용한 연구비를 환수해야 하고, 내부연구 감시체계 마련과 연구비 카드제 도입 등 종합적인 개선대책을 수립해야 한다"고 촉구했다.

2017년 3월 7일 국무조정실 부패척결추진단이 7개 정부 부처와 합동으로 2016년 10월부터 2017년 1월까지 국가연구개발 예산 5천억 원 이상인 7개 부처, 34개 주요 사업을 대상으로 표본 점검을 실시하였다. 그 결과 연구비 부정사용 등 167건(부정사용액 203억 원)의 위반사항을 적발[333]하였다. 또한, 2018년에는 과학기술정보통신부가 2013년부터 5년간 국가 연구개발(R&D) 사업비로 외국의 W학회·O학회 등 부실학회에 참가하여 직무윤리 위반, 연구비 부정사용, 연구부정 등을 저지른 정부출연연구기관·4대 과학기술원 등의 연구자 398명 중 251명에게 해임부터 주의까지 징계 조치를 하고, 학회 참석 비용 14억 5천만 원을 회수[334]하기로 하였다.

미국에서는 연구비 부정을 저질렀을 경우, 미국 연방법에 의해 민법적 또는 형사적 처벌을 받게 된다. 미국의 연구비 부정은 연구비를 부정 청구(false claim)한 것뿐만 아니라 연구 부정행위(research misconduct)까지 광범위하게 포괄한다. 미국에서는 연구비 부정에 대한 규정을 따로 적시하지 않지만, 연방정부 돈과 관련한 모든 부정행위는 연방법인 부정청구방지법(False Claims Act, 31 U.S.C. §§3729-3733)을 적용하고 있다.

부정청구방지법에서 법적 책임(Liability)에 나오는 부정 청구에 정의를 살펴보면, '고의로 정부에 부정청구를 하거나, 정부로부터 금전적 이익을 취하기 위해 기록이나 문건을 조작하는 행위[335]' 또는 '정부에 대한 불입(拂入)을 피하기 위해 고의로 부정한 행위[336]'를 하는 경우로 정의하고 있다. 미국의 대부분 연구자들이 정부기관으로부터 연구비를 지원받고 있기 때문에 연구비 부정 집행의 대부분은 부정청구방지법으로 다스려진다.

연구 부정행위의 경우, 연구비 부정 집행과는 구분되는 행위이다. 연구 부정행위는 조작, 위조, 표절로 구분된다. 이 세 가지 부정행위를 바탕으로 연구자가 연구논문을 출판한 경우에는 '연구부정행위에 관한 연방 정책(Federal Policy on Research Misconduct)'에 의해서 연구자·연구기관·연구비 지원기관 등이 합의하여 사건에 대한 결론을 짓는다[337].

우리나라의 경우에는 연구부정행위와 연구비 부정 사용에 대하여 「과학기술기본법」 제11조의2에 따라 '중앙행정기관의 장은 국가연구개발사업에 참여한 기관, 단체, 기업,

333) 동아사이언스, 2017.3.7, "교수가 학생 25명 인건비 1억 꿀꺽... 연구비 부정 167건 드러나"
334) SBS, 2018.12.20, "국가연구비로 부실학회 참가한 398명 출장비 14억 원 회수"
335) any person who knowingly submits a false claim to the government or causes another to submit a false to the government
336) to avoid having to payment to the government
337) 이효빈·김해도, 「연구비 부정 처리 사례 비교 연구」, 2017, p.2.

연구책임자·연구원 또는 소속 임직원에 대하여 연구부정, 사용용도 외 사용 등의 사유가 발생하는 경우 국가연구개발사업의 참여를 제한할 수 있다'고 명시되어 있다. 또한 연구비를 사용 용도 외의 용도로 사용한 경우에는 사용 금액의 5배 이내 범위 내에서 제재부가금을 부과할 수도 있다[338]. 그러나, 우리나라의 경우는 부정적발사례는 수천 건에 달하나, 사법처리까지 가는 경우는 매우 드물며, 처벌 수위가 솜방망이라 연구자들이 이에 대한 경각심이 부족하다[339].

미국은 연구윤리 실천에서 법 규정 준수가 핵심적인 위치를 차지한다. 미국에서는 연구자들이 연구 성과의 압력 하에서 부정행위를 저지르기 쉬운 환경이 조성되었는데, 1970~80년대에 대형 연구부정 행위가 사회적 문제로 부상하면서 20세기 후반부터 연방정부 차원의 법 규정이 증가하고 있다. 특히, 연구 진실성에 관한 미국 연방정부의 정책이 본격화된 것은 2000년 12월 6일 연방과학 및 기술정책실에서 '연구부정행위에 대한 미국 연방정부의 정책'을 공포한 이후이다. 미국에는 연구윤리에 관한 다양한 법 규정이 있으며, 대학과 연구자는 우선적으로 이들을 준수해야 할 책임을 지니고 있다. 대학에는 이런 다양한 법 규정과 주·시의 법 규정을 통일적으로 관리하는 '연구윤리준수담당 부학장보' 등의 직책, 부서가 있고, 학생들 리포트의 표절 검색을 위한 프로그램을 개발해 가동시키고 있다.

영국도 연구윤리의 중요성이 최근 더욱 강조되어, 정부와 관련 기관의 지원이 증대되는 추세에 있다. 영국 정부는 연구윤리의 다양한 측면을 2001년부터 '연구 거버넌스(research governance)'라는 포괄적 개념으로 제시하고 있다. 이는 미국의 연구 관련 법 규정 준수와 성격이 비슷하나, 미국과는 달리 연구윤리 감독에 지침과 강령이 사용되고 있다는 차이가 있다. 연구윤리의 표준이 정부에서 의뢰한 위원회의 지침과 보고서의 형태로 제시하기 때문에 지침의 도입·운영에 유연성이 있으며, 일선 대학은 지침의 기본 골격을 받아들이면서 각자의 실정에 맞는 연구윤리 정책 및 체계를 수립해 운영한다. 따라서, 연구 부정 행위에 대한 구체적 절차가 대학마다 다양하다. 또한, 영국도 연구자의 연구 성과를 중시하지만, 미국 등과 달리 외형적 업적을 곧바로 연구자에게 승진, 연구비 등의 형태로 보상하는 정책을 취하지 않는다. 그런 정책은 연구부정행위나 연구부적절행위를 유도하고 바람직한 연구풍토를 저해한다고 보기 때문이다.

프랑스는 연구윤리에 대한 시스템이 체계적이지 않다. 대규모 국가 연구기관에는 연구부정 행위에 대한 정책이 있고, 법적으로 마련된 국가생명윤리위원회가 주요 사안을 결정

338) 이효빈·김해도, 「연구비 부정 처리 사례 비교 연구」, 2017, p.3.
339) 이효빈·김해도, 위의 책, p.1.

한다. 이는 연구부정행위가 사회적 이슈가 된 적이 없을 정도로 연구윤리가 잘 실천되고 있기 때문에 가능한 것으로 보인다. 프랑스 대학이나 연구원은 직업 안정성이 보장되어 연구부정행위를 통해 잃는 손실이 매우 크기 때문에 굳이 연구부정행위를 저지를 이유가 없다.

독일은 정부 차원의 연구윤리 관리기구가 존재하지 않지만, 헤르만-브라흐 사건(1998) 이후 독일연구재단 총회에서 '우수한 과학행위 규정'을 채택하여 이 재단의 연구지원기금을 받는 수혜자들은 모두 이 규정을 준수해야 하며, 이 재단의 연구비 지원을 신청하고자 하는 대학과 연구기관은 규정 16항 중 1~8항을 준수하기 위한 제도적 규정을 만들어야 한다.

일본은 산업기술총합연구소와 이화학연구소에서 자체 연구윤리 규정을 마련하고, 일본 문부과학성 차원에서 '연구부정행위 대응 지침'(2006)을 제정·발표하였다. 일본학술회의에서는 2005년 '과학에서의 연구부정행위와 그 방지책'이라는 지침서를 배포하였으나, 각 연구소 및 기관에 제대로 반영되지 않자 2006년 '과학자의 행동규범'과 '과학자의 행동규범의 자율적 실현을 위하여'를 검토·보완하여 2006년 성명서를 공표하였다. 여기서 과학은 자연과학에 한정되지 않는 넓은 개념이다. '과학자의 행동규범'에는 과학자의 책임, 과학자의 행동, 지속적인 자기연마, 설명과 공개, 연구활동, 안전한 연구환경의 조성, 법령의 준수, 연구대상의 보호, 과학자들 사이의 올바른 관계, 차별의 배제, 이해갈등의 회피 등 11개 조항으로 간명하게 구성되어 있으며, '과학자의 행동규범의 자율적 실현을 위하여'는 이 11가지 원칙을 실천하기 위한 사회적 요구조건 8개 항으로 이루어져 있다[340].

우리나라도 과학기술정보통신부는 연구윤리 확립을 위해 연구비 횡령, 부당한 논문저자 표시, 특허 부당이전 등 관행적인 연구부정을 근절하기 위한 대책을 마련해야 한다. 연구윤리를 확립하기 위해서는 연구계획서 외부 평가, 연구노트 의무 작성 및 외부 상시감사 등 체계적인 관리제도를 마련해야 하고, 연구부정행위에 대한 제재 기준을 강화하고, 연구기관의 연구윤리 관리를 강화하는 등 연구계의 건강한 연구실 문화 조성을 위한 다양한 대책을 강구해야 한다. 정부도 2018년 12월에 연구비 부정을 저지른 연구자를 국가 연구개발에서 사실상 배제하는 '국가 연구개발(R&D) 제재조치 가이드라인을 발표'하기도 하였다.

이 가이드라인에 따르면 실수·부주의에 따른 부적절한 연구비 집행과 서류조작, 업체와 담합, 학생인건비 갈취 등 악의적인 연구비 횡령을 구분해 이 중 부정 집행을 주도한

340) 홍성욱, 「과학기술계 연구윤리 정립노력 활성화 지원방안 연구」, 서울대학교, 2007.8, pp.33~35.

연구자의 경우 참여기간 제한을 모두 합산해 적용키로 했다. 예를 들어, 5년 과제 2건과 3년 과제 1건에서 부정행위가 발견되면 13년간 국가 R&D 참여가 제한된다. 참여 제한을 받은 연구자가 또 다른 연구책임자를 맡을 경우에도 해당 과제는 조기 해약되고, 참여 연구원으로 참여한 경우엔 해당 연구에서 배제하도록 했다. 또한, 연구윤리 확보를 위해 위변조, 표절, 부당한 저자 표시, 부당한 중복게재, 조사방해 행위 등 7가지 연구부정 행위에 고의적이고 반복적인 부실학회 참가를 제재 심의 대상인 연구부정 행위에 포함하였다. 일부 연구기관이 부정 사용된 연구비에 대한 환수를 고의적으로 하지 않고 있다는 지적에 따라 연구기관이 환수금 납부를 책임지도록 명문화했다.

8 보건복지부 연구개발 사업

보건복지부는 1994년 11월 보건의료기술 혁신 방안을 수립하고, 보건산업을 국민건강 증진과 고부가가치 국가전략 사업으로 육성 발전시키기 위해 1995년 12월 「보건의료기술 진흥법」을 제정하였다. 이에 근거하여 의과학, 의약품, 의료기기, 식품, 보건의료 정보 분야 등에 대하여 연구 과제를 선정하여 출연금 형태로 연구비를 지원하는 보건의료기술 개발 사업을 추진하였다.

보건의료기술진흥사업은 1995년에 128억으로 시작하여 2001년에는 662억 원으로 증가하였고, 2018년에는 4,657억원 규모로 추진되고 있다[341]. 2001년에 보건의료 기술연구개발사업에 388억 원, 신약개발연구지원사업에 90억 원, 천연물신약개발사업에 30억 원, 의료공학융합기술개발사업에 100억 원, 한방치료기술개발사업에 25억 원 등이 투자되었다[342].

2010년 이후 보건의료산업은 미래에 가장 크게 성장 가능한 분야로 주목받고 있다. IT·BT·NT 융합과 맞춤·예방 의료 시대의 도래에 따라 막대한 규모의 세계 시장이 열리는 등 미래 지속적 성장 유망 분야로 인식되고 있다. 또한, 고용 유발 효과가 높은 양질의 일자리 중심의 혁신경제 실현의 핵심 분야이고, 인구고령화와 만성 질환 증가, 건강·웰빙에 대한 욕구의 증대 등으로 과학기술을 통한 삶의 질 향상을 추구하는 정책 패러다임 변화에 부응하는 분야라고 할 수 있다.

보건복지부는 1995년부터 2014년까지 20년간 총 2조 7,383억 원의 정부 연구개발비를 투자하여 보건의료 산업을 국가 전략산업으로 육성·발전시키기 위해 노력하고 있다.

---

341) 한국보건산업진흥원, 「보건의료기술진흥사업 추진체계 개선방안」, 2001, p.133.
342) 한국보건산업진흥원, 위의 책, pp.112~115.

보건복지부의 연구개발 사업은 한국보건산업진흥원이 관리하는 '질환 극복 기술 개발 사업', '첨단 의료기술 개발 사업' 등 17개 사업, 질병관리본부가 관리하는 '만성병 관리 기술 개발 연구'와 '여성 건강 융복합 기반기술 개발 연구' 등 8개 사업, 국립암센터가 관리하는 '암정복 추진 연구개발 사업' 등 2개 사업, 첨단의료산업진흥재단의 '첨단의료 원스톱지원 사업' 등으로 구성되어 있으며, 의약품, 의료기기, 의료서비스, 식품, 화장품, 한의약 등의 개발 및 성능 향상을 위한 연구개발을 지원하고 있다.

[표 4-21] 2019년 보건복지부 연구개발 사업

회계	세부사업명	'18(A)	'19(안)(B)	비고
	합 계	4,657	4,631	
일반	정신건강 문제해결 연구	–	35	·알콜중독, 자살예방 11억 ·코호트 구축 및 활용 14억
일반	환자중심 의료기술 최적화 연구사업	–	60	
일반	바이오메디컬 글로벌 인재양성	–	60	·석, 박사 과정 23억 ·박사학위 소지자 35억
일반	인공지능 신약개발 플랫폼 구축	–	25	·과기부–복지부 공동 사업
일반	의료데이터 보호·활용 기술개발	–	37	·빅데이터 활용 기반 10억 ·블록체인 등 활용 10억 ·디지털헬스케어 효과검증 13억
일반	첨단의료복합단지 미래의료산업 원스톱 지원	–	19	·합성 IT기반 9억 ·바이오 BT기반 9억
일반	스마트 임상시험 플랫폼 기반 구축사업	–	28	·첨단 융복합 임상시험 기술개발 사업 27억
일반	마이크로 의료로봇 상용화 플랫폼 개발사업	–	57	·공통 기반 기술개발 22억 ·제품 실용화 33억
일반	혁신형 의사과학자 공동연구사업	–	19	·선도혁신형 8억 ·지역거점혁신형 11억
일반	돌봄로봇중개연구 및 서비스모델개발	–	13	·중증장애인, 거동불편노인, 안전평가기준 연구 등
일반	CDM 기반 정밀의료 데이터 통합 플랫폼 기술개발	–	35	·공공목적 활용 연구 30억 ·표준마련 및 규약개선 4억
기금	미세먼지 기인 질병대응연구	–	33	·질병치료 및 중재연구 22억 ·분석 및 연구인프라 구축 10억
일반	연구자주도 질병극복연구	93	147	·심화연구 신규과제 19억 ·면역중개연구(신규) 10억
일반	국가치매극복기술개발	79	120	·돌봄부담경감, 영상진단, 진단 및 치료제 개발 신규 23억

(계속)

회계	세부사업명	'18(A)	'19(안)(B)	비고
일반	연구중심병원육성	300	340	·우수병원 인센티브 30억
일반	공익적 질병극복연구지원사업	38	60	·저출산 대응 기술개발 신규과제 15억 원
일반	한의기반융합기술개발	20	36	·난치성 질환 대응 기술개발 신규과제 5억 원 ·제품기술개발 신규과제 8억 원
일반	라이프케어융합서비스 개발사업	64	82	·커뮤니티케어 서비스개발 신규과제 5억 원
일반	심혈관계질환 첨단의료기술 가상훈련시스템 기술개발	7	7	
일반	인공지능바이오로봇 의료융합 기술개발	28	28	·과기부–복지부–산업부 다부처 사업
일반	혁신성장동력프로젝트(복지부)	141	113	
일반	범부처전주기 신약개발사업(복지부)	110	95	
일반	포스트게놈 다부처 유전체사업	112	101	
일반	국가 항암신약개발사업	146	142	
책특	국립재활원 재활연구개발용역사업	47	54	·중개연구 신규과제 5억 원
일반	공공백신개발·지원센터 건립 및 운영 * 질본	91	190	·설계 및 건립비
일반	국가 보건의료 연구인프라 구축 * 질본	132	136	·장애극복을 위한 난치성질환 치료기반구축 14억
기금	만성병 관리기술 개발연구 * 질본	105	112	·생활위험인자기인 만성 질환 연구 9억
기금	보건의료생물자원종합관리 * 질본	52	52	
기금	감염병 관리기술 개발연구 * 질본	204	204	·미해결 및 만성감염 질환연구 38억
기금	형질분석연구 * 질본	22	22	
일반	암연구소 및 국가암관리사업본부 운영	312	334	·기관고유연구 신규과제 48억 원
일반	사회서비스	5	3	·일몰사업 (계속과제만 지원)
일반	임상연구인프라조성	367	237	
일반	양·한방 융합기반 기술개발	48	21	
일반	100세 사회 대응 고령친화제품 연구개발	30	28	

(계속)

회계	세부사업명	'18(A)	'19(안)(B)	비고
일반	첨단의료복합단지 기반기술 구축	73	36	
기금	질환극복기술개발	413	300	
기금	의료기기기술개발	291	278	
기금	선도형특성화연구사업	80	52	
기금	첨단의료기술개발	739	521	
기금	감염병위기대응기술개발	285	252	
기금	한의약선도기술개발	172	99	
일반	정신건강기술개발	53	9	·'19년 종료사업

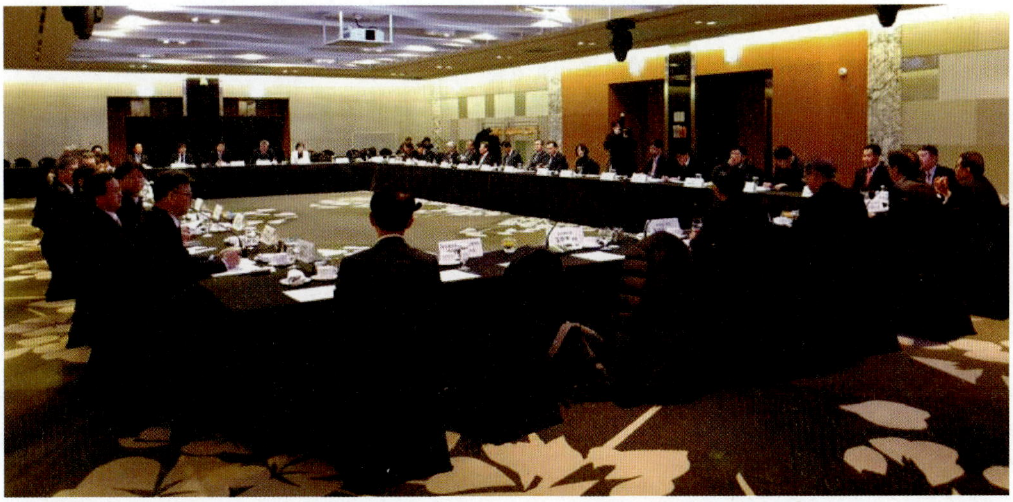

* 사진 : 혁신형 제약기업 간담회, 2019.

제9절 경제적 정책적 타당성 분석

1 타당성 분석의 목적

사업의 경제적 정책적 타당성을 분석하는 목적은 사업이 어느 정도의 타당성을 가지고 있는지를 파악하여 사업에 대한 정확한 이해를 돕기 위함이다. 따라서, 사업에 대한 경제적·정책적 타당성 분석은 사업 추진에 있어서 기본적이고 필수적인 자료로 활용된다.

타당성 분석은 첫째, 사업의 개요와 기초자료를 분석하여 사업의 핵심을 도출하고, 둘째, 수요·편익·비용을 추정하여 경제적·재무적 분석을 실시하여 재원의 흐름을 파악하며, 셋째, 해당 사업과 관련된 정책의 일관성과 추진 의지, 사업 추진의 위험요인, 사업특수평가항목 등의 정책적 분석, 지역적 불균형 상태 등을 파악하여 사업의 국민경제적 타당성을 파악하고, 넷째, 여러 가지 분석기법을 통해 종합적으로 타당성을 분석하는 절차를 진행한다.

일반적으로 타당성 분석은 사업의 배경 및 목적, 사회·경제적 환경 분석, 보건·의료 환경 분석, 관련 법률 및 계획의 검토, 사업의 추진 경위 및 추진주체, 사업의 내용, 사업계획 검토 및 기술성 분석, 건축 사업의 경우에는 사업부지의 적합성과 시설별 사업면적의 적절성 검토, 사업의 기대효과 등으로 구성된다. 기대효과에는 정량적으로 측정할 수 있는 항목에 대해서는 경제적 타당성을 산정하여 제시할 수 있고, 계량화가 힘든 항목에 대해서는 정책 제언으로 제시할 수 있다.

2 경제적 타당성 분석

경제적 타당성 분석은 사업을 예산의 관점에서 세부적으로 분석하고, 사업을 시행할 경우 기대되는 국민 경제적 효과(편익)와 사업에 투입되는 예산을 비교 분석하여 타당성을 검토하는 방법이다. 모든 사업은 한정된 재원을 효율적으로 사용하는 것이므로 투자의 긍정적인 효과와 부정적인 효과를 모두 계량화하여 평가한 후, 그 결과에 따라 선택하는 것이 효율적이다.

경제적 타당성 분석을 통해서 사업이 어느 정도의 경제적 가치가 있는 사업인지를 파악하기 위해서는 건축비, 운영비 비용을 추정할 수 있어야 하고, 수요와 편익도 통계적으로 추정할 수 있어야 한다. 일반적으로 경제적 타당성 분석은 비용-편익 분석이 사용된다.

1) 비용 추정

비용 추정은 현재의 지식과 자료를 토대로 사업을 추진하는 미래의 비용을 추정하는 작업이다. 이는 사업 추진 주체에게 사업에 소요되는 비용을 제시하는 도구가 되므로 사업에 직접 투입되는 비용뿐만 아니라 간접적으로 소요되는 비용까지 모두 포함해야 한다. 비용을 추정하는 방법으로 유사사례 분석, 통계분석, 세부분석, 전문가의견 등이 있다.

(1) 유사사례 분석

유사사례 분석은 과거의 자료가 존재하는 유사한 사업을 비교하여 비용을 추정하는 방법이다. 이 방법은 기존의 유사한 사업의 비용을 토대로 분석 대상사업의 비용을 유추하므로 적은 정보로도 분석이 가능하고 쉽게 이해할 수 있으며, 상세요건을 모르더라도 추정이 가능하다는 장점이 있다. 그러나, 이 방법은 객관적으로 유효성 검증이 어렵다는 단점을 갖고 있다. 따라서, 이 방법은 수집 가능한 자료가 적고, 대략적인 비용 추정이 필요하며, 대조 검토로 비용 추정이 가능할 때 사용된다.

(2) 통계분석

통계분석은 과거 자료의 수학적 관계나 통계학적 특성을 이용하여 비용을 추정하는 방법이다. 이 방법은 비용과 매개변수 간의 수학적 관계를 파악하여 통계적으로 비용을 추정하는 것으로 변수 값을 쉽게 수정할 수 있고, 객관적인 유효성 측정이 가능하며, 불확실성에 대해 통계적 측정이 가능하다고, 편향성이 낮아서 객관적이라는 장점이 있다. 다만, 구체성이 부족하고, 모형을 개발에 별도의 투자가 필요하다는 단점도 있다.

(3) 세부분석

세부분석은 낮은 수준의 기능 또는 요소별로 비용을 계산하고 이를 합산하여 전체 비용을 산출하는 방법이다. 이 방법은 낮은 수준의 상세 정보를 알고 있거나, 제품 생산에 직접 투입되는 노동력을 정확히 추정할 수 있을 때 사용되므로 비용을 추정할 때 실제 생산과정에 소요되는 시간과 작업의 형태를 고려할 수 있다는 장점이 있다. 다만, 기능 또는 요소별 정보가 누락될 가능성이 있고, 분석을 위해서는 상세 설계가 필요하며, 다른 방법에 비해 시간과 노력이 많이 필요하다는 단점이 있다.

(4) 전문가 의견

전문가 의견은 해당 분야의 전문가 의견을 토대로 비용을 추정하는 방법이다. 이 방법은 비용 추정에 필요한 객관적인 자료를 확보하기 어렵거나, 적용할 수 있는 구체적인 방법이 없는 경우에 전문가와 1:1 인터뷰, 회의, 델파이 조사 등을 통해 이루어진다. 이 방법은 비용 추정 결과에 대해 교차검증이 가능하고, 정량적으로 분석이 어려울 때 전문가 관점을 반영할 수 있는 장점이 있다. 다만, 비용 추정 결과가 주관적이고, 신뢰도가 낮을 수 있다는 단점도 내포하고 있다.

2) 비용추정 방법

사업에서 비용 추정은 총비용을 기준으로 한다. 총사업비는 사업기간 중에 소요되는 모든 비용을 의미하지만, 총비용은 총사업비에 사업기간 이후 소요되는 각종 인건비, 경상운영비, 장비 운영유지비 등의 숨은 비용까지 모두 합산한 비용이다. 따라서, 총비용을 추정할 때는 숨은 비용을 모두 확인하여 비용에 포함해야 한다.

비용 항목은 크게 부지 매입 및 조성비, 건축공사비, 부대비용, 사업 운영비, 예비비 항목을 포함한다. 총비용을 산출하는 기간은 30년을 최대기간으로 하거나, 사업목표가 달성되는 기간까지 소요되는 비용을 합산한다.

(1) 부지매입 및 조성비

부지매입 및 조성비에는 토지보상비, 도로부지 매입비 등이 포함된다. 부지매입비는 사업 추진에 필요한 토지 확보에 소요되는 비용이고, 조성비는 부지 조성에 소요되는 비용을 말한다. 용지보상비는 기획재정부의 「예산안 편성 및 기금운용계획안 작성 세부지침」에서 건축·토목공사에 편입되는 토지와 건물의 매입비와 공사로 인한 경영권·어업권·광업권 등의 손실에 대한 보상비로 정의하고 있다.

(2) 건축공사비

사업에 소요되는 건축공사비는 조달청의 「건축유형별 공사비 분석」을 기준으로 공사비를 산정하고, 이 자료에 없는 특수한 경우는 유사 사례를 참조하여 건축공사비를 책정한다. 타당성 분석에서는 건축물의 종류별 세금부과 내역을 산정하기 어렵기 때문에 부가가치세를 제외한 사업비를 비용으로 간주한다.

(3) 부대비용

부대비용은 건축공사를 위해 필요한 기본설계·실시설계 비용, 감리비·측량비, 각종 영향평가 용역비와 조사비, 기타 용역비 등이 포함된다. 측량비와 각종 영향평가 용역비 등 조사비는 각종 측량, 조사, 시험 및 검사 등 추가적으로 소요되는 비용까지 포함해야 하며, 일반적으로 총 공사비의 1%를 반영한다.

(4) 예비비

예비비는 사업 추진과정에서 발생하는 사업비 산출의 오차와 예기치 못한 상황에 대한 사전예방 조치비용을 말한다. 일반적으로 예비비는 용지보상비, 공사비, 부대비의 합계액의 10%를 반영한다.

(5) 장비비

장비비는 대당 3천만 원 이상 장비를 구매할 때 소요되는 비용으로 구입계획서를 기준하며, 1억 원 이상 장비는 구입 타당성과 중복·유사 자체 검토를 실시한 후 계상한다.

(6) 운영비

운영비는 사업준비과정의 운영비, 인건비, 경상운영비, 유지보수비 등으로 구성된다. 인건비는 사업 추진에 필요한 정규직, 비정규직을 모두 포함하는 인건비이고, 경산운영비는 시설 운영에 소요되는 시설유지비와 시설관리비 등이 포함된다. 시설유지비는 건물 청소와 보안, 보험, 안전점검 등에 소요되는 비용이고, 시설관리비는 공공요금, 사무용품 구입 등에 소요되는 비용이다. 운영유지비는 장비의 가동과 유지보수에 필요한 비용이다.

[그림 4-21] 운영비와 유지보수비의 범위

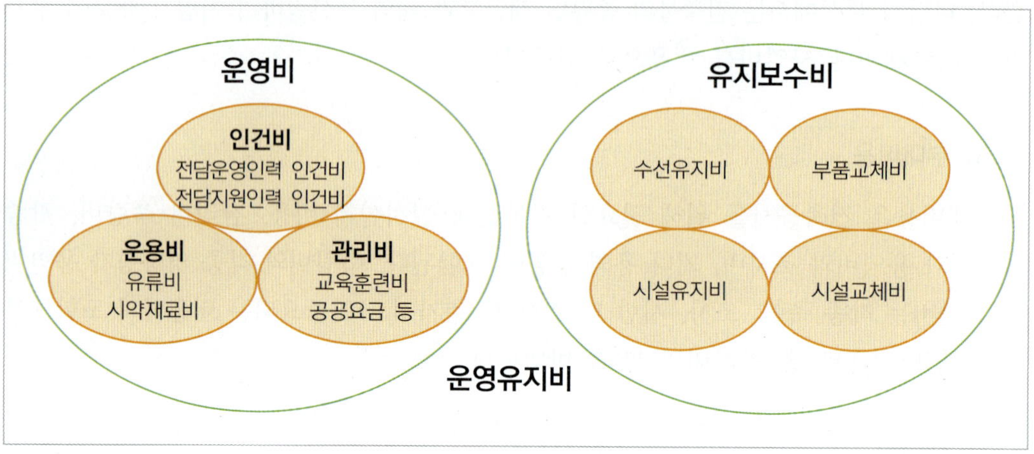

* 출처 : 한국과학기술기획평가원, 「국가연구개발사업 예비타당성조사 수행 세부지침」, 2019.1, p.270.

3) 편익 산정

사업에서 편익은 사업을 추진하지 않았을 때와 사업을 추진했을 때 예상되는 사회 후생적 차이를 말한다. 타당성 분석은 비용과 편익을 비교하여 편익이 클 경우 사업을 추진한다는 후생 경제학에 근거를 두고 있기 때문에 순편익의 발생은 사업 추진으로 인한 손실보다 사업 추진으로 얻는 경제적 후생 개선이 더 크다는 것을 의미한다.

편익은 일반적으로 이용 수요예측을 통해 이루어지며, 크게 2가지로 구분된다.

첫 번째는 실질적 편익과 금전적 편익의 구분이다. 실질적인 편익은 사업을 통해 국민이 실제적으로 받는 혜택을 의미하고, 금전적 편익은 사업 추진에 따른 화폐적 가격의 변화 때문에 발생한 편익으로 순전히 화폐적 현상에 의한 효과이다. 따라서, 타당성 분석에서는 실질적 편익만 고려하고, 금전적 편익은 제외한다.

두 번째는 내부적 편익과 외부적 편익의 구분이다. 타당성 조사에서는 사업 추진에 따른 내부적 외부적 편익이 실질적인 편익이라면 모두 포함해서 산정해야 한다.

보건의료 분야에서 편익은 국민 또는 개인의 건강증진과 국가 생산성 향상 등의 공익적 편익이 대부분이다. 예를 들어, 새로운 신약 또는 의료기기가 개발되거나, 새로운 의료시설이 건축되면 시간 절감과 교통비 절감, 사망률 감소의 경제적 가치 상승, 보건의료 제품이나 의료서비스 향상에 따른 생산성 증가, 중복검사 방지 등을 통한 비용절감, 해외환자 유치를 통한 국내총생산 증가 등의 사회적·공공적 편익이 발생한다.

[그림 4-21] 편익 추정방법 선택과정

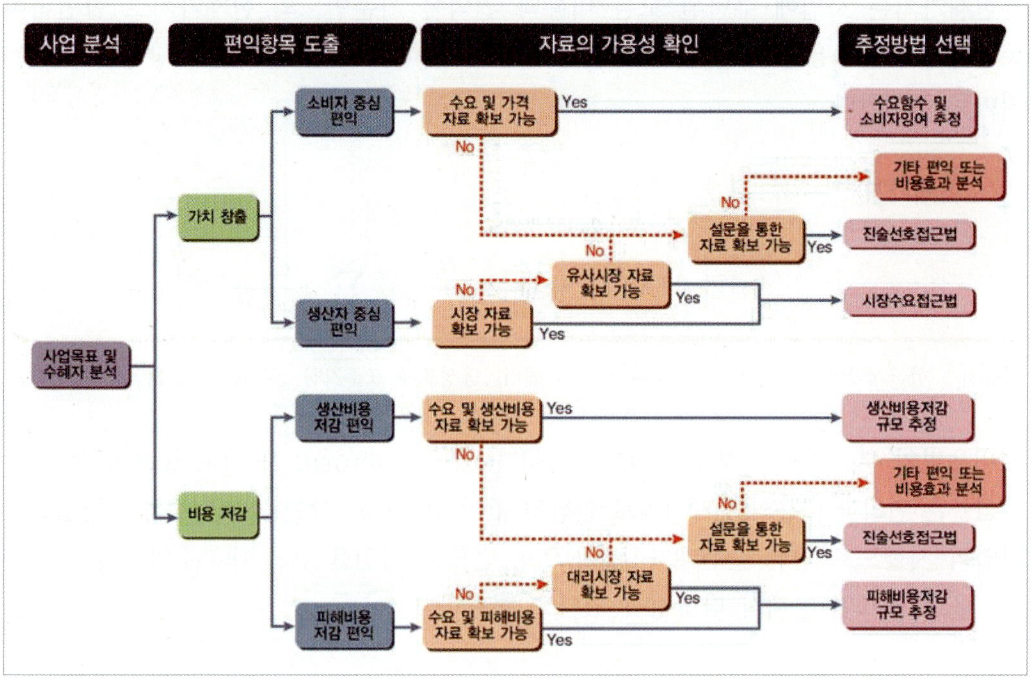

* 출처 : 한국과학기술기획평가원, 「국가연구개발사업 예비타당성조사 수행 세부지침」, 2019.1, p.289.

4) 비용편익 분석

사업의 경제적 타당성을 분석하기 위해서는 비용편익 분석(Cost Benefit Ratio, B/C ratio)이 사용된다. 비용편익 분석은 총편익과 총비용의 비율, 즉 미래에 발생하게 될 비용과 편익을 현재가치로 환산하여 편익의 현재가치(Net Present Value, NPV)를 비용의 현재가치로 나눈 것이다. 일반적으로 편익 대비 비용의 비율이 1.0 이상이면 경제적 타당성이 있다고 판단한다.

〈비용편익 비율〉

$$\text{비용편익비율}(B/C) = \sum_{t=0}^{n} \frac{B_t}{(1+r)^t} \Big/ \sum_{t=0}^{n} \frac{C_t}{(1+r)^t}$$

여기서 B_t : 시점 t에서의 편익
C_t : 시점 t에서의 비용
r : 할인율(이자율)
n : 편익발생년도(분석년도)

* 출처 : 한국개발연구원, 「의료시설부문 사업의 예비타당성조사 표준지침 연구」, 2012.11, p.129.

비용편익 분석에서 순현재가치(Net Present Value, NPV)를 추정하는 것도 중요하다. 순현재가치는 사업에 수반된 모든 비용과 편익을 기준연도의 현재가치로 할인하여 총편익에서 총비용을 제한 값으로 순현재가치가 0 이상이면 경제적 타당성이 있다는 의미로 해석한다.

〈순현재가치〉

$$순현재가치(NPV) = \sum_{t=0}^{n} \frac{B_t}{(1+r)^t} - \sum_{t=0}^{n} \frac{C_t}{(1+r)^t}$$

* 출처 : 한국개발연구원, 「의료시설부문 사업의 예비타당성조사 표준지침 연구」, 2012.11, p.130.

비용편익 분석에서 내부수익률(Internal Rate of Return: IRR)도 중요하다. 내부수익률은 편익과 비용의 현재가치로 환산된 값이 같아지는 할인율 R을 구하는 방법으로 사업의 시행으로 인한 순현재가치를 0으로 만드는 할인율이다. 내부수익률이 사회적 할인율보다 크면 경제적 타당성이 있다고 판단한다.

〈내부수익률〉

$$내부수익률(IRR) = \sum_{t=0}^{n} \frac{B_t}{(1+R)^t} = \sum_{t=0}^{n} \frac{C_t}{(1+R)^t}$$

* 출처 : 한국개발연구원, 「의료시설부문 사업의 예비타당성조사 표준지침 연구」, 2012.11, p.130.

경제적 타당성을 분석할 때 사회적 할인율은 저금리·저성장으로 인한 자본시장의 상황변화 등을 고려하여 5.5%를 기준으로 한다. 분석기간은 건축사업과 의료시설 등에서 일반적으로 30년을 기준하며, 철도사업은 40년간 분석하는 것처럼 사업 목표가 달성될 때까지 장기적으로 분석할 수도 있다. 현재가치 산정 기준연도는 사업 시작 연도의 직전 연도 말 기준으로 비용 및 편익의 현재가치를 산정하고, 적용 환율은 분석 당해연도를 기준으로 한다.

잔존가치는 사업 시설의 내구연수가 얼마인지, 경제적 타당성 분석기간이 얼마인지와 밀접한 연관이 있다. 예를 들어 보건의료 관련 시설의 경우 의료장비와 전산장비가 5년마다 재투자 되고, 나머지는 경상유지비와 운영비만 소요되므로 잔존가치는 용지보상비 중 지장물 보상비를 제외한 비용만 남는다. 따라서, 비용편익 분석에서 이 비용을 잔존

가치로 계상하여 분석 최종연도의 비용에서 공제해야 한다.

경제적 타당성을 분석할 때 편익과 비용의 계산에 많은 불확실성이 내포되어 있으므로 이를 극복하기 위해 민감도 분석(sensitivity analysis)을 시행한다. 일반적으로 민감도 분석은 사회적 할인율을 1.0%p씩 변화하여 분석한다.

3 정책적 타당성 분석

정책적 타당성 분석은 경제적 타당성 분석에는 포함되지 않지만, 사업의 타당성을 평가하는 데 고려해야 할 항목으로 구성된다. 즉 경제적 타당성 분석은 사업 시행으로 인한 국민경제적 효과를 비용과 편익으로 계량화하여 분석하지만, 정책적 타당성 분석은 사업 시행으로 인한 사회적 편익 또는 비용 중에 계량화할 수 없는 요소를 기준으로 평가하는 것을 말한다.

1) 정책의 일관성 및 추진 의지

(1) 관련 계획 및 정책 방향과의 일치성

사업 추진 근거가 상위 또는 관련 계획에 반영되어 있는가와 주무부처 정책방향과 일치 여부를 분석하여 해당 사업이 정책적 일관성을 가지고 추진되었는가를 판단하는 것을 말한다. 상위계획과 부합성은 정책목표의 실현이라는 관점에서 분석대상 사업이 주관부처의 관련 정책과 일관성을 갖고 추진될 수 있을지를 평가하기 위한 항목이라고 할 수 있다. 이때 행정기관 간의 경쟁의 관점에서 기능적 경쟁과 배분적 경쟁으로 구분하여 살펴볼 수도 있다. 기능적 경쟁은 조직 영역확보에 따른 경쟁으로 조직의 영역유지나 확장시도 과정에서 발생할 수 있는 현상이고, 배분적 경쟁은 조직 자원 확보에 따른 경쟁으로 조직 영역과 무관하게 예산·인력 등의 자원 확보를 둘러싸고 나타나는 경쟁을 의미한다.

예를 들어, 국가 연구개발 사업에서 최상위 계획은 과학기술 기본계획이므로 해당 사업이 정부의 계획에 구체적으로 명시되어 있어야 부합성이 높다고 판단할 수 있다. 제약산업은 「제약산업 육성 및 지원에 관한 특별법」에 따른 제약산업 5개년 종합계획 및 연도별 시행계획이 있고, 의료기기산업과 화장품산업 등도 정부가 발표하는 종합계획이 있으므로 해당 사업의 근거가 포함되어 있으면 정책 일치성이 높다고 볼 수 있다.

국가재정 운용은 효율적이고 성과 지향적이며 투명한 재정운용과 건전재정의 기틀을 확립하는 것을 목적으로 한다. 따라서, 해당 사업의 차별성과 별도의 사업으로 추진이 적절성 여부를 분석하여 선택과 집중을 통한 투자 효율성의 극대화를 추구해야 한다. 일반적으로 사업의 중복(redundancy)은 부정적인 개념으로 간주되지만, 최근에는 중복을 비효율적이라고 판단하기보다 사업의 효과성을 추가로 분석하여 비효율을 판단하고 타 사업과 차별성을 비교하기도 한다. 이에 비해 사업의 중첩(overlapping)은 중앙행정기관이 추진하는 다수의 사업이 유사한 목표를 갖거나, 유사한 활동에 참여하거나, 목표달성을 위한 유사한 전략을 추진하거나, 유사한 수혜자를 대상으로 하는 것을 의미한다.

중복성 분석에서 사업의 특징이 확정되었다는 것은 사업이 구체화되었다는 것을 의미한다. 사업의 구체화는 사업의 세부목표, 추진체계, 지원대상, 지원분야, 세부사업 등이 구체적으로 제시된 것을 말한다. 중복성 판단의 기준은 분석요소인 사업목표, 지원대상, 지원분야를 기준으로 세부전달체계가 동일·유사한 경우 중복으로 추정함을 원칙으로 한다. 다만, 객관적인 자료에 의해 세부전달체계가 상이한 것으로 입증되면 중복성은 해소된 것으로 본다.

(2) 사업 추진체계 및 추진 의지

사업 목표를 달성하기 위해 반드시 참여해야 하는 연구 주체가 추진체계에 포함되었는지를 분석해야 한다. 이를 통해 역할분담과 협력체계, 규정 및 제도, 사업 준비 정도 등을 평가할 수 있다. 이 과정에서 사업과 관련되는 이해관계자 또는 조직의 역할분담과 협조체계 등도 분석할 수 있다. 만약, 기업이 사업비 일부를 부담하고 참여하는 경우에는 사업에 대한 민간의 선호도 분석을 입증하기 위한 추가 분석도 필요하다.

사업 추진 의지를 분석하기 위해서는 수직적 거버넌스에 해당하는 정부부처와 사업을 관리하는 전문기관, 사업을 수행하는 기관 간의 전달체계 등을 분석해야 한다. 또한, 수평적 거버넌스에 해당하는 사업참여 부처, 수행기관, 수행조직, 수행자 등 사업과 관련된 주요 관련자 간의 역할분담과 협력체계, 사업 참여주체와 사업 외부의 기관 및 단체, 국민과의 네트워크 및 소통체계도 분석해야 한다. 만약 다부처 공동 추진 사업이나 부처간 연계 사업일 경우에는 부처간 역할분담 및 연계·협력 방안이 적절히 제시되었는지, 선행 사업이 있는 경우라면 선행사업 성과의 활용방안이 적절히 제시되었는지도 분석하여야 한다.

(3) 사업 추진 의지 및 선호도

정부 중앙부처와 지방자치단체, 민간의 해당 사업의 추진 의지를 가늠할 수 있는 구체적인 근거가 있는지를 파악하기 위해 주무부처 및 지방자치단체를 방문하여 의견을 청취하면서 근거를 확인해야 한다. 또한, 필요할 경우 이해당사자들의 사업에 대한 선호도를 반영하기 위해서 가능한 한 공식문서 등 객관화할 수 있는 구체적인 자료를 수집하여 분석의 근거로 활용해야 한다.

(4) 추가 평가항목

사업이 지방에서 이루어질 경우 정책의 일관성 및 추진 의지를 분석하는 과정에서 추가로 지역균형발전과 인력양성효과 등을 분석해야 한다. 모든 사업을 비용과 편익을 중심으로 하는 경제성 분석 결과를 기준으로 사업의 타당성을 평가할 경우, 지역 간에 불균형이 심화될 우려가 있기 때문이다. 왜냐하면 경제성 분석에 따르면 지역발전이 부진한 낙후지역일수록 사업의 타당성이 낮게 평가되기 때문에 낙후된 지역에 대한 투자기회는 적어지고, 경제성이 높게 평가된 수도권 등의 지역에는 투자가 집중되는 현상이 지속되어 지역 간 빈익빈 부익부 현상이 심화된다. 따라서, 지역의 낙후도와 해당 사업의 시행으로 발생하는 생산량, 부가가치, 고용 등의 증가를 계량화한 수치로 나타내는 지역경제 파급효과 등을 추가로 평가할 필요가 있다.

사업 타당성 분석에서 인력양성 효과는 사업 수행과정에서 축적된 인적자본이 다른 사업에 유용하게 사용될 수 있기 때문에 인적자본 축적으로 인해 창출되는 효과는 일종의 외부성을 분석하는 것이다. 예를 들어 국가연구개발 사업에 참여한 연구 인력은 사업 추진과정에서 실행 학습을 통해 자연적으로 훈련을 받는 효과가 발생하므로 인적자본이 축적된다. 즉, 국가연구개발 사업에 참여하는 연구 인력은 교육에 별도의 시간을 투자하지 않아도 관련 기술을 자연스럽게 익히게 되고, 숙련도가 증가하여 인적자본이 축적되는 효과가 나타나는 것으로 보는 것이다.

2) 사업 추진상의 위험요인

사업 추진상의 위험(risk)은 사업 추진 시 발생할 수 있는 해로움이나 손실이 생길 우려가 있는 상태로 정의된다. 위험이 성립되기 위해서는 해로움 또는 손실이라는 부정적 영향과 사건의 발생확률이라는 구성 요소를 함께 갖추어야 한다. 위험 여부를 판단하는데 인지와 발생의 2단계로 구분할 수 있는데, 위험은 이미 발생한 사건이나 인지되지 못한 사건을 제외한 것으로 부정적 영향이 인지되었으나, 발생 여부에 대하여 불확실한 경우(known-unknown)만을 대상으로 한다.

정책적 타당성의 위험요인에 대한 분석은 재원조달 가능성, 법·제도적인 위험요인 등이 있다. 사업 추진은 대부분 예산을 수반하므로 재원을 조달하는 과정에서의 위험요인은 없는지 살펴봐야 하고, 사업 수행 및 결과물 활용 등에 법·제도적 문제가 없어야 기대효과가 나타날 수 있다. 사업 추진상의 위험요인에 대한 분석은 부처·전문기관·수행기관 및 민간 등 사업과 관련된 이해관계자의 사회적 책임성에 초점을 맞춘다. 이해관계자가 사업 추진과정에서 발생할 수 있는 위험을 구체화하였는지, 발생 가능한 피해를 분석하였는지, 위험을 회피하거나 피해를 최소화하기 위한 대응계획의 수립 여부 등을 분석할 수 있다.

위험 식별은 사업에 영향을 줄 수 있는 위험요인을 찾아내고, 위험요인별 특성을 명확하게 규명하는 작업이다. 사업이 진행됨에 따라 새로운 위험요소가 발생하거나, 확인될 수 있으므로 반복적으로 수행할 수 있다. 위험 식별의 시점은 정책적 타당성 분석이 진행되는 현재 시점을 기준으로 하고, 방법으로는 브레인스토밍, 델파이 분석, 체크리스트, 가정사항 분석 등이 사용된다.

브레인스토밍 방법은 다양한 분야의 전문가를 참여시켜서 전문가가 제안하는 아이디어 또는 집단 인터뷰 기법을 사용하여 도출된 아이디어를 놓고 자유 토론하는 방식으로 사업의 위험 요인에 대한 아이디어를 창출한다. 도출된 아이디어에 위험분류 체계를 활용하여 위험요소를 유형별로 분류하고, 세부 위험요소에 대한 정의를 구체화한다.

위험 식별에서 전문가 합의에 의하여 결과를 도출하는 델파이 기법을 적용할 수 있다. 사업 위험요인과 관련된 전문가가 익명으로 참여하여 설문지를 통해 사업의 위험요소에 관한 아이디어 창출을 유도하고, 전문가로부터의 응답을 요약한 후, 다시 배포하여 추가 의견을 수집하는 절차를 몇 차례 반복하면서 합의에 도달하는 것이다. 델파이 기법은 분석의 공정성을 높이고, 특정인이 결과에 영향력을 행사하는 것을 방지하며, 개인의 편견을 감소하는 데 효과적이다.

체크리스트 방법은 예전에 추진된 정책적 타당성 분석 결과 및 그 밖에 축적된 사례와 지식을 토대로 위험요인을 식별하는 것이다. 체크리스트는 빠르고 간편하다는 장점이 있으나, 모든 것을 체크리스트 항목으로 작성하기 곤란하므로 누락이 발생할 우려가 있다.

(1) 재원조달 가능성

재원조달 가능성은 사업 추진을 위한 재원과 관련하여 문제 발생 가능성을 분석하는 것으로 재원조달 문제로 사업이 지연되는 위험요인을 분석하기 위함이다. 사업 재원은 중앙정부가 제공하는 국비와 지방자치단체가 부담하는 지방비, 민간 참여자가 분담하는 민자로 구분된다. 재원조달 가능성 분석에서는 위험요인을 재원별로 분석하고 전체 재원으로 통합한 결과를 분석한다.

재원조달 가능성 분석은 위험분석 방법에 따라 국비, 지방비, 민자 조달계획의 구체성을 검토하고, 사업계획에서 제시된 예산 규모가 해당 재원조달 주체에게 차지하는 비중을 구분하며, 재원분담의 주체 관점에서 재정적 부담과 적시적인 재원조달이 이루어지지 못할 경우 사업에 발생하는 부정적인 영향을 분석한다. 일반적으로 사업 추진에 필요한 재원을 국가가 충분히 제공할 역량이 있고, 의사결정자의 지원 의사가 명확한 경우에는 국비 재원조달 가능성에 큰 문제가 발생하지 않는다. 기업과 같은 민간 참여자가 경영 측면에서 문제가 없고, 사업에 참여할 유인요소가 사업 설계에 적절하게 반영된 경우에도 민자 재원조달 가능성이 양호한 것으로 평가할 수 있다. 그러나, 지방자치단체의 일반적인 재정여건을 감안할 때 지방비의 금액 또는 비율이 높은 경우, 사업에 투입되어야 하는 재정 규모가 부담으로 작용할 수 있고, 최악의 경우 사업의 지연 또는 중단의 문제가 초래될 수도 있다.

재원조달 가능성을 분석하는 과정에서 국비, 지방비, 민자의 위험 크기가 상이할 때는 가장 큰 위험을 기준으로 사업 전체에 대한 위험 결과를 도출한다. 또한, 조달하는 재원이 현금이 아니라 현물 또는 인력이라면 이를 금전으로 환산하여 표시하되, 단위별 전환 금액에 대한 정보를 제시하여 이해도를 제고해야 한다. 이러한 분석 과정에서 사업의 원활한 추진을 위한 재원 부담주체별 재원조달 방안과 재원 분담 방식이 적절히 제시되었는지, 시설이나 장비 등 기반 구축형 사업에서 국비와 지방비 분담기준을 준수하였는지, 지방자치단체의 재원조달 규모가 재정여건을 감안할 때 위험수준은 양호한지, 민간 재원조달 규모가 재원분담 기준에 따른 재원조달 측면에서 위험수준은 양호한지 등에 대한 검토를 해야 한다.

(2) 법·제도적 위험요인

법·제도적 위험요인 분석은 사업 추진에 있어서 법·제도적 규정을 준수하고 실행하지는 여부를 분석하는 것이다. 예를 들어, 국가사업을 추진하는 과정은 「국가를 당사자로 하는 계약에 관한 법률」 등의 법령과 각종 제도에 따라 이루어진다. 이러한 법·제도적 규정에 따른 절차를 사업추진 계획에서 생략하거나 형식적인 절차만 이행하는 경우, 법·제도적 문제가 야기될 수 있다. 특히, 국가 간 조약에 따른 공공조달이나 보조금 지급 등에서 통상문제가 발생할 소지가 있는지 여부를 분석하고, 대비책을 강구해야 한다.

이러한 과정을 통해 사업과 관련된 법·제도적 규정에 따른 사업추진상의 위험요인 대응방안을 적절히 제시하였는지, 국가 간 조약 또는 국제협약 등과 관련된 사업추진상의 위험요인 대응방안을 적절히 제시하였는지 여부를 분석해야 한다. 또한, 법·제도적 위험요인 분석 과정에서 필요한 경우 환경성 문제가 발생할 가능성이 있는 경우, 이에 대한 심도있는 분석을 추가적으로 수행해야 한다.

3) 사업특수평가항목

사업특수평가항목은 앞의 평가항목과 달리 해당 사업의 평가에 특별히 고려해야 할 평가항목을 의미한다. 의료시설 사업에서 계량화가 어려워 경제성 분석에서 반영되지 않았지만 사업에 영향을 줄 수 있는 중요한 항목이 있다면 연구자는 이를 사업의 특수평가 항목으로 고려할 수 있다. 정책적 타당성의 사업특수평가항목은 정책적 타당성에서 검토해야 할 당위성은 있으나, 기본평가항목의 범주에 포함된다고는 보기 어렵거나, 해당 사업만의 특수한 쟁점이 있으므로 분석 과정에서 특별히 고려되어야 할 평가항목이다.

예를 들어 사업 추진을 통한 파급효과가 있다. 사업 추진으로 인해 발생하는 효과는 다양한 관점에서 분석이 가능하며, 만약 계량화와 화폐가치 전환 등이 가능할 경우 경제적 타당성 분석에서 다룬다. 또한, 사업의 추진 의지 분야 중 지역균형발전 분석에서 이미 반영된 내용과 중복되지 않도록 주의해야 한다.

정책적 타당성의 사업특수평가항목으로 고려할 수 있는 사항으로는 지역균형발전이 있다. 국가연구개발이 선택과 집중에 의한 국가발전이라는 정부의 국정방향 하에 진행된다는 점을 고려하면 지역균형발전 항목을 모든 연구개발사업에 적용하여 분석하는 것은 적절하지 않다. 그러나 입지가 특정 지역으로 사전에 지정되어 있으며 연구개발센터나 연구단지 등의 시설 구축을 포함한 사업의 경우 예비타당성조사 연구진의 판단에 따라 지역균형발전을 사업특수평가항목으로 분석할 수 있다.

지역균형발전은 지역낙후도와 지역경제 파급효과로 개념적 분화가 확립되어 있으나, 연구개발 부문의 예비타당성조사에서는 사업특수평가항목으로 적용하는 경우에도 지역경제 파급효과는 적용하지 않으며 지역낙후도만을 반영함을 원칙으로 한다.

제5장 보건의료산업별 주요 정책

제5장 보건의료산업별 주요 정책

제1절 보건의료산업의 정책

보건의료산업(Health Medical Industry)은 인간의 건강과 생명과 직결되는 국민 건강에 영향을 미치는 상품과 서비스를 생산, 유통, 판매하는 산업으로 국민의료비와 직접적·간접적으로 관련되는 산업이다. 따라서, 인구 고령화와 건강 및 삶의 질을 중시하는 경제적·사회적 수요 증가에 따라 산업적 중요성도 높아지고 있다. 특히, 보건의료산업은 인간이 인간답게 살기 위해 필수적인 의료(醫療)를 중심으로 하므로 헌법적 권리를 누릴 수 있도록 하기 위해서라도 국가가 관련 정책을 수립해야 한다.

인구 고령화와 소득 상승 등으로 건강하고 오래 살고 싶은 욕구가 증대되면서 보건의료산업의 패러다임도 '치료' 위주에서 '예방과 관리' 중심으로 변화하고 있다. 우리나라는 65세 이상 노인인구 비율이 7%(고령화사회)에서 21%(초고령사회)에 이르기까지 소요 기간이 27년으로 미국 89년, 일본 37년 등 OECD 국가 중에서 최단기간으로 심화되고 있다.[1] 이러한 노인 인구의 증가에 따라 노인의료비도 2014년 19조 원(경상의료비의 18%)에서 2060년에 최소 271조 원 이상으로 증가할 전망이다.[2] 또한, 최근 10년간 국내총생산(GDP)은 28.6% 증가하였으나, 국민 삶의 질 지수는 11.8%만 증가[3]하였다.

이러한 수요 증가에 따라, 제약·의료기기산업의 세계시장 규모는 2014년 1.39조 달러에서 2016년 1.44조 달러로 연평균 3~4% 성장하고 있고, 우리나라 시장 규모도 2014년 24.4조 원에서 2016년 27.6조 원으로 연평균 4~6%씩 성장하고 있다.

1) 미국 통계청 An Aging World 2015.
2) 보건복지부, 「2016 보건복지통계연보 제62호」, 2016.11.
3) 통계청, 2017.

[표 5-1] 제약·의료기기산업 성장 추세

구분	세계시장 규모 (십억 달러)			국내시장 규모								
				시장규모(조 원)			수출 실적(조 원)			일자리(천 명)		
연도	'14	'15	'16	'14	'15	'16	'14	'15	'16	'14	'15	'16
제약산업	1,057	1,069	1,105	19.4	19.2	21.7	2.5	3.3	3.6	90	94	95
의료기기산업	335	325	336	5.0	5.3	5.9	2.7	3.1	3.4	37	38	43
합계	1,392	1,394	1,441	24.4	24.5	27.6	5.2	6.4	7	127	132	138

* 출처 : 보건복지부, 「보건산업 혁신성장 전략」, 2017.12, p.2.

보건의료산업은 산업 중에서 대표적인 장기투자·고위험 산업에 속하지만, 인간의 생명과 건강에 직접 관련되는 산업이고, 개발 성공 시 10~15년간 고부가가치 창출이 가능한 특징이 있다. 또한, 인공지능·유전정보 등 첨단과학기술 발전에 따라 차세대 바이오 치료제, 디지털 헬스케어 등 다양한 첨단·다기능 제품이 개발되고 있으므로 국가적으로 집중 육성할 경우 고부가가치와 일자리를 창출할 수 있고, 국민건강 증진에도 기여할 수 있다.

우리나라도 1980년대 이후 우수한 인력이 의과대학·약학대학 등으로 유입되어 세계적인 의료기술을 보유하고 있고, 1999년 국내 1호 신약 개발 이후 30개 신약 개발에 성공하는 등 보건의료산업 강국으로 도약할 수 있는 잠재력을 보유하고 있다. 여기에 세계적으로 우수한 IT와 전자공학 인프라, 병원 중 92% 이상이 보유하고 있는 전자의무기록(electronic medical record, EMR)과 전 국민 건강보험·건강검진 시스템, 국민건강영양조사, 암 등록 사업, 국가 연구개발 사업 등을 통해 보유하고 있는 다양한 보건의료 데이터 등을 활용할 경우, 세계시장을 선도할 수 있는 바이오 신약·의료기기 등을 개발할 수 있는 기회 요인도 갖고 있다.

그러나, 우리나라는 혁신 신약과 자기공명촬영장치(magnetic resonance imaging, mri) 등 첨단기술(high-tech) 분야에서 미국·EU 등 선진국의 기술과 2.5년 이상 격차가 벌어지는 등 크게 미달하고 있고, 제너릭(복제약, 바이오시밀러)과 초음파 등 중저기술(Middle·Low-tech) 분야에서 중국·인도 등 개발도상국과 기술 격차가 1년에 불과한 등 추격을 받고 있는 실정이다.

기업 규모도 2015년 기준 국내 제약업계 매출액 상위 3대 기업(유한양행, GC녹십자, 광동제약)의 총 매출액이 3.1조 원으로 세계 1위 제약회사인 노바티스 매출(59조 원)의

5.3%에 불과한 등 글로벌 마케팅이 가능한 기업 수준에 크게 미달하여 연구개발 투자 여력도 부족한 실정이다. 예를 들어, 성체줄기세포 분야는 선진국에 근접한 기술 수준을 보유하고 있으나 바이오 치료제 개발이 필요한 면역세포·유전자치료·조직공학 등 기타 분야는 55~75% 수준에 불과한 등 글로벌 경쟁력 확보에 필요한 기술 확보가 미흡하여 미국·EU 등 선진국과 중국·인도 등 개발도상국 사이에 끼는 '넛 크래커(Nut-cracker)'로 전락할 우려가 있다.

또한 세계는 2016년 이후 4차 산업혁명 기술을 활용한 다양한 융복합 첨단제품을 개발하기 위하여 스위스 1위, 미국 4위 등 기술 혁명에 대비하고 있으나, 우리나라의 4차 산업혁명 대비 수준은 세계 25위에 불과한 실정이다.

[표 5-2] 제약·의료기기산업의 성과와 한계

구분	제약	의료기기
정책환경	중소기업, 제너릭, 내수	영세, 저가격, 기술추격
성과	• 세계 최초 바이오 시밀러(램시마) 개발 • 세계 세포치료제 7개 품목 중 4개를 개발	• 인플란트, 초음파 장비 등 일부품목 경쟁력 제고
한계	• 글로벌 블록버스터 부재 • 전임상·임상 연계 지연 등 신약개발기간 지연	• 낮은 신뢰도로 내수시장 점유율이 낮음(상급종합병원 8%)

* 출처 : 보건복지부, 「보건산업 혁신성장 전략」, 2017.12, p.3.

따라서, 정부는 보건의료산업의 핵심을 이루고 있는 중소기업을 혁신성장 역량을 갖춘 강소기업으로 육성하고, 4차 산업혁명 기회를 활용하여 신제품 개발을 통해 신규 수익을 창출하고, 그 수익을 다시 첨단기술 개발에 재투자하는 선순환 구조를 마련하기 위해 다양한 정책을 수립하여 시행하고 있다. 예를 들어, 글로벌 기업이 선점하고 있는 고혈압·당뇨 분야보다 희귀·난치질환 등 틈새시장(niche market)을 목표로 차세대 미래 유망 분야를 적극 육성하기 위해 제도개선 및 기술창업 지원 등 다양한 혁신 생태계를 조성하여 국민에게 건강과 일자리를, 기업에 기회와 고부가가치를 창출할 수 있도록 해 주는 '2017년 보건산업 혁신성장 전략' 등이 있다.

[표 5-3] 보건복지부 보건의료산업 정책 발표

연도	제약산업	의료기기산업	보건의료산업
2010~ 2013년	• 제1차 제약산업 육성·지원 5개년 계획('12)		
2014년		• 의료기기산업 중장기 발전계획('14)	
2015년	• 바이오 미래전략1	• 바이오미래전략2	
2016년			• 바이오헬스 7대 강국 도약(1월) • 신규 수출유망품목 창출방안 (7월) • 보건산업 종합발전전략(9월)
2017년	• 제2차 제약산업 육성·지원 5개년 계획(12월)	• 의료기기산업 종합발전계획(12월)	
2018년	• 2018년도 제약산업 육성·지원 시행계획 (3월)	• 2018년도 의료기기산업발전 시행계획(3월) • 혁신성장 확산을 위한 의료기기 분야 규제 혁신 및 산업 육성 방안(7월)	• 바이오·헬스산업 발전 전략 (2월, 산업부) • 바이오헬스 신성장 동력 육성을 통한 일자리 창출 계획(9월) • 4차 산업혁명 기반 헬스케어 발전전략(12월)

이 책에서는 2017년 12월에 발표된 '제2차 제약산업 육성·지원 5개년 계획'과 '의료기기산업 종합발전계획'을 중심으로 정책 수립 시 고려사항, 환경변화, 핵심 현안과 육성 기본방향, 세부추진과제 등을 소개한다.

제2절 제약산업 육성 정책

1 제약산업 정책에서 고려해야 할 점

제약산업은 생명 연장의 꿈을 실현해 가는 고부가가치 지식기반 산업으로 인구 고령화가 심화되고, 만성 질환이 증가하며, 건강에 대한 관심이 제고되면서 성장 잠재력이 더욱 높아지는 미래 혁신성장 산업으로 주목받고 있다[4]. 이러한 제약산업에 대한 정책은 국민 건강권 관점에서 형평성과 보편성을 중시하는 의약품·보건의료 정책과 경제·산업적 관점에서 효율성과 투명성을 우선하는 경제·산업정책과 밀접한 관련이 있다. 따라서, 제약산업 정책은 2가지 정책을 어떻게 조화시키고 균형있게 운영하는지가 제약산업 정책의 핵심요소라고 볼 수 있다.

제약산업 정책은 국민의 생명과 건강과 직결되는 의약품에 관한 정책과 밀접한 관련이 있다. 의약품은 사람이나 동물의 질병을 진단·치료·경감·처치 또는 예방할 목적으로 사용되므로 건강과 밀접한 관련이 있다. 따라서, 의약품은 건강으로부터 파생된 사회적 수요에 따라 소비되므로 제약산업 정책은 좁게는 의약품 정책, 넓게는 보건의료 정책과 관련이 있다.

세계보건기구(World Health Organization, WHO)는 국가의약품 정책(National Drug Policy)을 의약품 분야의 정책목표를 위한 조항 및 실천을 위한 행동지침으로 정의하였다. 국가의약품 정책은 의약품 분야의 중·장기적 정책목표를 명시하고 있으며 이를 성취하기 위한 전략을 포함하고 있다. 이러한 국가의약품 정책은 의약품에 관련된 모든 이익집단이 참여하여 체계적인 과정을 통하여 개발되며, 이러한 과정 중에 정책의 목표와 추진전략, 과제별 우선순위 등이 설정된다. 예를 들어 필수의약품 지정, 지불 가능성, 의약품 재정, 의약품 공급체계, 의약품 품질 규제, 합리적 사용, 연구개발, 인적자원, 평가와 모니터링 등으로 세분화할 수 있다. 각각의 구성 요소는 하나의 목표에 속하지 않고, 두 개 이상의 목표와 연결될 수 있다.

국가의약품 정책의 세부사항은 각 국가의 정치적·경제적·사회적 상황과 보건의료 현실 등에 따른 다양한 변수에 영향을 받는다. 예를 들어 국민보건 증진을 위한 제약산업 육성 정책은 의약품 생산능력을 향상시키고, 제약산업을 통해 고용을 증진시키는 경제·산업적 측면에서 부수적인 국가의약품 정책의 목표가 될 수 있다. 또한, WHO가 국가의

4) 편석원, 「의약품 관련 정책의 효과 분석과 제약산업의 영향요인」, 경희대학교, 2012.8, p.1.

약품 정책의 구성 요소로 제시한 연구개발은 의약품 연구개발에 한정된 것이 아니라 의약품 연구개발(Drug research and development)과 수행적 연구(operational development)로 나누어 제시하였다. 의약품 연구개발이 새로운 의약품을 개발하기 위한 일련의 활동을 의미한다면, 수행적 연구는 의약품 사용에 영향을 줄 수 있는 요인에 대한 이해와 최선의 의약품 선택, 조달, 유통, 사용의 방법에 대한 연구를 의미한다. 따라서, 의약품 연구개발이 의약품의 질에 영향을 준다면, 수행적 연구는 의약품의 접근성과 합리적 사용에 영향을 줄 수 있다. 의약품의 소비로 발생되는 수익으로 새로운 의약품을 계속 개발할 수 있는 경제·산업적 선순환 구조도 만들어진다.

우리나라 제약산업의 정책은 2012년 이전에 의약품과 공중보건 측면의 보건의료정책에서 주로 다루어져 왔다. 따라서, 국민 부담이 수반되는 건강보험 약제비 적정화 등 약가 양적·질적 통제와 복제의약품 생산, 의약품 안전 등의 과제가 중점적으로 다루어졌다[5]. 특히, 약가 정책은 국내 제약기업 등 정부의 정치적 지지기반과 관련한 정치적 요인, 글로벌 제약기업을 중심으로 하는 경제적 요소[6], 희귀·난치 질환 등에 대한 건강보장성 강화 등을 요구하는 사회적 요소가 중요하게 고려되어 왔다[7].

제약산업 정책을 경제·산업적 관점에서 보면 산업적 효율성을 제고하기 위한 구조개선 및 내적·외적 경제적 안정을 목적으로 한다. 이를 통해 국가 경제성장 및 경제성장, 일자리 확대를 통한 고용 증가, 합리적 가격의 의약품 공급을 통한 물가안정, 국제수지 균형 등의 효과를 얻을 수 있다.

이러한 제약산업 정책은 공급자(제약기업)와 수요자(국민), 처방자(의료인), 지불자(건강보험공단)를 모두 고려해야 한다. 우리나라 제약산업은 생산 측면에서 민간에 절대적으로 의존하고 있고, 강력한 단일 건강보험 체계에서 약가의 영향을 크게 받는다는 점이다. 예를 들어 국내 제약산업을 육성하기 위해 국내 제약기업이 개발한 신약에 대하여 약가를 우대할 경우, 건강보험 재정 건전성에 부정적 영향을 줄 수 있고, 통상마찰도 우려되므로 신중하게 접근해야 한다. 또한, 신약 연구개발에 대한 보조는 장·단기적으로 제약산업의 경쟁력을 강화하는 효과를 기대할 수 있고, 보건정책에 중립적인 효과를 줄 수 있다[8].

---

5) 편석원, 「의약품관련 정책의 효과 분석과 제약산업의 영향요인」, 경희대학교, 2012.8, p.23.

6) 보험 약가 인하를 추진하던 보건복지부 장관이 국내 제약기업과 미국무역대표부(USTR), 미국 주한미국상공회의소(AMCHAM), 주한유럽상공회의소(EUCCK), 미국제약협회(PhRMA), 미국대사관 등의 로비와 압력으로 중도 사퇴하기도 하였음

7) 편석원, 「의약품관련 정책의 효과 분석과 제약산업의 영향요인」, 경희대학교, 2012.8, p.24.

8) 이태진 외, 「제약산업 정책의 이해」, 한국보건산업진흥원, 2014.8, pp.123~125.

2 제약산업 정책과 관련되는 환경 변화

제약산업 정책을 수립할 때는 다양한 정치적, 경제적, 사회문화적, 기술적 요인들을 포함하여 기업의 의사결정과 경영성과에 중대한 영향을 미치는 요인들을 고려하는 거시적 분석이 필요하다. 산업마다 정책이 다른 이유는 산업별로 특성과 경쟁구도·경쟁강도가 다르기 때문이다.

제약산업의 산업적 환경 변화는 크게 4가지로 요약해볼 수 있다.

첫째, 1990년대 개발된 연매출 1조 원 이상 블록버스터 신약의 특허가 만료 또는 만료를 앞두고 있으나, 이를 대체할 새로운 신약 개발이 더디다는 점이다. 일반적으로 신약의 특허가 만료되어 제너릭의약품이 등장하면 약가가 크게 떨어져 오리지널 의약품의 매출 및 시장점유율이 큰 폭으로 하락하는 특허절벽(patent cliff)이 나타난다[9]. 예를 들어 2012년 7월 특허가 만료된 비아그라는 특허 만료 이전에 월매출액이 21억 원 이상이었으나, 특허가 만료된 이후 월 매출액이 10억 원 이하로 감소하였다.

2009년부터 2014년까지 6년간 특허만료로 인한 전 세계 의약품 시장의 매출 감소액은 1,200억 달러에 달하며, 2014년에만 200억 달러 정도의 매출 축소가 나타났으며 이는 의약품의 시장 비중이 약 5%로 추정되고 있다. 주요 품목은 조현병과 조울증 치료제인 세로켈(Seroquel)[10], 조현병 치료제인 리스페달(Risperdal)[11], 콜레스테롤 저하제인 크레스토(Crestor)[12], 고지혈증 치료제인 리피토(Lipitor)[13], 2014년에 테바(Teva)의 다발성 경화증 치료제 코팍손(Copaxone), 아스트라제네카의 위식도 역류 치료제 넥시움(Nexium) 등이 특허가 만료되었다. 2017년 이후 2021년까지 220개가 넘는 신약의 특허가 만료될 것으로 예상되나 새롭게 특허를 받을 신약은 20여 개로 예상되고 있다.

9) 홍미영, 「신약개발 분야 정부·민간 R&D의 역할조정을 통한 효율화 방안 연구」, 한국과학기술기획평가원, 2016.1, pp.27~29.
10) 2012년 특허 만료
11) 2008년 특허 만료
12) 2016년 특허 만료
13) 2009년 특허 만료

[표 5-4] 2019년 특허 만료 의약품

전체 특허만료		제약사	제품명	전체 특허만료		제약사	제품명
월	일			월	일		
3	3	일성신약	본알파로오숀	8	19	릴리	포스테요
	10	BMS	글루코파지XR		20	GSK	알타고연고
	17	오츠카	미케란LA	9	13	노바티스	콤탄
5	3	로슈	허셉틴		24	메나리니	앱스트랄설하정
	11	화이자	듀아비브		28	노바티스	세비보
	27	얀센	콘서타서방정	10	12	노바티스	레스콜엑스서방정
6	17	갈더마	클로벡스액		15	세르비에	디아미크롱서방정
	21	대웅제약	알비스	11	4	다케다	알베스코흡입제
7	5	한미약품	실리만		8	셀트리온제약	고덱스
	8	MSD	에리우스		9	로슈	맙테라주
	12	머크	글루코반스	12	3	Sk케미칼	트라스트패취
		대웅제약	글루리아드		6	노바티스	써티칸
	27	다케다	란스톤LFDT		20	얀센	레미닐PR서방캡슐
	30	메나리니	조페닐				

* 출처 : 약사공론, 2019.1.2. “올해 27개 제너릭 만들 수 있지만”

둘째, 신약 개발의 투자 위험이 증가하고 있고, 세계 각국이 약제비 부담 감소 및 공공분야 약제비 지출을 줄이기 위해 제너릭 처방을 권장하여 제너릭 시장이 증가하고 있다는 점이다. 예를 들어, 일본은 2008년에 ‘후발의약품 조제체제 가산제도’를 신설하여 제너릭 처방을 권장하고 있고, 우리나라도 2012년 계단식 약가제도를 폐지하면서 제너릭 약가가 오리지널의약품 특허가 만료된 후, 첫 번째로 나온 제너릭 약가는 오리지널 약가의 59.8%이고, 1년 뒤에는 53.55%로 인하되지만, 모든 제너릭 약가에 적용하고 있다.

이에 반해 미국 FDA가 제너릭 제조 규제를 강화하면서 사회적 수요는 증가하나, 공급이 부족해지면서 제너릭 약가가 인상되고 있고, 다양한 복합제형이 출시되면서 제너릭 가격이 인상되고 있는 것도 중요한 변수이다. 이에 따라 세계 제너릭 시장이 2008년 1,410억 달러에서 2017년 2,960억 달러로 연평균 8.6% 이상 증가하고 있고, 테바(Teva)와 산도스(Sandoz) 등 제너릭 전문기업의 매출액도 증가하고 있다[14].

14) 홍미영, 「신약개발 분야 정부·민간 R&D의 역할조정을 통한 효율화 방안 연구」, 한국과학기술기획평가원, 2016.1, pp.29~30.

셋째, 바이오시밀러의 성장이다. 바이오시밀러는 특허가 만료된 바이오신약과 품질 및 임상적 비교동등성이 입증된 생물의약품으로 신약 대비 개발기간이 짧고, 투자비용이 적으며, 2013부터 2017년까지 1세대 바이오의약품 특허 만료 및 미국의료보험 개혁으로 시장 확대가 예상되고 있다. 글로벌 바이오시밀러 시장은 2015년 200억 달러(25조 원) 규모에서 연평균 22.4%로 성장하여 2020년 550억 달러(60조 원)가 될 것으로 예측된다. 세계 각국의 의료비 지출 절감 요구가 증대되고 있어서 바이오시밀러를 보험약으로 적극 채택하고 있고, 주요 제약기업의 적극적 진입에 힘입어 유망한 바이오시밀러 제품이 계속 출현할 것으로 보인다. 미국·유럽·일본 등이 바이오시밀러 허가 규정 및 가이드라인을 확립하여 바이오시밀러 개발기간 단축이 가능해진 것도 중요한 변수이다. 글로벌 제네릭 제약기업인 산도스(Sandoz), 테바(Teva)뿐만 아니라 우리나라의 셀트리온, 삼성바이오로직스, 한화케미칼 등이 대규모 생산시설을 구축하고, 특허만료 제품에 대한 바이오시밀러 특허 신청 등 활발한 활동을 하고 있다[15].

현재 글로벌 바이오의약품 시장은 2천억 달러 규모로 전체 제약시장의 17~20% 정도이나 향후 20년 이후에는 합성의약품의 70% 가량을 대체할 수 있을 것으로 전망하고 있다. 특히, 바이오시밀러는 오리지널 제품보다 가격이 30~50% 저렴하여 상당한 의료비 절감 효과를 가능하게 할 것으로 예측되므로 시장이 지속적으로 증가할 것으로 예상되고 있다.

넷째, 제너릭과 바이오신약에 대한 산업적 수요 증가에 따라 글로벌 제약기업의 바이오벤처와 지역 제너릭 기업에 인수합병(M&A) 수요가 커지고 있다는 점이다. 세계적인 경제 침체와 약가 인하, 신약 품목허가 진입장벽이 높아지고 신약 승인 건수는 감소하는 등 신약 연구개발 생산성(성공확률)이 저하되고 있어서 글로벌 제약기업은 전략적 집중 질환 영역을 좁게 설정하고, 상업적으로 유망하지 않은 질환의 파이프라인을 정리하는 등 신약개발 포트폴리오를 재구조화하면서 아웃소싱에 적극 나서고 있다. 오리지널 의약품의 특허가 만료되면 그 다음 날부터 제너릭의약품들이 쏟아져 나오기 때문에 경쟁을 위해 약가를 인하할 수밖에 없고, 새로운 신약을 계속해서 출시하지 않는다면 경쟁에서 절대적 우위를 지속적으로 차지하는 것은 불가능한 것이 제약산업의 특성이다. 따라서, 글로벌 제약기업은 새로운 자회사를 만들기보다는 기술력을 가진 벤처기업 등을 인수함으로써 보유하고 있는 파이프라인과 시너지를 내고, 새로운 기술을 유입하여 경쟁력을 키우는 전략을 채택하고 있다.

---

15) 홍미영, 「신약개발 분야 정부·민간 R&D의 역할조정을 통한 효율화 방안 연구」, 한국과학기술기획평가원, 2016.1, pp.30~31.

예를 들어, 화이자(Pfizer)가 2016년에 글로벌 1위를 차지한 것은 2015년 11월 보툴리눔톡신 업체인 엘리건社를 1,550억 달러(약 180조 원)에 인수했기 때문이었다. 또한, 제너릭의약품 분야에서 세계 1위 업체인 테바(Teva)도 제너릭스 액타비스社(Actavis generics)를 405억 달러에 인수하는 등 인수합병을 적극 추진했기 때문에 가능했다. 이는 기업의 규모가 클수록 기술 혁신이 활발하다는 산업조직론의 이론에 근본을 두고 있다[16]. 2012년 기준으로 상위권 제약기업 10개 중 6개가 바이오기업에 대한 인수합병을 하는 등 글로벌 제약기업과 바이오업체 간의 인수합병이 대세를 이루고 있다. 또한, 2009년 이후 비임상부터 임상1상까지 초기 단계에서의 인수합병과 품목허가 신청부터 마케팅까지의 후기단계 인수합병이 늘어나는 추세를 볼 때, 글로벌 제약기업이 실패 위험이 높은 임상2~3상의 투자 리스크를 회피하려는 경향이 커지고 있다는 것을 알 수 있다. 2014년 세계 제약산업 인수합병 거래금액은 2,279억 달러이고, 건수는 463건으로 2013년 대비 모두 증가[17]하였고, 이는 글로벌 판매망 확대와 제품 파이프라인 보완·강화, 연구개발 효율성 제고 등 시너지 강화를 주요 목적으로 하고 있다[18].

우리나라도 한미 FTA 체결, 보험약가 인하, 리베이트 쌍벌제 도입 등에 따라 인수합병 필요성이 높아지면서 2009년 이전에는 연평균 1.4건, 0.5억 달러였으나, 2010년부터 2014년까지 7.8건, 2.9억 달러로 인수합병이 증가하고 있다. 그러나, 국내 제약기업 간 인수합병은 미미한 편이고, 대부분 글로벌 제약기업이 국내 제약기업을 인수하거나, 국내 중소 바이오 기업 간 인수합병, 사모펀드의 국내 제약기업 인수 등이 대부분을 차지하고 있다. 이러한 원인은 국내 제약기업들이 규모가 작아 대규모 인수합병의 부담이 크고, 사업구조상 제너릭 비중이 높아 인수합병의 시너지가 낮으며, 창업자들의 지분 비중이 높아 지분매각 등이 쉽지 않은 구조 때문이므로 인수합병이 단기간에 큰 폭으로 확대되기는 어려울 것으로 예상된다[19].

연구 결과에 따르면, 제약기업의 신약 연구개발 투자액이 높을수록 신약 및 개량신약 개발 개수도 많아지고, 특허 개수도 많아진다[20]. 기업의 연륜이 깊을수록 신약 개발 역량이 축적되어 있으므로 신약 및 개량신약 개발 개수도 많아지고, 근로자 수가 평균보다 많고, 무형자산이 많을수록 신약 및 개량신약 개발 개수도 많아진다. 이는 신약 개발을 위한 인적 자원과 지적 자본이 충분한 기업일수록 신약 개발을 위한 기반이 잘

16) 권지선, 「제약산업의 R&D 투자, 기업 규모 및 성과에 대한 연구」, 한양대학교, 2018.2, p.3.
17) 30억 달러 이상 인수합병 건수(개) : '12년(3건) → '13년(8건) → '14년(16건)
18) KDB산업은행, 2015.
19) 홍미영, 「신약개발 분야 정부·민간 R&D의 역할조정을 통한 효율화 방안 연구」, 한국과학기술기획평가원, 2016.1, pp.31~32.
20) 여은정·김진수(2010)의 연구

구축되어 있어 기술혁신이 활발한 것으로 해석할 수 있다. 또한, 기업의 영업현금 흐름 비율은 신약과 개량신약의 개발과 연관성이 낮지만, 유보이익과 자기자본 비율이 높을수록 신약과 개량신약의 개발 개수가 많아진다. 이는 다년간 기술혁신을 위한 경험이 축적되어 있고, 기업의 재무구조가 안정적인 기업일수록 신약 연구개발 활동에 적극적·지속적으로 참여할 수 있으므로 신약 개발의 가능성이 높아지는 것으로 보인다[21].

3 제약산업의 핵심 현안

우리나라 제약산업의 첫 번째 문제점은 기업 규모가 영세하여 글로벌 신약 개발 역량이 미흡하다는 점이다. 국내 제약기업은 2017년 기준 473개(완제의약품 357개, 원료의약품 116개)이고, 총 품목수는 26,293개(완제 19,291개, 원료 7,002개)이며, 총생산액은 20.4조 원(완제 17.6조 원, 원료 2.8조 원)이다. 즉, 제약기업 1개당 평균적으로 55.6개 품목을 생산하고, 연간 평균 생산액은 430억 원(1품목당 7.7억 원)에 불과할 정도로 다품목 소량생산 체계이다. 참고로 세계 1위 제약기업인 노바티스의 연매출액은 53.6조 원(1달러 1,100원 기준)이고, 2위 화이자는 53.4조 원, 3위 존슨앤존슨은 50.4조 원이고, 국내 1위 제약기업의 연매출액은 셀트리온 0.9조 원, 2위 한미약품 0.76조 원, 3위 종근당 0.72조 원에 불과하다.

글로벌 제약기업은 연구개발 투자를 통해 고부가가치 신약을 개발하고, 신약에서 발생하는 수익을 연구개발에 재투자하는 선순환 구조를 갖고 있다. 그러나, 우리나라 제약기업은 제너릭의약품 위주의 양적 성장과 국내 매출 중심의 경영전략으로 국내 시장에 안주하여 국제경쟁력이 미흡하다. 우리나라 전체 건강보험 급여 의약품은 21,302개이고, 이 중에 제너릭의약품이 18,476개로 86.7%를 차지하고 있다. 또한, 2018년 1월부터 11월까지 허가된 1,927개 품목 중에서 제너릭의약품이 1,258개 품목으로 65.3%를 차지하고 있다. 제너릭의약품의 대부분을 국내 제약기업이 생산하고 있는 현실을 감안해 볼 때, 국내 제약기업은 제너릭의약품 영업을 통해 발생하는 수익으로 또 다른 제너릭의약품 생산 및 영업 시스템을 갖추는 등 대부분 내수시장에 의존하는 경영을 지속해왔으므로 글로벌 제약기업에 비해 수익구조도 영세하고, 신약 개발역량 및 기술수준도 열악한 실정이다. 이에 반해 고부가가치 글로벌 신약으로 무장한 글로벌 제약기업은 글로벌 영업력으로 국내시장 선점을 위한 공세를 강화하고 있다[22].

21) 권지선, 「제약산업의 R&D 투자, 기업 규모 및 성과에 대한 연구」, 한양대학교, 2018.2, p.25.
22) 편석원, 「의약품관련 정책의 효과 분석과 제약산업의 영향요인」, 경희대학교, 2012.8, pp.1~2.

특히, 우리나라 제약시장은 근본적으로 독과점 체계이므로 이러한 구조적 문제가 더욱 심각하게 나타난다. 예를 들어, 글로벌 제약기업이 선점하고 있는 오리지널 의약품은 경쟁자가 없는 상태에서 시장을 독점하므로 특허기간 동안 수익성이 매우 높은 독점산업이라고 할 수 있고, 제너릭의약품은 규모가 비슷한 기업들이 동일상품을 생산하여 경쟁하게 되므로 과점산업이라 할 수 있다.

우리나라 제약기업이 집중적으로 몰려있는 과점시장에서는 과점기업끼리 치열한 경쟁이 서로에게 손실을 가져다주므로 과점기업들은 공개적으로 혹은 비밀리에 서로 협조하는 경우가 많다. 만약 특정 과점기업이 생산비를 급속히 절감시킬 수 있는 기술을 보유한다면 독자적으로 가격 인하 가능성이 높아지게 된다. 이러한 비용 조건의 격차가 커질수록 과점기업들이 서로 협조할 수 있는 힘은 약해지고, 가격조정은 어려워질 것이다.

이러한, 과점시장에서 제품차별성이 적은 과점기업의 난립으로 산업의 성장률이 낮아지고, 시설 확장이나 보완으로 인한 고정비의 비중이 높아지며, 철수장벽이 높을 때, 과점기업 간의 경쟁은 치열해지고 산업 발전은 저해된다. 우리나라 제약산업은 오리지널 신약 개발이 저조하고, 1999년 이후 개발 성공한 30개 신약도 시장 지배에 필요한 제품 경쟁력이 떨어지며, 수익성이 있는 성분군에는 제너릭의 난립으로 구매하려는 제품의 차별화가 되어 있지 않으므로 제약기업의 제품 진입장벽이 매우 낮은 상황이다. 또한, 시설투자 비용이 높아 철수 장벽도 높은 편이다. 건강보험료를 납부하는 소비자는 정부의 정책에 가장 중요한 대상임에도 그 역할과 교섭력에 있어서 취약한 구조가 형성되어 있는 등 시장의 자유경쟁체제가 저해되므로 산업발전 저해를 야기하고 있다[23].

물론 2010년 이후 우리나라는 제약산업을 미래 고부가가치 혁신성장 산업으로 육성하기 위해 「제약산업 육성 및 지원에 관한 특별법」을 2011년 3월 제정(2012년 3월부터 시행)하고, 제1차 제약산업 5개년 종합계획을 수립하여 2013년부터 2017년까지 1.2조 원의 국가 연구개발 예산을 신약 개발에 지원하고, 민간도 6.5조 원 이상 투자하여 9개 이상 신약을 개발하기도 하였다.

우리나라는 1999년 7월 위암 치료제인 선플라주를 시작으로 2018년까지 총 30개 신약을 개발하였고, 이 중에 세계 최초 신약은 2002년 항균제인 펙티브(LG생명과학), 2014년 슈퍼항생제인 시벡스트로(동아ST), 2015년 개발되어 2016년 5월에 유럽 EMA, 2017년 1월에 미국 FDA 품목허가를 받은 혈우병 치료제 앱스틸라 등 모두 3개 품목이다. 또한, 우리나라는 세계 세포치료제 45개 품목 중 15개를 개발하였고, 유전자

23) 편석원, 「의약품관련 정책의 효과 분석과 제약산업의 영향요인」, 경희대학교, 2012.8, pp.62~63.

치료제 8개 중 1개를 개발하였다.

그러나, 2017년 우리나라 의약품 총 생산액 20.4조 원 중 국내 신약의 생산액은 1,889억 원으로 0.92%에 불과하고, 2012년부터 2016년까지 미국 FDA의 연간 신약 허가 건수가 평균적으로 42.6건이나 우리나라는 2건에 불과하다.

[표 5-5] 3년간 국내 신약 생산 실적

구분	2015년	2016년	2017년
의약품 총 생산액	16.9조 원	18.8조 원	20.4조 원
국내 신약 생산액	1,585억 원	1,685억 원	1,889억 원
비중	0.93%	0.90%	0.92%

* 출처 : 한국제약바이오협회

또한, 우리나라는 2013년 이후 신약 연구개발에 연평균 1.3조 원에서 2조 원을 투자하고 있으나, 미국 정부의 신약 개발 연구개발에 92.4조 원, 벨기에는 4.9조 원을 투자하고 있으므로 연구개발 투자도 저조한 실정이다.

[표 5-6] 정부와 민간의 제약분야 연구개발 투자 현황

	정부 R&D	민간 R&D	합계
2013	2,400억 원	1조 827억 원	1조 3,227억 원
2014	2,200억 원	1조 1,222억 원	1조 3,422억 원
2015	2,354억 원	1조 3,515억 원	1조 5,869억 원
2016	2,334억 원	1조 5,100억 원(예측치)	1조 7,434억 원(예측치)
2017	2,695억 원	1조 6,870억 원(예측치)	1조 9,565억 원(예측치)
총 계			7조 9,517억 원(예측치)

* 출처 : (민간 R&D) 과학기술정보통신부, 한국과학기술기획평가원

[표 5-7] 국내 개발신약 허가 현황 ('18.12월 기준)

연번	제품명	회사명	주성분	효능·효과	허가일자
1	선플라주	SK케미칼	헵타플라틴	항암제(위암)	'99.7.15.
2	이지에프외용액	대웅제약	인간상피세포성장인자	당뇨성 족부 궤양치료제	'01.5.30.
3	밀리칸주	동화약품	질산홀뮴-166	항암제(간암)	'01.7.6.

(계속)

연번	제품명	회사명	주성분	효능·효과	허가일자
4	큐록신정	JW중외제약	발로플록사신	항균제(항생제)	'01.12.17.
5	팩티브정 (신약)	LG생명과학	메탄설폰산제미플록사신	항균제(항생제)	'02.12.27.
6	아피톡신주	구주제약	건조밀봉독	관절염치료제	'03.5.3.
7	슈도박신주	CJ제일제당	건조정제슈도모나스백신	농구균예방백신	'03.5.28.
8	캄토벨주	종근당	벨로테칸	항암제	'03.10.22.
9	레바넥스정	유한양행	레바프라잔	항궤양제	'05.9.15.
10	자이데나정	동아제약	유데나필	발기부전치료제	'05.11.29.
11	레보비르캡슐	부광약품	클레부딘	B형간염치료제	'06.11.13.
12	펠루비정	대원제약	펠루비프로펜	골관절염치료제	'07.4.20.
13	엠빅스정	SK케미칼	미로데나필염산염	발기부전치료제	'07.7.18.
14	놀텍정	일양약품	일라프라졸	항궤양제	'08.10.28.
15	카나브정	보령제약	피마살탄칼륨삼수화물	고혈압치료제	'10.9.9.
16	피라맥스정	신풍제약	피로나리딘인산염, 알테수네이트	말라리아치료제	'11.8.17.
17	제피드정	JW중외제약	아바나필	발기부전치료제	'11.8.17.
18	슈펙트캡슐	일양약품	라도티닙염산염	항암제(백혈병)	'12.1.5.
19	제미글로정	LG생명과학	제미글립틴, 타르타르산염	당뇨병치료제	'12.6.27.
20	듀비에정	종근당	로베글리타존황산염	당뇨병치료제	'13.7.4.
21	리아백스주	카엘젬백스	테르토모타이드염산염	항암제(췌장암)	'14.9.15.
22	아셀렉스캡슐	크리스탈지노믹스	폴마콕시브	골관절염치료제	'15.2.5.
23	자보테란정	동화약품	자보플라사신 D-아스파르트산염	항균제(항생제)	'15.3.20.
24	시벡스트로정 (신약)	동아ST	테티졸리드포스테이트	슈퍼항생제	'15.4.17.
25	시벡스트로주 (〃)	동아ST	테티졸리드포스테이트	슈퍼항생제	'15.4.17.
26	슈가논정	동아S	에보글립틴 타르타르산염	경구용 혈당 강하제	'15.10.2.
27	올리타정	한미약품	올무티닙염산염일수화물	항암제(폐암)	'16.5.13.
28	베시보정	일동제약	베시포비르	만성B형 간염	'17.5.15.
29	인보사케이주	코오롱생명과학	토노젠콘셀	무릎골관절염	'17.7.12. ('19.5.28 품목취소)
30	케이캡정	CJ 헬스케어	테고프라잔	위식도역류질환	'18.7.5.

* SK케미칼의 엡스틸라(혈우병 치료제, 신약)는 '16.5월 EMA, '17.1월 FDA 품목허가

[표 5-8] 주요 국가의 신약 연구개발 투자 현황

구분	국가 R&D 예산	민간 R&D 예산	R&D 예산 합계	정부R&D 비율
한국	0.2조 원	1.4조 원	1.6조 원	12.5%
미국	34.2조 원	58.2조 원	92.4조 원	37%
벨기에	1.8조 원	3.1조 원	4.9조 원	40%

* 출처 : 과학기술기획평가원 2016년, 벨기에 제약협회 2015년 등

우리나라 제약산업의 두 번째 문제점은 우리나라 제약기업은 고부가가치 신약 중심의 경쟁이 아니라 저가의 복제약을 판매하기 위한 판촉이나 접대 등을 통한 마케팅 경쟁을 위주로 하고 있다는 점이다. 이러한 마케팅 위주의 경쟁은 제약기업 간 개방적 혁신(open innovation)을 저해하고, 바이오벤처에 대한 기초 투자가 부진한 원인이 되고 있다[24].

예를 들어, 우리나라 완제의약품의 국내 자급도는 2017년에 77.6%이다. 그러나, 원료의약의 국내자급도는 35.4%에 불과한 실정이다. 2018년 7월에 고혈압과 심부전 치료제의 원료인 발사르탄(Valsartan)에 'N-니트로소디메틸아민(NDMA)'이라는 발암물질이 검출되어 시중에 유통되던 의약품을 회수 반품하는 사건이 발생하였다. 이때 원료의약품인 발사르탄으로 제조되는 완제의약품(제너릭)은 총 127개 제약기업의 571개 품목[25] 이었다. 즉, 1개의 원료의약품을 수입하여 127개 제약기업이 571개 완제의약품을 생산하여 유통한 것이다.

식품의약품안전처가 국정감사에 제출한 자료에 따르면 2017년 건강보험에 등재된 약제 급여목록 2만 1,302개 중 제너릭의약품이 1만 8,476개로 96.7%를 차지하고 있다. 발사르탄 외에도 항생제인 시클러의 제너릭의약품은 121개, 항진균제인 디푸루칸의 제너릭의약품은 120개, 항혈전제인 플라빅스와 당뇨치료제인 아마릴 등의 제너릭의약품은 115개, 발기부전 치료제인 비아그라의 제너릭의약품은 39개, 씨알리스의 제너릭의약품은 55개가 유통되고 있다[26].

24) 권지선, 「제약산업의 R&D 투자, 기업 규모 및 성과에 대한 연구」, 한양대학교, 2018.2, pp.2~3.
25) 571개 품목 중 NDMA가 검출된 품목은 59개 품목
26) 보건뉴스, 2018.10.29. "복제약 공화국"

[표 5-9] 완제의약품 국내자급도

단위 : 백만 원

구분	생산	수출	수입	국내자급도(%)
2008	12,675,484	647,722	2,389,138	83.4
2009	13,363,700	992,297	2,905,097	81.0
2010	14,234,674	914,986	3,128,920	81.0
2011	14,109,396	938,455	3,231,229	80.3
2012	13,749,984	1,120,034	3,398,830	78.8
2013	14,132,536	1,114,762	3,299,501	79.8
2014	14,280,482	1,299,479	3,572,297	78.4
2015	14,856,025	1,884,876	3,560,460	78.5
2016	16,332,406	1,985,839	4,344,758	76.8
2017	17,551,029	2,935,850	4,226,311	77.6

주 : 자급도 = (생산-수출)/(생산-수출+수입)

* 출처 : 식품의약품안전처, 「2018년 식품의약품통계연보」, p.322.

[표 5-10] 원료의약품 국내자급도

단위 : 백만 원

구분	생산	수출	수입	국내자급도(%)
2008	1,218,326	618,926	2,169,128	21.7
2009	1,424,889	794,776	2,314,160	21.4
2010	1,475,071	865,976	2,289,469	21.0
2011	1,487,368	1,020,021	2,295,117	16.9
2012	1,964,020	1,220,879	2,454,673	23.2
2013	2,243,572	1,116,964	2,513,245	31.0
2014	2,138,937	1,244,463	1,922,410	31.8
2015	2,113,591	1,449,925	2,040,126	24.5
2016	2,473,726	1,635,101	2,195,686	27.6
2017	2,807,010	1,666,629	2,081,393	35.4

주 : 자급도 = (생산-수출)/(생산-수출+수입)

* 출처 : 식품의약품안전처, 「2018년 식품의약품통계연보」, p.322.

이러한 제너릭의약품은 기업 간·제품 간 품질의 차이가 없으므로 의약품의 질적 경쟁보다 판촉이나 접대 등 마케팅 경쟁에 의해 수익이 발생하고, 완제의약품 제약기업당 연평균 생산액이 2017년에 492억 원, 원료의약품은 242억 원에 불과한 등 영세성과 결합되어 제약기업 간 공동협력 등 개방형 혁신활동과 기업 간 인수합병 등을 저해하는 요인이 되고 있다.

또한, 대부분의 국내 제약기업은 기업 간·제품 간 품질의 차이가 없는 제너릭의약품으로 경쟁을 하고 있으므로 개방형 혁신을 실천할 동기도 부족하고, 실익도 거의 없으므로 산업 발전에 부정적 요인으로 작용하고 있다.

[표 5-11] 연도별·분야별 의약품 생산업체 현황

연도	완제의약품				원료의약품			
	업체수 (개)	품목수 (품목)	생산액 (조 원)	업체당 평균액 (억 원)	업체수 (개)	품목수 (품목)	생산액 (조 원)	업체당 평균액 (억 원)
2013	285	16,622	14.13	496	381	10,341	2.24	59
2014	299	18,357	14.28	476	379	10,861	2.14	56
2015	356	17,907	14.86	417	241	7,983	2.11	88
2016	353	18,546	16.33	463	246	7,851	2.47	100
2017	357	19,291	17.55	492	116	7,002	2.81	242

* 출처 : 식품의약품안전처, 「2018년 식품의약품통계연보」, p.298.

우리나라 제약산업의 세 번째 문제점은 바이오시밀러 등 바이오 제약 분야의 전문인력 부족이다. 2012년 7월 세계 최초로 품목허가된 바이오시밀러 램시마를 시작으로 2017년에 셀트리온이 14만 리터, 삼성바이오로직스가 18만 리터 등의 생산설비를 보유하고 있고, 2022년까지 54만 리터 시설이 추가로 증설되는 등 세계 최고 수준으로 도약하고 있다. 이러한 바이오 분야의 비약적 발전으로 바이오의약품 생산 및 품질관리 분야의 전문인력 부족이 심화되고 있다.

2016년 산업통상자원부의 연구 결과에 따르면 12대 주력산업 중 바이오 헬스 분야의 전문인력 부족이 3.8%로 소프트웨어 분야 4.1% 다음으로 인력 부족이 심한 것으로 조사되었다.

[표 5-12] 12대 주력산업의 산업기술인력 부족률

단위: %

구분	12대 주력산업	기계	디스 플레이	반도체	바이오 헬스	섬유	자동차	전자	조선	철강	화학	SW	IT 비즈니스
2012년	2.8	3.5	1.1	1.8	2.9	2.1	2.2	2.5	1.2	2.9	4.0	4.4	1.5
2013년	2.4	2.8	1.3	1.8	2.8	2.4	2.2	2.3	1.3	2.0	3.9	2.9	1.8
2014년	2.3	2.8	0.7	1.6	2.6	2.7	2.1	2.3	1.2	1.9	3.6	2.7	1.4
2015년	2.5	2.8	0.6	1.5	3.8	2.3	2.0	2.3	0.9	1.7	3.6	4.1	1.4

* 출처: 산업통상자원부, 「산업기술인력 수급 실태조사 결과」, 2016.

바이오 제약기업에 대한 설문조사 결과, 세포치료제·유전자치료제 등 바이오의약품의 개발에 가장 큰 장애요인은 연구개발비 부족이었고, 그 다음이 관련 경험을 보유한 전문인력의 부족으로 지적되었다. 바이오의약품에 대한 제도 미비와 규제, 관련 기술 부족 등이 그 다음으로 지적되었다.

[그림 5-1] 국내 바이오의약품 개발 장애요소

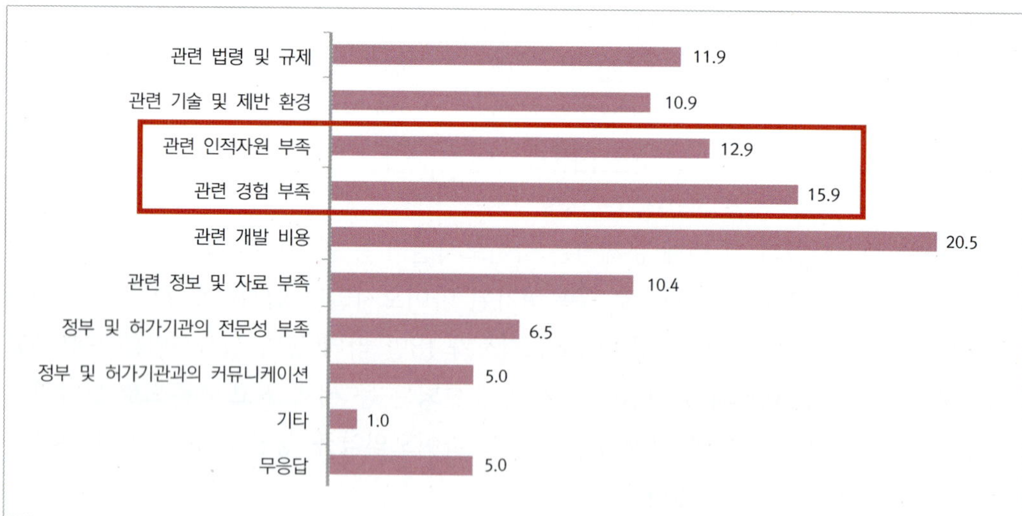

* 출처 : 식품의약품안전처, 「국내 바이오의약품 산업계의 R&D현황 및 수요조사 분석」, 2012.

바이오 벤처기업의 인력 확보가 힘든 원인을 살펴본 결과, 바이오 현장에 필요한 역량을 갖춘 인재를 찾기 힘들어서 채용이 곤란하다는 답변이 가장 많았고, 그 다음이 대기업 선호 풍조, 급여 및 복리후생 수준이 낮아서라는 답변이었다.

[그림 5-2] 바이오의약품 벤처기업의 인력충원이 어려운 이유

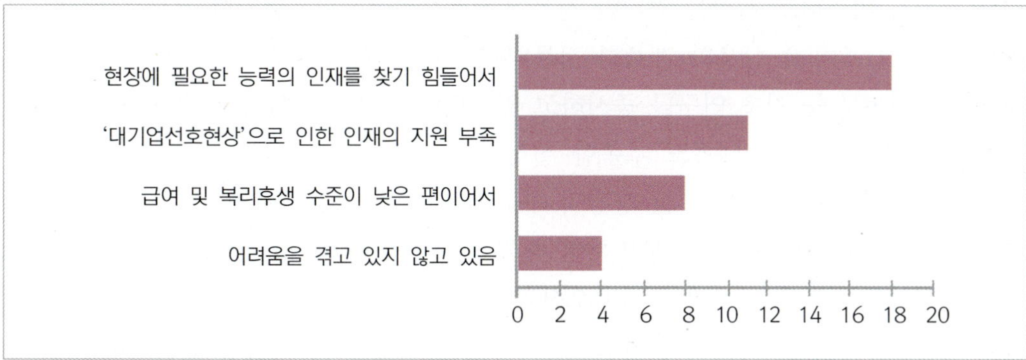

* 출처: 한국바이오의약품협회, 「바이오벤처 현황조사와 활성방안 연구」, 2013.

한국보건사회연구원의 연구 결과에 따르면, 바이오 제약산업 분야에서 2017년 대비 2022년에 8,101명이 부족할 것으로 예측되고, 2030년에는 4만여 명이 넘게 부족할 것으로 예측되고 있다. 특히, 신제품 연구개발 등 연구직과 생산 품질관리 등의 분야에서 인력 부족이 심화될 것으로 예측되고 있다. 이러한 전문인력 부족은 대학에서 기초연구 위주의 인력을 주로 양성하고 있으나, 기업에서는 제품 개발 및 생산에 투입할 전문 인력을 필요로 하기 때문으로 보인다.

[표 5-13] 바이오의약품산업 종사자수 전망

단위: 명

구분	분야	2017년	2022년	2027년	2030년
연구직	연구직	3,997	6,015	9,055	14,071
	허가, MS	1,010	1,520	2,288	3,556
	사업개발(BD)	135	202	305	474
	소계	5,142	7,737	11,648	18,101
생산직	생산	6,604	9,937	14,959	23,245
	품질	4,305	6,477	9,751	15,152
	소계	10,909	16,414	24,710	38,397
기타	기타	-	-	-	-
합계		16,051	24,152	36,358	56,497

* 한국보건사회연구원, 「보건산업 전문인력 현황 파악 및 수요전망」, 2017.12.

또한, 국산 신약 개발의 확대와 수출 증가 등에 따라 신약을 상용화·제품화할 수 있는 기술과 비즈니스 지식을 겸비한 전문인력에 대한 수요도 증가할 것으로 예상되고 있다. 그러나, 의약품 상용화·제품화 전문역량을 갖춘 인재를 원하는 제약기업과 달리 대학은 실험논문 등 기초 연구를 중시하고 있으므로 대학과 산업 간 괴리가 크고, 전문 교육프로그램과 교육 콘텐츠도 부족한 실정이다.

임상시험 분야에서도 국가 간 경쟁이 가속화되고 있으나, 글로벌 수준의 역량을 갖춘 중개·임상연구 전문인력이 부족하여 해외 의존도가 심화되고 있고, 임상개발에 필수적인 임상약리 전문의와 제약·바이오산업 전문약사 제도 등의 미비로 임상시험 계획을 수립할 때 해외전문가에 의존하고 있는 실정이다. 참고로, 미국과 일본, 유럽 등 선진국은 30여 년 전부터 임상약리학 전문의 제도를 운영하면서 임상시험 관련 다양한 평가기술 등을 개발하고 있다.

이러한 전문인력 부족은 4차 산업혁명에 따른 첨단 의료기술 융복합, 보건의료 빅데이터 활용도 제고 등으로 더욱 심화될 우려가 높다. 예를 들어, 글로벌 제약기업은 보건의료 빅데이터와 인공지능(AI)을 신약 개발에 활용하여 신약 개발기간을 단축하고, 성공률을 제고하고 있다. 미국의 얀센은 인공지능을 통해 임상시험 단계의 후보물질을 사전에 평가하고 있고, 난치성 질환에 대한 치료제 개발에 활용하고 있으며, 미국의 화이자도 인공지능을 신약 발굴 및 임상자료 분석 등에 활용하고 있다.

우리나라도 신약개발에 인공지능을 활용하기 위해 2019년부터 인공지능 신약 연구개발 사업과 스마트 임상시험 플랫폼 구축사업 등을 추진하고 있다. 그러나, 신약 개발에 인공지능 등을 활용하기 위해서는 빅데이터 분석 전문가, 인공지능 운용·개발 전문가 등이 매우 부족하여 인공지능 활용도 매우 낮은 실정이다.

우리나라 제약산업의 네 번째 문제점은 글로벌 인지도가 낮아서 기술이전, 제품 수출 등에서 올바르게 가치를 평가받지 못하고 있다는 점이다. 우리나라 제약시장의 규모는 2017년 기준 163억 달러 수준으로 세계시장 1조 1,750억 달러의 1.4%를 차지하고 있고, 세계시장 순위는 13위에 불과하다. 또한, 우리나라 매출액 1위 기업인 유한양행의 연매출액 1조 3,208억 원은 세계 1위 기업인 노바티스(Novartis, 스위스)로 연매출 487억 달러(53.6조 원/1달러 1,100원)의 2.5%에 불과하고, 우리나라 의약품 시장 22조 원도 노바티스 연매출액의 41%에 불과한 실정이다.

[표 5-14] 연도별 의약품 산업 통계

단위: 조 원

연도	항목	생산액	수출액	수입액	무역수지[1]	국내 시장규모[2]
2013	금액	16.38	2.33	5.28	-2.95	19.32
	전년대비(%)	4.21	-0.44	-9.82	16.07	0.51
2014	금액	16.42	2.54	5.49	-2.95	19.37
	전년대비(%)	0.26	9.15	4.09	-0.09	0.24
2015	금액	16.97	3.33	5.60	-2.27	19.24
	전년대비(%)	3.35	31.10	1.93	23.22	-0.70
2016	금액	18.81	3.62	6.54	-2.92	21.73
	전년대비(%)	10.82	8.58	16.78	-28.85	12.95
2017	금액	20.36	4.60	6.31	-1.71	22.06
	전년대비(%)	8.25	27.11	-3.56	41.59	1.55
연평균 성장률 ('08~'17)(%)		4.34	15.41	3.68	7.05	2.82

주 1) 무역수지 : 수출액-수입액
주 2) 국내시장규모 : 생산액-수출액+수입액

우리나라는 2014년 7월에 의약품실사상호협력기구(PIC/S)에 가입하였고, 2016년 11월에는 국제의약품규제조화위원회(ICH) 정회원국으로 가입하여 제약 선진국의 위상을 갖추고 있다. 그러나, 우리나라 제약시장 규모의 영세성과 낮은 인지도로 인해 우리나라 의약품의 품질과 가격경쟁력이 평가 절하되고 있고, 중남미 등으로부터 복잡한 품목 인허가 절차 요구 등을 받고 있는 실정이다. 또한, 국내 제약기업의 해외 진출이 어려움을 겪으면서 진출 성공사례도 부족한 실정이고, 해외 시장 개척 노하우와 수출 대상국의 시장 네트워크도 매우 부족하다. 특히, 의약품 수출이 성공하기 위해서는 우리나라 의약품의 수출 대상국의 병원과 약국 등에서 실제 처방으로 이어질 수 있도록 보건의료 분야의 협력이 강화되어야 하나, 중동과 중남미, 아프리카 등의 시장 정보가 부족하여 정부 간 협력도 아직 초기 단계에 머물고 있다.

이러한 다양한 제약요인이 있지만, 우리나라 의약품 수출은 2013년 이후 연평균 15.4%씩 증가하고 있다. 2013년 우리나라 의약품 수출액은 2.33조 원이었으나 2017년에는 4.6조 원을 수출하였다. 수출 대상국가도 일본(4.95억 달러), 미국(3.86억 달러), 중국(3.58억 달러), 독일(2.21억 달러) 등 선진국을 비롯하여 베트남(1.77억 달러) 등으로 확대되고 있다. 따라서, 우리나라 제약산업의 브랜드 인지도를 제고하고 수출에 보다 집중한다면 1.71억 달러 무역수지 적자에서 벗어나 무역수지 흑자를 달성하는 것도 가능할 것으로 보고 있다.

4 제약산업 육성 기본방향

우리나라 제약산업이 국민 보건 향상에 기여하면서 양질의 일자리를 제공하며 이윤 창출을 극대화할 수 있는 산업으로 도약하기 위해서는 3가지 발전 방향이 필요하다.

첫째, 국내 제약기업의 규모가 영세하여 고부가가치 글로벌 신약을 개발하기 힘들고, 글로벌 마케팅까지 할 수 있는 역량이 부족하므로 연구개발(R&D) 투자를 강화하고, 개방형 혁신(Open Innovation)을 통해 신약 개발 역량을 제고해야 한다. 4차 산업혁명 시대에 지속적으로 발전할 것으로 보이는 세포치료제, 유전자치료제, 면역항암제 등 첨단 바이오신약 연구개발 지원을 확대하고, 치매 등 희귀·난치질환 치료제 개발 및 감염병 치료제와 국산 백신 개발을 위한 연구개발 확대도 필요하다. 병원·대학·연구소·기업이 상호 협력할 수 있는 신약개발 생태계를 조성하고, 신속한 허가·심사를 위한 평가기술과 공익 목적의 연구자 주도 임상연구 등에 대한 투자도 확대해야 한다.

개방형 혁신은 제약기업과 기술벤처·대학·병원 등이 협업을 통해 신약 개발기간을 단축하거나, 제약기업이 보유한 핵심데이터 등을 오픈소스로 벤처·대학 등에 제공하여 공동연구개발 성과를 극대화하거나, 비임상·임상시험 등을 전문기관인 CRO(Contract Research Organizations)에 위탁하거나, 기술이전이나 인수합병 등을 통해 라이센싱하는 것을 의미한다.

글로벌 제약기업은 개방형 혁신을 1990년대 이후 실시하고 있다. 미국의 머크(Merck)는 질환 발생기전 및 원인이 되는 유전자 마커를 개발하기 위해 대학에 연구비를 지원하고, 이렇게 해서 수집된 유전자 마커를 색인화하여 공동연구팀에 제공하여 신약개발 기간을 단축하고, 성공률을 제고하고 있다. 일라이 릴리(Eli Lilly)도 오픈 이노베이션 신약개발 프로그램(Open Innovation Drug Discovery, OIDD)을 개설하여 외부의 연구자에게 신약개발 기술 및 지식을 지원하고, 이를 통해 개발한 신약 후보물질에 대한 지적재산권도 연구자 소유로 하되, 릴리가 우선협상권을 통해 기술이전을 받는 윈-윈 전략을 시행하고 있다. 영국의 아스트라제네카(Astrazeneca)도 외부 연구자에게 기업의 임상 정보와 신약 후보물질을 제공하는 상생 파트너십을 구축하고 있다.

우리나라도 2012년 이후 제약기업의 연구개발 투자가 확대되고 있으나, 제약기업과 대학·벤처·병원 등의 연계가 부족하여 연구개발 성과가 실제 제품화로 이어지기 어렵고, 신약 개발 성과도 미흡한 실정이다. 따라서, 제약기업과 대학·벤처·병원 등의 개방형 혁신을 통해 제품화 기간을 단축하고, 성공률을 높여야 한다. 2015년 유한양행이 오스코텍이라는 기술 벤처가 개발하여 비임상 단계였던 표적항암제인 레이저티닙을 15억 원에 기술이전 받은 후, 90억 원을 투자하여 3년간 임상시험 2상까지 성공시켜서 얀센에 1조4천억 원의 기술료를 받고 기술 이전을 실시하였다. 일반적으로 제약기업이 단독으로 물질을 발굴하여 비임상·임상을 거쳐 글로벌 제약기업으로 기술 이전을 하기까지 7~10년 이상 소요되는 실정에서 유한양행은 개방형 혁신을 통해 그 기간을 만 3년으로 단축한 셈이다. 유한양행은 오스코텍뿐만 아니라 신약개발 벤처인 바이오니아(100억 원), 제넥신(330억 원), 브릿지바이오, 굳티셀, 파멥신 등과 개방형 혁신을 실천하고 있다. 또한, 미래에는 신종·인수공통 감염병 등의 증가로 신속한 치료백신 개발의 중요성이 증대되고 있으므로 백신과 치료약 분야의 개방형 혁신도 점차 활성화될 것으로 기대되고 있다.

둘째, 우리나라 제약기업은 신약 개발 경쟁보다 복제약(제너릭) 마케팅 경쟁에 치중하고 있으므로 제너릭으로 경쟁하는 제약기업이 신약 개발 기업으로 전환할 수 있도록 생태계를 조성하고, 고품질 원료를 개발하여 고부가가치를 창출할 수 있도록 지원해야 한다. 최근 선진국의 글로벌 제약사들은 신약 연구개발에 "Quick win Fast fail" 전략을 구현하기 위하여 인공지능 기술을 신약 개발에 도입하고 있다. 예를 들어, 미국은 2015년 출시된 IBM Watson 등 10여 개의 스타트업들이 글로벌 제약기업과 협업하여 신약 후보물질 발굴 및 신약 재창출에 주력하고 있다. 특히, 국립보건원(NIH)을 중심으로 글로벌 제약기업 GSK와 UCSF 대학 등이 참여하여 항암제 후보물질 발굴 기간을 1년 이내로 단축하기 위하여 한 'ATOM 컨소시엄(Accelerating Therapeutics for Opportunities in Medicine)'을 2017년에 구성하여 2019년까지 운영할 예정이다.

일본도 이화학연구소(RIKEN)을 중심으로 신약 개발에 필요한 인공지능 개발을 위하여 IT기업과 제약기업 등이 '라이프 인텔리전스 컨소시엄(LINC)'을 2017년 4월에 출범하였다. 일본제약공업협회는 이 프로젝트를 통해 신약개발에 활용되는 인공지능을 개발할 경우, 신약 개발에 드는 시간과 비용이 각각 10년 1,200억 엔에서 3~4년 600억 엔으로 절반 이상 감소할 것으로 기대하고 있다. 이렇게 신약 개발 기간과 비용이 낮아질 경우, 제너릭으로 경쟁하던 제약기업이 개량신약 또는 혁신신약 등의 개발을 통해 고부가가치를 창출하는 제약기업으로 전환될 수 있다.

예를 들어, 일본을 대표하는 제약기업인 다케다(Takeda)도 1970년대까지는 일본의 지역 제약기업에 불과했으나, 1980년대 이후 신약 개발을 집중 추진하여 1995년에 위

십이지장 궤양치료제 란소프라솔(Lansoprazole), 1997년에 고혈압 치료제 칸데사르탄(Candesartan), 1999년에 당뇨병 치료제 피오글리타존(Pioglitazone) 개발에 성공하면서 일본을 대표하는 제약기업으로 도약하였다. 그리고, 2008년에는 미국의 밀레니엄 파마슈티컬스를 88억 달러에, 2011년에는 스위스의 나이코메드를 96억 달러에 인수합병(M&A)하면서 글로벌 제약기업으로 도약하였고, 2019년에는 영국 제약기업 샤이어를 460억 파운드(약 65조 원)에 인수합병하여 세계 10위 규모의 제약회사로 재도약하였다[27]. 우리나라의 제너릭 위주의 중소 제약기업도 신약개발에 집중하면서 인수합병으로 규모의 경제를 확보할 경우, 10년 이후에는 국내 대표기업, 20년 후에는 글로벌 제약기업으로 도약할 수 있을 것으로 예상된다.

[그림 5-3] 일본 다케다의 성장

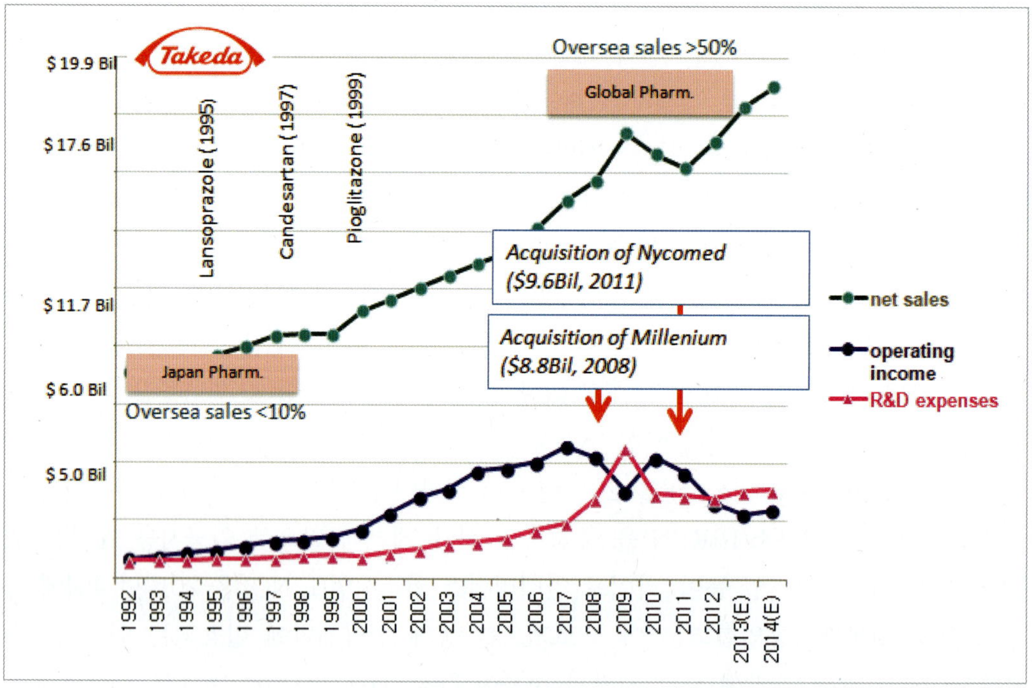

* To become a R&D Based Global Pharma

선진국 제약기업은 신약 후보물질의 고갈, 신약 개발비용 증가 등에 따른 연구개발 생산성 저하 때문에 신약 재창출에 주목하고 있다. 신약 재창출은 이미 시판 중이거나, 임상단계에서 상업화에 실패한 약물을 대상으로 새로운 적응증을 규명하여 신약으로

27) 이데일리, 2019.1.10, "인수합병으로 신약개발 경쟁력 키운 일본 제약사 몰려온다"

제 1 장 제 2 장 제 3 장 제 4 장 제 5 장

개발하는 방법으로 기존의 신약 개발에 비해 상대적으로 적은 비용으로도 신속하게 신약을 출시할 수 있는 이점이 있다. 이는 타겟 발굴, 후보물질 발굴·스크리닝, 후보물질 최적화 등 기존 신약 개발에서는 필수적인 과정이 신약 재창출의 경우에는 필요 없기 때문이다. 제너릭으로 경쟁하는 기업이 대학, 연구소 등으로부터 개발에 실패한 신약 후보물질을 제공받아 첨단의료복합단지와 대학 등이 컨소시엄을 구성하고 신규 적응증 발굴 연구 등을 추진하여 성공할 경우, 국산 신약 원료를 확보하면서 제품화까지 연계하는 비즈니스가 가능해진다. 대구와 충북 오송에 구축된 첨단의료복합단지 내 첨단의료산업진흥재단은 고품질 지식재산권 창출과 기술 이전 촉진체계 등을 구축하고, 중소제약기업이 유망한 사업화 기술을 개발할 수 있도록 지원하는 체계를 운용하고 있다.

예를 들어 오송 첨단의료산업진흥재단은 2017년 9월 유틸렉스社가 중국 화해제약社로 850만 달러에 기술 수출한 EU101의 효능평가를 지원했고, 2017년 12월 한올바이오파마가 미국 제넨텍으로 5억 달러에 기술 수출한 HL161의 세포주 개발 및 분석을 지원했으며, 2018년 코오롱생명과학이 일본 먼디파마社로 5억 9천만 달러에 기술 수출한 인보사의 기술이전 시 기술적 지원, 11월에 ABL바이오社가 미국 트리거社로 5억 9천만 달러에 기술 수출한 ABL001의 효능평가 및 제형개발을 지원한 실적을 보유하고 있다.

제너릭으로 경쟁하는 제약기업이 신약 개발로 전환할 때 가장 힘들어하는 부분이 바로 임상시험이다. 임상시험은 10년 이상 신약 개발 기간과 2조 원 이상이 소요되는 신약 개발비용의 50% 이상 차지하는 핵심단계[28)]로 100개 프로젝트 중 1개 이하가 성공하는 고비용 고위험 연구개발 단계이다. 우리나라가 경쟁력을 지닌 ICT 기술을 임상시험에 융합·응용하여 웨어러블 기술, 데이터 통합관리 네트워크 기술 등 임상시험 신기술을 개발하여 임상시험센터에 접목할 경우, 임상시험 비용 절감 및 효율성 증대 등의 효과가 나타나므로 제약기업의 부담을 경감시켜 줄 수 있다.

28) PHRMA Profile, 2016.

[그림 5-4] 신약개발 과정 중 임상연구의 위치

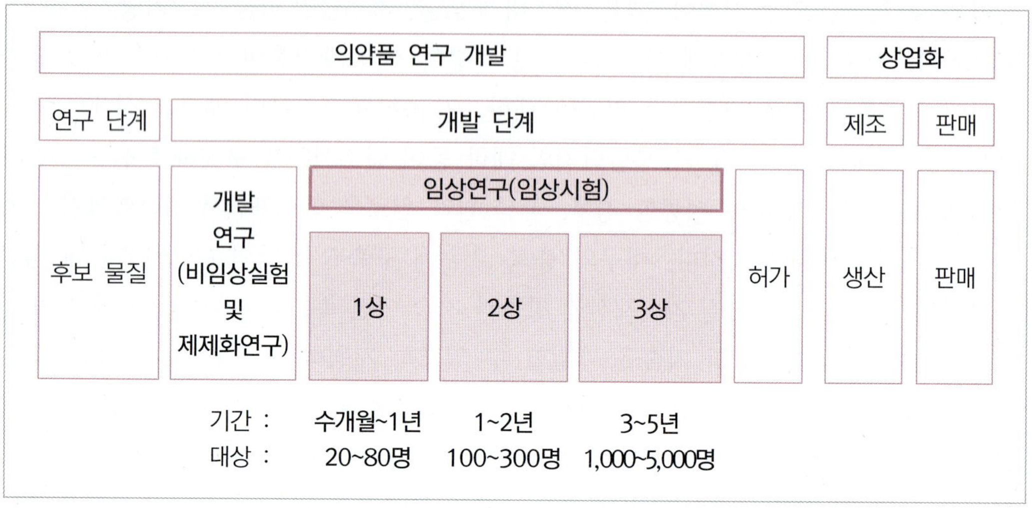

신약 개발에 성공한 제약기업이 의약품 제조기술과 ICT 기술을 융합하여 제조공정을 자동화·효율화하는 스마트공장 구축·운영할 경우, 원료 국산화 및 효율성 증대라는 2가지 시너지를 추가로 창출할 수 있다. 스마트 공장은 생산·물류 등 모든 공정을 실시간으로 모니터링하고, 기존에는 수동으로 연결되던 설비를 자동라인으로 연결하여 오염 방지 및 신속·효율성을 제고할 수 있는 특징이 있다. 이러한 스마트 공장 운영으로 확보한 여분의 생산 여력을 연구자나 벤처기업 등을 위한 위탁생산에 활용할 경우, 임상시험 시료 생산 등이 저렴해지고, 기업은 새로운 수익을 창출할 수 있는 장점이 있다.

이렇게 생산한 의약품 원료를 EU와 동남아 등으로 수출하기 위해서는 '원료의약품 GMP 화이트리스트 국가로 등재하는 방안을 추진할 필요가 있다. 현재 EU로 원료의약품을 수출할 경우, GMP 서면확인서를 면제받는 화이트리스트 국가는 현재 스위스, 호주, 일본, 미국, 이스라엘, 브라질이다(우리나라는 2019년 5월에 화이트리스트에 등재).

셋째, 바이오시밀러 생산 및 개발 등 다양한 분야의 제약 관련 전문인력을 양성하여 제약산업 성장동력을 확보할 수 있도록 지원을 확대해야 한다. 국내 제약산업 분야에서 향후 5년간 생산과 연구개발 등 다양한 분야에서 1~3만 명의 전문인력 수요가 있을 것으로 예상하고 있다. 의약품 생산실적이 있는 제약기업을 대상으로 조사 분석한 결과, 생산관리(품질관리 포함), 연구개발, 영업, 사무 및 임상시험(연구 포함) 분야에서 전문인력 수요가 높았다.

[표 5-15] 제약산업 가치사슬별 일자리 전망

단위: 명

인력유형		2017년		2018년		2022년		5년간('18~'22) 종사자수 증감	
		대안1	대안2	대안1	대안2	대안1	대안2	대안1	대안2
연구직	연구	13,151	13,683	13,460	14,572	14,769	18,740	1,618	5,056
	허가, MS	2,311	2,405	2,366	2,561	2,596	3,294	284	889
	사업개발	998	1,038	1,021	1,106	1,121	1,422	123	384
생산직	생산	19,801	20,603	20,266	21,940	22,237	28,216	2,436	7,613
	품질	10,065	10,473	10,301	11,152	11,303	14,343	1,238	3,870
사무관리	일반사무	8,622	8,971	8,825	9,554	9,683	12,286	1,061	3,315
영업직	국내영업	28,294	29,439	28,958	31,350	31,775	40,318	3,481	10,879
	해외 영업	1,537	1,599	1,573	1,703	1,726	2,190	189	591
기타		12,378	12,880	12,669	13,716	13,901	17,639	1,523	4,759
합 계		97,158	101,091	99,439	107,653	109,111	138,448	11,953	37,357

* 출처 : 보건산업진흥원, 「제약·의료기기산업 실무형 전문인력 양성을 위한 교육과정 개발 연구」, 2017.9[29].

따라서, 제약·바이오의약품 생산 및 품질관리 등에 투입할 수 있는 현장형 생산전문 인력 양성을 위한 이론·실무교육 지원체계를 구축하고, 바이오의약품 생산 전문인력 양성을 위한 단기교육과정 기획·운영을 실시해야 한다. 제약기업과 대학이 공동으로 신약개발학과 등 제약 관련 전문인력 양성을 위하여 계약학과 등을 운영할 경우, 한시적으로 운영비 등을 지원하는 것도 검토할 필요가 있다. 인공지능 데이터 전문가, 의약품 인·허가 전문가, 해외 수출 전문가 등을 양성하기 위하여 제약산업 특성화대학원 지원을 확대할 필요도 있다.

과거에는 신약 개발이 타겟 설정 → 후보물질 탐색 → 후보물질 최적화 → 비임상실험 → 임상시험 → 품목허가 → 생산 → 건강보험 등재 → 유통체계 확보 등의 순서로 이루어져 왔다. 그러나, 선진국의 글로벌 제약사들이 추진하고 있는 "Quick win Fast fail" 전략에서는 신약 개발이 필요한 의료수요 조사, 임상자료 분석을 통한 성공가능성 평가, 품목허가 등 시장 진출 가능성 조사, 건강보험 약가 기대수익 분석 등을 먼저 실시한 후, 기술벤처·대학·연구소 등과 개방형 혁신 등을 통한 협업을 통해 인공지능을 활용한 고속물질 탐색 → 특허 출원 → 후보물질 최적화 및 비임상실험 → 스마트 임상시험→ 신속한 품목허가 등의 순서로 신약을 개발하고 있다. 이렇게 진행할 경우,

29) 의약품 생산실적이 있는 제약기업 527개사 대상 설문조사의 미래 필요인력 구성으로 인력유형별 비율 산출(대안1) 2013~2016년 종사자수 연평균성장률 2.3%로 전망(대안2) 2012~2015년 종사자수 연평균 성장률 6.4%로 전망

사업화 성공 확률이 높은 신약을 신속하고 정확하게 개발할 수 있는 이점이 있다.

[그림 5-5] 기존의 신약개발 과정

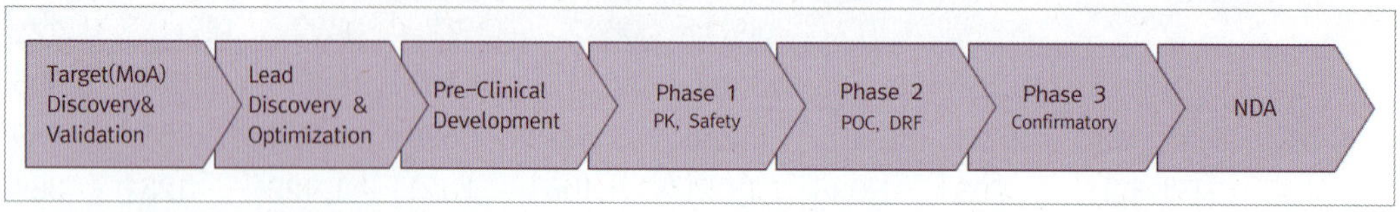

* 출처 : 남수연, 「Opportunities & Challenges in Pharma R&D」, 2017.1.

[그림 5-6] 최신 신약개발 과정

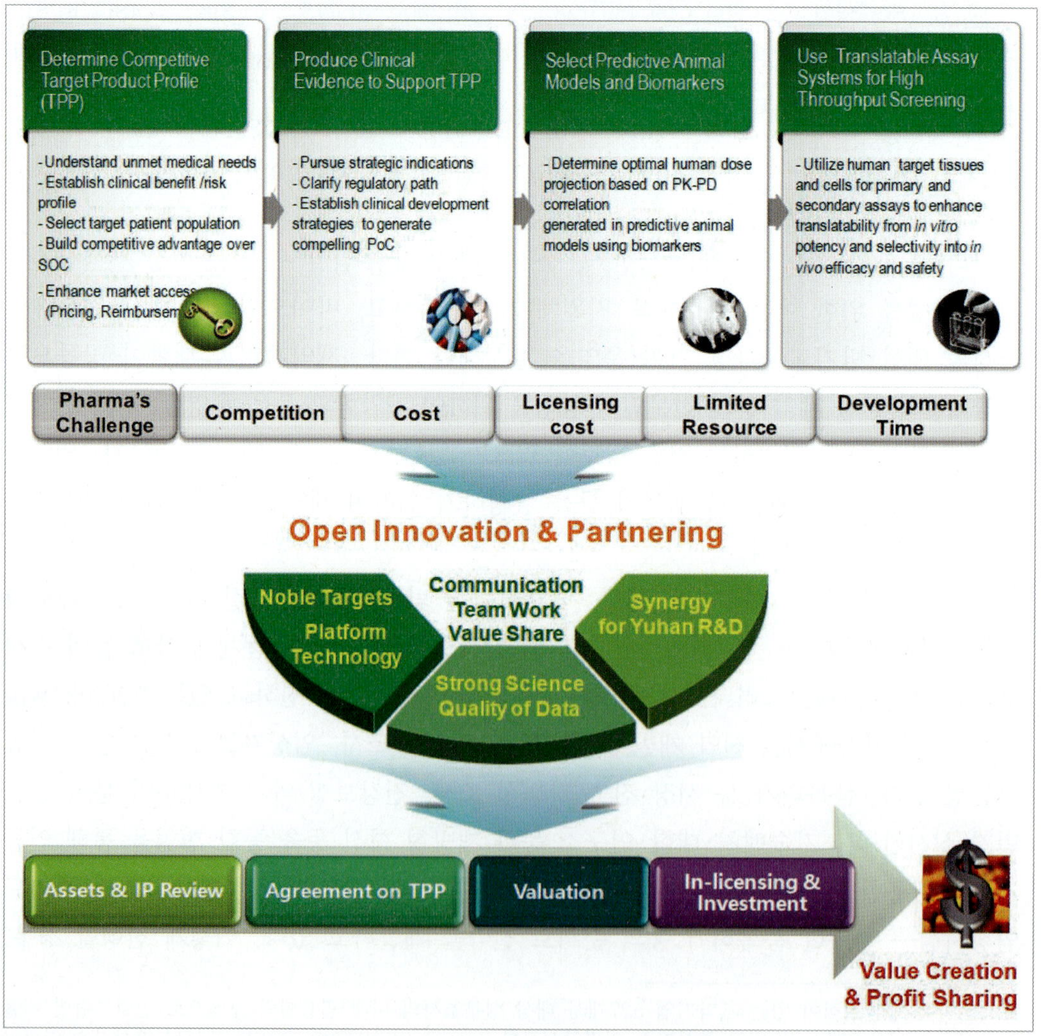

* 출처 : 남수연, 「Opportunities & Challenges in Pharma R&D」, 2017.1.

미국 과학전문지인 〈사이언티픽 아메리칸(Scientific American)〉이 평가한 “바이오 기술 평가표”에 의하면 2016년 우리나라 바이오 제약산업의 역량은 대만과 중국보다 낮은 24위로 평가되었다. 우리나라는 연구개발 투자와 기반시설 측면에서는 10점 만점에 8.3점으로 높은 평가를 받았으나, 혁신의 노력과 인적 자본 등에서 각각 0.6점, 3.9점의 낮은 평가를 받았다. 이는 우리나라 제약바이오 산업의 발전을 위해서 무엇보다 전문인력 양성이 시급하다는 것을 말해 주는 근거가 된다.

[그림 5-7] 제약바이오기술 평가결과

SCIENTIFIC AMERICAN worldVIEW
A GLOBAL BIOTECHNOLOGY PERSPECTIVE

RANK		#1	#2	#3	#4	#5	#6	#7	SCORE
1	UNITED STATES	10.0	9.2	6.4	8.9	6.6	7.1	7.5	39.8
2	SINGAPORE		8.3	3.8	9.2	4.5	6.6	9.6	30.0
3	DENMARK	0.2	8.5	7.3	5.0	3.9	7.6	8.8	29.5
4	NEW ZEALAND	0.0	7.7	4.8	7.9	6.2	4.5	9.4	29.0
5	AUSTRALIA	1.0	7.6	5.1	5.0	5.3	6.4	8.7	28.0
6	SWITZERLAND	0.3	8.6	3.6	5.3	3.7	8.0	9.4	27.7
7	FINLAND	0.0	9.5	0.6	6.1	3.7	8.2	9.4	26.8
8	UNITED KINGDOM	0.7	8.8	2.2	6.2	5.4	5.6	8.2	26.5
9	SWEDEN	0.3	8.5	2.4	5.8	3.1	7.9	8.9	26.3
10	CANADA	0.5	8.8	1.6	6.1	4.4	5.3	8.9	25.3
15	JAPAN	0.1	9.2	0.6	4.5	3.6	7.9	8.0	24.2
23	TAIWAN, CHINA	0.0	5.8	0.1	7.0	2.6	6.9	7.2	21.1
24	SOUTH KOREA		5.6	0.6	4.8	3.9	8.3	6.3	21.0

평가 기준
#1. 생산성(바이오텍, 상장사)
#2. 지적 재산권 보호
#3. 혁신의 노력
#4. 기업환경 및 자본 조달
#5. 인적 자원
#6. 기반 시설 및 R&D 투자
#7. 국가 정책 지원

* 출처 : 동부증권, 2017년 제약산업 전망.

제약바이오 분야의 상용화-제품화 연계 등에 필요한 특허, 약가, 규제 등을 담당할 전문인력, 임상 적용이 가능한 신기술 개발 및 중개임상 연구를 주관하는 중개·임상 연구 전문인력, 신약 개발을 위한 데이터 분석 및 인공지능 운용·개발 전문인력, 특허와 건강보험 약가·경제성 평가 전문인력, 가치사슬 평가 전문인력 등의 양성을 위한 새로운 교육체계의 개발도 필요하다.

[표 5-16] 제약산업 전문인력 양성 주요분야

전문인력 분야	주요 업무
특허	특허전략, 특허출원, 특허소송, 특허조사 등
약가/경제성평가	약물경제성평가, 약가정책, 약가실무
규제	「약사법」규, 인·허가전략, 해외 RA/Documentation 등
약물감시	부작용 모니터링, 약물역학, 글로벌 PV 관리 등
기술가치평가	기술성평가, 매출예측, 회계, 재무, 기술가치평가방법론
사업개발	개방형혁신, 기회탐색, 거래, 라이센싱, 협상, 로열티산정 등
학술	의약정보분석, 보건의료커뮤니케이션 등
마케팅	마켓리서치, 마케팅계획수립, 실행전략 등
판매영업	영업전략, 홍보활동, 커뮤니케이션 등
해외사업	해외파트너관리, 현지시장분석, 수출입실무, 국제무역협약 등

* 제2차 제약산업 5개년 종합계획 中 제약산업 상용화·제품화 주요 분야

넷째, 세계적으로 미흡한 우리나라 제약산업 브랜드 가치를 제고하기 위하여 국내 제약산업에 대한 해외 홍보를 강화하고, 우리나라 의약품의 인지도를 제고하여 해외 시장에서의 경쟁력을 강화해야 한다. 이를 위해서는 종합적인 의약품 수출전략을 수립하고, 전략별로 해외 기관·기업 등을 국내로 초청하여 포럼 및 제약기업 방문, 비즈니스 협의 등을 개최해야 한다. 또한, 우리나라의 제약산업 인프라와 제약바이오기술, 우수 제품 및 기업 등을 해외 보건의료관계자들에게 홍보할 수 있는 글로벌홍보단을 구성하여 운영해야 한다.

우리나라가 진출해야 하는 타겟 국가의 품목 인허가와 건강보험 약가 담당자를 초청하여 한국 제약산업의 성과와 품목 인허가 제도 등에 대한 신뢰를 구축해야 하고, 글로벌 제약정보센터를 운영하여 해외로 진출하는 국내 기업에 현지 제약시장에 대한 정확한 정보와 진출 전략을 제공해야 한다. 예를 들어, 대한무역투자진흥공사(KOTRA)가 제공하는 국가별 일반, 경제, 무역, 투자, 비즈니스 정보 등과 유사하게 주요 국가별로 의약품 인·허가, 건강보험 약가, 주요 제품 정보, 마케팅 동향, 의약품 정책 등을 종합적으로 수집하여 신속하게 제공하는 방안이 고려되어야 한다.

정부와 정부 간 협력(G2G)을 강화하여 타겟 국가의 품목 인허가를 간소화하거나, 건강보험 약가 우대를 받는 등 국내 제약기업 수출 지원을 위한 보건의료 사절단 파견, MOU 체결 등 G2G 협력을 확대해야 한다. 특히, 아시아·중남미·아프리카 등 미래 성장

가능성이 높은 국가와 정부 간 협력을 확대하고, PIC/S 회원국과의 수출 의약품 GMP 실사 면제 확대, 유럽시장 진출 지원을 위한 한-EFTA GMP 상호인정(MRA) 등의 추진도 필요하다.

[표 5-17] 정부 간 협력을 통한 인·허가 절차 간소화 현황

국가	주요 내용 및 효과
우크라이나	GMP 자료 제출 면제
에콰도르	한국 의약품 자동승인인정제도(Homologation) 인정 ⇒ 별도 허가절차 없이 서면심사만으로 인정
페루	의약품 위생선진국(Countries of High Surveillance)에 한국 포함 ⇒ 인·허가 심사기간 단축 및 현지공장 실사 면제
멕시코	의약품 제조품질관리기준(GMP) 실사 면제기간 확대 ⇒ 종래 2년에서 5년으로 연장하고 향후 상호면제 추진
베트남	입찰 국가순위 상향(5위→2위)
모리셔스	의약품 수출 시 GMP 실사 면제

의약품 생산 선진화를 위하여 해외 GMP 인증 및 실사 비용의 일부를 지원하거나, 해외 진출을 위한 권역별·시장별 제약 네트워크 포럼 및 심포지엄 등을 정기적으로 개최하여 제약기업의 해외 진출 의욕을 제고해야 한다. WHO와 UN 산하기관(UNICEF, PAHO 등) 국제기구 조달 입찰 정보를 실시간으로 입수하여 제약기업에 제공하고, 백신의 경우에는 조달시장 참여 전제 요건인 WHO-PQ 인증을 획득하기 위한 기술·행정적 상담서비스 등도 지원해야 한다.

또한, 제약기업의 해외 진출을 위해서는 해외 RA, 마케팅, PM, cGMP 등 다양한 분야의 전문 컨설팅이 필요하므로 맞춤형 컨설팅 지원체계를 구축하고, 타겟 국가를 대상으로 해외 제약시장 수출개척단 파견, 전시회 참가, 수출 컨소시엄 등을 추진해야 한다. 국내 제약기업의 신흥국 시장 진출을 위해 현지 유통사와 합작법인 설립, 협력사 발굴 등 해외 현지화 지원도 병행해야 한다.

5 제2차 제약산업 5개년 종합계획의 비전과 목표

비 전

국민에게 건강과 일자리를 드리는 제약 강국으로 도약

	2016	2018	2022	2025
·제약산업 일자리	9.5만 명	11만 명	14만 명	17만 명
·글로벌 신약 성과	3개	6개	15개	23개

4 대 목 표

1. (R&D) 신약 개발 역량 제고를 위한 R&D 강화
2. (인력양성) 제약산업 성장동력 확보를 위한 전문인력 양성 및 창업 지원
3. (수출지원) 현장수요 중심의 수출 지원체계 강화
4. (제도개선) 선진 제약 강국 도약을 위한 제약산업 육성 기반 조성

12대 추진전략

R&D	인력양성	수출지원	제도개선
① 4차 산업혁명을 주도하는 차세대 미래 유망 분야 육성	① 다양한 제약산업 전문인력 양성 강화	① 해외 진출 플랫폼 구축	① 정책금융지원, 세제지원 등을 통한 민간투자 활성화
② 신약 개발 성공률 제고를 위한 지원체계 고도화	② 양질의 일자리 창출 지원 확대	② 제약기업 수출역량 향상	② 신약 개발 활성화를 위한 제도적 기반 강화
③ 공익 목적의 제약 분야 R&D 투자 추진	③ 제약바이오 성장동력 확충을 위한 창업 활성화	③ 현지 제약시장 진입 활성화	③ 제약산업 생태계 변화 반영을 위한 제도 마련

6 제약산업 육성 추진전략 및 실천과제

4대 목표	12대 추진전략	37대 실천과제
R&D	1 4차 산업혁명을 주도하는 차세대 미래 유망 분야 육성	① 스마트 임상시험 플랫폼 구축 및 네트워크 강화 ② 첨단 바이오의약품 R&D 지원 ③ 인공지능을 활용한 신약 R&D ④ 스마트 제조공정을 위한 기반 기술 개발
	2 신약 개발 성공률 제고를 위한 지원체계 고도화	① 오픈이노베이션 기반 신약 R&D 활성화 ② 신약 재창출 연구 지원 ③ 첨단의료복합단지의 R&D 지원 기능 강화
	3 공익 목적의 제약 분야 R&D 투자 추진	① 희귀·난치질환 치료제 개발을 위한 R&D 지원 ② 감염병 치료제 개발을 위한 R&D 지원 ③ 백신 자급률 향상을 위한 R&D 전략 마련 ④ 공익 목적의 연구자 주도 임상시험 지원
인력 양성	1 다양한 제약산업 전문인력 양성 강화	① 양질의 생산·연구개발 인력 확충 ② 제약산업 상용화·제품화 전문인력 양성 ③ 임상시험 경쟁력 강화를 위한 인력 양성 강화
	2 양질의 일자리 창출 지원 확대	① 제약산업 분야에서 양질의 신규 일자리 창출 확대 ② 4차 산업혁명을 주도하는 전문 인력 육성
	3 제약바이오 성장동력 확충을 위한 창업 활성화	① 제약바이오 기술창업·사업화 지원체계 구축 ② 창업기업에 대한 오픈 이노베이션 지원
수출 지원	1 해외 진출 플랫폼 구축	① 한국 제약산업 브랜드 가치 제고 ② 제약산업 글로벌정보센터 운영 ③ G2G 협력 확대를 통한 해외 진출 촉진
	2 제약기업 수출 역량 향상	① 시설 고도화 및 cGMP 투자 지원 ② 해외 제약 전문가 활용으로 글로벌 진출 지원 ③ 수출방식 다양화를 통한 의약품 수출 확대
	3 현지 제약시장 진입 활성화	① 제약산업 글로벌 컨설팅 지원 ② 해외 전략적 협력사 파트너링 강화 ③ 글로벌 시장진출을 위한 해외거점 설립 지원
제도 개선	1 정책금융지원, 세제지원 등을 통한 민간투자 활성화	① 제약·바이오 투자 활성화 지원 ② 민간 R&D 투자 유도를 위한 세제 혜택 확대
	2 신약 개발 활성화를 위한 제도적 기반 강화	① 첨단 바이오의약품 관련 제도 개선 ② 의약품 건강보험 등재 제도 보완 ③ 신속하고 효율적인 임상시험 수행
	3 제약산업 생태계 변화 반영을 위한 제도 마련	① 혁신형 제약기업 인증기준 등 개선 ② 나고야의정서 발효에 따른 제약산업 지원방안 마련 ③ 보건신기술 인증제도를 활용한 국내 개발 의약품 사용 촉진 ④ 안전한 의약품 유통을 위한 선진 유통체계 확립 ⑤ 제약기업에 대한 온실가스 배출권거래제 적용 방식 개선 노력

7 신약 개발 역량 제고를 위한 R&D 강화

1) 개방형 혁신 기반 신약 R&D 지원 강화

최근 제약산업에 개방형 혁신(오픈이노베이션)의 중요성이 크게 대두되고 있다. 글로벌 제약기업은 신약 R&D 생산성 저하를 극복하고 글로벌 경쟁력을 확보하기 위한 목적으로 오픈이노베이션 전략을 적극 구사하고 있으며, 국내 기업도 경쟁력 있는 혁신 기술과 적극적인 투자·제휴를 추진하는 등 오픈이노베이션에 대한 관심이 증대되고 있다.

따라서, 제약기업과 대학·병원·연구소·벤처 등의 오픈이노베이션이 활성화될 수 있도록 R&D 지원 프로그램을 확대하고, 대학·연구소 등이 보유한 우수 신약 후보물질과 제약사 간의 연계를 위한 각종 심포지엄, 컨퍼런스 등의 개최도 지원을 강화해야 한다. 제약기업이 대학·병원·벤처 등과 특정 분야에서 오픈이노베이션을 추진할 수 있도록 사업화 예산을 지원하여 신속·정확하게 신약이 개발될 수 있도록 생태계를 조성해야 한다. 글로벌 혁신 신약의 후보물질 발굴 등 기초연구, 안전성·유효성 평가 등 중개·응용연구, 비임상·임상연구 등 신약개발 전주기 컨설팅 프로그램을 활성화하고, 국내·외 임상시험 전문가, 질환별 임상전문의, 임상약리 전문의 등 국내·외 전문가로 구성된 임상 컨설팅 지원단을 운영하도록 지원해야 한다.

2) 첨단 바이오의약품 R&D 지원 확대

우리나라는 첨단 바이오의약품 분야에 대한 선제적 투자로 세계 최초 세포치료제를 개발하는 등 성과를 거두고 있으나, 주요 선진국과의 기술 격차 확대로 첨단 바이오의약품 분야의 주도권 상실 우려되고 있다. 따라서, 첨단 바이오의약품 개발 역량 강화 및 관련 글로벌 시장 선점을 위해 신규 핵심기술 확보 및 체계적 지원이 필요하다.

미국은 2012년부터 2016년까지 재생의료·줄기세포 분야에 약 90억 달러를 투자하였고, 일본도 “재생의료 실현화 하이웨이 구상” 프로젝트에 총 148억 엔을 투자하는 등 선진국에서는 세포치료제·유전자치료제 등 첨단 바이오의약품이 난치·희귀질환을 치료하는 획기적 방안으로 국민 건강증진에 크게 기여할 것으로 기대하고 대규모 투자를 강화하고 있다.

첫째, 세포치료제 개발을 촉진하기 위해서는 줄기세포 치료제의 임상적 근거 창출을 위한 연구 및 국내·외 허가 줄기세포 치료제의 적응증 확대 연구 등을 지원하고, 배아줄기세포 유래 세포치료제, 유도만능줄기세포 유래 세포치료제, 복합세포치료제 등

획기적 차세대 세포치료제 개발을 지원할 필요가 있다. 또한, 세포치료제 실용화를 위하여 대량생산을 위한 저비용 고효율 세포배양배지 개발 및 생산기술 연구 지원, GMP 생산기반 세포치료제 임상연구 등도 지원을 강화해야 한다.

둘째, 유전자 치료제 개발을 활성화하기 위해서는 퇴행성 신경질환, 망막질환 대상 유전자치료제 개발 및 난치성 암을 대상으로 하는 신규 면역세포 유전자치료제 개발 등을 지원하고, 질환 특이적 유전자 전달 기술 및 발굴·조절 기술, 질환 맞춤 유전자 교정·편집 기술 등 차세대 유전자 치료기술 개발 등도 지원해야 한다.

셋째, 정밀의료 기반 치료제 개발을 위해 유전체 분석 및 진단·치료법, 유전체 정보, 진료·검진정보 등을 활용한 인공지능 기반 진단·치료 지원 솔루션 등의 개발을 지원하고, 유전체·임상시험 정보를 데이터베이스화한 "정밀의료 통합 정보시스템" 개발, 국내·외 제약기업의 맞춤형 치료제 개발(신약, 적응증 확대) 등도 지원할 필요가 있다.

3) 인공지능을 활용한 신약개발 R&D 지원

최근 인공지능(AI) 등 첨단기술 융복합 기반 4차 산업혁명 확산에 따라 신약 R&D 분야에도 인공지능 활용 가능성이 점차 확대되고 있다. 선진국에서는 신약 R&D에 있어 "Quick win Fast fail" 전략 구현을 위해 기존 신약 후보물질 정보와 자사 의약품에 대한 임상 데이터 등을 인공지능을 통해 분석하여 신약 R&D에 적극 활용하고 있다.

신약 후보물질 탐색 분야에서 전자의료기록, 기존 신약 후보물질 정보, 유전체 데이터 등을 연계하여 신규 의약품 타겟 및 바이오마커를 도출하거나, 약물의 새로운 용도를 발굴하기 위해 자사 의약품에 대한 처방 데이터, 복용 후 임상 데이터(효능·부작용 등) 등을 인공지능으로 분석하여 새로운 용도를 발굴할 수 있고, 임상시험 디자인과 환자 모집, 실시간 모니터링, Go-No go 결정 등 임상시험 최적화 설계에 인공지능을 활용할 수 있다. 우리나라는 전 국민 건강보험 등 거대한 통계정보를 보유하고 있고, IT 인프라도 우수하므로 인공지능을 신약개발에 활용할 경우 시너지 창출이 가능하다.

인공지능을 활용한 신약 개발을 활성화하기 위해서는 신약 R&D에 특화된 인공지능 등 4차 산업혁명을 주도할 차세대 미래 유망기술개발 사업을 추진하고, 인공지능 활용 신약 R&D 우수사례를 발굴하여 홍보하는 등 R&D 지원을 확대해야 한다. 건강보험 청구정보, 암·유전체정보 등을 신약 개발과 연계하기 위한 통계정보 활용 플랫폼을 구축하고, 공익적이고 국민건강 증진 목적의 신약 후보물질 및 기전 연구, 신약 재창출 및 부작용 연구 기반을 마련해야 한다. 국가 R&D 사업을 통해 생산·수집된 화합물·유전체 등의 공공 연구데이터를 활용한 신약개발 촉진 방안도 마련해야 한다. 신약 개발 역량 강화를 위해 민간 제약기업, 연구소 등의 신약 R&D 경험 데이터를 공유할 수 있도록 네트워크를 구축하도록 지원해야 한다.

4) 희귀·난치병 치료제 개발 R&D 지원 강화

세계보건기구(WHO)에 의하면 희귀·난치질환은 전 세계적으로 약 7천여 종 이상이나, 대부분은 발병 원인조차 알려져 있지 않으며, 희귀·난치질환 치료제는 소수의 환자를 대상으로 하므로 시장규모가 작아 제약기업의 신약 개발 동기가 미약하므로 국가가 정책적으로 치료제 개발을 촉진할 필요가 있다.

희귀·난치질환의 원인 규명, 진단·치료에 필요한 바이오마커 탐색 등 의학적 미충족 수요 중심의 상향식 중개연구 지원을 강화하고, 희귀·난치질환 치료를 위한 신약 후보물질 개발 및 임상적용을 목표로 한 의약품 개발 관련 비임상연구도 지원해야 한다. 진단법이 개발되지 아니한 희귀·난치질환에 대한 표준화된 임상정보 수집 및 유전체 정보 분석을 통한 원인 유전자 발굴 등의 기초연구 지원과 임상 역학연구 체계를 구축하고, 국내 희귀·난치질환연구에서 발굴되는 유전자에 대한 질환동물모델 구축도 지원해야 한다.

치매 극복을 위해서 다변화된 신규 타겟 발굴, 환자유래질환 모델링 기반 약효평가 맞춤형 플랫폼 개발 등 맞춤형 치료제 개발 연구를 지원하고, 다변화된 신규 타겟 약물 라이브러리 확보 및 후보물질 발굴을 통해 근원적인 치매 치료제 개발을 촉진해야 한다.

5) 감염병 및 백신 개발 R&D 확대

최근 지카 바이러스·메르스 등 신종 및 원인불명 감염병과 조류인플루엔자 등 인수공통 감염병의 국내·외 발생이 증가하고 있는 추세이다. 인류 건강을 위협하는 신·변종 감염병의 등장과 국내에서 발병되지 않았던 해외 인수공통감염병의 국내 유입은 국민 건강권에 악영향을 미칠 수 있다. 이러한 감염병에 대한 신속한 대응 및 국민의 생명 보호는 법에 규정된 국가의 기본적인 의무이므로 정부 차원의 지원이 필수적이다. 다제내성균, 결핵, 만성감염질환, 인플루엔자, 신종 및 원인불명 감염병 등에 대한 감시·역학, 임상·정책, 기초·기전, 진단기술, 치료제, 백신, 인프라 등 핵심 분야별 종합적인 대응 기술개발 계획을 수립하고 시행해야 한다.

최근 신종·인수공통 전염병 및 생물테러의 위협 급증으로 안정적인 백신 공급과 백신 주권의 중요성이 증대되고 있다. 2002년 사스(SARS) 발생 시 경제사회적 피해 규모가

50조 원이고, 2003년과 2013년에 발생한 조류독감은 5~100조 원의 피해를 유발하였으며, 2015년 메르스(MERS)는 9조 원 이상 피해를 초래하였다. 이에 따라 백신의 중요성은 증대되고 있고, 고부가가치 프리미엄 백신과 암, 당뇨 등 난치병 치료백신의 개발 가능성 등에 따라 백신 세계시장 규모는 2010년 32조 원에서 2015년 55조 원, 2013년 114조 원으로 급성장할 것으로 예상되고 있다. 현재 우리나라는 28종 백신 중에서 B형간염, 신증후군출혈열, 수두, 인플루엔자, 장티푸스 등만 국내 생산이 가능하며, 그 외 백신은 원액 또는 완제품을 수입하여 공급하고 있으므로 개발 필요성이 높다.

따라서, 국가 감염병 대응 및 백신산업 활성화를 동시에 달성하기 위한 감염병 및 백신 관리 정책을 수립하고, 공공백신과 국산화·개량형 백신, 프리미엄·첨단백신 등 산업성 및 공공성을 겸비한 백신 개발을 지원하며, 백신 시장 확장을 위한 신기술 개발 및 차세대 기반기술을 활용한 백신 개발도 지원해야 한다. 특히, 국가적 재난재해 발생을 일으키는 신·변종 감염병에 대한 백신 선도물질 발굴, 후보물질 도출 및 비임상시험 등을 우선 지원해야 한다.

백신 개발을 활성화하기 위해서는 백신 임상평가 시료의 면역원성 평가 수행을 위한 국가 표준실험실 지정 및 지원·육성을 통해 글로벌 수준의 서비스를 제공하고, 백신 비임상 평가를 위한 표준실험실을 구축·운영하여 백신 효능평가 동물 모델 개발, 표준시험법 개발 등도 추진해야 한다.

6) 스마트 임상시험 플랫폼 구축 및 네트워크 강화

4차 산업혁명 도래에 따라 우리나라가 경쟁력을 지닌 ICT 기술을 임상시험에 융합·응용시켜 임상시험 혁신 신기술을 개발함으로써 임상시험 경쟁 우위를 확보할 필요가 있다. 우리나라는 임상시험 경쟁력 강화를 위해 2004년부터 2012년까지 지역임상시험센터 지원사업을 추진하였고, 2013년부터 2018년까지 글로벌 임상시험 선도센터 지원사업을 추진하여 17개 임상시험센터(5개 컨소시엄)에 인프라 구축 지원하였고, 10개 과제의 첨단 융복합 임상시험 신기술 개발도 지원하여 글로벌 수준의 임상시험이 가능해졌다.

이에 따라 우리나라 임상시험 수행 건수는 2000년 33건에서 2017년 기준으로 임상시험 실시기관은 187개이고, 비임상 시험기관은 22개이며, 658건의 임상시험(국내 359건, 다국적 299건)을 실시하는 등 비약적 성장을 이루었다. 세계적으로도 한국은 임상시험 프로토콜 기준 2016년에 국가 기준 8위, 서울은 도시 기준 1위를 기록하였다.

[그림 5-8] 스마트 임상시험 플랫폼 개념

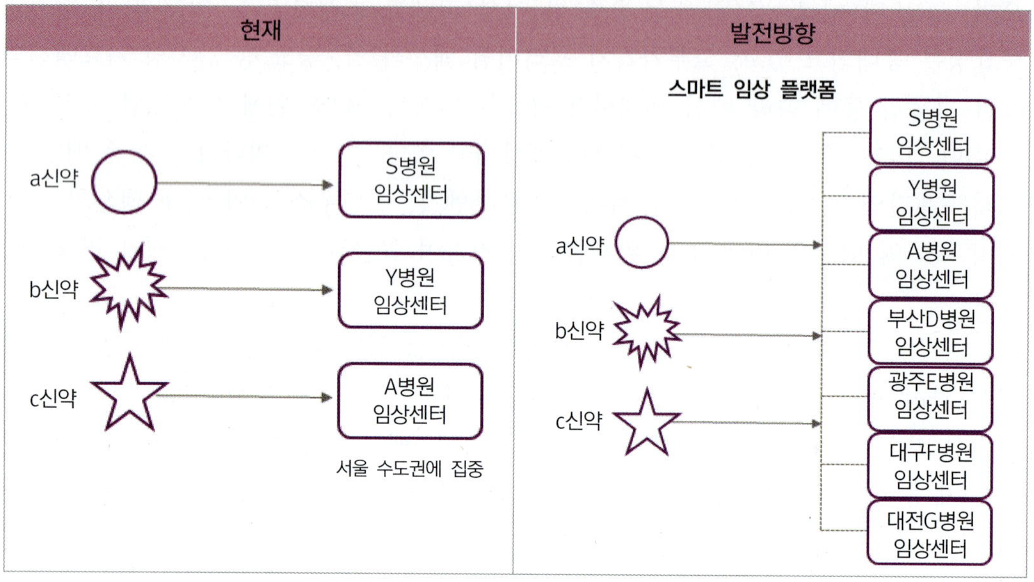

그러나, 임상시험 센터별로 상이하게 관리시스템이 구축되어 임상시험센터 간 정보 교류 등이 곤란하고, 다기관 임상시험이 힘든 실정이므로 국내 임상시험의 지속 성장 및 글로벌 제약 강국으로의 도약을 위해 지속적인 정부의 지원이 필요하다.

임상시험 센터별로 다르게 구축된 관리시스템을 하나의 통일된 시스템으로 통합하여 향후 센터별 임상시험 관련 자원 표준화·통합, AI 기술을 활용한 임상개발·환자 모집 등을 지원할 수 있는 스마트 임상시험센터를 구축하도록 지원을 강화해야 한다. 또한, 웨어러블 기기와 데이터 통합관리 네트워크 등을 활용하여 스폰서·연구자 모두 피험자의 상태 실시간 모니터링이 가능한 스마트 안전관리 체계 구축, 환자 중심의 임상시험 환경 마련해야 한다. 첨단 융복합 기술을 활용한 임상시험 신기술을 개발하여 임상시험 비용 절감 및 효율성 증대 등 글로벌 경쟁력을 확보할 필요가 있다.

예를 들어, ICT 기술을 활용하여 임상시험 준비·설계·수행 과정에서 임상시험의 효율 및 안전성을 높일 수 있는 기술 등이 개발·보급될 경우, 우리나라 임상시험센터의 경쟁력이 제고될 것으로 기대된다. 이러한 스마트한 임상시험센터의 R&D 자원·플랫폼·데이터를 통합적으로 관리·공유하는 임상시험 협력 네트워크를 구축할 필요도 있다. 협력 네트워크를 통해 첨단 융복합 기술을 활용한 임상시험 기술이 실제 임상현장에 활용·확산될 경우, 다기관 공동 임상시험 효율화를 위한 공통 IRB 서식 제작·공유, IRB 심사 상호 인증제 운영 등도 가능할 것으로 기대된다.

8 중소·벤처 기업의 신약 개발 생태계 구축

1) 신약 재창출 R&D 지원

신약 재창출은 기존의 신약 개발에 비해 상대적으로 적은 비용으로도 신속하게 신약을 출시할 수 있는 이점이 있다. 타겟 발굴, 후보물질 발굴·스크리닝, 후보물질 최적화 등 기존 신약 개발에서는 필수적인 과정이 신약 재창출의 경우에는 필요가 없기 때문이다. 현재 신약 후보물질 고갈, 신약 개발비용 증가 등에 따른 R&D 생산성 저하로 선진국들은 이미 시판 중이거나 임상단계에서 상업화에 실패한 약물을 대상으로 새로운 적응증을 규명해 신약으로 개발하는 신약 재창출에 주목하고 있다.

미국 국립보건원(NIH)은 국립첨단중개과학연구센터(NCATS)를 통해 2012년 '기존 약물의 새로운 치료법 개발(NTU)' 사업을 출범하여 글로벌 제약기업의 신약 후보물질 중 개발이 중단된 물질을 대상으로 신약 재창출 프로젝트를 진행하고 있고, 영국은 연구위원회(RCUK) 산하 의학연구위원회(MRC)에서 2012년 아스트라제네카(AstraZeneca)가 보유한 신약 후보물질을 기반으로 새로운 적응증을 발굴하는 연구 사업을 출범하였다.

연구자가 약물 사용 경험을 바탕으로 의료현장에서 발굴해 낸 신약 재창출 가능 의약품에 대해 연구자 주도 임상시험을 할 수 있도록 R&D 지원을 확대하고, 질병 극복 우선순위가 높은 희귀·난치질환 분야를 선정하여 해당 분야에 대한 연구자 주도 임상시험도 지원해야 한다. 또한, 연구자 주도 임상시험 결과를 의약품 품목 인허가 시 근거자료로 활용할 수 있는 정책적 환경도 조성해야 한다.

국민건강보험에서 보유한 약제별·상병코드별 건강보험 청구자료 등을 연구자에게 제공하여 신규 적응증 발굴 등 신약 재창출 연구기반을 조성해야 한다. 제약기업이 보유한 신약 후보물질 중 임상단계에서 실패한 신약 후보물질에 대하여 산·학 컨소시엄을 선정하여 신규 적응증 발굴 연구 등을 할 수 있도록 국가R&D에서 지원을 강화해야 한다.

2) 공익 목적의 임상시험 지원 확대

연구자 주도 임상시험은 희귀·난치질환 치료제 개발 등 의학적 미충족 수요를 해결하고, 의약품 용법·용량 개선 및 병용요법 탐색 등 환자 치료기술 개선 등의 공익적 가치를 추구하는 연구이다. 따라서, 제약기업의 후원(스폰서, SIT)를 받아 수행하는 임상시험에 비래 연구자 주도 임상시험(IIT)의 경우 공익적 목적이 강한 것이 특징이다.

선진국은 연구자 주도 임상연구 연구비 지원, 연구 인프라 구축 등 연구자 주도 임상시험 수행을 독려하고 있으며, 이에 따라 연구자 주도 임상시험 비중이 미국은 2012년 38.6%에서 2016년 44.3%로 증가하였고, 프랑스는 50%에서 62.3%로 증가하였으며, 독일도 25.1%에서 31.5%를 증가하고 있는 추세이다. 우리나라의 연구자 주도 임상시험 비중은 2016년 기준 628건 중 171건으로 약 27%에 불과한 실정이다.

미국 국립보건원(NIH)은 국립첨단중개과학연구센터(NCATS)를 통해 임상시험 혁신 및 중개연구 지원을 위해 2017년에 50개 이상 병원에 연간 5억 달러를 지원하고 있으며, 영국의 국립보건연구소(NHR)는 연구자 주도 임상시험 지원사업을 관장하면서 임상시험에 필요한 인력, 시설, 기술 등의 인프라를 지원하고 있다.

우리나라 의료 상황과 환자의 특성에 맞는 의약품 용법·용량 개선, 의약품 간 상호작용 연구, 환자 진료 지침 개발 등 공익적 목적을 가진 연구자 주도 임상시험에 대한 지원을 확대하고, 희귀·난치질환 극복을 위한 연구자 주도 임상시험도 지원해야 한다. 연구자 주도 임상시험의 임상 프로토콜 개발, 데이터 관리, 통계 분석, 모니터링, 인·허가 업무 지원 등을 제공할 수 있는 상설 지원조직의 구축도 추진되어야 한다. 이러한 연구 성과가 제약 벤처와 중소제약기업으로 연계될 경우, 새로운 신약 개발을 촉발하는 원동력으로 작용하게 될 것으로 기대된다.

3) 첨단의료복합단지 신약 개발 R&D 지원 강화

첨단의료복합단지는 신약·의료기기 개발 등 우리나라 의료연구개발의 사업화를 촉진하기 위해 2009년 지정된 의료클러스터로 2011년부터 2013년까지 첨단의료산업진흥재단 핵심 인프라가 구축되고, 2014년 장비 도입 후 2015년 발리데이션과 시운전을 거쳐 2016년부터 본격 가동되고 있다. 대구·오송 첨복재단은 국가출연연구기관과 달리 기업·대학·병원·벤처 등이 신약·의료기기 개발과정에서 봉착하는 R&D 문제해결을 지원하여 제품화·실용화될 수 있도록 지원하는 목적을 갖고 있고, 핵심기술 개발을 위한 산·학·연·병과 공동연구 기능도 갖고 있다.

따라서, 첨복재단은 기업의 수요 및 사업화를 고려하여 수요자 맞춤형 공동연구개발 및 기업지원 서비스를 강화해야 하고, 첨복재단의 인프라를 공동 활용하기 위한 공동연구 및 창업지원 등 인프라 접근성을 제고해야 한다. 고품질 지식재산권 창출·기술이전 촉진체계 구축 등 유망기술의 체계적 관리 및 사업화 역량 제고를 위한 역량도

구비하여야 한다. 첨복단지 내 임상시험센터가 구축될 경우, 첨복단지 내에서 아이디어를 제품화하고, 비임상부터 임상에 이르는 전주기 연계 지원 서비스 체계가 구축될 것으로 기대되고 있다.

4) 고부가가치 스마트 제조공정 지원

최근 제조기업은 제품 생산기술과 ICT 기술을 융합하여 제조공정을 자동화·효율화하는 스마트공장을 구축·운영하여 생산 효율성을 증대하고 품질 경쟁력을 강화하고 있다. 스마트공장은 생산·물류 등 모든 공정을 실시간으로 모니터링하고, 기존에는 수동으로 연결되던 설비를 자동라인으로 연결하여 오염을 방지하는 등의 종합 시스템을 말한다.

제약기업 중에 스마트공장을 운영할 계획이 있는 기업은 한국유나이티드제약, 한미약품, 제일약품, 대웅제약 등 소수 제약기업에 불과하므로 신속한 생산, 품질 수준 제고를 통한 경쟁력 확보뿐 아니라 소규모 생산처를 찾기 힘든 연구자·벤처기업의 의약품 생산 문제 해결을 위해서라도 제약 분야의 스마트공장을 적극 육성할 필요가 있다.

제약 분야 스마트공장 구축을 위한 핵심 공정기술을 개발하고, 스마트공장 시스템 활용역량을 제고하며, 인력 재배치 지원을 위한 제약기업 재직자 대상 교육을 확대해야 한다. 또한, 핵심 공정기술을 해외에 수출하여 추가 부가가치를 창출할 수 있도록 지원해야 한다.

스마트공장을 자발적으로 구축하는 제약기업에 대한 인증제도를 신설하는 등 인센티브를 제공하여 민간 보급·확산을 추진하고, 스마트공장 협약보증 대출 기관을 현재 신한은행·우리은행에서 기업은행 등 참여 금융기관을 확대해야 한다. 의약품의 최종 소비자 접근 물류공정을 완비하기 위해 의약품 도매·유통업에 대한 스마트 공정시설 구축비용도 지원할 필요가 있다.

제약 분야의 대표 스마트공장을 선정하여 공장 개방, 스마트공장 노하우를 전수하여 스마트공장 확산을 유도하고, 스마트공장 구축 기업에 대해 자금지원, 융자지원, R&D, 글로벌 파트너링(GP) 사업을 활용한 수출 지원 등으로 지속 성장할 수 있는 토대를 구축해야 한다. 스마트공장을 운영하여 확보한 생산 여력을 연구자나 벤처기업 등을 위한 위탁생산에 활용하는 기업에 대해서는 스마트공장 구축비용 대출 요건 완화 등 인센티브를 제공할 필요가 있다.

9 제약바이오 분야의 전문인력 양성

1) 제약산업 분야의 전문인력 양성 확대

제약산업은 신약 연구개발, 비임상·임상, 상용화·제품화 등 다양한 분야에서 양질의 신규 일자리 창출이 가능한 산업이다. 2005년부터 2015년까지 전 산업 평균 고용 증가율은 2.6%이고, 제조업은 1.6%였으나, 제약산업은 3.9%로 일자리 창출이 증가하였다. 산업별 청년 고용 증가율을 살펴보면 전 산업 평균 23.4%, 제조업 27.6%, 연구개발업 36.8%, 항공운송업 40.0%이나, 제약산업은 45.5%로 청년 고용 창출에 큰 기여를 하고 있다. 또한, 제약기업에 고용된 연구인력 중 석박사 비중은 71.7%로 제조업 평균(33.7%)보다 두 배 이상 높아 전문인력 채용 비중도 높은 편[30]이다.

최근 5년간 제약업계 고용현황을 보면 연구직, 사무직 인력 비중 증가, 신약 개발 역량을 보유한 연구인력에 대한 수요가 높다는 것을 알 수 있다. 따라서, 4차 산업혁명 등 제약산업 환경의 빠른 변화와 신기술 등장 등에 적응하기 위해서는 다양한 인접학문 전공자의 제약산업 진입이 필수적이다.

제약산업에서 향후 5년간 생산, 연구개발 등 다양한 분야에서 1~3만 명의 전문인력 수요가 있을 것으로 예상되고 있다. 특히, 품질관리를 포함하는 의약품 생산관리, 연구개발, 해외 영업 및 사무 및 임상시험(연구 포함) 분야에서 전문인력 수요가 높을 것으로 예상되고 있다. 제약기업은 생산·연구 등에 즉시 투입할 수 있는 현장형 전문인력을 필요로 하나, 현행 교육체계는 기초학문 위주로 편중되어 불일치 현상이 나타나고 있고, 현장 경험이 풍부한 인력은 교수 채용에 필요한 논문 등이 부족하므로 실무인재를 교육할 수 있는 전문 강사진으로 진입이 곤란한 문제도 발생하고 있다.

첫째, 제약·바이오의약품 생산 및 품질관리 등에 투입할 수 있는 현장형 생산전문인력 양성을 위한 이론·실무교육 지원체계를 구축해야 한다. 제약·바이오의약품 생산 전문인력 교육강사 확보를 위한 별도의 프로그램이 검토되어야 하며, 제약기업과 대학이 공동으로 계약학과 등 생산전문인력 양성체계를 구축할 경우 한시적으로 운영비 등을 지원해야 한다.

둘째, 신약 개발에 필요한 연구개발 전문인력을 확보하기 위해 BK21 Plus(교육부), 기업·대학원 연계 일-학습 병행 지원(고용부) 등의 지원을 확대하고, 신약 연구개발 전문인력 확보를 위해 의학과·약학과 등의 인증평가 항목에 신약 연구개발 관련 과목

---

30) 한국과학기술기획평가원, 「연구개발 활동 보고서」, 2014.

을 추가하는 방안도 검토되어야 한다.

셋째, 제약기업 취업을 원하는 생명공학 등 인접 학과 졸업생에게 이론·실습 단기 교육을 지원하는 프로그램 도입이 필요하다. 제약기업이 단기교육을 수료한 생명공학과 인접 학과 졸업생을 채용한 경우, 청년내일채움공제[31] 가입을 유도하여 제약 중소기업 취업을 지원해야 한다. 취업 후, 일정 기간 국가인적자원개발 컨소시엄 사업(고용부) 등을 통해 재직자 교육도 연계하여 역량 강화를 지원하고, 높아지는 실업을 고려하여 일자리를 신규 창출하는 제약기업에 대하여 세제 지원을 확대하는 방안도 적극적으로 모색해야 한다.

넷째, 국내 제약기업과 글로벌 제약기업 퇴직자를 매칭하여 선진 노하우를 전수받을 수 있도록 인력풀을 구축하고 국내 스타트업·벤처기업이 국내 제약기업 경험이 풍부한 퇴직자·경력단절자 등과 매칭될 수 있도록 정보 제공 및 네트워크 구축 등을 지원해야 한다.

2) 의약품 시장진출 전문인력 양성

국산 신약 개발 확대 및 수출 증가 등에 따라 신약을 상용화·제품화할 수 있는 기술과 사업지식을 겸비한 전문인력도 필요하다. 특히, 국내 제약기업의 글로벌 시장 진출이 본격화되고 있으므로 해외 상용화·제품화 관련 인력양성 수요도 높다. 제약바이오 상용화-제품화 연계 등에 필요한 특허, 약가, 규제 등을 담당할 사무-영업 인재 양성을 위한 교육프로그램 지원을 강화해야 한다. 제약기업과 대학·대학원이 연계하여 2~3년차 중간관리자 대상 특성화대학원과 단기 교육 등 지원프로그램을 강화하고, 제약바이오 관련학과 재학생 대상 기업체 특강 및 제약 영리더 여름아카데미 운영, 공공기관 인력 순환 연수 등도 지원해야 한다. 임상시험과 기술창업, 백신 개발 등 신규 유망분야에 대한 산학연 연계 특성화대학원 지원 및 강의용 교재 개발도 지원해야 한다.

3) 제약산업의 혁신성장을 주도할 새로운 전문인력 양성

4차 산업혁명에 따른 첨단 의료기술 융복합 등으로 제약산업에도 새로운 성장 가능성이 증대되고 있다. 글로벌 제약기업은 빅데이터·인공지능 등을 신약 후보물질 발굴, 임상시험 설계 등에 활용하여 신약 개발기간을 단축하고 성공률을 제고하기 위해 노력

31) 5인 이상 중소기업 대상, 청년·기업·정부의 기여금을 통해 2년간 1,600만 원 적립

하고 있다. 예를 들어 얀센은 인공지능을 임상 단계 후보물질 평가, 난치성 질환 타겟팅에 활용하고 있고, 화이자는 인공지능을 자사 보유 임상자료 분석, 신약 발굴 및 병용요법 연구 등에 활용하고 있다. 따라서, 우리나라도 4차 산업혁명을 주도할 수 있는 전문인력 양성 교육체계를 선제적으로 구축하여 양질의 일자리를 창출해야 한다.

제약 관련 단체와 공공기관, 대학 등을 연계하여 인공지능을 활용한 신약개발 프로그램 운용 전문가 등을 양성하고, 4차 산업혁명 관련 교육과정에 특화된 산학연 연계 제약산업 특성화대학원을 지원해야 한다.

4) 임상시험 전문인력 양성

국산 신약 개발 활성화 등에 따라 임상연구와 임상시험이 크게 증가하면서 임상약리·임상코디 등의 수요 증가가 예상되고 있다. 그러나, 글로벌 역량을 갖춘 중개·임상연구 전문인력이 부족하여 해외 의존도가 심화되고 있고, 임상개발에 필수적인 임상약리 전문의, 제약·바이오산업 전문약사 등 제도 미비로 임상개발 계획 수립 시 해외전문가에 의존하고 있다. 예를 들어 미국과 일본·EU 등 선진국은 30여 년 전부터 임상약리학 전문의 제도를 운영하고 있으나, 우리나라는 아직 제도를 도입하지 못하고 있는 실정이다.

임상 적용이 가능한 신기술 개발 및 중개임상 연구를 주관할 인재 양성을 위해 중개·임상연구 인력양성을 지원하고, 기초의학과 임상의학의 융합적 교육을 바탕으로 임상시험기관 내 임상의과학자 양성 교육프로그램 지원도 필요하다. 신약 연구역량이 우수한 젊은 의과학자 양성을 지원하기 위해 의생명과학자 육성사업도 추진해야 하고, 미래 노벨 생리·의학상에 도전할 창의적이고 젊은 의생명과학자의 질병 극복을 위한 독창적인 연구활동도 지원해야 한다.

선진 임상 전문 인재를 양성하기 위해 보건의료 전문가 인력양성(Korean Visiting Scientist Traing Award K-VSTA)을 지원하고, CRA(임상연구원), CRC(연구간호사) 등 임상시험 전문인력 양성을 위한 실무교육 프로그램도 운영해야 한다. 임상시험·연구를 주도할 미래형 인재 양성을 위해 임상약리 전문의, 제약·바이오 산업전문 약사 양성도 추진해야 한다.

5) 신약 기술창업 활성화를 통한 개방형 혁신 환경 조성

제약산업은 4차 산업혁명 시대에 일자리 창출의 블루오션으로 창업을 단계별로 지원할 수 있는 창업생태계를 조성할 필요가 있다. 미국, 벨기에, 독일, 이스라엘 등 선진국은 정부 차원에서 제약바이오 창업 발굴부터 단계별 지원까지 전주기를 지원하는 체계를 구축하여 운영하고 있다. 예를 들어, 미국 '보스톤-케임브리지 바이오클러스터', 벨기에는 바이오인큐베이터 '루벤', 독일은 '바이오시티 라이프치히', 이스라엘은 바이오인큐베이터 'FutuRx'를 운영하고 있다. 우리나라도 전국에서 창업보육센터를 통해 창업 지원을 하고 있고, 경기도 판교테크노밸리에서는 K-헬스케어 멤버십 프로그램을 통해 약 200여 개 창업기업 입주공간 임대, One-stop 창업지원 서비스 등을 제공하고 있다. 그러나, 기술사업화 예산·인력 부족으로 공급자 중심의 분절적 지원에 그치는 한계가 있으므로 사업 간 유기적 연계, 유망기술의 선제적 발굴 등 수요자 중심 전주기 지원체계를 구축할 필요가 있다.

첫째, 제약바이오 유망기술 발굴부터 창업·사업화까지 수요자 중심 전주기 지원을 위한 제약바이오 전주기 지원체계를 구축해야 한다. 창업기업에게 창업 입주공간을 제공하고, 세제 혜택, R&D 연구비 정보 제공 및 알선, 사업화 자금 및 인·허가 관련 신속·정확한 자문 등이 창업보육센터 등에서 이루어질 수 있도록 컨트롤타워를 구축해야 한다. 또한, 제약기업 퇴직전문가와 제약바이오벤처 기업인, 기술투자자, 교수, 의사 등 전문가 참여 세미나를 통해 창업 노하우를 공유하는 등 제약바이오 예비창업 단계부터 최종 사업화까지 밀착 지원하는 전문가 그룹 구성하여 단계별로 컨설팅을 지원하고, 기술개발과 시장 진출, 특허, 인수합병, 라이센싱 컨설팅, 기업 경영, 자본 조달 등 분야별 컨설팅도 종합적으로 지원해야 한다. 제약기업이 창업기업과 매칭하여 협력 비즈니스 모델을 구축할 경우 국가 R&D 등 인센티브를 제공하고, 임상시험 및 제품 개발, 제품 인증·허가 관련 멘토링 지원, R&D 공동과제와 기술이전 등 컨설팅을 제공해야 한다.

둘째, 제약바이오 산업은 국민이 "건강하게 오래" 살 수 있도록 하고, ICT 등 다양한 기술과 융합하여 4차 산업혁명을 주도하는 핵심산업이다. 따라서, 제약바이오 분야는 신약 개발 시 건강·생명에 미치는 영향을 광범위하게 검증해야 하므로 국제협력 네트워크가 반드시 필요하다. 창업기업의 기술투자 연계 및 우수한 투자전략 노하우의 벤치마킹을 위해 국제 협력 네트워크 지원을 확대하고, 투자세미나와 기업 특허 설명회, 비즈니스 투자 상담회 등을 통해 벤처·창업 기업이 글로벌 기업과 교류·협력할 수 있는 기회를 제공해야 한다. 우수한 특허·기술 등을 확보하고 있는 연구자 등을 대상으로 정기적 기술창업 교육과 컨설팅 지원을 강화하고, 제약바이오 초기 창업 펀드를 조성하여 별도로 지원할 필요가 있다.

10 우리나라 제약산업 브랜드 가치 제고

1) 한국 제약산업의 인지도 제고

세계 각국은 자국의 제약산업 진흥을 위한 국가적 차원의 계획을 실행하고 있으므로 우리나라도 제약산업에 대한 해외 홍보 강화를 통해 한국 의약품의 인지도를 높여 해외 시장에서의 경쟁력을 강화할 필요가 있다. 예를 들어, 인도는 정부 내 제약수출촉진위원회(Pharmexcil)를 2004년에 설립하고 인도 의약품 이미지 제고 및 산업 홍보를 위한 국내·외 행사 개최, 사절단 파견 및 파트너링 주선 등을 하고 있다. 뉴질랜드도 'New Thinking New Zealand'이라는 국가브랜드를 제정하고, 민관협력 강화와 해외 현지 채널 활용 홍보, 다국적 제약사 투자 유치 등을 통해 자국의 제약산업을 육성하고 있다.

우리나라도 2014년 7월에 의약품실사상호협력기구(PIC/S)에 가입하였고, 2016년 11월에 국제의약품규제조화위원회(ICH) 정회원국으로 가입하는 등 제약산업의 위상이 제고되고 있다. 따라서, 우리나라 의약품의 품질 및 가격경쟁력 대비 낮은 인지도로 인해 평가 절하되는 국내 기업의 애로사항 등을 해소하고, 해외 진출한 우리나라 의약품이 현지 병원, 약국 등에서 처방으로 이어질 수 있도록 현지 보건의료 관계자들에 대한 홍보를 강화할 필요가 있다.

첫째, 2017년 4월 국제기구 의약품 조달 포럼, 2015년 9월 브라질 PDP 포럼, 2017년 7월 국경없는 의사회 방문 등 해외 기관·기업 등을 초청하여 포럼 및 비즈니스 파트너링을 개최하여 의약품 수출전략 등을 수립해야 한다. 바이오코리아 행사 등에 해외 바이어를 초청하여 비즈니스 미팅 등이 활성화될 수 있도록 지원을 확대해야 한다.

둘째, 해외 의약품 박람회에 우리나라 제약산업 홍보관을 운영하고, 홍보 세미나 등을 개최하여 우리나라 제약산업의 인프라, 바이오기술, 제품 및 기업 등을 해외 보건의료 관계자들에게 홍보할 수 있는 글로벌 홍보단 활동이 필요하다.

셋째, 우리나라가 미래에 진출해야 할 제약 신흥국가의 의약품 인·허가 담당자를 우리나라로 초빙하여 우리나라 제약산업의 성과와 인·허가 제도에 대한 신뢰를 구축하고, 의약품 생산시설·의료기관 등 보건의료분야 산업현장 방문 및 국내 제약·의료기기 기업 대상 각국 인·허가 설명회 등을 통해 인지도를 제고해야 한다.

2) 글로벌 제약산업 정보센터 운영

국내 제약기업의 해외시장 진출을 지원하기 위해 제약산업 정보포털 운영 및 해외시장

정보를 제공하고 있으며, 현재 2016년 말 기준으로 누적 정보구축 건수가 50,912건, 누적 정보제공 건수가 6,958,880건에 달하고 있다. 주요 내용은 국내 제약산업의 최신 뉴스 및 제약기업 홍보를 위한 뉴스레터를 제작하고 있고, 국가별 의약품 등록 가이드라인과 관련 법률 및 규정, 승인 절차·비용·처리기간, 보건당국 지원 정책 등 규제정보를 수집하여 제공하고 있다.

앞으로는 해외 진출에 따른 위험 요인 최소화를 위해 현지 제약시장에 대한 정확한 분석을 기반으로 하는 진출 전략을 수립할 수 있도록 중국, 미국 등 현지의 정치적·사회적 이슈에 따른 제약시장 환경 변화에 대한 빠른 분석 및 대응 전략을 제공해야 한다. 또한, 의약품 수출 과정에서 신뢰할 수 있는 현지 파트너사의 발굴 및 해당 기업에 대한 객관적인 검증도 필요하다.

첫째, 현재 운영 중인 수출정보지원센터를 확대하여 해외 제약시장 정보를 수집 및 제공하는 글로벌 정보센터로 운영하고, 해외 제약시장의 인·허가와 제품 정보, 마케팅 동향, 의약품 정책 등을 종합적으로 수집하여 신속하게 제공할 수 있는 시스템을 구축해야 한다.

둘째, 권역별 해외 제약시장의 인·허가, 시장정보를 구축하여 국가별 제약시장 정보를 상시 검색·활용할 수 있는 사용자 중심의 데이터를 구축하고, KOTRA 국가정보와 제약 비즈니스 정보 등을 종합적으로 제공하는 글로벌 제약정보시스템을 구축해야 한다. 또한, 체계적인 해외 제약시장 정보 제공을 위한 제약바이오협회·KOTRA 등 유관기관과 제약기업 간 정보 협의체를 구성·운영해야 한다. 현지 전문가 Pool을 활용하여 정치적, 사회적 이슈에 대한 제약시장 환경 변화를 분석하고, 대응방안을 마련하는 것이 효율적이다.

3) G2G 협력을 통한 해외시장 확대

우리나라 제약기업의 해외시장 진출을 지원하기 위해 2016년 5월 한-에티오피아, 2016년 6월 한-르완다·케냐, 2016년 7월 한-몽골, 2016년 9월 한-러시아, 2016년 11월 한-아르헨티나 등에 보건의료 사절단을 파견하고, 정부 간 MOU를 체결하는 등 G2G 협력을 추진하고 있다. 우리나라는 PIC/S와 ICH 회원국 가입으로 국제 수준의 의약품 품질관리를 인정받아 일부 국가에서 GMP 실사 면제, 현지 의약품 입찰등급 상향 조정 등 성과를 도출하였다. 앞으로도 정부 간 협력을 통한 GMP 실사 면제, 의약품 자동승인, 대한민국약전(KP) 인정 등 인·허가 간소화 등을 지속적으로 추진해야 하고, 새로운 시장으로의 진출 및 해외 경쟁력 강화를 위해 PIC/S 회원국과의 수출 의약품 GMP 실사 면제를 위한 MOU 체결을 추진해야 한다.

[표 5-18] 정부 간 협력을 통한 인·허가 절차 간소화 현황

국가	주요 내용 및 효과
우크라이나	GMP 자료 제출 면제
에콰도르	한국 의약품 자동승인인정제도(Homologation) 인정 ⇒ 별도 허가절차 없이 서면심사만으로 인정
페루	의약품 위생선진국(Countries of High Surveillance)에 한국 포함 ⇒ 인·허가 심사기간 단축 및 현지공장 실사 면제
멕시코	의약품 제조품질관리기준(GMP) 실사 면제기간 확대 ⇒ 종래 2년에서 5년으로 연장하고 향후 상호면제 추진
베트남	입찰 국가순위 상향(5위 → 2위)
모리셔스	의약품 수출 시 GMP 실사 면제

첫째, 아시아·중남미·아프리카 등 미래 성장 가능성이 높은 국가에 대한 정부간 협력을 확대 강화해야 한다. 정부 역할이 크고 제약산업 자국화 등 의료시스템 전반에 대한 개선 추진 중인 개발도상국 중심으로 정부간 협력을 통하여 우리나라 임상자료 인정 등을 통한 의약품 인·허가 등록 기간 단축 및 해외 규제 기관의 대한민국 약전(KP) 인정 등을 추진해야 한다.

둘째, 우리나라 의약품 제도를 국제적 기준에 부합되도록 국내 시험기준 항목 설정 변경, 가이드라인 발간·제공 등을 통한 해외 가이드라인(ICH, EMA)과의 국제규제 조화를 추진하고, 원료의약품 DMF 확대 적용 및 국문·영문자료 병행 제출 의무화 등 해외 인·허가 장벽 극복을 위한 제출서류 수준의 상향화도 필요하다.

셋째, PIC/S 회원국과의 수출 의약품 GMP 실사 면제 MOU를 단계적으로 확대하고, 유럽시장 진출 지원을 위한 GMP 상호인정을 추진하며, 동남아 국가를 대상으로 수출 의약품에 대한 GMP 컨퍼런스를 정례화해야 한다. 또한, 아세안 사무국 및 10개 회원국 의약품 규제당국자를 초청하여 GMP 교육 훈련 프로그램을 개최하고, EU로 원료의약품 수출 시 제출 자료를 간소화할 수 있도록 '원료의약품 GMP 화이트리스트 국가[32]' 등재를 추진해야 한다(우리나라는 2019년 5월에 화이트리스트에 등재).

32) EU 화이트리스트 국가 : EU 국가로의 원료의약품 수출 시 GMP 서면확인서 면제 국가는 스위스, 호주, 일본, 미국, 이스라엘, 브라질

4) 제약기업 수출역량 강화

국내 제약기업의 해외 선진국 제약시장 진출이 늘어남에 따라 cGMP 등 생산시설에 대한 투자가 증가하고 있다. 따라서, 선진국 시장 진출을 위한 국제적인 제도 변화에 대응하고 의약품 시장 범위를 확대할 필요가 있다. 미국 등 선진국 시장 진출을 위해 고품질의 의약품 연구가 활발하며 연구단계부터 사업화를 고려한 체계적인 자료준비가 필수적이므로 국제적인 의약품 연구 및 인·허가에 필요한 QbD(Quality by Design) 등 제도 변화에 대응할 수 있는 지원도 필요하다.

미국·유럽 등 선진국 제약시장의 의약품 등록을 위한 GMP 실사 비용과 해외 GMP 인증에 대한 갱신비용 등을 지원하고, 해외 GMP(cGMP, EU GMP) 인증 획득을 위한 컨설팅과 모의 실사 비용 등도 지원해야 한다. 첨단의료복합단지에 차세대 기반기술 QbD를 조기 확립하고, EU GMP 기반 마련 등 시설 인프라 고도화와 완제시설 구축 등도 추진해야 한다. 또한, 원료의약품 생산시설 구축 및 GMP 인증을 통하여 비임상 시험용 제품 생산 및 분석서비스 확대를 추진해야 한다.

우리나라 제약기업이 해외시장 진출 시 현지 제약산업의 정보를 공유하고 국내 기업의 진출을 도와줄 수 있는 네트워크가 필요하나, 국내 채용이 어려운 R&D기획, 임상시험, GMP, 인·허가, 기술마케팅, PM 등의 글로벌 제약산업 전문가 Pool을 확보하여 글로벌 네트워크를 구축해야 한다. 특히, 미국·유럽 등 선진국 진출을 위한 현지 전문가 및 관계자 네트워크 구축 확대를 통한 온라인 자문 및 해외 진출 전략 등을 지원받을 경우 효과가 클 것으로 기대된다.

첫째, 해외에 진출해있는 우리나라 제약산업 핵심전문가를 중장기적으로 국내 제약기업의 신약개발 역량 강화와 글로벌 진출 확대를 위한 제약산업 전문인력 생태계로 포함하여 활용해야 한다. 미국·유럽·중동 등 세분화되고 상이한 지역별 진출 전략 수립을 위해 주요 권역별 시장전망, 마케팅 전략 및 인·허가 등에 대한 심도 있는 주제 발표 및 토의를 통한 효과적인 진출 전략을 수립할 필요가 있다. 또한, 제약기업의 해외 진출 노하우 및 성공사례·실패사례 노하우를 공유해야 한다.

둘째, 국내 제약기업의 국제기구 및 해외 정부 의약품 조달시장 진출을 위한 입찰 정보 제공, 네트워크 구축 등 지원이 필요하다. 2016년 UN연례보고서에 따르면 UN의 보건의료 조달시장은 약 39억 6,440만 달러(약 4조 4천억 원)이고, 이 중에 우리나라의 보건분야 조달시장은 약 2억 달러(약 1,987억 원) 규모이다. 현재 WHO 및 UNICEF, PAHO 등 UN산하기관의 조달 입찰 관련 월간 정보집이 발간되고 있고, 실시간 입찰 정보를 수집하여 뉴스레터·제약산업 정보포털(epharmakorea.or.kr) 등을 통해 제공하고 있으나, 국내 제약기업은 해외진출의 정보 및 사전적격심사 등 준비 부족으로 해외진출에 어려움을 겪고 있는 실정이다. WHO 등 국제기구와 국내 제약기업 간 협력 포럼 등을 개최하여 국제기구 입찰 절차 등을 수집하고, 국제 의약품 조달시장 정보를 공유하여 1:1 파트너링을 지원해야 한다. 특히, 우리나라에서 생산한 백신을 개발도상국에 공급하기 위해 필요한 절차인 WHO-PQ 인증 획득을 위해 인증 희망 제조업체 대상 맞춤형 기술상담 및 WHO PQ 인증과 공동실사 정보 등을 지원해야 한다.

5) 해외시장 진출 지원 확대

국내 제약산업의 대내외적인 환경변화에 따른 위기 극복 및 글로벌 경쟁력 향상을 위해서는 맞춤형 컨설팅 지원체계가 필요하다. 기업의 해외 진출을 위한 해외 인·허가 제도, 마케팅, PM, cGMP 등 다양한 분야의 전문 컨설팅이 필요하며, 중소 제약기업의 해외 진출을 위해서는 경영 환경, 인력, 기업 혁신활동 추진 등 전문적인 지식을 가진 외부 전문가가 필요한 실정이다.

중소 제약기업의 글로벌 경쟁력 강화와 해외 진출 지원을 위해서는 기업당 최대 5,000만 원 이내 정부지원금을 지원(기업 매칭 100% 이상)하여 해외임상, 인·허가 등 컨설팅 비용으로 활용할 수 있도록 해야 한다. 또한, 권역별 해외 마케팅과 인·허가에 대한 컨설팅을 제공해 줄 수 있는 해외제약전문가 네트워크 연계도 확대할 필요가 있다.

우리나라는 제약기업의 글로벌 시장 진입을 지원하기 위해 수출개척단 파견 및 합작투자, 기술이전 등을 위한 파트너링을 지원하고 있으나, 의약품 수출이 정치적, 사회적 이슈에 민감한 중국, 베트남, 일본 등 아시아 지역에 편중되어 있어 수출국 다변화가 필요한 실정이다. 이에 보건복지부·외교부·보건산업진흥원이 민간 제약기업과 함께 민관합동 보건의료 협력사절단을 구성하여 중남미 등에 파견을 나가고 있으며, 향후에는 중동·동유럽·CIS 국가 등 미개척 지역을 신흥국 중심으로 신규 제약시장을 개척하여 한국 제약기업의 글로벌시장 확대가 필요하다.

이를 위해서는 제약기업을 대상으로 진출 희망 국가에 대한 수요조사를 실시하여, 수출개척단 파견 국가 선정 후 협력기관과 함께 기업의 해외 진출 기회의 장을 마련해야 한다. 또한, 현지 제약산업 현황 및 규제, 가이드라인, 절차 등 현지 진출을 위해 필요한 정보 및 우리나라 제약산업에 대한 정보도 제공되어야 한다. 해외의 전략적 협력이 가능한 제약기업, 바이오벤처, CRO 등을 발굴하여 기업 정보 및 협력 가능한 분야 등에 대한 정보를 제공할 경우 더욱 효율적이다.

현재 국내 제약기업이 해외시장으로 진출할 경우, 해외무역관(KOTRA)이 수출기업의 해외지사와 같은 역할을 수행하며 시장조사, 수출거래선 발굴에서 거래성사 단계에 이르기까지 해외판로 개척활동을 전담직원이 밀착 지원하고 있고, 중소기업진흥공단이 해외 주요 교역 중심지에 수출인큐베이터를 설치하여 현지 마케팅·법률·회계 자문, 사무공간 및 공동회의실 등을 제공하고 있다. 그러나, 국내 제약기업이 해외 진출 시 신뢰할만한 파트너 정보 및 유통 네트워크가 없어 해외 진출에 어려움을 겪고 있는 실정이다. 따라서, 국내 제약기업이 신흥국으로 진출할 경우, 국내 제약기업과 현지 파트너사의 컨소시엄을 구성하여 우리나라 의약품의 현지 통관 및 유통기관 설립을 지원하고, KOTRA 해외무역관 등을 활용하여 국내 제약기업 해외 지사 설립 시 정보 조사, 마케팅, 바이어 발굴 등도 지원해야 한다.

11 제약산업 육성을 위한 제도개선 지원

1) 제약산업 투자 활성화 지원

우리나라는 제약산업 글로벌 경쟁력 강화와 해외시장 진출 지원을 위해 정부 주도로 2013년 글로벌 제약산업 육성펀드 1호, 2014년 2호, 2016년 3호 펀드를 총 3,850억 원 규모로 조성하여 26개 기업에 1,537억 원을 투자 완료하였다. 그러나, 성장 잠재력을 보유하고 있으나, 자금 부족으로 신약 후보물질 사업화에 많은 애로를 겪는 창업 초기 기업에 대한 투자는 부족한 실정이다.

따라서, 제약산업 초기 기술창업펀드를 조성하여 초기 창업기업 지원을 확대하고, 백신 개발을 활성화하기 위해 복지부, 제약·바이오기업, 게이츠 재단 등이 공동 참여하여 2018년부터 2022년까지 약 500억 원[33] 규모의 글로벌 헬스기술기금(RIGHT)을 조성하여 개발도상국 질환 퇴치를 목적으로 백신 비임상·임상시험 지원 및 글로벌 R&D 네트워크 구축과 WHO PQ 통과 등을 지원해야 한다. 또한, 제약바이오 분야에서 기업 주도형 민간 펀드 및 벤처캐피털(Corporate Venture Capital, CVC) 육성을 위한 제도적 지원방안을 모색하고, 제약바이오 분야의 기업설명회, 투자 상담 등을 통해 투자 유도 등도 추진해야 한다.

국내 제약기업의 활발한 신약개발 투자를 유도하기 위해서는 세제 지원이 강구될 필요가 있다. 신성장동력·원천기술 연구개발 분야에서 혁신 신약과 바이오 신약뿐만 아니라 혁신형 개량신약 등의 연구개발 유도를 위한 세제 지원 확대가 필요하다. 또

33) (정부) 250억 원(50%) + (기업) 125억 원(25%) + (게이츠재단) 125억 원(25%)

한, 2019년에 종료되는 의약품 품질관리 개선을 위한 시설투자에 대한 최대 6%의 세액공제 일몰기한도 연장해야 한다. R&D을 통한 기술 경쟁력 및 내실을 기준으로 중소벤처기업부가 선정하는 기술혁신형 중소·벤처기업의 M&A 활성화를 위한 세액공제 요건도 완화할 필요가 있다.

2) 신약 개발 활성화를 위한 제도적 기반 마련

(1) 첨단 바이오의약품 제도 개선

최근 세포치료제, 유전자치료제 등 첨단 바이오의약품 연구개발이 활발하게 이루어지고 있으나, 국내 의약품 인·허가·약가 등 제도는 그간 합성의약품 위주로 운영되어 첨단 바이오의약품 특성 반영에 한계가 있다는 지적을 받고 있다. 따라서, 기존의 경제성평가 제도를 통해 비용효과성 입증이 어려운 첨단 바이오의약품에 대한 합리적인 약가 결정 제도를 별도로 마련하고, 국민보건상 의료적 수요가 높은 질병 등에 사용하는 첨단 바이오의약품에 대한 합리적 신속처리 절차를 마련해야 하며, 자체 생산시설이 없이 위탁생산할 경우에도 품목허가를 허용하는 바이오의약품의 범위도 확대해야 한다.

첨단 바이오의약품을 투여한 환자의 등록·관리, 의료기록 확인 등 업계의 애로사항 해결을 위하여 국가 주도로 '장기(長期) 추적 관리시스템'을 구축하는 방안을 모색해야 한다. 또한, 정기적으로 선진화된 바이오산업 규제를 마련하기 위해 첨단 바이오의약품 관련 제도와 심사체계 등에 대한 국내·외 정보 수집을 강화해야 한다.

(2) 신약 개발을 위한 건강보험 등재제도 보완

현재 우리나라는 의약품에 대한 건강보험 등재제도로 선별등재 방식을 택하고 있으며, 경제성 및 급여 적정성 등을 검토하여 약가 상한금액을 결정하고 있다. 따라서, 신약 연구개발 활성화를 위해 신약의 가치를 적정하게 반영하고, 환자의 신약 접근성이 강화될 수 있도록 건강보험 약가 결정 제도를 지속적으로 보완할 필요가 있다.

신약 연구개발 유인을 제고하고, 신약의 적정 가치를 인정하기 위해서 민·관 협의체를 통해 중장기 제도 운영방안을 모색해야 하고, 개량신약 복합제 등 새로운 유형의 의약품에 대한 가격산정 방안도 논의해야 한다.

환자의 신약접근성 강화를 위하여 위험분담제도, 경제성평가 면제제도의 적용대상 확대, 평가방식 개선, 급여기준 확대 허용 등 의약품 건강보험 등재제도를 보완해야 하고,

경제성 평가 면제제도를 통해 도입된 의약품에 대한 재평가 등 사후관리 방안도 마련해야 한다. 비용효과성 등 불확실성이 있으나 사회적 요구가 있는 의약품에 대해 본인부담률을 차등하여 건강보험을 적용하는 '약제선별급여' 도입도 검토할 필요가 있다. 건강보험 재정 영향과 환자 접근성, 제약산업 육성 필요성 등을 종합적으로 고려하여 임상적 유용성 재검토, 약가 수준 적정성 검토 등 약가 사후관리 제도를 지속적으로 보완해야 한다.

국내 제약기업의 신약 개발 역량을 제고하기 위해서는 건강보험 약가 우대가 필요하나, 의약품 정책은 국내·외 제약기업의 차별 금지 및 내국인 대우 원칙을 준수해야 하므로 신중한 검토가 선행되어야 한다.

(3) 신속하고 안전한 임상시험을 위한 제도적 정비

임상시험은 신약 개발 기간과 비용에 있어 50% 이상의 비중을 차지하는 핵심 영역으로 글로벌 신약 개발을 위해서는 신속하고 효율적인 임상시험이 뒷받침되어야 한다. 따라서, 우리나라 임상시험 경쟁력을 유지하기 위해서는 제도적 기반을 지속적으로 확충하여 신속하고 효율적인 임상시험을 수행할 수 있는 환경을 마련할 필요가 있다.

현재 임상시험 비용 부담으로 더 이상 개발을 포기하고, 해외로 기술 수출하여 국내 신약 개발 기회를 상실하거나, 임상시험에 대한 대국민 인식이 부족하여 피험자 모집이 지연되면서 임상시험 진행이 지연되거나, 임상시험 실시기관 별로 상이한 서식 작성에 소요되는 시간·비용, 경직된 임상시험 승인제도 등으로 신속·효율적인 임상시험 수행이 어려운 문제가 있다.

첫째, 대국민 임상시험 인식도 개선을 위해서는 "세계 임상시험의 날" 제정을 통해 임상시험을 통한 질병 극복 등 우수 사례 발굴·홍보하고, 임상시험 대상자 모집 포탈을 구축하여 임상시험 진행정보 접근성을 제고하며, 연구자로 하여금 신속한 피험자 모집을 지원해야 한다. 일정한 요건을 갖추었을 경우, 식약처 승인 등의 절차 없이 IRB 통과 후, 임상시험 수행이 가능한 임상시험의 범위를 점진적으로 확대하고, 임상시험 실시기관의 IRB 서식과 제약사-기관-CRO 간 계약서 등 다양한 임상시험 관련 서식을 표준화하여 문서 작성에 소요되는 불필요한 시간·비용을 절감할 수 있도록 제도를 개선해야 한다. 의원급 일반 의료기관에서도 임상시험을 수행할 수 있도록 일반 의료기관이 공동으로 참여할 수 있는 기관윤리위원회(IRB) 운영 및 임상시험 네트워크 구축 등을 지원해야 한다. 단일 임상시험에서 투여 용량·횟수 변경, 기타 약물 상호작용 등 다양한 연구가 가능하도록 임상시험 승인을 활성화할 필요가 있다.

둘째, 공익 목적으로 수행되는 임상시험에 대해 대조약 등 통상적인 진료비용에 대해서는 건강보험 급여를 적용하고, 연구자 주도 임상시험과 희귀·난치치료제 개발, 신종 감염병 치료제 개발 등 기업 주도 임상시험의 경우에도 공익성이 인정될 경우 건강보험 적용을 추진해야 한다.

셋째, 현재 대구와 오송의 첨단의료복합단지(첨단의료산업진흥재단)를 중심으로 동물 모델·평가기법 구축, 안전성·유효성 평가기술 확보 등 플랫폼 기술 개발 및 민간 CRO로 기술 이전을 통해 비임상·임상시험 수행을 지원하고 있다. 이를 확대하여 희귀·난치질환, 정밀의료 등 첨단기술 확보 및 제약기업과 연구소, 공공기관, 민간 CRO와 연계형 사업을 추진하여 분야별 특화를 유도하고, 임상시험센터와 제약기업, CRO 간 신약 임상시험 프로젝트 협업을 통해 국내 CRO의 글로벌 임상설계 역량을 강화해야 한다.

3) 효율적인 제약산업 생태계 조성을 위한 제도적 지원체계 정립

(1) 혁신형 제약기업 인증제도 개선

「제약산업 육성 및 지원에 관한 특별법」에 따라 신약 연구개발 투자가 활발한 제약기업을 '혁신형 제약기업'으로 인증하고 국가R&D 우선 참여, 세제 혜택, 건강보험 약가 우대 등의 지원을 해 주고 있다. 2018년 12월 현재 47개 기업이 혁신형 제약기업 인증을 받았고, 인증을 받은 제약기업이 우리나라 신약 연구개발 투자를 주도하고 있으나, 인증 기준이 2012년 시행 이후 큰 변화가 없이 유지되어 산업 생태계 변화 등을 유연하게 담아내지 못하는 한계가 있다.

따라서, 신약 연구개발만 전담하는 기업도 혁신형 제약기업으로 인증받을 수 있도록 제약기업의 범위를 확대하고, 혁신형 제약기업의 산업 윤리(사회적 책임 및 윤리성) 요건을 강화해야 한다. 또한, 대·중견기업과 벤처·중소기업의 특성을 반영한 혁신형 제약기업 인증제를 이원화하는 방안을 모색해야 한다.

(2) 나고야의정서 대비체계 구축

2017년에 「유전자원의 접근·이용 및 이익 공유에 관한 법률」 제정·공포되고, 우리나라도 나고야 의정서에 따른 당사국 지위를 2017년 8월에 획득하였으므로 연구개발을 통해 외국의 유전자원을 상품화하는 제약기업은 자원 제공국에 미리 통보하고 승인

(PIC)을 받아야 하며, 계약(MAT)을 체결하여 이익의 일부를 공유해야 한다. 제약 분야에서는 의약품 원료를 중국 29.2%, 일본 15.1%, 이탈리아 9.3%, 미국 7.5%에서 수입하고 있고, 중국은 이익 공유 범위를 최대 10%까지로 하고, 외국 기업 등이 중국의 유전자원에 접근·이용할 경우, 중국기관과 협력을 의무화하는 등 강한 규제를 적용하고 있다. 따라서, 정부는 주요 원료 수입국에 대한 법·제도 현황, 나고야 의정서와 관련한 국제 협상 동향 등의 정보를 수집·분석하여 기업 등에 제공해야 한다. 또한, 신속한 백신 개발을 위해 해외 병원체 자원의 접근 제한 및 이익 공유 요구에 대비하여 국내 병원체 자원의 관리도 강화해야 한다.

(3) 보건신기술 인증제도 개선

우리나라는 국내 최초로 개발된 보건신기술의 초기 시장 안착을 지원하기 위해 그 우수성을 2008년부터 인증하는 "보건신기술 인증제도"를 운영하고 있다. 보건신기술은 2년 이내에 상용화가 가능한 기술이거나, 기존 제품의 성능, 생산성·품질 등을 향상시킬 수 있는 기술로 의약품 등 7개 분야(의과학, 생명공학, 의약품, 의료기기, 식품위생, 화장품, 한방)에 대해 최대 5년간 인증을 부여하고 있다.

보건신기술 인증을 받은 제약기업 등을 지원하기 위해서는 보건신기술 인증을 받은 의약품과 의료기기에 대하여 국공립병원 처방의약품 목록 등에 의무 등재·우선입찰 등을 검토해야 하고, 국내·외 GMP 실사 및 해외 컨설팅 등 품질인증 비용의 일부를 지원할 필요가 있다.

(4) 의약품 유통제도 선진화 지원

의약품 유통 분야에서 글로벌 의약품 도매상의 기능이 영업·물류 위주에서 정보서비스 및 종합 유통 솔루션 제공 기능으로 진화하고 있다. 이에 미국, EU 등 제약 선진국들은 의약품 유통·물류 과정의 품질관리를 위해 각종 규제나 가이드라인을 발간·운용하고 있으나, 우리나라는 의약품 유통·물류기술의 발전과 국제적인 규제 흐름, 소비자 안전 의식 등을 반영하지 못하고 있는 실정이다.

따라서, 우리나라 의약품 유통관리 기준(Good Distribution Practice, GDP)도 미국과 EU 등 글로벌 규제와 조화를 추진해야 하고, 의약품 유통 공급망 안전 강화를 위한 국내 의약품 유통관리기준을 개정하여 글로벌 수준의 의약품 유통체계를 구축해야 한다. 예를 들어, 의약품 일련번호 제도를 활용한 의약품 유통경로 추적시스템 마련, 바이오의약품 유통·물류 관리기준 강화 등이 여기에 포함된다. 의약품 도매업체의 내실화 및 유통질서 확립을 위하여 의약품-MS(Marketing Supporter) 자격인증제를 도입하고, (가칭)의약품 도매유통교육원을 설치·운영하는 등 민간의 자율적인 내실화를 정책적으로 지원해야 한다.

(5) 제약기업 온실가스 배출권 규제 개선

온실가스 배출권 거래제도는 국가 온실가스 배출량 목표를 비용 효과적으로 달성하기 위해 2015년부터 시행된 제도이다. 2017년 기준으로 602개 기업이 대상이며, 6개 제약기업(LG생명과학, 종근당바이오, 셀트리온, SK케미칼, 녹십자, 삼성바이오로직스)도 포함되어 온실가스 감축 또는 배출권 매입을 통해 배출권 제출 의무를 준수해야 한다. 그러나, 제약기업은 석유화학 업종에 포함되어 생산공정기준(GMP) 준수를 위해 필수적인 설비 사용에 따른 온실가스 배출도 감축 대상에 포함되는 등 제약 업종의 특성이 충분히 반영되지 못하고 있다. 따라서, 제약기업의 특성을 감안하여 온실가스 배출권거래제 적용 방식을 개선할 필요가 있다.

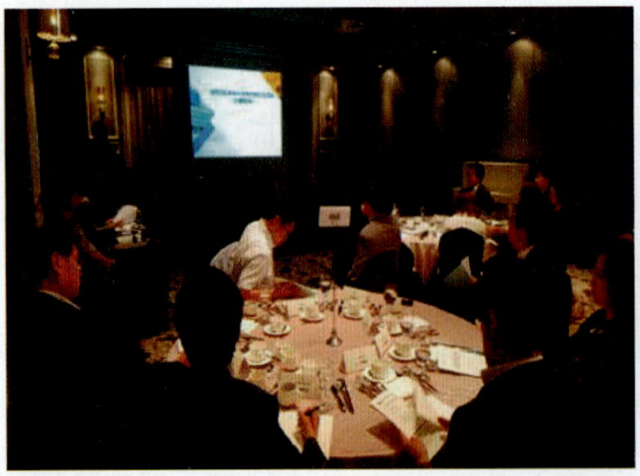

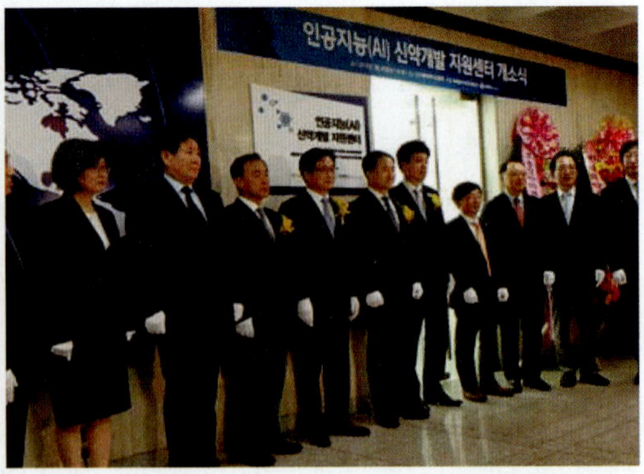

* 왼쪽 사진 : 제약산업 전략기획단 회의, 2017.
* 오른쪽 사진 : 인공지능신약개발지원센터 개소식, 2019.

12 백신산업 육성

1) 비전과 목표

비전 국민안전 위한 백신주권 확보, 국부창출 위한 백신산업 세계화

"전략적 R&D 투자, 백신산업화 촉진을 통한 백신강국 진입"

목표		2018	2023
	백신자급률	38.9% (7/18종)	72.2% (13/18종)

추진전략	핵심 과제
공익적가치 중심의 전략적 백신 R&D 투자	1 국가예방접종 백신 자급 위한 실용화 지원 2 감염병 현안 해결형 백신 개발·지원 3 감염병 위기대응 백신 개발·지원 4 백신 기반기술 개발 지원
백신연구개발 인프라 강화·공유·협력	1 비임상, 임상단계의 백신 유효성 평가시스템 확립 2 임상시험 역량강화 체계구축 3 임상시료 생산시설 활용체계 구축 4 백신개발을 위한 BL3급 실험실 및 감염동물시설 네트워크 강화
정책적 협력, 지원을 통한 백신산업 활성화	1 백신 허가심사 개선 및 컨설팅 지원 2 수급체계 개선을 통한 내수시장 활성화 3 R&D수행기관 기술이전 활성화
국내 백신산업 글로벌화 촉진	1 백신 글로벌 진출 위한 WHO PQ 지원 2 기금조성 및 활용을 통한 글로벌 시장진출 지원 3 G2G를 통한 해외시장 개척

2) 공익적 가치 중심의 전략적 백신 R&D 투자 강화

국가예방접종 백신은 18종 중 7종(38.9%)만 국내 생산이 가능하고, 결핵 백신(BCG)[34]과 디프테리아·파상풍·백일해 백신(DTaP)[35] 등 수익성이 낮은 기초백신은 영유아 대상 임상시험의 한계 등으로 국내 기업의 개발 의지가 부족한 실정이다. 따라서, 국가 필수예방접종 백신의 국산화를 제고하기 위해서는 백신별로 차별화된 개발·지원을 해야 할 필요성이 있다.

예를 들어, 수급이 불안정한 결핵 백신(BCG)은 국가 주도로 한국형 결핵 백신(BCG) 임상시험을 실시하여 2020년 국산화를 추진하고, A형간염과 일본뇌염 백신은 민간 주도로 비임상·임상시험을 지원해야 한다. 4가백신(디프테리아·파상풍·백일해·폴리오, DTaP-IPV[36])과 5가백신(디프테리아·파상풍·백일해·폴리오·b형 헤모필루스 인플루엔자, DTaP- IPV-Hib[37]) 등 2개 이상의 백신을 한 번에 접종할 수 있도록 만든 혼합백신은 민간 주도로 혼합항원 최적화 연구 및 비임상·임상연구를 지원해야 한다.

특히, 결핵은 우리나라 발생률이 OECD 국가 중 1위로 BCG 백신의 효능 한계가 나타나고 있다. 기존의 결핵 백신인 BCG는 영유아와 소아에 대한 예방효과가 탁월하지만, 성인의 경우 효능 개선이 필요한 실정이다. 그 밖에 기후변화 관련한 감염병과 법정 감염병 중 백신이 없는 감염병은 유행 가능성이 높으므로 중요한 질환에 대한 백신 개발이 필요하다.

영유아와 성인 모두에게 사용할 수 있는 차세대 결핵 백신을 개발하기 위해 다수의 백신 후보물질을 확보하고, 임상 평가를 위한 지표 발굴과 비임상 및 임상 지원을 확대해야 한다. 또한, 지카 바이러스 등 기후변화에 따른 감염병과 수족구, 노로, 범용인플루엔자 등 백신이 없는 감염병에 대한 백신을 개발하기 위해 백신 후보물질 확보 및 비임상·임상을 지원해야 한다.

탄저, 두창, 조류인플루엔자 등 국가안보와 관련된 감염병 백신은 시장성이 부족하므로 민간이 아닌 정부 주도로 국가 안보 및 산업적 응용가능성 관점에서 비축을 고려한 정부 주도 개발이 필요하다. 2015년에 신속한 공급을 위한 인플루엔자 세포배양 백신 H5N1(pre-pandemic)에 대한 허가가 완료되었다.

---

34) BCG(Bacillus Calmette Guerin) : 결핵 예방을 위해서는 사용되는 백신으로 소결핵균(*Mycobacterium bovis*)을 약독화시킨 생균백신

35) DTaP : 디프테리아(diphtheria), 파상풍(tetanus), 백일해(pertussis)를 예방하는 백신

36) IPV(Inactivated Poliovirus Vaccine) : 불활성(不活性) 폴리오 바이러스 백신

37) Hib(Haemophilus influenzae type b) : b형 헤모필루스 인플루엔자

[그림 5-9] 백신 연구개발을 통한 국산화 전망(1)

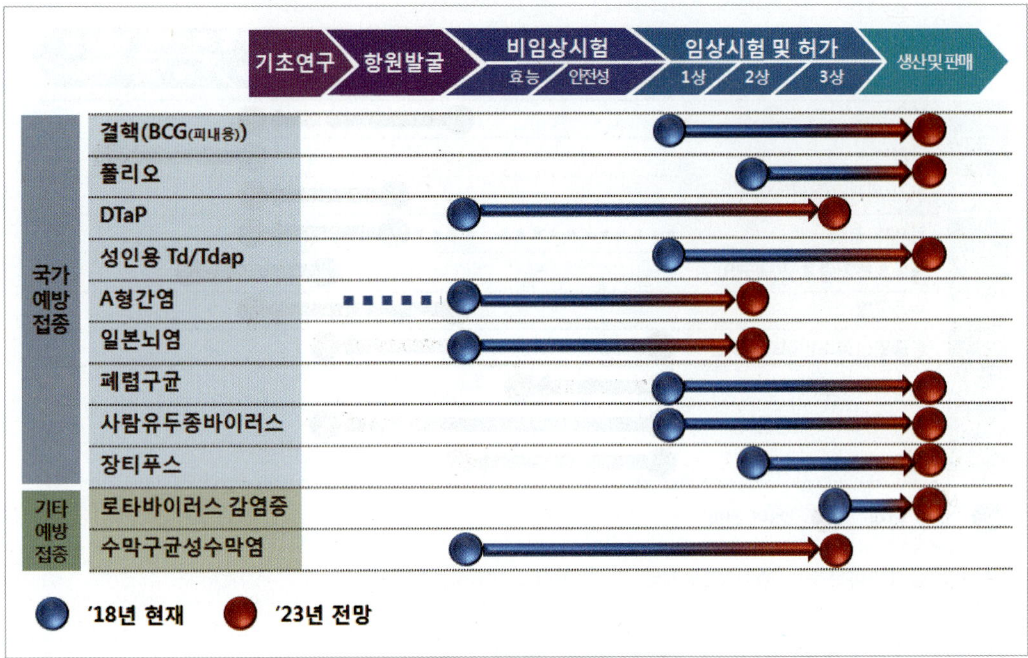

* 출처 : 질병관리본부, 「백신 연구개발 지원 전략」, 2018.

탄저 백신은 기존에 비축하고 있는 2세대 두창 백신의 효능을 개선한 3세대 백신의 개발부터 허가까지 국가가 직접 추진[38]하고, 조류인플루엔자(H7N9), 아데노바이러스 55형 백신 등 예측이 곤란한 대유행과 취약 특수집단 감염병 유행에 대비하여 후보물질 발굴 및 단계적 실용화를 지원해야 한다.

2017년 5개 필수 예방접종 백신(디프테리아, 파상풍, 백일해, 폴리오, Hib)을 하나로 묶은 콤보백신이 출시되어 국내 국가 필수예방접종에 포함되었다. 따라서, 기존 필수 백신의 부가가치를 증대하고, 신규 복합백신 개발을 위한 다양한 개량기술 개발이 필요하다. 이러한 백신의 효능 향상과 다양한 제형 개발 등의 기초 기술과 면역증강, 부작용 감소, 투여경로 다양화 등 실용화 기술개발로 백신의 부가가치를 제고해야 한다. 이를 위해서 연구개발 지원과 전문가 협의체를 통한 평가기술 및 가이드라인 개발이 필요하다.

38) 현재 임상2b 단계에 있는 탄저 백신은 2020년 허가, 2022년 생산·비축을 목표로 하고, 현재 비임상 단계에 있는 3세대 두창백신은 2025년 허가를 목표로 개발

[그림 5-10] 백신 연구개발을 통한 국산화 전망(2)

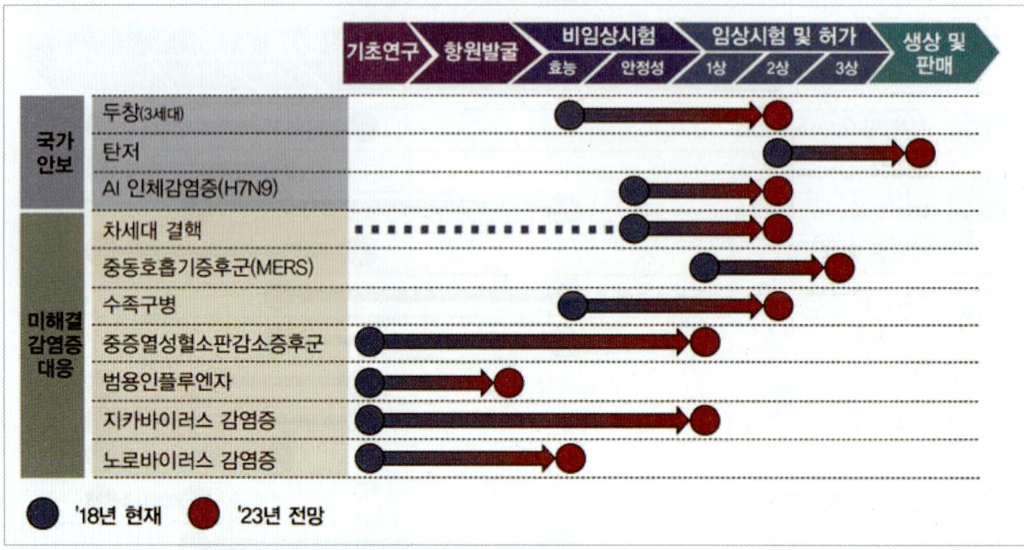

* 출처 : 질병관리본부, 「백신 연구개발 지원 전략」, 2018.

3) 백신 연구개발 인프라 강화·공유·협력

백신 개발을 위해서는 효능평가와 비임상·임상 기관이 있어야 하나, 현재 우리나라는 백신 효능평가와 비임상·임상 인프라가 부족하고 시험역량도 미약한 실정이다. 현재 6개 임상시험 유효성 평가센터를 지정하여 운영하고 있으나, 대부분 대학 실험실 수준의 백신 효능평가를 수행하고 있고, 백신 전문 효능평가센터는 없다.

따라서, 백신 비임상·임상시험 유효성평가 전문기관과 표준 실험실을 지정·운영하고, 2020년 완공 예정인 공공백신개발지원센터의 비임상 유효성 평가 분야에서 민간 지원 기능도 강화해야 한다. 또한, 표준 실험실의 수준을 글로벌로 유지하기 위해 표준시험법, 표준물질 연구 지원 및 글로벌 네트워크 운영, 교육인력 파견 등 협업체계도 구축해야 한다.

백신은 감염병 대유행 등을 대비하여 적기에 개발해야 하므로 신속하고 효율적인 임상시험 수행 환경이 필요하다. 따라서, 국가임상시험지원재단이 추진하는 스마트 임상시험 인프라 구축 등을 활용하여 백신 개발에 필요한 임상시험 대상자 모집, 임상개발 지원, 기관윤리위원회(IRB) 심사 공유, 임상시험 안전관리 등을 지원받아야 한다.

백신 임상시험에 필요한 시료를 생산하기 위한 인프라 구축도 필요하다. 글로벌 제약기업도 백신의 투자 위험을 줄이기 위해 임상시험용 생산설비를 자체 구축하기보다는 생산대행업체(CMO)를 활용하여 임상시료를 생산하고 있으나, 우리나라는 백신 임상시료 생산을 대행해주는 업체가 미비한 실정이다. 따라서, 글로벌 생산기준(GMP)에 적합한 미생물 및 동물세포 기반의 임상용 백신 위탁생산을 위한 시설을 2020년까지 구축해야 한다. 또한, 민간기업의 백신 공정개발 및 기술을 컨설팅하고, 백신 개발에 필요한 기술 공유와 사업화 지원을 위한 산·학·연·관 협력 네트워크도 구축해야 한다.

결핵, 메르스, 조류독감 등 고위험 백신을 개발하기 위해서는 고위험병원체를 취급할 수 있는 생물안전도-3(Biosafety Level 3, BL3) 백신연구시설이 필수적이나 현재 우리나라는 생물안전도-3 백신연구시설이 60여 개에 불과한 실정이다. 따라서, 글로벌 수준의 생물안전도-3 백신연구시설과 감염동물시험 연구시설 활용체계를 구축하고, 민간기업이 적기에 활용할 수 있는 지원체계를 구축해야 한다. 특히, 질병관리본부가 보유하고 있는 공공백신개발지원센터와 생물안전도-3, 생물안전도-4(BL4)와 한국생명공학연구원이 보유한 국가영장류센터 등의 민간지원 기능을 보강해야 하고, 대구와 오송에 구축되어 있는 첨단의료복합단지 내 생물안전도-3를 추가 구축하여 민간기업에 대한 지원기능을 강화해야 한다.

4) 백신산업 활성화를 위한 정책적 협력 지원 강화

국내 백신 자급화를 위해서는 품목 인허가 장벽을 극복하기 위한 정부 지원이 필요하다. 복잡하고 장시간이 소요되는 품목 인허가 과정을 지원하기 위한 (가칭) 글로벌 백신 제품화 지원단을 구성하여 새로 개발되는 백신에 대한 비임상·임상과 품목 인허가, 임상시료생산(GMP) 등 각 분야별 전문가 자문을 제공하고, 품목 인허가 단계별 컨설팅을 지원해야 한다. 특히, 국가예방접종 백신의 임상효과 지표를 개선하고, 인·허가 허가요건을 현실화하며, 신속 심사체계를 구축해야 백신 자급화를 앞당길 수 있다.

국가 예방접종백신의 낮은 조달단가[39]와 단년도 구매, 개별구매 등에 따라 백신 제조 제약기업의 개발 유인책이 부족하고 생산수요 예측이 어려운 문제가 있다. 이를 극복하기 위해서는 백신 공공구매 단가를 현실화하고, 다년도 수요예측을 통한 다년도 계약 및 여러 제품을 패키지로 구매하는 방안 등을 모색해야 한다.

현재 백신에 대한 대학·기업 등의 기초연구 성과가 기술사업화 능력 부족에 따라 산업화로 연계되지 못하는 문제가 있다. 따라서, 백신 분야의 공공적 기술이전 전담 조직(TLO)[40]을 구축하여 기초연구 성과의 사업화를 촉진해야 한다. 예를 들어, 질병

39) ① DTaP-IPV : 미국 42,336원($39.57), 독일 33,980원(£27.20), 한국 19,950원
② MMR : 미국 22,029원($20.59), 일본(MR) 57,706원(¥5,913), 독일 43,112원(£34.51), 한국 9,750원

40) TLO(Technology Licensing Office) : 연구개발 성과의 지적재산권 확보, 기술 이전 등 기술 사업화를 촉진하는 업무를 전담하는 부서

관리본부가 수족구 백신 후보물질을 2018년에 민간기업으로 기술 이전한 것을 모델로 삼을 수 있다.

[표 5-19] 국내 백신 개발 제약기업의 동향

제약사	주요 제약사 백신 연구개발 동향
녹십자	– B형간염 백신 '헤파박스-B'를 국내 처음 개발·보급하였으며, '09년 신종플루 때 백신 2,500만 도즈 생산, '그린플루-에스' WHO PQ 승인('10) – Td(NDA 승인), 유정란 4가 독감(NDA 승인), 세포배양 4가 독감백신(임상 3상) * 화순에 인플루엔자(AI 포함) 백신원료 생산설비 구축('09), 최대 5천만 도즈 생산 가능
SK 케미칼	– 국내 백신시장 점유율 1위로, 세계 최초 세포배양 인플루엔자 4가백신 '스카이셀플루4' 출시, 13가 폐렴구균(성인) 허가, 세계 두 번째로 시판 허가를 받은 대상포진백신 '스카이조스터' 출시 – B형간염, 수두, DTP(디프테리아, 파상풍, 백일해), 소아마비, MMR(홍역, 유행성이하선염, 풍진), Td(파상풍, 디프테리아), 뇌수막염, 대상포진(허가신청), 13가 폐렴구균(임상3상)*, 수두(임상3상), 소아장염(임상1상), 자궁경부암(임상1상), 장티푸스(임상1상) 등 * 13가 폐렴구균은 '14년 3월 사노피 파스퇴르와 제휴를 맺고 공동개발 중 * 안동에 국내 최대 백신공장 건립('11), 연간 최대 1억 4천만 도즈 백신원료 생산 가능
CJ헬스 케어	– 1984년에 B형 간염백신 '헤팍신'을 필두로 백신산업 진출, 지속적인 제품 개발로 B형간염, 일본뇌염, 두창 백신 등 생산 – 미국 VaxInnate사와 기술제휴 체결, 융합단백질 형태 독감백신 개발 중 – 바이오리더스사와 기술제휴로 균체 표면 단백질 디스플레이 기술을 도입한 자궁경부암 백신 개발 중
LG화학	– 국내 기술로는 처음 개발에 성공한 5가(디프테리아, 파상풍, 백일해, B형 간염, 뇌수막염) 액상혼합백신 '유펜타' 해외 임상3상 시험 성공('15.4) 및 WHO PQ 획득('16.2) – 6가 혼합백신(기존 5가백신에 소아마비 항원 추가) 임상1상 준비 중, 폐렴백신 임상1상 준비 중으로, 2년 내 상품화할 계획 * 충북 오송에 세포배양기(Single-use bioreactor)를 사용한 대규모의 차세대 재조합 단백기술을 이용한 독감백신 설비 구축('11)
보령 바이오 파마	– 성인용 Td백신 3상 임상시험 진행 중 – 국내 최초 세포배양식의 일본뇌염 백신 '보령세포배양일본뇌염백신'을 출시 * 충북 진천공장에 생물학적제제 cGMP 공장 신·증축('08~'10), 3천만 도즈 생산 가능
일양 약품	– 유정란 방식 4가(A형 인플루엔자 2종, B형 인플루엔자 2종), 독감백신 3상 승인('15.10), WHO PQ 준비 중 – '15년 계절독감 백신(3가백신)으로 약 160억 원 매출('14년 135억 원 규모) * 충북 음성 유정란·세포배양 병행 생산 방식으로 연간 최대 6천만 도즈 생산라인 완비(국내 2번째 규모)('11)
종근당	– 국내 벤처인 아이진사와 공동으로 자궁경부암백신 개발 추진(임상1상) * 충남 천안 종근당 내에 백신원료 공장 신축('12)
㈜유바이오 로직스	– 경구용 콜레라백신 1개 품목 수출허가('15.1월), WHO-PQ 승인('15.12월) 세계 최초로 개발한 튜브제형 콜레라백신 '유비콜-플러스' WHO-PQ 승인('17.8월) – 장티푸스, 폐렴, 수막구균염 등 세균접합백신 개발 중(비임상단계)

5) 국산 백신의 글로벌 사업화 지원

국내 개발 백신을 국제조달시장을 통해 해외로 수출하기 위해서는 세계보건기구(WHO)의 사전적격성 평가(PQ)[41]를 받아야 한다. 따라서, 더 많은 국산 백신을 수출하기 위해서는 2018년 6월 기준으로 5개 업체, 23개 제품이 받은 세계보건기구의 사전적격성 평가(PQ) 인증을 확대하고, 승인기간 단축을 위한 기술적 자문을 지원해야 한다. 이를 위해서는 세계보건기구의 사전적격성 평가(PQ) 인증 협의체를 구축하여 국내 백신 제약기업을 대상으로 맞춤형 상담 및 현장 자문 등을 실시해야 한다.

백신 개발은 신약 개발과 비슷한 수준의 연구개발비 투자가 필요하지만, 백신 개발 제약기업은 투자자금 확보가 곤란한 점이 53%[42]로 가장 큰 애로사항을 호소하고 있다. 따라서, 국산백신 자주화를 위한 (가칭) 백신자주화 기금을 조성하여 백신 개발기업의 연구개발비로 지원해야 한다. 또한, 부족한 백신 개발 역량을 해소하기 위해서 국가–기업–국제기구가 공동으로 참여하는 글로벌 R&D 파트너십을 구축하고, 글로벌 제품개발을 위한 파트너십(PDP)[43]를 확보하여 국제 네트워크를 활용한 세계시장 진출을 확대해야 한다. 개발도상국에 대한 공적개발원조(ODA)[44]에 국내 개발 백신을 활용하여 국산 백신의 시장 수요를 확대해야 한다. 또한, 국산 백신의 세계시장 진출을 위해서 정부간 협력(G2G) 체계를 구축하고, 수출 대상국의 품목 인허가 간소화와 국제조달시장 진출을 지원해야 한다.

[표 5-20] 국산 백신의 연구개발 단계

회사	대상 질환	개발단계	비고
녹십자	인플루엔자(유정란 4가)	신약허가(NDA) 승인	
	인플루엔자(세포배양 4가)	3상임상	신종인플루엔자 범부처 사업단(TEPIK) 지원과제
	수두	3상임상	
	탄저병	2상임상완료	질병관리본부 공동개발
	H5N1	신약허가(NDA) 승인	질병관리본부 지원
	H7N9	1상 IND 승인	TEPIK 지원과제
	파상풍–디프테리아–백일해(Tdap)	2상임상	복지부 면역백신사업

(계속)

41) PQ(pre–qualification) : 저개발 국가에 공급을 목적으로 하는 백신 등의 품질 및 안전성, 유효성 및 생산국 규제기관의 안전관리 역량을 평가하는 제도
42) 2017년 한국수출입은행
43) PDP(project development partnership) : 치료제, 백신, 진단제 등을 개발하기 위한 글로벌 제품개발 전문 파트너십으로 전문 질병 분야별로 다양한 기관이 있음
44) ODA(official development assistance) : OECD국가 등 선진국이 개발도상국이나 국제기관에 하는 원조로 증여·차관·배상·기술원조 등의 형태로 지원

회사	대상 질환	개발단계	비고
보령제약	파상풍-디프테리아(성인용)	3상임상	면역백신사업단 지원과제
바이넥스	HPV	비임상	
셀트리온	인플루엔자(세포배양 4가)	공정연구	
아이진	HPV	1상임상완료	종근당 공동개발
	녹농균(pseudomonas)	공정연구	신약지원센터 지원과제
	결핵	효능평가	연세대 공동연구
	대상포진	공정연구	세종대 공동연구
일양약품	H7N9	공정연구	TEPIK 지원과제
유바이오로직스	콜레라	국내허가용 3상	국제백신연구소(IVI) 기술이전
	장티푸스	비임상	자체개발
	폐렴	효능연구	복지부 면역백신사업(2014~)
	수막구균염	효능연구	복지부 면역백신사업(2017~)
진원생명과학	인플루엔자(universal)	1상임상	
	C형간염(DNA 치료백신)		
	대상포진(DNA 예방백신)		
제넥신	자궁경부전암(DNA백신)	2상임상	
차백신연구소	B형간염	1상 2a	
	만성간염	1상임상	
CJ 헬스케어	2세대 두창	공정연구	
	인플루엔자(유전자재조합)	공정연구	
	수족구	공정연구	질병관리본부 공동개발
	대상포진	공정연구	
LGLS	IPV	기술이전	
	5가콤보(DTwP+HBV+Hib)	3상임상	
	6가콤보(DTwP+HBV+Hib+IPV)	공정연구	
	인플루엔자(바이러스 유사입자(VLP))	기술이전	
SK 케미칼	인플루엔자(세포배양 3가)	2015년 시판	TEPIK 지원과제
	인플루엔자(세포배양 4가)	2016년 시판	TEPIK 지원과제
	대상포진 백신	3상임상	
	폐렴	3상임상	
	수두 백신	3상임상	
	소아장염 백신	1상임상	
	장티푸스 백신	1상임상	

* 출처 : 2015년 코리아바이오플러스, 메디컬옵저버, 2016.

제3절 의료기기산업 육성 정책

1 의료기기산업 정책에서 고려해야 할 점

의료기기산업은 인간의 생명과 건강과 직결되는 의료기기를 연구개발, 생산, 유통하는 산업이므로 안전성·유효성 규제가 강하게 적용되는 산업이다. 의료기기 인·허가에 소요되는 기간이 미국은 FDA 인·허가 기간이 평균 7.2개월, 우리나라는 평균 6~12개월, 중국은 평균 13개월이 소요되며, 이후에 건강보험 수가 결정부터 실제 의료기관에 판매까지 더 많은 시간이 소요된다.

또한, 의료기기산업은 질병의 진단, 예방, 감시, 치료, 완화와 부상에 대한 감시, 보상 등에 사용되므로 일반 소비자가 아니라 주로 의료기관이 주요 수요처이므로 가정용 의료기기를 제외하고는 시장에서 수요가 한정된 특징이 있다. 의료기관은 환자의 생명과 직결되는 의료행위에 의료기기를 활용하므로 제품의 안전성과 신뢰성이 입증된 기존 유명제품을 계속 사용하려는 보수적인 경향이 강하고, 브랜드 인지도가 높은 제품에 대한 충성도가 높으므로 새로운 브랜드·제품에 대한 병원(수요자)의 진입장벽이 높은 편이다. 그러나, 의료기기는 의료행위에 필수적으로 활용되므로 경기 민감도와 가격 탄력성이 상대적으로 낮은 특징이 있다.

의료기기는 질병 치료와 수명 연장, 개인의 복리 증진 등을 위한 의료행위에 수반되는 필수적인 도구이므로 의료기술의 발전과 상호의존적 관계를 가진다. 의료기기산업이 4차 산업혁명 핵심기술과 의료기술과 융합을 통해 질병의 조기진단, 만성·중증 질환자의 질병 치료·관리의 효율화 등에 기여하게 되면서 국민 건강증진에 기여하는 역할을 하게 된다. 따라서, 의료기기산업은 보다 정확하면서 안전하고, 정밀하게 질병을 진단, 예방, 감시, 치료, 완화와 부상에 대한 감시, 보상 및 수명 연장을 하기 위한 첨단제품의 개발과 이를 통한 고품질의 의료서비스 제공을 어떻게 조화시키고 균형 있게 운영할 수 있는지가 의료기기산업 정책의 핵심요소라고 볼 수 있다.

의료기기산업은 2004년 이전에 의약품, 의약외품 등과 함께 제약산업 중 하나로 관리해오다가, 다양한 새로운 의료기기 출현 및 국제환경 변화 등에 따라 2004년 「의료기기법」을 제정하면서 별도의 산업으로 분리하였다. 의료기기산업 정책은 보건의료산업 측면에서 볼 때 첨단제품의 개발 등 산업적 효율성을 제고하기 위한 구조개선 및 내적·외적 경제적 안정을 목적으로 한다. 이를 통해 국가 경제성장 및 일자리 확대를 통한 고용 증가, 합리적 가격의 의료기기 공급을 통한 물가안정, 국제수지 균형 등의 효과를 얻을 수 있다. 이러한 의료기기산업 정책이 실효성을 제고하기 위해서는 개발자(연구자), 공급자(의료기기기업), 수요자(국민), 사용자(의료인), 지불자(건강보험공단)를 모두 고려해야 한다.

의료기기산업은 연구개발, 인·허가, 신의료기술평가, 건강보험 수가, 마케팅, A/S 등 다양한 분야의 인력이 필요하므로 산업적 고용유발계수가 높은 특징이 있다. 의료기기산업의 고용유발계수가 의료기기는 매출액 10억원 당 7.36명이나, 제조업 평균은 6.14명으로 1.2명 이상 높으므로 의료기기산업의 발전은 산업트렌드 변화에 따른 실업 문제에도 안전판을 마련해 주는 효과도 기대할 수 있다. 우리나라는 글로벌 경쟁력을 갖춘 반도체·정밀 산업과 IT산업 등을 보유하고 있으므로 첨단의료기기 개발 역량을 갖고 있으나, 의료기기 개발 역사가 짧고, 안전 규제 등으로 2017년 국산자립도가 36.2%에 불과한 실정이다.

이를 극복하기 위해 국산 의료기기 개발 및 보급을 위한 건강보험 수가 우대 등을 검토해볼 수 있으나, 통상마찰 우려와 첨단의료기기 분야를 선점하고 있는 글로벌 기업의 수익 증대, 건강보험 재정 건전성에 부정적 영향 등으로 신중해야 한다. 첨단 융복합 의료기기 연구개발에 대한 보조는 장·단기적으로 의료기기산업의 경쟁력을 강화하는 효과를 기대할 수 있다.

2 의료기기산업 정책과 관련되는 환경 변화

베이비부머 세대의 은퇴 등에 따른 노인인구 비중이 2018년 14%(고령사회)에서 2026년 20%(초고령사회)로 증가됨에 따라 노인 환자의 비중이 높아지고, 만성 질환 등에 대한 의료기기 수요가 확대될 것으로 예상되고 있다. 건강보험에서 노인인구에 대한 의료비 지출도 증가하고 있는데, 고령자 1명당 진료비가 2015년 343만 원에서 2016년 381만 원으로 15% 이상 증가하고 있다. 이에 따라 영상진단기기와 의료소모품 등 의료기기의 사용도 지속적으로 증가하고 있는 추세이다.

의료의 중심이 치료에서 진단, 예방으로 변환됨에 따라 개인용 건강관리 의료기기 시장이 확대될 것으로 기대되고 있다. 개인의 건강 관심이 높아짐에 따라 건강관리를 위한 혈당측정기, 체지방측정기 등의 개인용 의료기기 제품군 시장이 크게 성장할 것으로 예상되고, IoT기술의 발전 등에 따라 개인 맞춤형 진단서비스 등을 폭넓게 제공할 수 있고, 국민적 요구도 커지고 있다.

[그림 5-11] 연도별 건강보험 고령자 진료비

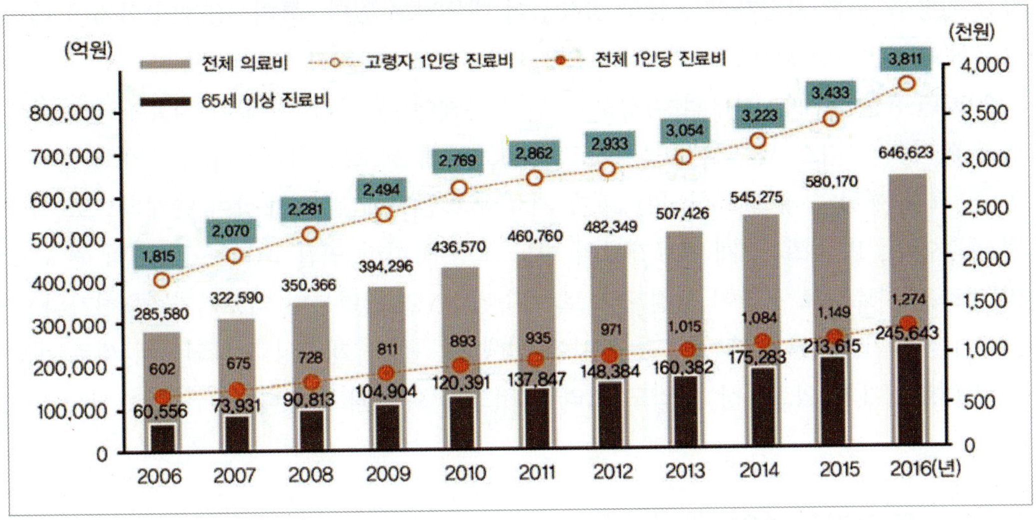

로봇기술 등 타 산업 기술이 의료기기산업에 활용되면서 새로운 개념의 의료기기의 개발이 활성화되고 있다. 예를 들어, 2000년대 초반에 로봇공학과 의료기기가 결합되면서 개발된 수술용 로봇을 활용한 로봇수술이 2005년 17건에서 2014년 8,840건으로 크게 증가하였고, 이 밖에도 의약품 기술과 의료기기가 결합한 체외진단키트, IT기술과 의료기기가 결합한 진료정보 교류시스템 등도 급속히 활용도가 증가하고 있다.

최근에서는 인공지능 기술이 의료기기와 결합하면서 데이터 축적 및 자기학습을 통해 의사의 진단을 보조하는 왓슨(Watson)과 같은 의료용 인공지능이 활용되고 있고, 3D 프린터 기술이 의료기기와 결합하면서 개인맞춤형 인공장기를 3D 프린터를 통해 프린트할 수 있고, 치과용 임플란트, 개인용 관절, 보청기 등도 이미 원천기술이 개발되고 있다. 나노기술이 의료기기와 결합하면서 다양한 소형화 기술이 발전하여 혈관 내 투입하여 치료하는 마이크로 의료로봇과 최소 침습수술 등을 가능하게 하는 초소형 의료로봇이 개발되고 있다.

또한, 가상현실(virtual reality, VR)과 증강현실(augmented reality, AR) 기술이 의료기기와 결합하면서 재활을 돕는 시뮬레이션 프로그램 및 증강현실 등을 활용한 환자 검진, 수술 실습 등에 활용되고 있다. 다양한 웨어러블 기술이 의료기기와 결합하여 일상적으로 착용할 수 있는 벨트형 웰니스기기, 스마트밴드 등 개인 건강관리 기기가 활발하게 개발되고 있다.

사회적으로는 소득수준이 높아지면서 미용성형의 수요가 증가함에 따라 레이저 치료기 등 성형분야 의료기기 시장이 성장할 것으로 전망되고 있다. 또한, 급속한 의료비용의 증가를 방지해야 한다는 트렌드에 따라 치료법 개선을 통한 비용 절감과 국산 제품 활용을 통한 시술가격 절감의 필요성이 대두되고 있다. 특히, 장애인 복지에 대한 요구 증대에 따라 장애인용 재활 보조기구의 수요도 커지고 있다.

2017년 5월 문재인 정부의 건강보험 정책(문케어)에 따라, 비급여 치료가 급여화되면서 환자의 서비스 접근성이 높아지고, 이로 인해 새로운 의료기기 수요가 창출되고 있다. 그간 행위 수가에 포함되던 52개 치료재료 품목에 별도 보상이 단계적으로 시행될 예정이며, 1단계로 12개 치료재료의 별도 보상에 따라 연간 1,030~1,178억 원 규모의 새로운 치료재료 시장이 생길 것으로 예측된다. 2018년부터 의료기기 인·허가와 신의료기술 평가, 보험 등재 절차를 동시에 진행하는 절차 개선이 시작되면서 새로 개발된 신의료기기의 의료시장 진입도 빨라질 것으로 예상되고 있다.

3 의료기기산업의 핵심 현안

우리나라 의료기기산업의 첫 번째 문제점은 기업 규모가 영세하여 글로벌 제품 개발 및 마케팅 역량이 미흡하다는 점이다. 2017년 의료기기 제조업체는 3,640개이고, 이 중에 생산실적이 있는 3,283개 기업이 14,855개 품목, 5조 8,232억 원을 생산하였는데, 이는 1개 기업당 4.5개 품목 17.7억 원을 생산하였고, 1개 품목당 3.94억 원에 불과할 정도로 소량 다품목 생산체계를 갖고 있다.

의료기기 기업의 규모도 매우 영세하여 연간 생산액 10억 원 미만의 기업이 2,654개로 전체 의료기기 기업 중 80.8%를 차지하고 있고, 100억 원 이상 기업이 103개에 불과한 실정이다. 의료기기 기업 중에서 상장기업 및 외부감사 기업은 2016년 기준 152개로 2016년에 1개 기업당 평균 매출액은 303억 원이고, 중위 매출액은 172억 원이다. 이 중에서 매출액 100억 미만의 기업이 47개로 31%이고, 매출액 1,000억 이상의 기업이 10개로 6.6%에 불과하다.

의료기기 기업 중 2016년에 생산실적이 있는 제조업체 2,943개가 고용한 근로자는 5만 9,530명으로 1개 기업당 평균 20.2명이고, 연간 매출액 800억 원 이하의 중소기업이 고용하고 있는 근로자가 49,432명으로 83%이고, 연간 800억 원 이상의 대기업이 고용하는 근로자가 10,098명으로 17%이다.

이러한 의료기기 기업의 영세성은 연구개발 투자에 악영향을 미친다. 2016년 의료기기 기업 중 상장기업 및 외부감사 기업 152개의 전체 연구개발 투자액은 0.7조 원으로 세계 1위 기업인 존슨앤존스의 연간 연구개발 투자액 1.7조 원의 41.2%에 불과한 실정이다. 이러한 의료기기 기업의 영세성과 연구개발 투자 부족은 글로벌 수준의 첨단제품 개발을 저해하는 원인이 되고 있다.

의료기기산업의 두 번째 문제점은 선진국과의 기술 격차가 심화되고 있고, 중국 등의 급속한 추격으로 경쟁력 약화가 우려된다는 점이다. 그간 치과용 진단기기, 조립형 영상기기 등 틈새시장 및 단기개발 품목에서 성장하였으나, 장기간 기술개발이 필요한 고가 진단·치료기기 분야는 핵심기술과 산업화 경쟁력이 선진국에 비해 취약하다. 우리나라 전체 산업기술 수준은 선진국의 84% 수준이나 의료기기 분야의 기술 수준은 미국을 100으로 볼 때 78.97로 낮은 편이고, 특히 의료용 재료와 영상진단은 70.1, 73.8에 불과한 실정이다.

영상진단 분야에서 초음파 영상기기는 세계 산부인과 시장에서 점유율 1위를 차지하고 있고, 의료영상저장전송시스템(PACS)은 국산이 국내시장의 90%를 점유하고 있으며, 치과영상진단기기도 국내시장의 80%, 세계시장의 10%를 점유하는 등 글로벌 경쟁력을 보유하고 있으나, MRI와 CT, 인체삽입형 스텐트 등 첨단제품은 선진국에 비해 기술력이 크게 낮은 형편이다. 또한, 초음파 진단기기와 각종 소모품 등 Mid-tech과 Low-tech 분야에서 중국 등 개발도상국과 기술 격차가 급속히 감소하고 있는 실정이다. 특히 중국은 '제조업 2025' 프로젝트에 의료기기 분야를 포함시켜 국가적으로 의료기기산업을 집중 육성하고 있으며, 원격의료 제한이 없어 모바일 헬스케어 기기 등에 대한 개발에 박차를 가하고 있다.

[표 5-21] 분야별 선진국·중국 대비 국내 기술수준 및 격차('15)

구분	상대수준 (%) (※ 전 분야 최고 수준 미국(100.0) 대비 수준)				기술격차 (년) (※ 미국(0년) 대비 격차)			
	한국	일본	유럽	중국	한국	일본	유럽	중국
치료기기	76.6	86.5	91.6	70.1	2.4	1.2	0.9	3.0
생체현상계측	81.3	91.8	93.6	76.3	1.7	0.7	0.6	2.2
영상진단	73.8	88.0	95.8	67.0	2.5	1.0	0.4	3.1
재활·복지	75.3	92.5	97.4	66.2	2.4	0.8	0.4	3.4
의료용재료	70.1	83.8	92.5	60.8	2.8	1.4	0.7	3.6
의료정보·기기관리	75.7	83.4	88.2	65.9	1.9	1.3	1.0	3.2
평균	78.97	87.67	93.18	67.72	1.96	1.07	0.67	3.08

주: 미국 대비 한국 상대수준은 77.5%, 기술격차는 2.3년으로 '13년과 비교하여 0.9% 감소, 0.2년 증가
* 출처 : 의료기기산업 5개년 종합발전계획, 2017.12.

그간 정부는 이러한 문제점을 극복하기 위해 다양한 정책을 수립 시행해왔다. 2010년 11월에 보건복지부와 4개 부처 합동으로 한-미, 한-EU FTA를 대비하여 의료기기산업의 경쟁력 확보를 위한 국산 의료기기 차별을 개선하기 위해 국내 조달시장 사전규격 공개 의무화, 25개 전략품목에 대한 제품화 연구개발 지원, 의료기기 신뢰성 시험지원센터 구축 등을 주요 내용으로 하는 '의료기기산업 육성방안'을 수립 시행하였다. 2011년 5월에는 의약품·의료기기 등 HT(Heath Technology)산업 글로벌 진출을 위한 수출금융 지원, 해외 인·허가 컨설팅 서비스 강화, 지적재산권 보호 등을 주요 내용으로 하는 추진전략을 보건복지부와 지식경제부 공동으로 수립 시행하였다.

2014년 3월에는 연구개발 확대, 국산 의료기기 신뢰성 확보 및 규제 효율화를 통한 세계시장 진출, 개방혁신형 산업 생태계 구축 등을 통해 세계 7대 의료기기 강국으로 도약하기 위한 '의료기기산업 중장기 발전계획'을 보건복지부 등 6개 부처 공동으로 수립하였다. 2015년 10월에는 태동기에 속하는 유망 의료기기 분야의 시장 선점을 위한 연구개발 및 조기시장 진입, 국내·외 판로개척, 산업 육성 인프라 등 미래 유망 의료기기의 전주기 개발을 지원하기 위한 '바이오헬스 미래 신산업 육성전략Ⅱ'를 보건복지부와 3개 부처 합동으로 수립 발표하였다.

2017년 9월에는 의료기기 선도제품 연구개발 투자 확대 등 보건산업을 집중육성하여 바이오헬스 7대 강국 도약을 위한 '보건산업 종합발전전략'을 보건복지부와 6개 부처 합동으로 발표하였다.

[그림 5-12] 2015년 이후 개발된 국산 첨단의료기기 사례

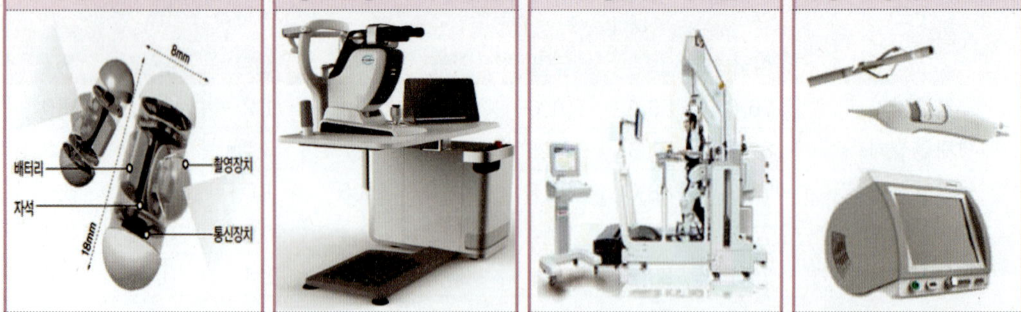

마이크로 의료로봇	황반변성 치료레이저	보행훈련 시스템	신장 신경차단 카테터
캡슐형 내시경을 통한 진단 및 생체검사	황반 중심부에 레이저를 조사, 질병의 원인을 치료	환자의 재활훈련을 돕는 로봇의료장비	신장신경 차단을 통한 난치성 고혈압 치료

* 출처 : 의료기기산업 5개년 종합발전계획, 2017.12.

이러한 정부와 민간의 노력에 따라 정부의 의료기기 연구개발 투자 규모는 2011년 2,207억 원에서 2015년 3,593억 원으로 연평균 13%씩 증가하였고, 민간의 연구개발 투자액도 정부 투자액의 약 2배 수준인 7,068억 원으로 증가하였다. 이러한 연구개발 투자의 확대로 마이크로 의료로봇, 황반변성 치료레이저, 보행훈련 시스템, 신장 신경 차단 카테터 등 신기술이 접목되어 기술 경쟁력을 갖춘 국산의료기기의 시장 출시가 확대되었다.

이러한 연구개발 투자의 확대를 통해 국내·외 시장에서 국산 의료기기의 안전과 품질에 대한 신뢰성이 높아져서 의료기기 생산 및 수출에서 고속 성장세를 유지하고 있다. 의료기기 생산액은 2012년 3조 8,774억 원에서 2017년 5조 8,232억 원으로 연평균 8.5%씩 증가하였고, 수출액도 2012년 2조 2,162억 원에서 2017년 3조 5,782억 원으로 연평균 10.1%씩 성장하였다.

또한, 인구 고령화와 건강보험 적용 확대, 미용에 대한 관심 증가 등으로 글로벌 경쟁력을 갖춘 새로운 국산 의료기기의 시장진출도 확대되고 있다. 국내에서 전통적으로 강점이 있는 초음파 진단기기뿐만 아니라 미용·성형용품 및 질병 진단에 사용되는 제품을 중심으로 신제품 시장이 급속히 성장하고 있다. 예를 들어, 치과용 임플란트는 연평균 15%, 초음파 영상진단장치는 8.2%, 조직수복용 생채재료(필러)는 연평균 3.4%, 레이저 수술기는 연평균 2.1%, 개인용 면역화학 검사지는 연평균 2.0%씩 성장하고 있다.

미래 의료기기산업은 3가지 기회요인을 갖고 있다.

첫째, 인구고령화 등에 따른 의료수요 증가에 따라 의료기기 수요도 증대될 것으로 예측되고 있다. 우리나라는 미국 94년, 독일 77년, 일본 36년이 소요된 고령사회에서 초고령사회로 불과 26년 만에 진입하는 등 고령화 속도가 빨라지고 있다.

둘째, 4차 산업혁명에 따라 인공지능(AI), 3D 프린팅 등 첨단 융복합 기술이 의료기기 산업에 적용되면서 산업 규모와 분야가 확대될 것으로 예측된다. 유전자 분석기술, 인공지능의 등장에 따른 정밀의료 실현과 3D 프린팅의 의료현장 적용에 따른 환자맞춤형 인공관절 제작, 의료용 로봇 활용으로 수술 성공률 제고 등이 실현되고 있다.

셋째, 동남아와 중동 등 신흥국의 경제 성장과 국가 보건의료 체계 정비로 의료기기 수요가 상승될 것으로 기대되고 있다. 미국과 EU 시장은 연평균 2~4% 이내 시장이 성장할 것으로 예측되나, 아시아·태평양 지역은 6.4%, 중동·아프리카 지역은 8.7%의 높은 성장률이 예측된다.

이러한 기회요인에 대비한 위기요인도 2가지 있다.

첫째, 4차 산업혁명으로 다양한 융·복합 기술 및 제품 출시가 전망되고 있으나, 우리나라의 4차 산업혁명 준비 수준은 25위에 불과하므로 1위 스위스와 4위 미국을 추격하기 위해서는 정부와 민간의 긴밀한 협력이 필요한 실정이다.

둘째, 글로벌 의료기기 기업의 시장 선점과 일본의 고급화 및 중국의 물량 공세 전략에 따라 세계시장이 과열 양상을 보이고 있으므로 우리나라 의료기기산업은 샌드위치 위기를 맞을 위험에 놓여 있다. 글로벌 의료기기 선두업체인 GE, 지멘스, 필립스 등은 진단장비 및 사업 확장으로 시장 선점을 유지하고 있고, 중국은 '의료기기 과학기술 산업 발전계획' 이후 의료기기산업 투자에 박차를 가하는 실정이다.

이러한 기회요인를 활용하고, 위기를 극복하기 위해서는 우리나라 의료기기산업은 내수시장 점유율과 수출을 확대해야 하나, 근본적으로 국산 의료기기에 대한 신뢰성 부족으로 한계를 나타내고 있다. 그간 정부의 지원정책에도 불구하고, 국내 의료기관에서 사용하는 국산 의료기기의 점유율은 40%에 불과한 실정이다. 병원급에서는 국산 의료기기를 54% 사용하고 있으나, 종합병원은 19.9%, 상급종합병원은 8.2%에 불과한 실정이다.

또한, 4차 산업혁명과 관련하여 새로운 개념의 첨단의료기기가 개발되고 있으나, 신의료기술 평가제도 등 첨단 의료기기가 시장 진출을 위해 거쳐야 하는 제도적 절차로 인한 시장 진입이 지연되고, 환자의 신의료기술 선택권에 제한되는 한계점이 있다. 즉, 국산 의료기기산업은 기업의 영세성 등으로 제품 내구성과 A/S가 약하므로 의료기기를 사용하는 의사들이 외면하고 있고, 판로가 부족한 국산 의료기기 기업은 수익 악화로 연구개발 투자 등을 할 수 없는 악순환을 보이고 있는 실정이다. 의료기기산업의 발전을 위해서는 이러한 악순환의 고리를 끊고, 연구개발이 수익 창출로 이어지고, 수익이 다시 연구개발로 재투자되는 선순환 구조를 만들어야 한다.

4 의료기기산업 육성 기본방향

우리나라 의료기기산업이 고부가가치를 창출하고, 양질의 일자리 제공과 국민 보건 향상에 기여하기 위해서는 3가지 발전 방향이 필요하다.

첫째, 4차 산업혁명 시대에 따른 의료기기 분야의 급격한 기술 변화를 적극 수용하기 위해서는 미래 유망 의료기기 기술개발에 대한 R&D 투자를 확대해야 하고, 신제품의 산업화를 촉진하기 위한 인프라를 보완해야 한다. 특히, 다양한 로봇 기술과 3D 프린팅 기술, IoT 기술 등을 활용한 첨단 의료기기와 당뇨 렌즈처럼 의약품 등과 융복합한 제품, 장애우 등을 위한 재활기기 등에 대한 연구개발 투자를 확대하고, 첨단 의료기기를 개발하는 기업의 기술혁신을 지원하기 위한 다양한 지원정책을 추진할 필요가 있다.

둘째, 국산의료기기의 신뢰성을 제고하여 국내시장 점유율을 제고하고, 수출을 확대하기 위한 정책이 필요하다. 특히, 국내 의료기기 사용이 8.2%에 불과한 상급종합병원 등 국내 의료기관과 의료인의 신뢰를 확보하기 위한 다양한 임상연구 지원을 확대하고, 신뢰도 제고에 따라 수익 증대 및 첨단제품 연구개발 투자 확대 등 산업적 선순환 구조를 정착할 수 있도록 병원, 대학·연구기관, 인력양성 등 산업 육성 기반을 구축해야 한다.

셋째, 첨단 신제품의 신속한 시장 진입을 위한 제도적 보완이 필요하다. 특히, 기존에 없었던 융복합 제품에 대한 신속한 품목 인허가, 신의료기술 평가와 건강보험 등재 절차를 개선하여 시장 조기진입을 유도해야 한다. 이를 통해 국내 개발 의료기기의 국내·외 시장 보급을 활성화하고, 국제 조달시장과 신흥국 등 신규시장 창출을 통한 수출 증대 및 산업 성장기반을 마련해야 한다.

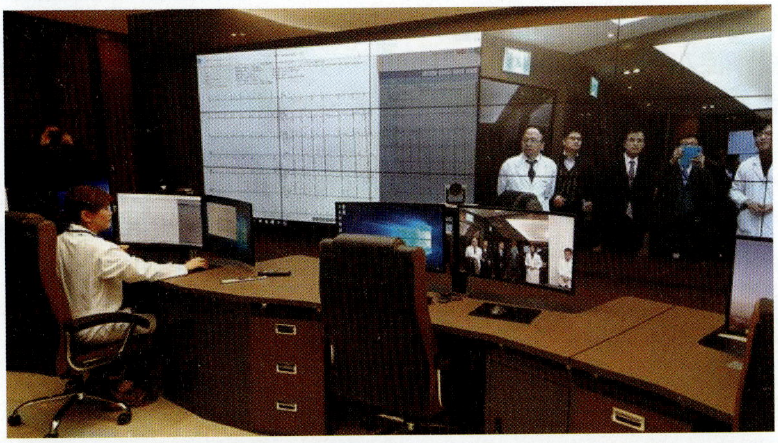

* 사진 : G병원 원격진료시스템, 2017.

5 의료기기산업 5개년 종합발전계획의 비전과 목표

비 전

수출과 일자리를 늘리는 의료기기산업으로 도약

	2016	2019	2022
· 의료기기산업 수출액	29억 달러	36억 달러	43억 달러
· 의료기기산업 일자리	4.3만 명	5.2만 명	6.6만 명

4 대 추 진 전 략

1. (R&D) 미래 유망 의료기기 기술 개발 및 사업화를 위한 R&D 강화
2. (시장진출) 의료기기 기업 역량 강화 및 국내·외 시장진출 지원
3. (제도개선) 의료기기산업 육성 및 시장 진입을 위한 제도 마련
4. (산업인프라) 의료기기 글로벌 강국 도약을 육성 기반 조성

9 대 추 진 과 제

R&D	시장진출	제도개선	산업인프라
1 4차 산업혁명을 주도하는 융합 의료기기 핵심기술 개발 2 의료기기 사업화 성공률 제고를 위한 임상 지원 확대	1 의료기기 기업 글로벌 역량 강화 2 의료기기 해외시장 진입 활성화 3 의료기기 해외진출 플랫폼 구축	1 신개발 의료기기의 시장 진입을 위한 제도 개선 2 의료기기산업 육성을 위한 제도 기반 마련	1 의료기기산업 전주기 지원 인프라 구축 2 의료기기산업 전문 인력 양성 강화

6 의료기기산업 육성 추진전략 및 실천과제

<table>
<tr><th>4대 목표</th><th>9대 추진전략</th><th>23대 실천과제</th></tr>
<tr><td rowspan="2">R&D</td><td>1 4차 산업혁명을 주도하는 융합 의료기기 핵심기술 개발</td><td>① 헬스케어 융합기술 개발
② 가치창출 의료기기 제품 개발
③ 임상수요기반 의료기기 핵심기술 개발
④ 질환 극복 진단·치료기기 개발
⑤ 건강보험 적용확대 대상 치료재료 개발</td></tr>
<tr><td>2 의료기기 사업화 성공률 제고를 위한 임상 지원 강화</td><td>① 임상지원 고도화 및 연계 강화
② 신개발 의료기기의 시장 진입 지원</td></tr>
<tr><td rowspan="3">시장 진출</td><td>1 의료기기 기업 글로벌 역량 강화</td><td>① 국산 의료기기 신뢰성 제고
② 국산 의료기기 교육·훈련 지원</td></tr>
<tr><td>2 의료기기 해외시장 진입 활성화 지원</td><td>① 국제 조달시장 진출 지원
② 해외 진출 의료기기 사후관리 강화
③ 국내기업의 해외 현지 거점화 지원</td></tr>
<tr><td>3 의료기기 해외 진출 플랫폼 구축</td><td>① 해외시장 정보 제공
② 글로벌 전문가 네트워크 구축</td></tr>
<tr><td rowspan="2">제도 개선</td><td>1 신개발 의료기기의 시장 진입을 위한 제도개선</td><td>① 첨단·혁신기술 친화적 급여정책 도입
② 신의료기술 시장화 촉진
③ 의료기기 임상·허가요건 완화</td></tr>
<tr><td>2 의료기기산업 육성을 위한 제도 기반 마련</td><td>① 산업 육성을 위한 법적 기반 마련</td></tr>
<tr><td rowspan="2">산업 인프라</td><td>1 의료기기산업 전주기 지원 인프라 구축</td><td>① 범부처 R&D 지원체계 구축
② 의료기기 규제대응 기반 구축
③ 기업 전주기 컨설팅 기반 구축</td></tr>
<tr><td>2 의료기기산업 전문대학원 도입</td><td>① 의료기기산업 인력수급 조사
② 의료기기산업 전문대학원 도입</td></tr>
</table>

* 출처 : 의료기기산업 5개년 종합발전계획, 2017.12.

7 미래 유망 의료기기 기술개발 연구개발 확대

1) 4차 산업혁명을 주도하는 융합 의료기기 핵심기술 개발

사물인터넷(IoT), 클라우드, 빅데이터, 인공지능, 로봇기술 등 4차 산업혁명을 주도하는 핵심 기술의 발전이 의료기기산업으로 도입되면서 신개념 의료기기가 등장하고,

의료기기의 범위도 크게 확대될 것으로 예측되고 있다. 특히, 인공지능과 로봇기술의 융합과 신기술 개발로 새로운 개념의 의료기기가 등장하는 등 디지털과 바이오 등의 경계를 넘어서는 신개념 융복합 의료기기 개발로 글로벌 경쟁력을 강화할 필요가 있다.

세계적인 고령화 추세와 건강에 대한 관심 증대 등으로 인해 신개념 의료기기 개발에 대한 수요가 지속적으로 증가하고 있고, 글로벌 기업이 선점하고 있는 전통적인 제품 이외에 미래에 급성장이 예상되는 태동기 첨단 분야의 의료기기에 대한 연구개발 투자를 확대하여 지속적으로 시장이 확대될 것으로 기대되는 유망분야를 선점해야 한다.

또한, 진단·치료 중심에서 예방·건강관리·재활·간병 등으로 의료 패러다임이 변화하고 있으므로 의료 현장의 수요에 대응하는 차세대 의료기기 개발을 위한 연구개발 투자의 확대가 필요하다. 암·심장·뇌혈관·만성 질환 등 4대 중증질환으로 인한 국민의료비 증가 등 임상 수요를 해결하는 기반기술도 확보해야 한다.

2018년에 건강보험 급여제도를 개선하면서 52개 치료재료의 별도 보상을 통한 건강보험 적용 확대방안이 발표되었다. 이에 따라 치료재료의 주요 분야인 의료용 소모품 시장이 2018년에 국내 7,981억 원, 해외 692억 달러 규모로 성장할 것으로 예상되고 있다. 이 중에서 국내시장은 연평균 15.3%의 성장률을 보이고 있고, 해외시장도 연평균 6.6%의 성장률을 유지하고 있으므로 치료재료 분야의 글로벌 경쟁력을 제고하기 위한 연구개발 투자 확대가 필요하다. 또한, 건강보험 적용이 확대되는 치료재료와 이와 연계한 의료용품 등을 대상으로 국내 기업이 단기간에 기술 개발이 가능한 품목에 대한 연구개발 지원도 필요하다.

4차 산업혁명 관련 기술과 의료기기산업, 진료와 임상 프로세스의 결합으로 예방·진단·치료·재활·관리를 동시에 할 수 있는 융합 의료기기 개발에 대한 연구개발 투자를 확대해야 한다. 인체 내 삽입하는 마이크로 의료로봇과 원격제어 등을 통해 의료 프로세스 효율화를 위한 환자 맞춤형 융합의료기기 개발, 의료진의 경험이나 병원방문에 의존하지 않고 환자 스스로 개인의 상태, 특성, 환경에 적합하게 치료할 수 있는 인공지능, 사물인터넷, 웨어러블 기능을 갖춘 의료기기 개발에 대한 연구개발 투자를 확대해야 한다. 또한, 의료 데이터를 이용한 인공지능 플랫폼과 다차원 생체특성 분석 기술 기반 비침습적 진단·치료시스템, 일상생활 추적(life logging)을 이용한 생활습관 변화(lifestyle intervention) 기술 등 기반기술 확보를 위한 연구개발 투자도 확대해야 한다.

기존에 개발된 의료기기 기술에 대한 부분적 변형으로도 부가가치 창출이 가능한 가치창출 의료기기 제품을 발굴하여 틈새시장을 개척해야 한다. 요소기술이 성숙된 의료기기 분야와 중위기술(middle tech)에서 가치향상 및 새로운 가치의 창출이 가능한 플러스 알파형 의료기기 개발을 지원할 경우 단기간 내 의료기기산업 육성 효과를 도출할 수 있다.

의료기기를 실제로 사용하는 임상 현장의 수요에 기반한 기술 개발을 지원하여 임상 수요에 기반한 차세대 의료기기 핵심기술을 확보해야 한다. 이를 위해서는 임상현장에서 제기되는 기술적 요구를 해결할 수 있는 기술난제 해결형 의료기기의 원천기술 연구에 대한 지원을 확대해야 한다.

국민의료비 부담이 큰 암·심장·뇌혈관·만성 질환 등 4대 중증질환의 의료비 부담 절감을 위해 질환 극복 패키지형 의료기기 개발도 필요하다. 4대 중증질환의 신속·정확한 조기 진단에 필요한 체외진단 및 치료용 의료기기 개발에 집중 지원하여 국민 보건 향상 및 국산 의료기기의 안전성과 신뢰성을 제고해야 한다.

2) 의료기기 사업화 성공률 제고를 위한 임상지원 강화

4차 산업혁명 기술 등을 접목한 새로운 의료기기 개발이 활발해짐에 따라 제품화 허가를 위한 임상시험 수요가 증가하고 있으나, 임상시험에 대한 이해 부족과 높은 비용 부담, IRB 심의와 임상시험 승인 등 복잡한 절차, 장기간 소요 등으로 의료기기 기업에게 큰 부담이 되고 있다. 2015년 기준 의료기기 임상시험 승인 건수는 총 99건으로 2014년 63건 대비 57.1% 증가하였고, 이 중에서 확증 임상은 61건으로 2014년 32건 대비 90.6%가 증가하였다.

지난 2007년부터 국민의 안전과 건강을 보호하고, 의료기술의 신뢰성 있는 발전을 도모하기 위해 신의료기술 평가제도가 시행되고 있으나, 신의료기술로 인정되지 않은 조기 기술과 연구단계 의료기술은 신의료기술 재평가를 신청하기 위해서 임상데이터 추가 확보 등을 위한 연구비 추가 투자가 필요하므로 영세한 의료기기 기업이 후속 연구를 포기하는 경우가 발생하고 있다. 이러한 문제를 해결하기 위해 2016년에 신의료기술 평가를 담당하고 있는 한국보건의료연구원은 새로운 기술 도입의 시급성과 중요성 등을 검토하여 '신의료 기술수반 의료기기 시장진출 지원 사업'을 통해 52개 의료기기 기술을 지원 대상으로 관리하고 있다.

첨단 의료기기 등의 사업화 제고를 위해서는 의료기기 임상시험 지원을 고도화하고, 연관사업과 연계를 통한 연구개발 지원을 효율화해야 한다. 의료기기 임상시험 목적에 따라 품목 인허가용 또는 허가 후 임상데이터 확보용 의뢰자 주도 임상시험과 연구자 주도 임상연구로 분리하여 각각 지원해야 하고, 의료기기 연구개발 성과 연계 및 촉진을 위해 보건복지부(미래 융복합 의료기기개발 사업 등), 산업통상자원부, 과학기술정보통신부 등 부처별 의료기기 기술개발 종료 과제를 대상으로 임상시험 지원을 확대해야 한다. 또한, 5개 내외 병원을 1개의 연합체로 구성하고, 연합체 내 병원 간 임상시험 협업체계를 구축하여 신개념 의료기기를 대상으로 연합체 병원이 동시에 임상적 근거를 확보할 수 있도록 지원하는 프로그램을 도입해야 한다.

국내·외 연구단계에 있는 유망 의료기술에 대한 임상적 근거 창출을 위해 '신의료 기술 수반 의료기기 시장진출 지원 사업'을 확대하여 새로 개발되는 의료기기 중 의료현장 도입이 시급한 제품에 대하여 신속한 시장 진입을 지원해야 한다. 임상 적용이 시급하거나, 국민건강 측면에서 중요도가 높은 의료기술을 우선 선정하여 연구개발 성과에 대한 가치평가를 통해 시장에 조기 진출해야 하는 우수제품에 대한 맞춤형 지원을 확대해야 한다. 또한, 건강보험 적용이 확대되고 있는 치료재료 중국산으로 개발 가능한 치료재료의 과학적 임상 근거 및 기술결과 확보를 위한 가치평가 기술도 함께 지원해야 한다.

8 의료기기 기업 역량 강화 및 국내·외 시장진출 지원

1) 의료기기 기업의 글로벌 역량 강화

우리나라 주요 의료기관의 의료기기 구매 담당자와 의료진은 새로운 의료기기를 구입할 때 내구성이 높고, 성능이 우수한 제품을 요구한다. 국산 의료기기에 대한 제품 만족도가 외국산 제품에 비해 낮은 이유는 주로 제품의 성능과 신뢰성 부족에 기인하므로 상급종합병원 등의 의료기관이 국산 의료기기를 외면하는 주요 원인이 되고 있다. 국내 의료기관이 국산 의료기기 사용을 기피하는 요인은 국산 의료기기 제품의 성능 부족이 20%, 브랜드 인지도 부족이 20%, 전문가 권고 부족 및 임상적 사용 경험의 부재가 12.3%로 나타나고 있다.

국내 의료기기 기업은 영세성으로 글로벌 수준의 성능과 기능을 갖춘 제품을 출시하지 못하고 있다. 2017년 의료기기 제조업체 중 생산실적이 있는 3,283개 기업이 14,855개 품목, 5조 8,232억 원을 생산하였는데, 이는 1개 기업당 4.5개 품목 17.7억 원을 생산하였고, 1개 품목당 생산액이 3.94억 원에 불과할 정도로 영세하다는 것을 의미한다. 국산 의료기기 기업이 제품의 성능 개선 및 신뢰성 확보를 위한 연구개발 투자에 한계를 보이는 것이 비해 글로벌 기업은 새롭게 개발된 제품의 임상적 사용을 제고하기 위하여 국내 및 해외에 훈련 시설을 구축하고, 우리나라 의사를 대상으로 자사 제품의 사용 교육 프로그램을 운영하면서 마케팅에 활용하고 있다. 예를 들어 2013년 충청북도 오송에 개소한 메드트로닉의 코비디엔 이노베이션센터, 2017년 인천 송도에 개소한 올림푸스의 의료트레이닝센터 등이 있다.

따라서, 국산 의료기기의 신뢰성 제고를 위해서는 국산 의료기기 테스트 및 성능 개선을 통해 신뢰성이 확보된 우수 제품이 시장으로 진입할 수 있도록 지원해야 한다. 예를 들어, 지원 첫 해에는 성능을 시험할 수 있는 의료기관을 통해 제품의 성능을 시험하면서 개선사항을 도출하고, 2차 연도에는 의료기관이 개선 권고한 내용을 실제 개선(업그레이드)한 후, 의료기관에서 재검증하는 연구개발 프로그램을 시행해야 한다. 또한, 필요할 경우 외국산 제품과 비교 시험 및 성능 개선을 위한 신뢰성 확보를 위해 의료기관과 성능검사기관에 대한 연구개발을 지원해야 한다.

새로 개발되는 의료기기의 임상적 활용을 촉진하기 위해 의료진을 대상으로 교육·훈련을 할 수 있도록 지원해야 한다. 대구와 오송에 구축된 첨단의료복합단지 내에 의료인 대상 교육·훈련 프로그램을 운영하는 인프라를 구축하고, 새롭게 개발되는 의료기기에 대한 시술·활용 교육 등을 위한 프로그램을 개발 보급하여야 한다. 특히, 유망 제품 중 영세성으로 인해 사용·보급이 곤란한 장애인·노인 대상 재활용구 등에 대한 활용 교육을 시급히 추진해야 한다.

[표 5-22] 국산의료기기 교육·훈련 지원계획 : 예시

구분	지원 내용
교육 인프라 구축	▪ 사업기관(의료기관)의 국산 제품 활용 교육 시설 구축 - 신개발 국산 의료기기의 구매 및 설치, 의료진 교육을 위한 공간 및 시설 등 구축
교육·훈련 지원	▪ 신개발 의료기기의 교육프로그램 개발 및 의료진 대상 훈련 - 신개발 의료기기의 의료 시술 교육과정 개발 - 의과대학 내 수련의 대상 국산 의료기기 시술 교육 운영 - 국내·외 의료진 초청 국산 의료기기 활용 전문 교육과정 운영

* 출처 : 의료기기산업 5개년 종합발전계획, 2017.12.

2) 의료기기 해외시장 진입 활성화

의료기기산업은 국내 생산액 중 60%를 수출하는 수출주도형 산업으로 동남아와 중동 등 신흥국을 중심으로 시장 진출의 기회가 확대되고 있다. 세계 의료기기 시장은 2016년 3,360억 달러이나, 미국은 연평균 5.4%, 일본은 3.4% 성장할 것으로 예측되나, 중국은 8.7%, 브라질 8.1%, 인도 8.2%, 태국 11.4%, 베트남 8.5%, 사우디아라비아 13.8%, UAE 12.6% 등 신흥국을 중심으로 미래에는 연평균 5.1%씩 성장할 것으로 전망되고 있다. 현재 의료기기 수출 지원은 보건복지부뿐만 아니라 중소기업벤처부가 수출 성공 패키지 등 수출 준비·마케팅 맞춤형 지원, 산업통상자원부도 코트라(KOTRA)를 통해 무역사절단 등 현지 바이어 수출 상담 및 해외 전시회 지원 등을 하고 있다.

국내 의료기기산업의 새로운 해외시장 개척을 위해서는 글로벌 공공조달시장 진입이 필요하다. 세계 공공조달시장은 GDP의 10%에 달하는 거대 시장이나, 국내 기업의 수출은 미미한 형편이다. 의료기기 공공조달시장 중에서 미국은 연간 130억 달러에 달하며, 프랑스는 공공조달 4억 유로와 공립병원공동구매센터(UniHA) 구매액이 24억 유로 수준이다.

우리나라도 2017년에 베트남·인도네시아·몽골·라오스 등 8개국에 24개 공적개발원조(ODA) 사업을 통해 5억 2,700만 달러 규모의 병원 건립 및 의료기기 공급을 하고 있다. 향후, 카메룬·방글라데시 등 9개국에 총 7억 1,000만 달러 규모의 15개 공적개발원조 사업을 추진할 예정이다.

따라서, 미국과 EU 등의 대규모 공공조달시장으로 진출하여 국산 의료기기 수출을 증대하여야 한다. 조달청과 KOTRA 등 지원기관과 연계하여 조달시장 인증, 거래처 발굴, 해외 유통 등을 통합 지원하는 의료기기 글로벌 조달시장 진출 지원 사업을 추진해야 한다.

공적개발원조 사업으로 공급된 국산 의료기기의 사후관리 강화를 통해 수출을 확대하는 방안도 모색해야 한다. 의료기기는 최소 3년 이상 최대 10년까지 사용해야 하나, 영세한 국내 기업이 공적개발원조 사업으로 외국에 의료기기를 판매하고 A/S 등을 소홀하게 하여 국산 의료기기에 대한 나쁜 선례를 남기는 부작용이 있었다. 이러한 문제를 극복하기 위해서는 우수한 국산 의료기기 정보를 데이터베이스(DB)화하여 신규 공적개발원조 사업에 지원하는 품목 선정 시 참고하고, 현지 의료인 대상 교육 프로그램을 운영하며, 의료기기 품목군별 A/S 인력풀을 구축하고, 외국 A/S에 대응하기 위한 단일 콜센터를 설치·운영할 수 있도록 국가와 기업이 공동 노력해야 한다.

의료기기 시장에 확대되고 있는 신흥국을 중심으로 수출 유망국의 거점화를 통해 국내 의료기기 기업의 수출 증대 및 현지시장 진출의 교두보를 확보해야 한다. 글로벌 마케팅 역량이 부족한 영세·중소기업의 해외시장 진출을 위한 의료기기 해외진출 종합 지원센터를 구축·운영하고, 공적개발원조 사업에 의료기기를 납품한 의료기기 기업이 공동으로 통합 A/S센터를 현지에 설치하도록 의무화하여 국산 의료기기에 대한 좋은 인식이 확산될 수 있는 체계를 구축해야 한다.

또한, 우수한 제품을 보유한 중소 의료기기 기업이 수출을 확대하기 위해서 현지에 거점 사무소를 운영하는 것을 지원하거나, 해외 현지법인 설립 또는 현지 수입·유통 파트너사 컨소시엄 구성 등을 지원해야 한다. 예를 들어 현지법인 설립을 위한 사전 타당성 조사, 법률 및 회계·세무 등 컨설팅 지원, 현지 사무소 개설 및 인력 채용 등 법인 설립을 위한 비용 등에 대한 지원을 우선적으로 고려해볼 수 있다.

3) 의료기기 해외 진출 플랫폼 구축

의료기기를 수출하기 위해서는 수출대상 국가별 인·허가 정보 및 현지 유통채널 확보가 필요하다. 그러나, 수출 유망 신흥국의 대부분은 현지 판매망이 폐쇄적이고, 수출에 필요한 각종 정보도 부족하므로 중소 의료기기 기업이 현지 시장으로 진입하는 데 한계가 있다. 또한, 신제품 개발부터 해외시장 진출까지 다양한 분야의 전문인력이 필요하나, 영세한 기업 규모로 인해 해외 진출에 필요한 전문인력 채용에 한계가 있다.

2016년 의료기기 생산실적이 있는 의료기기 제조업체 2,943개의 근로자는 5만 9,530명으로 1개 기업당 평균 20.2명이고, 이 중에서 생산직이 26,000여 명으로 43%, 연구개발직이 9,000여 명으로 15% 수준으로 수출에 필요한 해외 인·허가와 수출 마케팅 분야의 전문인력은 부족한 실정이다.

이러한 중소 의료기기 기업의 수출 활성화를 위해서는 수출대상 국가별 의료기기 시장 및 인·허가, 유통 정보 등 '의료기기 해외시장 정보시스템'을 구축하여 수출 지원체계를 구축해야 한다. 부족한 수출 전문인력을 해소하기 위해서는 미국, EU, 동남아시아, 중국, 중동 지역 등 해외 주요국 진출을 위한 현지 전문가 및 관계자 등 현지 전문인력의 지식과 경험을 활용할 수 있는 네트워크를 구축하여 중소 의료기기 기업을 위한 온라인 자문 및 해외 진출 전략 수립 등을 지원해야 한다.

[표 5-23] 국의료기기 해외시장 정보시스템 구성(안)

구분	내용
시장정보	국가별 의료기기산업 및 품목별 시장 정보 등 기반 제공으로 시장진출 방향성 및 마케팅 체계 수립 지원
인·허가 정보	실무 정보 제공을 통한 인·허가 취득 및 해당 국가 관련 기관 네트워킹으로 정보 교류
유통정보	현지 의료기기 유관단체 네트워킹으로 신흥국 의료기기 유통기업 정보 획득 및 교류
조달정보	신흥국 조달 기관·담당자 등 관련 정보 제공

* 출처 : 의료기기산업 5개년 종합발전계획, 2017.12월.

9 의료기기산업 육성 및 시장 진입을 위한 제도 개선

1) 신개발 의료기기의 시장 진입을 위한 제도 개선

A의료기기 기업은 로봇기술, 가상현실기술(VR), 센서 등을 사용하여 첨단 보행재활로봇을 개발하였고, 식품의약품안전처는 기존 품목과 다른 "로봇보조정형용운동장치"로 품목 분류를 별도로 하여 허가를 했으나, 건강보험심사평가원에서는 단순자동화로 보고 "기존기술"로 결정하여 별도의 수가를 인정받을 수 없었다.

로봇기술 등을 활용한 보행재활로봇에 대해서는 체계적 문헌고찰이 가능한 높은 수준의 국내·외 임상 논문이 다수 존재하므로 신의료기술 평가를 통해 신의료기술로 인정받은 후 건강보험 수가를 신청했을 경우 신의료기술에 대한 별도 수가를 인정받을 수 있었으나, 신의료기술 평가 시 시장 진입이 지연될 것을 우려하여 기존기술로 신청한 결과, 원하는 건강보험 수가를 받을 수 없는 문제가 발생했으나, 어디에서도 이러한 정보를 제공받지 못하였다.

B의료기기 기업은 수년간 연구개발을 통해 기존 내시경 수술보다 높은 치료효과를 도출할 수 있는 바늘가이드형 중재시술로봇을 세계 최초로 개발하고 신의료기술 평가를 신청했다. 그러나 신의료기술 평가에 필요한 임상 사례가 거의 없고, 임상논문도 없어서 신의료기술 평가에서 보류되어 시장에 출시하지 못하는 문제가 발생했다. 연구개발 기간 중에 신의료기술 평가를 대비한 임상데이터를 미리 확보해야 했으나, 어디에서도 이러한 정보를 제공받지 못했으므로 임상시험과 품목 인허가를 추가로 다시 거쳐야 하는 곤란한 상황이 되었다.

최근에 개발되고 있는 의료용 로봇 등 첨단의료기기는 기존 의료기기와 대비하여 높은 치료 효과와 성능, 안전성 등을 기대할 수 있으나, 임상 데이터 부족 등에 따른 신의료기술 평가와 건강보험 수가 책정의 장기화 등에 따라 시장 진입이 지연되는 경우가 많다.

이러한 문제를 해결하기 위해서는 로봇기술 등 첨단·혁신 기술의 신의료기술 평가와 건강보험 진입을 촉진하기 위해서는 첨단·혁신기술 친화적 건강보험 급여정책 도입 및 개방 가능한 급여통계 정보 접근성을 제고해야 한다. 예를 들어 로봇 등 첨단기술 적용 의료기기에 대해서는 별도로 행위분류를 하여 단순자동화와 차이를 인정하거나, 하나의 검사 시약으로 여러 검사가 가능한 다중 검사에 대해서는 별도로 수가를 책정하는 등 첨단기술을 활용한 의료기기의 합리적 수가체계 및 기술 발전 트렌드를 반영한 평가제도를 마련해야 한다.

첨단·혁신 기술이 적용된 치료재료에 대해서는 기 등재된 치료재료에 비해 임상적 유용성, 비용 효과성, 기술혁신 등에 대해서는 가치평가기준표의 가산율 인정 방안을 별도 마련하여 적절한 보상제도를 마련해야 한다. 또한, 대체 불가한 치료재료와 환자 수가 극소수인 영유아용 의료기기 등 희소 의료기기에 대해서 합리적 보험급여 보상제도를 마련해야 한다.

의료용 로봇 등 임상 사례가 거의 없고, 임상 논문도 없어서 신의료기술 평가에서 보류되고, 3년간 비급여로 사용할 수 있는 제한적 의료기술이 될 경우 해당 의료장비의 유상 임대를 위한 비용 지원방안 등을 마련하여 신의료기술 근거 창출을 가속화할 수 있도록 지원해야 한다. 또한, 로봇 활용 첨단수술기법 등 혁신적 의료기술에 대한 제한적 의료기술평가 적용대상을 확대하는 등 신의료기술 평가제도 개선을 모색할 필요가 있다.

또한, 인공지능, 3D 프린팅, 가상 및 증강현실을 활용한 모의수술 등 첨단의료기기를 활용한 미래 유망기술을 임상현장에 신속하게 도입하기 위하여 신의료기술 평가 시 안전성·유효성 문헌 근거 외에 가치성을 반영한 신의료기술 평가체계를 마련할 필요가 있다.

인체 위해도가 낮은 저위험 의료기기는 연구개발 단계에서 연구자 임상시험 진행 시 의료기관 IRB 승인으로 요건을 완화하거나, 기술문서 심사자료 면제 기준으로 활용되는 의료기기 허가·신고·심사 등에 관한 규정에 대한 세부기준을 민원인 해설서로 발간하여 심사자와 민원인 간 이견을 해소하는 방안을 모색해야 한다.

2) 의료기기산업 육성을 위한 제도적 기반 마련

국내 의료기기산업은 영세한 기업 규모로 인해 기술 경쟁력, 브랜드 인지도 등에서 열세이므로 국내·외 시장진출에 한계가 있다. 특히, 글로벌 경쟁력을 갖춘 중견기업이 부족하므로 정밀기기 분야의 중견기업을 의료기기 기업으로 전환하기 위한 정책적 대안이 필요하다. 또한, 의료기기산업을 체계적·종합적으로 육성하기 위한 법적 체계도 마련해야 한다.

의료기기산업을 체계적으로 지원할 수 있는 5개년 종합계획 및 연도별 시행계획 등을 수립·시행하고, 글로벌 성장 잠재력이 높은 기업을 혁신형 의료기기 기업으로 집중 육성하여 의료기기산업 발전을 선도할 수 있도록 국가연구개발사업 우대 및 조세감면, 보험급여의 우대 등 집중 지원하기 위한 '의료기기산업 육성 및 혁신의료기기 지원에 관한 법률'이 2019년 4월 국회를 통과하여 2020년 4월 시행된다. 따라서, 이 법률을 근거로 혁신형 의료기기 기업 지정 절차와 기준, 혁신형 의료기기기군(群) 지정 기준 등 세부 시행조항이 마련되어야 한다.

또한, 미래 글로벌 경쟁력을 확보할 수 있는 첨단·혁신 기술이 적용된 혁신의료기기를 지정하고 신속심사 등을 지원해야 한다. 의료기기산업 발전을 위한 수출 지원체계와 수출 전문인력 양성시스템를 구축하고, 첨단 제품의 시장진출 가속화를 위한 제도적 기반도 구축해야 한다.

3) 의료기기산업 전주기 지원 인프라 구축

첨단·혁신 기술이 적용된 의료기기의 제품화부터 품목 인허가, 신의료기술 평가, 건강보험 수가 책정 등의 절차가 영세·중소기업에게는 시장 진입의 장벽으로 작용하고 있다. 전문인력과 인프라가 부족한 벤처기업일수록 이러한 복잡한 절차로 인해 의료기기 제품화 성공률이 낮으며 종합적으로 정보를 얻기도 힘든 현실이다. 또한, 의료기기는 의사의 아이디어를 바탕으로 풍부한 임상경험이 필요하나, 영세한 의료기기 기업이 의사에게 아이디어를 구하기 위한 연구개발비 투자 여력이 부족하므로 우수한 제품 아이디어가 사장되는 경우도 발생하고 있다.

이러한 문제를 해소하기 위해서는 의료기기 기초연구부터 비임상·임상시험, 신의료기술 평가까지 보건복지부, 과학기술정보통신부, 산업자원통상부가 전주기 연구개발 지원체계를 구축하여 의료기기 개발자·수요자 중심으로 전환해야 한다. 기존에 없던 신개념의 첨단·혁신 의료기기에 대해서는 연구개발 기간 중에 품목 인허가, 신의료기술 평가 방안 등을 사전에 미리 마련하여 연구개발 후 지체 없이 시장 진출로 이어질 수 있도록 규제 연계형 연구개발 프로그램을 추진해야 한다.

연구개발 이후 제품화와 기술창업으로 연결될 수 있도록 첨단의료복합단지와 연구중심병원 등과 연계체계를 강화하고, 의사(병원)의 아이디어가 의료기기 개발자로 끊임없이 유입될 수 있는 산·학·연·병 협력체계를 구축해야 한다.

의료기기와 관련한 글로벌 규제 변화에 능동적으로 대응하기 위해 사용적합성 평가 인프라를 보강해야 하고, EU 등의 규제 변화에 대해 의료기기 기업의 대응 역량을 제고해야 한다. EU는 의료기기 인·허가 규제를 현행 인증제에서 2020년에 MDR(Medical Device Regulation)로 전환하고, ISO 13485:2016을 도입하는 등 규제를 강화하고 있고, 의료기기에 대한 안전성·접근성·경제성·혁신성을 중심으로 제도가 강화되고 있다. 예를 들어 미국, EU는 2017년부터 의료기기 비임상시험(GLP)을 의무화하고, 의료기기에 대한 국제 전자파 규격 개정판(IEC 60601-1-2(4.0):2014)을 채택하고 2019년부터 시행할 예정이며, 캐나다는 MDSAP(Medical Device Single Audit Program)를 도입하고 2019년부터 의무화하는 등 글로벌 규제의 변화가 급속도로 이루어지고 있다.

따라서, 의료기기 개발부터 품목 인허가, 신의료기술 평가, 건강보험, 시장진출까지 기업이 필요한 실무중심 전주기 컨설팅 서비스를 제공하는 '의료기기산업 종합지원센터' 기능을 강화하여 산업 전주기 상담 및 기업 맞춤형 컨설팅을 지원해야 한다. 또한, 의료기기 연구개발 과제를 대상으로 연구개발 단계에서부터 신의료기술 평가 및 기존기술 여부 사전검토 등을 지원해야 한다.

4) 의료기기 전문인력 양성

의료기기산업은 임상의학, 전기, 전자, 기계, 재료, 광학, 소재, 디자인 등 다양한 기술이 융합·응용되는 특성이 있다. 따라서, 연구개발 단계에서부터 다양한 분야의 전문지식을 보유한 인력이 있어야 하고, 연구개발 후 시장진출 단계에서는 품목 인허가, 신의료기술 평가, 건강보험 수가 책정 등 다양한 전문인력의 지원이 필요하다. 현재 국내에는 의료기기 관련 대학원이 약 30여 개 운영되고 있으나, 대부분 학문적 기초연구 등에 집중되어 있어서 의료기기 기업이 요구하는 다양한 분야의 전문인력을 양성하는데 한계를 보이고 있다.

따라서, 정기적으로 의료기기산업에서 요구하는 분야별 전문인력을 수요를 조사하여 과학기술대학, 대학, 대학원 등과 연계하는 계약제 학과 운영 등 체계적인 인력양성 지원 프로그램을 마련해야 한다. 또한, 논문보다 기업이 요구하는 전문기술을 개발 공급할 수 있는 산학 연계프로그램 및 인턴십을 운영할 수 있는 체계를 구축하고, 대구와 오송에 구축된 첨단의료복합단지에 생산 등 실무인력 양성을 위한 인프라 구축방안을 모색해야 한다.

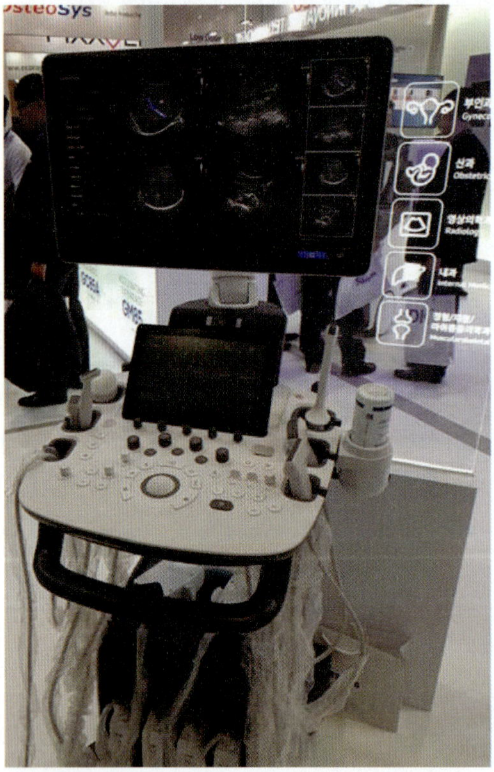

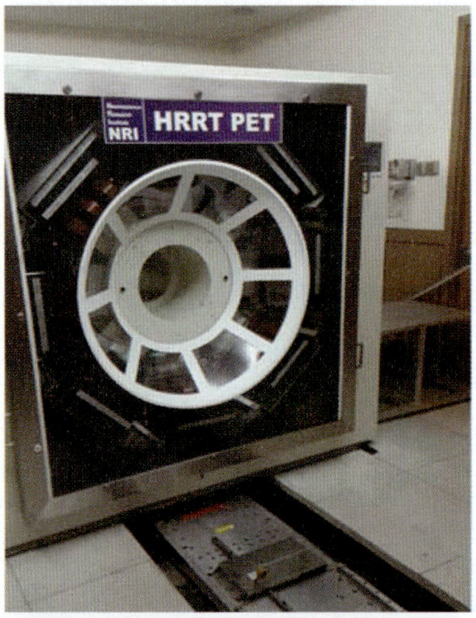

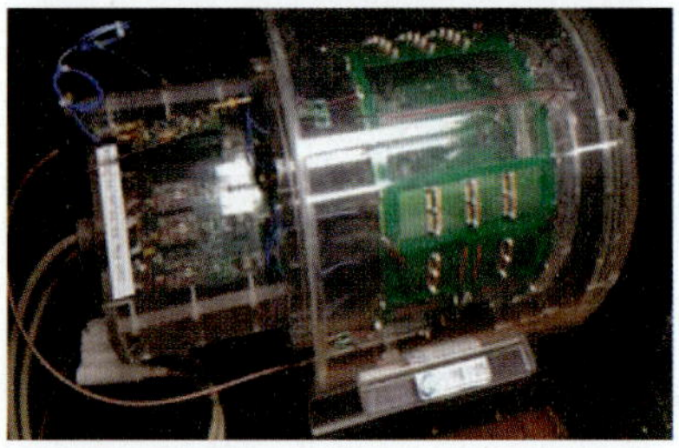

* 왼쪽 사진 : S메디슨, 초음파영상기기, 2019.
* 오른쪽 위 사진 : 고성능 PET
* 오른쪽 아래 사진 : PET 코어

참 고 문 헌

REFERENCE

참고문헌

강근복, 정책분석론, 대영문화사, 2000.

권지선, 제약산업의 R&D 투자, 기업 규모 및 성과에 대한 연구, 한양대학교, 2018.

과학기술정보통신부, 2018년 과학기술통계백서, 2019.

국무조정실 의료산업발전기획단, 의료산업 선진국으로의 도약, 2007.

기획재정부, 2019년도 예산안 편성 및 기금운용계획안 작성 세부지침, 2018.

김강립·노연홍 외, 보건산업론, 수문사, 2012.

김대중, 의료기기산업 육성 및 발전 기반 조성을 위한 제도적 지원 방안 도출, 한국보건사회연구원, 2017.

김석필 외, 의료기기 개발지원사업 상세기획, 2017.

김수범, 2017년 의료기기산업 분석 보고서, 한국보건산업진흥원, 2017.

김수범, 2017년 제약산업 분석 보고서, 한국보건산업진흥원, 2017.

김세원, 「산업정책론(상)」, 내일을 여는 지식, 1996, 1996.

김신근, 한국의학사, 서울대학교출판부, 2001.

김영수, 알츠하이머병 중심병태생리 바이오마커 표적 체액 기반 조기진단 바이오센서 시스템 개발, 한국과학기술연구원, 2014.

김인 외, 신행정학원론, 금정, 2000.

김주영, 허준의 동의보감 25권의 비밀, 미래M&B, 1999.

김중규, 선행정학, 도서출판 성지각, 2005.

김한양·백윤철, 사회복지정책론, 내일을 여는 지식, 2006.

남수연, Opportunities & Challenges in Pharma R&D, 2017.

동국대학교, 의료기기 시장진출 통합 가이드라인, 2017.

동부증권, 2017년 제약산업 전망, 2017.

류영수, 연구개발 정책의 효과성 분석에 관한 연구, 한국과학기술기획평가원, 2013.

문재우, 보건정책론, 계축문화사, 2002.

미래창조과학부, 2014년도 국가연구개발사업 조사분석 보고서, 한국과학기술기획평가원, 2105.

미래창조과학부, 바이오 미래전략1, 2015.
박동운 외, 면역 치료제 : 항암 세포 면역 치료, 한국과학기술정보연구원, 2005.
박대웅, 제약산업 연구개발 지원정책의 WTO 보조금 협정 합치성 검토, 아시아기술혁신학회, 2014.
박수영, 도시행정론, 박영사, 2006.
박영석, 재생의료기술 기반 바이오신약 개발 동향 조사 연구, 서울대학교, 2017.
배병준, 연구중심병원에 기반한 바이오 헬스산업 클러스터 구축과제 연구, 2016.
보건복지부, 2015 국민건강통계:질병관리본부, 2015.
보건복지부, 2016 보건복지통계연보 제62호, 2016.
보건복지부, 보건산업 혁신성장 전략, 2017.
보건복지부, 서민희망본부 백서, 2011.
보건복지부, 의료기기 개발지원사업 기획 보고서, 2017.
보건복지부, 의료기기산업 종합발전계획, 2017.
보건복지부, 인공지능 바이오 로봇 의료융합기술개발사업, 2017.
보건복지부, 제2차 제약산업 육성·지원 5개년 계획, 2017.
보건복지부 외, 범부처 전주기 의료기기 연구개발사업, 2018.
보건산업진흥원, 제약·의료기기산업 실무형 전문인력 양성을 위한 교육과정 개발 연구, 2017.
보건신문사, 보건산업 100년사, 2016.
4차 산업혁명위원회, 사람 중심의 4차 산업혁명 대응계획, 2017.
사토 건타로, 서수지 옮김, 세계사를 바꾼 10가지 약, 사람과 나무 사이, 2015.
산업연구원, 의료산업 인프라 현황 및 문제점, 2005.
산업통상자원부, 산업기술인력 수급 실태조사 결과, 2016.
서건석 외, 2016년 의료기기산업 분석 보고서, 한국보건산업진흥원, 2016.
식품의약품안전처, 「2018년 식품의약품통계연보」, 2018.
식품의약품안전처, 국내 바이오의약품 산업계의 R&D현황 및 수요조사 분석, 2012.
식품의약품안전처, 의약품허가 – 특허연계제도 해설서, 2015.
식품의약품안전처, 첨단바이오의약품 국내·외 개발동향, 2018.
신미리내, 의약품허가–특허연계제도가 국내 제약산업에 미치는 영향, 중앙대학교, 2016.
신민수, 제4차 산업혁명 대응기술에 대한 고용 창출 효과 분석 모델 개발, 한양대학교, 2018.
신영오, 미생물과 고등 생물체에 의한 유전자재조합 단백질의 생산 현황, 한국과학기술정보연구원, 2009.
신영오, 식물유래 유전자재조합 단백질의 가치 상승, 한국과학기술정보연구원, 2016.

안광현, 현대행정학, 한국학술정보㈜, 2010.
안문석, 우리나라에서의 정부규제강화요인에 관한 연구, 전국경제인연합회, 1987.
양현모, 글로벌 정밀의료시장 선점을 위한 의료 ICT 융합혁신전략연구, 전략컨설팅 집현(주), 2017.
오일환, 기능성 세포치료제 개발, 가톨릭대학교 산학협력단, 2010.
유훈, 정부기업관계론, 법문사, 1991.
윤이레, 줄기세포치료제의 합리적인 규제 방안에 관한 연구, 이화여대 대학원, 2013.
이갑수, 글로벌 시대의 산업정책론, 대명출판사, 2007.
이경태, 산업정책의 이론과 현실, KIET 연구총서 1991.
이규형, 의학의 큰 줄기로 자리매김할 세포치료, 과학과 기술 38(8), 2005.
이니씽크, 마이크로의료로봇산업 생태계 조성방안 연구, 2018.
이도현, 미래전략 산업유망기술 선정프로세스 개발 연구, 한국과학기술원, 2015.
이상원 외, 혁신형 제약기업 인증제도 중장기 발전방향, 2018.
이시백 외 편찬위원회, 보건학개론, 서울대학교출판부, 1998.
이우천, 의료기기산업 기술인력 수급실태 조사보고서, 상지대학교, 2016.
이종범, 제6공화국과 정부규제 합리화 추진방향, "다원화 시대에 있어서 행정의식의 문제점", 전경련, 1988.
이종수·윤영진, 새 행정학, 대영문화사, 2008.
이태진 외, 제약산업 정책의 이해, 한국보건산업진흥원, 2014.
이토오 모토시게 외, 산업정책의 경제분석, 동경대학 경제학부, 1989.
이효빈·김해도, 연구비 부정 처리 사례 비교 연구, 2017.
장대용, 식물세포에서 재조합 단백질 생산하기, 한국과학기술정보연구원, 2009.
정용덕, 자유시장경제와 정부규제 : 연구문제의 선정, 한국행정학보 제18권2호, 1983.
정용덕, 현대국가의 행정학, 법문사, 2001.
정정길 외, 정책학원론, 대명출판사, 2016.
조승우·양기석. 줄기세포공학, "재생의학을 위한 새로운 패러다임", 한국생물공학회소식지 17(2), 2010.
최인표, 항암 면역치료 원천기술 개발, 한국생명공학연구원, 2016.
최창호·하미승, 새 행정학, 삼영사, 2006.
최혜욱, 제약산업 육성 방안에 관한 연구, 원광대학교 법학전문대학원, 2012.
KDB산업은행, 2015.
편석원, 의약품 관련 정책의 효과 분석과 제약산업의 영향요인, 경희대학교, 2012.
한국과학기술기획평가원, 2016년 기술수준평가, 2017.

한국과학기술기획평가원, 국가 과학기술 성과 50년 미래 50년, 2016.
한국과학기술기획평가원, 「연구개발 활동 보고서」, 2014.
한국과학기술기획평가원, 첨단의료복합단지 조성 및 지원을 위한 세부추진방안 연구, 2007.
한국바이오의약품협회, 「바이오벤처 현황조사와 활성방안 연구」, 2013.
한국보건사회연구원, 「보건산업 전문인력 현황 파악 및 수요전망」, 2017.
한국보건산업진흥원, 2000년 보건산업 진흥 프로그램 개발 보고서, 2000.
한국보건산업진흥원, 2015 의료기기산업분석 보고서, 2015.
한국보건산업진흥원, 2018 글로벌 보건산업 시장규모, 2018.
한국보건산업진흥원, 2018 첨단바이오의약품 산업백서, 2018.
한국보건산업진흥원, 2018년 혁신형 제약기업 연차보고서, 2018.
한국보건산업진흥원, 고령사회를 대비한 치매환자 스마트케어용 인공지능 로봇 등의 수요조사 및 중장기 전략 마련, 2018.
한국보건산업진흥원, 보건산업브리프 vol.200, 2014.
한국보건산업진흥원, 보건산업의 해외진출 및 수출진흥 전략수립 연구, 2003.
한국보건산업진흥원, 보건의료기술진흥사업 추진체계 개선방안, 2001.
한국보건산업진흥원, 의료기기산업 정책 수립 지원, 2017.
한국보건산업진흥원, 한국보건산업진흥원 발전계획, 1999.
한국보건산업진흥원, 2014 보건산업백서, 도서출판 한학문화, 2015.
한국제약바이오협회, 국내 제약기업의 파이프라인 현황, 2019.
허경화, Prospective on Global Pharma Industry, 2017.
홍미영, 신약개발 분야 정부·민간 R&D의 역할조정을 통한 효율화 방안 연구, 한국과학기술기획평가원, 2016.
홍성욱, 과학기술계 연구윤리 정립노력 활성화 지원방안 연구, 서울대학교, 2007.
황근수, 사회복지사를 위한 행정법론, 내일을 여는 지식, 2009.
황태호, 난치성 질환의 유전자 세포 치료제 글로벌 개발 연구, 양산부산대병원, 2014.

참고 판결문

대법원 2018.6.19. 선고, 2017도19422 판결
대법원 2007.6.28. 선고, 2006도3468 판결
대법원 2010.10.14. 선고, 2007다3162 판결
대법원 1999.11.12. 선고, 99두8176 판결
헌법재판소 결정, 2011헌마136
헌법재판소 결정, 2011헌바103

참고 언론보도

CNB NEWS, 2017.7.20, "한미약품 역류성식도염 개량신약 '에소메졸', 국내 최초 미국 약전 등재"

SBS, 2018.12.20, "국가연구비로 부실학회 참가한 398명 출장비 14억 원 회수"

경향비즈, 2018.10.20, "로봇 사용률 1위 한국"

데일리팜, 2016.9.13. "혁신에 대한 보상은?"

데일리팜, 2018.12.24, "국내개발 신약 미국 진출 가시밭길"

메디파나, 2019.1.3, "허가특허연계제도, 시장 영향 크지 않았다"

매일경제, 2001.3.23.

매일경제, 2018.12.28, "한미약품 롤론티스, 美FDA에 허가 신청"

매일경제, 2019.1.16, "중국 임상시험 규제 확 풀기 시작"

매일경제, 2019.4.29. "임상, 신약 첫관문인데"

보건뉴스, 2018.10.29, "복제약 공화국"

약업신문, 2018.7.23, "유전자치료제 임상시험 65건 진행 … 제품화 봇물 기대"

약업신문, 2018.7.24, "'핫'한 유전자치료제 … 유럽·미국서 3상 중 물질 20개"

이데일리, 2018.12.5, "신약 기술수출 허와 실, 기술수출 거품일까?"

이데일리, 2019.1.10, "인수합병으로 신약개발 경쟁력 키운 일본 제약사 몰려온다"

한국스포츠경제, 2018.6.11, "문재인케어, 약제선별급여 희귀암·여성암 우선 검토"

참고 외국문헌

ADEFI, L es R estructurations Industrielles en France (Paris: Economica, 1980), p.208.

BenchSci, 28 Pharma companies using AI in Drug discovery, 2018.6.

Evaluate pharma, 2017.

Evaluate Pharma, WORLD PREVIEW 2018, Outlook to 2024.

Future Market Insights, 2016.

Grand View Research, 2017.

Growth Insights—Global Pharmaceutical Drug Discovery IT Solutions Market, Forecast to 2020.

Hillman, Withers and Collins, 2009.

IMS, Global Oncology Trend Report; PhRMA, Cancer chartpack 2016

Ira Magaziner & R. Reich,"Minding America s Business: the Decline and Rise of the American Economy" (N.Y.: Harcourt Publisher, 1982), p.197.

IQVIA analytics; PhRMA, 2018.6.5.

Kemp P. History of regenerative medicine: looking backwoards to move forwards. Regen Med 2006;1:653-69.

L. Tyson, Who is bashing whom? (Washington DC: Institute for International Economics, 1992), p.288.

PHRMA Profile, 2016.

Markets and Markets, 2015, "Dental digital X-선 market-global forecasts to 2020"

M. Bangemann, "Meeting the Global Challenge" (London: Kogan Page, Ltd., 1992), p.13.

OECD, obj ectifs et Instruments des Politiques Industrielles (Paris, 1973), p.7.

P. Maillet, La Politique Industrielle (Paris: PUF, 1984), p.3.

Parecel sourcebook, 2013

PhRMA, 2016, annual membership survey.

PHRMA Profile, 2016.

Rodrik, D., "Normalizing Industrial Policy", John F. Kennedy School of Government, Havard University, August 2007, Hausman and Rodrik(2003), Hausman et al.(2005), Rodrik(2004, 2005a, 2005b, 2006, 2007)

The Lewin Group Inc.(2010), State Impacts of the Medical Technology Industry: AdvaMed

찾 아 보 기

INDEX

[ㄱ]

[ㄴ]

[ㄷ]

[ㄹ]

[ㅁ]

[영문]

[기타]

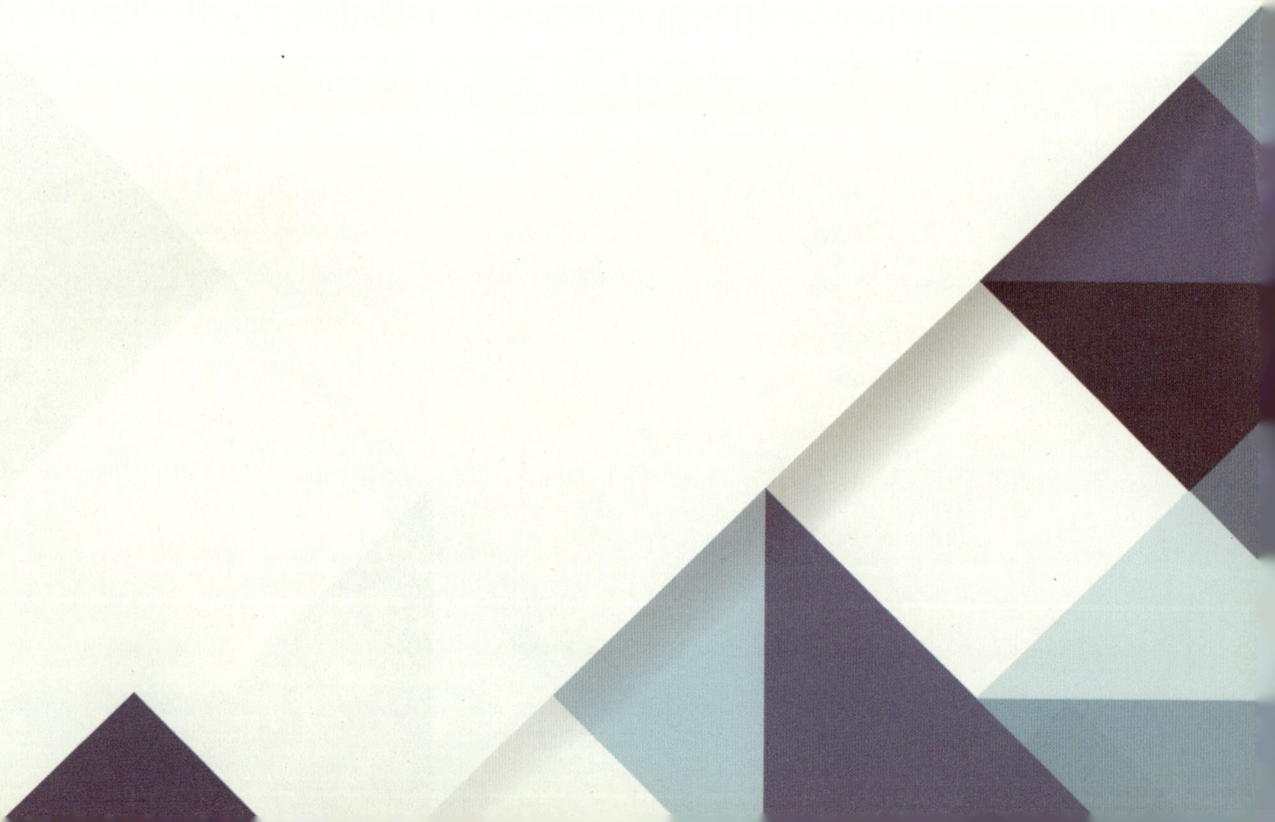